U0209633

杭州全书

王国平 总主编

白亚辉 主编

第46册

杭州医药文献集成·本草（下）

杭州文献集成

浙江古籍出版社

杭州国际城市学研究中心浙江省城市治理研究中心出版项目

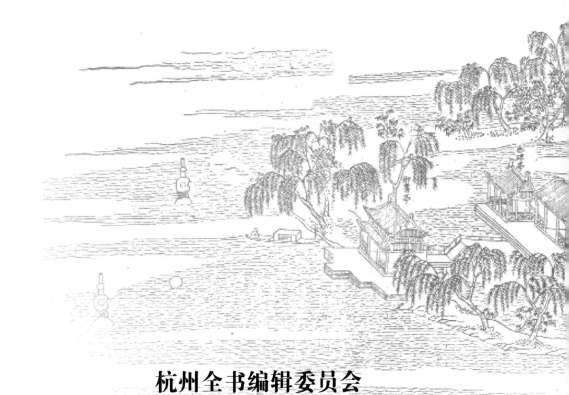

杭州全书编辑委员会

杭州全书总序

　　城市是有生命的。每座城市，都有自己的成长史，有自己的个性和记忆。人类历史上，出现过不计其数的城市，大大小小，各具姿态。其中许多名城极一时之辉煌，但随着世易时移，渐入衰微，不复当年雄姿；有的甚至早已结束生命，只留下一片废墟供人凭吊。但有些名城，长盛不衰，有如千年古树，在古老的根系与树干上，生长的是一轮又一轮茂盛的枝叶和花果，绽放着恒久的美丽。杭州，无疑就是这样一座保持着恒久美丽的文化名城。

　　这是一座古老而常新的城市。杭州有8000年文化史、5000年文明史。在几千年历史长河中，杭州文化始终延绵不绝，光芒四射。8000年前，跨湖桥人凭着一叶小木舟、一双勤劳手，创造了辉煌的"跨湖桥文化"，浙江文明史因此上推了1000年；5000年前，良渚人在"美丽洲"繁衍生息，耕耘治玉，修建了"中华第一城"，创造了灿烂的"良渚文化"，被誉为"东方文明的曙光"。而隋开皇年间置杭州、依凤凰山建造州城，为杭州的繁荣奠定了基础。此后，从唐代"灯火家家市，笙歌处处楼"的东南名郡，吴越国时期"富庶盛于东南"的国都，北宋时即被誉为"上有天堂，下有苏杭"的"东南第一州"，南宋时全国的政治、经济、科教、文化中心，元代马可·波罗眼中的"世界上最美丽华贵之天城"，明代产品"备极精工"的全国纺织业中心，清代接待康熙、乾隆几度"南巡"的旅游胜地、人文渊薮，民国时期文化名人的集中诞生地，直到新中国成立后的湖山新貌，尤其是近年来为世人称羡不已的"最具幸福感城市"——杭州，不管在哪个历史阶段，都让世人感受到她的分量和魅力。

这是一座勾留人心的风景之城。"淡妆浓抹总相宜"的"西湖天下景"，"壮观天下无"的钱江潮，"至今千里赖通波"的京杭大运河（杭州段），蕴含着"梵、隐、俗、闲、野"的西溪烟水，三秋桂子，十里荷花，杭州的一山一水、一草一木，都美不胜收，令人惊艳。今天的杭州，西湖成功申遗，中国最佳旅游城市、东方休闲之都、国际花园城市等一顶顶"桂冠"相继获得，杭州正成为世人向往之"人间天堂""品质之城"。

这是一座积淀深厚的人文之城。8000年来，杭州"代有才人出"，文化名人灿若繁星，让每一段杭州历史都不缺少光华，而且辉映了整个华夏文明的星空；星罗棋布的文物古迹，为杭州文化添彩，也为中华文明增重。今天的杭州，文化春风扑面而来，经济"硬实力"与文化"软实力"相得益彰，文化事业与文化产业齐头并进，传统文化与现代文明完美融合，杭州不仅是"投资者的天堂"，更是"文化人的天堂"。

杭州，有太多的故事值得叙说，有太多的人物值得追忆，有太多的思考需要沉淀，有太多的梦想需要延续。面对这样一座历久弥新的城市，我们有传承文化基因、保护文化遗产、弘扬人文精神、探索发展路径的责任。今天，我们组织开展杭州学研究，其目的和意义也在于此。

杭州学是研究、发掘、整理和保护杭州传统文化和本土特色文化的综合性学科，包括西湖学、西溪学、运河（河道）学、钱塘江学、良渚学、湘湖（白马湖）学等重点分支学科。开展杭州学研究必须坚持"八个结合"：一是坚持规划、建设、管理、经营、研究相结合，研究先行；二是坚持理事会、研究院、研究会、博物馆、出版社、全书、专业相结合，形成"1+6"的研究框架；三是坚持城市学、杭州学、西湖学、西溪学、运河（河道）学、钱塘江学、良渚学、湘湖（白马湖）学相结合，形成"1+1+6"的研究格局；四是坚持全书、丛书、文献集成、研究报告、通史、辞典相结合，形成"1+5"的研究体系；五是坚持党政、企业、专家、媒体、市民相结合，形成"五位一体"的研究主体；六是坚持打好杭州牌、浙江牌、中华牌、国际牌相结合，形成"四牌共打"的运作方式；七是坚持权威性、学术性、普及性相结合，形成"专家叫好、百姓叫座"的研究效果；八是坚持有章办事、有人办事、有钱办事、有房办事相结合，形成良好的研究保障体系。

《杭州全书》是杭州学研究成果的载体，包括丛书、文献集成、研究报告、通史、辞典五大组成部分，定位各有侧重：丛书定位为通俗读物，突出"俗"字，做到有特色、有卖点、有市场；文献集成定位为史料集，突出"全"字，做到应收尽收；研究报告定位为论文集，突出"专"字，围绕重大工程实施、通史编纂、世界遗产申报等收集相关论文；通史定位为史书，突出"信"字，体现系统性、学术性、规律性、权威性；辞典定位为工具书，突出"简"字，做到简明扼要、准确权威、便于查询。我们希望通过编纂出版《杭州全书》，全方位、多角度地展示杭州的前世今生，发挥其"存史、释义、资政、育人"作用；希望人们能从《杭州全书》中各取所需，追寻、印证、借鉴、取资，让杭州不仅拥有辉煌的过去、璀璨的今天，还将拥有更加美好的明天！

是为序。

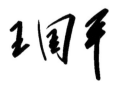

2012年10月

《杭州医药文献集成》收书说明

　　杭州医药文献资源丰富，但大部分名作都已经出版过，有的甚至还出版过不止一次。此次整理杭州医药文献，根据情况，将拟收著作分为医方、本草、疾病三个类型，共计 5 册。收录标准主要从两个角度考虑：一是著作本身的重要性，二是此前虽有整理但还有进一步提升空间的著作。以下分别说明。

　　1.《太平惠民和剂局方》

　　《太平惠民和剂局方》简称《局方》，是我国历史上第一部由政府编制的成药药典，由宋代官办药局收集名医秘方编成。《局方》收录中成药处方 788 首，其中许多成药至今仍在广泛使用。此书流传较广，影响较大，是宋代以来的著名方书。全书共 10 卷，附指南总论 3 卷。分伤风、伤寒、一切气、痰饮、诸虚等 14 门，载方 788 首。所收方剂均是汉族民间常用的有效中药方剂，记述了其主治、配伍及具体修制法，是一部流传较广、影响较大的临床方书。

　　本书的整理本较多，影响最大的是人民卫生出版社 1985 年 10 月的刘景源点校本；此后有中国中医药出版社 1996 年 10 月校注本，中国中医药出版社 2020 年"中医必读经典读本丛书"本。本次整理，以元版宗文书堂郑天泽刊本为底本。

　　2.《续名医类案》

　　本书是清代名医魏之琇继明江瓘《名医类案》之后的一部中医医案巨著。魏之琇，杭州人。本书成书于 1770 年。魏氏在《名医类案》的基础上补辑清初以前历代名医治案，其中包括大量的当代各家医案。全书分类清楚、选案广泛，尤以急性传染病治案为多，体现了人们对传染病的认识也逐渐加深。现存清刻本多种。1957 年人民卫生出版社出排印本，但质量不高，印制不精，主要流传的还是人民卫生出版社影印的信述堂重刊本（1885）。本书有重新整理的必要。

　　3.《本草汇言》

　　倪朱谟，明末时期医药学家。杭州人。通医学，毕生搜集历代本草书籍，详加辨误及考订，天启四年（1624）撰成《本草汇言》。全书 20 卷。前 19 卷载药 608 味

(不计附品),分列于草、木、服器、金石、石、土、谷、果、菜、虫、禽、兽、鳞、介、人 15 部之下;第 20 卷为药学理论。《本草汇言》最大的价值是记载了明代后期浙江一带上百名医药家的药物论说,同时还摘录了大量的明代医方资料。这些都是不见于其他本草书的新资料。书中采访所得的诸家药论和用药经验,大大地丰富了中医临床用药和药性理论的内容。本书与李时珍的《本草纲目》、陈月朋的《本草蒙筌》、仲淳的《本草经疏》,并称四大本草名著。

本书的整理本,有中医古籍出版社 2005 年出版的"明代本草名著校注丛书"、上海科学技术出版社 2005 年出版的"中医古籍孤本精选"、2014 年湖南科技出版社出版的"中医古籍珍本集成"。此次整理以清康熙初期《本草汇言》增补本为底本。

4.《本草纲目拾遗》

本书为清代医学家赵学敏编著的中医药学著作,成书于乾隆三十年(1765),时距《本草纲目》刊行已近两百年。其书以拾《本草纲目》之遗为目的,共十卷。载药 911 种,其中《本草纲目》未收载的有 716 种。本书对研究《本草纲目》及明代以来药物学的发展,起到了重要的参考作用。作为清代最重要的本草著作,受到海内外学者的重视。本书现存版本包括:清同治三年甲子(1864)刻本、清同治十年辛未(1871)钱塘张氏吉心堂刊本、光绪十一年乙酉(1885)合肥张氏味古斋重校刊本,以及民国间上海锦章书局石印本。新中国成立后,本书亦多次刊行,包括 1955 年商务印书馆据清光绪张氏刻本所排铅印本、1955 年国光书局铅印本、1957 年人民卫生出版社据合肥张氏本影印和 1984 年人民卫生出版社简体字排印本、1998 年闫冰校注"明清中医临证小丛书"本、2017 年中医古籍出版社"100 种珍本古医籍校注集成本"等。此次整理,是以中国中医研究院图书馆藏清同治十年(1871)张氏吉心堂刊本为底本,撰写者与刊刻者均为杭州人,充分体现了杭州医药文化的博大。

5.《本草乘雅半偈》

明卢之颐撰。卢之颐,钱塘人。其书初名《乘雅》,撰成于顺治四年(1647)。四数为"乘",因各药分核、参、衍、断 4 项解说,故名"乘雅"。书成逢明末兵乱而散失,作者追忆旧作,仅将核、参两项补其残缺,衍、断则难以复原,只得原书之半,乃名"半偈"。本书共载药 365 种。书中亦常夹引作者之父卢复及明代缪仲淳、王绍隆、李时珍诸家药论。作者常以儒理、佛理推演药理,每从药名、法象、生态等入手阐释药物性能,对后世有较大影响。

本书有清顺治四年(1647)月枢阁初印本和顺治十五年(1658)月枢阁增补本,及《四库全书》抄本、曹炳章抄本,1986 年 8 月人民卫生出版社冷方南、王齐南校点本,2016 年中国中医药出版社刘更生校注本。本次整理以清代初年月枢阁刻本为底本。

6.《简明医彀》

本书为明代的一本综合性医书。著者孙志宏,明代医家。字克容,别号台石。全书 8 卷,卷 1 为《要言一十六则》,重点论述养生、察病、辨证、制方法则、药物炮制等,为全书之总括。卷 2—3 论及六淫及七情九气致病和病证。卷 4—8 则分述虚损、诸痛等内科杂病及五官、儿科、妇科、外科诸病证。每种病证首述《内经》要旨,次论先贤格言,又次为病源、证候、治法及脉理;临床方治部分,分列主方、成方或简效方。

本书现存崇祯三年(1630)刻本。1984 年,人民卫生出版社出版余瀛鳌点校本。此为本书目前唯一可靠的整理本。但原书为繁体竖排,普通读者不易读,且出版时日甚久,今已经难以觅得。现以崇祯刻本重新整理。

7.《温热经纬》

《温热经纬》,五卷。清代著名温病学家王士雄撰,成书于清咸丰二年(1852)。王士雄(1808—1868),字孟英,浙江海宁盐官镇人。生于杭州,迁金华,晚年避居嘉兴濮院镇。本书是王士雄的代表作。全书共 5 卷,以轩岐、仲景之文为经,叶、薛诸家之辨为纬,最末精选温病验方 113 首。该书反映了王氏在温病论治方面的精深造诣和独特见解。

本书的刻本达 30 多种,新中国成立后的点校本也有数种,其中重要的有 1996 年中国中医药出版社达美君校注本、1997 年辽宁科学技术出版社图娅点校本、2007 年中医古籍出版社中医经典文库本。本次整理,用清咸丰二年(1852)刻本为底本,这是现存时间最早的版本,错误较少。

8.《罗太无先生口授三法》

《罗太无先生口授三法》共一卷,约成书于元泰定四年(1327),为元代医家罗知悌口授、其弟子朱震亨(号丹溪)述录而成。罗太无(1238—1327),宋末元初医家,名知悌,字子敬(一说字敬夫),号太无,钱塘(今浙江杭州)人。罗知悌为朱丹溪授业恩师,其上承刘完素、张从正、李杲三家之学,下开丹溪学派之先河,在医学传承上起到了重要的作用。罗氏存世医著较少,目前仅知有本书。《罗太无先生口授三法》一书未曾刊刻,以抄本传于世。整理本仅有 2015 年中国中医药出版社出版的"中国古医籍整理丛书"本。本书流传不广,且字数不多,有重加整理的必要。

本册目录

本草纲目拾遗

目　录

《本草纲目拾遗》小序

　　客有问于予曰:闻予有《纲目拾遗》之作乎? 予曰:然。客曰:濒湖博极群书,囊括百代,征文考献,自子史迄稗乘,悉详采,以成一家之言。且其时不惜工费,延天下医流,遍询土俗,远穷僻坏之产,险探仙麓之华。如《癸辛杂识》载押不芦,《辍耕录》载木乃伊,濒湖尚皆取之,亦何有遗之待拾欤? 观子所为,不几指之骈、疣之赘欤? 余曰:唯唯否否。夫濒湖之书诚博矣! 然物生既久,则种类愈繁。俗尚好奇,则珍尤毕集。故丁藤陈药,不见《本经》;吉利寄奴,惟传后代。禽虫大备于思邈,汤液复补于海藏。非有继者,谁能宏其用也? 如石斛一也,今产霍山者则形小而味甘。白术一也,今出于潜者则根斑而力大。此皆近所变产,此而不书,过时罔识,将何别于《百粤记》中之产元黄基治肿毒,孙公谈圃之用水梅花治痢疾,后且莫知为何物,安辨其色味哉。矧夫烟草述于景岜,燕窝订于石顽。阅缪氏《经疏》一编,知简误实为李氏之功臣,则予《拾遗》之作,又何有续胫重跖之虞乎? 客应曰:可。即命予弁斯言于首以为叙。

乾隆乙酉八月钱塘赵学敏恕轩题于双砚草堂

卷一

水 部 凡二十四种

春 水

《南诏志》:春水有三,俱在鹤庆府。一在城东南二十里石碑坪,一在城南三十里龙珠山麓,一在城东北三十里五老山下。春水盈时,有硫黄气。郡人于二、三月间和盐梅椒末饮之,能祛疾。《职方考》:云南鹤庆府出春水,在观音山莲花寨之北,立夏前三日出,后七日止,水无定所,每出时,地中漉漉有声,土人循其声掘之,其水始出,能除百病。远近村民竞饮之,走彝方者饮之不染瘴,病疬者饮之立除,外境人尤效。数日内有鹦哥绿鸠数百群飞来饮水,涸乃去。

味甘性平。除痼疾,厚肠胃,已虚劳,去瘴疬。

敏按:土为万物之母,凡物得土之精者,均入脾胃而能扶正气。正气足,则百病自除。此水在地能鸣,出无定所,乃川脉得先天之气,借地力宣泄,故有厚胃除疾之功。出七日即涸,并具来复之机。鹤庆为云南边境,山川蒙密,民多瘴疬。府志载城东南尚有温泉;每岁三月,郡人浴之,有痼疾者辄愈,则又不特春水之出其地也。天心爱人,生一害必生一物以救之,如出鸠之地多犀。观于此水,可以悟物理矣。

天孙水

《广志》云:即七夕水。广人每以七夕鸡初鸣,汲江水或井水贮之。是夕水重于他夕数斤,经年味不变,益甘甚以疗热病,谓之圣水。若鸡二唱则水不然矣。

色清,性微寒,味甘。治一切热证神效。

喉蛾喉痛 陆氏《济世良方》:用肥婆草捶烂,将些圣水开服,如牙疽牙痛,将此草捶烂,和圣水含在口内,吐换数次即愈。

治食百尿 《济世良方》:用苦瓜捶烂,取汁,和圣水服之,即愈。若无苦瓜,取其核捶烂,和圣水服之。

荷叶上露

夏日黎明日将出时,将长杓坐碗于首,向荷池叶上倾泻之,以伏露为佳。秋露太寒,花上者性散,有小毒,勿用。

味甘,明目,下水臟气胀,利胸膈,宽中解暑。大力丸用之。莲叶象震卦,荷上露或亦入肝而滋益肝脏欤。

按:露本阴液,夜则地气上升,降而为露,其性随物而变,《居易录》有碧玉露浆方,于中秋前后,用无五倍子新青布一二匹,扯作十余段,每一段四五尺,五更时于百草头上,或荷叶稻苗上者尤佳。先用细竹一根,掠去草上蛛网,乃有青布系长竹上,如旗样,展取草露水,绞在桶中,展湿即绞,视青布色淡,则另换新布,阳光一见则不展。所取露水,用瓷罐洗净盛贮,澄数日自清,晚间用男乳一酒杯,约一两半,白蜂蜜一酒杯,人参汤一酒杯,多少同乳。人参须上等,四五分不拘。总入一宫碗内,将露水一饭碗搀入宫碗,共得七八分,和匀,以棉纸封口,用碟盖好。次日五更,烧开水二大碗,将宫碗内露隔汤顿热,睡醒时缓缓温服之。蓝所以杀虫,露去诸经之火,参补气,乳补血,蜜润肺。治一切虚损劳症有奇效。可知露本养阴扶阳,又得荷叶之清气,故能奏功如此。

糯稻露

俞佳士《妙应方》治痞块。八月白露后,收糯稻头上露水,晚作二服,饮下立消。

按:诸草木皆需天露始润,惟稻至西时,其根上津润之气渐升,入夜乃达叶尖,至晓复自上而降于根,故无露之夜,稻叶独润,陈翠虚词,一些珠露,阿谁运上稻花头,是也。

白　云

云本山泽之气,蒸而为云,水属也。故入水部。有五色,惟白云可治病。唐守时言:凡高山大川,悉有云气,五岳名山,多出云。山曾取之饷客。其取云法:用金漆盒,盖上凿一孔,以木塞之,俟天气晴朗,黎明往山岩石畔觅之,见地上有白云如线者,如笋者,苗土而出,即云苗也。急以盒盖孔对其气,使尽入其中,以木塞口。收必须白云如雪色,有香气如梅兰,方合用。其他杂色云,多带草土气,黑云尤腥,多带怪物,不宜盒取。放云之法:择净室,须四面有窗者,通上下用纸裱糊,勿令泄气,然后将云盒置中,去塞,则云自出。悠扬涣散,芬芳四绕,可以醒脾胃舒肝郁而和经络,令人有倏然出尘之想。

治哑瘴。余澹庵云:滇广山瘴,有一种人受之终身不能语,名曰哑瘴。唯闻白云之气,久久自引毒外出,可以全愈。

血臟水肿,闻云气渐消。

卤　水

苦咸无毒。治大热消渴,去烦除邪,下蛊毒,柔肌肤,去湿热,消痰,磨积块垢

腻,多服损人。《食纂》

《纲目》有盐胆水,乃已烧成盐复沥下之苦卤,一名卤水。此乃取于卤地,沥以烧盐之用,与盐胆水不同。

竹　精

汪东藩《医奥》云:毛竹内剖之,新竹多有水,乃竹精也。以不臭色清者入药佳。

治汗斑　以鸡毛蘸水刷上,立退。

五月五日雨,剖竹得水,名神水。

古刺水

《带经堂诗话》:左公萝石手书一帖云:乙酉年五月,客燕之太医院,从人有自市中买得古刺水者,上镌永乐十八年熬造古刺水一罐,净重八两,罐重三斤,内府物也。按:左诗中,有"再拜尝此水,含之不忍咽"句,此水未尝不可服食也。又云:瓶中古刺水,制自文皇年。制之扃天府,元石流清泉。列皇饮祖泽,旨之如羹然。绎诗意,又似常服,所制亦不止十八瓶也。王阮亭《居易录》:有客自燕至,出其囊,有阿房宫砖瓦一,陆探微画一,古刺水十全罐。古刺水用锡罐贮之,上朱刻永乐二年熬造,罐重二斤,水八两,香气酷烈。据此,则古刺水又如是之多,罐面以锡刻字涂朱,其曰二年,则又在前,或明时内府有此制耳。何氏《辟寒录》云:古辣本宾横间墟名,以墟中之泉酿酒,埋之地中,日足取出,名古辣泉。色浅红,味甘,不易败,此或另一种也。按《舆地志》:宾横在广西南宁界。陈墨樵《苕水札记》云:姚履中坦为予言,余杭一旧家,祖遗一锡瓶,制极精致,面刻三楷字云古刺水。口封固极密,摇之有水声,相传数世,亦不知何用。薛淀山洪云:严嵩抄家籍二有此,其凉沁骨,盖暑月以凉体者。李觐王日记云:予馆河东裴氏,其家有古刺水一罐。系铜制,高四寸,围一拱,身圆面平,状如花鼓,铜质青黄,四围牢铸"永乐二十一年十月铸古刺水一罐,罐重三斤,水重八两",共二十二字,字皆阴文。据云:世宦郑氏旧物也。钻铜取水,可疗瞽疾。朱退谷曾于陕西陈渭野处,见古刺水一瓶,云是海坛镇张杰家物,其制上大而下小,圆如瓶式,四围无痕迹,摇之有水声,面微有小钻孔,言曾有富瞽持十金欲售之以治目,方取钻钻孔,天大霹雳,因惧而止,然此物亦神矣。孙雍建云:古刺地名。古刺水乃三宝太监所求得之物,天下止有十八瓶。其瓶以五金重重包裹,其近水一层,乃真金也。水色如酱油,而清光可鉴,以火燃之,如烧酒有焰者真。其性大热,乃房中药也。妇人饮之,香沁骨肉。

性凉,泽肌肤,明目,疗青盲,开瞖,功同空青,治热证有效。以茶匙滴汁入汤浴,能令香气透骨不散。

　　按:古剌水据薛氏言,性凉可治热疾。孙氏言,性大热,止可入汤沐,不可服。今是物世虽有之,但市充贡品,价值千金,不闻有服试之者,故并附孙说以俟考。又叶东表言:古剌水手蘸少许,嗅入鼻中,能骤长精神,强骨力,其香气盖能和血通窍,昔未有鸦片烟以前,惟用此。后因吕宋有鸦片,而人遂不知用古剌水,缘水贵而鸦片贱,故人争用贱者,其实功效相仿,房中术、嗅法更胜于服。

强　水

　　西洋人所造,性最猛烈,能蚀五金。王怡堂先生云:其水至强,五金八石皆能穿漏,惟玻璃可盛。西人造强水之法,药止七味,入罐中熬炼。如今之取露法,旁合以玻璃瓶而封其隙,下以文武火叠次交炼,见有黑气入玻璃瓶中,水亦随气滴入,黑气尽,药乃成矣。此水性猛烈,不可服食。西人凡画洋画,必须镂板于铜上者,先以笔画铜,或山水人物,以此水渍其间,一昼夜,其渍处铜自烂,胜于雕刻。高低隐显,无不各有肖其妙。铜上有不欲烂处,先用黄蜡护之,然后再渍,俟一周时,看铜有烂痕,则以水洗去强水,拭净蜡迹,其铜板上画已成。绝胜镌镂,且易而速云,入药取其气用。

　　治痈疽拔疔　谢天士云:凡痈疽已溃或未溃,用强水可蚀恶肉,胜于硇砂。只须置强水于玻璃瓶内,以瓶口对痈疽上掩少时,其药气自升入患处,疽肉变白而腐,毒亦拔出,然后再敷他药治之。疔有根,亦以此治法,则根自烂出。

　　《物理小识》:有硇水,剪银块投之,则旋而为水,倾之盂中,随形而定,复取硇水归瓶,其取硇水法,以琉璃窑烧一长管,以炼砂取其气。道朱公为余言之:崇祯庚辰进《坤舆格致》一书,言采矿分五金事,工省而利多。壬午,倪公鸿宝为大司农,亦议之。而政府不从,今日番硇甚少,但有,真番硇乃能干汞。按:此硇水取强水也,特古今异名耳。

刀创水

　　出西洋,不知何物合成,番船带来,粤澳门市之。
　　治金创,以此水涂伤口,即敛合如故。

鼻冲水

　　出西洋,舶上带来,不知其制。或云树脂,或云草汁,合地溲露晒而成者。番舶贮以玻璃瓶,紧塞其口,勿使泄气,则药力不减,气甚辛烈,触人脑,非有病不可嗅。岛夷遇头风伤寒等症,不服药,惟以此水瓶口对鼻吸其气,即遍身麻颤出汗而愈。虚弱者忌之。宜外用,勿服。治外感风寒等症,嗅之大能发汗。

丹砂水

《瞿仙神隐》有造丹砂水法：丹砂一斤、石胆二两、硝石四两，以小口磁罐，漆固其口。埋地中四十九日，出视成水，则药成矣。若未化再埋。又法：用竹筒盛亦可。

味苦，服之延年。杀精魅，却恶鬼，养精神，安魂魄。

曾青水

《神隐》云：制同丹砂，不用石胆，易以汞二两，药用洗眼。亦可服。

止目痛，收风泪，久服轻身不老。

白凤浆

《痘学真传》有造白凤仙浆法：用单叶白凤仙花，采闭坛中令满，以箬封口。再将泥搨之，埋土内二三十年方取用。坛中花悉化成水，割去滓脚，其清水即凤浆也。另贮瓷瓶听用。

性大寒，治痘疹焦陷不救者，药内加一茶匙服之，立能回焦更生痘，不可多用。疏痰，解一切火毒，大有奇功。

天萝水

《救生苦海》：霜降后，择粗大丝瓜藤，掘起根三四寸，剪断，插瓶中一夜，其根中汁滴入瓶内，名曰天萝水。封固埋土中，年久愈佳。

治双单蛾，饮一杯即愈。又可消痰火，化痰成水，解毒如神。兼清内热，治肺痈、肺痿更效。

萧山有一老妪家，市肺痈药水，三服立愈。门如市，已数世矣，王圣俞曾得其方述之，即此水也。于立秋日取存瓮用。愈陈愈佳。

黄茄水

梁侯瀛《集验方》：秋天黄老茄子，不计多少，以新瓶盛埋土中，一年化为水，取出听用。

治大风热痰，能消痰成水，用茄水和苦参末为丸桐子大，食后及卧时黄酒送下三十丸，甚效。

梅子水

《秋泉秘录》有造梅子水法:用大梅子三五十个,捣碎,入有嘴瓶内,加盐三两,入河水浸过二指,日取蜓蚰投入,多多益善,经年更佳。凡毒,将水搽之即消。

治诸毒恶疮。

樱桃水

梁侯瀛《集验良方》:春日鲜樱桃收数斤,盛在瓷瓶内,封口,放在凉处,发过成水,滤出渣,听用。

治冻瘃疮神验,将水搽在疮上即愈。若预搽面,则不生冻瘃。

疹发不出,名曰闷疹。用樱桃水一杯,略温灌下,垂死者皆生。《不药良方》。

各种药露

凡物之有质者,皆可取露。露乃物质之精华。其法始于大西洋,传入中国。大则用甑,小则用壶,皆可蒸取。其露即所蒸物之气水,物虽有五色不齐,其所取之露无不白,只以气别,不能以色别也。时医多有用药露者,取其清冽之气,可以疏瀹灵府,不似汤剂之腻滞肠膈也。名品甚多,今列其常为日用,知其主治者数则于左,余俟续考以补其全。

金银露　乃忍冬藤花蒸取。鲜花蒸者香,干花者少逊。气芬郁而味甘,能开胃宽中、解毒消火,暑月以之代茶,饲小儿无疮毒,尤能散暑。金灿然药帖云:金银露专治胎毒,及诸疮痘毒热毒。广和帖云:清火解毒,又能稀痘。

薄荷露　鲜薄荷蒸取。气烈而味辛,能凉膈发汗,虚人不宜多服。金氏药帖:清凉解热,发散风寒。

玫瑰露　玫瑰花蒸取。气香而味淡,能和血,平肝养胃,宽胸散郁,点酒服。金氏药帖:专治肝气胃气,立效。

佛手露　佛手柑蒸取。气香味淡,能疏膈气。金氏药帖:专治气膈,解郁,大能宽胸。

香橼露　香橼蒸取。气香味淡,消痰逐滞,与金桔橙露同功。

桂花露　桂花蒸取。气香,味微苦,明目疏肝,止口臭。金氏药帖:专治龈胀牙痛,口燥咽干。广和帖:止牙痛而清气。

茉莉露　茉莉花蒸取。气香味淡,其气上能透顶,下至小腹,解胸中一切陈腐之气,然止可点茶,不宜久服,令人脑漏。

蔷薇露　出大食、占城、爪哇、回回等国。番名阿刺吉。洒衣经岁，其香不歇，能疗心疾，以胸膈玻璃瓶盛之，翻摇数回，泡周上下者真功同酴醾露。皆可以泽肌润体，去发腻腻，散胸膈郁气。又一种内地蔷薇露，系中土蔷薇花所蒸，专治温中达表，解散风邪。

兰花露　此乃建兰花所蒸取者。气薄味淡，食之明目舒郁。

鸡露　《道听集》云：鸡露能大补元气，与人参同功。男用雌鸡，女用雄鸡，一年内者，名童子鸡，可用。若两年者，肉老质枯，不可蒸露。入药须选童子鸡。以绳缢死，竹刀破腹，醇酒洗去毛及腹中秽物，勿见水，蒸取露饮之，气清色白，望之如有油。气味甘，消痰益血，助脾长力，生津明目，为五损虚劳神药。

米露　以新鲜白米，勿用陈久者，蒸取，色白气清，如莲花者。大补脾胃亏损，生肺金如神。一云：米露用稻花蒸者更佳。广和帖：鲜稻露和中纳食，清肺开胃。

姜露　辟寒，解中霜雾毒，驱瘴，消食化痰。

椒露　鲜椒蒸取，能明目开胃，运食健脾。

丁香露　气烈，味微辛，治寒澼胃痛。

梅露　鲜绿萼初放花，采取蒸露，能解先天胎毒。六月未出痘小儿，和金银露食之，极佳。周栎园《闽小记》：海澄人蒸梅及蔷薇露，取如烧酒法，酒一壶，滴少许便芳香。

骨皮露　地骨皮所蒸。解肌热骨蒸《金帖》，一切虚火。《许帖》。

藿香露　清暑正气。

白荷花露　治喘嗽不已，痰中有血。《金帖》。止血消瘀，清暑安肺。《广和帖》。

桑叶露　治目疾红筋，去风清热。《金帖》。

夏枯草露　治瘰疬鼠瘘，目痛羞明。《金帖》。

枇杷叶露　清肺宁嗽，润燥解渴。《金帖》和胃。《许帖》。

甘菊花露　清心明目，去头风眩晕。《广和帖》。

御沟金水

《集效方》有治御沟金水法：用篾箩八只，高二尺，取山上净土，装八箩，内用瓷钵八个盛之。取童便八桶，倾入七箩土内淋下，上以井花水推之，共倾在一箩土内。如淋少，再用清推前七箩淋下，又加上一箩内。待他一夜净淋下水三五碗，以瓷罐收贮，外用井水养之，但遇此症，待口中要茶吃，将此水半杯温服即安，至重不过三七次立愈。

性平，味微咸带甘。治男妇骨蒸，干血劳，童子劳，昼夜发热至紧，不肯服药，此水不比寻常，大有功效。

起蛟水

徽州张宇南言：其地多山，每春夏之交久雨，有起蛟之患。村人习见勿异也。蛟初起一二日间，地中先有声，隐隐如雷鸣，或如牛吼。至期，土中辄陷出一小穴如豆大，水从穴出，直上一二尺如箭。已而渐升渐长，长至檐隙与溜合，则水势乃大，下穴亦渐大如碗孔。蛟入鳅鳝形，从穴出，乘水而上，过檐则形变大，乃飞越奔腾而去，屋宇亦无害。惟相隔一二里许田禾间有伤损者，为山水冲刷而然。此水初起一二尺时，山人以瓶盎之属接取食之，力大无穷。盖出蛟口中含吮，精力贯注，直逼而上，其全身之力，尽在此水，故人亦不能多食。壮健者三盏，即腹胀不能再饮。土人以酿酒，更壮精力，可已虚劳。

单杜可云：蛟初起时，水如箭，清如泉脉，渐涌而高，必合天雨水，则势大而能飞腾。蛟出，穴口始泛出水，名曰发洪。若初起时，用河水一勺灌入其穴，则蛟水自回，便不能出穴。或取妇人月经秽布塞之亦止。若人服蛟水作胀，用千里长流河水煎服之，亦可解也。

壮筋骨、健腰膝、已虚劳，除惊悸，杀虫蛊、尸疰、鬼疰、遁尸邪气，浴疮疥。虚弱者，以代水煎滋补药良。性升，能直透巅顶。

混堂水

混堂，今浴池烧水，浴者人多，则秽浊积垢使然。人气熏渍，体虚者触之昏晕，名曰晕堂。毛达可曰：凡少年思欲不遂，或赤白浊者，待欲溺时，入混堂，坐水中，令出溺即愈。盖得人气通洽也。

洗疥癣、通淋浊。

蛇鳞缠身　刘羽仪验方：饮浴汤水，便可解毒。

发痘　杭士元方：痘出八九日黑陷，用混堂水煎药立起。

鸡神水

太元《玉格新书》有造鸡神水法，《眼科要览》选其方。制法：择大萝卜一个，开一大孔，须近茎边一头开，勿伤其根，方可活。孔内入鸡蛋一枚，仍种地上，俟其发叶长成，取鸡蛋内水点眼，其明如童。

明目去障。

日精油

泰西所制,《本草补》云:其药料多非中土所有,旅人九万里携至中邦,决非寻常浅效,勿轻视焉可也。治一切刀枪木石及马踢犬咬等伤,止痛敛口,大有奇效。用法:先视伤口大小若何,其长阔而皮绽,先以酒洗拭净,随用线缝,大约一寸三,缝合不可太密。伤口小者,无用缝矣。既缝,以酒又洗拭净,将洁净瓷器盛油烘热,以男人所穿旧绵布,取经纬长短,以伤口为度,逐缕蘸油,贴满疮口。又以男人所穿旧布包裹,忌用女人所穿者。至三四日后解开,润油少许,如前包固,数日即愈。如伤久血干,略爪破或刀刮,俾令血水以通药气,如前包固。但血多则至流药,故无血不可,多血亦不可也。伤处忌水与口涎,最宜防之,若伤以已含脓及骨折者,此油无益,不必用矣。如心腹耳鼻手足及各处骨节疼痛,果属风寒,非关燥热,则此油可治。问的痛之所,以油揉擦极热为度,然后以男人所穿旧布包裹。当用药,须坐密室,切勿见风,并忌食寒冷等物。《本草补》。

卷二

火 部二十一种 附二十二种

阳火阴火

火有阴阳，乃太极之妙蕴。人尽以火为纯阳，不知有阴火，惟圣人知之。故离卦中虚，阳中有阴也。坎卦中实，阴中有阳也。火地生物亦然，阳火无质，以物为质，然后寄其形以燃物。阴火有质，不必寄形于物，而不能尽焚诸物。盖阳火乃火之魂，属阳。气热。阴火乃火之魄，属阴。气不热。濒湖统十二火以分阴阳，其曰天之阳火二：太阳火，星精飞火。地之阳火三：钻木火，击石火，戛金火。人之阳火一：丙丁尹火。夫太阳炙背即暖，星精火有光有声，其坠地之初，如燔石，手不可近。钻木之火，钻与木皆热有烟。击石、戛金，必两物摩荡，热则火出，皆有火气。人身君火所呵出之气，天虽极寒，而人气无不热，此皆阳火。为火之魂，气虽热，必寄形于物乃燃，故水晶取日中之火，承艾而烟起，火殃为飞星之精，入土乃起焚房屋。钻木击石戛金，非物受其火不能存也。人身丙丁火能解犀角，散积阴之气，已不啻寄其身而焚之也。其气皆猛烈可知。其曰天之阴火二：龙火、雷火。地之阴火二：石油火、水中火。人身之阴火二：命门相火、三昧真火。龙火不能焚物，止能焚砂石。盖龙本纯阳，而火反阴者，以阳为体，以阴为用也。雷火不能焚物，能焚金铁。盖雷之击物必有声，其用属阳，而其体属阴也。砂石本土之余气，为先天火，结以阳体，焚之金铁，为水之母。本阴精而即以阴体熔之，此五行生克之妙也。石油能于水中生火，凡水中一切物，非石油不能焚之，水中火本咸精，故海水入夜则明。至阴之气不能焚物也。命门相火即人身欲火，与三昧真火皆能自焚。不能焚物，此皆阴火。为火之魄，气不热，不必寄形于物，而有能焚不能焚之别。非若阳火之遇物无不消熔也。濒湖仅列其名，又不晰言其故，且其主治功用，又皆晦之。故特为详述以补。

太阳火

除湿,止寒癖,舒经络,痼冷,以体曝之,则血和而病去。冬月以旧帛晒,受阳气,覆体,皆能却疾。补脾养胃。作酱日晒,受日气多,人食之,多补脾胃。久服长生。养生家有服日光法。

星精飞火

辟伏尸。陈子静《养生注》云:火殃即流星之精,入土中,其地有伏尸皆远去。增志虑聪明。《谈道录》有制星精米法,以白米露星月下,百日,承受星精,小儿食之,多聪明,增神智,且辟邪除疟。

钻木火

除瘟疫,却四时不正之气。《周礼》:司爟掌火政,四时变火以救时疾,即此。杀精魅。凡一切山魈木怪,年老精魅,用千年古柏,不得以凡火燃,须钻木按时取火燃之。

沈云将《食纂》:榆柳火助养生之气,利肝胆,调筋脉,枣杏火消蕃茂之气,养心血,通神明。柞火敛耗散秉元清,利肺而滋本源,制阳而结髓。槐檀火补肾脏,益阴血,使遍体调和,周身通畅。桑柘火补脾胃,壮真元。

击石火

宜针灸百病,取其含阴气于阳中,有太极之妙。张石顽以石取火为阴火,云不宜之灼艾。以太阳取于阳燧者为阳火,宜灸病。不知石虽阴质,非真火蕴结则不成形。凡石中皆有火,火石较他石尤火多而易取者,以此石独受太阳之气厚也。石阴而火阳,必受击乃出,火多者且有炆炸声,若阴火则无声矣。故濒湖列为地之阳火,石顽以为阴火,未免拘墟之见耳。

戛金火

能散鬼磷野祟,戛金取火照之,即灭迹。

人身君火

即人元气,能救卒死魇死,以口布气度之即生,散鬼气,呵气吹之即灭。发痘,凡阴寒不起不浆者,用壮健人气呵之,即起发红活,浆行而毒化。止腹痛腹泻,老年人多有气弱受寒,患此者,用壮年人以手搓极热,频互掩其脐,使手中热气透入丹田自愈。此借君火之力也。

龙　火

龙起石中，石内必有焦裂处，乃龙口火所烧也，刮其石末煎汤，治痞膈如神，以石受龙火之气，无坚不破也。《海上格物论》

雷　火

其震木有硫黄气者，得雷火之气也。能治惊痫邪祟，合辟瘟丹加用最妙。

石油火

有毒，不宜煿物。以纸捻蘸油点火照疮，可引毒外出。

水中火

着体能溃肉腐烂，可摩风气。

相火　三昧火

凡人皆不能运用，惟有道之士能运以疗病，起死回生。相火能结舍利，成坚固子，三昧火能杀精魅。

黄金火

以金器烧红烙肉上，能止血。凡人神所在，误针出血不止者，烧金器烙之。选元方。

煤　火

《本经逢原》云：北方炊食多用煤火，以地属坎，足胜其气，且助命门真火。食煤火长气于阴，所以膂力强壮，南人食之多发痈毒。受其毒者，以萝汁解之。然煤火处置大缸水于旁，则毒从水解。南方炊食多用薪火，人食薪火，长气于阳。气多轻浮不实，不似北方之禀气刚劲。然近日南方亦产煤，薪价日昂，市井多有用煤者，其煤在浙省则出于衢严、湖州，较北煤坚细，以之代薪。煤气亦减薄。甚有如薪炭无臭气者，名曰香煤。出太湖山中，《纲目》石部收乌金石，即煤也。其主治多言其质之用，而火部又不收煤火，故为补之。用以香煤为佳。

烹一切食物，能和脾胃。滋气力，通肾气，助阳道。妇人暖子宫。杂煤、臭煤有毒。

藤火匏火

藤乃木本。各种山藤，性最蔓延，喜束物，故为火亦如其本性。匏属皆瓠类，草本也。蔓皆中空，而长养最速，其性行甚捷。今徽人作花炮者，其药线必用壶卢炭，取其疾速，胜于杉柳梢，同一藤也。而草木之性不同如此。

藤火 宜煎臌胀水肿，四肢诸病等药。

匏火 宜煎救急诸药，取其顷刻能达经络也。

荷梗火

荷梗入秋，人多采取积之，使干为薪。入镬煮肉，则精者反浮，肥者反沉，入药用其火气，能通肝肺二窍。

宜煎一切转脬交肠药，能正倒阴阳之气。

稻麦穗火

稻穗火 烹煮饮食，安人神魂，利五脏六腑。糯稻穗尤峻烈。卢镗日记：鸟枪用糯壳炭，取其熔铁力速，见风铅子不凝，其能久住之力如此。

麦穗火 煮饮食，主消渴咽干，利小便。

松柴火

煮饭益人，壮筋骨。煎茶不佳。《食纂》。松卵火，煎茶美，以能聚茶力，使不解散真味。

栎柴火

栎柴煮猪肉食之，不发风。煮鸡、鹅、鸭、鱼腥等物，易烂且良。

茅柴火

炊煮饮，主明目解毒。《食纂》。

烧酒火

酒本米曲之精华，属阳。烧酒则又为酒之精华，乃阳中之阳。燃之色绿，阳极阴生之象，与石硫性同，皆以阳为体，藏阴于用也。故其光照人面，皆作青灰色，照魑魅则不能遁形，以阴为用者多含毒。今人率以此酒，冬月为大碗，用以物代炭火。

久食则发痛毒。默受其毒而不觉,然维脏寒者宜之。气能透达骨髓,软坚燥湿,熏衣着之,能发骨髓中汗。

鱼膏火

海上人多取鱼膏为油,代菜豆油用。其油割海鳅腹中脂或取其肉,并炼为膏,燃之照夜,然烟重气腥,多昏目损神。秦始皇墓中以鲵膏为灯,即此。后人多解为人鱼者误也。

辟蚊蛾、熏竹木除蠹。

猬油火

乃刺猬脂肉所熬油。山左猬大者如猫,山人获取之,熬其脂肉,可得油斗许,用以照夜,光明皎澈同白昼,比蜡犹明。此油可入神灯照用。按:猬脂可烊铁骨,能缩人筋骨,其性峻利可知。入神灯,其气照毒,能箍毒使小。

丹药火

《锦囊秘授》有制救苦丹法:真麝香一钱,劈砂水飞二钱,好硫黄三钱,各研极细,先将硫黄化开,次入麝、砂二味,离火搅匀,在光石上摊作薄片,切如米如秕二样小块,贮瓶勿泄气。治病:将药安患处,以灯火点着,候至火灭,连灰罨在肉上,立见痊愈。重者用米粒大,轻者用秕粒大,安放铜钱眼内,香火燃之,只须一炷,不必复灸。如若患处阔大,连排数炷,一起灸之;且灸时不甚热,亦不甚疼,灸后并不溃脓,一茶之顷,痼疾如失,系观音佛所授,真神方也。又《海上仙方》亦有救苦丹,其法:用麝五分,朱砂水飞钱半,硫黄五钱,樟脑钱半,俱为细末,入铜器内,文武火烘烊,取其冷定,敲碎如米粒大用,能治各种风痹跌扑痈疽,初起有效。

敏按:此丹药诸火为人工制造,本非天生药料,然本草中又不得不载造酿一类,即濒湖火部收载神针之意也。因与神灯火并录,以补李氏所未述。

治一切风寒湿气流注作痛,手足蜷挛,小儿偏搐,口眼㖞斜。妇人心腹痞块攻疼,无分年深月久,皆可用。

蓬莱火

茅昆来《家传医要》有蓬莱火法:西黄、雄黄、乳香、没药、丁香、麝香、火消各等分。去西黄,加硼砂、草乌,皆可。用紫棉纸裹药末,捻作条,如官香粗,以紧实为要。治病翦二三分长一段,以粽粘粘肉上点着,不过三次即除根。若点穴不差,灸至药尽，皮肉发爆，病即立愈。每次三状，重者不过三次即除根，不复再发。灸后忌猪肉，待疮平复再食，此茅氏家传五世试效神验方也。

治风痹跌扑瘰疬，俱按患处灸。水胀膈气胃气。按穴灸。

阳燧锭

赵氏《集要》：古有烙法，今罕用之。不但粗工不知用法，抑且患者见之骇然，故以此代之。法用干蟾酥锉薄片焙研，朱砂水飞、川乌、草乌各五分，僵蚕一条，各研细。将硫黄一两五钱置勺内，微火熔化，入药末搅匀，急搅为要，迟则凝矣。倾入瓷盆内，速擎成片，待冷收用。用时取甜瓜子大一块，上尖下平，先将枣肉擦患处，粘药于上，香火点着，即起火焰，五壮七壮九壮，随症施之。灸毕即饮米醋半酒杯，候起小泡，线针穿破，出黄水些须，膏药盖住，其毒即消。此方遗写冰片、麝香二味，原稿眉注。

治湿痰流注、附骨阴疽、寒湿疮毒，经久不消、内溃不痛者，能使未成即消，已成即溃，已溃即敛。如若风痹，用竹箸点之，有酸痛处，笔蘸墨记之，照墨上灸。若腿膝疼痛，灸鬼眼穴。诸疮初起，灸三五壮即瘥。

神灯火

外科有神灯照法：用朱砂、雄黄俱研水飞，血竭、没药箸烘去汗，各二钱，麝香四分，为极细末，每用三分。以红棉纸紧卷捻条，约长七寸，麻油润透，以火燃着，须令患者坐无风处，将药条离疮半寸，自外至内，周遭徐徐照入，火头向上，药气乃入，毒即随火解散，自不内侵脏腑，不可太过，恐伤好肉。其疮微微觉热，心神即爽，每日只熏一次，初用三条，每日加一条，加至四五条，势即渐减，然后每日减去一条，直熏至红肿消尽为度。熏后用后药：豨莶草新鲜采得者，捣烂，入陈年小粉等分，初起者；再加白盐研细少许，打成稠糊，敷半寸厚，留头，必须敷过疮晕三分，方能箍定毒根。疮口之上，用大葱叶滚水泡热，扯开贴之。或膏盖亦可，避风为妙，自能拔出脓毒。如无鲜草，以如意黄金散代之。《集要》云：神灯照法勿用太早，如疮四五日间，形未成，毒未聚，骤用之，毒必内郁，反难外出。须用在八九日后，疮势已定，毒气已聚，未成脓腐之时，用此照之。未成者自消，已成者自高，不起发者即发，不腐溃者即溃。若毒已溃，脓已泄者；不宜用。每日以猪蹄汤淋洗，或葱头煎汤洗亦佳。忌发物。

治一切肿毒，痈疽发背，能解毒活血，消肿散瘀。

火罐气

火罐，江右及闽中皆有之。系窑户烧售，小如人大指，腹大，两头微狭。使促口以受火气，凡患一切风寒，皆用此罐。以小纸烧见焰，投入罐中，即将罐合于患处。或头痛则合在太阳脑户或巅顶，腹痛合在脐上，罐得火气合于肉，即牢不可脱，须待其自落。患者但觉有一股暖气从毛孔透入，少顷火力尽则自落，肉上起红晕，罐中有气水出。风寒尽出，不必服药。

治风寒头痛，及眩晕风痹腹痛等症。

烟草火

沈云将《食物会纂》：烟以闽产者佳，燕产者次，石门产者为下。春时栽植，夏时开花，土人除一二本听其开花收种外，余皆摘去顶穗，不使开花，并去叶间旁枝，使之聚力于叶，则叶厚味美，秋日取叶，用竹帘夹缚，曝干，去叶上粗筋，用火酒喷制。切叶细如发，每十六两为一封，贸易天下，其名不一，有真建假建之分。盖露头黄二黄之别，近日北方制烟，不切成丝，将原晒烟片，揉成一块，如普洱茶砖茶一般。用时揉碎作末，入烟袋中贮用。顶上数叶，名曰盖露，味最美。此后之叶递下，味降序。相传海外有鬼国，彼俗人病将死，即舁置深山中。昔有国王女病革，弃去之，昏愦中闻芬馥之气，见卧傍有草，乃就而嗅之，便觉遍体清凉，霍然而起，奔入宫中，人以为异，因得是草，故一名返魂烟。

方氏《物理小识》：烟草明万历末年有携至漳泉者，马氏造之，曰淡肉果。渐传至九边，皆含长管而火点吞之，有醉仆者。崇祯时严禁之，不止，其本似春不老，而叶大于菜，曝干以火酒炒之，曰金丝烟。可以祛湿发散，久服则肺焦。诸药多不效，其症令人忽吐黄水而死。

《粤志》：粤中有仁草，一曰八角草，一曰金丝烟。治验亦多，其性辛散，食其气令人醉。一曰烟酒，其种得之大西洋，一名淡巴菰，相思草。《物理小识》淡巴姑或呼担不归。闽产者佳。近出江西射洪永丰者亦佳。制成烟有生熟二种；熟者性烈，损人尤甚。凡患咳嗽喉痛一切诸毒肺病皆忌之。近兰州出一种烟名曰水烟，以水注筒吸之。令烟从水过，云绝火毒，然烟味亦减。

张良宇云：水烟出兰州五泉地种者佳，食其气能解瘴消胀，宽中化积，去寒癖，但不宜多食。其制法以砒夹香油炒成，故不能无毒也，近日粤中潮州出一种潮烟；其性更烈。

姚旅露书云：吕宋国有草名淡巴菰，一名金丝醺。烟气从管中入喉，能令人醉，亦辟瘴气,捣汁可毒头虱。

《延绥镇志》:烟草其苗挺生如葵,叶光泽,形如红蓼,不相对,高数尺,三伏中开花色黄,八月采阴干,用酒洗切成丝。而各省之有名者:崇德烟、黄县烟、曲沃烟、美原烟。惟日本之倭丝为佳。

《百草镜》:菸,一名相思草,叶如菘菜,厚狭而尖,秋月起茎,高者六尺,花如小瓶,淡红色,产福建者良。用叶以伏月采者佳,生顶上者,嫩而有力,色嫩黄,名盖露烟。烟品之多,至今极盛。在内地则福建漳州有石马烟,色黑,又名黑老虎。系油炒而成,性最猛烈,多食则令人吐黄水。浙常山有面烟,性疏利,消痰如神,凡老人五更咳嗽吐痰者,食之,嗽渐止,痰亦消。江西有射洪烟,性情肃导气。湖广有衡烟,性平和,活血杀虫,可已虚劳。山东有济宁烟;气如兰馨,性亦克利。甘肃兰州有水烟,可以醒酒。近日粤东有潮烟,出潮州,每服不过米粒大,性最烈,消食下气如神,然体弱者忌。

长州张璐玉《本经逢原》云:烟草之火,方书不录,惟《朝鲜志》见之,始自闽人吸以祛瘴,向后北方借以辟寒,今则遍行寰宇,岂知毒草之气,熏灼脏腑,游行经络,能无壮火散气之虑乎。近日目科内障丸中,间有用之获效者,取其辛温散冷积之翳也。不可与冰片同吸,以火济火,多发烟毒。不可以藤点吸,恐其有蛇虺之毒也。吸烟之后,慎不得饮火酒,能引火气熏灼脏腑也。又久受烟毒而肺胃不清者,以砂糖汤解之。

兰上徐沁埜著《烟诫》,载有祛烟虫方云:杜湘民说凡人食烟则腹中生虫,状类蝇,两翅鼓动,即思烟以沐之,故终日食不暇给,久之虫日盛,而脏腑败,疾疢大作,不可救药。常有临革吃烟而始瞑者,哀哉! 其方用生豆腐四两,戳数孔,黑砂糖二两,加腐上,置饭甑中蒸之,使腐与糖融化,每思烟,辄进数匙,只三日后,其虫尽下,闻烟气则呕不欲食矣。

汪东藩云:近日有一种熟烟,闽人能制,其法以油炒烟片令黑,名黑老虎。又曰紫建,云食之香辣甘,一体而备三味,中其毒者,欲吐不得,须食北枣一二枚解之。凡烟种有山田之分,山种者味厚,田种者味薄,多草气。

张景岳云:烟草味辛气温,性微热,升也,阳也,烧烟吸之能醉人。用时惟吸一二口,若多吸之,令人醉倒。久而后苏,甚者以冷水一口解之即醒。若见烦闷,但用白糖解之即安。亦奇物也。吸时须开喉长吸咽下,令其直达下焦,其气上行则能温心肺,下行则温肝脾肾,服后能使通身温暖微汗,元阳陡壮。用以治表,善逐一切阴邪寒毒,山岚瘴气风湿,邪闭腠理,筋骨疼痛,诚顷刻取效之神剂。用以治里,善壮胃气,进饮食,祛寒滞阴浊,消膨胀宿食,止呕哕霍乱。除积聚诸虫,解郁结,止疼痛,行气停血瘀。举下陷后坠,通达三焦,立刻见效。此物自古未闻,近自我明万历时,出于闽广之间,自后吴楚地土皆种植之,总不若闽中者,色微黄,质细,名为金丝烟者,力强气胜为优。求其习服之始,则向以征滇之役,师旅深入瘴地,无不染病,独一营安然无恙,问其故,则众皆服烟。由是遍传。今则西南一方,无分老幼朝夕不能间矣,予初得此物,亦甚疑,及习服数次,乃悉其功用之捷。有如此者,因着性于此,然此物性属纯阳,善行善散,惟阴滞者用之如神。若阳盛气越,而多躁多火,及气虚气短而多汗者,皆不宜用。或疑其能顷刻醉人,性必有毒。盖其阳气强猛,人不能胜,故下咽即醉。既能散热,亦必耗气。然烟气易散,而人气随复,阳性留中,旋亦生气。此耗中有补,所以人多喜服,未见其损者,以此。

敏按:释氏书言人乃山川火土之气和合以生,故脾胃亦受火土之气以养。烟本火土之精,人喜吃烟者,病重即不食烟,以脾胃不受火土之气,故烟亦不受也。火土之气不特养阳,亦兼能生阳,所以妖魅鬼魅,多能吃烟。以无质吸无质,味之气也。至干魔子闭土中多年,亦思得烟吸以融和其体。开矿闭死穴中之人,久不为出,亦不死,凿矿者于山穴中遇之,呼为干魔子。见常中丞中安《宦游笔记》。

则知烟力之能走百络通坚邃可知矣,凡烟气吸出,悠扬于外,阴为鬼吸,人不见耳,故食烟之人多面黄不尽,耗肺而焦皮毛,亦因精气半为鬼吸也。友人张寿庄己酉与予同馆临安,每晨起,见其咳吐浓痰遍地,年余迄未愈,以为痰火老疾,非药石所能疗。一日忽不食烟,如是一月,晨亦不咳,终日亦无痰唾,精神顿健,且饮食倍增,啖饭如汤沃雪,食饱后少顷即易饥,予乃悟向之痰咳,悉烟之害也。耗肺损血,世多阴受其祸而不觉,因笔于此,以告知医者。景岳所云:特一偏之见,惟辟瘴却佳。

《秋灯丛话》:予堂叔疾,延一医至,食毕茹烟,烟房大如升,容烟斤许,尽吸入腹,即瞑目不语,欹椅仰卧,而气息阒如。众大惊。其仆曰:无虑也。顷且苏,俄唇动口翕,烟自口中喷腾而出,蓊然若云雾,数刻始息。乃欠伸而起,张目四顾,曰:快哉。晚食复如之,询其仆曰:家居朝夕餐烟二次,俱以斤为率,否则病,家人闻其言,惧而辞焉。其酷嗜之量,有如此者。

辛温。《本草从新》云:治风寒湿痹,滞气停痰,山岚瘴雾,其气入口,不循经络,顷刻而周一身,令人通体俱快,然火气熏灼,耗血损年。

《药性考》:菸草,味辛性温,开郁,烧吸解倦。罨伤止血,烟油有毒,杀虫最捷。诸虫咬伤,涂之病失。

烟有毒,中其毒者,煎胡黄连合茶服之。

汪东藩《医粤》云:烟毒以黑砂糖和井水服之。

《延绥镇志》云:性热味辛,有毒。主寒湿胸膈痞满,益津止饥,多食伤气。

《格致镜原》云:损容。

王桂舟云：烟渣入目，如以他物洗之，愈洗愈疼，必盲后已。须用乱发或发缨缓缓揉之，即愈。

《文堂集验》云：凡服至宝丹，须停烟茶酒饭一二时。按：至宝丹即塘栖痧药。

脚气　《同寿录》：脚气痛不可忍，以致口眼㖞斜，手脚如搐，不省人事，昏迷如死。用黄建烟二斤，炒热，以坐桶盛入内，将脚解光，放入烟中出汗，少冷又炒热，隔日一熏，七次即根。

金疮止血　《良朋汇集》：以烟末敷之。

烟　梗

陈良翰云：烟叶生者有毒，人食之即中毒，发病难治；其茎更烈。登莱人用以毒鱼。凡溪塘中大鱼难捕者，用此法毒之：用烟茎干湿俱可，锉碎，同青胡桃皮捣烂，置水中，一饭间，大鱼辄如醉浮水面，小者皆死。虽鳗鲡龟虾鳖蟹蚌蛤之属，一齐击毙。其毒之猛烈如此，然以此造烟，则梗之味淡，迥不如叶之味厚。

烟　叶

治脑漏　杨春涯验方：烟叶半斤，晒干，研极细末，调花露四两，晒干，用玫瑰饼再研吹入。吃兰花烟成脑漏者，以白鲞脊骨烧烟熏之，数日愈。兰花乃江西贾人带来一种兰子，即泽兰子也。气香烈，取其子研拌入烟，名曰兰花烟。人食之作兰花香，然其气窜上，往往入顶伤脑，易成脑漏。叶天士《种福堂方》：治风寒湿气，骨节疼痛，痿痹不仁。鹤膝风、历节风、偏头漏肩等症。有见睍膏，中用新鲜烟叶捣汁，浸松香，晒干入药，亦取其气味以透利筋络也。

毒蛇咬伤　慈航《活人书》：先避风挤去恶血，用生烟叶捣烂敷之，无鲜叶，用干者，研末敷，即烟油烟灰皆可。《不药良方》：治毒蛇及毒虫伤。用鱼腥草、皱面草、烟叶、草决明等分，杵烂敷之。

辟臭虫　《活人书》用烟叶铺床代褥，或烧熏之，则臭虫尽绝。

烟　杆

年久色黑毛竹，男子用者良。

《秋灯丛话》：新昌张姓，茹竹烟管五十余年，色如漆而光可鉴，珍同拱璧，虽戚好不轻假也。母病无药饵资，质钱二缗，典主子患损病，诸药罔效，或谓非多年竹烟管不可治。遂取张物截之数寸，煎汤服之愈。后酬张以巨万金。陈毅斋云：烟杆虽受烟火熏渍之气，然非借人气津液渐渍之，必不酥透，其杆经男子食者，光泽可鉴。

一经妇人口，便色暗不鲜明，且多直裂纹。又最忌粪，凡多年好杆持以上厕，能令光涩。若象牙杆便裂开走油不堪用，物性之相忌如此。

杀蛊毒传尸痨、涂恶疮，劈取中心油透而酥者，捣如糊涂疮即痂，或摊油纸上，贴治虫膈。

《百草镜》：毒蛇伤，先取妇人旧油头绳扎住肿处，勿令肿上，再取耳垢封之止痛。随用多年油黑竹烟筒杆，紫色者亦可。毛竹者佳。一段约长三寸，咀嚼咽汁，渣淡吐去，并取杆中之油搽患处，烟杆味辣，服之反甜，蛇毒亦随解，痛止自愈。试效多人，凡蛇咬有蛇齿留肉内者，烟油涂之自出。

妇人血崩 刘怡轩云：凡血崩诸药不效者，用多年旧烟杆，紫色油透者佳。截一寸烧灰，黄酒调服。下喉即止，屡试屡效。

烟筒中水

俗名烟油。《古今秘苑》：烟油染衣，以瓜子水洗之即去。《同寿录云》：烟油入目，如小儿及好吃烟者误犯之，若将别汤洗，愈洗愈疼，必至瞎而后已。须用乱头发或骔缨缓缓揉之即愈。解蛇毒，涂恶疮顽癣，杀蛊。

毒蛇咬 刘羽仪验方：取吃烟杆内脂膏，涂在咬伤处，用手指搓入肉中，痛即止，最效。

蜈蚣咬 刘氏验方：用烟筒内膏油，涂在咬处，或烟灰擦之，立止痛。

按：烟油一名烟膏，味辛微毒，陈贡士毅斋云：烟油乃五行之气相合而生，近日外丹家用以点药金，又可益金色，术士隐其名，呼为太极膏，又曰气泥，曰五行丹，剔以燃灯代油，则一切毒虫皆不近，入水蛟龙亦畏之。入药，旧竹杆劈取者良，凡梅条、藤条、紫檀、乌木、老鹳草及纯铜、纯银杆中油，皆不及竹中者性良。惟象牙杆中烟油可杀蛊毒。闽有橄榄木烟杆，其中油可毒鱼。至烟膏亦各随所食烟质为高下，烟肆所市烟，俱以烟叶喷油打成块，用铁刨披作丝售之，此为纯叶不杂为上品。更有打块时夹素馨叶，杂以矾红刨成丝，再加姜黄末以和其色者，其气燥烈损人，烟膏亦淡而薄，不及上品力厚也。海盐朱进士醒庵云：烟油解蛇毒，初不甚信，后见里人获一赤练蛇，长八九尺，粗如臂，口吐毒烟，一犬近之，蛇嘘以气，即腹裂死。一人戏以旧竹烟杆去头嘴，以竹丝通出油，刺入蛇口，蛇啮之即瞑目闭口，身卷缩，俄复伸长，如是数次，直如绳而毙。始知其解毒杀虫之功，信不虚谬。诸城刘仲旭少府云：西北口外出一种毒虫，名曰蛃蟆。状如中土蝇，人出遇之，即触人面，不论何处被其触者，亦不甚痛，顷觉眼眶四围出细蛆，攒食睛膏，痛不可忍。彼土人治法：惟取烟杆四五枝，折取烟油，涂目内，忍痛片时，其蛆皆死，然后再用温水洗去烟油即愈。《椿园闻见录》：挞拉巴哈台即准噶尔故地，夏多白蝇为害，触人畜眼角，辄遗蛆而去，非以胶粘之不出。按常中丞笔记云：西北台站及伊芳犁等处，出一种野蝇，乱扑人面，若被其触者，眼角内即出蛆虫，痛痒异常，有因此成瞽者。土人多以烟油涂眼角治之。然疾愈后，目亦红肿，数日不消。总不若蒙古治法，以鱼胶一块，向眼角粘出之，又不损目，较烟油为佳。

烟筒头中煤

《济急良方》：治蜈蚣咬伤，取烟筒头内硬煤擦之，立时止痛。

鼻　烟

《广大新书》有造鼻烟法：香白芷二分，北细辛八分，焙干，猪牙皂角二分，焙干研，薄荷二分，冰片三厘，干烟丝为君，干丝一钱，必配福烟六七分许，上药各为细末，酌量配合，不必拘分两，以色如棕色者佳。有内府造、洋造、广造及土烟数种。鸭绿者最佳，玫瑰色者次之，酱色者为下，陈久而枯者，不堪用。出洋中者，能追风发汗。《香祖笔记》：近京师有制鼻烟者，可明目，尤有辟疫之功。以玻璃为瓶贮之，象牙为匙，就鼻嗅之，皆内府制造。民间不及。张玉叔云：近有广东来者，较内府造者尤胜。有五色，以苹果色为上。

《澳门纪略》：西洋出鼻烟，上品曰飞烟，稍次则鸭头绿色，厥味微酸，谓之豆烟。红者为下。《常中丞》笔记：鼻烟或冒风寒，或受秽气，以少许引之使嚏，则邪秽疏散，积懑亦解。若刻不少间，反有致疾者。烟有多品，总以洋烟为最，取其滋润不烈，所以为佳。

通关窍，治惊风，明目，定头痛，辟疫尤验。

水　烟_{参看前烟草条下}

沈君士云：水烟真者出兰州五泉山，食之性尤峻削，豁痰消食，开膈降气，惟虑弱者忌服。亦解蛇虺毒。予家有姻戚馈食品，因天暮未暇食，置筐中经宿，为蛇涎所渍，次日食之，举家皆患呕吐腹痛。唯一小仆免，询之，则每食后辄服水烟也。蔡云白言：兰州五泉种水烟，其叶与枇杷叶相似，与烟叶迥别。

鸦片烟

《台海使槎录》：鸦片烟用麻葛同鸦土切丝，于铜铛内煮成。鸦片拌烟，另用竹筒实以棕丝，群聚吸之，索值数倍于常烟。专治此者，名开鸦片馆。吸一二次后，刻不能离，暖气直注丹田，可竟夜不寐。土人服此为导淫具，肢体萎缩，脏腑溃出，不杀身不止。官弁每为严禁，常有身被逮系，犹求缓须臾，再吸一筒者。鸦土出噶喇吧。《海东札记》：鸦片产外洋咬��吧吕宋诸国，为渡海禁物，台地无赖人多和烟吸之，谓可助精神，彻宵不寐。凡吸必邀集多人，更番作食，铺席于坑，众偃坐席上，中燃一灯，以吸百余口至数百口，烟筒以为管，大约八九分，中实棕丝头发，两头用银镶首，侧开一孔如小指大，以黄泥掐成葫芦样，空其中，以火煅之，嵌入首间小孔上，置鸦片烟于葫芦首，烟止少许，吸之一口立尽，格格有声。饮食顿令倍进，须肥甘，不尔肠胃不安。初服数月，犹可中止。迨服久偶辍，则困惫欲死。卒至破家丧身。

凡吸者面黑肩耸,两眼泪流,肠脱不收而死。

主治胃脘痛,神效。

藏　香

出西藏,作团成饼者良,如香炷者次之。色紫黄,气甚猛烈,焚之香闻百步外者佳。伪者名京香,不入药用。有出打箭炉者,不及西藏出者第一。有红藏、黄藏、紫藏之分。肖腾麟《西藏见闻录》云:藏香有紫、黄二色,粗、细二种,各处皆有,惟产于巴塘者为最。朱大骏云:亲见藏香有黑如墨者,燃之催生甚炒。宓元良云:藏香有紫、黄二色,紫者内有琐琐葡萄汁合成,故色紫。而性开关窍,透发而上升,能发痘。黄者性下降,可催生,不可乱用。闻人达远云:藏香有绿色者,云最贵,焚之嗅其烟,可清目,不知彼中何草合成。叶明斋云:藏香中有一种白色小丸子,焚之气颇幽爽,亦系番僧所贡,不知何名,其香气嗅之,可治老人肠燥气虚便秘。入厕时焚一二丸最妙。亦可治痘。马少云《卫藏图识》:藏香有紫、黄二种,真者焚之烟凌霄汉,盖以珍宝屑成之。又有黑、白香,白香亦名吉吉香,黑香亦名唵叭香。

敏按:藏香只有紫、黄二色为正品,其所云红、绿、黑、白诸色,皆属他香,近亦罕见,姑存其说以备考。王景略曾为织造寅公制藏香,其方云得自拉藏,予求其法,附载于此,速香二片,沉香、黄熟香、黄檀香、广木香各四两,春花、甘松、三柰、玫瑰瓣、母丁香、细辛、桧皮、生军、排草、乳香、金颜香、唵叭榄油、苏合油、伽偏、水安息各二两,冰片一两,右各为极细末,以顶好榆面二斤,火消十两,化水,加老醇酒,调和为香。

杀邪治祟,功同苍术。痘疮不发,点床角上,令儿闻之,能透斑,甚妙。愈虐,催生,明目。

按:痘乃先天胎毒,非火不结,因感而发,最忌燥烈,以香气熏触不愈,滋其枯裂乎?透斑之说,予终未敢深信,盖凡香皆作燥,爇者犹烈。夫痘臛曰苗,痘发曰花。既曰花,则性未有不喜润者,安得以香燥助其毒,即能透斑,终恐干红而归黑陷耳。

土　部 十八种

杨妃粉

产马嵬坡上,取之者必先祭然后掘之,去浮土三尺,有土如粉,腻滑光洁,于女子最宜。泽肌有效。《职方典》:出陕西西安府,女面有黑黩,以水和粉洗之即除。拭面,去黩鼾雀斑,美颜色。

丹灶泥

《岭南杂记》:出罗浮山,以粉红色者佳。《粤志》:罗浮冲虚观后,有稚川丹灶,取灶中土，以药槽之水洗之，丸小粒，投水中，辄有白气数缕，冲射四旁，生泡不已，哈哈有声，顷之，一分为二，二分为四，四分为八，然后融化，服之可疗腹疾。道士号为丹滓，尝以饷客。

治晕船、不服水土等症，丸如豆大，饮水调服。

洗手土

《坤舆典》：鸡足山有迦叶洗手土，彼方人若头痛者，以些少涂之即瘥。

观音粉

《处州府志》：云和山中有白善泥，以水搅碇而取之，和糯米粉一半蒸食之，可以疗饥。名观音粉。生山土内，白如粉，绝细腻，岁荒，乡人辄掘取之，和麦面作饼饵以食，但不可多食，多食能令便闭腹重，以其土性滞涩肠胃耳。生洞内者不可服，恐其有蛇虺涎毒。郑仲夔冷赏载云：丙子岁荒，戈阳石窝村庵僧，梦大士告以山下土中有石粉，可取充饥。如言往掘，果得之。俨若蕨粉，研细作粉，蒸熟甘美异常。乡人闻而竞采之，或有以荤油裹者，即苦甚不堪入口。名大士粉，即此。《纲目》石部载石面，即此。以为不常生，不知今山中皆有，濒湖主治止言益气调中，食之止饥，而不知其去湿之功，十倍于苍术。盖亦土能制水之意耳。

味微甘苦，性平。解虫毒，逐水肿，明目，疗湿黄。

乌龙粉

丹术家名黑龙丹。系烧马粪釜脐煤。
生肌收口药用之，掺疮口即验。

白朱砂

一名翠白，古方有用之，乃旧定窑器末也。近窑火气未脱，有毒，能腐肉，不宜服。青磁末曰翠青。《本经逢原》：白瓷器研细水飞，敷痈肿，可代针砭。又点目去翳。《百草镜》云：白朱砂系古瓷白色者，研粉入药。以其年久无火毒之害，必不得已，用破碎定窑入土过者，火煅醋淬，研细水飞用。今人以近日窑气白色者代用，误矣。按：外科有九种十三根法，凡种痈留根，有白瓷种，能令患毒不收口，时以取利，今《逢原》用以敷痈肿。恐种毒留根，不宜误用。或加入膏中以代针可也。然亦以少为贵。

接断骨神效方　《黄氏医抄》：研极细末，同黄蜡丸，酒吞三钱，取汗出，骨接有声,片时即复。

去翳障 《得效方》有点眼翠白丹用之。《录验方》:有推云散,翠青、翠白同用。《医学指南》目疾门有拨云能光散,中用白朱砂,以童便合醋煅制二十一次方用。

远近星障 《眼科要览》:白朱砂、牛黄、熊胆、白丁香、珍珠、冰片各一分,石燕、石蟹、琥珀、珊瑚各三分,炉甘石三钱,麝香半分,共为细末,蜜一两,调点。

鼻血不止 《慈惠编》:定窑瓷器乳极细末,吹少许入鼻孔内,立止。

治膈 《义复方》用白瓷片烧红,醋淬七次,研极细末,烧酒服三厘。

臁疮起沿 白朱砂煅红,淬入干烧酒内四两,七八次,以酥为度,研细水飞,每上药一钱,加冰片三厘,研细掺之,黑膏药盖贴。孕妇勿服,能坠胎。慎之。

鳝扛头 叶氏方:用细瓷器为末,香油调涂,立效。

治跌打闪䏚伤方 白朱砂,即回青瓷器,用火罐烧红,童便淬七次,研成粉,净用三钱,乳香、没药俱去油各一钱,三味研为细末,用好黄酒送下,三日一服,三服全愈。

难产催生 《便易良方》:白细碗研碎末一钱,酒吞下,立刻即产。

《纲目》四卷主治内云:白瓷器水磨,可灭瘢痕。

铸铜罐

云溪方:浙江湖州人,每担炉具赴他州,代人铸铜勺锅铲,其泥罐不轻弃,可入药。

治小儿头生软疖,出脓水不干,仍复癫肿,用罐石上捶细末,醋调敷之,脓自溢干,迨泥落而疾自愈。

白蜡尘

此乃白蜡面上,年久积尘,埽下贮用。

治瘵虫。万邦孚《家抄》。

檀香泥

乃檀香心中所含脂垢,不易得,色如尘土,故以泥名。爇之亦作檀香气。

治胃气滞痛,肝郁不舒。

席下尘

治水肿 《圣惠方》:治遍身水肿,用鹿葱根叶晒干为末,每服二钱,入席下尘半钱,食前米饮服。

回燕膏

《本草经疏》：朝北燕窠土，名回燕膏。

治瘰疬　《经疏》：合胡燕窝内土，研敷有效。

鞋底泥

濒湖《纲目》引藏器《本草》：治不服水土用，而外治无闻焉。今补之。

治聤耳头疮　《良朋汇集》：人生耳底即聤耳，用鞋底陈土吹入耳内，即干。此土又治头上疮，不干擦上即好。

一切无名肿毒　用毒郎蒜一枚，津唾磨鞋底泥箍之，三五次即消。

鼠穴泥

治偏正头风　《救生苦海》：用老鼠洞内泥炒热，乘热绢帕包头上，即愈。

椅足泥

《物理小识》：此泥炕干，可以生肌。

狗溺硝

此药处处有之。生人家石墈上，乡村尤多，乃狗溺石上，多年结成，如硝样。取之水飞用，或甘草汤拔去秒气用。

性凉，色清白，治咽喉肿痛等症，能降虚火。

鸡脚胶

出云南鸡足山近地土中，俗名鸡脚胶。土人往往从土中掘得，形如碎砖，入火即烊如胶然，故名。终不知何物所结也。

治风如神。煎汤服。

乌金砖

乃粪窑中多年砖也。取起一块，洗净，以清水煎熬，撇去浮沫，候浮沫净，其汁亦浓，每一二盏，治痘不贯浆，虚弱无力者，大效。

蛆钻泥

乃粪坑中蛆钻之泥，其质松，凡蛆在泥中过冬，必钻此土作窠。蛆过冬则短缩，头生二角,白如蛹,清明后化黑虫而去。蛆必退壳,每退每大。其退时,辄扒越墙石从高坠下,退一节,再扒再坠,如是屡次,则全退矣。此泥有涌,故入退管药用。须冬时取。

治痔漏多年起管 用蛆钻泥一斗,晒干,以五升炒热,袋盛,令患者去裤坐其上,则稠水浓血淋下。久之泥冷,再用五升炒热接盛坐之。如此一袋坐,一袋复炒泥,炒热又易,换数次,则稠脓自尽,三度后管自退出。又不伤人,屡用屡效之方也。

金 部 十一种 附五种

铁线粉

色黑,产广中,以香炷点之,有烟起如蚊子飞者真。陈廷庆云:色白者真,此乃熔铁锅中浮起白沫如枯矾者,若色黑者为假。

治癣神效 多年顽癣久不愈者,先以姜擦患处,后以粉付之。《百草镜》云:用醋调搽,忌姜椒一切发物。杨春涯《验方》云:广东剔癣粉治癣神效。其色如沉香末,则是铁线者,乃剔癣之讹也。

两腿阴面湿癣 毛世洪《经验集》:以荸荠蘸铁线粉擦之立瘥。铁线粉,即火炮中刮下锈粉也。粤中洋行有舶上铁丝,带来出售中土,日久起锈,用刀刮其锈,明亮如新,所刮下之锈末,名铁线粉。其色黄如香灰,带白色者,乃熔铁浮起锅中白沫捣细而成。亦名铁线粉。广中有此二种。

开元钱 附万历龙凤钱

《无颜录》:唐开元钱烧之有水银出,可入药,以有杨妃手掐痕者佳。以火煅红,淬醋中六七次用,入目者磨用。入散者同胡桃研成粉用,明目,醋煅入眼科。治小儿急慢惊风。杨仁斋《直指》:有孔方兄饮,治慢脾惊风利痰奇效。用开元钱背后上下有两月痕者,其色淡黑,颇小,以一个放铁匙上,炭火烧,四围上下,各出珠子,取出待冷,倾入盏中,作一服。以南木香汤送下,或人参汤亦可。钱虽利痰,非胃家所好,须以木香佐之。

禁口痢 张氏《必效方》:开元古钱一个,火煅醋淬,以钱化为度,研细末,拌粥内食之。如十分沉重,并粥不能食者,以温开水调下,一二时辰,即思饮食矣。然后用薄粥渐渐开导,再用调理脾气,自愈。

折伤接骨 《槐西杂志》:交河黄俊生言:折伤接骨者,以开通元宝钱烧而醋淬,研为末，以酒服下，则铜末自结而为圈，周束折处，曾以折足鸡试之，果接续如故。及烹此鸡验其骨，铜束宛然。此钱唐初所铸，欧阳询所书，其旁微有一偃月形，乃进样时文德皇后误掐一痕，因而未改也。其字当迥环读之，俗以为开元钱则误矣。周氏方：治跌打损伤，用开元钱一个，醋煅和酒服，至重者用两个，立愈。《古方选注》云：唐时开元钱亦可入药，功专腐蚀坏肉。陈藏器曰：能直入损处，锃入断骨。

《广志》：自河头至高廉二郡，皆用唐宋钱。开元钱以平头元为上，尖头元次之。有万历钱，则以跂历为上，以历字左撇直下也。古钱皆可治病，如汉之五铢，秦之半两，其质薄，多青绿剥蚀痕，醋煅，入眼科。《纲目》已载之，世亦多有知者。《秋灯丛话》载：顺治初，湖南孝感县民多病虐，或于古钱中检开元通宝钱一文，持之即愈。远近喧传，每文价值制钱一缗，若是则又不止开元钱可用也。然准古酌今，入药惟开元钱为当。故特为拈出，以广其用。王懋《野客丛书》：唐之钱见于今者有二，开元通宝，与夫乾元重宝。按《食货志》开元通宝高祖时铸，径八分，得轻重小大之中，其文以八分篆隶三体，洛并幽益桂等州皆置监，赐秦王齐王三炉，右仆射裴寂一炉，高宗复行开元通宝钱，天下皆铸之。元宗亦铸此钱。京师藏皆遍天下，而乾元重宝钱，肃宗命第五琦铸，钱径一寸，每缗重十斤，与开元通宝参用，以一当十，琦为相后，命绛州铸此钱，径一寸二分，每缗重二十斤，与开元通宝并行，以一当十。乾元钱惟肃宗朝铸，而开元钱铸于累朝，所以至今尚多。按：开元通宝钱有二种：一种有手掐痕，俨如月眉，轮廓微仄，铜色颇古，即世所称杨妃手痕者。阅《谭宝录》载：钱文如甲迹者，因文德皇后也。武德中废五铢钱，行开元通宝钱。此四字乃欧阳询所书，初进样，后掐一甲痕，因铸之。始知今所传乃开通钱也。存以备考。

万历龙凤钱

妇人临产，置钱一枚手掌内，可催生。朱文藻附记。

菜花铜 风磨铜附

《药性考》：此天生者，今之黄铜，乃赤铜合炉甘石炼成。

味辛，宜制刀切药，性味不改，打箔用，入损伤剂，能敛金疮伤口，强脾益肺，除一切风痹。

风磨铜

生西蕃，置风露中，色灿如金，佩之，除一切风疾。

白铜矿_{白铜附}

此乃矿中白铜,质脆,今时用白铜,以赤铜砒石炼成。有毒,不堪用。

辛温,治风散毒,敷牛马疮,亦续筋骨。

白 铜

辛凉,镇气不足,益肺下痰,伐肝明目。《药性考》。

紫铜铆_{金花铆　锡铆附}

《药性考》:产云南,入药镇心利肺,降气坠痰,火末用,可罨续筋骨折伤。

金花铆

《药性考》:与紫铜铆相类,主治亦同。

锡 铆

《药性考》:有毒,磨涂疗肿。

钱 花

《药性考》:此乃铸钱炉中飞起黄沫,轻松者佳。

主敷骡马迎鞍疮。

马口铁

一名马衔铁,乃马口中嚼环是也。其性愈久愈软,市人以之打簪镯戒指,伪充银器,俨如真者,或以作包金地子,皆好。年久者质软,更得马之精液,入药良。

味辛,煎汤治小儿惊风。

金 顶

《品级考》:顶制以铜外镀以金,七品以下皆纯镀金,七品以上则嵌珍石不同,入药取纯铜镀金色旧难用者良。先以甘草煎汤,乘热洗用。

治头风及口眼㖞斜　《传信方》:袁良臣云:煎汤者药有效。旧雀顶更妙。

绝邪虐　余机云:取年久色旧纯金顶一枚,以红绢囊盛之;藏卧席下,勿令病患知,自愈。按:顶制加于冠首,日受阳气熏浃,又得风日之气,年久者得气愈厚。凡今之属，皆能克木，风属巽，巽为木，故能治风斜绝邪虐者，亦取正气以定之耳。

乌　银

《纲目》银下，附乌银，言用硫黄熏银则色黑，成乌银。养生家制为器，盛露饮之，长年辟恶，止载其服食功用，而不言有治病之用，故从《行箧检秘》方，得其法以补之。

治翻胃如神　用纹银一钱二分，硫黄一斤，将硫黄分作一百二十包，取大倾银罐一个，将银放入罐内，炭火上煅，将硫黄逐包投入罐内，黄尽为度。取银为末，初次服三分，二次服二分，三次服一分，再加丁香、茴香、藿香、沉香各三分，麝香一分，分为三服。每服用银粉二分，水一盅，煎药至半盅，将银粉空心送下，作三日服，完即愈。

子母悬

翟筠《川掌记》：子母悬出贵州铅矿中，乃铅之精气所结。得其大者成块，有数十斤，生凿为洗盆，沐头面发，至老不白，明目，去瘢痣，泽容润肌，凡人面有紫黑斑记，久沐尽去。

解毒　去疣赘息肉、乌须发、明目。

银　锈——一作釉

此乃倾银铺熔银脚也。凡熔银入罐，必多用硝及硼砂黄砂以去铅铜杂脚，则成十足成色为纹银。其罐底所余黑色滓渣，名曰锈。有毒，不可误食，食能坠人肠，此物无入药用者，故《纲目》银下附乌银。虽无主治，尚列其名。而锈未及焉者，或以其毒而弃诸，人有误食者，急用黄泥水服二茶盏即可解。或每日用饴糖四两作小丸，不时以芝麻油吞下，俱可泻其毒出，须服至百日外无患。《经验广集》：服银锈水者，乌梅汤灌之即解。杨春涯《验方》：误食银釉，带皮绿柿连吃数十枚，冬日吃柿饼茨菇汁可解，神妙。

治癣　《救世青囊》：凡顽癣，用银锈不拘多少，盛瓷盘内，安放露天，将盘微侧，使锈沾露，有水流下，抓破搽之。

内府万应膏　慈溪陈水东得来，用银锈一斤，黑芝麻油二斤，先将锈入油内浸十日，敲碎，同油煎至四五分熟，用绢袋滤去锈，入炒过飞净东丹一斤，熬成膏。治一切无名肿毒，癣疮痔漏，发背疔疮，一贴即愈。

五云膏　《不药良方》：治马刀瘰疬，又鼠疮已溃者，用银黝子四两，捶碎，黄丹八两,飞净,香油二十两,用砂锅一个,盛香油火温,候油热,将黝子投入油,以桃柳桑槐枣五枝搅之,候起珍珠花,捞去渣,用布滤净,复将油下锅,慢慢将黄丹筛入油内,仍用五枝不住手搅之,以滴水成珠为度。取出收贮,用时勿见火,以重汤炖化,红缎摊贴。

石 部 二十七种 附二种

吸毒石

袁栋《书影丛说》云:吴江某姓有吸毒石,形如云南黑围棋。亦有白色者,有大肿毒者,以石触之,即胶粘不脱,毒重者,一周时即落,轻者超时即落,当候其自脱,不可强离也,强离则毒终未尽。俟其落时预备人乳一大碗,分贮小碗,以石投乳中,乃百沸踊跃,再易乳,复沸入前,俟沸定,则其石无恙,以所吸之毒为乳所洗尽也。否则石必粉裂,云得之大西洋。《岭南杂记》:出西洋岛中,毒蛇脑中石也,大如扁豆,能吸一切肿毒,发背亦可治。今货者乃土人捕此蛇,以土和肉,舂成如围棋石子,可吸平常肿毒及蜈蚣毒蝎等伤。置患处粘吸不动,毒尽自落。浸以人乳,变绿色,即远弃之,不浸即裂,下次不验。真脑中石,置蛇头不动者真。张绿猗言:吸毒石乃蛇蛰时口中所含泥,惊蛰后吐弃穴畔,人取货之。按:《庚辛玉册》云:蛇入蛰时含土,起蛰时化作黄石,并无此事,如绿猗所言:纵有之,亦蛇衔土耳,何能吸毒耶!泰西石振铎《本草补》云:吸毒石又名蛇石,有两种;小西洋有毒蛇头内生一石,如除各种毒气,此生成者也。土人将蛇石并本蛇之肉与本地之土,为末造成,如围棋子大,此造成者也。小西洋用蛇石,大西洋惟用药制,凡遇蛇蝎蜈蚣等伤,及痈疽大毒,一切恶疮,用此石置患处,则紧粘不脱,其毒吸尽则解脱。须防坠损,以绵毡等盛之,吸时只可一二时,不脱亦当摘下,否则石碎,脱离时,急用乳汁浸之,或人乳不便,牛羊乳亦可,浸至乳汁略变绿色,或黄或黑,是其毒尽也。或诸乳皆无,以温水浸之亦可,浸之稍迟,石即受伤,不可再用矣。既浸之后,又以清水洗净抹干收贮,但所浸乳汁有毒在内,须掘地坑埋之,免伤人畜。或患处无血,用小刀刮损微见血出,方能粘也。或预服解毒伤药内攻,再用此石吸之,更妙。如试此石,置毒蛇头上,蛇即不敢动,然亦必须乳汁浸如前法,则石不伤,盖一试之顷,蛇毒亦在内也。纪晓岚先生《泺阳消夏录》云:小奴玉保,乌鲁木齐流人子也,初隶特纳格尔军屯,尝入谷追亡羊,见大蛇巨如柱,盘于高冈之顶,向日晒鳞,周身五色烂然,如堆锦绣,顶一角,长尺许,有群雉飞过,张口吸之,相距四五丈,皆翻然而落,如矢投壶,知羊为所吞矣，乘其未见，循涧逃归，恐怖几失魂魄。军吏邬图麟因言此蛇至毒，而其角能解毒，即所谓吸毒石也。见此蛇者，携雄黄数斤于上风烧之，即委顿不能动，取其角锯为块，痈疽初起时，以一块着疮顶，即如磁吸铁，相粘不可脱。待毒气吸出，乃自落。置之乳中，浸出其毒，仍可再用。毒轻者乳变绿，稍重变青暗，极重者变黑紫。须吸四五次乃可尽，余一二次愈矣。予从兄懋园家有吸毒石，治痈疽颇验。其质非木非石，至是乃知为蛇角矣。

敏按：吸毒石晓岚先生以为即大蛇之角，绿猗以为蛇含土，恐皆非是。濒湖《纲目》蛇角一名骨咄犀，引《辍耕录》及《松漠纪闻》、曹昭格古论诸书，止言能治痈毒，并无吸毒之说。《书影丛说》及《岭南杂记》皆断以为石，其说详核可从，故列石部。兼采诸说备证，至蛇含土乃蛇黄也。与此更迥别，尤不辨自明。

治一切无名肿毒，及毒虫伤，以石吸之，立愈。

天生磺

毗陵刘霁轩先生讳焕章，任浪穷令，有天生磺。《纪略》曰：浪穷东城外五里，有温泉焉。乃昆明海洱之委也，周遭三四里许，泉底产硫磺，水热如汤，投以鸡蛋可熟。中流峙一平岩，名九气台，中空而旁穴，穴凡九，温泉注其内，其气熏蒸，上浮于石，沾濡流浃，如垂乳然，积时既久，质渐坚，色甚莹白，历数百余年，其色灰苍，堆聚岩下，魂碕玲珑，与巧石相似。土人凿取之以为药，其性大温补命门真火，虚寒等症服之，厥效如神。盖硫黄泉之热气所结，质最轻清，又久而后成，故功效远过于石硫黄也。今土人建文星阁于九气台上，为浪邑胜迹云。

治膈症 补命门火衰，余功同倭黄。

按：西儒高一志《空际格致》云：硫黄有人造者，有天生者。天生者外如灰色，内如黄泥而淡，其体淡肥，其味苦咸，其气臭毒，其性造热，故近火则易为养也。

倭硫黄

出东洋琉球日本吕宋等国，以日本者佳。其色白似蜜，气不臭烈，光润而嫩，高濂四时修合方云：舶上硫黄，倭夷海船上作灰涂缝者佳。人不多见，俱以市硫有油者用，舶硫色如蜜者，黄中有金红处。如七月石榴皮，打开俨若水晶有光，全非松脆性如石硬者真。按：硫出内地者，取土与油煎熬而成。气腥触鼻，作老黄色，倭产者嫩白，濒湖集解但引《庚辛玉册》所载石土二种，于倭硫却无考据，仅云倭舶者佳。不知倭硫黄与内地迥别也。其附方内所载《本事方》之阴证伤寒，《博济方》之阴阳二毒，《瑞竹堂方》之酒齄赤鼻，《宣明方》之鼻面紫风，皆用舶上硫黄者，断不可以内地台黄代用，故补著其功于左。《百草镜》：白硫黄出琉球国，名倭硫黄。洋舶带来，质坚如石，不臭，光润滑泽，形如滴乳者真。《物理小识》：舶硫如蜜，黄中有金红处，击开如水晶有光,今青硫不佳也。盖阳气入地,遇水则死为硫,升云则爆为雷,乃生养万物之源。故以金红者为第一种,但须善制耳,遇硫毒,研釜底煤泡汤饮,以煤为火之宅。硫本阳火,见而服也。岳麓使秀峰先生曾语予曰:在京师见倭黄,如梅花式,成饼,色亦不甚白,握手中置耳畔听之,索索作声,如虫鸣。云此种系倭舶来者,特笔于此以候考。

性大热,味微酸,有小毒,补下元,助阳道,益命门火衰,于老人尤宜。灭斑杀虫,治疮通血,止泻痢。

暖肚封脐膏 《周氏家宝》云:夏天贴之,秋后不生痢疾。用韭菜子、蛇床子、大附子各一两,肉桂一两、川椒三两、倭硫黄一两、麝香三分、独蒜一枚、麻油三斤,入粗药浸半月,熬至枯色,去渣,熬至滴水成珠,再加黄丹十二两,再熬俟冷,加细药听用。孕妇忌贴。

登仙膏 《万氏家抄》云:此药存精不漏,固体壮阳,强形健力,凡交不泄,可采十女之精。兼治腰疼,下元虚损,五劳七伤,半身不遂,膀胱疝气,下焦冷气,小肠偏坠,又治二三十年脚腿疼麻,阳事不举,妇人白带血淋,阴痛血崩,皆宜贴之。麻油一斤四两,入甘草二两,熬至六分,下诸药。第一下芝麻四两。第二下甘草二钱。第三下天门冬酒浸去心、麦冬、远志,俱酒浸去心、生地酒洗、熟地酒蒸、牛膝去芦酒浸、蛇床子酒洗、虎骨酥炙、菟丝子酒浸、鹿茸酥炙、肉苁蓉酒洗去甲膜、川续断、紫稍花、木鳖子去壳、杏仁去皮尖、谷精草、官桂去皮,各三钱。文武火熬至枯黑色,去渣,下飞过黄丹半斤。第四下松香八两,槐柳枝不住手搅,滴水不散。第五下倭硫黄、雄黄、龙骨、赤石脂,各为末二钱,再上火熬半时。第六下乳香、没药、木香、母丁香各末五钱,再熬,离火放温。第七下蟾酥、麝香、阳起石各二钱,滴水不散。第八下黄占一两,用瓷罐盛之,以蜡封口。入井中浸三日,去火毒,用红绢摊贴脐上,如行房欲泄,以妇人唾津润去膏药即泄。便有孕。应昌按:御女之说,适足以戕生也,种子之说,亦足以导淫也,贻误多而成功少,观者慎诸。

宝珠膏 《行箧检秘》:此药能助筋骨,补血长肌固元。未贴此膏之前,先用擦久易丹擦腰眼,三日后再贴此膏。赤石脂、天冬、麦冬、生地、熟地、紫稍花、蛇床子、鹿茸、谷精草、防风、元参、厚朴、虎骨、菟丝子、木香各一两,母丁香、肉桂、川断、赤芍、黄芪、肉苁蓉、白龙骨、杜仲各一钱五分,附子一个,生用,蓖麻子一百粒,去油,穿山甲一钱五分,地龙去土二钱,木鳖去壳不去油切片,倭硫黄、没药各一钱,血竭一钱,乳香二钱,松香、黄蜡各四钱,麝香少许,用麻油二斤,将药入油浸,三日后入锅内熬至黑色,去渣,用槐柳枝搅,次下黄蜡、松香,再下细药油,滴水成珠不散为度。瓷器收之,绢缎布摊贴腰眼,其效如神。

　　擦久易丹　肉苁蓉、良姜、蛇床子、丁香、马兰花、韶脑各一两,木鳖、蟾酥少许,为末。炼蜜为丸,如弹子大,每用一丸。擦腰眼千百遍,软绢绸护之,一日不解,三日后,贴前宝珠膏。

　　七宝丹　高濂修合方:治久患泻痢,疗不瘥者,服之即效,老人及脾泄滑,宜服。用附子童便和黄泥炮五钱,当归一两,干姜五钱,吴茱萸、厚朴、姜制花椒各三钱,舶硫黄八钱,七味为末,米醋合成两团,白面和外衣,裹药在内,如烧饼包糖一般,文武火煅面熟,去面捣为末,蜜丸桐子大。诸痢,米汤下二十丸,空心日午服,宿食气痛不消,姜盐汤下。

　　神效乾丹　《演撰儿集》:此药坚阳益肾,强筋力,和血脉,种子如神。天雄三钱去皮尖,雄精三钱,鸦片三钱,蟾酥三钱,母丁香大者四粒,人参三钱,樟脑瓦上升净霜三钱,乳香、没药去油各五分,倭硫黄三钱,共研细末,用绢罗裹外,麝香二钱,研极细,另包,将白芨不拘多少,以敷用为度,放碗内,用滚水泡开。将白芨装入绢袋内,拧汁去渣,再用苏合油三钱,同白芨汁和药调匀,将麝香末洒上,做成锭放瓷盒内阴干,或将口封固略晒,俟干研擦。

　　翦根丸　《经验广集》:治胃气,一服除根,冷痛尤效。元胡索、胡椒、五灵脂、白豆蔻各五钱,倭黄,如无用石硫黄,水浸,早晚换水,取出,用瓷器熔数沸,于土地上候冷,再用水泡过洗净,一两,木香切片晒干二钱五分,研细末,拌匀收贮。体壮者服一分,弱者八厘,老人幼童五厘,取温烧酒半小钟调服,入密室,一切食物不可吃,待次日吃稀米汤,至五日后方可吃干饭,永不再发,孕妇忌服。

石脑油

　　出陕西延安榆州等处,乃石中流液,土人取之。《格物须知》云:石脑油真者透金银,惟真琉璃可贮,入水涓滴,烈焰遽发,余力入水,鱼鳖皆死。扑之以灰则灭,常中丞《宦游笔记》:西陲赤金卫东南一百五十里,有石油泉,油生水面如肥脂,色黑,气臭,土人多取以燃灯,极明。可抵松膏,或云可治疮癣。《笔谈》:鄜延脂,延安石油也。生于水际沙石,与泉水相杂,惘惘而出,土人以雉尾之入缶中,颇似漆,燃之极明。《元和志》:石油泉在玉门县东一百八十里,泉中有苔如肥肉,燃之可代烛,此油能于水中发火,如燃此油沃以水,其火愈炽,以灰扑之则灭。按:此即古之石漆也。《汉书》注:延寿县南有山石,山泉漾漾,如不凝脂,燃之极明,不可食。县人谓之石漆。张华言:延寿县南山有沟脂,始黄后黑,谓之石漆。方镇《编年录》:谓之地脂。时珍以为石脑油。一曰硫黄油。今云南缅甸广之南雄皆有之。《闻见杂志》:蜀富顺县火井,先以木火下引而上,用大竹破半去节,火由内行,可引入灶下煎盐,其火色青绿不红,井中油用纸布捻燃,入水沉底不灭,搽疮疖立愈。此亦石脑油之类。《北史》:屈茨川在龟兹国西北大山中,水如膏,流出成川,行数里入地,状如糊,甚臭,服之齿发再生,疠人服之亦愈。此亦石脑地溲之类。《通志略》:龟溺亦名石脑油,与此别。

治白秃堆灰 俗名狗屎,蜡梨疮剃头,以此油涂上,立瘥。又治顽癣风癫恶疥。又治疖毒。

无名肿毒 《救生苦海》:缅甸出石油,即石脑油,在石缝流,气臭恶不可闻,色黑,用涂恶毒。

《东西洋考》:三佛齐在东南海中,本南蛮别种,后为爪哇所破,更名旧港,产猛火油,树津也。一名泥油,大类樟脑,第能腐人肌肉,燃置水中,光焰愈炽,蛮夷以制火器,其烽更烈,鱼鳖过者,无不焦烁。

敏按:此即石油,观其一名泥油,可知非树脂也。《洋考》误以为树津,故取附石脑油下。

神 火

《救生苦海》:有取神火法:用劈砂一斤,带水研细,以滚水冲之,面上有浮起细沫一层,用荆川纸拖水面,其沫即粘着纸上,将纸晒干扫下,即神火也。其砂澄清去水,再研再冲,见有浮起沫,依前法拖晒,如此六七次,直至无浮沫方止,每砂一斤,约可取神火八九分,用乌金纸包收贮。

性能拔毒收口,凡痈疽毒疮难收口者,以神火少许,鹅翎蘸扫膏药上贴,毒水易干,疮口易敛,为外科圣药。

天龙骨

乃千年塔顶石灰也。濒湖石灰条下,附古墓中石灰,名地龙骨,肛油石灰,名水龙骨,而独遗此,特补之。盛再华云:塔上石灰,受天阳风露之气,变悍烈之性而成温和,故能定痛生肌,止血去湿,为金刃要药,内服亦良。

外治止血生肌,涂恶疮肿毒,寒湿臁疮。内治心腹痛,乌痧胀。妇人血崩漏带,男子久痢便血,及一切打扑损伤,恶血凝聚,腹痛欲死者,俱可服。

白虎丸 治一切青筋腹痛。《万氏家抄》:天龙骨不拘多少,去泥土,水飞过,丸似桐子大,每服五十丸,看轻重加减,烧酒下。初觉头痛恶心腹胀,即进一服,当时血散,若过三五日,青筋已老者,多服取效。

玉田沙

《本经逢原》云:夏月发麻疹用之良。亦河沙中之一种也。《纲目》失载。

41

瑶池沙

朱排山《柑园杂识》：喇吗尝进瑶池水，水香如莲，色白而重，以玻璃器贮之，数百年不涸不变，人饮之能疗百病，康熙五十三年遣理藩院员外盛柱取之，自京出西宁口，望西北行。凡七千里，至星宿海，即世所称火敦脑儿也。更西北行三千里，达昆仑山，山形如桃，皆积雪，人不能上，测影高三百余丈，山前名孔雀门，后名马门，左名狮门，右名象门，山四隅各有一山，皆低于昆仑，孔雀门内有池，名麻蓬达嚫。华言天河也，四山之水，合流于天河，河水伏流至星宿海，复流出入中国。去昆仑西北四五里即瑶池。池匝百八十里，岸傍皆雪，水中有五色细砂，滑腻可食，取水一瓶，并图山川风土而归，往返凡二年零六月。

稀痘　取沙，与小儿常食之，即永不出痘。

木心石_{樟岩附}

生古木中，圆如雀卵，中色正白，着木处灿如黄金，《书影丛说》有孝子某，母尝患心痛，日久不瘳，孝子日祷于神求治，一夕梦神曰：尔母疾必得木心石乃愈。醒而遍访名医，皆不知此药，一日入山，忽有二匠解木，下锯有声，孝子乃悟，急止告以故，视锯下有石，持归磨酒与母服，痼疾顿除。

治心痛。

按：造化之用，无风不能生物，无火不能结物，故万物之动者皆生于风，万物之静者皆凝于火。观于火死而质不朽可知，木性疏达，得风以生之，是以自萌而芽而苞，苞坼而花而实，皆得风以散之。故春荣秋落，如有知也。其实与脂质之静者，均属于火。火为木之子，所以树老则自焚。火郁必泄也，木心有石，乃风不能散，火郁于内，又不得泄，致其脂液凝聚，至精者久则变为石。余者皆朽，如松脂成琥珀，柏脂成玛瑙，所谓物物有一太极也。心为人身之太极，主中宫而至灵，以至变之物治之，则合同而化，故能愈此疾，论事虽变，而论理则常也。

樟　岩

沈氏《秘检》：樟树内有石，名樟岩。

治心痛，能通五经。煅研煎酒服。

仙人骨

《舆地志》：云南镇南州山中出碎石，如朴硝。土人掘取作粉货之。相传仙人曾化于此，因名焉。《南诏备考》：镇南州城东二十里山中，世传仙人张明亨遗蜕瘗此。

治一切疮神效。取粉敷。

杜昌丁《藏行纪程》：楚雄府七十里至吕合，有吕祖庙，去村数里山脚，出仙人骨，如水晶，能疗疮疖。相传仙人为吕祖所度，又三五十里为镇南州。

《滇略》：南诏时张王二生遇吕仙于吕合驿，王得度上升，张不能从，愤而死。埋骨山中化为石，莹沏如水晶。敷一切疮疡，立愈。

禹穴石

产四川龙安府石泉县石纽乡，以红如溅血者佳。《四川通志》：出石泉禹穴下，石皮如血染，气腥，以滚水沃饮之，能催生。

治难产。

桃花盐

《柑园小识》：桃花盐产泽旺，每春深红如桃花，至夏红色渐减，秋冬色白，入春仍红。胃痛人炙盐熨之立止。

治胃痛，以盐熨之立止。

瘤卵石

《池北偶谈》：高阳民家子方十余岁，忽臂上生宿瘤，痛痒不可忍，医皆不辨何症。一日忽溃，中有圆卵坠出，寻化为石。刘工部霡以一金售之，用治膈症如神。

治痞结膈症。

松化石

《唐书》：仆骨东境康于河，断松投之，辄化为石，其色佳，谓之康于石。《录异记》：婺州永康县山亭中有枯松，因断之，误坠水中，化为石，取未化者试于水，随亦化焉，其所化者枝干乃皮与松无异，但坚劲。《博物志》云：松本石气，石裂受沙即产松，松至三千年更化为石。《舆地纪》：宋建炎间，遂宁府转运使衙门后圃有松石，外犹松树，而中化为石。又重庆府永川县有石松坪，有松花石，石质而松理，或二三尺许，大可合抱，然不过相望数山有之，俗呼雷烧松。神仙传，三千年当化为石。张绿猗涂说：松花石有黄紫二色，质理甚细，皮上有水纹，或松皮纹，亦有节晕纹者，天台山间有之。西北亦产，乃年久折松入涧水，得地气变石。且有变不全，尚带松质者，入药宜用全化者。服之令人忘情绝想。

治相思症，凡男女有所思不遂者，服之，便绝意不复再念。

敏按：松化石乃有情化无情，为阳极反阴之象，男女爱慕，结想成病，致君相二火虚磨妄动，铄耗真阴，魂狂魄越,神不守舍。非此反折之使入和平不可,正取其贞凝之气以释妄缘也。濒湖石部不灰木后附松石云:松久所化,不入药用,殆未深悉其奥妙耳。

云 核

《罗浮志》:云核出罗浮,亦云母之类。黄者出黄云峰,白者出白云峰,屑之调为浆,服之久,能吞吐五色云。

性平,服食用之,延年却病,功同云母。

瀚海石窍沙

朱排山《柑园小识》:瀚海石,出瀚海。地近泽旺,为方三百里,无水草,其石大者如瓜如拳,小者如芋栗,亦有如珠如豆者,皆具五色。如玛瑙,有窍而中空,其窍中有沙,可入药。石质坚,其外可碾,其中不可碾,故每因形成器。

主明目。

岩 香

深山皆有之,凡山岩洞壁上有泉滴下,年久,其水流处则生水结,乃至阴之精华。凭石乳滋液,乘风力而结者,土人名岩香。俗呼水碱。凿石取之,色白如窑灰,置手中冷入骨者真。

《百草镜》云:性寒,敷汤火伤,金疮出血,用水碱火煅醋淬,研末,同白果肉水浸,捣汁和服七分,可治白浊。亦入眼科用。

龙窝石

《名胜志》:出庐山溪中,及有龙居之所,此石夜觉凉冷者真。王伯厚云:深山有龙蛰处皆有之,土人俟龙升去,乃迹而获之。有五色,以透明者煅用,生用有毒,敲碎投醋中,片片能动而相合者良。

性大寒,磨面能灭瘢痕,解热疮毒,煅粉扑暑痱,立消。

按:龙体纯阳,凡阳之体,以阴为用,故其蛰处石皆性冷,入夜更凉者,真阴为用也。投醋中辄能相合者,龙乃东方之神,应木,木味作酸,石感精气,所以遇醋而能合,其功能解热灭瘢,亦取其寒敛之性以奏效耳。

石 髓

《福建续志》:石髓出泉州安溪长潭石罅间,接骨如神,疗内伤折骨,酒研三分服,能接断骨。不可多服,多则骨大。

红毛石皮

出粤澳门，来自红毛国，中国用作火石。外皮白如粉，甚松脆，番人去其皮，其中石质，售为火石，皮不甚贵重，任人搬取。

治金刃伤，以石皮捣粉，功胜千年石灰，云可以粘合皮肤裂痕。

金精石

《福建续志》：出永春州双髻山等处，其石似铁磺而松，色如黄金。《本草纲目》金星石集解后，引刘河间《宣明方》点眼药中用金精石，时珍疑以为即金星石，盖未见《续志》也。

去翳明目，入眼科用。

雄　胆雄窠黄附

《六研斋笔记》：王存思太仆贵阳人。云：其土多山，出雄黄，有大至数百斤者，中有浮沙成团，如鹅卵，曰雄胆，破之有清水盏许，急饮之，沉疴俱消，寿二百岁。特以山民顽犷，遇之不谨，即散漫不得饮耳，有一人饮之，至今犹在，健如三十许人，自言百五十余岁矣。

杀三虫毒，除痼疾，驻容延年。

雉窠黄

《簪云楼杂记》：雉窠底有雉黄，黄气远射，能辟毒物。乡人三四月中遍觅之为市，其取黄法：先以溺绕窠三帀，从而掘之，所获约二三两，价倍于他产。

《海外三珠》有转胎法：五月五日午时，取金针花叶，俗名鹅脚花，单叶名金针花，阴干听用。妇人孕盈月，四十日之前，将雉窠黄捡明透重一两一块者，用叶包裹三四张，再用布包缝上孕妇腹前贴身衣上。候四十日，分娩生男不生女。

解一切毒蛇咬伤，辟邪魅山精。

按：雉窠有黄，犹鹤窠有礜，所以助阳气，能令子不也。《千金方》有转女成男法，用雄黄养胎，取其阳精之全，于地产则雉，盖不独取以解毒也。窃谓雉之精气伏既久，人得佩之，可解一切产厄，于孕妇尤宜。

石螺蛳

《百草镜》：出广东，修治与石燕同。

治瞽目眼疾。

按:石螺蛳形似螺,而体质则石也。亦石蟹、石蛇之类,故主治亦大略相似。

猫睛石

《墨庄漫录》:宣和间外夷贡方物,有石圆如龙眼实,色若绿葡萄,号猫儿眼睛,能息火。燃炭方炽,投之即灭。按:此即宝石中一种猫儿眼也。今云南、缅地宝井中有之。

解虫毒。

辟惊石

一名辟惊风石。《本草补》云:西巴尼亚国有一处,土中产石,色黑而光嫩,取而琢之。或大或小,佩孩童胸前,遇邪风而起慢惊急惊,此石代受其患,邪气尽收于石内,自然裂破,孩童无恙。必须常佩永远,方可无虞,真可宝之物也。

治急慢惊风,一切天钓尸疰。

奇功石

出大西洋,形状无可考。《本草补》云:此石能治妇人产难。凡遇产难者,用芝麻油一盅,放此石在油内,浸一宿后用。此油擦妇人肚面,即无难产之患。或用此石绑在妇人大腿上,即产,产后随时除去。凡遇发摆子,中华名疟。身热,或心中胀闷,或胃气疼痛,或痰滞,及错食毒物等患,将石或泡酒一碗,水一碗,浸一宿,取此酒石用手挤一挤,令此石气汁下酒水内,空心饮此酒水即愈。血热疮疥,饮此酒水,并涂抹患处即愈。患眼将此酒水或饮或洗皆妙。

保心石

《本草补》:生鹿腹中,鹿食各种解毒之草,其精液久积,结而为石。亦名宝石。有二种:一是鹿兽生成,一是泰西名医至小西洋采珍药制成,服之令毒气不攻于心,故曰保心石。用法:以刀刮如麦大者六粒,为粉调服,多用亦无害,更增加精神。常服此药,酒水随人,能令腹中不多生蛔虫,体健神旺。

治大热燥渴,小便不通,泄泻,俱水调服;胸伤忧闷,无热者,或酒或水调服。有热者,酒水各半调服。病后软弱,酒水各半调服。胸肉伤心痛,风寒气痛,吐蛔,咯血吐血,皆水调服。毒蛇毒虫伤,不拘酒水服,刀箭疯犬毒物伤,以粉敷疮口,外以布包即愈。俱见《本草补》。

卷三

草部上<small>五十六种 附十一种</small>

参 条

《从新》云:辽参之横生芦头上者,其力甚薄,止可用以调理常病,生津止渴。其性横行手臂,凡指臂无力者,服之甚效。《千金方》云:凡煮参汤,须用流水煎之佳;若用止水则不验。

参 须

《百草镜》:参须宁古塔来者色黄粗壮,船厂货次之,凤凰城货色带白为劣,煎之亦无厚味。《从新》云:参须亦辽参之横生芦头上而甚细者,性马参条相同,而力尤薄。《本经逢原》云:参须价廉,贫乏者往往用之。其治胃虚、呕逆、咳嗽、失血等症,亦能获效;以其性专下行也,若治久痢滑精、崩中下血等症,每至增剧,以其味苦降泄也。

脚疮湿烂　《百草镜》云:芽茶参须各等分,为末,掺之。

固牙补肾方　《祝氏效方》:生熟石膏各五钱,甘松、山柰各三钱,细辛二钱,寒水石二钱,升麻一钱五分,青盐、参须各三钱,北五味五十粒,毕澄茄四十五粒,共为末,每晨擦牙漱口,咽下亦可。

参 叶

辽参之叶也,率多参客带来,以其气味清香而微甘,善于生津,又不耗气,故贩参者干之,带以饷遗,代茶叶入汤用,不计入药用也。人亦无用之者,近因辽参日贵,医辄以之代参,凡症需参而无力用者,辄市叶以代。故今大行于时,苏州参行市参叶且价至三五换不等，以色不黄瘁，绿翠如生，手之有清甜香气者真。

气清香，味苦微甘。其性补中带表，大能生胃津，祛暑气，降虚火，利四肢头目，浸汁沐发能令光黑而不落，醉后食之，解醒第一。

按：人参三桠五叶，乃禀三才五行之精气，寄形于草质，为百草之王。其根干之色黄，得坤土正色；其子秋时红如血，是土之余生火也，故能峻补元气，返人魂魄，其功尤能健脾。盖脾主中宫，为万物之母，人无土不生，参得土德之精以生人，非若术之腻滞，世所以重之。然百草本性，大率补者多在根，叶则枝节之余气，不可以言补也。参叶虽禀参之余气，究其力止能行皮毛四肢，性带表散，与参力远甚。惟可施于生津润燥、益肺和肝之用。今一概用作培补元气，起废救危，何不察之甚耶！

清肺、生津、止渴。《药性考》。

人参子

人参子，如腰子式，生青熟红，近日贩参客从辽东带来者，皆青绿色，如小黄豆大，参叶上甚多。宁古塔一带，七八月霜大，难以入山，故不能待其子熟，生取而归。以售客，每多绿色，发痘行浆，凡痘不能起发，分标行浆者，药内加参子，后日无痒塌之患。

珠 参

《金沙江志》：产东川者，味似参，较苦。《本草从新》云：出闽中，以大而明透者佳，须多去皮，滚水泡过，然后可用。因其苦劣之味皆在外边，近中心则苦减而稍甘。《书影丛说》：云南姚安府亦产人参，其形扁而圆，谓之珠儿参。《药性考》：珠儿参根马荠苧同。

苦寒微甘，味厚体重。《救生苦海》云：补肺降火下气，肺热有火者宜之，脏寒者服之，即作腹痛，郁火服之，火不透发，反生寒热。血症用之，可代三七。《药性考》：味辛甘、性温，能托里，外症堪用。

按：珠参本非参类，前未闻有此，近年始行，然南中用之绝少，或云来自粤西，是三七子，又云草根。大约以参名，其性必补，医每患其苦寒。友人朱秋亭客山左，闻货珠参者有制法，服之可代辽参。每五钱索价五十金，秋亭罄千金市其方，秘不轻授，予恳其弟退谷，始得其术，因录之以济贫。珠参切片，每五钱以附子三分，研末拌匀，将鸡蛋一个去黄白，每壳纳参片五钱，封口，用鸡哺，待小鸡出时取出，将笔画一圈于蛋上作记，如此七次，共成七圈，其药即成矣。每遇垂危大症，并产蓐无力吃参者，煎服五钱，力胜人参。并能起死回生，较腊狐心功力尤捷，不得少服，约人以五钱为率，每次须多做数两救人。

济阴保元煎 《医铃》：此方理脾化邪，生气引气生血，为调经圣药。滇珠参三钱，以米仁四钱拌水蒸透，咀片，再入姜，加米仁汁蒸晒干，用怀生地一两，砂仁酒姜三味，拌蒸九晒收，再以瓦焙为炭，当归四钱，白芍三钱，酒炒川芎二钱，去净油，米泔水浸洗，收干，再入酒浸丹参四钱，酒洗透茺蔚子四钱，酒蒸透香附三钱，以姜、土醋、盐、童便、甘草水、乳汁逐次制过,用云白术五钱,陈土炒女贞子三钱,以白芥、车前水浸干用。如气血热,加丹皮生地,气血寒,加肉桂数分;不真确之寒热而先后至者,照本方;如经闭,无分妇女,本方加牛膝。

太子参

《从新》云:虽甚细小,却紧而坚实,力不下大参。

《百草镜》云:太子参即辽参之小者,非别种也,乃苏州参行从参包中检出短小者,名此以售客。

味甘苦,功同辽参。

罗浮参

《罗浮山志》:罗浮所产人参,殊与本草人参不类,状如仙茅。叶细茎圆,有紫花,三叶一花者为仙茅。一叶一花者为人参。根如人字,色如珂玉,煮汁食之,味与参无别,但微有胶浆耳。

味甘带苦,生津养胃,补虚羸,润肺。

西洋参

《药性考》:洋参似辽参之白皮泡丁,味类人参,惟性寒,宜糯米饭上蒸用,甘苦,补阴退热,姜制,益元扶正气。《从新》云:出大西洋佛兰西,形似辽东糙米参,煎之不香,其气甚薄,若对半擗开者,名片参,不佳。反藜芦。入药选皮细洁,切开中心不黑,紧实而大者良。近日有嫌其性寒,饭锅上蒸数十次而用者,或用桂圆肉拌蒸而用者,忌铁刀火炒。

苦寒微甘,味厚气薄,补肺降火,生津液,除烦倦,虚而有火者相宜。

肠红 《类聚要方》:用西洋参蒸桂圆服之,神效。

东洋参

汪玉于言:东洋参出日本东倭地,其参外皮糙中油,熟蒸之,亦清香,与辽参味同,微带羊膻气,入口后微辣,为各别耳。然性温平,与西洋佛兰参性寒平者又别,此参近日颇行,无力之家,以之代辽参用亦有效。每枝皆重一钱许,亦有二三钱者,总以枝根有印日本二字名,价八换,无字价五换,盖有印字者,乃彼土之官参,最道地。无印者,皆彼土之私参也。亦有通身皮糙,内肉白色者,不佳。桂圆肉拌蒸晒用。癸丑三月,予在李燮堂先生处,见有东洋参二种:一种大者,粗如拇指,俨似西洋参,最坚实多肉。一种小者,每枝不过二三分,亦有分许者,肉薄不甚坚实。据言二种皆日本洋客带来,新时俱色白,皮皆有皱纹,其大者切片,口含过夜,皆化而无滓,小者含口中三夜皆不化。大者煎汤,色淡少味,小者反浓厚。二种俱出日本倭地,而小者何以色味独厚? 岂生产之土又不同耶? 又一种亦出东洋,近奉天、旅顺等处者,皮上有红纹,云彼倭国中亦珍之,言其力更十倍于此。舶商多以贵价售得,转贩中土,今苏州有东洋参店,专市此参者。盖因上年壬子冬江浙疫痘遍染,小儿死者不下千百计,有教服东洋参,能助浆解毒,服之果验,遂大行于时。入药内须饭锅上蒸透晒干用,瓷瓶收存,方免蛀坏。又一种东洋参,出高丽新罗一带山岛,与关东接壤,其参与辽参真相似,气亦同,但微薄耳;皮黄纹粗,中肉油紫,屠舞夫携来,予曾见之。据云性温平,索价十换,言产蓐服之最效,其力不让辽参也。《五杂俎》人参出辽参上党者最佳,头面手足皆具,清河次之,高丽新罗又次之。今生者不可得见,入中国者,皆绳缚蒸而夹之,故上有夹痕及麻线痕也。新罗参虽大,皆用数片合而成之,功力反不及小者,择参取透明如肉,及近芦有横纹者,则不患其伪矣。

昭　参

《金沙江志》:即人参三七,产昭通府,肉厚而明润,颇胜粤产,形如人参中油熟一种。王子元官于滇,曾以此遗外舅稼村先生,予亲见之,状较参红润,大小亦不等,味微苦甜,皮上间有带竹节纹者。刘仲旭少府云:昭通出一种名苏家三七,俨如人参,明润红熟,壮少者服之作胀,惟六十以外人服,则不腹胀。其功大补血,亦不行血,彼土人患虚弱者,以之蒸鸡服,取大母鸡用苏三七煎汤,将鸡煮少时,又将三七渣捣烂入鸡腹,用线缝好,隔汤蒸至鸡烂,去三七食鸡,可以医劳弱诸虚百损之病。据所言:即昭参也。《宦游笔记》:三七生广西南丹诸州番峒中,每茎上生七叶,下生三根,故名三七。土人入山采根曝干,色微黄,形似白芨,长而有节者,其味微甘而苦,颇类人参。人参补气第一,三七补血第一。味同而功亦等,故人并称曰人参三七,为药品中之最珍贵者。此常中丞《笔记》所言:人参三七以形圆而味甘如人参者为真,其长形者,乃昭参水三七之属,尚欠分晰也。《识药辨微》云:人参三七,外皮青黄,内肉青黑色,名铜皮铁骨。此种坚重,味甘中带苦,出右江土司,最为上品。大如拳者治打伤,有起死回生之功。价与黄金等。沈学士云:竹节三七即昭参,解酲第一,有中酒者,嚼少许,立时即解。又近时人参三七中,有名佛手山漆者,形长,俨如佛手,上有指。出广西,药客贩至,其价在圆山漆之上。此名荸荠山滕,即所称铜皮铁骨参三七是也。壬戌,有客自打箭炉来,带有藏三七,名佛手参。俨如干麦冬而坚实,形小不大,作三叉指形,玲珑如手,故名。王圣俞曾尝其味,淡而微辛凉,云能治肺血劳损,此亦白芨、三七之属也。浙产台温山中,出一种竹节三七,色白如僵蚕,每条上有凹痕如白,云此种血症良药。庚申,予于晋齐处见琼州山漆,圆如芋,皮光,色黄白,肉黄如金,云琼人珍之,名野山漆。胜右江所出者。又一种出田州土司,如佛手形,名佛手三七,云此种系野生,入药更胜。《百草镜》云:人参三七味微甘,颇似人参,入口生津,切开内沥青色,外皮细而绿,一种广西山峒来者,形似白芨,长者如老干姜,黄有节,味甘如人参,亦名人参三七。又名竹节三七。此外又有旱三七,名萝卜三七,色白味苦。有小三七,色黑,出湖南宝庆府,亦名红三七。有羊肠三七,即水三七之类,形如羊肠细曲。又一种出云南昭通者,能乱人参,色味无异,且油熟明透,但少芦耳,然回味太甜。金御乘云:近时市品三七之外,有水三七、有白芷三七、有竹节三七,其形状功效,皆未见其有考核者。

味甘苦,同人参,去瘀损,止吐衄,补而不峻。以末掺诸血中,血化为水者佳,大能消瘀,疗跌扑损伤,积血不行,以酒煎服之,如神。

按:人参三七,出右江土司边境,形如芋荸,尖圆不等,色青黄,有皮,味甘苦,绝类人参,故名。彼土人市入中国,辄以颗之大小定价,每颗重一两者最贵,云百年之物,价与辽参等。余则每颗以分计钱计者,价不过一二换而已,昭参无皮,形如手指,绝无圆小者,间有短扁形者,亦颇类白芨样。《金沙江志》所载:以为即人参三七,恐未确,故附存刘说以备考。

治吐血 《种福堂方》:用鸡蛋一个,打开,和人参三七末一钱,藕汁一小杯,陈酒半小杯,隔汤炖熟食之。不过二三枚,自愈。

七宝散 仇氏传方,刀伤收口,用好龙骨、象皮、血竭、人参、三七、乳香、没药、降香末,温酒下,或掺上。

陈氏《回生集》载军门止血方:人参、三七、白蜡、乳香、降香、血竭、五倍、牡蛎各等分,不经火,为末敷之。

菊花参

产云南东川府巧家汛江边,叶似菊花。

功用同人参,力较逊。

红毛参

《百草镜》:漳泉估舶从红毛带来,绝不类参形,长而粗,长者有三四尺,色紫黑,粗者如拇指,折之中有白点痕,有起花纹,与建参相似。

止泻痢如神。

煤 参

出陕西西安等处,形如参,皮心俱青黑,故名。施柳南太守云:此参出陕西华山,食之多吐人,其性亦劣,味微苦甘,同人参,功力则薄耳。

建 参法落梅附

《药性考》:福参出闽浙,颇似人参,而性味辛热,虚寒病宜之。歌云:又有福参,辛苦甘齐,性温益气,虚冷人宜。注:福参多食则喉痛,故知性热。乙未,予馆剡川,故鄞属也。闻有市建参者,往觅得之。俨如台参中油熟一种大者,惟不能纯透,亦有芦,无竹节纹,味亦苦甘。以竹刀剖之,心空,不似辽参之坚实。刘赞之自闽回,言闽中近日大行,亦清补。兄患风火牙疼,煎汤漱口立愈。则性又带寒散,或言其性热者,犹未确也。金御乘云:建人参性热,独不宜于产妇,与辽参形色气味真相似,但辽参入口回味生津,此则回味消涩,故功用亦殊。河南出光山参、嵩山参,俨与辽产无别,惟嚼之有渣,不糯,味亦淡。

法落梅

《金沙江志》:产云南东川府法戛地。己酉,友人王鼎条患心腹痛,有客从滇带此物来,呼为法落梅。用根,其形俨如上党参,色亦黄白,味甘苦,服之疾愈。据云:彼中人皆名法落梅,而不知诸书何以作梅字耶?蔡云白言:建参闽人呼法落梅。

治心痛如神。

土人参

各地皆产,钱塘西湖南山尤多,春二三月发苗如蒿艾,而叶细小,本长二三寸,作石绿色,映日有光,土人俟夏月采其根以入药,俗名粉沙参,红党即将此参去皮净煮极熟阴干而成。味淡无用。《准绳》:劫瘴消毒散用之,呼为百丈光。

甘微寒,须蒸之极透,则寒去,气香味淡,性善下降,能伸肺经治节,使清肃下行,补气生津,治咳嗽喘逆,痰涌火升,久虐淋沥,难产经闭,泻痢由于肺热,反胃噎膈由于燥涩,凡有升无降之症,每见奇效。以其根一直下行,入土最深故也。

脾虚下陷,滑精梦遗,俱禁用。以其下行滑窍,孕妇亦忌。

白带初起 《百草镜》:土人参切片三两,用陈绍酒饭上蒸熟,分作三服,吃完即愈。

王安《采药方》云:土人参补阴虚,对配茯苓熬膏,治杨梅结毒,酒煎服。

上党参 防党附

《本经逢原》云：产山西太行山者，名上党人参。虽无甘温峻补之功，却有甘平清肺之力。不似沙参之性寒，专泄肺气也。《百草镜》云：党参，一名黄参，黄润者良，出山西潞安太原等处。有白色者，总以净软壮实味甜者佳。嫩而小枝者，名上党参。老而大者，名防党参。

味甘性平，治肺虚，能益肺气。

防风党参

《从新》云：古本草云参须上党者佳，今真党参久已难得，肆中所市党参，种类甚多，皆不堪用。惟防党性味和平足贵，根有狮子盘头者真，硬纹者伪也。白党即将此参煮晒已成，原汁已出，不堪用。翁有良《辨误》云：党参功用，可代人参，皮色黄而横纹，有类乎防风，故名防党。江南徽州等处呼为狮头参，因芦头大而圆凸也，古名上党人参。产于山西太行山潞安州等处为胜，陕西者次之。味甚甜美，胜如枣肉。近今有川党，盖陕西毗连，移种栽植，皮白味淡，类乎桔梗，无狮头，较山西者迥别，入药亦殊劣不可用。

味甘平，补中益气，和脾胃，除烦恼，解渴，中气微虚，用以调补，甚为平安。

南沙参

《药性考》：南沙参形粗似党参而硬，味苦性凉，清胃泻火解毒，止嗽宁肺。《从新》云：南沙参色稍黄，形稍瘦小而短，近有一种味带辣者，不可用。张璐《本经逢原》云：沙参有南北二种，北者质坚性寒，南者体虚力微。

功同北沙参，而力稍逊。

按：参类不一，有窃参名者，如苦参、沙参是也。有窃参形者，如荠苨、三七是也。凡参皆随地运为升降，故各地皆产参，而性亦各异，功用总不及辽参。今择可入药，为《纲目》未及载者，悉附识于此。以广知焉。张觐斋云：珠儿参者，其形独蒜似之，去皮煮熟，色如红熟人参，因圆大而如珠，故名。其味苦而微带辛，不知何根子所造。价每斤五钱，治牙痛有验。大略苦者性寒，而辛者必散，是火郁发散之意，未必全在补功也。至于红党参，即红萝卜草所造。白党参未考。此皆苏地好奇者所制，好奇之医，因而用之。走方者所以惑乡人。称太子参者，乃参中之全枝而小者，是客巧取之名也。洋参清气同参，味苦必寒，疑产阴山，补功虽不及人参，较之珠儿红白党等远矣。土人参俗名观音山货，形与人参无二，亦有糙熟之分，出处不一，中有白丝心而味淡，亲见台温处州及新昌嵊县人有货此参者，价每两两许，未考其性，亦未用过，如南沙参误用者甚多。南沙参产于浙地者，鲜时如萝卜，土人去皮煮熟，如熟山药。晒干如天花粉，而无粉性，本名粉沙参。功专散毒消肿排脓，非南沙参也。其南沙参形如桔梗，而中空松，味淡微甘。桔梗带辛，而南沙参不辛，产于毫门者最佳，俗名雄桔梗。药肆中即于桔梗包中捡出，水润打扁切片，确类银柴胡片。此则入肺而理嗽，功如北沙参而兼理气，盖中空之义也。台州亦出桔梗，而条干带硬，亦有雄桔梗，如南沙参。但色不如毫产者白，盖参类本不一，近日价日昂贵，而各种伪品杂出，人亦日搜治。于穷岩荒壑中觅相似草根以代混，倘误用之，为祸非浅。王绎堂云：时下盛行一种福建长乐参，广西南陔参，二物颇似，俨与台参油熟无别，味亦苦中带甜，蒸汤亦极浓浓，然皆性热，不似人参之平和滋益也。即台参中，近日人颇有入白糖及卤水制透，取其重也。凡参八分，可制重二分作一钱以图利，店中有此参者，每日必蒸焙，否则潮润难售，故市参者须加意焉。

于　术

　　即野术之产于潜者，出县治后鹤山者为第一，今难得，价论八其形有鹤颈鹤头，羽翼足俱全，皮细带黄，切开有朱砂点，其次出北乡，皮色带黑不黄。茅翼云：产徽州者皆种术，俗称粪术。乃粪力浇灌大者，肥而无鹤颈。野生者名天生术，形小，有鹤颈甚长，内有朱砂点，术上有须者尤佳，以得土气厚也。于术亦野生，出于潜产县治龙脉土上者，其内点真似朱砂，猩红如洒血。鹤颈肉芦干之清香，产他处，内或无点纯白，或有黄点，总不及龙脉上产者为上品。冬月采取，形味方全。一种江西术，其形甚小，与野术相似，虽有鹤颈而甚短，其体坚实，其味苦劣不可用。万历《杭州府志》：白术以产于潜者佳，称于术。《清异录》：潜山产善术，以其盘结丑怪，有兽之形，因号为狮子术。西吴里语：孝丰天目山有仙丈峰，产吴术，名鸡腿术，入药最佳。百草镜云：白术一茎直上，高不过尺，其叶长尖，傍有针刺纹，花如小蓟，冬采者名冬术。汁归本根，滋润而不枯燥，却易油，不能止泻。春采夏采者，藏久虽不易油，却枯燥不润，肉亦不饱满。凡收术须阴干勿晒，晒则烂。野术形小，芦梗细硬，皮细。若芦软而粗，即种术矣。又有象术，系台术中捡出如野术者，但切开有晕纹。台术虽种而不用粪，故不肥大，服之不胀。倘野术难得，此为稳。安徽宣城歙县亦有野生术，名狗头术，亦佳。又一种系取野术种，灌以粪，形虽大，皮却细紧，出樟村，较徽省种术稍好。今人论野术云：黑土者真，不知土色各处不同，不可执一而论。又云：小者真，然老山货年久亦有大者。又云：有朱砂斑者真，不知于术亦有无朱砂斑者。据土人言：产县后山脉，及黄塘至辽东桥一带，西流水四十里地之术，方有朱砂点，他处则无。但野术入口，甜味虽重，气极清香，自不同也。总以白为佳，以润为妙。叶天士本草云：浸刮，饭锅上蒸晒如枣黑，黄土炒，为中宫和气补脾之药。《本经逢原》云：云术肥大气壅，台术条细力薄，宁国狗头术皮赤稍大，然皆栽灌而成，故其气浊，不若于潜野生者气清，无壅滞之患。入风痹痰湿利水破血药，俱生用。然非于潜产者，不可生用也。张觐斋云：今有一种野术，深山处必有，形如于术，切开有朱砂斑，香而不甜，细考其味，亲见其苗，乃天生之苍术也。因久无人采，故大而宛如于术。大凡术以火焙干者，味必苦。生晒者，味必甜。台术以及各处种术，皆于术所种而变者,功虽不如于术,服亦有验。今于术绝少,市中皆以仙居所产野术充于术,功亦相等。辛亥五月,有客自青田县来,带有天生术,大小如一,约重两许,俱生者,未经日晒干焙,若干之,可三钱许。其术形俨如仙鹤,翅足皆具,亦有长颈,颈皆左顾,一一相似,无作磊块形者。询之云:此术不生于土,所生之地,系青田边境,有一山,山有石壁,壁上每年生此术二三十斤,不能多有。吾杭西北山近留下小和山一带地方,及南尖峰翁家山等处,皆产野术,气味香甜,生啖一二枚,终日不饥。生津溢齿,解渴醒脾,功力最捷。切开无朱砂点,肤里腻细,而白如雪色,名曰玉术。又呼雪术。亦不易得,入药功效,与于术等。较他产野术尤力倍也。

甘补脾,温和中,补气生血,无汗能发,有汗能止,开胃补脾,则能进饮食。去劳倦,止肌热,化癥癖,和中能已呕吐。定痛安胎,燥湿,利小便,生津液,止泄泻,化胃经痰水,理心下急满,利腰脐血结,去周身湿痹。凡下焦阴气不脱,上焦阳气骤脱者,无力用参,重用野术,大能起死回生。用糯米泔浸,陈壁土炒,或蜜水炒,人乳拌用,炒黄不宜焦,焦则无力矣。熬膏更良,禁忌同白术。

代参膏 杨春涯《验方》:于术十斤,白米泔水浸三昼夜,洗净浮皮,蒸晒十次,有脂沾手为度。切片熬膏,一火收成,滴纸不化。用白茯苓十斤,春末水飞,去浮,只取沉者,蒸晒十治虚弱枯瘦,食而不化,用于术酒浸,九蒸九晒一斤,菟丝子酒煮吐丝晒干一斤,共为末,蜜丸梧子大,每服二三钱。

四制仙术散 治盗汗不止,此药入神,于术四两,分四制,一两黄芪煎汁炒,一两牡蛎粉炒,一两麸皮汤炒,一两石斛汤炒,只取术为末,服三钱,粟米汤下。

各色痢疾 《传信方》:于术一两,老姜一两,当归五钱,水二碗,煎好,露一宿服,自愈。

保胎丸 《良方集要》:茯苓二两,条芩一两,于术土炒一两,红花一两,没药三钱,制香附一两,元胡索醋炒一两,益母草去根一两,共研末,蜜丸桐子大,早晚白滚水服七粒,不宜增减,戒恼怒劳伤,生冷发气等物。凡遇腹痛腰酸作胀,即宜服之,成孕三月,即服起,直至足月,不但保胎,即临产亦可保易生无恙。方内红花元胡索二味,皆是行血滑胎之品,分两太重,每味只可二钱,方合本方君臣,用者详之。

三日疟 《古今良方》:九制于术一斤,广皮八两,熬膏,用饴糖四两收。

又方:专治四日两头或一二年至三四年不愈者,或愈而复发,连绵不已者,用于术一两,老姜一两,水煎,发日,五更温服即愈。重者二服,永不发矣。

北云术

《边塞志》:产辽东口外五国城等处。此术初生土中,并无枝叶,生于暗地者多,城北最盛，天气晴和，则掘地求之可得，色如枯杨柳，大小如箸，蔓延数十步，屈曲而生。此地病患无药物，凡有疾者，煎此术汤服之，自愈。又可占病患之吉凶，若煎沸数次药浮者，病即愈。半浮半沉者，病久不愈。土人以此验之。

治风寒伤食一切病。

南　连_{仙姑连　天姥连附}

一名土连，浙温台金华山中俱有之，出处州者，名处连。以形大毛轻者好。性较川连尤寒。北人市去为马药。《百草镜》：土黄连二月发苗，根叶与羊蹄大黄无异，但短小耳，三月抽茎，高有尺许，花细成穗，结实初青后红，子藏棱中，夏至后枯。出浙江者，名慈连，安徽宁国府宣城出者粗肥，名宣黄连。

性寒而不滞，入膏丹用最良。

《吉氏家传》：血痢，用宣连为末，以鸡子搜作饼，炭火煅令通赤，盖定勿泄气，候冷研细，空心米饮下五分，大人一钱，以意加减。按：宣连，即近江浙东西一路所产黄连，皆当日宣州路也。

仙姑连

出台州仙居县，邑人相传吴魏时蔡经居此，故以名邑。王方平曾偕麻姑降其宅，今遗址犹存，其地产黄连，粗如鸡距，皆作连珠形，皮色青黄，光洁无毛，味大苦寒，折之有烟，色如赤金者佳。疗火症更捷于川产者，马药非此不可。

天姥连

出天台，皮色鼠褐，略有毛刺，味苦，入口久含有清甘气。

大泻心火，性寒而带散，故治目症尤效。

水黄连

川中一种黄连，生于泽旁，周身有黄毛如狗脊毛状，名水黄连。颇细小，医家不知用，布人以之伪充真川连出售，惟《祝氏效方》用之。《百草镜》：水黄连打箭炉出者，形细长，少硬刺，较重于他连，以皮肉带青色者为佳，出小西天者，色黑有毛者佳，无毛光黄者次之。

治鼻疳　用百部三钱，切片，晒干炒，取净末二钱，地骨净炒二钱，五倍子炒，黄檗炒，甘草炒，各二钱，水黄连切片炒一钱，共为末，如鼻疳烂通孔者，以此调香油搽，立结痂愈。

马尾连

出云南省，药肆皆有之，干者形如丝，上有小根头，土人盘取之以市。

性寒而不峻，味苦而稍减，不似川连之厚，性能去皮里膜外及筋络之邪热，小儿伤风及痘科用。

浙乌头 即僧鞋菊

此乃乌头之产于浙地，钱塘笕桥人种之，市为风痰药，近日人家园圃亦有之，名鹦哥菊。又曰僧鞋菊。追风活血，取根入药酒良。

霍石斛 五色石斛附

出江南霍山，形较钗斛细小，色黄，而形曲不直，有成球者，彼土人以代茶茗，云极解暑醒脾，止渴利水，益人气力。或取熬膏饷客，初未有行之者，近年江南北盛行之，有不给。市贾率以风兰根伪充，但风兰形直不缩，色青黯，嚼之不粘齿，味微辛，霍石斛嚼之微有浆，粘齿，味甘微咸，形缩者真。《百草镜》：石斛近时有一种形短只寸许，细如灯心，色青黄，咀之味甘，微有滑涎，系出六安州及颍州府霍山县，名霍山石斛。最佳。咀之无涎者，系生木上，不可用，其功长于清胃热，惟胃肾有虚热者宜之，虚而无火者忌用。年希尧《集验良方》：长生丹用甜石斛，即霍石斛也。范瑶初云：霍山属六安州，其地所产石斛，名米心石斛。以其形如累米，多节，类竹鞭，干之成团，他产者不能米心，亦不成团也。

甘平微咸。陈廷庆云：本草多言石斛甘淡入脾，咸平入胃。今市中金钗及诸斛俱苦而不甘，性亦寒，且形不似金钗，当以霍斛为真金钗斛。清胃除虚热，生津已劳损，以之代茶，开胃健脾。功同参芪。定惊疗风，能镇涎痰。解暑，甘芳降气。

五色石斛

《云南志》：产禄劝州普渡河濒江石壁间，色绀红者佳。

疗胃热，益虚羸。

银柴胡

《经疏》云：俗用柴胡有二种：一种色白黄而大者，名银柴胡。专用治劳热骨蒸，色微黑而细者，用以解表发散。《本经》并无二种之说，功用亦无分别，但云银州者为最，则知其优于发散，而非治虚热之药明矣。《本草汇》：柴胡产银夏者，色微白而软,为银柴胡。用以治劳弱骨蒸,以黄牯牛溺浸一宿,晒干,治劳热试验。《本经逢原》云:银柴胡银州者良。今延安府五原城所产者长尺余,肥白而软,北地产者如前胡而软,今人谓之北柴胡。勿令犯火,犯火则不效。《百草镜》云:出陕西宁夏镇,二月采叶,名芸蒿。长尺余,微白,力弱于柴胡。《药辨》云:银柴胡出宁夏镇,形如黄芪,内有甘草串,不可混用。翁有良云:银柴胡产银州者佳,有二种。但辨形如鼠尾,与前胡相等。查前胡与柴胡相类,皆以西北出产者为胜,形既相同,当以湖广古城柴胡为准。今银柴胡粗细不等,大如拇指,长数尺,形不类鼠尾,又不似前胡,较本草不对,治病难分两用,究非的确,用者详之。金御乘云:银州柴胡软而白,北产亦有白色者,今人以充白头翁,此种亦可谓银柴胡。盖银指色言,不指地言。尤金银花白色者曰银花是也。银柴胡原有西产、北产之分,不必定以银夏者为银柴胡也。然入药以西产者胜。按:《纲目》注银柴胡以银夏出者为胜,不知今人所用柴胡,有北柴胡、南柴胡之分。北产如前胡而软,南产强硬不堪用。又银柴胡虽发表,不似柴胡之峻烈,《纲目》俱混而未析。

甘微寒无毒,行足阳明少阴,其性与石斛不甚相远,不但清热,兼能凉血。《和剂局方》治上下诸血,龙脑鸡苏丸中用之,凡入虚劳方中,惟银州者为宜。北柴胡升动虚阳,发热喘嗽,愈无宁宇,可不辨而混用乎。按:柴胡条下,《本经》推陈致新,明目益精,皆指银夏者而言。非北柴胡所能也。

周一士云:凡热在骨髓者,非银柴胡莫疗。

治虚劳肌热,骨蒸劳虐,热从髓出,小儿五疳羸热。

抚　芎

产江西抚州,中心有孔者是。

辛温无毒。《逢原》云:性最升散,专于开郁宽胸,通行经络。郁在中焦,则胸膈痞满作痛,须抚芎开提其气以升之,气升则郁自降。故抚芎总解诸郁,直达三焦,为通阴阳气血之使,然久服耗气,令人暴亡矣。

按:芎䓖有数种,蜀产曰川芎,秦产曰西芎,江西为抚芎。《纲目》取川芎列名,而西芎、抚芎仅于注中一见,亦不分其功用。盖芎以蜀产为上,味辛而甘,他产气味辛烈,远不逮矣。殊不知西芎与川芎,性不甚远,俱为血中理气之药。第西产不及川产者力厚而功大。至抚芎则性专于开郁上升,迥然不同,故石顽于川芎下另立抚芎一条,以明不可混,今从之。

芎归饮　《不药良方》:治失血涌吐,因饱食用力,或因持重努伤脉络,用当归二两或三两,酒浸洗。抚芎一两,微炒,水三碗,酒一碗半,煎至八分,作二次服之。取其引血归经。并治跌扑坠打而伤脉络,令人大吐者。二症中如有瘀血,或加大黄下之,或加桃仁红花破之,或加郁金黄酒行之,审症酌加,其效更速。

《普济方》:一切热疖时毒肿痛,抚芎煅研,入轻粉麻油调涂。

土藜芦

汪连仕云:即千叶水仙花,黄白者入药,红者不可服。取根罨毒,晒燥研末,合通关散搐鼻,令人吐痰,一切风症多可用之。

绿升麻

《从新》云:乃升麻之别一种。缪仲醇《广笔记》用治下痢,每每有验。

性最审捷,治痢疾下伤。

按:升麻色绿者佳,非另一种也。

金钟薄荷

汪连仕《草药方》云:即细叶薄荷,山产者根坚硬,以米醋磨敷蜂刺虫叮蜈蚣咬。

叶:治跌打损伤,腹虫牙痛,煎汤咽之。

王安《采药方》:金钟荷叶即薄荷。止吐血、黄疸、跌打、诸般风气,合济阴丸。

白毛夏枯草

产丹阳县者佳,叶梗同夏枯草,惟叶上有白毛,今杭城西湖凤凰山甚多。

性寒味苦,专清肝火。

山牛膝

一名苏木红,今人呼荔支红,又名透血红。产富阳竹园内,善能理疮并刀箭入肉。

活血、化瘀、宽筋、理跌打损伤,治破伤风,七十二般恶疾,非此不除功胜川产。汪氏方。

土连翘 巴山虎附

乃闹羊花子也。闹羊花即黄杜鹃,一名石棠花,牛食之即疯颠。富阳北泥山白洋溪一带山中甚多,彼土人呼为石棠花,即黄色映山红也。《百草镜》云:壳似连翘,子类芝麻,故一名山芝麻。入药每服三分,不可多服。方术家麻药中有之。其根名巴山虎，入药去骨用。汪连仕《草药方》：土连翘即闹羊花子，今呼为南天竺草。

苦温，治风寒湿痹，瘀疬肿胀，扑损疼痛，疽毒疔疮，用之神效。汪连仕《草药方》：治跌打损伤，能活血疏风，理七十二般风气，为外科圣药。

透骨丹 《药鉴》：治跌扑损伤，深入骨髓，或隐隐疼痛，或天阴则痛，或年远四肢无力，此药主之，真神方也。闹羊花子一两，火酒浸炒三次，童便浸二次，焙干，乳香、没药不去油，血竭各三钱，为末研匀，再加麝香一分同研，瓷瓶收贮封固，每服三分，壮者五六分，不必吃夜饭，须睡好方服。酒可尽量下，服后避风，有微汗出为要。忌房事酸寒茶醋等物，弱者间五日一服，壮者间三日一服。按：吉云旅抄有治无名肿毒疔疮发背一醉消奇方，用山芝麻三分，研极细末，以好酒煎数沸，带渣服下，盖被出汗，不可见风，一服全消。但不可用烧酒。则又与《药鉴》治法异，并附于此，善用者择之。

将军复战丹 张云《野琐记》：治跌打损伤，以山芝麻二十两，童便浸四次，烧酒浸三次，略炒，乳香、没药各炙去油三两，血竭煨二两，为极细末，火酒送下四分。随食白煮猪肉压之，如持斋者，食白腐干。服药后，切记避风。

七厘散 吴兴杨氏《便易良方》治金刃伤，止痛如神，用龙骨、硼砂、血竭酒洗、儿茶、天芝麻（即土连翘）各五分，为细末，每服七厘。

十全丸 《绿竹堂验方》：治风痹跌扑，痈疽初起，一服即能消散。惟虚弱人须先补，而后用此攻之。麝香三钱，穿山甲土炒脆，广木香生研，血竭另研，雄黄水飞，山芝麻酒炒，番木鳖黄土炒，焦黄为度，不可太枯，筛取净末，自然铜火煅醋淬九次，研细水飞，僵蚕炒，去丝去头足，以上各一两。川蜈蚣去足尾二十一条，酒炙为末，蜜丸桐子大，以朱砂为衣，金箔裹之，蜡丸封固，每用一丸。至重者再进一丸。用羌活紫苏酒煎化服。取汗避风，否则发战伤人。一方去木鳖子，加风茄花五钱，山芝麻亦用五钱，较稳。

马前散 《救生苦海》：治痈疽初起，跌扑内伤，风痹疼痛，其效如神。番木鳖忌见铁器，入砂锅内，黄土拌炒焦黄为度，石臼中捣磨，用细筛筛去皮毛，捡净末，山芝麻去壳酒炒，各五钱，乳香末箬叶烘出汗五钱，穿山甲黄土炒脆一两。每服一钱，酒下，不可多服。服后避风，否则令人发战栗不止。如人虚弱，每服五分。

五虎丹 治风痹跌扑，肿毒初起，草乌去皮，姜汁拌晒，隔纸炒，山芝麻烧酒拌晒炒，雄黄水飞，血竭箬叶上烘烊。穿山甲砂炒，各一两为末，丸如芥子大，酒下二三分，不可多。此方见草宝，真劫剂也。

巴山虎 即闹羊花根也。《众炒方》名巴山虎

追风定痛。

神妙草头痧药 《行箧检秘》:鹅不食草并子一两,南星、半夏、藜芦、漏芦、牙皂、闹羊花子、闹羊花根各一钱,俱晒燥,磨极细末。此药专治中暑中寒,中风不语,牙关紧闭,急慢惊风,小儿筋抽。将药吸入鼻内,喷嚏来立时苏醒。亦可用阴阳水调服二三分,立愈。

熏痔漏仙方:不可刀针挂线及服药丸散,用闹羊花根,俗名老虎花。象杜鹃,色黄,其根如铁,将此根捶碎,煎汤放罐内,置桶中,盖上挖一孔,对痔坐定熏之。汤冷,复热之再熏。其管触药气,自渐渐溃烂不堪,熏半月自愈,重者一月收功,永不再发,切不可洗。

治两腮红肿 《梁氏集验》:百合一个,山芝麻根去皮,贝母、元明粉各一钱,银朱七分,加白面调敷。

土茜草

一名地苏木、过山龙、风车草。此南方所产茜草也。叶四五辨成一丛,攒茎节而生,方梗柔蔓,皮糙涩棘人指,独茎直上一二尺,乃有分歧处。叶如箭镞,风吹能环转如车轮,故名。又名八仙草,以其叶相对攒簇,枝叶间生也,其根黄赤色,不可染,又名活血丹。《百草镜》云:此草秋时结实,小如梧桐子,实后枯,立夏后发苗。

《百草镜》:性平,入肝脾心经,治打伤跌压,活血,性善行血,无瘀者禁用。《葛祖方》:治风气痛,通经下胎,黄疸,鬼箭打,痕痞,蛇伤。《药鉴》云:功专活血,治跌扑、痈毒、癥瘕、经闭便血、崩中带下、痔漏风痹、鬼箭风、臌胀、黄疸、蛇伤。

疔疮 朱罗峰方:过山龙、仙桥草、苍耳草、豨莶草、紫花地丁、野苎麻根,六味等分,酒煎服取汗,须多服蟾酥丸,汗出咸者可治,若味淡,不可治。

又方:地苏木阴干为末,重者八钱,轻者五钱,好酒煎服,如放黄者,冲酒服,渣罨疔上。

野苎麻

《采药志》:天青地白草,又名川绵葱。即野苎麻也。

一名银苎。又名天名精。生天土河堙旁,立春后生苗,长一二尺,叶圆而尖,面青背白,有麻纹,结子细碎。根捣之有滑涎,入药用根,取松土者良,肥白无筋。按:此与地菘别。

性凉,治诸毒,活血止血,功能发散止渴,安胎,涂小儿丹毒,通蛊胀,崩淋哮喘,白浊滑精,牙痛,喉闭骨哽,疝气,火丹疖毒,胡蜂毒蛇咬,发背疔疮,跌打损伤。《救生苦海》:午日取野苎麻,阴干晒燥,搓熟,取白绒收藏。夏月遇有金刃伤者,敷之即止血,且不作脓。《百草镜》:跌扑,野苎根一两,捣碎,好酒煎服,尽量饮醉。漆疮红肿,合紫霞膏,又为女科圣药。痘毒,以野苎麻去皮捣敷。痈疽发背,对口,一切无名肿毒,野苎麻捣汁,用无灰酒冲下,渣敷患处,露头盖被,出汗即出脓水,痊愈。

跌打闪挫方 教师白宇亮传:大鲫鱼一尾,独核肥皂一个,胡椒七粒,黄栀子九个,老姜一片,葱头三个,野苎麻根一段,干面一撮,香糟一团,绍酒随数用,同前药合捣如泥,炒热敷患处,立愈。外用布包扎紧,次日青出即愈。《救生苦海》:治神鬼箭,用野苎麻、川南星同捣敷。

徐若宁云:蛇虺咬,看伤处有窍是雄蛇,无窍是雌蛇,以针挑破伤处成窍,然后取野苎麻嫩头,捣汁和酒服之,三盏,绞剩渣敷伤口,能令毒从窍中出,伤立愈。将渣弃水中,永不复发。

鸡鸭脚艾

《百草镜》:叶细多歧,间有阔者,杂之姜蕟,如鸡鸭脚然,故名。搓之作艾香。治脚气、疝气。

千里光

一名九里明,一名黄花草。《纲目》附见千里及下。按:千里光为外科圣药,俗谚云:有人识得千里光,全家一世不生疮。《纲目》不载,入外科用。《百草镜》云:此草生山土,立夏后生苗,一茎直上,高数尺,叶类菊,不对生。《图经》云:千里光生浅山及路旁,叶似菊而长,背有毛,枝干圆而青,春生苗,秋有黄花,不结实,采茎叶入眼药,名黄花演。

治目不清,去红丝白障,迎风流泪。《百草镜》。明目,去星障,煎汤浴疮疡,合膏点赤眼,贴杨梅疮,狗咬,以千里膏掺粉霜贴之。治蛇伤。治四块鹅掌风。王三才《医便》:用千里光草一握,苍耳草一中握,朝东墙头草一小握,共入瓶内,水煎百沸,以手少擦麝香,向瓶熏之,仍用绢帛系臂上,勿令走风,三次即愈。千里光即金钗草是也。

治时疫赤鼻,耳火眼,诸疮疖肿毒破烂,及鹅掌风,合千里光膏点赤眼,贴杨梅疮,油熬粉霜尤妙。王安《采药方》。

小青草

五月生苗,叶短小,多茎,不甚高,开花成簇,红色两瓣,与大青同,但细小耳。一名蜻蜓草,一名苍蝇翅。《纲目》小青条集解下。引《图经》:生福州,三月生花,亦不载其形状，未免失考，且主治亦别。《囿事须知》：小青一名淡竹花，此则另是一种。

味苦大寒，理小肠火，治儿疳积，赤目肿痛，疗伤寒热证，时行咽痛，治疳积。煮牛肉、田鸡、鸡肝食之。

疳瞎，煮猪肝食。黄疸，劳虐发热，翳障初起。《百草镜》：小青草五钱，煮豆腐食。

雀目 《百草镜》：一名鸡盲，白昼见物，将暮即昏。鸡肝或羊肝取一具，不落水，小青草五钱，安碗内，加酒浆蒸熟，去草吃肝，三服即愈。加明雄黄五分尤妙。

泽半支

《百草镜》：叶如鼠牙半支，生山涧处，叶皆对节，夏开黄花如瓦松。

治蛇咬疔肿。

狐尾草

汪连仕《采药书》：狐尾草花如狐尾，九节，而生长水泽旁，名狐媚花。

主治吐血金疮，取根敷。一切肿毒，根罨。洗疮。用叶。

金钱草

一名遍地香、佛耳草。俗讹白耳草、乳香藤、九里香、半池莲、千年冷、遍地金钱。其叶对生，圆如钱，钹儿草叶形圆，二瓣对生，象铙钹，生郊野湿地，十月二月发苗，蔓生满地，开淡紫花，间一二寸则生二节，节布地生根，叶四围有小缺痕，皱面，以叶大者力胜，干之清香者真。三月采，勿见火，《纲目》有积雪草，即此。但所引诸书，主治亦小异，故仍为补之，至《纲目》所载，言其治女子少腹痛有殊效，其方已载《纲目》，此不赘述。

味微甘，性微寒，祛风，治湿热。《百草镜》：跌打损伤，虐疾，产后惊风，肚痛便毒痔漏，擦鹅掌风。汁漱牙疼。

《葛祖方》：去风散毒，煎汤洗一切疮疥，神效。《采药志》云：发散头风风邪，治脑漏白浊热淋，玉茎肿痛，捣汁冲生酒吃，神效。

按：蒋仪《药镜》云：佛耳草下痰定喘，能去肺胀，止哮宁嗽，大救金寒，以之烈入热部，岂以其气辛耶。

白虎丹 《祝氏效方》：鲜野淡菜，即车前草。洗净，加遍地香捣烂，用白酒和汁绞出，鹅毛蘸搽患处即消。

疥疮 《救生苦海》：钹儿草加盐少许，搓熟频擦全化，然后洗浴，三次必愈；若用煎洗,反不见效。

疗疮走黄,毒归心。《慈航活人书》:铜钱草,即遍地香。采叶捣烂,童便煎服,服后再饮好菜油二三碗,令吐。如吐,即不必服矣。再加生猪脑一个,同白粽子捣匀敷。

张介宾《本草正》:佛耳草味微酸,性温,大温肺气,止寒嗽,散痰气,散风寒寒热,亦止泄泻。铺艾卷作筒,用熏久嗽尤妙。

望江青

一名还精草、玉星草、银脚鹭鸶、血见愁。谷雨后发苗,生泽旁湖岸,方茎中空,叶狭长而尖,有锯齿,对节,小满后抽茎,开花成穗,细紫层层而上,寒露时枯根多须,节间方而白,极长,亦空明,根尤妙。

王圣俞云:银脚鹭鸶叶似胡麻而小,直茎可尺许长,其叶对生,根绝类水芹,味甘而多津液,采而以蜜拌蒸食,治肺虚失音,及久服最益人。西湖诸山皆有之,据此则似另一种,盖望江青根白而不长,若长者,乃银脚鹭鸶也。并存以俟考。

李氏《草秘》:望江青,俗呼天芝麻。以其叶似芝麻叶也。方梗,对节生叶,至春节间开红紫花,生水沟泽边,形微似兰草。

凉苦。《百草镜》:性寒而味微苦,入肺经,吐血服之,生精还力,除湿热,去星障,疗肺痈,劳力伤,脱力黄,同金器煎服,愈惊风。

治打伤扑伤,最活血,捣汁冲酒服,渣罨伤处。一人闪足,痛不能举。无苗,寻其根,捣汁入煎剂三服而愈。同牛膝、芍药、当归、独活、玉钗草、活血丹、七叶草、五爪龙、放棒行、金雀脑、覆丝藤、抆草等,和匀捣汁,加酒服之,损伤垂死,但得入咽可生。并治诸烂痛疮癣,吐血亦效。

目中去星翳障　《百草镜》:望江青一两,羊肝一具,同豆腐煮食。

吐血　白蜜二两,隔汤顿熟,望江青一两,煎汁冲蜜服。不论远年新起,一切血症,二服除根。嘉庆三年,予仆孙成患血症甚剧,得此方而愈。但服此药后,每服须吃桂圆五斤,二服吃十斤,方无后患。此药服后,人如醉,惺惺然欲睡,一周时自愈。再得燕窝粥培元更妙。

乳痈乳核:秋泉家秘祖传天下第一奇方:专治乳痈乳核肿硬大者,服之即内消。用九龙川即龙见怕一两,细叶冬青即山黄杨五钱,龙爪紫金鞭即马鞭草又名龙爪草一两,金翦刀三钱,九节金丝草即望江青五钱,遍地金龙草即地五爪三钱,用无灰酒二碗,加香橼叶或桔叶十余片,煎盅半,饥时随量二三次服之,渣再煎服。

绝虐:望江青干者五钱,煎酒服。

予表戚张石港,生平常服望江青,每日用干者三钱,北枣六枚同煎食,如是三年,身轻脚健,终身无疾,其功不下参也。

无骨苎麻 接骨草　麻衣接骨　紫接骨附

即玉接骨:一名血见愁、玉钱草、麒麟草、玉连环、叶小圆,根如水芹。生湿阴处,立夏时发苗,逢节则粗,叶尖长,根蔓延,色白多粗节,类竹根。捣之汁粘,高者尺许,松土种之,极易繁衍。入药用根。《百草镜》云:玉盘龙,一名无骨苎麻。叶类苎麻而薄小,背不白,茎如箸,色明透,至九月,茎白明如水晶,上有细红点子。十月萎,采宜九月。一名玉梗半枝莲。捣之有白浆稠滑,《纲目》蒴藋条释名云:即接骨草。苏恭云:叶似芹。寇宗奭云:花白子青,十月,子乃红熟,有一二百子。时珍云:每枝五叶。按:《群芳谱》:则花白而叶不类,其根乃似水芹。今人捣汁,以续筋骨损折,颇验。名玉接骨。当是此种,然《纲目》无一语治折伤,且所引形状,率多含混,故特详晰补之。

性凉,味甘淡,入肺经血分,治吐血肠红下血,跌打损伤。《采药志》云:接骨草,又名玉梗金不换。性温,能止血生肌,行肺经之恶血,引血归经,理气开胃,大有功效。

接骨草

苗如竹节,出广西。《粤语》:此草丛生,高二三尺,叶大如柳而厚,茎有节,色绿而圆,花白,午开,自三月至九月不绝。《群芳谱》:四季花,一名接骨草。叶细,花小色白,自三月开至九月,午开子落,枝叶捣汁。可治跌打损伤,九月内剖根分种。《肇庆志》:接骨草出封川阳江,一名四季花,生园林中,茎绿而圆,叶长如指而尖,花白,跌伤骨节,捣烂敷之,可以接骨。而本草不载。李氏《草秘》:羊耳草又名接骨草。生墙崖上,叶如羊耳,专治接骨。

性平,治折伤,续断骨,捣罨即愈。

麻衣接骨

生背阴山脚下,或涧旁。谷雨后发苗,叶类苎麻,背不白,对节生,节下则粗如鹤膝,作紫色。

敏按:接骨草数种,俱产深山涧隰旁,近地罕得,人家间有种之者,然麻衣接骨每不易得。玉接骨性凉味甘而补,能和中减血,生髓益津,其功不仅专治折损。麻衣接骨,性温而行血,惟专治折损,故人多不传其种。辛亥,予馆临安,游西径山宝珠寺,见山门外遍隙地皆麻衣接骨,形状俨如土牛膝,而粗处作紫黯色,甚脆。折之从粗节断处;视之,紫透中心,诚为佳草,不易得。而山僧土人悉皆莫识,故得滋育盈畦也。

治跌打损伤。

紫接骨

生山上，与麻衣接骨相似，而叶茎俱紫，治跌扑劳伤损瘀。

汪连仕云：金宝相，一名金钵盂。罨金疮之圣药。又能散风透脓，一夜即透，其叶如蝴蝶花，根如商陆，即皱皮葱。今呼麻叶接骨。

敏按：汪所论，当又是一种，亦非荔枝草，而又不是似牛膝之一种接骨也。

凤眼草花上细粉附

此草苗如薄荷，叶微圆，长五六寸，谷雨后生苗，立夏后，枝桠间复生二小叶，节节皆有。至秋后，二小叶中心白色，俨如凤眼，故名。八九月眼中开花，其花如须，长一二寸，紫黄色，亦可入药。《百草镜》：凤眼草芒种后，其枝桠间二小叶中心，各起蕊一粒，如人两眼，细碎如石胡荽子状。至小暑后，色转红黄，渐抽长如须，此草自苗至老，叶皆有淡红晕。

敏按：《经验广集》：治小便不通，有皂角汤熏法。方中用凤眼草，乃臭椿叶别名，与此名同物异。又荔枝草亦名凤眼草，与此亦异。

治一切风痹，活血去风，酒煎服立效。

室女干血劳　用凤眼草连根叶鲜者一两，加红花三钱，酒煎服，通经自愈。

四日两头疟　用凤眼草煮红枣，饮汁自愈。俱《传信方》。

妇女经闭不通、发热劳症　凤眼草为末一两，红花炒二钱，水三盅，煎一盅，入黑糖五钱，空心服三五剂。见血方止。《医学指南》。

遗精白浊　凤眼草炒干，研末五钱，冲热黄酒服。《医学指南》。

花上细粉：入癣药，杀虫定痒。

风膏药

《桂海草木志》：叶如冬青。《粤志》：肇庆七星岩产风药，丛生石罅，其叶圆厚，和酒嚼之，治风疾。一曰风草，一曰风菜。谚云：风病须风菜，即此。按：《福宁府志》：风藤草一名山膏药。治风愈疮，或即此欤？

治太阳头疼，目昏眩。

竹叶细辛

即獐耳草，香胜细辛。

治脱力虚黄。_{汪氏方。}

离情草

出云南,夷中多有鬻之者,凡人为情欲锢闭,往往致死。得此草一茎煎服之,入口即豁如梦觉,断缘绝爱,亦不自知所以然也。按:段成式《杂俎》载左行草使人无情,范阳以之入贡,或即此类欤。又有合情草,与之相反,可知造物之生物,必有对待如此也。

已相思,绝情爱,如神。

和合草

此即合情草也。《柳崖外编》:永昌府澜沧江外,有和合草,根洁白,结男女交媾状,土人见之,用稻米周遭围之掘,方可得,否则遁去。有夫妇不谐者,服之即欢好。然载诸江船,辄沉溺不得渡。智者用长线系置岸侧,持线登舟,渡毕,然后引过。故滇省近边一带,时时有之。闻服之者曰:男视女,虽嫫母,西子王嫱不若也。女视男,虽丑亦潘安,虽老亦健儿也。治夫妇相憎疾,煎酒服。

盐蓬碱蓬

《药性考》:二种皆产北直咸地,土人割之,烧灰淋汤,煎熬得盐,其叶似蒿圆长。至秋时,茎叶俱红,烧灰煎盐,胜海水煮者。

味咸性凉,清热消积。

知风草

《药性考》:生雷琼,蔓生,无毒,土人春日视其苗,有一节,则一次有风。入药以无节者浸酒用,治一切风痹入骨,能拔之外出。

凤头莲

出台湾内山,形如黄连,色紫,多细须茸茸然,分歧如凤头。故名。

性平,治咽喉一切诸症。

梨松果

如肥皂,出台湾。

治疗疮磨涂。

蒲包草

《活人书》:又名鬼蜡烛。《新语》云:水蜡烛,草本,生野塘间,秋杪结实,宛与蜡烛相似。有咏者云:风摇无弄影,煤具不燃烟,以其开花结实,俨似蜡烛,故名。芦苇荡中颇多,土人采其实,以治金刃伤止血用。

治瘰疬　蒲包草连根采来,洗去泥,切寸段。砂锅煎汤,代茶饮,不论男女皆愈。但妇人服此,愈后终不受孕。须服北京真益母丸四五两,可解之。

汪连仕《采药书》:蒲萼即蒲草。南人呼莎草,北人呼板枝花,结实为鬼蜡烛,其粉即蒲黄。

鬼扇草

《采药录》:鬼扇草生石壁上,叶面青,有直纹如白果叶状,枝枝生如扇骨,人若打死在地,捣此草汁灌,入口即苏醒。

鲇鱼须

《采药录》:鲇鱼须草梗叶青色,面起直纹,叶叶有须二条,其根如竹鞭状。

治疔疮一切诸疮。

汪连仕云:鲇鱼须沿藤如豆,叶二丫,内生二须,根白而粗,专治外科一切疔疮肿毒,罨之立消。

紫背稀奇

《采药录》:紫背生阴山,着地布苗,叶有两大两小,面灰色,有直纹,背微紫,若起心,有藤一二尺长,叶尖,对生。

治痘毒。用活草一斤作二服,酒煎下,已成速愈,未成立消。

雀　麦

汪氏《采药书》:即雀角花。此花令人蹰忿,花象雀脚,猎人采熬药箭,呼为破关草。人以其内烂痔漏,呼为破管草。

性热气烈,伤人肌肤,立能溃肿,须米醋炒用,腐肠之品,不入汤剂,惟外治点痔漏用之。汪氏方。

卷四

草部中 七十种 附十种

金豆子 夜关门附

《百草镜》：一名金花豹子，三月生苗，十月枯。虽豆类，却不起蔓。本高一二寸，分枝成丛。叶似槐而稍大，处暑时开黄花，五出磬口，蜡梅似之，结荚向上，类而短，长只二三寸，实似绿豆而扁，皮有紫斑，较绿豆稍大，味淡。

子：治疗痈如神。

叶：治肿毒。茅氏传方：以叶晒研，醋和付。留头即消，或酒下二三钱。

按：付澹庵《草花诀》：金豆子开黄花，子如绿豆，入滚茶，味清香，即草决明。周宪王《救荒本草》：有山扁豆，即茳芒决明。味甘滑，可作酒曲，俗呼独占缸，苗叶花子，皆可瀹茹，及点茶食，所载形状，亦与金豆子同。而濒湖《纲目》决明后附茳芒云：性平无毒，火炙作饮极香，除痰止渴，令人不睡调中，隋稠禅师采作五色饮以进炀帝者是也。无治疗肿之说，故并存以备考。

夜关门

叶如槐，夜即合，开黄花，仁和笕桥人多种之。俞晓园云：有草木二种：草本者良，木本者乃合欢也。能追风，取皮治肺痈不敛，熬膏贴毒，生肌收口。

按：《纲目》马蹄决明，叶亦如槐，昼开夜合；其叶本小末，秋开黄色花，或即系决明。但《纲目》于决明子下亦不言疝气，今并存之。

荚：治疝气。

接骨仙桃

一名夺命丹、活血丹、蟠桃草。生田野间，似醴肠草，结子如桃，熟则微红，小如绿豆大，内有虫者佳。《百草镜》：仙桃草，近水处田塍多有之，谷雨后生苗，叶光长，类旱莲,高尺许,茎空,摘断不黑亦不香,立夏后开细白花,亦类旱莲而成穗,结实如豆大,如桃子中空,内有小虫在内,生翅穴孔而出。采时须俟实将红,虫未出生翅时收用,药力方全。盖此药之用全在虫,须晒焙令内虫死,若挂悬风干,恐内虫生翅而出,药亦无用矣。按:此草须芒种后采。若过夏至,则虫穴孔而出,化为小蚊,苞空无用矣。

性温,味甘淡,消痈肿跌打,或捣汁,或屑服,俱效。

治肝气和胃:《集听》云:一名八卦仙桃,此草生田野,叶如石榴叶,实如桃子,绝小,内生小虫者真。取实连虫用。一方专治肝气胃气小肠疝症,用仙桃草有虫者,金橘核、福橘核、荜澄茄各等分,为末,砂糖调丸绿豆大,每晚服一钱许,至重者二服断根。

治劳损虚怯:《百草镜》云:取有虫仙桃草,用童便制透,入补药用。

治吐血:《百草镜》云:用新鲜接骨仙桃草捣汁,加人乳和服。按:吐血诸方,皆用凉血之剂,惟此药性热,加人乳能引血归经,故妙。

跌扑损伤:《救生苦海》:用地苏木五钱,八角金盘根一钱,接骨仙桃草五钱,臭梧桐花三钱,煎酒服。

七叶黄荆 山黄荆附

一名猪卧草、地五爪、珠子草、乌食草、乌蛇草、七弦琴,亦名七叶黄荆藤。生土墙脚下阴地,叶尖长,相对三四行成一瓣,茎上起棱一凹,间紫色,白露后抽心,高三五尺,开细白花成簇,结子亦细碎,霜后红如珊瑚细珠,根长而白,入药。《百草镜》云:此种有木本者,名挺挺活。治跌扑痈肿。

味甘,生服能令人吐。

治劳力伤跌打,鱼口漆疮,煎汤洗。

治便毒:捣汁,将肥皂一个煅存性,调酒服,渣敷患处罨之。

治跌扑损伤,闪腰挫气痛。《集听》云:此秘方也,用乌蛇草晒干为末,砂糖酒调服,最凶者加名,一曰乌蛇草,一曰乌龙草,一曰猪卧草,一曰七叶黄荆,因其叶七片一枝,或五片,大者九片,其根名千秋藤,九十月间顶上结红子,晒干吞之,可治疝气。

汪连仕《草药方》:七叶黄荆,俗呼挺挺活,又名放棍行,又名珊瑚配,与乌蛇草别。行血败毒,洗一切疮疖鬼箭风。

山黄荆

《玉环志》：叶似枫而有杈，结黑子如胡椒而尖，可屑粉煮食。又有水荆，似藜，结黑子，不可食。斸其枝可以接梨，入药用山荆。

消食下气。

退管方：黄荆条所结之子，炙燥为末，五钱一服，黑糖拌，空心陈酒送服。专治痔漏之管，服至管自退出。

九窍出血：《救生苦海》：黄荆有二种，赤者为楉，青者为荆，其木心方，其枝对出，一枝五叶或七叶，叶如榆叶，长而尖作锯齿。五月时开花红紫色，成穗，子如胡荽子大，有白膜皮包裹，用其叶捣汁，酒和服二合，立止。

骨蒸劳热：《养素园验方》：六月雪、黄荆子、豨莶草、何首乌、当归、川芎、熟地、白茯苓，水二盅，姜三片，煎八分服，有痰加半夏。

漆疮：姚希周《经验方》：乌蛇草不论鲜干，一握，煎汤一洗即愈。

伤寒发热而呃逆者：《回春》：用黄荆子不拘多少，炒，水煎服立止。

杖疮起疔甲：黄荆子焙干为末，搽上即开，不用刀刮。

肝胃痛：周山人方：用黄荆子研末和粉作团食，一二次断根。

脚蛀：用氏方：用黄荆嫩脑叶捣烂罨上即愈。

救命王 金不换附

一名死里逃生。

治小儿感冒，风寒咳嗽，大人伤力损伤吐血，诸风疼痛，无名肿毒。

金不换

亦名救命王，似羊蹄根，而叶圆短，本不甚高。此草出于西极，传入中土，人家种之治病，立春后生，夏至后枯，用根。《纲目》三七亦名金不换，与此别。又木本亦有金不换。

汪连仕《草药方》：金不换大叶者，为金钵盂，大接骨草。细叶者，小接骨草。吐血颇效，因呼为吐血草，军中箭伤，罨之效，即呼箭头草。

性平，破瘀，生新，治跌打，消痈肿，止血，愈疥癣，和糖醋捣擦。

截虫伤，用叶捣涂。治肺痈。

叶能伸臂力，开硬弓，臂痛或力弱不能弓者，取其叶揉软覆臑上，以帛束之，过夜痛者即定疼，且全力俱摄入臂上，开弓更不费力。营伍需为要药。

肿毒初起:《百草镜》:金不换草,根叶不拘、捣碎五钱,陈酒煎服。

肺痈:《百草镜》:金不换草,取根一两,或叶七瓣,捣汁酒煎服,三次愈。不论口臭吐秽物者皆效。

风痛:《杨氏验方》:金不换钱半,小活血、枳壳、苏叶、当归各三钱,乌药、川芎各二钱,花粉五钱,老酒一斤,煎热服。

跌打疼痛风气:《慈航活人书》:救命王即金不换,叶如冬菜叶,春夏用叶,冬用根,捣汁冲酒服。渣加毛脚蟹捣烂敷。如风气,只用渣敷。

汪连仕方:行血破血,合地苏木落得打,共酒服。

黄麻叶

《医方集听》云:此治主血之圣药,一名牛泥茨、一名三珠草、一名天紫苏。三月生苗如麻,叶有微毛,取叶嚼之,味如苦萝,久嚼微辛,大叶旁两小叶如杏叶,至八九月每叶生子三粒,状如粟米子,内一粒如菜子,嫩时青色,老即黑色,取子入药。治咳伤肺。开花细紫红色,自五月起,至十月止,处处有之。

治血症　《集验》取叶同虎杖龙芽用。血崩:《集验》用黄麻叶连根捣烂,酒煎露一宿,次早服之。

气症心疼肚痛,痢疾痞结。

子:治咳伤肺。

汪连仕云:大麻子即黄麻子,性热行血,医人合麻药共风茄用。

六月霜

丁未,余馆奉化,邑人暑月俱以此代茶,云消食运脾,性寒,解暑如神。五月内山村人率刈干束缚,挑入城市售卖,予以百钱买得一束,如干薄荷状,而长大倍之,茎上缀白珠成穗。土人云:子能下气消食,更甚于枝叶,偶得痞闷不快,因取一枝冲汤代茶饮,次日,即健啖异常,所言信不妄也。《三才藻异》:一名六月冷,即曲节草也。性寒,故名。花似薄荷,叶似刘寄奴,名蛇蓝。

解暑,消积滞,小儿暑月泡茶食之佳。

性苦寒,亦浓肠胃,止痢开膈,食之令人善啖,凡伤寒时疫,取一茎带子者煎服之,能起死回生。屡试皆效。又善解毒,洗疮疥,皆愈。

按:《纲目》曲节草:一名六月霜。濒湖所引《图经》云:甘平无毒,治发背消痈拔毒,同甘草作末,米汁调服。而他治有殊功,并未言及,今仍补之。

山海螺

生山溪涧滨隰地上，叶五瓣，附茎而生，根如野狼毒，皮有绉旋纹，与海螺相似，而生于山，故名。虽生溪畔，性却喜燥，枝叶繁弱，可以入盆玩。《百草镜》云：生山土，二月采，绝似野狼毒，惟皮疙瘩，掐破有白浆为异。其叶四瓣，枝梗蔓延，秋后结子如算盘珠，旁有四叶承之。

治肿毒瘰疬，取汁和酒服。渣敷患处。

汪连仕云：苗蔓生，根如萝卜，味多臭，治杨梅恶疮神效。王安《采药方》山海螺，一名白河车，加紫河车、红白石膏，名四圣散。治肠痈便毒、脏毒乳痈疽皆效。

水杨柳

张琰《种痘新书》云：水杨柳仍草本，生溪涧水旁，叶如柳，其茎春时青，至夏末秋初则赤矣。条条直上，不分枝桠，至秋略含赤花。凡痘焦紫干枯者，以此洗之，立见光亮，浆水即行，其效如神。已洗之后，若往视之，则已洗未洗之处，其明润焦暗，形色判然。取水行浆之效，孰有速于此者。但须用巾蘸其药水，频频与拭，必水足而后已也。若秋冬叶落，取根用之。濒湖《纲目》木部有水杨，亦主痘毒。引魏《博爱心鉴》浴痘法，但所载形状，与此全别。惟于集解下注有赤杨，与张琰所说，不甚相远，而又无主治，故为补之。

性微寒，味缺。凉血解毒，痘疮焦黑，浴之立起。

治跌打损伤，痧瘟痧疫，解暑郁恶毒。

治痘水杨柳汤。张琰治痘红紫干燥不起浆，有水杨柳汤。云古方所载：是木细叶红梗，枝上有圆果，果有白须散出，此等俗呼水杨梅，以其果似杨梅也。余未试用，余常用者，乃是草生水边，叶如柳叶，其梗至秋则红赤，无果结。此草冬用枝梗及根，春夏秋用枝叶，凡痘红紫干枯不起水者，内服活血解毒之剂。外用此煎水拭头面，连拭数次，立见光润，即具行浆之势，所未洗者，其色不变。

手足拘挛 费建中《救偏琐言》用草本水杨柳酒煎服，甚验。

痔漏洗方 传信方：水杨柳根煎汤洗，俟虫出愈。

膀胱落下 刘羽仪《验方》：此名茄病，其色或紫者可治，白者不可治。黄连一钱，狗脊、水杨柳根、五倍子、鱼腥草四味，多寡不拘，枯矾钱许，共为末，煎汤先熏后洗，乘热时轻轻托进，睡卧一二日即愈。再服调理药。

毛世洪《经验集》 挺挺活，即水杨柳。其根可治杨梅结毒。

小将军

一名研星草、散血丹。生阴湿地,立春后,有苗叶类狗卵草略大,茎微红,谷雨后开花细小,细子二粒,如荷包草子。《百草镜》:二月发苗,叶如双珠草,节间生子,如鹅不食草子而略大,三月采,五月枯。

《葛祖方》:治黄疸脚气,丹毒游风,吐血咳血。

《百草镜》:治跌扑刀伤痈肿,痰中带血,洗疥疮。

《采药志》:性温败毒,治杖伤,跌打损伤,捣汁酒和服。渣罨患处,立刻消肿而愈。

余居士《选要方》:治跌扑,用五灵脂三钱,麝香钱半,小将军草三两鲜者取汁,先将酒煎上二味,待好去渣,再入药汁滚一二沸,取服。

僧鉴平言:此草治疗肿如神,不论疔生何处,及何种疔,皆可用。此捣极烂,敷疮口留头,次日即干紧肉上,洗去再敷,至重者付二次即愈。轻者一涂即好,真救疗垂死之圣药也。亲试神验。

九鼎连环草

一名九叶云头艾。三月生苗,系子出,高二三尺,叶似艾菊,香亦近之,霜后枯,产口外五台山二处,近有人带种,各处可植。八九月间,起穗结蕊,类野菊蕊,但不开花结实,其实如野菊花心。《百草镜》:春月发苗,叶类艾菊,香亦近之。八月时无花而实,实先起疙瘩,逐渐长大,内包十余子,子细长小,叶干之甚香。黄梅时,须不时焙晒,否则易霉,霉则无用。性温,通行气血,治风痹有效。

风痹 《百草镜》:用九鼎连环草干者二两,核桃肉三两,捣烂,当归一两五钱,黄酒浸,隔水煮用。

牛筋草

一名千金草。夏初发苗,多生阶砌道左,叶似韭而柔,六七月起茎,高尺许,开花三叉,其茎弱韧,拔之不易断,最难芟除,故有牛筋之名。

根入药,治脱力黄、劳力伤,治瘵。取此草连根净去泥,乌骨雌鸡腹内蒸熟,去草食鸡。良。《百草镜》:行血长力,入肝经。

按:《湖州府志》:南天烛,亦名牛筋草,又名乌饭草。与此名同物异。

翠羽草

一名翠云草、孔雀花、神锦花、鹤翎草、凤尾草。其草独茎成瓣,细叶攒簇,叶上有翠斑。《花镜》：翠云草无直梗，宜倒悬及平铺在地，因其叶青绿苍翠，重重碎靥，俨若翠钿云翘，故名。但有色而无花香，非芸也。

其根遇土即生，见日则萎，性最喜阴湿。《粤志》：孔雀花可以避暑。

汪连仕《采药书》：翠云草，一名翠翕草。即矮脚凤毛。治痔漏，同胡桃叶煎洗。王连仕方。

治吐血神效 《百草镜》：女子吐血：翠云草三钱，水煎服。

嘉庆癸亥，予寓西溪吴氏家，次子年十五，忽腹背患起红瘰，蔓延及腰如带，或云蛇缠疮，或云丹毒，乃风火所结，血凝滞而成。予疑其入山樵采染虫毒，乃以蟾酥黄锭涂之，不效，二三日瘰愈，大作脓，复与以如意金黄散敷之，亦不效。次日，疮旁复起红晕，更为阔大，有老妪教以用开屏凤毛，即翠云草也。捣汁涂上，一夕立消。此草解火毒如此，又不特治血神效也。

半娇红

一名老鹳红、水鸡冠。立夏后生苗，一茎直上，茎红叶尖，长而狭，八月结实，六角，五月采。

治风痹跌扑，煮羊肝食，退目中红障。

普贤线

《山川典》：产峨嵋山，乃树上苔须蔓引而成。长数尺，或言深谷有寻丈者，湖湘故事载罗汗缘，即此。唐鸳湖曰：普贤线产峨嵋山，乃普贤石上青苔也。山僧采取晒干，以为上药。《益都方物记》：仙人缘生大山中，与苔同种，但岩阴石限多鲜翠，长二三尺，丛垂若缘。

敏按：《酉阳杂俎》：仙人缘出衡岳，无根蒂，生石上，状如同心带，三股色绿，亦不常有。缘即绹也。此生石上者方入药，无疑。

治胃脘心气疼痛，煎服，濒死者皆效。

藏红花土红花附

出西藏，形如菊。干之可治诸痞。试验之法：将一朵入滚水内，色如血，又入色亦然，可冲四次者真。《纲目》有番红花，又大蓟曰野红花，皆与此别。

治各种痞结 每服一朵，冲汤下，忌食油荤盐，宜食淡粥。

治吐血 王士瑶云：不论虚实何经所吐之血，只须用藏红花。将无灰酒一盏，花一朵，入酒内，隔汤炖出汁服之，入口血即止，屡试皆效。

土红花

《福建续志》：土红花大者高七八尺，叶如枇杷而小，无毛，秋生白花如粟米粒，生福州及南恩州山野中。

福州生者作细藤，似芙蓉，上青下白，根如葛头。入药薄切，用米泔浸一宿，更用清水浸一宿，捣服。

阿勃参

《程赋统会》云：产拂秝国。《华夷花木考》：阿勃参出拂国，长一丈余，皮色青白，叶细，两两相对，花似蔓菁，正黄。子似胡椒，赤色，斫其枝，汁如油，其油极贵，价重千金。

油涂疥癣即愈。

茄　连

《延绥镇志》：叶如兰草而肥厚，种之畦塍，根圆大类葵，露出土外，开黄花，京师谓之撇兰。

能解煤毒。

灵通草

《楚庭稗珠》：僧建公之徒参悟患聋，达公谓得罗浮灵通草始瘳。参悟来博馆，入山于玉女峰得此草，茎长三尺，如箸而茎虚中，两头皆实，顶开七叶，取叶煎水服。截其虚者，贯两耳中。夜一声若雷，聋遂开。

治聋。

罗裙带

《职方典》：出广西南宁府。叶滑嫩，长二寸许，似带。

治折伤损手足者，取叶火煨微热，贴之即愈。

金狗脊

《职方典》：出粤南宁府，即蕨。根形如狗脊，毛如狗毛，有黄黑之别。

止诸疮血出，治顽痹，黑色者杀虫更效。

雪里开_{雪里花附}

《雁山志》:性大寒,深谷中有之,能解砒毒,冬时开花,故名。

治喉疮热毒。《万氏家抄》:取根捣汁服。

雪里花

朱楚良在镇海,其土人有采雪里花者,冬月严寒,此花始生。在招宝山龙潭旁,环渚而发,苗甚短小,如六月雪状,高不过二寸许,每雪时开白花如豆大,土人采得,干之入药。

敷痔:以雪里花为末,湿者干掺,干者麻油调搽一二度,其痔即消缩。

苦 草

《纲目》木草类载苦草云:生湖泽中,长二三尺,状如茅蒲之类,主治白带。又主好嗜干茶、面黄二种病。其气味药性又失载,今依张璐玉《本经逢原》补之。苦温无毒,香窜,入足厥阴肝经。理气中之血,产后煎服,能逐恶露。但味苦伐胃,气窜伤脑,膏粱柔脆者服之,减食作泻,过服则晚年多患头风。昔人畏多产育。以苗子三钱,经行后曲淋酒服,则不受妊。伤血之性可知。

山马兰_{野马兰、独脚马兰}

《瓯江志》:别名一枝香。按:《纲目》马兰下集解注云:又有山兰生山侧,似刘寄奴,叶无桠,不对生,花心微黄赤,大补血,而不言其有治痰开塞之功。《百草镜》:山马兰治疗极效,故又名疗见怕。其蔓延到处节上生根,故又名鬼仙桥。皆俗见随义而呼也。

治风痰喉闭惊风,敷疔定痛,捣汁涂小儿蛇癍,煎汤洗痔肿疥痒。《百草镜》

风痰喉闭 《永嘉县志》:山马兰取根捣碎,用人乳浸,男病用哺女妇人乳,女病用哺男妇人乳。浸少顷,令病患仰卧凳上,将头倒垂,将乳汁男左女右滴入鼻中,候喉中有痰涎壅塞,即转身垂头开口,任痰自流,痰完病愈。但此药入鼻后,病患不许有声,一作痰即止。

小儿惊风,牙关紧闭,煎汁灌入喉中,即愈。

锁喉风,头面颈项俱肿,饮食不下。《传信方》:白马兰捣烂,井花水取浓汁,白酒浆均调,下喉即效。

小儿颈项腿肋缝中溃烂 《养生经验方》:以马兰汁调六一散,搽之即愈。马兰捣为膏,能治大人两腿赤肿流火,或湿热伏于经络,皮面上不红不肿,其痛异常,病患只叫腿热,他人按之极冷,此谓伏气之病,用此膏搽之,立愈。

流注:顾锦州传方,采山马兰煮熟,麻油酱油作蔬拌食,半月自消。

野马兰

《百草镜》云:马兰气香可作蔬,此种系野生者,其气臭不可食。三月发苗,茎赤而粗,秋开白花,成簇细碎,三月采。因其功能凉血,与马兰同,故名。茎叶根俱入药。

性寒凉血,治湿热,蛇吸,小儿瘰疮。

独脚马兰

《李氏草秘》:此草生河泽边,叶如柳,对叶圆梗。

治发背诸肿毒热疖。捣汁一杯入酒二杯服之,未成脓者即消,有脓者即出,重极者服半碗或一碗,再剂渣罨。

玉净瓶

俗名猪屎草。气杀郎中,白山桃,春月发苗,叶尖长排生,茎有白纹斑点,高数尺,叶对节生,夏开细白花,成簇如华盖,结实如莱菔子大,青圆,霜降后红,其根肥白,十月采,入药。

味甘性平,和血行血有效,治劳伤跌扑。

汪连仕《草药方》:气杀郎中草,一名青背仙禽,又名疔见怕,山人呼疔头草。其性清凉降火,消痈毒,散肿,拔疔根。

纱帽翅

《台海采风图》:此草一茎数十,花色黄,入药用叶。

治癣。

石风丹

生石上,能疗疮毒,出云南蒙化府。

象鼻草

《职方考》:出云南府。

治丹毒跌扑损伤。

透骨草

《珍异药品》云：形如牛膝。《纲目》有名未用下附透骨草，亦未详其形状，据其所引治病诸用，乃盖凤仙亦有透骨草之名，与此迥别。

疗热毒良。《珍异药品》。

治风气疼痛，不拘远年近日。《家宝方》：透骨草二两，穿山甲二两，防风二两，当归三两，白蒺藜四两，白芍三两，豨莶四两，去茎用叶，九蒸九晒，海风滕二两，生地四两，广皮一两，甘草一两，以上为末，用猪板油一斤炼蜜为丸，梧子大，早晚各五钱。酒下。

腿疼难忍 《医学指南》：核桃肉四个，酸葡萄七个，斑蝥一个，铁线透骨草三钱，水煎热服，出汗愈。不问风湿皆效。

治痞 《医学指南》：透骨草一味贴患处，一炷香或半炷香时，即揭去，皮上起泡即愈。

洗瘫痪秘方 《医学指南》：蛤蚧一个，麻黄、川椒、透骨草、防风、大盐各四两，白花蛇二钱，艾一把，槐枝一条，川乌、草乌各二两，紫花地丁一斤，用水二桶煎大缸半，埋在地入水温时坐上洗，再用水二桶煎渣，候冷时，再入热水，或一日，或一夜，临出时，用水浇顶心数次。再用芥末稀贴患处，纸绢裹，热坑上睡汗出尽为度。忌早起饮食，就卧内妙。

汪连仕 《采药书》：透骨草仿佛马鞭之形，大能软坚，取汁浸龟板，能化为水，合金疮入骨补髓，兼治难产，专主炼膏丹。按：凤仙白花者，亦名透骨白，追风散气。红花者名透骨红，破血堕胎。亦有透骨之名，非一物也。

不死草

《珍异药品》：出柳州：高一二尺，状如茅。

食之延年，暑时置盘中，食物不腐，并可辟蝇。

拳黄鸡子

《珍异药品》：一名水萝卜。

治霍乱吐泻疟疾，每用一钱，嚼碎水饮下。

鸡脚草

汪连仕《采药书》:即鸡爪花,其子名胜光子。去星翳,明目清肝。

根:行血治风,治大麻疯、鹤膝疯、鸡爪风。

刀枪草

《粤西丛载》:此草细叶黄花。

止金疮血。

苦地胆

出粤西。

叶可贴热毒疮。

箭头风

《粤西丛载》:花似箭头。《职方典》:产广西南宁府山中,花如箭镞。

治风,四肢骨节痛,煎水熏洗之,愈。

消痰,治气急,定喘妙方。王登南方:取箭风草放鲜肉内煨熟,要淡,忌用盐酱,取出,去草食肉。

红果草

《丛载》云:有二种,果大者叶略尖,不入药用。又有果如小指头顶者,叶圆边花,梗有软刺,入药用。

治牙痛酒刺。

龙柏《药性考》:红果草出广西,叶圆刺弱,味辛,煎汤漱牙痛。

勾金皮

《珍异药品云》:形未详。

治无名肿毒恶毒,醋磨涂上即消,牙疼,以皮塞牙缝中,即定。咽喉乳蛾,每用三五厘,细嚼咽下。

琉璃草

出始兴玲珑岩,茎如芹梗,与肇庆风药相类,食之治风。

仙人冻

一名凉粉草,出广中。茎叶秀丽,香犹藿檀,以汁和米粉食之止饥。山人种之连亩,当暑售之。《职方典》:仙人草茎叶秀丽,香似檀藿,夏取其汁和羹,其坚成冰,出惠州府。

疗饥泽颜。

金丝草

出陕西庆阳。

性凉味苦,能去瘴,解诸药之毒。

红珠大锯草

治臌胀黄疸。王安卿《采药志》:大锯草败毒,消肿,清火。

金刚草

治肺痈痔漏疔肿。

台七里

《台湾志》:即七里香,出台地者。能辟烟瘴,所种之地,蚊蚋不生。

辟瘴,焚其烟,化蚊蚋为水。

番薏茹

《采风图》:一名番苦苓,一名心痛草。种出荷兰,叶秀嫩似云板,晒干则香,结子青红色。

治一切心气痛。

马尾丝

《台志略》:此草叶细而长,花红而小,根如荔子核,黄色,多细丝如发,不拘鲜干,皆可用。

治蛇蜂诸毒。

方正草

《福建续志》:出永春州,叶狭而长,蓝色,平分四方,攒茎而上,其实六瓣。

治金蚕蛊。

七仙草

《三才藻异》:叶尖细长。

治杖疮。

大母药

《四川通志》:出雪山石块上,有雌雄二种,出必双出,补元气,益髓脉,功同人参。

蓝布裙

《四川通志》:草本,出松潘卫。

治脚气,壮筋骨。

露筋草

《藻异》:生施州,高三尺,春苗即花,子碧色,不凋。

治蜘蛛伤疮。

百里奚草

《藻异》:名羊齿,产阴地,如秋海棠。

味酸,治牙疼。

黄德祖

《藻异》:德祖即石公号。此草生圮上,故名。叶如尖刀,独梗,芋花红白,头如何首乌。

治疮癣。

斑节相思

《诸罗志》:枝叶类薄荷而大,味似艾。

性能解毒。

野丈人

《藻异》:叶似芍药,花类木槿,白毛寸余披下,如白头翁。

去肠垢,消积滞。

戴文玉

《藻异》:得文玉,草名。如金钗草,黄色。

疗血疾。

金果榄

出广中。《百草镜》云:出广西,性寒,皮有疙瘩,味苦色黄。陈廷庆云:内肉白者良。但有二种,一种味甚苦,一种味微苦,入药以味苦者良。

性凉解毒。《百草镜》云:凡肿毒初起,好醋磨傅,露出患头,初起者消,已成者溃,咽喉一切如喉中疼烂,用三钱为末,加冰片一分吹之。

《药性考》:金桔榄产广西,生于藤根,坚实而重大者良。藤亦可用,味苦,性大寒,解毒,咽喉急痹,口烂目痛耳胀,热嗽岚瘴吐衄,俱可磨服。疽痈发背,焮赤疔瘰,蛇蝎虫伤,俱可磨涂。

《柑园小识》:金苦榄种出交趾,近产于广西苍梧藤邑。蔓生土中,结实如橄榄,皮似白术,剖之色微黄。味苦,土人每凿山穿石,或深丈许取之。先君尝觅得二十枚,愈数百人。而疗喉等症,有起死回生之功,当广传之,以补本草之缺。

性寒味苦,能祛内外结热,遍身恶毒,消瘴疬,双单蛾及齿痛,切薄片含之,极神效。磨涂疗疮肿毒,立消。《柑园小识》。

雁来红

一名老少年,无有用入药者,惟《急救方》有治脑漏法,用老少年煎汤热薰鼻内,然后将汤服二三口,大妙。冬间用根。濒湖《纲目》青葙下,附雁来红,亦无主治,土宿真君本草,雁来红制汞。

膏子眼药,去远年星障。《眼科要览》:老少年,银杏剖壳为君,官渣根大叶者佳。千里光,雄杨梅树根皮为臣,煎成浓膏,量加制甘石、冰片,又方加茶树根皮。

《花镜》:老少年其苗初出似苋,茎叶穗子,与鸡冠无异,至深秋本高六七尺,则脚叶深紫,而顶叶大红,鲜丽可爱,愈久愈妍如花,秋色之最佳者。又有一种少年老,则顶黄红而脚叶绿,为别一种。枝头乱叶丛生,有红紫黄绿相兼杂出者,名十样锦。一种根下叶绿,顶上叶纯黄者,名雁来黄。

天灯笼草

　　一名山瑚柳,形似辣茄而叶大。本高尺许,开花白色,结子如荔枝,外空,内有绿子,经霜乃红。京师呼为红姑娘。按:此草主治虽伙,惟咽喉是其专治,用之功最捷。《纲目》主治下失载,故补之。

　　性寒,治咽喉肿如神。

　　汪连仕《采药书》:金灯笼,园人称为天灯笼,种盆为景,更称为珊瑚架。

　　性能清火,消郁结,治疝神效。敷一切疮肿,专治锁缠喉风,治金疮肿毒,止血崩。酒煎服。

　　又以反手取根七株,去梗叶洗净,连须切碎,酒二碗,煮鸭蛋二枚,同酒吃。治疟如神。

　　子:入药,保毒不大。王安《采药方》。

见肿消

　　一名土三七、乳香草。越人曰奶草。初生苗叶,面青背紫,叶似羊角菜多歧,秋开小黄花如菊,垂丝可爱。根似芋魁,人家多种之。按:《纲目》有见肿消,云其叶似桑,治痈肿狗咬,当别是一种。《采药录》:见肿消,生溪涧中,叶有三角,枝梗皆青,根亦青色,形如菖蒲。根性凉,治诸疮毒,行周身活血,追风散气,此又一种。名同物异。

　　《草宝》云:治跌打损伤,消肿散瘀要药。百草镜云:治乳痈肿毒,金疮止血,杖丹棒疮,喉癣双蛾,咳嗽,急慢惊风。《延绿堂》方:土三七春夏用叶,秋冬用根,捣汁一盏,用水酒浆和匀灌入,自效。

　　杨瘌毛入肉作痛　《秘方集验》:土三七,亦名金不换,用其叶捣烂立涂,即止。

千年老鼠屎

　　紫背天葵根也。《百草镜》云:二月发苗,叶如三角酸,向阴者紫背为佳,其根如鼠屎,外黑内白,三月开花细白,结角亦细,四月枯。按:东壁《纲目》菟葵下注云:即紫背天葵。于主治只言其苗,不及其根之用,今为补之。出金华诸暨深山石罅间者,根大而佳。春生夏枯,秋冬罕有。

　　性凉清热,治痈疽肿毒,疔疮瘰痈,跌扑疯犬伤,七种疝气,痔疮劳伤。《百草镜》。

　　痈痈敷药　《医宗汇编》:用紫背天葵子,每岁用一粒,用鲫鱼捣烂,敷之立消。

　　瘰疬　《救生苦海》:用千年老鼠屎捣碎,同好酒入瓶煮一炷香,隔三日,随意饮醉,盖被取汗,数次自效。《黄宾江传》天葵丸,专治瘰疬。紫背天葵一两五钱,海藻、海带、昆布、贝母、桔梗各一两,海螵蛸五钱,共为细末,酒糊丸,如梧桐子大,每服七十丸,食后温酒下,此方用桔梗开提诸气,贝母消毒化痰,海藻、昆布以软坚核,治瘰疬之圣药也。

诸疝初起:《经验集》:凡疝初起,必发寒热疼痛,欲成囊痈者,用荔枝核十四枚,小茴香二钱,紫背天葵四两,蒸白酒二坛,频服即愈。

辟瘟草 鱼鳖金星 凤尾金星草

一名独脚金鸡,又名鸭脚金星,佩带之可辟疫气。近见市者,有小叶而短狭,大叶而长狭者,皆非辟瘟草也。小者名七星草,俗呼骨牌草。惟无五六,盖五六乃天地之中,不易结,寄生石树间。大者名剑脊金星,长一二尺,生山溪涧旁,老则叶背皆起星,此二种。东壁《纲目》已收载。辟瘟草叶如鸭脚,有三岐,一茎一叶,气味清香,老则有星,香气亦减。《百草镜》云:鸭脚金星,即辟瘟草。叶如鸭脚,大而薄,背生星点,至八九月间,星老乃黄,干之,其气香洌不变,若叶太老及经水者,便不香。端午采嫩者阴干用,勿见火。

性平,味苦,气香,治伤寒疟痢,风气肿毒,时气恶气,散邪风乳痈热疮,小儿痘眼疳,喉闭生蛾,同金锁匙汁醋漱痧胀,香窜疏经络,治痔。

《百草镜》:治痧胀用鸭脚金星草,晒干为末。取少许鼻中,或煎服亦可。

《小泉验方》:疔肿用鸭脚金星草煎酒,一服即消。

鱼鳖金星

生背阴山石上,立夏后发苗,根细如纤线,蔓延石上,叶不对节,一长一圆,长者为鱼,圆者为鳖,鱼叶经霜则老,背起金星,惟鳖叶无,亦生西湖飞来峰绝顶。

治臌胀瘰疬火毒症。《采药志》云:性凉,治痰火毒行上部。《采药方》:消瘰块痰核疰腮。

《永师方》:治烟筒戳伤喉,用鱼鳖金星草煎浓汤,咽喉中伤,立止疼而愈。《永师方》一作《永宁传方》。

凤尾金星草

根类竹根,黄色有须,叶类建蕙而短,长不满尺。春月发苗,背有点子,两行相对,有数十粒极密,秋霜后乃黄,生石山下,其根蔓生。《百草镜》:金星凤尾,其叶细碎,形似凤尾,三月发苗叶,背有星,作细白点子,秋后乃黄,生古墙石堑中。背日者佳。惟实热证可用。

性凉,治吐血咽喉火毒,诸丹毒,发背痈。《百草镜》:痈疽非阳毒及非金石药毒者戒用。谢云溪云:性太凉,男女忌服,虽取效一时,但精血受寒,不能生育为虞耳。《宁德县志》:白脚者治痢。《家宝方》:治喉癣,金星凤尾草捣汁,加米醋数匙和匀,用竹箸裹新棉花蘸汁点患处,稠痰随箸而出,亦治喉风。

水茸角

华陀《中藏经》:状如鬼腰带竹,小窠子,生三四月,开黄花,叶如百合,六七月采,两浙呼为合萌。

治吹奶 水茸角,不拘多少,新瓦上煅干为末,临卧酒调服二钱,次日即愈。已破者略出黄水,亦效。

老鸦蒜

一名银锁匙,一名石蒜,一枝箭。《百草镜》云:石蒜春初发苗,叶似蒜,又与山茨菰叶相似,背有剑脊,四散布地,七月苗枯,中心抽茎如箭干,高尺许,茎端开花,四五成簇,六出,红如山丹,根如蒜,色紫赤,肉白,有小毒,理喉科。《纲目》主治失载。金士彩云:此吐药也,且令人泻。

治喉风痰核,白火丹,肺痈,煎酒服。

对口初起 《家宝方》:用老鸦蒜捣烂,隔纸贴之,干则频换,其毒自消。

双单蛾 《神医十全镜》:老鸦蒜捣汁,生白酒调服,呕吐而愈。

洗痔漏 沈惠如传方:老鸦蒜、鬼莲蓬捣碎,不拘多少。好酒煎置瓶内先熏,待半日汤温,倾出洗之,三次痊愈。

痰火气急 王都官方:蟑螂花根,即老鸦蒜,洗焙干为末,糖调酒下一钱。

玉如意 四方如意草

一名箭头草、剪刀草、大风草。《百草镜》云:生山间或田塍,有紫白二种,紫花者名金剪刀,白花者名银剪刀,入药白花者良。叶与人家盆栽者无异,但花小,叶狭长而尖,微有别耳。

敏按:山野间如意草,叶上尖下圆,深青色,与人家所种无异,惟叶色稍深绿耳。其花亦有紫白二种,至狭长之叶者,乃地丁草,所谓银剪刀,白花者是也。金剪刀,紫花者是也。与如意草一类二种,其性情功效,亦不甚远。

《葛祖方》:治痞块疮毒,追风理气,逐疫肺痈。

乳痈初起 《百草镜》:用玉如意草一两,白酒煎,饱肚时服,初起者二服即消,成脓者两剂必溃,已溃者三服易敛,疼痛者服之能止。

乳痈疔疮 《救生苦海》:白花如意草,一名银剪刀,生田野山间,较人家种者叶狭花小,捣汁服之,渣敷患处。

儿背生泡 《集验》:小儿背上起白泡,累如缀珠,一二日即破,脓血外流,痒甚,一处方好,一处又起。用如意草捣烂敷之,长巾缚定,一夜而愈。

脚上生疮 《集验》:治脚上生疮,乱孔如蜂窝者,用如意草捣烂敷之。或用干如意草为末,鸡子清调敷亦可。

按:此种又与地丁草不同,地丁小而此种大,地丁叶深绿,此叶浅绿。有云家种如意草,亦有白花者,乃真玉如意。野生者,仍是银剪刀耳。性劣,不若家种者良。

痘儿气急 刘氏验方:白花地丁,不拘多少,煎汤服之,立止。

炎天火痘 刘氏验方:暑月出痘,有一种火痘,遍身皆红者是也。用白花地丁捣汁,白酒冲服,立解。

四方如意草

汪连仕《草药方》:其叶四处分开,一名地灵芝,乃瑞草。四方开花,茎多叶繁,如如意。

治神鬼二箭,活血追风。

水杨梅

一名金勾叶、家母利、藤勾子,此草结红子如杨梅,小儿采食之。《纲目》有水杨梅,云其实类椒,是别一种。

叶点牙痛,取叶捣汁点眼角,饮香茶一盅,闭目少顷,牙疼即止。

野靛青

一名鸭青,处处有之,如苋菜,叶尖,中心有青晕。

治结热黄疸,定疮毒疼痛,生肌长肉。

困来草

刘羽仪《经验方》:此草又名水灌头,子如桑子,但桑子长而此子圆,又如茶纸子,但茶纸子红二此子绿,又不可不辨。

治黄疸:用困来草,石芫荽,即鹅儿不食草。二味洗净,捣汁,冲陈酒一大盅服之,四五次自愈。

走马胎

出粤东龙门县南困山中，属庙子角巡司所辖。山大数百里，多低槽，深峻岩穴，皆藏虎豹，药产虎穴，形如柴根，干者内白，嗅之清香，研之腻细如粉，喷座幽香，颇甜净袭人。

研粉敷痈疽，长肌化毒，收口如神。

苍耳子油

《物理小识》：出山东。

治疯。

飞鸾草

《秋景盦杂记》：飞鸾草生钱塘葛岭后金鼓洞，洞在道士庙湢之右，涉泉入洞，暗处仰见一线天光，光中见有此草。形如飞鸾，有头有翅，有三尾，雪中开五色花，中抽一茎直上着花，叶状如金丝荷叶，草面绿而背银红色光者，可治病。有黑毛而不开花者，乃断肠草。能杀人。不可误采也。故须雪中见花者为真，根如老姜，入药用叶。

性上升，味苦寒，治咽喉及口内诸病，取叶七片，滚水冲服。立愈。此草味虽苦寒，性反不下降，而独上升，见物即沾，窜烈可知。以此草冲于水中，用指蘸之，则苦寒全在指上，其水即淡。若沾唇，则味在唇上，水虽咽下，而味不入喉也。故治咽喉者，须以小管灌于喉中，或令病患张大口，用匙灌入，直达喉所，则味在患处矣。金鼓洞左近背阴地亦有之。

青烟白鹤草

汪连仕云：草生海岛，其性最行气，味甚猛烈，色绿如翠，能入气分血分，消积气，散郁血，续筋骨，土人以煎膏疗病，治内外一切症。其汁即阿魏。近日方士于后营打枝巷叶家园取树脂伪充射利，又有以秦皮代充者，真者亦稀见矣。

卷五

草部下六十五种 附十六种

浙 贝土贝

今名象贝。去心炒。《百草镜》云：浙贝出象山，俗呼象贝母。皮糙味苦，独颗无瓣，顶圆心斜，入药选圆白而小者佳。叶阊斋云：宁波象山所出贝母，亦分两瓣，味苦而不甜，其顶平而不尖，不能如川贝之象荷花蕊也。土人于象贝中拣出一二与川贝形似者，以水浸去苦味，晒干，充川贝卖，但川贝与象贝性各不同；象贝苦寒，解毒利痰，开宣肺气。凡肺家挟风火有痰者宜此。川贝味甘而补肺，不若用象贝治风火痰嗽为佳。若虚寒咳嗽，以川贝为宜。

张景岳云：味大苦，性寒，阴也，降也，乃手太阴少阳、足阳明厥阴之药。大治肺痈肺痿咳喘，吐血衄血，最降痰气，善开郁结，止疼痛，消胀满，清肝火，明耳目，除时气烦热，黄疸淋闭，便血溺血，解热毒，杀诸虫，及疗喉痹瘰疬，乳痈发背，一切痈疡肿毒，湿热恶疮痔漏，金疮出血，火疮疼痛，为末可敷。煎汤可服。性味俱厚，较之川贝母清降之功，不啻数倍。反乌头，又解上焦肺胃之火。

张石顽《本经逢原》云：贝母浙产者，治疝瘕喉痹乳痈，金疮风痉，一切痈疡，同苦参、当归。治妊娠小便难，同青黛治人面恶疮，同连翘治项上结核。皆取其开郁散结、化痰解毒之功也。

吹喉散 《经验广集》：治咽喉十八症俱效。大黑枣每个去核，装入五倍子一个去虫研，象贝一个去心研，用泥裹煨存性，共研极细末，加薄荷叶末少许，冰片少许，贮瓷瓶内，临用吹患处，任其呕出痰涎数次，即愈。

对口 杨春涯《验方》：象贝母研末敷之，神效。

土贝母

一名大贝母。《百草镜》云:土贝形大如钱,独瓣不分,与川产迥别,各处皆产,有出安徽六安之安山者:有出江南宜兴之章注者,有出宁国府之孙家埠者,浙江惟宁波鄞县之樟村及象山有之。入药选白大而燥皮细者良。

《百草镜》云:味苦性平,微寒无毒,能散痈毒,化脓行滞,解广疮结毒,除风湿,利痰,敷恶疮,敛疮口,茅昆来笔记:味大苦,专消痈疽毒痰,杨梅结毒,非此不除。

乳痈初起　白芷、土贝母各等分,为细末,每服三钱,陈酒热服,护暖取汗,即消。重者再一服,如壮实者,每服五钱。杨春涯验方:天花粉、乳香去油、没药、白芷、归尾、土贝母、赤芍、独活、川芎各一钱,甘草节、陈皮各八分,穿山甲三片,皂角刺一钱五分,金银花二钱五分,防风一钱二分,好酒煎服。又方:白芷梢、土贝母、天花粉各三钱,乳香去油一钱五分,共炒研末,白酒浆调搽,再用酒浆调服三钱。

乳痈　《外科全生》:紫河车草、浙贝各三钱,用黄糖拌匀,好酒和服尽醉,盖被取汗。赵贡栽云:浙贝乃宁波土贝母也。

治乳岩　叶氏验方:阳和汤加土贝母五钱煎服,数日可消。姚希周《济世经验方》:治乳岩已破,用大贝母、核桃槅、金银花、连翘各三钱,酒水煎服。

疬痒　不论已破未破,皆治。瑞安生验方:土贝母半斤,牛皮胶四两,敲碎牡蛎粉,炒成珠,去粉为细末,水发丸绿豆大,每日早晚用紫背天葵根三钱,或用海藻、昆布各钱半,煎汤吞丸三钱。又疬痒膏药;用牛皮胶水熬化一两,入土贝母末五钱,摊油纸上贴之。《吉云旅抄》:背天葵一两五钱,土贝母、昆布、海藻各一两,西牛黄三分,海螵蛸五钱,陈胆星三钱,桔梗一两,共为细末。酒发为丸,如绿豆大,每日服六七十丸,好酒送下。《千金不易方》:治男妇小儿生疬痒,内消,用土贝母研末,陈米醋调搽,数日即消。仙姑玉环散:治痰核疬痒未溃,用此方。生南星、生半夏、土贝各等分,研末,醋蜜调匀敷。

疬痒初起　土贝研细,陈米醋和搽,数日暗消。又方:土贝母、大力子、全虫洗各五钱,紫背天葵根、昆布洗、海藻洗各一两,青皮、蝉退各三钱,甲片炒四钱,蜈蚣酒炙七条,当归二两,为末,蜜丸,砂仁汤下三钱,虚加人参。种福堂敷痰核瘰疬方:用生南星、生半夏、生大黄各一两,大贝母、昆布、海藻、海浮石、铜绿明矾各五钱,用商陆根汁、葱汁、姜汁、蜜四味调敷。又痰核瘰疬膏中用大贝母。

痰核方　人参、甘草各六分,川芎、桔梗、陈皮、木香、乌梅各八分,当归、白芷、防风、茯苓各一钱,半夏五分,生姜三片,黑枣二个,水二盅,煎服。如患处有水不干,加知母一钱,土贝母一钱。

消瘰疬 《传信方》:穿山甲和沙炒,牛皮胶切碎,麦壳炒,各二两,土贝母、连翘各一两,共为末,大人三钱,小儿二钱。

治汗斑 《集验》:土贝母一两,南硼砂一两,冰片一分,共研末,搽之即愈。《家宝方》:硼砂只用五钱,以暑月出汗时频擦乃效。

治鼠疮 汇集关绍圣方:大鲫鱼一尾,皂角内独子每岁一个,川贝母三钱,土贝母二钱,将皂角子贝母入鱼肚内,黄泥包裹,阴阳瓦炭火焙干存性,研为细末,每服三钱,食后黄酒调服,忌荤百日。

手发背 《慈惠编》:生甘草、炙甘草各五钱,皂刺二钱五分,土炒土贝五钱五分,半夏一钱五分,甲片二钱五分,炒黑,知母二钱五分,加葱姜,水酒煎二剂服,即愈。

刀割斧砍,夹剪枪箭伤损 《集验》云:土贝母末敷之,止血收口。

毒蛇咬 《祝氏效方》:急饮麻油一碗,免毒攻心,再用土贝母四五钱,为末,热酒冲服,再饮酒尽醉,安卧少时,药力到处,酒化为水,从伤口喷出。候水尽,将碗内贝母渣敷伤口。垂死者皆活。

肿毒初起 《百草镜》云:此方传自异人,应验如响。重者不过三服,轻者一二服,初起即散,已成者自溃,且易收口。甲片炙捣六钱、全当归五钱、花粉八钱、白芷五钱、广皮三钱、土贝母研二钱、银花一两、皂刺三钱、赤芍六钱、防风五钱、甘草节六钱、乳香炙另研一钱、没药炙另研一钱、苏木二钱、川牛膝一钱、川断五钱,酒水各半煎汁去渣,将没药、乳香末调服取汗,忌鸡犬孝服男女僧尼触犯,须避静室服药。赵贡栽云:此方专于攻散,药力太重,惟可施于壮实之人,虚弱者勿服。

按:贝母有甜苦之分,有川象之别。《百草镜》云:出川者曰川贝;出象山者名象贝,绝大者名土贝。川产者味甘,间有微苦,总不似他产之一味苦而不甘者也。入药能补气利痰而不寒,虚人宜之。象贝一味苦寒,能化坚痰,性利可知。若土贝功专化脓,解痈毒,性燥而不润。以象贝皆小,土贝独大,于川产者亦异。《纲目》不分著功用,或其时尚未有此种耳。又《用药识微》云:川贝中一种出巴东者独大,番人名紫草贝母,大不道地。出陕西者名西贝,又号大贝。张石顽云:贝母川产味甘,最佳;西产味薄,次之;象山者微苦,又次之;一种大而苦者,仅能解毒,并去心用。今川中亦产一种大如钱者,土人以之捣粉作浆,刷川绸用,不知入药。然则土贝川中亦产,不特浙江也。忆庚子春有友自川中归,贻予贝母,大如钱,皮细白而带黄斑,味甘。云此种出龙安,乃川贝中第一,不可多得。信是,则川中之甜贝母亦有大者,不特金川子独甜也,并附以俟考。

草 棉

《纲目》木棉下注云:棉有二种,似木者名古贝,今讹为吉贝;似草者名古终,今俗呼棉花,乃草棉也。按《代醉编》:棉花种为番使黄始所传,宋末始入江南。沈黄门曰:番中有青黄白三种,今特传其白者耳。不知江浙草棉多种艺,而木棉罕见,即草棉中亦有黄色者,不尽是白者,入药以白为胜。《纲目》有棉花油,不言花及子功用,悉为补之。

《百草镜》云:花可止血,壳可治膈。膈食膈气,用棉花壳,八九月采,不拘多少,煎当茶饮之,三日即愈。忌食鹅。

《药性考》云:草棉甘温,御寒却冷,烧灰止血,冻瘃敷稳。子热补虚,暖腰治损。油毒,昏目,涂癣疥等。

子:性热,味辛。治肠风:《救生苦海》棉子丸,取棉花子炒黄黑色,去壳为末用,陈米浓汁,加黑砂糖,丸如桐子。每日空心时滚水下三钱,服至三斤断根。肠红秘方:《集验》棉子炒为末,用白糖拌米汤和服。血淋不止:《许氏方》炒燥为细末,三白酒送下二钱,立止。白带沙淋:《救生苦海》调经门:香附散中用棉子仁。赤白带下:《百草镜》棉花子炒黑去壳,为末,米糊丸,每服三钱。赤带用砂糖汤下;白带用白糖汤下。种子最妙方:用棉花子、砂糖各三钱,冲酒服。薰洗痔:《传信方》鬼馒头、棉花子、乌菱壳、凤尾草等分,煎汤先熏后洗,如疼加乳香,痒加杨柳须或木棱藤。又方:用棉花子同槐树梗叶煎汤洗熏,自愈。下血血崩不止:《百草镜》棉花子烧灰存性,酒下立止。便毒:《济世方》:用棉花子瓦煅存性,为末,每日空腹酒下二钱,连服三次全消,兼治血崩。阳痿不起:《祝氏效方》棉花子水浸晒干,烧酒拌炒,去壳用仁,半斤,破故纸盐水炒,韭菜子炒,各二两,为末,葱汁为丸梧子大,每服二钱,空心酒下。痪痹痢疾:《救生苦海》棉花子仁新瓦炒去油焦研细,每服二钱,红用灯心汤下,白用好陈酒下。棉花疮:《集验》用棉花子一斗,烧酒拌和炒燥,去灰再拌再炒,以黑为度。去壳再炒,捣为末,用砂糖调和,每服三钱,服过一升许,即愈。除壁虱:《易堂验方》硫黄末拌棉花子,烧烟熏二三次,即绝。中风口眼㖞斜:《便易良方》用棉花子炒黑为末,乳香末三钱,红糖二两,饭后黄酒送下,即愈。肠风下血:《不药良方》生柿子二个,竹刀切去蒂核,以棉花子塞入柿内,仍盖好,瓦上煅存性,研细末,米饮热调服,重者三服全愈。谷道生疮,俗呼偷粪老鼠。《不药良方》:用棉花子炒去壳,磨粉,每早中晚三次打糊服一碗,半月全愈。治肾子大小偏坠:《回生集》棉子煮汤入瓮,将肾囊坐入瓮口,俟汤冷,止一二次,散其冷气,自愈。瘫痪诸风:《医学指南》乳香、没药各三钱,棉花子、白糖各六钱,为末,黄酒化服,出汗愈。风虫牙疼:《家宝方》用韭菜子、黑核桃肉、棉花子各一两,分为末,醋糊丸,火酒浸,咬在疼处,即止。痔漏:《家宝方》用棉花子仁六两,乌梅六两,共捣烂为丸,桐子大,早晚每服三钱,开水送下,服完即愈。经水过多不止:《慈航活人书》棉花子瓦器炒尽烟,为末,每服二钱,空心黄酒下。小便血:刘羽仪《经验方》:用棉花子炒枯存性,为末,热火酒调服,服后在左脚大指节上有毛处,以豆大艾丸将火灸之,即止。

盗汗不止：刘氏《验方》：棉子仁三四钱，每日煎汤一碗，空心服，三四日即止。肠风、肠红下血垂危：《德胜堂方》淮棉花核一升，槐米七钱，用天目芽茶四两泡汁，将二味炒燥，入茶汁内复泡，又炒，如此数次，汁干为度，磨末，每服三钱，空心酒调下，三日立愈。治牙宣：《兰台轨范》用棉花核煅灰擦。治吹乳：《郎兴祖方》棉花子一两，打碎，酒水同煎服。

治阴囊肾子肿大方：《集验》棉花子仁煎汤洗之，自愈。血崩：龚云林《万病回春》用棉花子仁炒黄色，甘草、黄芩等分，为末，每服二钱，空心黄酒下。又《集验良方》：用陈棕、棉花子二味，烧灰存性，黄酒送下，即止。虚怯劳瘵、久嗽吐血不止：《集效方》棉花子不拘多少，童便浸一宿，为末，每服一钱，侧柏叶汤下，诸药不效，此方甚验。酒调服，治血崩。

《集听》云：棉子仁止血不寒，凡血症及妇人经病带下崩淋，醋炒七次用。心疼腹痛：《集听》用侧柏叶米泔水浸三日，日易水一次，晒干炒黑，棉子仁末一斤，配柏末八两，如热甚者对配。种子方：《集听》棉子仁净肉四两，烧酒拌晒三次，熟地二两，枸杞一两，菟丝子、破故纸、茯苓、山药、陈皮、五味子、连翘、何首乌各一两，蜜丸，盐汤空心服四钱。痔漏管：周氏《家宝方》：棉花子仁炒，急性子炒，蓖麻子仁炒，各等分，为末，每服三钱，空心好酒下，轻者半月，重者一月，管自退。出血不止：《家宝方》棉花子烧灰存性，为末敷之。崩带：《家宝方》陈莲蓬烧灰存性五钱，棉花子肉烧灰存性三钱，共一服，无灰酒调下。

治痰火后半身不遂，筋骨疼痛　核桃仁、棉花子仁、杜仲炒、巴戟、砂仁、骨碎补、枸杞子、续断、牛膝各二两，大虾米四两，菟丝饼四两，用烧酒二十斤煮服。如年高者，加附子、肉桂各一两。酒服完，将渣晒干为细末，炼蜜为丸，每服二钱，酒送下。

打老儿丸　《良朋汇集方》：久服延年却疾，棉花子一斤炒去壳，核桃肉四两打烂，用小米面打糊为丸，重三钱，滚汤服。

仙传蟠桃丸　卧云山人传，大有补益，治诸虚百损。棉花子取净仁，干烧酒拌透，下用黄酒水平对，蒸一炷香，红枣用黄酒煮熟，取净肉，各一斤，归身、牛膝、枸杞俱用酒浸，肉苁蓉酒洗去泥用，山茱萸酒润去核，菟丝子酒蒸成饼，白鱼鳔麸炒成泡，白茯苓人乳拌蒸，故纸盐水炒，熟地酒煮如饴，以上药各四两净，巴戟酒洗去心，五两，共为细末，炼蜜为丸，三钱，早晚酒水任意送下。

棉花子丸　年希尧《集验良方》云：乌须暖肾种子，阳虚人宜此。用棉花子十数斤，用滚水泡过，盛入蒲包，闷一炷香取出，晒裂壳口，取仁，并去外皮，用净仁三斤，压去油净，用火酒三斤泡一夜，取起，蒸三炷香晒干；故纸一斤，盐水泡一夜，炒干；

川杜仲一斤,去外粗皮,黄酒泡一夜,晒干,姜汁炒去丝;枸杞子一斤,黄酒浸蒸晒干;兔丝子一斤,酒煮吐丝为度,共为末,蜜丸桐子大,每服二三钱。

长春丸　治肾虚精冷之症:《集验良方》鱼鳔一斤,蛤粉炒成珠极焦,棉花子取净仁一斤,去油净酒蒸,白莲须八两,金樱子去子毛净一斤,金钗石斛八两,炒蒺藜四两,枸杞子四两,五味子四两,炒鹿角五斤,锯薄片,河水煮三昼夜,去角,取汁熬膏,和药末为丸,桐子大,每服三钱。

健步仙方　《凌云集》棉花子仁一斤净肉,用烧酒三斤炒干,枸杞子四两,酒浸,杜仲四两,盐酒煮炒,菟丝子四两,酒炒,归身二两,破故纸四两,酒洗炒,胡桃仁四两,共为末,炼蜜为丸桐子大,每服三钱,空心滚汤下。

紫草茸

叶大椿《痘学真传》云:紫草茸古本不见,近刻但在紫草项下,注明紫草茸染手者为佳,竟不知别有一种。予幼时见世叔华泓卿家有紫草茸,为发痘神丹,乃其高祖学士鸿山公使外国带归者。予取而藏之,每遇血热毒壅,失血烦闷,顶陷不起,痘疔肿胀,于清解药中研加四五分,无不神效。惜乎方书不载,不敢擅增本草。近见《神应心书》独标紫草茸,色淡红,出乌思藏,着大树枝上如白蜡,其价如千金,不特发痘如神。用酒调服一二钱,能治诸肿毒恶疮。又云:顺手擂一钱,酒下,力能催生,此水潭应梦屡获其效,并请正西番贡僧之语。至近时亦知茸非紫草之嫩苗,复误认胭脂渣即是紫草茸。此说更谬。按:紫草,本草诸方皆用根,《韦宙独行方》治豌豆疮不发,煮紫草汤饮,后人相承用之。则以之治痘凉血解毒,自此始也。曾世荣《活幼新书》云:紫草性寒,小儿脾气实者,犹可用,脾气虚者,反能作泻,古惟用茸,取其初得阳气,以类触类,所以用发痘疮,则用茸亦见于此,而亦未闻有乌思藏所出一种。据叶所云,又似紫铆,亦无的解,以其亲试历效,故存其说,以俟后之博访。

治痘,及诸肿毒恶疮,催生。

己亥冬,遇刘挹清少府于余杭,言其祖曾任蜀藩,家有西藏紫草茸,皆成块如指头大,色红而明透如琥珀,知叶所载为不谬。

翟良《痘科释义》云:痘科用紫草,古方惟用其茸,取气轻味薄而有清凉发散之功,凡下紫草,必用糯米五十粒,以制其冷性,庶不损胃气而致泄泻,惟大热便秘者不必加。

独脚连_{独脚一枝莲　八角莲附}

《粤西偶记》：生广西，草如黄连，根极大，持入药肆，则诸药香气尽消，为真。三脚、五脚者次之。

《百草镜》：此药产广东，根大如拳，春月发苗，经霜雪则死。若善藏过冬，则来年宿根复发，苗高尺许，叶大如杯，宛似荷叶，色绿柔厚，茎有细毛，六七月起茎；茎有白毛，开花微垂，似山兰而小，其色微红。

《稗史》：鄱阳山间生一种草，始萌芽时，便以莲蓬，俗呼为独脚连。移植于居宅隙地及园圃中，蛇虺不敢过其下。王季光宅后榛莽丛中有蛇穴，常出为人害，乃种此草数本于穴外，自是其患不作。至暑月间，穴内臭甚，使园丁掘土访求，得死蛇十数，盖为草气所熏溃也。又一小蛇来到草傍，立化为水矣。《采药录》：独脚黄连苗叶如土大黄，面青背赤，根直色黄，此草根下有赤练蛇数条者方是。

<small>按：《纲目》鬼臼亦名独脚连，无治疗之说，至集解下注形状，又小有异同，故仍为补之。庚戌，予在临安，有医士盛天然言其地古城与余杭接界，产独叶花，生山坑，不见天日，其形一叶，中含红花一朵，俨如莲花状。其花从心中透出，下有根，作独蒜状。其花叶闻人声，辄缩入根内不可见，遇之者记其处掘之，亦止有根，其叶与花，虽剖根觅之，亦无形迹。倘得之者，不论何等毒蛇咬，以根擦摩，蛇毒即尽。如有误服蛇变鳖者，以少许煎汤服之，即瘥。并能解一切毒虫咬螫，一切虫毒草木毒，咽喉一十八症，皆验如神。凡人鼻发红色，生痱掀痒异常，名曰瘀虫食鼻。以此根磨涂，立愈。此乃天生神物，有山行遇之者，不论持何物，先掷之以镇住，然后再掘，即不能遁形。凡生独叶花地，四围约尺许无草，其上不可手取，亦勿以铁刀取，须用竹刀掘取，则不伤根。盖此草，蛇最喜蟠其傍，凡蛇咬人，人中人毒，必退壳，若觅此物，卧其傍一宿，则人毒解，可免退壳之患。大毒蛇都喜蟠其根旁，故土最毒。近人手则手烂，然得其根，反能解百种大恶蛇毒，丐者觅此，以为得宝云。</small>

治疗肿痛疽　以根或醋酒磨涂叶，贴痈肿能消。

治蛇咬　《祝氏效方》用独叶一枝花，生溪滩浮土上，根如鼠粪，用根，口嚼搽疮上。

退疗夺命丹　《万病回春》云：此丹专治疗疮，防风八分，青皮七分，羌活、独活、黄连各一钱，赤芍六分，细辛八分，僵蚕一钱，蝉退四分，泽兰叶五分，金银花七分，甘草节一钱，独脚连七分，紫河车即金线重楼七分，右锉五钱，先服倍金银花一两，泽兰一两，少用叶，生姜十片，同捣烂，好酒旋热泡之，去渣热服，不饮酒者，水煎亦可。然后用酒水各一半煎生姜十片，热服出汗，病退减后，再加大黄五钱同煎，热服，以利二三次去余毒。如有脓，加何首乌、白芷梢；在脚，加槟榔、木瓜；要通利，加青皮、木香、大黄、栀子、牵牛。

独脚一枝莲

《百草镜》：山间有之，二三月苗发生菅茅，俗名干苔。丛中独茎无叶，高尺许，茎细强,青白色,茎端有一疙瘩,至晚秋时,疙瘩生花类莲,其根与黄麻很相似。

治疗肿痈毒流注。

八角连

《涌幢小品》:绥宁产之,可以伏蛇。谚云:识得八角连,可与蛇共眠。

治一切毒蛇伤。

按:濒湖《纲目》有鬼臼,亦治毒蛇伤。郑樵通志云:八角盘,即鬼臼。今人所谓独脚连是也。或《粤语》类举其名,呼为八角连。未可知,附存俟考。

汪连仕《草药方》　八角盘起金星,名金星八角。婴儿取为独脚连,俗呼独叶一枝花。根如赤术,多眼如马目,今人呼马目夺公。消一切毒,力能软坚透脓。

露花粉

《粤志》:露花生番禺蓼涌,状如菖蒲,其叶节边有刺,叶落根以火之,成枝干而多花。花生丛叶中,其瓣大小亦如叶,而色莹白,柔滑无芒刺,花抱蕊心如穗,朝夕有零露在苞中,可以解渴,又有粉可入药。其生于他土者,蕊落结子,大如瓜,曰路头花,多不香。惟露花盛夏时露花始熟,以花覆盆盎晒之,香落茶子油中,其气馥烈,是曰露花油。蓼涌及增城人善为之,迟开者曰寒花,香益清彻,不可为油。其生东安山中者,丛卑叶小,自春至秋皆花,近水者尤香,亦不可为油。

涂儿女肌肤,止汗。

通血香

出西洋,色如干酱。《百草镜》云:出陕西,羊绒客带至杭货卖。

治血症及肝血气,入药最良。

臌胀　《救生苦海》:通血香一钱,取亚腰葫芦一个,不去子膜,入香于内,再入酒煮,仍以所开之盖合缝封固,以陈酒安锅内,悬葫芦于酒中,挨定勿令倾倒。将锅盖密煮三炷线香为度,煮时,其香透屋墙之外,煮完,取出葫芦内子膜并药,烘干为末,每服一钱,空心时酒下,间五日再服一钱,服尽葫芦内药,服五六钱即愈。此方出《广笔记》,云治脾虚有湿者。

瘰疬　《良朋汇集》有治瘰疬内消方:紫背天葵一两五钱,海藻、海带、昆布各一两,海螵蛸五钱,贝母、桔梗各一两,通血香三钱,右药为细末,酒糊为丸,桐子大,每服七十丸,食后温黄酒送下。

痔漏通肠　《海药秘录》:胡连追毒方:专治痔漏,不拘远年近日,有漏或通肠及污泥孔出者,先用此方追尽脓血,后服黄连闭管丸,取效最稳。用胡黄连八钱,切片,姜汁拌炒,刺猬皮一个,切片,炒黄为末,通血香八分,须用真者,研末,麝香二分,共和匀,软饭为丸,麻子大,每服一钱,食前酒下,服药后脓水反多,乃药之功,勿惧可也。

黄连闭管丸 胡黄连净末八钱,甲片麻油内黄五钱,石决明过五钱,真通血香六分,不可少,槐花五钱,共为细末,蜜丸麻子大,每服一钱,空心清米汤下,早晚二服,重者二十一日收功,此方不用刀针挂线之苦,诚起废之良方也。如漏边有硬肉突起者,加蚕茧二十一个,炒末和入,此方及遍身诸漏并治,屡试屡效。

脏连丸 治痔漏无论新久,但举发便下血作痛,肛门坠重者,脓血不止,肿痛难坐者,并治。胡黄连净末八两,通血香钱半,用雄猪大肠尽头一段长一尺二寸,温汤洗净,将连末及通血香灌入肠内,两头以白丝线扎紧,煮酒二斤半,新砂锅内煮酒将干为度,取起肠药,各捣如泥,倘药烂,晒一时复捣,为丸桐子大,每服七十丸,空心温酒送下,久服除根。又名白银定子,治漏有孔者,只须半月见功,神效。

三品一条枪 白砒净末一两,白矾净末二两,明雄黄二钱四分,通血香八分,乳香一钱二分,先将砒矾研极细末,铁杓熔成饼,入炭火,烟净取出,去火毒,为末,和入雄黄、血香、乳香细末作锭子,成条插入漏内,直透里痛处为止。每日上三次,至七日为止,半月疮结而愈。如痛未痊,用生肌散收口可也。生肌散治诸痔、诸疮、肿毒收口,神速大妙。乳香、没药、海螵蛸,用三黄汤煮过,寒水石过,轻粉、龙骨、赤石脂、冰片各等分,共研细末,掺患处,外贴膏药。

野马豆

出西藏,乃番僧捻草末合成如豆形,故名。王怡堂云:藏中出一种草,彼土人呼为野马草。番僧择日采之,研为细末,置净器中,供佛前。更择日合和为药,其合药之日,率彼土男妇皆于佛前诵咒,以所和草末研为丸,男丸者为雄,妇丸者为雌。药亦分雌雄形,雄者丸上有小圆凸,雌者作长凹,色有红有黑,皆如绿豆大。丸毕,仍置净器中,必须雌雄合在一处,一二日能生出小豆如麻子屑,饲以藏红花,间日视之,红花渐少,则新生之豆渐大。久则又生小豆,以此生生不息,亦一异也。如携带远方,无藏红花,豆亦不死,惟不能化生小豆耳。西宁人曾玉瀛言:野马豆,又呼嘛呢子。如半粒绿豆大,藏中人得此豆,每日辄诵唵嘛呢叭咪吽六字数百遍,丸豆时,亦口念此六字,故名。能治胃气心痛,惟瘄痘疟疾忌服。以其善于长化颠倒阴阳也。马少云《卫藏图识》:藏中有子母药,大裁可绿豆,以哈达洁裹之,经时小粒渐曾,有子母相生之义。传达赖喇嘛默持佛咒,以糌粑搓成者,故以奇异著。按:此即野马豆也。朱排山《柑园小识》：喇吗尝聚会以米麦数粒置瓶中，四人守之，诵唵嘛呢叭咪吽六字咒，饮食则代，无间昼夜，四十九日，有红子满瓶中，大如芥子，色似朱砂，谓之嘛哝子。佩之能避邪致祥，小儿食之稀痘。壬子，予从戚友处觅得嘛子数十粒，以玻璃盆贮之，形匀圆，俨似急性子而色红。据云：初得时色不甚红，苦无藏红花，即市本地河南所产红花研屑拌之，久则色红如朱砂。平瑶海先生偶得西藏嘛子数十粒，一时无玻璃器，乃即置纸裹中供佛前，日诵文殊六字真言数百遍，其子能忽多忽少，又能透出纸裹外，变幻不常。异之，以告客，客曰：此物性成本得西僧咒力，其造子之法，今都中喇嘛亦能为之。每四月八日，大小喇嘛辄群聚佛前，选高行持诵者数十人，铙铃法鼓，宣扬六字真言七昼夜，其丸即用干面手搓如粟米大，口念手丸，以金盆贮之，丸时得咒力，粒粒皆能自飞。或在窗楔，或在案格，堆结团聚，俟七昼夜满后，其不能飞者去之，其飞者用帚扫下，以送诸王大臣，名嘛哝子。可治诸疾，变幻多寡，盖自其成性已然，无足异也。入药以西藏合者佳。癸丑冬，在上虞署晤平司马少君菜仲言：曾随任中甸，其地系西藏要路，有喇吗等。彼地呼野马豆为舍利子，有草木佛三种，彼土富人死，必纳一粒口中，云入冥生光，土人有病，亦辄服之。金御乘言：慈溪有患耳聋者，其家有藏中带来哝子，取服三粒，忽闻两耳中大声一震，轰然如掣去数百斤物者，嗣后耳更聪甚。其人一日忽眠食妓家，次日复聋如故，再服亦无效矣。

味微辛，性平，治百病。彼土无药，有病即服此豆。

夏草冬虫

出四川江油县化林坪，夏为草，冬为虫，长三寸许，下跌六足，腔以上绝类蚕，羌俗采为上药。功与人参同。《从新》云：产云贵，冬在土中，身活如老蚕，有毛能动，至夏则毛出土上，连身俱化为草。若不取，至冬复化为虫。《四川通志》云：冬虫夏草出里塘拨浪工山，性温暖，补精益髓。《黔囊》：夏草冬虫出乌蒙塞外，暑苗土为草，冬蜇土为虫。《青藜余照》：四川产夏草冬虫，根如蚕形，有毛能动，夏月其顶生苗，长数寸，至冬苗槁，但存其根，严寒积雪中，往往行于地上。《文房肆考》：迩年苏州皆有之，其气阳性温，孔裕堂述其弟患怯汗大泄，虽盛暑处密室帐中，犹畏风甚，病三年，医药不效，症在不起，适有戚自川归，遗以夏草冬虫三斤，逐日和荤蔬作肴炖食，渐至愈。因信此物保肺气，实腠理，确有征验，用之皆效。七椿园《西城闻见录》：夏草冬虫生雪山中，夏则叶歧出类韭，根如朽木，凌冬叶干，则根蠕动化为虫。入药极热。徐后山《柳崖外编》：冬虫夏草，一物也。冬则为虫，夏则为草，虫形似蚕，色微黄，草形似韭，叶较细。入夏虫以头入地，尾自成草，杂错于蔓草间，不知其为虫也,交冬草渐萎黄,乃出地蠕蠕而动,其尾犹簌簌然带草而行。盖随气化转移,理有然者,和鸭肉顿食之,大补。绍兴平菜仲先生言:其尊人曾任云南丽江府中甸司马,其地出冬虫夏草,其草冬为虫,一交春,虫蜕而飞去,土人知之,其取也有期,过期无用也。朱排山《柑园小识》:冬虫夏草生打箭炉,冬生土中如蚕,夏则头上生苗形,长寸许,色微黄,较蚕差小,如三眠状,有口眼,足十有二,宛如蚕形,苗不过三四叶。以酒浸数枚啖之,治腰膝间痛楚,有益肾之功,以番红花同藏则不蛀。或云:与雄鸭同煮食,宜老人。

潘友新云:粤中鸦片丸,用夏草冬虫合鸦片人参合成,乃房中药也。此草性更能兴阳,则入肾可知。甘平,保肺益肾,补精髓,止血化痰,已劳嗽,治膈症皆良。《从新》味甘性温,秘精益气,专补命门。《药性考》。

按:物之变化,必由阴阳相激而成,阴静阳动,至理也。然阳中有阴,阴中有阳,所谓一阴一阳,互为其根。如无情化有情,乃阴乘阳气,有情化无情,乃阳乘阴气。故皆一变而不复返本形,田鼠化,化田鼠,鸠化鹰,鹰化鸠,悉能复本形者,阳乘阳气也。铆石化丹砂,断松化为石,不复还本形者,阴乘阴气也。夏草冬虫,乃感阴阳二气而生,夏至一阴生,故静而为草。冬至一阳生,故动而为虫。辗转循运,非若腐草为萤,陈虮化蝶,感湿热之气者可比,入药故能治诸虚百损,以其得阴阳之气全也。然必冬取其虫,而夏不取其草,亦以其有一阳生发之气可用。张子润云:夏草冬虫,若取其夏草服之,能绝孕无子。犹黄精钩吻子相反,殆亦物理之奥云。周兼士云:性温,治蛊胀,近日种子丹用之。

炖老鸭法 用夏草冬虫三五枚,老雄鸭一只,去肚杂,将鸭头劈开,纳药于中,仍以线扎好,酱油酒如常蒸烂食之。其药气能从头中直贯鸭全身,无不透浃。凡病后虚损人,每服一鸭,可抵人参一两。

绵絮头草

一名金佛草,一名地莲,俗呼黄花子草。生郊野,立春后发苗,叶多白毛,似绵絮。至立夏开黄花,一茎直上,花成簇,处处山有之。乡人初春采其叶,揉粉作糍食,清香坚韧,最适口。此草形小,布地生叶,似慎火而薄,摘之有白丝,色青白,本小如剪刀草。按:《纲目》有鼠曲,俗名毛耳朵。叶有白茸,又名茸母,宋徽宗诗:茸母初生认禁烟。即此。蚁食此草即醉,故又名蚍蜉酒草。然其功用亦止载其能治寒热咳嗽,去肺寒,大升肺气而已。今别补其功用。

味酸性热,多食损目,治囊风湿痒,煎汤洗,愈儿疳梅疮下疳,同甘草煎洗。

鸦胆子

一名苦参子,一名鸦胆子。出闽广,药肆中皆有之。形如梧子,其仁多油,生食令人吐,作霜捶去油,入药佳。

治痢　何梦瑶《医碥》:鸦胆丸,用鸦胆子去壳捶去油一钱,文蛤醋炒,枯矾川连炒,各三分,糊丸。朱砂为衣。或鸦胆霜、黄丹各一钱,加木香二分亦可。乌梅肉丸,朱砂为衣,二方俱丸绿豆大,粥皮,或盐梅皮,或圆眼干肉,或芭蕉子肉,包吞十一二丸,立止。

里急后重　《吉云旅抄》:用鸦胆即苦榛子,去壳留肉,包龙眼肉,每岁一粒,白滚水下。

治痔　金御乘云:近日闽中板客皆带鸦胆子来,治痔如神。有患者,以子七粒包圆眼肉吞下,立愈。

至圣丹　治冷痢久泻,百方无验者,一服即愈。凡痢之初起,实热实积,易知而易治。惟虚人冷积致痢,医多不以为意,盖实热之症,外候有身热烦躁,唇焦口渴,肚疼窘迫,里急后重,舌上黄胎,六脉洪数,证候既急,治者亦急。轻则疏利之,重则寒下之,积去而和,其阴阳无不愈者。致于虚人冷积致痢,外无烦热躁扰,内无肚腹急痛,有赤白相兼,无里急后重,大便流痢,小便清长,此由阴性迟缓,所以外症不急,遇此不可姑息,但以集成三仙丹下之,以去其积,倘不急下,必致养虎贻患。其积日久,渐次下坠,竟至大肠下口直肠上口交界之处,有小曲折,隐匿于此,为肠秽最深之处,药所不到之地,证则乍轻乍重,或愈或发,便则乍红乍白,或硬或溏,总无一定,任是神丹,分毫无济。盖积不在腹内,而在大肠之下,诸药至此,性力已过,尽成糠,安能去此沉匿之积? 所以冷痢有至三五年十数年不愈者,由此故也。古方用巴豆为丸下之者,第恐久病患虚,未敢轻用,今已至捷至稳鸦胆子一味治之。此物出闽省云贵,虽诸家本草未收,而药肆皆有,其形似益智子而小,外壳苍褐色,内肉白有油,其味至苦,用小铁锤轻敲其壳,壳破肉出,其大如米,敲碎者不用,专取全仁用之。三五岁儿二十余粒,十余岁者三十多粒,大人则四十九粒。取大圆肉包之。小儿一包三粒,大人一包七粒,紧包,空腹吞下,以饭食压之,使其下行,更借此圆肉包裹,可以直至大肠之下也。此药并不峻厉,复不肚痛,俟大便行时有白冻如鱼脑者,即冷积也。如白冻未见过,一二日再进一服,或微加数粒,此后不须再服。服时忌荤酒三日,戒鸭肉一月,从此除根,永不再发矣。倘次日腹中虚痛,用白芍一枝,甘草一枝,各重三钱,纸包水湿,火内煨熟,取起捶烂,煎汤服之,立止。此方不忍隐秘,笔之于书,以公世用。

痢疾神方　《医宗汇编》:用白石榴烧灰一钱,真鸦片切片二钱,鸦胆子去壳纸包,压去油三两,人参三分,枯矾二分,海南沉香三分,共为细末,调粥为丸,重五六厘,晒干瓷瓶收贮。红痢用蜜一匙,滚水调下。红白相兼,阴阳水送下。肚胀,滚汤下。水泻,米汤开水送下。忌油腻腥酸一月。

元宝草

生浙江田塍间，一茎直上，叶对节生，如元宝向上，或三四层，或五六层。此草有两种：一种两叶包茎，亦对节生；一种独叶，茎穿叶心，入药心独叶者为胜。《百草镜》：元宝草生阴土，近水处多有之，谷雨后生苗，其叶中阔两头尖，如梭子形，穿茎直上，或五六层，或六七层，小满后开花黄色，气性凉。

辛寒，《百草镜》：性凉，补阴。治吐血衄血，跌扑闪腰挫疼，痈毒。

雀　梅

一名爵梅。叶如蔷薇，结实如梅而小。《百草镜》云：有一种山雀梅，枝不蔓曲，是树不实，亦有高大者。按：爵梅《纲目》主治蚀恶疮外，皆不载，今复补其功用。《纲目》郁李下引《诗疏》云：一名雀梅，与此名同物异。亦不言治痈毒。

叶酸寒，治乳痈便毒，有奇效，泻热解毒。

铁乌铃

《采药书》：又名铁铃草。其本色黑，叶梗极坚实如铁，其汁黑，可乌须。

主治杨梅恶疮，风气瘫痪，损折筋骨，俱煎酒服。汪连仕方。

奶酣草

俗名奶孩儿。处处人家种之，叶尖大如指甲，有枝梗。夏月开细紫花成簇，结子亦细，今人种于盆内，妇人暑月采之插发，可辟腻腥。

芳香辟恶，去臭气，辛温和中，止霍乱吐泻，行气活血，发疟者，塞鼻，能令寒热渐轻。

土当归

荷包牡丹之根，今人呼和血草，即土当归也。

汪连仕云：用其根捣汁，酒冲服之，令人沉醉，金疮之圣药也。

开金锁

《从新》云：产江浙，叶如萆薢，高三四尺，根如首乌而无棱，内白色而无纹，略似菝葜而无刺。

苦平，祛风湿，同苍术、当归，治手足不遂、筋骨疼痛。

铁指甲

《李氏草秘》：其草叶似指甲，生墙脚阶岸石砌间。

王安《采药方》：此草沿松树上，一名佛指甲，一名寄生。

治诸疖毒火丹，头面肿胀，将危者，少入皮消捣罨之，立愈。《李氏草秘》。牙疼，末擦之，立效。王安。

雪里青荔枝草附

一名土犀角，一名过冬青。生田塍间，叶如天名精而小，布地生，无枝梗，叶有细白毛，四时不凋，雪天开小白花，又荔枝草，亦名雪里青。《百草镜》云：雪天开小白花者，乃过冬青。三月起茎，花白成穗，如夏枯草有毛者，名雪里青。

味苦大寒，泻热，治咽喉急闭，捣汁灌之，甚效。

王氏验方云：能行上焦，治肿痛，散风火结滞。咳血：雪里青根，精猪肉切片，层层隔开，白酒淡煮至烂，食之。肺痿，雪里青捣汁，加蜜和匀，作二次服，每日服五七次，七日全愈。齿痛，雪里青捣汁含痛处，再用酒和服少许。痔：雪里青汤洗之。吹喉，薄荷一两，雪里青五钱，加冰片三分为末，吹喉，或吹鼻孔，亦可。肺痈。《集效方》：雪里青捣汁，冲酒服之，立效。黄雨岩云：危笃肺痈痿症，第一用雪里青捣汁服，如吐尤妙。治单双蛾：木莲蓬、雪里青根叶，捣汁，米醋滚过，冲入前汁，含少许之，吐出即愈。

荔枝草

一名皱皮葱，丹术家入炉火用。《百草镜》云：荔枝草冬尽发苗，经霜雪不枯，三月抽茎，高近尺许，开花细紫成穗，五月枯，茎方中空，叶尖长，面有麻累，边有锯齿，三月采。辛亥，予寓临安署中，见荒圃中多此物，叶深青，映日有光，边有锯齿，叶背淡白色，丝筋纹缀，绽露麻累，凹凸最分明，凌冬不枯，皆独瓣，一丛数十叶，点缀砌草间，亦雅观也。

性凉，凉血。《葛祖遗方》：治咽喉十八症，消痈肿，杨梅痔疮。

急惊　《集听》：荔枝草汁半盅，水飞过朱砂半分，和匀服之，立愈。

小儿疳积　《集听》：荔枝草汁入茶杯内，用不见水鸡软肝一个，将银针钻数孔，浸在汁内，汁浮于肝，放饭锅上蒸熟食之，即愈。

喉痛或生乳蛾　《救生苦海》：用荔枝草捣烂，加米醋绢包裹，缚箸头上，点入喉中数次，愈。

双单蛾 《集效方》:雪里青一握,捣汁,半茶盅滚水冲服,有痰吐出,如无痰,将鸡毛探吐,若口干,以盐汤醋汤止渴,切忌青菜菜油。

痔疮 《活人书》:雪里青汁炒槐米为末,柿饼捣丸,如桐子大,每服三钱,雪里青煎汤下。

白浊 张绿漪传方:雪里青草,生白酒煎服。

无名肿毒 《叶天士效方》:雪里青一握,鲜者佳。加金剪刀同捣烂,入酒糟半钟,共捣敷,不必留头,轻者自散,重者虽出脓无妨。

治鼠瘰 《经验广集》:用过冬青,即荔枝草,又名天名精。五六枚,同鲫鱼入锅煮熟,去草及鱼,汁饮数次,愈。

汪连仕《草药方》:凤眼草即荔枝草,土人称为赖师草,医家名隔冬青,凉血止崩漏,散一切痈毒最有效。

落得打

一名土木香、山雄黄、五香草。《从新》云:近处有之,苗高尺许,叶如薄荷,根如玉竹而无节,捣烂则粘。按《从新》所说似今人所名为紫接骨者。落得打,予养素园中曾种之,苗长二三尺,叶细碎如蒿艾,秋开小白花,结子白色,成穗累累,如水红花,但白色耳,故又名珍珠倒卷帘。治跌打损伤,神效。曾记辛巳年小婢失足,从楼梯坠下,瘀血积滞,因采此捣汁冲酒服,以渣罨伤处,一饭顷,疼块即散,内瘀亦泻出,叶有清香者是。此药以家种隔二三年者,入药用良。野产者,入药有草气,胃弱者,服之多吐。《百草镜》云:此草立春后始发苗,十月枯,八月开花,苗叶如菊艾,有歧尖而薄,五月采嫩枝入药。《李氏草秘》:七叶草,一名落得打,一名活血丹。虽名草实树,其树高一二尺、五七尺不等,捣汁和酒服,治打伤扑损,疗疮肿毒,煎洗痰咳瘰,久久自消。敏按:此言木本,当又是一种。

甘平,治跌打损伤,及金疮出血,并用根煎服,或捣敷之,不作脓。

《葛祖方》:治跌打损伤,无名肿毒,去疮瘀血死肉不痛。

《百草镜云》:性甘香温,入脾经,去风调气活血。

花 擦牙疼,治头风及风气。

苦花子

一名毛连子,又名小叶金鸡舌,又名苦花椒。入药梗叶并用。

治疗疮瘴毒蛇伤,热腹痛,热喉风,并效。捣汁擂水,夏冷服,冬温服。

佛手草

朱烺斋任城日钞：杭州秦亭山圣帝殿厨房后石台基上有草，状如百合，名百合草，一名佛手草。寺僧借以贷售香客以入药。

治疮　不论何种恶疮，以此草煎汤洗之，即愈。敏按：王安《采药方》，射干一名佛手草，不治疮，与此别。

草石蚕

余杭山中多有之，叶似大叶金星，根黑色，如蚕。按：甘露子，亦名草石蚕，与此别。《前溪逸志》：铜官山生石蚕，藤也。以石为土，形则蚕也，采食之，可已风痹。《本草》：石蚕，乃石似蚕者，非真蚕也。藤之蚕根于石，石之蚕伏于土，非格勿君子，焉能辨其名号，识其性情哉！

治虎伤收口用之，虎咬成疮，口不敛者，为末掺上，即痂。风痹羊毛痧。

敏按：王安《采药方》：金星凤尾，即宝剑草，其根名石蚕，能解硫黄毒蛇毒，治发背、痈疽、结核等症，竹木鱼刺，黄疸热淋，洗眼疾阴湿疮，似此则非藤蚕甘露子明矣。

毛叶仙桥<small>猫舌仙桥附</small>

一名翠梅草。《百草镜》云：春月发苗，叶狭尖糙涩，微有毛，三月开花碧色，至五月间，其茎蔓延，粘土生根，两头如桥，故名。三月采去根。

性寒。《葛祖方》：治失力黄，能退诸疮热血风火气毒。《百草镜》云：散风火，利湿热，治白火丹疥疮，涩精。

白浊：用毛叶仙桥三钱，酒煎服。

《李氏草秘》：仙桥草，形似桥，倒地生根，叶似柳，厚背紫色者多，秋开紫花一条，治疗疮诸毒痈肿，用此草捣汁加酒服。虽发狂垂死，入口即生。汪连仕云：细叶者紫背仙桥，背必须紫色，延蔓倒地如桥，土人名为疗疮草，能消疗肿拔根，合苍耳草酒煎服。

猫舌仙桥

汪氏《草药方》：猫舌仙桥叶面生刺，草本塌地，生花青紫，多产水泽旁。
治疗疮：理黄疸一切湿火。《汪氏》。

荷包草

一名肉馄饨草，一名金锁匙。生古寺园砌石间，似地连钱而叶有皱纹，形如腰包,青翠可爱。《百草镜》云:二月、十月发苗,生乱石缝中,茎细,叶如芡实大,中缺,形似挂包馄饨,故名。蔓延贴地,逐节生根,极易繁衍,山家阶砌乱石间多有之,四月、十月采,过时无。

性微寒,治黄白火丹,去湿火,兼神仙对坐草用。清五脏,点热眼,止吐血,洗痔疮,调妇人经,忌盐。

水肿初起　《百草镜》云:活鲫鱼大者一尾,用瓷片割开,去鳞及肠血,以纸拭净,勿见水,以荷包草填腹令满,甜白酒蒸熟,去草食鱼。

利湿热,治黄白疸臌胀,白浊经闭,捣汁点热眼,煎汤洗痔疮肿痛。《百草镜》。

疝气　周氏《家宝》用荷包草研烂汁,酒送服。此草形似荷包,上面有二子,初生时有叶无子,须至六七月方生。

黄疸　《家宝方》:荷包草螺蛳三合,同捣汁,澄清,煨热服。

眼中生疔　《眼科要览》:用肉馄饨草连根叶,和酒浆板捣汁,饮二三次,即愈。酒浆板,即酒酿糟也。

蛇咬　《家宝方》:鹤顶红即灰藋、肉馄饨、野甜菜,三味共捣敷之。

鼠牙半支

生高山石壁上,立夏后发苗,叶细如米粒,蔓延络石,其根嵌石罅内,白如鼠牙。《百草镜》载各种半支,有七十二种,此为第一。《百草镜》:鼠牙半支二月发苗,茎白,其叶三瓣一聚,层积蔓生,花后即枯,四月开花黄色,如瓦松。

性寒,消痈肿,治湿郁水肿。

治诸毒及汤烙伤疔痈等症,虫蛇螫咬。蒋仪《药镜拾遗赋》:半枝莲解蛇伤之仙草。

半枝莲饮　《百草镜》云:治一切大毒,如发背对口冬瓜骑马等痈,初起者消,已成者溃,出脓亦少,鼠牙半支一两,捣汁,陈酒和服,渣敷苗头,取汗而愈。章南闻试效。

狗牙半支 虎牙半支附

生阴湿地,立夏前发苗,叶尖细作品字式,层覆而生。夏至时,开花黄色,类瓦松,花后即死。其年雨水多,其草必茂。叶大者曰虎牙。

治痈疔便毒,黄疸喉癣。《救生苦海》:用狗牙半支捣汁,加陈京墨磨汁,和匀嗽喉,日咽四五次,甚者半月愈。天蛇头,疼不可忍,《医宗汇编》用半支连同香糟捣烂,少加食盐,包住患处,疼即止。

虎牙半支 功同。

汪连仕《采药书》：虎牙半支性寒凉无毒，叶片大者，羊角半支，叶扁大者，马牙半支，俱生阴山谷中。

治疗肿火毒痔漏，神效。

马牙半支

一名酱瓣半支，铁梗半支，又名山半支。生石壁上，叶大丛生，圆如酱中豆瓣，故名。《百草镜》云：酱瓣半支，又名旱半支，叶如酱中豆瓣，生石上，或燥土平隰皆有之，蔓生。二月发苗，茎微方，作水红色，有细红点子，经霜不凋，四月开花黄色，如瓦松。山左人以为菜茹。江献祥云：此有二种，有红梗、青梗之别，治妇人赤白带第一妙药。赤带用赤梗者，白带用白梗者。采得，捣汁半酒盏，酸迷迷草亦有赤白二种，赤带用赤者，白带用白者。捣汁半酒盏和匀，加绍酒半盏煮熟，一服即止，永不再发。

性寒，消痈肿，治湿热，利水和血，肠痈痔漏。

治蛇咬疔疽：便毒风痹，跌扑黄疸，擦汗斑尤妙。《百草镜》：跌扑用酱瓣半支一握，捣汁，陈酒和服。

绝疟：《家宝方》：酱板豆草，六月六日鸡鸣时采，略洗，蒸熟一日，晒干，不干焙之，每一斤一日者一钱，二日者二钱，三日者三钱，酒调服，服后饮酒至醉为妙。合时忌鸡犬妇人见之，神效。

狗咬：以酒洗净疮口血，捣酱板半支罨上，一二日即痂而愈。王小静试验。

瘰疬：金养淳云：马牙半支作菜常服，多年瘰疬皆消，屡试屡验。

治急痧：用酱瓣草阴干，每服三钱，水煎服。

治淋疾：《奇方类编》：用芝麻一把，核桃一个，石上马牙半支，共捣碎，生酒冲服。

治水臌：汪连仕云：取酱瓣草捣合麝香，贴脐眼，如人行五里，其水即下。

狗尾半支

《百草镜》云：生颓垣墙侧，人家荒圃中尤多，俗呼狗尾草。叶如茅，六月开花，形如狗尾，采取花茎下截阴干用。《纲目》狗尾草下，止载穿疣目，去赤眼恶血，而不言别功用，故为补之。

治疗痈癣：面上生癣，取草数茎揉软，不时搓之，即愈。

风粟瘾疹：狗尾草茎刮出瘀血，避风数次，自效。见杭集三方。

羊毛：《家宝方》：一名羊毛痧，以狗尾草煎汤内服，外用银针挑破红瘰，用麻线挤出瘰中白丝如羊毛状者，即愈，否则胀死。

金鸡独立草

散喉风：《采药志》云：散喉痈之圣药。

敏按：此即翠羽草。宜并。

神仙对坐草

一名蜈蚣草。山中道旁皆有之，蔓生，两叶相对，青圆似佛耳草，夏开小黄花，每节间有二朵，故名。按《外科全生》云：此草梗叶长青，经冬不衰，殊不知春生秋死，不衰之说谬矣。《百草镜》云：此草清明时发苗，高尺许，生山隰阴处，叶似鹅肠草，对节，立夏时开小花，三月采，过时无。王安《采药方》：一名地蜈蚣。

黄疸初起，又治脱力虚黄。《百草镜》：用神仙对坐草、三叶白、荷包草、平地木茵陈各三钱，水煎，分三服，早中晚下，一服全愈，脱力虚黄五剂。

《祝氏效方》：洞天仙草膏用之，又毒蛇咬，捣此草汁饮，以渣罨伤口，立愈。

一切疝气：刘羽仪验方：仙人对坐、青木香二味，捣汁冲酒服，立效。

治反胃噎膈，水肿臌胀，黄白火疸，疝气阴证伤寒。王安。

紫罗兰

白花者良，产溪涧者尤佳。其根入药，不可多服，令人吐泻伤胃气。

治臌胀肿满，清利水道，土产者治跌打损伤，取根捣酒服少许。汪连仕《采药书》。

龙须草 野席草　乌龙须

一名叉鸡草、绿袍草、铁线草、铁线筒、人字草。似扁蓄而小，细圆，与《纲目》石龙刍别。《百草镜》云：生山泽谷雨后发苗，与野席草相类，但席草之叶直上，此草横生布地，小满时抽茎，开花青细。《德胜堂传方》：棒槌草，亦名丫鸡草，治跌打。汪连方：瓯人以此织席，有石龙刍、草龙刍之名，后讹刍为须。土产者即叉鸡草，又名鹿跑草，治一切疮疥，至真织席龙须，其性温和，散风火，大理湿热。

治口咽诸毒，火症牙痛。

野席草

生山泽水旁，较席草稍短细，亦名龙须草。清明后生苗，小满时开花细小，根类竹根,黑色,入药取根用。

止血崩,风气疼痛,鹤膝风,梦遗,酒煎服,汤煎洗,出汗。《草药鉴》。利湿热,治癃淋精浊,崩中湿痹,鼻衄疳腮,明目,疣痛,口咽诸毒,火症,鹤膝风。《百草镜》。瘰疬痰核。王用予。鼻中不时出血,野席草根煎服。一盘珠。

齿牙疼痛,动摇欲落者。《仁惠方》:用野席草根煎汤代茶服,一二日牙疼自止,永不再发,齿牙动摇者,亦坚固如石。

乌龙须

徐一士云:有乡人行野田中,见老乌树上挂生细长草一丛,如灯心状,下垂,一道士指谓曰:此名乌龙须。乃五福星所照在树而生此,取晒藏之,可治痼疾一切血症,乡人如其教,后用颇验。

治痈肿,一切血症,劳瘵。

真珠草 与菜部真珠菜异

《临证指南》云:珍珠草,一名阴阳草,一名假油柑。此草叶背有小珠,昼开夜闭,高三四寸,生人家墙脚下,处处有之。癸亥,予寓西溪看地,见山野间道旁有小草,叶如槐而狭小,叶背生小珠,如凤仙子大,累累直缀,经霜辄红,询土人皆不识,偶归阅《指南》,始悟此即真珠草也。薄暮取视,其叶果闭。

治小儿百病,及诸疳瘦弱眼欲盲,皆效。为末,白汤下,或蒸煮鱼肉食。《指南》。

九龙草

《百草镜》云:生石上,蔓延丈余,节处生根,苗头极多,叶绒细青色,又名九头狮子草。又名金钗草。按:《纲目》九龙草仅于杂草内附见,而所引杨清叟外科方一条,述其苗叶,尚是此草。至云生红子如杨梅,则误矣。

性温,行血脉,治风痹跌扑损伤,双单蛾痛风。

奶痈 《家宝方》:九龙草捣,同酱板罨。

除臭虫 《经验广集》:取九头狮子草放床四角,每角用二三颗,置草荐下,任其自干,去臭虫神妙。

红白蛇缠 王氏秘方:九龙草焙存性,麻油调搽。周氏《家宝》治毒蛇咬,用九龙草捣汁半碗,雄黄二钱,酒冲服,止痛。此草生红子如杨梅样,捣汁亦可治喉痛。按:此则杨清叟外科所载形状同,或名同物异,与狮子草迥殊,并存以俟考。

石打穿 _{铁笊帚}

《葛祖方》:一名龙芽草、石见穿、地胡蜂、地蜈蚣。《百草镜》:地蜈蚣与神仙对坐相似,惟叶上有紫斑为别,且神仙对坐草之花,每节两朵,此则攒聚茎端,或三四或五六相聚为别,疑即石见穿。龙芽草生山土,立夏时发苗布地,叶有微毛,起茎高一二尺,寒露时开花成穗,色黄而细小,根有白芽,尖圆似龙芽,顶开黄花,故名金顶龙芽。一名铁胡蜂,以其老根黑色,形似之,又一种紫顶龙芽,茎有白毛,叶有微毛,寒露时抽茎,开紫花成穗,俱二月发苗,叶对生贴地,九月枯,七月采。按:石打穿《纲目》于有名未用下列之,只言止骨痛大风痛肿,不言他用。而《葛祖遗方》载其功用甚广,并有诸名考之。《百草镜》:龙芽二种与地蜈蚣俱非一物,论其功用:石打穿治黄疸,地蜈蚣治跌扑黄疸。故百草镜因其用相同,于地蜈蚣下注,疑即石打穿,于龙芽草下注,亦名石见穿。治下气活血,理百病,散痞满,跌扑吐血,崩痢肠风下血,明明二种功用各异,不知葛祖何以混为一? 此书传自明末,或有舛讹,或有的识,未敢妄议,附识于此,以俟再考。

<small>敏按:蒋仪《药镜拾遗赋》云:滚咽膈之痰,平翻胃之哕,石打穿识得者谁? 注:噎膈翻胃,从来医者病者群相畏惧,以为不治之症。余得此剂,十投九效,不啻如饥荒之粟,隆冬之裘也。乃作歌以志之。歌曰:谁人识得石打穿,绿叶深纹锯齿边,阔不盈寸长更倍,圆茎枝抱起相连。秋发黄花细瓣耳,结实匾小针刺攒,宿根生本三尺许,子发春苗随弟肩。大叶中间夹小叶,层层对比相新鲜。味苦辛平人肺脏,穿肠穿胃能攻坚。采撷茎叶捣汁用,蔗浆白酒佐使全。噎膈饮之痰立化,津咽平复功最先。世眼愚蒙知者少,岐黄不识名浪传。丹砂句漏神仙事,余爱养生著数言。据歌中所言形状,则又似铁笊帚,故并存其说而附录之。</small>

癸丑,余亲植此草于家园,见其小暑后抽苔,届大暑即着花吐蕊,抽条成穗,俨如马鞭草之穗。其花黄而小,攒簇条上,始悟马鞭草花紫,故有紫顶龙芽之名。此则花黄,名金顶龙芽,与地蜈蚣绝不相类,因此草亦有地蜈蚣之名。故《百草镜》疑为石见穿也。《李氏草秘》:石见穿生竹林等处,叶小如艾,而花高尺许,治打伤扑损膈气,则石见穿之叶如艾,又与石打穿之叶深纹锯齿不侔矣。

《葛祖方》:消宿食,散中满,下气,疗吐血各病,翻胃噎膈,疟疾,喉痹,闪挫,肠风下血,崩痢食积,黄白疸,疔肿痈疽,肺痈,乳痈,痔肿。

乳痈初起 《百草镜》:龙芽草一两,白酒半壶,煎至半碗,饱后服。初起者消,成脓者溃,且能令脓出不多。

铁笊帚

山间多有之,绿茎而方。上有紫线纹,叶似紫顶龙芽,微有白毛,七月开小黄花,结实似笊帚形,能刺人手,故又名千条针。《百草镜》:芒种时开花成簇。《种福堂方》:铁笆帚即石见穿。《纲目》马蔺子亦名铁笆帚,其叶似薤,根如刷帚,与此全别。《草宝》云:铁笆帚叶似紫顶龙芽,而无毛为别,七月开小黄花,结实类笆帚。能刺人手,故名。黄疸用此草,干者一两,白酒煎服,四五剂即愈。

治风痹、血崩、黄疸、吐血、跌扑、鬼箭风如神。捣敷肩痛、鹤膝风,鲜者连根叶,如秋冬根老,取叶汁加飞面调匀包扎,煎汤浴疮疥,立愈。

治风痹鹤膝等风。茅昆来效方:铁笆帚三两,龙眼肉半斤,酒煮饮。又方:铁笆帚、白苍耳草各一两,酒煎服五剂。

风痹药酒　《救生苦海》云:并治跌打疯肿,铁笆帚、八角金盘根、白毛藤、苏木各一两,酒浸十日用。

跌打伤　金居士《选要方》:用铁笆帚三两,酒煎服。

膈症　蒋云山传方:石打穿草,按月取草头一个,如三月三个,四月四个,以月分为多寡之数,捣汁,同人乳羊乳汁搅匀服,立效。

面上斑䵴　朱子和方:取铁笆帚地上自落下叶并子,煎汤澄清,洗面三四次,其斑自消。

鹤膝风　《种福堂方》:石见穿草,用根梗俱红色者佳,连枝俱用,如秋冬根梗俱老,止用叶半分,俱要当日取新鲜者,隔宿勿用,同铁笆帚草一分,加飞面少许同打,扎膝眼内。

狗卵草

一名双珠草。生人家颓垣古砌间,叶类小将军草而小,谷雨后开细碎花,桠间结细子似肾。又类椒形,青色微毛,立夏时采。《百草镜》云:蔓延而生,喜生土墙头,二、三、四月采,五月无。二月发苗,乃小草也。三、四月间节桠中结子,形如外肾,内有两细核,性温,治疝气,行下部,发大汗为妙。治腰痛。

疝气　《澹寮方》用狗卵子草鲜者二两,捣取汁,白酒和服,饥时服药尽醉,蒙被暖睡,待发大汗,自愈。此草性温,能达下部,如无鲜者,须三、四月予采晒干保存。倘用干者,止宜一两,煎白酒。加紫背天葵五钱,同煎更妙。庚戌,予馆临安,暑后荒圃多生此草,惊蛰后发苗,似小将军而叶较小,色亦淡绿,春分后即开花,细碎,藕合色,节桠辄有花,结子如狗卵,颇壮满可观。其草蔓地,千百穗并一根,立夏后多槁。予同舍许氏子髫年患疝,发辄作厥,以此草煎酒服,后永不再发。

一粒金丹

一名洞里神仙,又名野延胡。江南人呼飞来牡丹,处处有之,叶似牡丹而小,根长二三寸,春开小紫花成穗,似柳穿鱼,结子在枝节间,生青老黄,落地复生小枝,子如豆大,其根下有结粒,年深者大如指,小者如豆,一种黄花者乃蒿属,根上亦无子,采取不可误用。

治跌打损伤风气,消痈肿、便毒、瘰疬、天蛇毒、鸦翅毒,捣敷火丹痔肿风痹,闪肭腰痛。

肿毒初起 《百草镜》取一粒金丹根上子一两,捣汁,陈酒和服,并治瘰疬初起。

兔耳一支箭独叶一支枪　金边兔耳　兔耳酸

生阴山脚下,立夏时发苗,叶布地生,类兔耳形,叶浓,边有黄毛软刺,茎背俱有黄毛,寒露时抽心,高五寸许,上有倒刺而软,即花也。每枝只一花,故名一枝箭。入药用棉裹煎,恐有毛戟射肺,令人咳。《百草镜》:兔耳一枝箭叶如橄榄形,边有针刺,只七八叶,贴地生,八月抽茎,高近尺许,花如穗而有萌刺,茎叶有毛,七月采。有小鹿衔、银茶匙、忍冬草、月下红等名。汪连仕云:兔耳箭初生苗,名金茶匙。入血分,止吐血,治肺痈,王安《采药方》:叶底红者,名金茶匙。

性寒味苦,行血凉血,入肺经,清肺火。治吐血劳伤,调血最效。为怯弱要药。肺痈肺痿、黄疸心痛、跌打风气伤力、咳嗽咯血肿毒。

肠痈肺痈缩脚痈 《慈航活人书》:用白石楠叶嫩脑十二个,兔耳草二两,好酒煎服,肺痈二服,肠痈缩脚痈一服,即愈。

骨蒸劳怯 吴普仁方:用兔耳一枝箭蒸鸡服。

独叶一枝枪

生深山,四、五月间土人采得,入市货之。长二三寸,一茎二梗,一梗一叶,叶如兔耳,又似箭头,一梗细尖,如新抽竹萌,故名。《百草镜》:独叶一枝枪生山原,清明时发苗,谷雨后死,长二三寸,一叶一花,叶如橄榄,花似锥钻。

味甘淡,功用与一枝箭同。朱烺斋《任城日记》:诸毒虫咬,以独叶一枝枪草生擦之,即愈。

金边兔耳

形如兔耳草,贴地生叶,上面淡绿,下面微白,有筋脉,缘边黄毛,茸茸作金色。初生时叶稍卷,如兔耳形,沙土山上最多。

味甘淡,治虚劳吐血。

兔耳酸

汪连仕《草药方》：即穿地铃，治跌打损伤。

金线钓虾蟆

蔓生田野山石间，叶似二角风，光润带青黄色。根名金线钓虾蟆，又名独脚蟾蜍，亦名金线重楼。《准绳》痘毒方中用之，非《纲目》草河车及蚤休也。《丹房本草》：金铃草，一名挂金藤，亦曰金线钓虾蟆。其子状如铃，折断茎液如乳汁，取自然汁伏雄制硫，其霜可炼雌煮汞。《百草镜》：金线钓蛤蟆生山土，茎蔓红细，根大，叶类金锁匙，芒种时开花如谷精花，采根入药。按：防己亦与此相似，但根形不似蛤蟆，茎不甚紫，叶不甚圆，有尖歧，叶虫蛛网纹不明不多为别。《草宝》云：金线重楼生阴山脚下，根有疙瘩，形类蟾蜍，入土不深，刨土易取，其性凉，乃吐药也。小满时发苗，蔓延紫色，叶不相对，类黄龙藤而柔软，叶上有蛛网纹甚明，若叶不圆而微尖，纹不明，茎不甚紫，形不类蟾蜍者，乃防己，非重楼也。汪连仕《草药方》：红线者是金线钓虾蟆，青茎者乃汉防己。王圣俞云：重楼根俨如三足蟾，其根旁又生根结蟾蜍。年久者，掘得一本之下，根有数十，蟾蜍累累横挂，其力最大。赵贡栽云：金线钓虾蟆生者力大，干者稍次，凡大毒服之必吐，人多惧畏勿用。然吐后其病如失，毒即内消。凡发背毒气攻心，非此不治。若小毒断不可用，因药力性大，病不能相当也。不能相当，则有偏胜之害。

性平味苦，消痈去风散毒。《百草镜》：根性凉，托痈疽，追散肿毒，治瘰疬。为外科圣药。《采药志》：治肠痈，追风败毒。《葛祖方》：吐痰涎，可代瓜蒂。《扁鹊心书》：金线重楼，俗名金线钓虾蟆，采得去外黑皮，用石槌打碎，勿犯铁器，晒干为末，小瓷瓶收贮。凡遇一切要吐痰涎之症，用带瓜蒂最妙。风痰结胸，用一钱阴阳水和服。伤寒成疟，用一钱临发空心水和服。噤口痢，用一钱凉水服。忌铁器。

跌扑伤　张氏传方：取根捣汁，酒和服，渣敷。

叶名天膏药：贴肿毒破烂，能拔毒收口，拍熟贴毒，能拔毒水外出，酒煎服。治心疼，磨水搽痔，煎膏贴百病。汪连仕《草药方》：天膏药治疔疮恶毒流注，痈毒鼠瘘，合生酒捣服，败毒功多，食之令人吐泻。

鸡虱草

此草深秋有，开紫花，子如椒核，处处原隰皆有。叶如苎麻叶而气臭，故名鸡虱。《必效方》云海宁沈清芝患风毒，穿流五六处，疼痛异常，觅此草服之，一剂即愈。

治风毒流火，取一握煎酒吃，或入酒煮一炷香，去渣服，俱效。

老君须

《百草镜》云：此草立夏后发苗，叶似何首乌微狭，对生，茎与叶俱微有白毛，不似首乌茎叶之光泽，根类白薇，白色极多，故名。入药用根。王安《采药录》：老君须生溪涧边，起藤二三尺，梗青，根须白黄色，有数十条，能消痞。按王三才《医便》云：老君须春夏秋冬常有，青出众草为尊，茎藤青，叶似叶而尖小，根如须，白似芋头根，牵藤而去，俗名社公口须，亦治肿毒。采根擂生酒服，渣敷患处。

味辛性热，破瘀，毛氏病痹方用之，治瘰疬。

治痞结 《医便》：痞结年久成龟鳖者，累用极效。用老君须一味，春夏用茎叶，秋冬用根，不拘多少，用好生酒一罐，外用鲫鱼一双，和药同入罐内，日落时煮，以鱼熟为度。令患人先食鱼，次饮酒，再以药渣扑痞结所至。次早去之，大小便见物下即效。如不应，连服三五次，追其物无迹，而神效难言。

余晓园云：治风痹，消血瘕、面黄、痞块。

汪连仕云：老君须根细如白薇，理气消肿，通利关格，败毒消痈，俱以酒煎服。

王安《采药方》：金钗草根名老君须，合龙虎丹用，治三十六种风症、瘫痪、鹤膝等风。

葛公草

《传信方》云：药似蛇卵草，又似吉庆子，面青有蒙，背白色，三叶分枝，梗似蔷薇有刺，四月间结子，取根用子，亦可入药。

治血症 《传信方》云：将葛公根一两，忌铁器，用木击碎，以水二大碗煎作一碗，加好酒一碗，再煎至茶杯八分，卧时服，服后盖暖周身，以手磨胸膈脐腹数遍，明晚如前再服一两，后日亦如前服一两，连服三日愈。

《葛祖方》葛公草，一名家母藤。治脚气肿疼，沙木槌捣汁，熬成膏，鹅翎扫患处，干即润之。

芸香草

《职方考》：出云南府，能治毒疮。入夷方者，携以自随，如嚼此草无味，即知中蛊。急服其汁，吐之可解。按：《云南志》出昆明，有二种：五叶者名五叶芸香，韭叶者名韭叶芸香。治瘴疟。

《药性考》云：生成五叶，产昆明，治疮毒等疾，专能解蛊。捣汁服之，韭叶芸香能截瘴疟。夷人多邪蛊,携此草嚼之无味,即知中毒。

《云南志》:解蛊,治毒疮,一切疮毒瘴疟,并捣汁服。

《药性考》:味辛,治症同。

镜面草

《滇南志》:出滇中,能通血脉。按:此草今处处有之,多生阶砌石畔,叶如指面大而圆,其边微作碎齿,叶面光如镜,深绿色,土人呼为儿草。又名地连钱。不见开花,止见叶而已,亦呼镜面草。不知滇中所产,即此类否。

性凉,治肺火结成脓血痈疽。《采药志》。月闭,和韯蓑煎酒服。《滇南志》。

石将军

一名紫罗球。秋时开花,有紫色圆晕,生高山石上,立夏后生苗,叶类龙芽草略小,对节,高不过尺,根本劲细,似六月雪。谢云溪云:西湖凤凰山有之,生石岸旁者入药,地土上生者太肥,治症不能即验,叶如椐木对生,方梗紫色,高尺余,开细紫花成球,能活血疏风,消瘀散肿。

味淡性平,治一切跌打损伤,血瘀不散,捣汁服之。或以水酒同煎。如风寒闭塞,或痈疽初起,服之俱效。

五叶草

此即烧人场上草也,程云来《即得方》:名五叶草,亦不载形状。

能移痘后眼翳:用此草捣如豆大一小饼,如左眼有翳,贴右眼角肉上,其翳即移至右眼,再用此饼贴左眼角肉上,其翳移至鼻梁内,即去此饼,翳膜便除。

蛇　草

《诸罗志》:形似菠,开小白花。按:《纲目》有蛇眼草,生古井及年深阴湿地,形如淡竹叶,叶背有红圈,如蛇眼状。捣敷治蛇伤。未知即一物否,附以俟考。治蛇伤,连根捣罨伤口,仍煎泡酒服,立愈。

汪连仕《采药书》:蛇眼草产乡间芦丛水泽旁甚多。治一切蛇伤疔痔,俗呼蛇口半枝莲,又名落得咬。

千年健

朱排山《柑园小识》:千年健出交趾,近产于广西诸上郡。形如藤,长数尺,气极香烈,可入药酒,风气痛老人最宜食此药。忌莱菔。

壮筋骨,浸酒,同钻地风、虎骨、牛膝、甘枸杞、二蚕沙、萆薢,作理风用。止胃痛。酒磨服。

蜈蚣萍

生溪涧田港止水中,若流水则不生,形如蕨萁,中一茎,两旁细叶攒对,似蜈蚣状,故名。叶颇糙涩,不似浮萍之光泽。《纲目》水藻集解下有马藻,叶亦对生,形亦微似,而实非一物。盖藻可食,此则不可食。故主治亦别也。俗呼边箕萍。《群方谱》:麻藻萍之异种,长可指许,叶相对联缀,不似萍之点点清轻也。按:麻藻,即今蜈蚣萍。

治虱 《同寿录》:蜈蚣萍晒干烧烟熏之,则一切跳蚤壁虫皆除。

老鹳草

龙柏《药性考补遗》:出山东。

味苦微辛,去风疏经活血,健筋骨,通络脉,损伤痹症,麻木皮风,浸酒常饮,大有效。或加桂枝、当归、红花、芍药等味,入药用茎嘴。

鬼香油

汪连仕《草药方》:鬼香油细叶者,名天香油。连根叶捣汁,其味如香油,故名。《李氏草秘》:鬼香油苗叶如香薷。一人大腿肿痛二三月,有脓内溃,不得出,垂危。罨上即破脓出,数服而愈。以此草汁调敷。尤妙。

治诸疖肿毒,冬瓜痈、附骨疽。《李氏草秘》。冬瓜痈、附骨疽,用此草加甘草一钱,入酱板盐花捣罨有效。润肌肤,滋颜色,败疮毒,土人止蛇咬蜂螫蛓毛伤,取叶擦之。汪连仕《草药方》。

肥儿草

龙柏《药性考补遗》:产广西平乐县。

治小儿一切疾及痧胀,需为要药。

玉钗草

《李氏草秘》:此草对叶圆梗,生近田水沟中。

治打伤跌肿损折,捣汁服之,罨诸肿毒。

汪连仕《采药书》:草里金钗开黄花,细茎独苗直上,如醒头草,治金疮活血,白浊遗精。开白花者,草里银钗,白玉钗草,治妇女白带白淫,合生白酒煎服。

石蛤蚆

《百草镜》:生山土,根皮色红,入药用根。周维新云:石蛤蚆乃映山红之根。《花镜》云:山踯躅,俗名映山红。类杜鹃花而稍大,单瓣色淡,若生满山头,其年必丰稔。有红紫二色,红者取汁可染物。《李氏草秘》:石蛤蚆苗长二三尺,茎方,叶似竹叶,根形如蛤蚆,坚如石。

敏按:汪连仕方:映山红根名翻山虎,土人呼搜山虎,治痪痹能拔根。医风合巴山虎蒸酒服,名二虎丹。核其功用,虽不甚悬殊,而究其形状,的非一种,当以李氏《草秘》所载为是。

煎洗梅疮,能消风块。

风气痛　《祝穆效方》:地蜈蚣草、石蛤蚆草各等分,绍酒煎服。

肠痈　《景岳新方》:肠痈生于小肚角,微肿而小腹隐痛不止者是。若毒气不散,渐大内攻而溃,则成大患。急宜以此药治之。先用红藤一两许,以好酒二碗,午前一服醉卧之,午后服紫花地丁一两许,亦如前煎服,服后痛必渐止为效。然后再服末药除根。《末药方》:用当归五钱,蝉退、僵蚕各二钱,天龙、大黄各一钱,石蛤蚆五钱,老蜘蛛二个,新瓦上以酒杯盖住,外用火煅干存性,同诸药为末,空心用酒调服一钱许,逐日渐服自消。《经验广集》,石蛤蚆用叶。

秃疮　《不药良方》云:即肥疮日久,延蔓成片,发焦脱落,又名癞头疮。先以艾叶鸽粪煎汤洗净疮痂,再用猪肉汤洗之,随用踯躅油,以踯躅花根四两捣烂,用菜油一碗,煎枯去渣,加黄蜡少许,布滤候冷,以青布蘸搽,日三次,毡帽戴之,勿令见风,散毒,能令痒止发生,久搽自效。

疔肿诸毒　《李氏草秘》:石蛤蚆用酒磨服,少得入口,垂死可生。有此则不愁疔疮之患,诸肿毒,醋磨敷之。

香　蕉铁树叶　铁树附

《皇华纪闻》:粤地湿热,人多染麻风,所居室人不敢处,必种香蕉木本结实者于院中,一二年后,其毒尽入树中,乃敢居。《两广杂志》:蕉种甚多,子皆甘美,以香牙蕉为第一,名龙奶奶者,乳也,言若龙之乳,不可多得,然食之寒气沁心,颇有邪甜之目。其叶有朱砂斑点,植必以木夹之,否则结实时风必吹折,故又名折腰娘。凡蕉叶必三,三开则三落,落不至地,但悬挂茎间,干之可以作书。花出于心,每一心辄抽一茎作花,闻雷而坼,坼者如倒垂菌苔,层层作卷瓣,瓣中无蕊,悉是瓣。渐大则花出瓣中,每一花开,必三四月乃阖,一花阖成十余子,十花阖成百余子,小大各为房，随花而长，长至五六寸许，先后相次，两两相抱，其子不俱生，花不俱落，终年花实相代谢，虽历岁寒不凋。子经三四月始熟，粤人婴儿乳少，辄熟蕉子饲之。又以浸酒，味甚美，其蕉心嫩白，可为。《纲目》芭蕉条下所载各类，于香蕉独未明晰，今依《粤志》补之。

收麻风毒。

《五杂俎》：凤尾蕉其本粗巨，叶长四五尺，密比如鱼刺，然高者亦丈余。又有番蕉，似凤尾而小，相传从琉球来者，云种之能辟火患，是水精也。枯时以铁屑粪之，或以铁钉钉其根上，则复活。盖金能生水也，植盆中不甚长，一年才落下一叶，计长不能以寸，亦不甚作花，予种之三十年，仅见两度花，其花亦似芭蕉，而色黄不实。

铁树叶

出东洋舶上带来，叶如篦箕，生两旁，作细尖瓣，嗅之有清气，似梅花香。按《群芳谱》：铁树出海南，闽广多有之，其花状如铁丝灯笼，广张千瓣，瓣各一花。程扶摇《花镜》：铁树叶类石楠，质理细厚，干叶皆紫黑色，花紫白如瑞香，四瓣较少团，一开累月不凋，嗅之乃有草气。海南人言：此树黎州极多，有一二尺长者，叶密而花红，树俨类铁，其枝桠穿结，甚有画意。入盆玩最佳。但人罕见，故称奇耳。横州驯象卫殷指挥贯家，有铁树，每遇丁卯年开花，而出五台山者，定于六月十九日开花。杨万里诗注：铁树叶似而紫，干如密节菖蒲。似此诸说，同一铁树。而开花与枝叶又不同如此。今洋中带来及世俗所用入药之铁树，叶形如篦箕。据云：此树须壅以铁屑乃盛，则番蕉叶也。以其食铁，故亦名铁树。其性亦平肝，取其相制为用，亦颇验。谢肇淛《五杂俎》：番蕉能辟火患。将枯时，以铁屑粪之，或以铁钉钉其根，则复活。盖金能生水也。种盆中不甚长，一年才落下一叶，计长不能以寸，亦不甚作花，三十年仅见两度花耳。花亦似芭蕉，而色黄不实。《群芳谱》：凤尾蕉，一名番蕉。产于铁山，如少菱，以铁烧红穿之，即活。平常以铁屑和泥壅之则茂，而生子，分种易活。江西涂州有之。《花镜》：凤尾蕉，一名番蕉。产于铁山，江西福建皆有。叶长二三尺，每叶出细尖瓣，如凤尾之状，色深青，冬亦不凋。如少菱黄，以铁烧红钉其本上，则依然生活。平常不浇壅，以生铁屑和泥壅之自茂，且能生子，分种易活。极能辟火患。人多盆种庭中，以为奇玩。友人唐振声在东瓯见凤尾蕉，土人皆呼为铁树。则知今人所用及洋舶带来之叶，皆番蕉叶。而非真正铁树叶也。濒湖于隰草部只列甘蕉荷，而于虎头凤尾等蕉概不及焉，或当时未有知其性者，今录之以补其缺。

平肝，统治一切肝气痛。

难产　铁树叶三片，煎水一碗服之，即下。《指南》。

铁　树

《家宝真传》云：亦名铁连草，生于铁山铜壁之上，又铁石之上亦生，并非草本，形如屏风。状如孔雀尾分张，黑色细枝，刀砍不断，斧之乃折。

治一切心胃及气痛，煎汤服，立愈。

《药性考》：铁树黑色，叶类石楠，逢丁卯年开花四瓣，紫白色，形如瑞香，圆小不，树高数尺。止血下痰，其花人采以治痰水。

《留青日札》：铁树花海南出，树高一二尺，叶密而红，枝皆铁色，生于海底。谚云铁树开花，喻难得也。

虎头蕉

出福建、台湾五虎山者佳。一茎独上，叶抱茎生，不相对，形类蕉而小，苗高五六寸，秋时起茎，开花似兰，色红，结实有刺，类蓖麻子，外面苞状。若高三四尺者，名美人蕉，系一类二种也。今闽沙县亦出。《草宝》：虎头蕉性温力猛，有毒，能治风痹。凡服者不得过二钱，服后须避风，倘不谨慎，必发风疹。

治风痹，性热去风。

治血淋白带，一切吐血。《舟车经验方》：用芭蕉一大片，入锅内炒干存性，为末，黄酒调服。立效。此方亦治一切吐血，若用美人蕉，更妙。

荨　草

《宦游笔记》：南人呼为荨麻，北人呼为蝎子草。黔境遍地有之。叶类麻，多毛刺，触之螫人，肿痛不可忍。此毒甚于蜂虿蝎蝮。《墨庄漫录》：川陕间有一种恶草，罗生于野，其枝叶佛入肌肉，即成疮泡，浸淫溃烂，久不能愈，即荨麻也。白香山诗：飓风千里黑，荨草四时青。此草有花无实，雪下犹青故也。《人海记》：塞山有毒草，中人肌肤，毒甚蜂虿，自唐山营逾汗铁木岭外，遍地有之。俗名蝎子草。芦高四五尺，叶如麻，嫩时可供马秣，经霜则辛螫不可触。《纲目》荨麻条，止载其涂蛇毒，点风疹，他皆未及，悉补之。

治疯。采取煮汁洗。亦可肥豕。

解晕草即广东万年青

今人呼为广东万年青。叶如建兰而深厚，入冬不凋，初苗芽，背作紫色，长则色青,夏开紫花成穗,亦如麦冬状。其根有子,分苗种,极易繁茂,以其出自粤中,故名。《纲目》有名未用,吉祥草下,濒湖所引吉祥草,即此也。亦呼吉祥草。时俗妇临蓐,以此草连盆移至产室,云能解产厄及血晕。此草色泽翠润,叶叶劲直如箭。入产室,则叶皆软垂。色亦槁瘁,必经数月,乃复鲜艳,亦一奇也。其根下子入药用。海宁周世任云:此草根下子大冷子宫。凡妇欲断产,取子百粒捣汁服,永不再孕矣。

性凉味甘,理血清肺,解火毒,为咽喉七十二症要药。

治急惊 《活人书》:用洋吉祥草根捣汁,加冰片少许,茶匙灌下三匙,立苏。

万年青

一名千年蒀。阔叶丛生,每枝独瓣无歧,梗叶颇青厚,夏则生蕊如玉黍状,开小花,丛缀蕊上,入冬则结子红色,性善山土,人家多植之。浙婚礼多用之伴礼函,取其四季常青有长春之义。《百草镜》:四月八日浴佛日。杭俗,人家植万年青者,多剪其叶,弃掷街衢,云令人踏之则易长,且发新叶茂密。入药采叶阴干,煎洗坐板痔疮极效。胜于他日采者。《土宿本草》:雁来红,万年青,皆可治汞。

甘苦寒,治咽喉急闭,捣汁入米醋少许灌之,吐痰而愈。《药镜》云:其根多作草熏气,入腹令人呕吐。子可催生。《从新》:乳香汤吞一粒,男左女右,手中带出。《药性考》云:味苦微甘,解毒,清胃,降火,能止吐血。同红枣七枚劈开煎饮,用嫩叶阴干。根疗喉痹,以养心叶短尾圆者真。

白火丹 《祝氏效方》:万年青捣汁服。

痔漏 《家宝方》:万年青叶取汁,如无汁,即用根水少许,同捣取汁搽。

老幼脱肛 《慈航活人书》:万年青连根煎汤洗,用五倍子末敷上,立效。

一切跌打损伤 《活人书》:山芝麻、橡栗树花、万年青花,铁脚威灵仙汁为丸黄豆大,每服一丸,陈酒下。

头风 《嵩崖杂记》:霹雳丹,治头风如神。用万年青根削尖,蘸朱砂塞鼻孔内,左塞右,右塞左,两边痛者齐塞,神效。取清水鼻涕下,须一周时妙。

蛇毒 《德胜堂传方》:用万年青磨涂,渣罨,皆妙。

阴囊大 用万年青根捣汁,热冲陈酒服三次,即愈。

痔疮肿痛难行 《活人书》:猪腿骨去两头,同万年青入砂锅内,水煮一炷香,乘热熏,温洗,日三次,数日愈,永不发。

缠喉风 《经验单方》:用万年青根头切碎打烂,绞汁灌下,吐出痰涎,即好。倘口闭,用牙刷挖开灌下,不吐,再用发梢进喉间探之。

汪连仕云:万年青,俗呼冬不凋草。治疮毒,收湿热,洗脚气,汤疱火伤,天疱疮,白蛇缠,捣汁搽。

王安《采药方》:治中满蛊胀,黄疸心疼,哮喘咳嗽,跌打伤。

《李氏草秘》:万年青,今酒肆多种之,能解眼蛊,治白火丹。为末,酒服一二钱,即愈。又治噎膈。

仙半夏各种曲附

近日诸医皆用之,药肆亦多制备。相传制法系仙人所传,故名仙半夏。能化痰如神,若不信,将半夏七八粒研入痰碗内,即化为清水。其法:用大半夏一斤,石灰一斤,滚水七八碗,入盆内搅凉,澄清去渣,将半夏入盆内手搅之,日晒夜露七日足,捞出控干。用井华水洗净三四次,泡三日,每日换水三次,捞起控干。用白矾八两,皮硝一斤,滚水七八碗,将矾硝共入盆内搅晾温,将半夏入内浸七日,日晒夜露足。取出清水洗三四次,泡三日,每日换水三次,取出控干。入后药,甘草、南薄荷各四两,丁香五钱,白豆蔻三钱,沉香一钱,枳实、木香、川芎、肉桂各三钱,陈皮、枳壳、五味子、青皮、砂仁各五钱。上共十四味,切片,滚水十五碗晾温,将半夏同药入盆内,泡二七日足,日晒夜露。搅之,将药取出,与半夏同白布包住,放在热炕,用器皿扣住,三炷香时,药与半夏分胎,半夏干收用。有痰火者服之,一日大便出似鱼胶,一宿尽除痰根,永不生也。《纲目》半夏条附方载法制半夏,其制法与此不同,今药肆所售仙半夏,惟将半夏浸泡,尽去其汁味,然后以甘草浸晒,入口淡而微甘,全失本性,名曰仙半夏。并非照制法,医家亦视虚人有痰者用之。以为性平和而不伤于燥烈,是无异食半夏渣滓,何益之有。

清痰、开郁、行气、理痹。痰疾中风不语,研七八粒,同井华水送下,以手摩运腹上,一炷香时,即醒能语。

敏按:龚云林云:仙方制半夏,化痰成水,皆治壮人痰火有余之症,服之有效。虚人痰火忌服。

各种半夏曲 《纲目》半夏修治条,引韩飞霞《医通》造半夏曲,云能专治各病,又不载其制法,特为补之。

生姜曲 姜汁浸造,治浅近诸痰。

矾曲 矾水煮透,兼姜和造,最能却水,治清水痰也。

皂角曲 煮皂角汁炼膏,和半夏末为曲,或加南星,稍加麝香,治风痰,开经络。

竹沥曲 用白芥子等分,或三分之一,竹沥和成,略加曲和,治皮里膜外结核隐显之痰。

麻油曲 麻油浸半夏,浸五日,炒干为末,曲和造成,油以润燥,治虚咳内热之痰。

牛胆曲 腊月黄牛胆汁略加熟蜜和造,治癫痫风痰。

开郁曲　香附、苍术、抚芎等分,熬膏。和半夏末造成,治郁痰。

硝黄曲　用芒硝十分之三,同曲煮透,为末,煎大黄膏和成,治中风卒厥、伤寒宜下由于痰者。

海粉曲　海粉、雄黄居半夏之半,炼蜜和造,治积痰沉痼。

霞天曲　用黄牛肉煎汁炼膏,名霞天膏。将膏和半夏末为曲,治沉疴痼痰。以上诸曲,并照造曲法,草盦七日,待生黄衣,悬挂风处,愈久愈佳。

建神曲范志曲　白酒药曲附

出福建泉州府,开元寺造者佳。此曲采百草罨成,故又名百草曲。以黑青色,煎之成块不散,作清香气者真。色带黄淡者,曰贡曲,力和平,不及青黑者力大,此曲愈陈愈妙。《药性考》:泉州神曲:微苦香甘,搜风解表,调胃行痰,止嗽疟痢吐泻,能安温疫岚瘴,散疹消斑,感冒头痛,食滞心烦。姜煎温服,或二三钱。造云百草,法秘不传,得名范志,块造方端,用之应效,馈远人欢。蔡氏《药帖》云:治风寒暑湿头眩发热,表汗立愈。能消积,开胸理膈,调胃健脾,及四时未定之气。兼能止泻消肿,及饮食不进等症。又能止霍乱吐泻、咳嗽、赤白痢疾、小儿伤饥失饱一切症。倘外出四方,不服水土,瘴气肚痛,皆取效如神。范志斋、蔡协德住泉州府城西街东塔前,向造百草神曲,即今建曲。每个重半斤或四两。乾隆辛卯五月蔡氏正造曲,忽有一客至,视百草而叹曰:当今男妇老幼秉气衰薄,百草恐伤元气。予有奇方:共药九十六味,配合君臣佐使,另加十二味青草,紫苏、薄荷等物,捣烂煎汤,合共一百零八味。制为小方块,每块一两,按端午及六月六日诸神会聚,皆可依法制造。药性平和,气味甘香,远行者宜备。可以代茶常服,大人每服三钱,水一碗,煎七分。小儿每服一钱五分,水一茶盅,煎六分半,饥饱时服,忌生菜。惟孕妇不可服。此药切片煎汤,药渣不散,须认形色淡黄者为真。福建泉州府城内范志吴亦飞驰名万应神曲,气味中和,清香甘淡,能搜风解表,开胸快膈,调胃健脾,消积进食,和中解酒,止泻利水,治四时不正之气,感冒发热,头眩咳嗽,及伤食腹痛,痞满气痛,呕吐泻泄痢疾,饮食不进等症。痘疹初发,用托邪毒。

又治不服水土,瘴气疟痢,外出远行,尤宜常服。大人每服三钱,水一汤碗,煎七分。小儿每服一钱半,或一钱,水一大茶盅,煎七分,每钱破作五六块,外感发热,头眩咳嗽,疟疾呕吐,俱加生姜同煎。泄泻加乌梅同煎。惟痢疾一症,须加倍用。大人每用五钱,小儿二三钱,加好箔茶心同煎。每斤价银一两六钱。若用匣装,每个五文。店住学院考棚边桂檀巷内,观音亭顶南畔第三间,范志吴氏牌匾为记。

白酒药曲　《药性考》曰:白酒药曲,松江得名。良姜四两,草乌半斤。吴萸白芷,黄檗桂心,干姜香附,辣蓼苦参,秦椒九味,一两等分,菊花薄荷,二两齐称,丁皮益智,五钱杏仁,共为细末,滑石五斤,米粉斗八,河沙拌匀,造丸干用,酿酒芳馨,炒焦拌食,滞积消灵。

帕拉聘

七椿园《西域闻见录》:帕拉聘,草根也。全似三七,但色蓝或黑,出温都斯坦,回地人多往采取,重价货于回城。云可治疾,中土人弗达,不敢尝也。

治一切阴冷痼疾,服之立除。

一枝蒿

绍郡府佐李秉文,久客西陲,言巴里坤出一种药,名一枝蒿。生深山中,无枝叶,一枝苗土,气味如蒿。四月间,牧马卒驱马入山,收草携归,煎膏以售远客,有贩至兰州货卖者。

活血解毒,去一切积滞,沉痼阴寒等疾,驱风理怯。

香　草

石振铎《本草补》:西国产香草,山野遍生,树高尺许,枝干虬曲,经冬不凋,花小而色紫白,成实时中有小黑粒,春时插之即活,恶肥而喜洁。遇夏即生小虫,因蝇卵所致,见小白点与丝网,宜去之。衣袖触动,芬芳袭人,可纫以为佩。采其花藏衣箱中,能辟诸虫。焚其枝叶,能辟除瘟疫岚瘴,房屋溽秽气自除。

主治解郁,凡心怀忧闷,以布包置左胁下之傍,能令胸膈舒畅。除蚤虱、壁虱,取枝叶曝干为粉,以布包贴肌肤上,须多乃效。体受风寒不快,以枝叶煎汤浴之,浴后睡片时,即愈。食不知味,以叶煎酒,空腹饮之,同面食,使舌本津津餍饫。面有黑瘢,取叶或水或酒浓煎,每晨涂面,能灭斑滋颜。齿痛动摇,醋煎叶,乘热擦之漱之。又治胃火盛口臭,头多风痹,并发秽触人,与记舍脑也不坚固,取叶煎水,服时加醋,不特除头外之病,并裨头之内司,盖人之记舍在脑故也。

敏按:以上所说,皆出泰西《石氏本草》,核其形状功用,则似今人所名奶孩儿草近是。但奶孩草正名奶酣草。见霜即萎,并非经冬不凋。入春子种,其宿根亦不发,亦罕有尺许虬曲之枝干,或泰西地暖土肥,如粤中之茄,可以经冬成树,或又别有一种木本者,姑存其说以俟考。

臭　草

《本草补》:泰西既产香草,复产臭草。虽熏不同莸,效用则一。其本高尺余,开小黄花,摘花蕊阴干待用,与叶同功。结子成实,裂分四房,每房子数粒,春秋二仲皆可种之。春月将枝插之亦活,不畏霜雪,亦不喜肥,须浇以清水,人以手捋之,便臭气拂拂,亦非秽污朽腐可比也。其功用亦与香草等。植树下,能杀树上虫。植圃中,能辟蛇、蝎、蜈蚣等诸毒。

泄泻及小便不通,取臭草叶或生或煮食之。服毒并蛇蝎蜈蚣等毒,急取臭草叶生食,其毒自解。腹内蛔虫,以清油煎臭草叶,捣烂敷脐上,胜食使君子远矣。鼻血,取臭草叶捣烂,塞鼻孔即止。危急重病昏晕,采叶醋烹,搓熟塞鼻,即醒。耳痛,以臭草叶捣烂,取自然汁,置石榴皮内煅过,滴耳中。目痛,以叶置清水内,露二三夜,将叶蘸水点眼。目力过劳,以臭草叶自然汁,加蜂蜜一滴,并略加小茴香,自然汁调和点眼,久则光明。杨梅疮,以自然汁略加好酒并清水粉,同煎治之。妇人心气痛病,由于子宫上冲,用臭草叶嗅之,以愈为度。大庾曹上士曾用此方,叹其灵验。小儿大便肠出,以好酒煮臭草叶捣烂,用布作膏贴之。

卷六

木　部<small>七十九种　附二十四种</small>

响　豆

《池北偶谭》乐安有孙公者,年九十,强健如四五十岁人。自言生平惟服响豆,每岁槐子将熟时,辄令人守之,不令鸟雀啄落,既成,即收,作二枕,夜听其有声者,即响豆也。因弃其余,如是数月,而得响豆所在。每树不过一枚,每岁不过服一粒,如是者数十年,无他术也。

《颜氏家训》:庾肩吾常服槐实,年七十余,目看细字,须发犹黑。《抱朴子》云:槐子服之令人补脑,发不白而长生,殆即此欤。

明目,悦颜色,开心志,强筋骨,补血髓。

纪晓岚先生姑妄听之云:响豆者,槐实之夜中爆响者也,一树只一颗,不可辨识。其法,槐始花时,即以丝网冒树上,防鸟鹊啄食,结子熟后,多缝布囊贮之,夜以为枕,听无声者即弃去,如是递枕,必有一囊作爆声者,取此一囊,又多分小囊贮之,枕听如初,得一响者,则又分二枕,如是渐分至仅存二颗,再分枕之,则响豆得矣。

木　蛇

《百草镜》云:木蛇似蛇,有鳞甲,内纹黄色,如菊花瓣,亦奇物也。

治狗咬。

通香木

《边志》:木长数尺,出塞外,以沸汤沃之,取其汁洗衣服,及灌一切花卉,洒屋宇壁,经年香气不灭。烧之能降天神,香气达数百里,契丹珍之。

治奇疾，人不知名者，服之即愈。焚之，辟瘟疫、秽气、邪祟。

闰月棕皮

徽州者，色紫为上。《救生苦海》：棕榈皮每岁只生十二瓣，逢闰月多生一瓣，惟此瓣中间有界纹为异。按：《詹氏小辨》云：棕每月生一片，岁生必十二片，唯当闰月之年，值所闰之月，则此一片仅有其大半，亦不成片，家有棕园，每岁腊尽剥之历验，此无中气之征也。据此，则闰月棕皮，无全瓣者。《石室奇方》：棕榈遇闰年则生半片，岁长十二节，闰月增半节。

治血症　郭大林云：煅存性研，陈年者尤佳，服二三钱，试过效验。王巽初云：用一瓣烧存性，作二服亦可。

南天竹

即杨桐，今人多植庭除，云可辟火灾。《纲目》木部南烛条，载其枝叶功用云：苦平无毒，止泄除睡，强筋益气，久服长生不饥，变白却老。并引《上元宝经》言，服草木之王，气与神通，食青烛之精，命不复殒，皆谓指此。而于其寻常日用功用，概不著录。至其所引附方，亦仅取《圣惠方》中之治风疾及误吞铜钱而已。余亦未之及焉，故悉补之。王圣俞云：乌饭草乃南烛，今山人寒食挑入市，卖与人家染乌饭者是也。南天竹乃杨桐，今人植之庭除，冬结红子，以为玩者，非南烛也。古方用乌饭草，与天烛，乃山中另有一种，不可以南天竹牵混，此说理确可从之。明目乌须、解肌热、清肝火、活血散滞。《食物宜忌》云：南烛叶味苦性平。《从新》云：苦酸涩平。

子，名红杷子。治八角虱，同水银捣烂，擦之即除。亦可浸酒，去风痹。《从新》云：南烛子酸，甘平，强筋骨、益气力、固精驻颜。子白色者，名玉珊瑚。

小儿天哮　《三奇方》用经霜天烛子、腊梅花各三钱，水蜒蝣一条，俱予收，临用，水煎服，一剂即愈。

下疳久而溃烂，名腊烛疳。《不药良方》：红杷子烧灰存性一钱，梅花冰片五厘，麻油调搽即愈。

阴茎泄　慈航《活人书》：红杷子烧灰存性一钱，加冰片五厘，麻油调搽。

三阴疟　《文堂集验》：南天竹隔年陈子，取来蒸熟，每岁一粒，每早晨白汤下。

解砒毒　刘霞裳云：凡人食砒垂死者，用南天竹子四两，擂水服之立活。此方，刘在松江府署亲试验者。如无鲜者，即用干子一二两煎汤服，亦可。

叶洗眼，去风火热肿、眵泪赤痛，及小儿疳病，取其叶煎汤代茶服。却疫仙方《行箧检秘》：凡人稍觉头疼、身体酸困，便即感冒寒邪，急宜服此药发散，毋使传经，变成时疫。此方经验多人，神效异常。用乌梅、红枣各三枚，灯心三十根，南天竹叶三十片，芫荽梗三段无芫荽，以葱白三节代之，亦可。甘草、麦冬各三钱，小柴胡二钱，水二盅，煎一盅，不拘时温服，微汗即愈。

瘰疬初起 《百草镜》：南竹叶、威灵仙、夏枯草、金银花各四两，陈酒四壶，隔水煮透，一日三服，半月除根，每服药酒，须吞丸药。丸药方：僵蚕一斤，炒研，砂糖和丸，桐子大，每次吞一钱。

梗今人画眉笔中置之，可去鸟风。作筋，可治膈食、膈气。

查克木

《宦游笔记》：塞外有查克木，丛生，树高五尺许，无皮，枝干清翠可爱，叶似三春之柳，然质甚坚，并无柔条垂丝，颇耐霜雪。若伐以为薪，着火即燃，形似炭，有红焰而无烟，置径寸于炉中，历一、二日乃烬。惟生于瀚海沙碛之地，遇大风根株即拔，因入土未深，是以夭扎，无经久者。《西北域记》：查克木产推河，似丝柳而不垂，无皮，耐霜雪，色青时，入炉即燃，数日乃烬，然大者拱，高者寻，风斯拔之，何者？地沙且咸，根难据而易朽也。

治产难，临蓐之时，握其木易产。心痛，烧灰服之。

绿益子

《边志》：出辽东，树高丈余，其叶两两相对，开花如盏大，黄色，花谢结实，亦两两相对，大如木瓜，绿色，春生夏熟，人不可食，误食之，入口即齿落如屑，舌黑如漆，满口裂碎，血出如水，终日不能食，经旬方止。又能碎骨如泥，彼处橐驼初生，取以润其蹄，则千里可行，否则不能行。其性刚利如锥，举而刺之，利如刀锯，凡作角器，必用此。

性烈有大毒，能腐骨碎齿，入外科方术家用。

丁香油

《百草镜》：丁香油出南番，乃用母丁香榨取其油，色紫，芳香辛烈。番人贮以琉璃器，盖偶不密，即香达于外。粤澳门多有之。《药性考》：丁香油出西番。气味甘辛，性大热，透关窍驱寒，力更速于丁香，治胃寒痛，或滴少许入煎药；或以油涂脐上痛处。暖丹田，除水泻，涂暖脐膏贴。解蟹毒，以一滴同姜汤服。揩牙，治口臭。《药性考》云：壮阳暖肾，疝痛阴寒。按《齐民要术》：鸡舌香即母丁香，时珍所谓雄为丁香，雌为鸡舌香也。丁香中雌者独大，而可取油；雄者细小，不中榨取。予内兄朱放鹇,曾宦于粤,据云丁香油亦近时始有,其性热而淫,凡衣饰器物经染其气,数日不灭,近日豪贵家多珍之,为房帷用。以色紫同玫瑰,滴水中搅之,散而复聚者为真。伪者曰樟木油,色稍淡,紫中带黄黑色,气辛烈,触鼻作樟脑气,滴沐器洗衣,或入香佩,可以辟汗,不入药用。《纲目》于丁香下附丁皮及根枝,不及油,或其时尚未有,即有亦未行入中土也。

涂脐,散臌痞。受寒胃痛,好酒和服。

金御乘云:胃寒呃逆呕吐甚者,用丁香油擦透中脘。痛痹擦痛处,皆立效,试过极验。

祝穆《试效方》:治瘰疬,化核膏用之,取其香烈直透经络,辛以散结滞耳。

檀香油

《药性考》:出粤中,舶上带来。

味苦,除恶、开胃、止吐逆。

肉桂油

《百草镜》:粤澳洋舶带来,色紫香烈,如肉桂气。或云,肉桂脂也。或云,桂子所榨。未知孰是。

性热气猛,入心脾,功同肉桂。

《传信方》:治各种疟,用灯草一茎,约长三四寸,以水稍润,再以肉桂油涂之,贴背脊风府穴下,至肺俞止,外以绵纸条封之,须临发前一二时为之,或先一日更妙,贴后次日,发疟更重,嗣后渐减,盖风寒暑湿,尽为提挈而然也。

水安息

出广中,洋舶带来,波斯交趾皆有之。形如荔枝而大,外有壳包裹,皮色亦如鲜荔枝,开之中有香,如胶漆,黄褐色,气甚馥郁。此物如开用不尽者,须连外壳置碗中,方不走溢,否则遇五月黄梅时,其汁自满,溢出壳外,虽壳内所存不过少许,也会溢出,亦一异也。《纲目》安息香本条所言皆干者,云是树脂。《集解》下引叶廷珪《香录》云:有如饧者,谓之安息油,即是此种。濒湖又未详其功用。今时颇行,故采补以备用。其壳有丝毫裂缝,油即走溢,须以沥青熬化滴之。《百草镜》云:安息香有水、旱二种,水安息难得,焚其香,旁置水盂试之,其香烟投水中,还结为香,惟分两稍减耳。《五杂俎》云:安息香能聚鼠,其烟白色如缕,直上不散。

辛平无毒,通心神,除邪魅,辟蛊毒,止心痛,下鬼胎,入心经,通肾气,尤益房箔,故龟灵剂用之以兴阳,反魂丹用之以救急,然大耗真气,凡气虚挟火者不可服。忌见火。《药性考》:水安息香辛苦性温,除风寒霍乱,暖肾兴阳,治心腹蛊气,血淋遗精,鬼交鬼孕,熏劳瘵。

辟瘟丹 陈杰《回生集》用红枣二斤,茵陈切碎八两,大黄切片八两,水安息五钱,合为锭,每晨焚之。

种子二方 《周氏家宝》:潮脑飞升白霜一两,麝香二钱,枯矾三钱,龙骨三钱,良姜三钱,五倍子二钱,明雄二钱,水安息、母丁香、酥合油各五钱,官桂三钱,轻粉二钱,紫梢花二钱,大山茨菰三钱,共为细末,炼蜜为丸,桐子大,腊丸封固。月信后纳一丸,次日再纳一丸,种子如神。并治血淋、白带、阴疮、阴蚀、杨梅疮毒等症。

又方:真川附子一个重一两二三钱者,山茨菰四钱,此二味要童便浸透,焙干研末;川乌八钱,五倍子三钱,此二味同研末;水安息五钱,生蟾酥八钱,此二味同研;不麻草乌五钱,明雄五钱,此二味同研末;官桂五钱,母丁香八钱,同研末;酥合油五钱,真鸦片三钱,同研末;紫梢花三钱,蛇床子一两,倭硫黄五钱,轻粉五钱,上药为末,同白芨五钱煎水,合前药打成锭。每行时用津磨少许,搽茎首,能治精滑并久不生子,且能解毒,遇疮不染。若早、午、晚各搽一次,久不断,更有神效。与前方男妇同用更佳,或再加人参五钱尤妙。

穿腮起管,年久不愈。许氏方:用水安息搽之,管化毒愈。

夜 兰

《岭南杂记》:产粤,道旁小树也,状如木兰,亦类紫薇,高一二尺,叶大如指头,颇带蓝色,叶老则有白篆文如蜗涎,名鬼画符,叶下有小花如粟米,至晚香闻数十步,恍若芝兰。又名蚊惊树,暑月有蚊,折此树逐之即惊散。《粤语》:夜兰木本,高尺许,叶如槐,花如粟米,至夜则芳香如兰,折之可以辟蚊,插门上,蚊不敢入,一名蚊惊树。有病,取其叶生啖或煎水,即吐痰,数日而愈。叶上有篆文如符,又名神符树。关涵《岭南随笔》:夜兰生罗浮幽谷中,有香无形,与肉芝同为神物,与此名同物异。

敏按:《粤志》步惊木,以嫩叶和米数粒微炒,煎汤饮之,可愈呕泻寒痰。花有幽香,步行遇之,往往惊为蕙兰,故亦曰步惊。永安人以嫩叶干之,持入京师作人事,核其功用形状,或即夜兰欤。

治一切风寒诸病,取叶煎汤服,少顷大吐痰涎,或行路侵寒暑,吐泻危笃,采数叶嚼,或吐或不吐,病即愈。

黎 椒 白胡椒 山胡椒 马思答吉

《边州见闻录》:川椒故有名,产自黎大所城隅者尤香冽,大小必双,肉理细密,罅裂而子不堕,俗呼抱娃子椒。《四川志》:各州县多出椒,惟茂州出者最佳,其壳一开一合者尤妙。

性同川椒,入药尤效。

按:黎椒近日亦罕有真者,外方所得,俱属彼土人以他产伪充,其功效亦仅与川椒相埒。据刘少府挹清云:真者含一二粒口中,可辟瘴毒,解鱼虾食毒,更可为导淫具。彼土中有一种生恶疮妓女,人不敢近,惟吞黎椒三粒,与之接,则无害,次日便出椒,内尽包其毒,不入人脏腑也,故真者彼土亦珍贵之,罕有出售于外者。

白胡椒

《通雅》云:广舶胡椒,有一种玉椒,色白,味独辛于他椒,今宁波洋货店颇多,其色如雪,以内外通白者为上,皮白内黄者劣。解鱼虾毒,入房术用。蓬莱李金什言:洋舶带来白胡椒,据彼中人云,即用胡椒之嫩者,生去其皮,晒干即如白玉色,非别有他种。《物理小识》:胡椒出番国,亦是蔓生,有白色者,或曰即毕澄茄。

胃痛　《百草镜》:用大红枣去核七个,每个内入白胡椒七粒,线扎好,饭锅上蒸七次,共捣为丸,如绿豆大,每服七丸,温滚水下,如壮实者,用十丸。服后痛止,而胃中作热作饥,以粥饭压之,即安,此寒食痰饮皆治。

治九种心疼　叶天士方:丁香去顶盖、广木香、雄黄、巴豆去油净、白胡椒各三钱,枳壳、红花、五灵脂各一两,共为细末,好酒发为丸,如莱子大,候干收贮瓶内,每服八厘,唾津送下,忌生冷油腻,半月除根。

白痧药　《种福堂方》:白胡椒一两,牙皂一钱,火硝、檀香末、明矾、丁香、蟾酥各三钱,北细辛二钱,冰片、麝香各五分,金箔量加。

山胡椒

《百草镜》:云南木邦土司,出一种山胡椒,色黑颗大,主止痛破瘀。

马思答吉

《五杂俎》:出西域,似椒而香酷烈,彼土以当椒用,主开胃消食,破积除邪。

金刚纂

《滇志》:金刚纂花黄而细,土人植以为篱,又一种形类鸡冠。《涌幢小品》:金刚纂生天目,其树长不满三四尺,多屈曲,虽春夏亦无叶,每触其枝,曳裾不前,夷缅国有是种,相传锉其末溃水,水必毒,饮者立死,曰人瘴,又能借之为诱淫之法。张洪《使缅录》:缅地有木曰金刚纂,状如棕榈,枝干屈曲,无叶,锉以溃水,暴牛马,令渴极而饮之，食其肉必死。刘魁若程赋统会：云南大候州出金刚纂，青色如刺桐，最毒。《滇记》云：金刚纂碧干而狷芒，孔雀食之，其浆杀人，以为草者误，今曲江、建水、石屏处处有之。

性有大毒，入丹术家用。《丹房本草》：金刚纂纯阳草也，伏硫，与柳叶藤同用，其功最神。

锻树皮

《本草补》：泰西有锻树，吕宋亦有之，其色红，状如杜仲。初因人取树皮，包切肉数裔，抵家合成一片，始知其皮能合肉接骨也，因名曰锻树。《本草》人参条下所载椴木音贾，而此锻音断，不同，或系二种，当与有识者辨之。

敏按：椴叶与乌血柏相似，而大如团扇，有巨齿，初生时可裹饼饵蒸食，霜后鲜赤若丹枫，照耀岩谷，其皮柔韧如麻皮，乌喇之人采以治绳，作鱼网，入水不濡，又可为鸟枪火绳，中国所无也。

治折伤胎疝，一切损伤，肉破骨断，取皮捣碎，煎酒服，又以渣敷患处，完好如初。幼儿患疝，由于胎中得者，此因皮开裂，肠入肾囊，疼痛难忍，亦能戕命，此叶久贴皮膜裂处，自然复合，永无患矣，但非幼童之年，则不可治。方用锻树皮，或捣烂，或削片，以油润湿粘布上，贴患处，外以布牢系腰间，或半年三个月，方愈。

黄葛树<small>川槿皮</small>

《边州闻见录》：蜀多黄葛，宜宾学宫前骑墙树而生，根未至地，已合抱。此树以某月种，每岁必某月始芽。入药用根皮，药肆中多取其皮以代川槿。《峨嵋山志》：嘉树在罗目县东南三十里阳山江溉，两树对植，围各二三尺，上引横枝，亘二丈，相援连理，阴庇百夫，其名曰黄葛，号嘉树。苏子由诗："予生虽江阳未省到嘉树"，即此。《益部谈资》：黄葛树叶似桂梢大，团栾荫数亩，冬春不凋，干则拥肿，根皆蟠露土上，至于石崖之侧，则全欲不藉土生者，夔之梁方最多，惜无材用。按：王阮亭《居易录》，云南多黄果，似海棠稍大者，香如佛手，甘脆如梨，多津液，蜀产者树而不结实，其皮类川槿，亦能愈癣。今曰黄葛，或音之讹耳。

治疥癣，取其根皮煎汤浴之。

川槿皮

生川中，色红皮厚，而气猛烈，产孟获城者，只一株，传为武侯遗植，杀虫如神，生剥其皮，置蚁其上即死，今亦罕有。他省产者名土槿皮，薄而气劣，不得混施。今川人多用黄葛皮代之，以售他处。《通雅》：真川槿皮切断，中有丝，白茸如杜仲。

《群芳谱》:川槿色红,气厚力优。

癣疮 杨起《简便方》:癣疮不愈,以川槿皮煎汤,用肥皂去核及内膜,浸汤时时擦之;或以汁磨雄黄搽尤妙。又见《不药良方》。

顽癣多年不愈 《活人书》:川槿皮二钱,轻粉五分,斑蝥七个,大枫子七粒,河、井水共一盏,煎半,露一夜,笔蘸涂之,又方:川槿皮四两,轻粉、雄黄各四钱,百药煎四饼,斑蝥一钱,巴霜钱半,大黄二两,海桐皮二两,研如粉,阴阳水和,抓损敷之,必待自落愈。

荷叶癣 《活人书》:川槿皮切片、海桐皮、槟榔各二钱,轻粉钱半,红娘子五分,阴阳水浸一二日,用鹅翎扫上,如痒,以竹片刮破,搽此药,夜露三宿,更妙。

遍身顽癣 大枫子四十九枚,川槿皮二两,斑蝥去翅、足五个,川椒一钱,轻粉二钱,杏仁三钱,海桐皮二钱,共末,河、井水各一碗,浸一夜,鹅翎蘸汁搽之。

癣疮不愈 《不药良方》:川槿皮煎汤,取肥皂去核及肉膜,浸汤内,时时搽之。

牛皮癣癞 毛世洪《经验集》:川槿皮一斤,勿见火晒燥,磨末,以好烧酒十斤加榆面四两,浸七日为度,不时蘸酒搽擦,二三十年者,搽一年断根。如无川槿,土槿亦可代之。治顽癣:《种福堂方》川槿皮、海桐皮、尖槟榔、樟冰、苦参、黄檗、白芨各二钱,雷丸一钱五分,大枫子、杏仁各二粒,木鳖四个,用火酒浸七日,将穿山甲刮癣,少碎,以酒搽之,即愈。五仙散:《经验广集》治久年顽癣、牛皮癣,神效。红粉霜五分,明矾、川槿皮、杏仁各一钱,蜜陀僧三钱,为末,津调抹,一日三次,三日全愈。

粉刺 孙台石方:川槿皮一两,硫黄二两,杏仁二两去皮尖,轻粉二钱,樟脑五钱,麝香少许,为末,鸡子清调,早洗晚搽。

秘传雄鼠骨散:治牙落,可以重生。用雄鼠骨一具,生打活雄鼠一个,剥去皮杂,用盐水浸一时,炭火上炙,肉自脱落,取骨炙燥,入众药内,同研为末。香附、白芷、川芎、桑叶晒干、地骨皮、川椒、蒲公英、青盐、川槿皮、旱莲草共为末,擦牙,百日复出,固齿无不效。

土　漆

《玉环志》:皮如桃树皮,粘着人手,即发肿,若刀疮见血,捣此皮敷之,即止。

止金疮出血。

水团花

《李氏草秘》:生溪涧近水处,叶如蜡梅树,皮似大叶杨,五、六月开白花,圆如杨梅,叶皮皆可用。

治金刃伤,年久烂脚疮,捣皮叶罨上一宿即痂。《草秘》。

麻枥果

治胎疝 毛世洪《经验集》:凡小儿初生发疝,只见啼哭,不见病形,延至一周两岁,始知是疝,诸医不效,用麻枥树上之鸳鸯果一对,其果连树枝取下,可辨真假,一对果可治三人,荔枝核七枚杵碎,平地木三钱,同煎饮即瘥,亦不复发。

千张纸 木蝴蝶

木实也,出云南广南府,形似扁豆,其中片片如蝉翼,焚灰用。

治心气痛。

按:千张纸,《滇志》以为木实,据程豹文言,千张纸乃仙人掌草,晒干,其中心层层作罗纹卷心,折之如通草状,故名。此物用七张烧灰酒调服,可治胃脘痛。杨桐岗云:苏州有之,状如通草,约手掌大,曾用入丸中,可治浸淫恶疮,今并存其说,以俟考。《本草纲目》杂草内有宜南草,即此,形状亦同,云主邪,小儿女以绯绢袋盛佩臂上,辟恶止惊,而不知其可服食也。

木蝴蝶

出广中,乃树实也,片片轻如芦中衣膜,色白似蝴蝶形,故名。四边薄而明,中心微厚,不甚明透,似有子壁钱白膜状。

治肝气痛 用二三十张。铜铫上焙燥研细,好酒调服。贴痛疽:项秋子云:木蝴蝶出广西,俨如蝴蝶,中心如竹节,色更白。凡痈毒不收口,以此贴之,即敛。

治下部湿热。

风 叶

《稗史》:郴之桂阳县产风叶,充茗饮,能愈头风,故名。亦可浸酒,性微热,前人志记不载。

性微热,追风活血,可浸酒服。

拔尔撒摩

《坤与图说》:木名,出白露国,此树生脂膏极香烈,可入药。

敷金刃伤,一昼夜肌肉复合如故,涂痘不瘢,涂尸千年不腐。

枫 果 即路路通

即枫实。一名樆子,乃枫树所结子也。外有刺球如栗壳,内有核多孔穴,俗名路路通。以金箔贴之,村姬簪于发,云可明目、宜老。出浙临安县署后安乐山者,名钱坟枫果,最佳。焚之香郁,可熏衣辟瘴疫。《纲目》枫脂香载:其木皮不及其实之用,今补之。宜于焚烧,未有入汤液之用。其果冬月即孕枫蚕子于中,交春内生蚕,每果中有一个,立夏后乃化蛾飞去,入药取无虫、陈久者用。《槐西杂志》:枫香果出云南者,焚之杀鬼去邪,辟瘴湿。

辟瘴却瘟,明目除湿,舒经络拘挛。周身痹痛,手脚及腰痛,焚之嗅其烟气,皆愈。熏衣被,可除蚤。

敏按:枫果去外刺,皮肉圆如蜂窠,即路路通。其性大能通十二经穴,故《救生苦海》治水肿胀用之,以其能搜逐伏水也。

治癣　《德胜堂传方》:枫木上球十个烧灰存性,白砒五厘,共末,香油搽上即愈。

脏毒　《古今良方》:路路通一个煅存性,研末,酒煎服。

咬人狗_{刺晕}

《台湾府志》:咬人狗其木甚松,手掐之便长条迸起,可为火具,木高丈余,叶长大似烟叶,有毛刺,刺人入毛孔甚痒,搔之发红痛,一昼夜乃止。

治瘰疬。《台海使搓录》。

附:刺晕《李氏草秘》:其树形似乌柿,有刺,刺人即晕,故名。

治痈肿定痛　取树脑叶入酱板盐花,罨发背痈疽肿毒,痛甚者罨上即止痛,不问已未溃,罨至愈。

桂　子_{桂丁　桂耳　桂根}

《学圃余蔬》:有一种四季开花而结实者,此真桂也,闽中最多,常以春中盛开。凡桂四季者有子,此真桂也。江南桂八、九月盛开,无子,此木樨也。《临海志》:唐垂拱四年三月,月桂子降临海,芳香有桂气味,食之和畅。宋绍定间,舒某于天台山得月桂子二升,大如樟子,无皮,色似白玉,纹如雀卵,中有仁,嚼之作芝麻气,以之杂菊入囊为枕,有散伏石缝中者,旬日辄出树,叶柔长,经冬犹在,种入盆中,久之亦失所在。

性温,味辛,平肝暖胃,胃脘寒痛甚宜。《药性考》:甘辛温中,暖胃平肝益肾,散寒止哕。

桂　丁

《百草镜》云:形如吴茱萸,出广西交趾,乃肉桂子也。

治心痛,辟寒邪胃痛。《百草镜》:桂丁研细,酒下三钱。

桂 耳

出开化山中,乃多年老树蒸出蕈也,面红色,土人采得,以治血疾。

治一切血症及吐血。

按:《纲目》分桂为五种:曰桂,即今所谓交桂;曰牡桂,今广桂;曰箘桂,俗呼木犀;曰天竺桂,浙中山桂也,有子如莲;曰月桂,四季有花者,此桂子乃天竺桂子也。《纲目》失载主治,若月桂则固载其子矣。曰桂丁,乃广桂子,《纲目》亦不言其主治。至于桂耳,则各桂皆有之,性亦略同,《纲目》皆不载,悉为补之。《和霁园夜谈随录》:吕司马季弟琪,从司马官岭南署中,有小院颇幽静,旧有古井在轩右,井畔有二老桂,大合抱,值夏夜月光甚皎,琪纳凉轩下,闻井中有声不绝,凭栏窥之,见井水白如银,中有红丸,大如弹子,约数十百点,光明如火,向上竞相跳跃,渐跃渐高,去栏仅尺余,琪惊白司马。次日,命夫绳下,探之无他异,得桂子数十粒,鲜赤如新,琪即戏以井水服之,日七枚,七日而尽,盖适取得四十九枚也,后琪寿至九十九岁,无疾而逝,平原董太史曲江与琪善,亲见而志之。敏按:今月桂子如莲,鲜者色青,干之淡黑色。吕琪所见,大如弹丸,鲜赤如新,当别是一种。考《天地运度经》云:太山北有桂树七十株,天神青要玉女三千守之,其实赤如桔,人食之一年可以上升,或者此种,惜琪公所服只四十九枚耳,故得寿。

桂 根

陈年入土最深者,入药用。

贴牙痛可断根,即取桂树根上皮用。

《学斋咕哔》:花中惟岩桂四出,予谓土之生物,其数皆五,故草木花皆五,惟桂乃月中之木,居西方地,四乃西方金之成数,故花四出而金色,且开于秋云。

棕 木

似桧,亦名水松。抱木生者性韧,皮同乘鲜,剥削造履。俗称抱香履,潮州颇多。

能治湿脚气,辟邪风。

樟 皮 樟梨

此香樟树皮也。《纲目》有樟材、樟脑、樟节,而皮与子皆不及焉。今山人率以皮子治病有效,因急补之。

树皮以年久老樟节为佳,治天行温疫,湿毒流注,浴疥癣,洗脚气。

心疼 《玉局方》:香樟树皮,取时去面上黑色者,用内第二层皮,捣碎煎汤服,即止,永不再发。

刑杖伤　《神锦方》:樟树皮用老酒炖出味,调老公鸡冠血食,止痛散血立效。

霍乱上吐下泻　《传信方》:樟树皮一把,水煎温服,立止。

脚上生疮　《家宝方》:此疮个个如小笔管,大者用樟树叶牙咬熟,略掺拔毒丹,外贴樟树叶,连换即愈。

敏按:樟木《纲目》言辛温香窜,性能除湿,故山居人患病多宜之。《象山县志》:万历中邑大疫,有一道人,教人取千年老樟树皮煎饮可愈,并言树老久饮霜雪,其性转清凉,可消疫气,此即藏器所云:樟木能治恶气、中恶、鬼疰之意。

樟　梨

即樟树子也。出处州府遂昌县福罗坞仙人坝周公园,大者为贵,小者次之。予友黄庆春与一遂昌人相善,其人馈以樟梨,云可治心胃脘疼,服之立效,即香樟子也,较他产者略大,盖千年樟树所结,故效如神。叶南郊自处州回,询以樟梨,据云,此非子,乃千年樟树所结于枝桠间者,如瘤然,土人以形似梨,故名之,然则此乃樟瘤也。然与予所见又不类,姑并存其说,以俟再考焉。

磨涂肿毒,治中酒心胃疼,皆效。

榕　须

《药性考》:榕叶似大麻,子如冬青,枝干拳曲,木本棱凹,不成材器,而结奇香,其脂与漆相似,可以贴金,胶物胜于楮脂。《岭南杂记》:榕树闽广最多,他省则无,故红梅驿以北无榕。大者荫十余亩,离奇古怪,备木之异,然体曲不中梁柱,理斜不中材用,质虚不中薪爨,庄子所谓以不材而寿者也。漳浦黄石斋先生有榕颂,其木年久者常结伽南香,焚之致鹤,植于水际,其子可以肥鱼,细枝曝干,束为炬,风雨不灭,其脂乳可以贴金接物,与漆同,其须可入药用。《说文》以𣝛为古松字,《六书》故以古松字为爺,而𣝛为南方之榕。《通雅》云,榕当别出,状木始于稽含,分字始于戴侗。柳宗元诗:“榕叶满庭莺乱啼”,《后山丛谈》言:蔡州壶公观有大木,四垂傍出,人莫能识,张戬闲人尝至蔡为余言,乃榕木,此木无用,惟枝上垂根,曝之可作火绳以发炮,又可染黑。《赞宁志》所云:倒生木不死树,横枝生根,下地如柱,即榕无疑。《粤志》:榕之怪在根,自上生下,语曰:榕木倒生根。《粤志》:榕叶甚茂盛,柯条节节如藤垂,其干及三人围抱,则枝上生根,连绵拂地,得土石之力,根又生枝,如此数四,枝干互相连属,无上下皆成连理。其树可以倒插,以枝为根,复以根为枝,故一名倒生树。干多中空不坚,无所用。离之木也,其象如离之大腹,其中空处常产香木,炎精所结,往往有伽南焉,粤人以其香可来鹤。子可肥鱼,多植于水际。其树脂可以贴金接物,与漆相似。性畏寒,逾梅岭则不生,故红梅岭有数榕,为炎塞之界。有红、白、大叶、小叶数种。按《泉州府志》:榕有二种,一种矮而盘桓,其须着地,复生为树;一种名赤榕,上耸广大,二种荫最宽广,入药用有须者。

固齿羲复方,止牙痛,取榕根须摘断,入竹管内,将监塞满,以泥封固,火煅存性为末,擦牙,摇动者亦坚,竹管不用。

桐七树

治腹中蛔痛 《救生苦海》用桐七树柴内,取之烧灰,研细酒下,或滚水下三钱,且能除根。

破伤风 《百草镜》:七树刮去外面粗皮,取内白皮,捣烂酒煎服,渣和白面,捣敷患处自愈。

柏 瘿

《百草镜》:老树生此,其状如瘤,柏性西指,乃禀西方兑金之气,故能平胃土而治胃痛,亦取其气相摄服耳。

治胃痛。

柏子壳

《纲目》有柏实无子壳,近时奇功散用之。

解砒霜如神 《集验良方》奇功散:用柏子壳三钱,炒红土三钱,同研为末,用鸡子清调服,服后作一寒颤即愈,重者不过两服。

松 球 松皮膏

此即山松所结卵球,初青,久则裂作鳞甲形,片片四开而坠,儿童拾之,盈筐携入市,货与茶炉代炭,能益茶味,入药取青嫩者。《纲目》松下列松实,云见果部,不知果部乃海松子,出关东,与山松异,山松球内,老亦有子,细如粟米,不中食品。

白点风 《家宝方》先以葱、花椒、甘草三味煎汤洗,再以青嫩松球,蘸鸡子白、硫黄同磨如粉,搽上,八九次除根。

松皮膏

色如琥珀,出西域伊芳犁等处。《西域闻见录》:迪化乾隆四十年改为迪化州,其土人取松皮为膏,谓之松树膏药。

性温,治血一切虚怯劳瘵,妇女血枯血闭诸症,服之有效。

陈海曙家有此膏,自西域带来,黑如漆,上盖松皮一块,云其松皮厚者二三尺,即此皮所熬。曾以治劳嗽,十日病减,又十日而病痊,又十日而生肌,渐复如旧,每服三钱,空心白水调下,服一月,无不愈者。

《槐西杂志》:田耕野官凉州镇时,携回万年松一片,性温而活血,煎之色如琥珀,妇女血枯血闭诸症,服之多验,亲串家递相乞取,久而遂尽。后予至西域,乃见其树,直古松之皮,非别一种也。土人煮以代茶,亦微有香气。其最大者,根在千仞深涧底,枝干直出山脊,尚高二三十丈,皮厚者二尺有余,奴子吴玉保尝取其一片为床,意直盘古时物,万年之名,殆不虚矣。

罗汗松实

《物理小识》:罗汗松阔瓣浓叶,树老结实,长四五分,底平上锐,色紫黑,干之可入药,《本草纲目》所未载也。

永宁僧云:罗汗松叶长者名长青,能结实,叶短者名短青,不结实,其结实俨如佛,大者如鸡子,小者如豆,味甘可食。

味甘补肾,其香益肺;治心胃痛,大补元气。

汪连仕《采药书》:罗汗松一名金钱松,又名径松,其皮治一切血,杀虫瘴癣,合芦荟、香油调搽。

金　松

《物理小识》:出台州,垂条结子如碧珠,三年子乃一熟,每岁生者相续,璀灿其间。

子治肠风。

山西柏油_{松油}

其色黑若紫者,系此油脚也。其气若松香,竹箸挑之悬丝不断者真。

杀壁虱　凡人家床、凡板壁患此者,以油滴缝内,其虱尽死。又搽秃疮。

治癣　《集验良方》:真地沥青四两,黄蜡一两,雄猪胆一个,斑蝥三钱,川椒去目并闭口者三钱。先将斑蝥、川椒二味研末听用;次将生地沥青入砂锅内熬极熟,似有生烟之状,然后将蜡入油内熔化;再将猪胆汁倾入,即离火,将斑蝥、川椒二味末子拌入,用竹节急急搅匀,将药放在滚水盆上,浸三日,去火毒,然后入瓷罐内,封固听用。治诸般癣,多年近日痛毒。生地沥青一瓶,涂患处,后用年老枯桑柴火熏烤,内有毒虫即死,待好即止,如一次尚不瘥,再熏即愈。又癣方:《经验广集》:真地沥青调轻粉涂上,起泡,泡消即愈。治狗癣疹:同寿录用地沥青不拘多少,铁杓内熬,次下鹁鸽粪、鸡粪同和,加香油少许擦之。

治头面耳上黄水疮 《活人书》:真柏油、真香油各二两,同熬成膏,搽上如神。

赤游丹 《医林集秘》:蜓蝣十条,土蛛窠五六个,出草屋老壁内,柏油,旧漆器上刮下漆少许,共捣,以柏油调搽患处,立愈。

松 油

其取油法:以有油老松柴截二三寸长,劈如灯心粗,用麻线扎把,如茶杯口大,再用水盆一个,内盛水半盆,以碗一只坐于水盆内,用席一块盖于碗上,中挖一孔如钱大,再以扎好松把,直竖放于席孔中间,以火点着,少时,再以炉灰周遭上下盖紧,勿令走烟,如走烟,其油则无,候温养一二时,其油尽滴碗内,去灰席,取出听用,一名沥油。

治疥疮久远不愈,百药不效,以此油新浴后擦之,或加白矾末少许和擦,更妙。

茶 油即梣树子油 枯饼

乃梣树子油也。豫省闽粤皆食茶油,而不知为梣树子油,俗呼茶油,实非茶子之油也。煎熬不熟,食之令人泻。

味甘性凉,气腥色绿,润肠清胃,杀虫解毒,不宜生食,燃灯益目,抹发解腻。

枯 饼

《药性考》云:饼能浣衣,除垢最洁,烧灰敷疮,亦可下积,洗风瘙痒,可用皮叶。

杉木油

《经验广集》有取杉木油法:用纸糊碗面,以杉木屑堆碗上,取炭火放屑顶烧着,少时火将近纸,即用铁箸抹去,烧数次,开碗看,即有油汁在碗内。

治一切顽癣,先用穿山甲刮破,用羊毛软笔蘸油涂上,甚加疼痛,停半日再涂,癣自结痂而愈。如已破者,不必刮,癣药极多,都不及此,真神方也。

清明插檐柳

清明日插在屋檐下枯柳枝朝南者,入药。《物类相感志》:清明杨柳,能止酱醋之潮溢。

甜疮 《济世良方》以清明插过柳枝_{烧存性}一钱,银朱七分,共研,再入飞矾一分,敷之。

小儿胎火不尿 《济急方》:凡初生小儿小便不通,乃是胎中热毒未化,不可用寒凉金石之剂,只须取清明插檐柳枝朝南者一握,煎汤服之,即尿。大人小便闭,服之亦效。治尿梗,周子象方:用清明插屋檐下枯柳一大把,折碎煎汤,倾坐桶内,被围住熏,片时即通,再内服。

白浊 卢复《芷园臆草》:清明所插柳条煎之,治白浊,盖势为肝苗,柳为卯木,同类也;混浊之色,清明之气,相待也,用药恰好有如此。

下痢后成腌鱼水,此险症也。《慈惠小编》:用清明人家插檐柳,取叶来煎汤,下如止可救。起病不多日,下腌鱼水,年少者,方可治,老者难治。少者劳伤之症,肉而化成血水,平和调理,可以挽回十分之二三;老者血气久成衰弱,故成此症,神仙难治。

柳 椹 _{柳屑 柳蕈}

此乃柳花未放时,其枝垂下如椹形,所谓柳蕊也。淡黄色,若俟花出则无用矣。《纲目》有柳华,无柳椹,《别录》乃有柳实,或即此欤。

明目驱风,壮筋骨,坚牙齿,《峒嵝神书》有柳椹牢牙法:以柳椹揩牙,去其宣露,诸风不生。明目驻颜,黑发聪耳,壮筋力,益寿轻身。《急救方》:柳椹阴干为末,日用擦牙,去风明目,乌发固齿,久用不彻,可咀金石。

柳 屑

即空心柳树中屑也。

治湿气腿肿 《慈幼筏》:淮阴卑湿,民多粗腿,偶得一法,治之甚效,用空心柳树中屑,取出筛细,入锅内炒热,以臭泔水洒湿,又炒,加面少许拌匀,趁热取起,敷腿上,候水出再炒,敷数次自愈。

柳 蕈

陈氏《笔记》云,柳树上蕈也,煎服治心痛。

柽 柳

俗名西河柳,性最透发。《纲目》柽柳下云,其枝叶消痞,解酒毒,利小便,不及治疹瘰之用。宏治《绍兴府志》:柽俗呼西河柳,其叶甚细,似桐而香,天将雨水,则生花,试之多验。《本草汇》:柽柳甘得土气,咸得水气,故能解血分之毒,消痞利便,是其本功。近世往往以治痧疹热毒不出,用为发散,不知本自何氏。《本草乘雅》之柽柳,缪仲淳《本草经疏》广之以治痧疹,此不独取其能通,又取其象形。疹亦三显三隐,三而三之,合为九,烹以应九藏也。《芷园臆草》:柽一岁三开花,一日三眠起,自成一家,不与四时之生长收藏相流行,超五行而纯二气,无杀机而唯生机者也,且雨以阴阳气和而作,先知之应,从可知矣,第气魄鲜小,未可以大道载,《灵枢》阴阳二十五人之外,有阴阳五人,此当属阴阳和平之人,又当启阴阳自和之汗也。

《逢原》云:柽柳独入阳明,故其功专发麻疹,兼解酒毒,去风,煎汤洗浴,风症身痒效。

性平疏散,驱风解表,治斑疹麻瘰不出,《经验方》:或因风而闭者,俱用西河柳叶,同樱桃核煎汤洗之,即透出。《救生苦海》:草痧药方用之,又肝天清莲散用之。《急救方》:治小儿痧疹不出,喘嗽烦闷,躁乱,用西河柳叶风干为末,水调四钱,顿服,立定。疹后痢,从新用西河柳叶为末,砂糖调服。疹发不透,喘嗽闷乱,西河柳煎汤去渣,半温,用芫荽蘸水擦之,但勿洗头面,并忌夜间洗之,盖痧疹昼发而夜敛也。

乳母及儿,仍以西河柳煎服。

酒积成病 《良方集要》:西河柳晒干为末,每服一钱,温酒送下。

桑 瘿铁扇子 桑 桑叶滋 桑油

《百草镜》:桑老则树生瘿,其壮如瘤,用刀斫下,阴干入药。

去风痹诸湿,浸酒用,治胃痛。《百草镜》。

铁扇子

《百草镜》:桑叶采过二桑者勿用,只采过头叶,其二叶力全,至大雪后,犹青于枝上,或黄枯于枝上,皆可用。须经大雪压过,次日雪晴采下,线穿悬户阴干,其色多青黑色,风吹作铁气声,故名铁扇子。冬至后采者良。

治肠风目疾,咳嗽盗汗。《草镜》。洗一切天行时眼,风热肿痛,目涩眩赤,取铁扇子二张,用无油茶碗一只,要有盖者,置铁扇子于中,以滚水冲半盏盖好,候汤温,其色黄绿如浓茶样,为出味,然后洗眼拭干,隔一二时再以药汁碗隔水顿热,再洗,每日洗三五次即愈。此水一盏可洗三四十人。《养素园验方》。

中年眼目昏花 《眼科要览》复明散:用经霜雪桑叶,叶须腊月在树不落者,同甘菊、侧柏叶、荆芥穗、桑白皮,如有眵泪加艾叶、苍术,发痒加赤芍、川椒,为粗末,

141

等分和匀,煎汤熏洗,惟红肿者不可洗。

风眼下泪 《不药良方》:腊月不落桑叶,煎汤,日日温洗之。或加入芒硝少许。

桑榾柮

乃多年老桑,数被剪伐嫩条,其枝头长成如拳者是也。

治膈症 梁侯瀛《集验方》:用老桑榾柮烧红存性,为末,好酒送下即愈。

桑叶滋

鲜桑叶摘开,其叶筋有白汁,名桑叶滋,又名桑脂。《纲目》桑叶载其用最广,独未及此。

性微寒,味苦,有天丝入眼,以此点之。

《山海草函》:桑叶滋点眼,治蜈蚣咬。

治乳痈 《集听》:用桑叶不拘头、二叶,摘取半段,取后半段脂三分,黄檗八钱,水煎干,只用三分,饭锅蒸一次,夜露一宿,涂患处,虽烂见骨者,亦能收口平复。

小石疖,今人呼为扎马疔。钱峻《经验单方》云:小石疖采二蚕桑叶,滴下滋,水点上,愈。

消瘿瘤 《秋泉秘方》用蝌蚪一钱,蛇蜕泥球包为末三分,鬼馒头滋干一钱,桑滋干一钱,乳香、没药各三分,麝香一分,共为细末,饭和捣为锭。临用时,再取鬼馒头滋化开,以鸡翎搽患处,过宿即消。

桑 油

《万氏家抄》有取桑油法:鲜桑木捶碎,装入瓶内,用一瓶盖口倒埋土中,糠火煨之,油自滴下,贮罐听用。

治小儿身面烂疮:轻粉、雄黄各五钱,猪胆一个,滑石一两,硫黄五钱,穿山甲十五片,炙凤凰烧退存性五钱,为末,用桑油、猪胆汁,娟包擦之。

伽俪香

今俗作奇楠,《乘雅》作奇南栈、香栈、木速香名,而广人亦呼奇南为栈,名同而香异也。粤海香语,伽俪杂出海上诸山,凡香木之枝柯窍露者,木立死而本存者,气性皆温,故为大蚁所穴,大蚁所食石蜜遗渍其中,岁久渐浸,木受石蜜气多,凝而坚润,则成伽俪。其香木未死,蜜气未老者,谓之生结,上也;木死本存,蜜气膏于枯根,润若饧片者,谓之糖结,次也;岁月既浅,木蜜之气未融,木性多而香味少,谓之虎斑金丝结，又次也；其色如鸭头绿者，名绿结，掐之痕生，释之痕合，按之可圆，放之仍方，锯则细屑成团，又名油结，上之上也。伽㑲本与沉香同类，而分阴阳：或谓沉牝也，味苦而性利，其香含藏，烧乃芳烈，阴体阳用也；伽㑲牡也，味辛而气甜，甘香勃发，而性能闭二便，阳体阴用也。然以洋伽㑲为上，产占城者，剖之香甚轻微，然久而不减；产琼者名土伽㑲，状如油速，剖之香特酷烈，然手汗沾濡，数月即减，必须濯以清泉，膏以苏合油，或以甘蔗心藏之，以白萼叶苴之，瘗土数月，日中稍曝之，而后香魂乃复也。占城者静而常存，琼者动而易散，静者香以神行，动者香以气使也。藏者以锡为匣，中为一楅而多窍，蜜其下，伽㑲其上，使熏炙以为滋润，又以伽㑲末养之，他香末则不香，以其本香返其魂，虽微尘许，而其元可复，其精多而气厚故也。寻常时勿使见水，勿使见燥，风霉湿土则藏之，否则香气耗散。《本草乘雅》云：奇南与沉同类，因树分牝牡，则阴阳形质、臭味情性各各差别，其成沉之本为牝为阴，故味苦厚，性通利，臭含藏，燃之臭转胜，阴体而阳用，藏精而起亟也；成南之本为牡为阳，故味辛辣，臭显发，性禁止，能闭二便，阳体而阴用，卫外而为固也，至若等分黄栈品成四结状肖四十有二则一矣。沉香有四十二品。第牝多而牡少，独奇南世称至贵，即黄栈二等，亦得因之以论高下，沉本黄熟，固坎端棕透，浅而材白，臭亦易散，奇本黄熟，不唯棕透，而黄质邃理，犹加熟色，远胜生香，爇炙经旬，尚袭袭难过也。栈即奇南，渡重者曰金丝，其熟结、生结、虫漏、脱落四品，虽统称奇南结，而四品之中，又有分别，油结、糖结、蜜结、绿结、金丝结，为生为熟，为漏为落，井然成秩耳。大都沉香所重在质，故通体作香，入水便沉。奇南虽结同四品，不唯味极辛辣，着舌便木，顾四结之中，每必抱木，曰油、曰糖、曰蜜、曰绿、曰金丝，色相生成，迹迥别也。

奇南一品，《本草》失载，后人仅施房术，及佩围系握之，供取气臭，尚尔希奇，用其形味，想更特异，沉以力行行止为用，奇以力行止行为体，体中设用，用中具体，牝牡阴阳互呈，先后可默会矣。《宦游笔记》：伽㑲一作琪，出粤东海上诸山，即沉香木之佳者。黄蜡沉也，香木枝柯窍露，大蚁穴其窍，蚁食石蜜，归而遗香其中，岁久渐渍，木受蜜气，结而坚润，则香成矣。香成则木渐坏，其旁草树咸枯，有生结者，红而坚；糖结者，黑而软，琼草亦有土伽㑲，白质黑点。今南海人取沉速伽㑲于深山中，见有蚁封高二三尺，随挖之，则其下必有异香。南中香品不下数百种，然诸香赋性多燥烈，熏烧日久，能令人发白血枯，唯伽㑲香气温细，性甚益人，而范石湖《桂海香志》独不载及，讵不使宝鸭金猊之间，少一韵事乎！但佳者近亦难得。陈让《海外逸说》：伽㑲与沉香并生，沉香质坚，雕剔之如刀刮竹；伽㑲质软，指刻之如锥画沙，味辣有脂，嚼之粘牙，其气上升，故老人佩之，少便溺焉。上者曰莺歌绿，色如莺毛，最为难得;次曰兰花结,色微绿而黑;又次曰金丝结,色微黄;再次曰糖结,黄色者是也;下曰铁结,色黑而微坚,皆各有膏腻,匠人以鸡刺木、鸡骨香及速香、云头香之类,泽以伽俑之液屑伪充之。《物理小识》云:奇南与沉同类,自分阴阳:沉牝也,味苦性利,其香含藏,烧更芳烈,阴体阳用也;奇南牡也,味辣沾舌麻木,其香忽发,而性能闭二便,阳体阴用也。其品有绿结、油糖、蜜结、金丝虎斑等,锯之其屑成团,舶来者佳。《东西洋考》:交趾产奇南,以手爪刺之能入爪,既出,香痕复合。又有奇楠香油,真者难得。今人以奇楠香碎片渍油中,蜡熬之而成,微有香气,此伪品也。

黎魁曾《仁恕堂笔记》:高棉,日本支国也。夜中不睹奎宿,国人多骑象,产奇楠,其取奇楠之法:国人先期割牲,密祷卜有无,走密林中,听树头有如小儿语者,便急数斧而返,迟则有鬼搏人,隔年始一往,取先上王及三傻,读如马彼国专政之将军也。重加洗剔,视上者留之。厚酬其值,次者下者,乃听别售也。《查浦辑闻》:榕树千年者,其上伽俑香。

金立夫言:盛侯为粤海监督时,须上号伽楠入贡,命十三洋行于外洋各处购求,岁余竟无佳者,据云:惟旧器物中,还有所谓油结,色绿,掐之痕生,释之渐合者,今海外诸山,皆难得矣,即占城所产,香气轻微,久而不减,冬寒香藏,春暖香发,静而常存者,是蜜结,嗅之香甜,其味辛辣,入手柔嫩而体轻,为上上品,今时亦罕有。其熟结、生结、虫漏、脱落四结之中,每必抱木,曰油、曰糖、曰蜜、曰绿、曰金丝,其生结者,红而坚,糖结者黑而软,或黄或黑,或黄黑相兼,或黑质白点,花色相生,成迹别也。现下粤中所产者,莞县产之女儿香柑,似色淡黄,木嫩而无滋腻,质粗松者,气味薄,久藏不香,非香液屑养不可,不足宝贵,其入药功力亦薄,识者辨之,味辛性敛,佩之缩二便,固脾保肾,入汤剂能闭精固气,故房术多用之,不知气脱必陷之症,可以留魂驻魄也。濒湖《纲目》香木类三十五种,质汗返魂,尚搜奇必备,而独遣此何欤?《药性考》:伽俑味辛,下气辟恶,风痰闭塞,精鬼蛊着,通窍醒神,邪风追却,十香返魂丹中,配药以香,中带辛辣,红坚者佳,其次黑软,至虎斑金丝,皆杂木性下品也。

藏奇南香,以锡匣贮蜜苏合,凿窍为隔则润。若枯者用白萼叶苴之,瘞土数月即复,日中少暴尤香。

忍溺法 《物理小识》:伽俑糖结末作膏,贴会阴穴,则溺不出。

特迦香

《五杂俎》:出弱水西,形如雀卵,色颇淡白,焚之辟邪去秽,鬼魅避之。《博物志》载汉武帝焚西使香,宫中病者尽起。徐审得鹰嘴香,焚之,一家独不疫疾,即此类欤。

辟邪去疫,安魂魄,定惊悸。

气　结

出交趾、真腊、占城、琼海等处。单斗南云:此乃伽楠香树中空腹内所结,借伽芬烈之气,得日月雨露之精凝结而成,故名气结。形亦同香块,而酥润松腻,不甚坚,大约伽楠得其质,此得其魂,亦如天生黄出汤泉,为硫气熏结而成者,然颇难得,世不多见。

治噎隔用一二厘,酒磨服下,咽即开。

飞沉香

《查浦辑闻》:海南人采香,夜宿香林下,望某树有光,即以斧斫之,记其处,晓乃伐取,必得美香。又见光从某树飞交某树,乃雌雄相感,亦斧痕记取之,得飞沉香,功用更大。

此香能和阴阳二气,可升可降。外达皮毛,内入骨髓,益血明目,活络舒筋。

《方舆志》:生黎居五指山,山在琼州山中,所产有沉香、青桂香、鸡骨香、马蹄栈香,同是一本,其本颇类椿及榉柳,叶似桔,花白,子若槟榔,大如桑椹,交州人谓之蜜香。欲取者先断其积年老根,经岁皮干朽烂,而木心与枝节不坏者,即香也。坚黑沉水者为沉香,细枝坚实不烂者为青桂,半沉半浮者为鸡骨,形如马蹄者为马蹄,粗者为栈香。

地蜡香

黄梦珠轮绝句云:石火平分地蜡香。注云:地蜡香出哈密,可辟蚤虱。

辟蚤虱。

金鸡勒

查慎行《人海记》:西洋有一种树皮,名金鸡勒,以治疟,一服即愈。嘉庆五年,予宗人晋斋自粤东归,带得此物,出以相示,细枝中空,俨如去骨远志,味微辛,云能走达营卫,大约性热,专捷行气血也。

治疟　澳番相传,不论何疟,用金鸡勒一钱,肉桂五分,同煎服,壮实人金鸡勒可用二钱,一服即愈。

解酒煎汤下咽即醒,亦澳番传。

臭梧桐 臭牡丹

生人家墙砌下,甚多,一名芙蓉根,叶深绿色,大暑后开花,红而淡,似芙蓉,外苞内蕊,花白五出,瓣尖蒂红,霜降后苞红,中有实,作紫翠色。《百草镜》云:一名臭芙蓉,其叶圆尖不甚大,搓之气臭,叶上有红筋,夏开花,外有红苞成簇,色白五瓣,结实青圆如豆,十一月熟,蓝色,花、叶、皮俱入药。周廷园云:臭梧桐一年三月、十月两次作花,若叶无红筋,搓之不臭者,非。《学圃余疏》:臭梧桐者,吴地野产,花色淡,无植之者,淮扬间成大树,花微红者,缙神家植之中庭,或云,后庭花也。独闽中此花鲜红异常,能开百日,名百日红,花作长须,亦与吴地不同,园林中植之,灼灼出矮墙上,至生深涧中,与清泉白石相映,永嘉人谓之丁香花。

汪连仕《采药书》:秋叶俗呼八角梧桐,味臭,又名臭梧桐。取根皮捣汁如胶,为土阿魏,能宽筋活血,化痞消癥。

《群芳谱》:臭梧桐生南海及雷州,近海州郡亦有之,叶大如手,作三花尖,长青不凋,皮若梓,白而坚韧,可作绳,入水不烂,花细白,如丁香而臭,味不甚美,远观可也,人家园内多植之,皮堪入药,采取无时。

敏按:臭桐与梧桐有家、野之别:家生者成树而高大,野生者本小不成树,不过三四尺,花色粉红,亦无大红纯白者,二种俱可入药,功用亦相近。

治独脚杨梅疮,洗鹅掌风,一切疮疥,煎汤洗汗斑,湿火腿肿,久不愈者,同庵闾子浸酒服。并能治一切风湿,止痔肿,煎酒服。贴臁疮,捣烂作饼,加桐油贴,神效。

半支风 《百草镜》取叶连根挂于风头廊下,吹干,将叶烧灰入瓶内,每早服三钱,酒吞。又邢虎臣验方:用臭梧桐叶并梗,晒燥磨末,共二斤,用白蜜一斤为丸,早滚水下,晚酒下,每服三钱,验过神效。

治半边头痛 用川椒五钱,臭梧桐叶二两,先将桐叶炒黄,次入椒再炒,以火酒洒在锅内,拌和取起,卷在绸内,扎在痛处,吃热酒一碗,取被盖颈而睡,出汗即愈。

一切内外痔 《急救方》用臭梧桐叶七片,瓦松七枝,皮硝三钱,煎汤熏洗,神效。

花 治风气头风《集听》:凡头风,用臭梧桐花阴干,烧灰存性为末,每服二钱,临卧酒下,三服无不愈。

止痢 《必效方》用隔年臭梧桐花煎汤服,即愈。

叶 消臌胀疝:《救生苦海》:臭梧桐叶一百片,煎汤服三、四次。

挂心疝 华玉先《试效之方》:臭梧桐叶,每岁用一片,共岁若干,叶若干,清水洗叶,用无灰白酒煎服。

外痔 《黄氏医抄》：用臭梧桐叶煎汤洗，数次愈。

梧桐酒 《经验广集》：治内外一切乳毒，用臭梧桐，春夏取头三个，秋冬取根捣烂，绞汁，对陈酒热服取汗为度，神效。

豨桐丸 《济世养生集》：此丸治男妇感受风湿，或嗜饮冒风，内湿外邪，传于四肢脉络，壅塞不舒，以致两足软酸疼痛，不能步履，或两手牵绊，不能仰举，凡辛劳之人，常患此症，状似风瘫，服此丸立能全愈。

用地梧桐，俗谓臭梧桐，不论花、叶、梗、子，晒干切碎为末一斤，豨莶草炒磨末八两，二味和匀，蜜丸如梧子大，早晚以白滚汤送下四钱，忌食猪肝、羊血、番茄等物。或单用臭梧桐二两，煎汤饮，以酒送之，连服十剂，其痛即瘥。或煎汤洗手足亦可。

茎中虫 治风毒流注。

臭牡丹

叶形与臭梧桐相同，但薄而糙，气亦臭，五月开花成朵，一蒂百花，色粉红。

洗痔疮治疔 《赤水元珠》：苍耳、臭牡丹各一大握，捣烂，新汲水调服，泻下黑水即愈。

一切痈疽 淳安陈老医云：用臭牡丹枝叶捣烂，罨之立消。

脱肛 《秘方集验》：先将臭梧桐叶煎汤洗，后将浮萍草末掺上，不脱矣。应昌按：梧桐二字疑牡丹之讹，否则此方宜列入臭梧桐诸方之内，惜不得原书正之。

木八角 <small>草八角</small>

木高二三尺，叶如木芙蓉，八角有芒，其叶近蒂处有红色者佳，秋开白花细簇，取近根皮用。唐王周金盘草诗注：金盘草生宁江、巫山、南陵林木中，其根一年生一节，人采而服，可解毒也。其诗云：今春从南陵，得草名金盘，金盘有仁性。生在林木端，根节岁一节，食之甘而酸，风俗竞采掇，俾人防急难，巴中蛇虺毒，解之如走丸，巨叶展六出，软干分长竿，摇摇绿玉活，袅袅香荷寒，世云酷暑月，郁有神物看；天之产于此，意欲生民安，云云。味诗意，则似今之草八角，其性又能解蛇毒也。

苦辛温，有毒，治麻痹风毒，打扑瘀血停积，其气猛悍，能开通壅塞，痛麻立止，虚人慎用。

草八角

《药鉴》：出于潜昌化深山中，叶角仰上，色黄，独茎一叶，五、六月开花，双朵成对,粉红色,下垂,根圆而不长,俗名孩儿撑伞。《百草镜》云:草八角高尺许,根生疙瘩,独茎一叶,入秋开花,只有两朵相对,粉红色,又名红孩儿。结子红色成对,如孩儿也。其根可以消毒,入药,得草本者良。根治痈毒,余功同木八角。《葛祖方》:性温,治骨内之风。

按:八角金盘有草木二种,木本者,其叶尖,角仰起如盘之状,叶背色黄,故曰金盘;草本者,叶尖角不仰,叶背不黄,微有分别。此药性热力猛,有毒,咀之味麻,虽壮实人亦宜少用。服药后忌鱼腥猪羊牛马等肉,犯之令人癫狂,惟白菜菔(应昌按:菜字疑莱字之讹,否则菜字下当补一莱字可解。)入药用近根皮,酒煎服取汗即愈。力弱者发战作吐,病亦愈。戚孔昭云,木八角之须,乃麻黄,未知确否。

鸟不宿

俗名老虎草,又名昏树晚娘棒,梗赤,长三四尺,本有刺,开黄花成穗。其根下虫,治风毒流注神效。《纲目》有楤木,名鹊不踏,与此别。

性热追风定痛,有透骨之妙。治风毒流注风痹,跌打劳怯,合保生丸,治虚劳如神,下胎催生。

汪连仕《采药书》:鸟不宿又名鸟不踏,又名刺根,白皮,性温,行血追风;治紫云风、大麻风,筋骨疼痛。

《济世良方》:妇人将产时,以鸟不宿茎叶锉碎一大把,加甘草一钱,酒、水各半煎一大盅服之,易产,且产后无病。其叶如杏叶,而枝梗有刺,鸟不可宿,故名,又名石米刺。

跌蹼 《百草镜》:鸟不宿根皮鲜者一钱,干者七分,加入药中,煎服取汗,极妙。

难产 《家宝方》:鸟不宿叶一两,甘草五钱,好酒二碗,煎一碗,或一次、二次服,即产。

敏按:《救生苦海》云,茨梧桐,又名晚娘棒,多生山坞,最高者四尺许。皮色如桑,细者大如大指,老者大如甘蔗,若根曲而皮色紫者,非也,取根去泥,剥其白皮,捣汁,用二盅,加米醋一钟,清水半钟,和匀,口中噙咽,可治双单蛾。若喉闭,用鹅毛搅之即开,噙咽如前,吐出痰涎三四碗。即能饮食如常,此乃以色紫者为非晚娘棒,或同名而物异耶,存以备考。

破布叶

《广东通志》:从肇庆新桥而上,人烟寥落,山路多歧,乃三县交界之区。舟人及此险地,即燃梦香,客皆醋卧昏迷,遂被启镯,易赀财以砾块,封识宛然,若枕间置水一盂,则迷药皆涣散矣,又有药名破布叶,可解。行者歌曰:身无破布叶,莫上梦香船。按《广志》注:梦香船中,以胡蔓草合香焚之,人即迷闷。

解梦香毒,能醒迷。

《肇庆志》：破布叶出阳江阳春恩平，状如掌而绿，岭南舟人多用香烟及毒水迷闷过客，以此草煎汤服之，立解。

天成沙

生苏木中，劈破取之，但难得，须嘱染坊陆续收存，不拘多少入药用。

治卒心痛　《救生苦海》以天成沙温酒和服，治心痛，神效。

淡竹壳

此乃淡竹嫩时所苞箨解下者是。《纲目》竹条，止载慈竹箨，而淡竹略焉，不知其性能去目翳，功同熊胆，故为补之。

此君丹治翳　《一草亭》眼科方：用淡竹壳不拘多寡，以布拭去毛，烧灰存性，每药一钱，加麝香三五厘，同擂细末，点在翳上，最妙。

桃丝竹二黄

《李氏草秘》：诸痈疮痘疔烂久不愈，用桃丝竹刮取二黄为末，敷之。降痰火，煎服，功胜淡竹茹。治蛇咬天蛇毒。

王安《采药方》　治发背不长肉，取桃竹茹作饼贴之。血崩，取竹青炒末，水调服。

桃竹笋治六畜疮痛内蛆，煎汤洗之即绝。《草秘》：白浊，煎服即愈。《草秘》。

桃竹笋壳　治杨梅疮，煅灰，酒调服。王安。

竹　衣

此乃金竹内衣膜，劈竹取鲜者入药。

治喉哑劳嗽　张景岳《古方八阵》：治一切劳瘵痰嗽，声哑不出，难治者，服之神效。用鲜竹衣一钱，竹茹弹子大一丸，即金竹青皮也，刮取之，竹沥即取金竹烧取，麦冬二钱，甘草、橘红各五分，白茯苓、桔梗各一钱，杏仁七粒去皮尖研，水一盏半，加竹叶十四片，煎七分，入竹沥一杯，和匀服。

枸　橘

今之臭橘，山野甚多，实小壳薄，枝多刺而实臭，人多弃之。《纲目》枸橘条下，叶、刺、核、树皮俱收，而其实独略。叶天士《家抄本草》有主治，特录出补之，入药陈者佳。

《橘录》:枸橘色青气烈,小者似枳实;大者似枳壳。近时难得枳实,人多植枸橘于篱落间,收其实,剖干之以和药,味与商州之枳,几逼真矣。

疗子痈及疝气,俱取整个枸橘,煅存性,研末,陈酒送服。

解酒毒。《逢原》。

胃脘结痛　取枸橘实煅存性,酒服方寸匕。内伤诸痛,以实醋浸熬膏贴,须久贴方不复发,以其力能破气散热也。

叶底红

乃小木也。生山土,长不过一二尺,叶如石楠,四月生蕊,五六朵成簇,垂如脂麻铃样,花作青白色。六、七月结小子如天竺子,霜后色红,俨如天竺子而大,俗呼矮脚樟,以其似樟叶而本短也。山人每掘之入市,售作盆玩,又名叶下红。《李氏草秘》:叶下红一名平地木,长五六寸,茎圆,叶下生红子,生山隙等处。

治吐血　杨春涯《经验方》:叶底红即矮脚樟,用二两洗净,木槌捣烂,猪肺一个洗血净,将叶入肺管内,河、井水各三碗煮烂,至五更去叶,连汤食之。一二次愈,多食绝后患。

陶殿元语予云,某抚军得宫传秘方,治吐血劳伤,怯症垂危,久嗽成劳,无不立愈,曾经试验多人,用平地木叶干者三钱,猪肺连心一具,水洗净血,用白汤焯过,以瓦片挑开肺管,将叶包裹,麻线缚好,再入水煮熟,先吃肺汤,然后去药食肺,若嫌味淡,以清酱蘸食,食一肺后,病势日减,食三肺,无不愈者。但所用乃平地木,与叶下红有别,或一类相同,其性本通耶。

治偏坠疝气　《李氏草秘》:捣汁冲酒服半碗,屡效。

茶树根<small>烂茶叶　经霜老茶叶</small>

《纲目》茶子、茶油俱载,惟茶根及烂叶经霜老茶叶未收,故补之。

口烂　《救生苦海》:茶树根煎汤代茶,不时饮,味最苦,食之立效。

烂茶叶

此乃泡过残茶,积存瓷罐内,如若干燥,以残茶汁添入,愈久愈妙。

治无名肿毒、犬咬及火烧成疮,俱效如神。捣烂似泥敷之,干则以茶汁润湿,抹去再换,敷五六次全愈。《救生苦海》。

痘毒　《家宝方》:用泡过茶叶晒干为末,五倍子各等分,鸡子清调敷。

诸毒胬肉不退　《保和堂秘方》:硫黄研细末敷上即退。再用后收口药,烂茶叶五钱,乌梅三个,烧灰,共为末,敷上即收。

经霜老茶叶

治羊癫疯 《家宝方》:用一两为末,同生明矾五钱为细末,水法丸,朱砂作衣,每服三钱,白滚汤送下,三服痊愈。

好吃茶叶 《家宝方》:即以茶叶入肉汁汤内,饭锅上蒸,吃二三次,即不喜吃。

雨前茶

产杭之龙井者佳,莲心第一,旗枪次之,土人于谷雨前采撷成茗,故名。三年外陈者入药,新者有火气。

清咽喉,明目,补元气,益心神,通七窍,性寒而不烈,以其味甘益土,消而不峻,以其得先春之气,消宿食,下气去噫气,清六经火。

下疳 《外科全书》:雨前茶、麻黄各一钱五分,用连四纸方七寸许,用铅粉钱半擦纸上,铺前二药,卷成筒子,火灼存性,研细,加冰片各一分,研匀用之。

偏正头风 《医方集听》:升麻六钱,生地五钱,雨前茶四钱,黄芩一钱,黄连一钱,水煎服。又治头风,百发百中,赤、白首乌各一两,真川芎一两,藁本二钱,细辛一钱,苏叶一钱,此散邪方也。风寒甚者,可加川羌活、川乌服,以此散邪;不愈,便进后方,真雨前茶四钱,赤、白首乌各二钱,北细辛四分,米仁一钱五分,炒牛膝八分,大川芎一钱五分,甘草五分,煎药时令病者以鼻引药气,服后宜密室避风,至重者四帖全愈,加金银花二钱更效。若生过杨梅疮者,加土茯苓四两,煎汤煎药。

肚胀 《集听》:凡人肚胀不思饮食,用五虎汤治之,核桃、川芎、紫苏、雨前茶,以上药先煎好,好时,加老姜、糖在汤内,即服。

三阴疟 《集听》:真雨前茶三钱,胡桃肉五钱,敲碎,川芎五分,寒多加胡椒三分,未发前入茶壶内,以滚水冲泡,乘热频频服之,吃到临发时,不可住。

不论新久诸疟 《慈航活人书》:白芥子一两,炒为末,雨前茶和服一撮,疟久者不过二次即愈。

远年痢 《凤联堂验方》:臭椿皮一两五钱,雨前茶钱半,扁柏叶二钱五分,乌梅、枣头各二枚,酒、水各一碗煎好,缓缓服,恐泛。

五色痢 《慈惠编》:陈年年糕、陈雨前茶、冰糖、茉莉花,共煎汤一盏,服之立愈。

消痰止嗽膏 米白糖一斤,猪板油四两,雨前茶二两,水四碗。先将茶叶煎至二碗半,再将板油去膜切碎,连苦茶、米糖同下,熬化听用,白滚汤冲数匙服之。

治痞　蜈蚣一条,用顶好细茶叶煎服,以身痒为度《医学指南》。又《家宝方》治痞:陈年雨前茶一两,枳壳三钱,水煎,渣再煎,次日服。

伤寒无汗　《汇集》:用白糖、雨前茶入水熬数沸,服下汗出即愈。加生姜,又治红白痢疾。

疗猪癫羊儿疯　《陈氏笔记》:用晋矾一斤,雨前茶一斤,为末,茶汁米饮为丸,每服四十九丸下。

风痰痫病　生白矾一两,细茶五钱,为末,蜜丸桐子大,一岁十丸,茶汤下。大人五十丸。久服,痰自大便中出,断病根。《指南》

风眼烂皮　《眼科要览》:甘石童便淬七次,黄连汁淬七次,雨前茶淬七次,出火气,入冰、麝研匀点。

头风满头作痛　《家宝方》:川芎七钱,明天麻三钱,雨前茶一钱,酒一碗,煎六分,渣再用酒一碗,煎四五分,晚服,过夜即愈。

杨梅疮　雄黄四两,雨前茶四两,生芝麻四两,共为细末,黄米磨细,粉糊为丸,桐子大,每早白汤下三钱。《家宝》

上清丸:苏薄荷二两,雨前茶、白硼砂各七钱,乌梅肉、贝母、诃子各三钱,冰片三分,炼蜜为丸。

风寒无汗、发热头痛者　用核桃肉,葱白、雨前茶、生姜等分,水一盏,煎七分,热服,覆衣取汗。

气虚头痛　《不药良方》:用上春茶末调成膏,置瓦盏内覆转,以巴豆四十粒,作二次烧烟熏之,晒干擂细,每服一字,别入好茶末,食后绞白汤服之,立愈。

肩背筋骨痛　《医学指南》:槐子、核桃肉、细茶叶、脂麻各五钱,入瓷罐内,二碗熬一半,热服,神效。

五虎汤　治外邪在表无汗而喘者,麻黄三钱,杏仁去皮尖三钱,石膏五钱,甘草一钱,细茶一撮,有痰加二陈汤,生姜、葱水煎热服,加桑白皮一钱尤效。《医学指南》。

千杯不醉　干葛、橄榄、细茶等分,为末,逢半酣时,以茶服下。

普洱茶

出云南普洱府,成团,有大、中、小三等。《云南志》:普洱山在车里军民宣慰司北,其上产茶,性温味香,名普洱茶。《南诏备考》:普洱府出茶,产攸乐、革登、倚邦、莽枝、蛮专、慢撒六茶山,而以倚邦、蛮专者味较胜。味苦性刻,解油腻牛羊毒,虚人禁用。苦涩,逐痰下气,刮肠通泄。

按:普洱茶大者,一团五斤如人头式,名人头茶,每年入贡,民间不易得也。有伪作者,名川茶,乃川省与滇南交界处土人所造,其饼不坚,色亦黄,不如普洱清香独绝也。普洱茶膏黑如漆,醒酒第一。绿色者更佳,消食化痰,清胃生津,功力尤大也。《物理小识》:普雨茶蒸之成团,狗西番市之,最能化物,与六安同。按:普雨即普洱也。

普洱茶膏能治百病,如肚胀受寒,用姜汤发散,出汗即愈;口破喉颡,受热疼痛,用五分嚫口过夜即愈;受暑擦破皮血者,研敷立愈。

闷瘄 《百草镜》云:此症有三,一风闭、二食闭、三火闭,惟风闭最险,凡不拘何闭,用茄梗伏月采,风干,房中焚之,内用普洱茶二钱煎服,少顷尽出,费容斋子患此,已黑黯不治,得此方试效。

研 茶

《粤志》:东莞人以脂麻薯油,杂茶叶煮煎而成。

去风湿,解除食积,疗饥。

龙脊茶

出广西,亦造成砖。

除瘴解毒,治赤白痢。

安化茶

出湖南,粗梗大叶,须以水煎,或滚汤冲入壶内,再以火温之,始出味,其色浓黑,味苦中带甘,食之清神和胃。

性湿,味苦微甘,下膈气、消滞,去寒澼。

《湘潭县志》:茶谱有潭州铁色茶,即安化县茶也,今京师皆称湘潭茶。

雪 茶

出滇南,色白,久则色微黄,以盏烹瀹,清香迥胜,形似莲心,但作玉芽色耳。平来仲云:雪地所产,色白味甘,性大温,怯寒疾如神。

甘苦性温,治胃气积痛,疗痢如神。

敏按:雪茶出云南永善县,其地山高积雪,入夏不消,雪中生此,本非茶类,乃天生一种草芽,土人采得炒焙,以其似茶,故名。其色白,故曰雪茶。己亥腊过余杭,往访刘挹清少府,啜雪茶,云带自云南,茶片皆作筒子,如蜜筒菊蕊瓣样。询所主治,因言此茶大能暖胃,凡严寒冰冻时,啜一盏,满腹如火,若患痨损及失血过多之人,腹胃必寒,最忌食茶,惟此茶不忌,乃相与烹瀹食之,果入腹温暖,味亦苦咧香美,较他茶更浓。

《大观茶论》:白茶自为一种,与常茶不同,其条敷阐,其叶莹薄,崖林之间,偶然生出,非人力所可致,有者不过四五家,生者不过一二株,所造止于二三铸而已,芽英不多,尤难蒸焙,汤火一失,则已变而为常品。须制造精微,运度得宜,则表里昭澈,如玉之在璞,它无与伦也。《东溪试茶录》:白叶茶,民间大重,出于近岁,园焙时有之,地不以山川远近,发不以社之先,芽叶如纸,民间以为茶瑞。

武彝茶

出福建崇安,其茶色黑而味酸,最消食下气,醒脾解酒。单杜可云:诸茶皆性寒,胃弱者食之多停饮,惟武彝茶性温,不伤胃,凡茶澼停饮者宜之。

治休息痢 《救生苦海》:乌梅肉、武彝茶、干姜,为丸服。

松萝茶

产徽州。《本经逢原》云:徽州松萝,专于化食。《秋灯丛话》:北贾某,贸易江南,善食猪首,兼数人之量,有精于岐黄者见之,问其仆曰:每餐如是,已十有余年矣,医者曰:病将作,凡药不能治也。俟其归,尾之北上,将以为奇货,久之无恙。复细询前仆,曰:主人食后,必满饮松萝数瓯。医爽然曰:此毒惟松萝可解。怅然而返。

姚希周《经验方》云:凡患眼服羊肝者,忌服松萝茶,以沙苑蒺藜煎汤代茶。

消积滞油腻,消火下气除痰。

病后大便不通 吴兴钱守和《慈惠小编》用松萝茶叶三钱,米白糖半盅,先煎滚,入水碗半,同茶叶煎至一碗,服之即通,神效。

治顽疮不收口,或触秽不收口 梁氏《集验》:上好松萝茶一撮,先水漱口,将茶叶嚼烂,敷疮上一夜,次日揭下,再用好人参细末,拌油胭脂涂在疮上,二三日即愈。

羊儿疯 《集效方》:好松萝茶末八两,生矾末四两,米粥捣为丸,临发日清晨及常日,各服三钱,米汤下。

水臌气臌 《汇集》:服此药不忌盐酱,一服立消。活鱼一尾,重七八两,去鳞甲,将肚剖开,萝茶三钱,男子用蒜八片,女七片,共入鱼腹内,放在瓷器中,蒸熟,令病患吃鱼,连茶、蒜皆食更妙。从鱼头吃起,就从头上消起;如从鱼尾吃起,即从脚上消起,立效。

绣球风 《活人书》:五倍子炒,松萝茶各五钱,研末,茶和敷。

黄病 刘羽仪《验方》:生脂麻八合,好松萝五合,砂仁二合,以上三味,先将脂麻研细,再另将茶叶烘脆研,再将砂仁研,各为细末和匀,每日常服。如年久病深者,服到黄退乃止。如因好食茶叶者成黄,此方不可用。

一切头风兼热者 王站柱《不药良方》:荜茇为细末,用猪胆汁拌过,嗤鼻中,作嚏立愈。如兼湿者,以瓜蒂、松萝茶为末,嗜鼻中出黄水,立愈。

治五瘿 《医学指南》:破结散:用海蛤、通草、昆布、海藻、洗胆草、枯矾、松萝茶各三分,半夏、贝母各二分,麦面四分,为末,酒调服,日三次,忌鲫鱼、猪肉。

治痢疾神方 核桃五个,带壳敲碎,松萝茶、生姜、糖各三钱,用水三盏煎,如红痢用红糖,白痢用白糖,如红白相兼,用红白、糖各一钱五分,煎服,重者连渣服。

五脏验方 松萝茶研末、鸡毛管炒研各等分,每服二钱,白汤下,二十服痊愈,忌盐百日。

半身不遂 《秘方集验》:白糖、槐豆子、化皮红谷子、松萝茶各五钱,水三盅,煎一盅服,出汗即愈。十日后,方可出门。

小儿牙疳 《同寿录》:松萝茶、花椒去目、乌龙尾、食盐各一钱,童便一钟,水一盅,煎汤漱口,口内含之,不可咽下。

白浊 《古今良方》:车前草五六棵,陈松萝茶一二钱,灯心一二十根,三味煎服,止后,宜服水陆二仙丸以固之。

除瘟救苦丹:专治一切瘟疫时症,伤寒感冒,不论已传未传,百发百中。有力者宜修合以济人,阴德最大。李炳文《经验广集》:天麻、麻黄、松萝茶、绿豆粉各一两二钱,雄黄、朱砂、甘草各八钱,生大黄二两,共为细末,炼蜜为丸,弹子大,收瓷器内,勿令泄气。遇症,大人每服一丸,小儿半丸,凉水调服,出汗即愈。重者连进二服,未汗之时,切不可饮热汤食热物,汗出之后不忌。

治烂眼皮方 《种福堂方》:用挂金灯净壳,每壳一个,掺入研细透明绿胆矾二厘,或用壳十个,或二十个,装套好,外用净黄泥包裹好,勿泄气,炭火煅至中间,壳将成黑灰,存性,放地上,用碗盖熄火,将中间灰研细包好,放土地上,一夜出火毒。每用灰少许,放在茶杯内,以冷松萝茶浸之,用薄棉纸盖在茶面上,俟茶渗出纸面上,将此水洗眼皮,每日五六次,二三日即愈。

乌须方 《吉云旅抄》:王守副家传乌须药甚验,用五倍子二钱,皂矾四分八厘,青盐六分,紫铜末一分五里,榆香末六分,松萝茶三钱,共为末,蒸透用。

六安茶

张处士《逢原》云:此茶能清骨髓中浮热,陈久者良。年希尧经验方:有异传终身不出天花法,用金银花拣净七两,六安茶真正多年陈者三两,共为粗末,冲汤代茶,每日饮数次,终身不出天花,虽出亦稀,极验。《千金不易方》稀痘丹:用新抛羊屎一粒,六安茶一钱,甘草节二分,灯心二十七寸,赤、黑、绿豆各二十一粒,珍珠一分,银簪一枝,洗净油气,水二碗,煎八分,温服。

太上五神茶 《经验广集》:治伤风咳嗽,发热头痛,伤食吐泻,陈细六安茶一斤,山楂蒸熟,麦芽、紫苏、陈皮、厚朴、干姜俱炒各四两,磨末,瓷器收贮高燥处,大人每服三钱,小儿一钱,感冒风寒葱姜汤下;内伤,姜汤下;水泻痢疾,加姜水煎,露一宿,次早空心温服。

消疽膏 《广集》:治一切疽仙方,松香、官粉、细六安茶各三钱,蓖麻仁去皮四十九粒,为末,先将蓖麻捣烂,然后入药末捣成膏,如干,少加麻油捣匀,摊青布上,贴患处,再以棉纸大些盖好扎住,七日全愈。

普陀茶

《定海县志》:定海之茶多山谷野产,又不善制,故香味不及园茶之美。五月时重抽者,曰二乌,苦湿不堪。产普陀山者,入药,不可多得。

治血痢肺痈。

江西岕片 罗岕

《宦游笔记》:出赣州府宁都县,制法与江南之岕片异。茶疏:岕茶不炒,甑蒸熟,然后烘焙,此指江南者言耳。出江西者,大叶多梗,但生晒不经火气,枪叶舒畅,生鲜可爱,其性最消导,贮饭一瓯,以茶泡之。经半日,饭不加涨,而消少许,故饱食者宜饮此茶。别有一种极细炒岕,乃采之他山,炒焙以欺好奇者,反非其真,然则茶亦不可以貌取也。

《花镜》:岕片产吴兴,似茶而实非茶种。

味苦,性刻,利消宿食,降火利痰。虚人禁用,以其能峻伐生气。

罗　岕

《茶疏》:长兴罗岕疑即古人顾渚紫笋也,介于山中谓之岕,罗氏隐焉,故名罗。西吴枝乘:湖人于茗不数顾渚,而数罗岕,顾渚之佳者,其风味已逊龙井岕,梢清隽,然叶粗而作草气。嘉靖长兴志:罗岕在互通山西土地庙后,产茶最佳,吴人珍重之。凡茶以初生雨前者佳,惟罗岕立夏开园,梗粗叶厚,微有肖箬之气,还是夏前六七日如雀舌者,最不易得。然庙后山西向,故称佳,总不如洞山南向,独受阳气,专称仙品,只数十亩而已。凡茶产平地,多受土气,故其质浊。罗茗产高山岩石,纯是风露清虚之气,故可尚。《长物志云》:浙之长兴者佳,价亦甚高,今所最重,荆溪稍下。采茶不必太细,细则芽初萌而味欠足。不必太青,青则茶已老而味欠嫩,惟成带叶绿色而团厚者为上,不宜日晒,炭火焙过,扇冷,以箬叶衬罂贮高处,盖茶最喜温燥,而忌冷湿也。

味甘,气香,性平,涤痰清肺,除烦消臌胀。

治咳嗽秘方 《医学指南》:用川贝母、茶叶各一钱,米糖三钱,共为末,滚汤下。

水沙连茶

产台湾,在深山中,众木蔽亏,雾露蒙密,晨曦晚照,总不能及,色绿如松萝,每年通事于各番议明入山焙制。

性极寒,疗热证最效,能发痘。

红毛茶

《台湾志》:草属也,黄花五瓣,叶如瓜子,亦五瓣,根如藤,刨取晒。或遇时气不快,熬茶饮之,即愈。

治时气腹胀,或闷郁不舒。

角刺茶

出徽州,土人二、三月采茶时,兼采十大功劳叶,俗名老鼠刺,叶曰苦丁,和匀同炒焙成茶,货与尼庵,转售富家妇女,云妇人服之,终身不孕,为断产第一妙药也,每斤银八钱。

味甘苦极香,兼能逐风活血。绝孕如神。

栾茶

《范石湖集》:修江出栾茶,盖石楠树叶也。毛文锡茶谱云:湘人四月采杨洞汁作饭,则必采石楠芽坐茶,乃能去风。

治头风。

云芝茶

《宦游笔记》:山东蒙山在蒙阴县城南三十里,高二十里许,周遭约三百余里,产茶曰云芝茶,土人售于市曰蒙山茶,然绝非茶类,乃山石中所生石衣,如苔藓之属,土人掬而沃之,冒登茗荈。《五杂俎》:蒙山在蜀雅州,其中峰顶,尤极险秽,蛇虺虎野狼所居,得采其茶,可蠲百疾。今山东人以蒙阴山下石衣为茶当之,非矣。然蒙阴茶性冷,可治胃热之病,性寒,能消积滞。《纲目》有石蕊,云性温,不言消积滞。

红花茶

出粤西,似红花嫩苗为之,土人制以赠客。宋邹道乡有诗:

消膈滞宿食,辟烟岚瘴气。

乌药茶

出东莞,以脂麻薯油杂茶为汁煎之。

去风湿,破食积,疗饥。应昌按:乌药茶与前研茶制造主治皆同,未知是一是二。

泸 茶

《四川通志》:泸州出,通呼为泸茶。

味辛性热,饮之可以疗风。

瘟 茶

《闽志》:出福宁府。

治瘟。

乐山茶

《茶谱》:鄂州乐山出茶,黑色如韭。又云:出鄂州东山,名东山茶,色黑如韭,性与韭相反,食之已头痛。

卷七

藤　部_{二十五种}　_{附一种}

鸡血藤胶

　　产猛缅，去云南昆明计程一月有余，乃藤汁也，土人取其汁，如割漆然，滤之殷红，似鸡血，作胶最良。近日云南省亦产，其藤长亘蔓地上或山崖，一茎长数十里，土人得之，以刀斫断，则汁出如血，每得一茎，可得汁数升。彼处有店市之，价亦不贵，干者极似山羊血，取药少许，投入滚汤中，有一线如鸡血走散者真。《云南志》：顺宁府出鸡血藤，熬膏可治血症。《滇游杂记》：云南顺宁府阿度里地方，有一山，绵亘数十里，产藤甚异，粗类椽梁，细似芦苇，中空如竹，剖断流汁，色赤若血，故土人名之为鸡血藤。每岁端阳日携带釜甑入山斫取，熬炼成膏，泡酒饮之，大补气血，与老人妇女更为得益；或不饮酒者，早晚用开水化服亦能奏效。按顺宁刊售药单云：顺宁府顺宁县阿度吾山产此。又云：阿度吾里万名山寺龙潭箐所产，载于《郡志》，有二种，其一种起鼓丁刺者尤佳，或盘屈于地，或附树而生，伐之中通细窍，汁凝如脂，煮之有香者真。或云：两种糯者为雌，放者为雄。应昌附注。

　　壮筋骨，已酸痛，和酒服，于老人最宜。治老人气血虚弱，手足麻木瘫痪等症。男子虚损，不能生育，及遗精白浊，男妇胃寒痛。妇女经血不调，赤白带下。妇女干血劳，及子宫虚冷不受胎。陆象咸云：曾见妇人合药服之，多年不育者，后皆有子。《滇志》：鸡血藤胶治风痛湿痹，性活血舒筋，患在上部，饱食后服；在下部，空心酒服，不饮酒者，滚水调服。其色带微绿，有清香气，酒服亦能兴阳。尤明府佩莲，云：此胶治跌打如神，其太夫人一日偶闪跌伤臂，痛不可忍，用山羊血、参三七治之，多不验，有客教服此胶，冲酒一服，其疾如失，其性捷走血分可知。

　　顺宁土人加药料煎熬鸡血膏，其煎膏之时，忌有孕妇看见，决熬不成，亦神物也。统治百病,能生血、和血、补血、破血,又能通七孔,走五脏,宣筋络。治妇人经水不调,四物汤加减八珍汤加元胡索为引。妇女劳伤气血,筋骨酸痛转筋,牛膝、杜仲、沉香、桂枝、佛手、干木瓜、穿山甲、五加皮、砂仁、茴香为引;大肠下血,椿根皮煎汤送下,男子虚弱,八味加减为引。服此胶忌食酸冷。

五杭龚太守官滇,带有鸡血藤回里,予亲见之,其藤皮细洁,作淡黄色,切开中心起六角棱,如菊花样,色红,四围仍白色。干之,其红处辄突出二三分许,竟成红菊花一朵,亦奇物也。闻其藤最活血,暖腰膝,已风痪,戊申,长儿景炎在四川叙州府,与滇之昭通接界,因嘱其往觅此藤,所寄来者,外形不殊,而中心惟作小红点,干之也不突起。据来书云,实金沙江土司山中所得,然与龚太守所带来者绝不相类,岂此藤也有二种耶?附记于此,以俟考。辛亥,予在临安,患臂痛,胡春熙明府长君名什曾,宦滇南归里,蒙赠鸡血藤胶,皆方块,每块一二两不等,外涂以蜃灰作白色,剖视其内,皆黑色如膏药胶状,云风瘫痹痛有效,其外灰见水即脱去。据言其藤产腾越州铜壁关外新街所属地,遍山谷皆是,新街守弁,每岁辄命卡兵斫取熬膏,除馈遗各上司及僚友外,余剩者转市客商,贩入中土,借沾微利,以为守资,渠所有即售自彼处也。外必以蜃灰饰之,庶久藏不坏。因带归以示儿子景炎,则又全非其所见。景炎曾馆昭通大关司马白公家,见其所藏鸡血藤胶,猩红成块,俨如赤玉,光润可爱。今胡公所赠,内作黑色,或系年久色黯,抑系新街所产与大关有别,惜不能亲历其地,为之细核,附笔于此,以俟后之君子考订焉。

乜金藤

性温无毒,治中风痰迷,半身不遂,左瘫右痪,不省人事,痰涎上壅,攻心作咽,用一钱,白汤磨下。小儿急慢惊风,大者五分,小者一二分,白汤磨下,立效如神。

鹿角藤

一名白毛刺。汪连仕方云:木本藤也,刺长伤人皮肉,立肿痛不休,又名不薪木,山人不斫。

性大热,气臭,打痞积,治风气如神,皆用根捣,共香糟罨之。

叶 蒸酒服,能钻筋透骨。

子 食之,大能醉人。

买麻藤

《职方典》:出肇庆,缘树而生,有子味苦可食,山行断取其汁饮之,可以止渴。

《粤志》：买麻藤其茎多水，渴者断而饮之，满腹已，余水尚淋漓半日。性柔易治，以制履坚韧如麻，故名，言买藤得麻也。

治蛇咬 鲜者干者俱效。

红木香 红皮藤

一名广福藤，又名紫金皮。立夏后生苗，枝茎蔓延，叶类桂，略尖而软，叶蒂红色，咀之微香，有滑延。根入土，入药用，须以水洗净，去外粗皮，取内皮色红者用之。入口气味辛香而凉沁，如龙脑。

治风气痛，伤力跌扑损伤，胃气疼痛，食积痧胀等症。俱酒煎服，紫金锭中必不可少。

雷头风肿痛贴痛法：紫金皮、独活、赤芍、白芷、菖蒲、葱头煎浓如膏，调敷，药到立止，如神。

汪连仕云：金谷香今人呼紧骨香，即红木香，一名木腊，正名紫金。土产者功浅，入膏用，行血散气。

红皮藤

朱炮斋《任城日钞》：钱塘门外道姑桥下有红皮藤，凡患半肢风及大麻风者，取藤四两，浸无灰酒一大壶，入锅内隔汤煮三炷香，取起饮酒，量好者以醉为度，每酒一碗，入药酒三四匙，陆续饮至药酒完，则风气自愈。其风从指甲缝中出，对指尖以竹纸铺几上验之，纸能吹动，即是指尖风出也。

雷公藤

生阴山脚下，立夏时发苗，独茎蔓生，茎穿叶心，茎上又发叶，叶下圆上尖如犁耙，又类三角风，枝梗有刺。《物理小识》：犁头刺藤，其叶三角如犁头，多在篱边生，可治瘰疬，亦可截疟。一名霹雳木、方胜板、倒金钩、烙铁草、倒挂紫金钩、河白草、犁尖草、括耙草、龙仙草、鱼尾花、三木棉，出江西者力大，土人采之毒鱼，凡蚌螺之属亦死，其性最烈，以其草烟熏蚕子，则不生，养蚕家忌之，山人采熏壁虱。

治臌胀、水肿、痞积、黄白疸、疟疾久不愈、鱼口便毒、跌打。除壁虱，茎烧床下。一切毒蛇伤，《万病回春》云：凡被蛇伤用板扛归不拘多少，此草四、五月生，至九月见霜即罕有，叶尖青如犁头尖样，藤有小刺，子圆如珠，生青熟黑，味酸，用叶捣汁酒调，随量服之，渣罨伤处，立愈。

白火丹：《救生苦海》用雷公藤五钱，平地木三钱，车前四钱，天青地白叶、三白草各三钱,煎服。又洗方:雷公藤、河白草煎浴。

水肿胀 《救生苦海》:平地木三钱,雷公藤五钱,车前草四钱,天青地白草三钱,路路通五个,打碎煎服,重者十服愈。

坐板疮 《秋泉家秘》:乌贼骨五钱,雷公藤三钱,共为细末,擦之,干则以菜油调敷。

汪连仕方:蒸龙草即震龙根,山人呼为雷公藤,蒸酒服,治风气,合巴山虎为龙虎丹,入水药鱼,人多服即昏。

治翻胃噎膈、疟疾、吐血便血、喉痹、食积心疼、虚饱腹胀、阴囊肿大、跌打闪肭、发背疔疮乳痈、产后遍身浮肿。王安《采药方》。

藤 黄

《纲目》主治条下,只言点蛀牙自落,无他治也。张石顽云:藤黄性毒而能攻毒,故治牙虫蛀齿,点之即落,毒能损骨伤肾可知。叶氏《得宜本草》云:服藤黄药忌吃烟。按三黄宝腊丸、黎峒丸俱用藤黄,以其善解毒也。有中藤黄毒者,食海蜇即解。《百草镜》:藤黄出外洋及粤中,乃藤脂也,以形似笔管者良,大块者名牛屎藤黄,不佳。入药取色嫩纯明者,用水蒸化,滤去渣,盛瓷器内,隔水煮之,水少时再添煮干,以三炷香为度,以帛扎瓷器口埋土中,七日取出,如此七次,晒干用。《粤志》:广中产黄藤熬汁,即藤黄也。性最寒,以青鱼胆和之,治眼疾间有白者,叶如土茯苓,身小而长,外有箨包,以茎浸水洗目,并无肿痛,性酸涩,有毒,治痈疽,止血化毒,敛金疮,亦能杀虫,治刀斧木石伤及汤火伤,竹木刺入肉,一切诸伤。

神效膏:用真麻油一斤,藤黄八两,白腊八两,先将油入铜锅,次将藤黄捶碎熬透,以麻布滤去渣,加入白腊,至滴水成珠为度,贮瓷罐。其膏夏老冬嫩为宜,敷之即能止疼止血,收口取效如神。金不换治跌打刀伤。苏州周慎庵传:藤黄一两研细末,麻油四两,白腊五钱,黄腊一两,将二腊入麻油内铜杓熬化,取起,放地上,一人徐徐下藤黄末,一人不住手搅匀,以尽为度,即成膏。敷于患处,用油纸摊贴绸帕缚好,一二日即愈。

治一切无名肿毒,风气膏。王站柱《不药良方》:藤黄四两,白腊八两,小磨香油十二两,先将油煎熟,将成珠,入水不散,再加黄、白搅匀,瓷瓶收,面上乃以麻油养之,临用摊贴。《祝氏效方》一笔消:用大黄二两,藤黄一两,明矾、蟾酥各五钱,麝香、乳香、没药各二钱,用蜗牛捣烂作锭,遇小疖毒未出疖头,以此醋磨,新笔蘸药圈外,愈圈愈小,圈毒消尽而止。又一笔消方,治一切痈肿:雄黄、胆矾、硼砂、藤黄、铜绿、皮硝、草乌各一两,麝香二钱为细末,和蟾酥为条,如笔管大,金箔为衣,用时以醋磨浓,新笔蘸药,涂毒四围,数次即愈。消毒散:治痈疽疔毒及初生多骨疽。《良方汇选》:大黄一两,芙蓉叶晒干为末、五倍子各一两,麝香、冰片各三分,藤黄三钱,生矾三钱,共为末,米醋调成如厚糊,涂于多骨疽之四周,中留一头如豆大,以醋用鹅翎不时埽之,若不埽,任围则无益,一日夜即内消。其余痈疖,亦以此敷之,神效。又方:雄黄二两,麝香三钱,藤黄一两,人中白五钱,朱砂、白芨、生白矾各二钱,蟾酥一两,共研末,用广胶三钱,烊化,和药末为锭,遇毒将此药磨醋水涂之。消毒方:治一切无名肿毒及对口发背。

《救生苦海》:用滴花烧酒磨藤黄敷之,不住手敷之,不至半日即消。无回丹治一切疔痈脑疽。众妙方:用碱藤黄、雄黄、大黄各一两,蟾酥、麝香各二钱,血竭、甲片炒各五钱,醋磨涂,立效。移毒方《救生苦海》云:如毒生在肢节穴道险要处,不成漏症,即为废人,须用此药,只涂半圈,即移过一边。用白芨、白矾、三七、五倍子、大皂角、山茨菇、藤黄各等分,俱锉薄片,除藤黄,余皆入砂锅内水浸一日,煎汁倾出,入水再煎,如此数次,滤净熬膏;以藤黄将水蒸烊加入,搅匀再熬,入碗晒干,用时以鸡蛋清磨出浓汁,新笔蘸涂。又方:藤黄、银珠等分,醋和敷,赶毒至他处,出脓。如用树汁调,可搽癣,一二次即消。《大提药方》:围毒初起,凡对口发背恶疽,四五日即消。《良方汇选》:雄黄、藤黄、麝香各一钱,朱砂三分,蓖麻肉三钱,红升丹一钱五分,先将蓖麻研如泥,后和各药研烂,用象牙匣封藏,外以虎皮包之,方不泄气。

《种福堂》提药方 治诸毒不起,敷之立起,藤黄、雄黄各三钱,蟾酥、红药各二钱,冰片、麝香各一钱,蓖麻肉一两,先将蓖麻肉去皮,打如鱼冻水,入诸药,打成膏,瓷罐收贮,勿令泄气,或云:宜红药三钱,冰片、蟾酥勿用,止加麝香三分,辰砂一钱;又黄提药方:郁金、雄黄、藤黄各二钱,牛黄、蟾酥、硇砂、冰、麝各五分,巴豆肉八钱,蓖麻肉一两,共捣烂瓷瓶贮,遇症放膏药上少许贴之,治一切恶毒,未成可消,已成用之化腐,疔毒更妙。诸毒围药:《祝氏效方》:南星炒四两,五倍子炒黑,白芨炒各二两,藤黄、姜黄炒各一两,共为细末,醋调涂;重者加牛黄一钱,鹿茸五钱。又《种福堂方》:无脓即消,有脓即溃,五倍子一两,白芷六钱,藤黄、百草霜各三钱,生半夏、生南星、白芨、陈小粉飞面各四钱,共为末,红醋调敷。箍毒《活人方》:五倍子略焙一两,藤黄四钱,铜青少许,小粉炒八两,作锭,用时醋磨涂。一切无名肿毒:藤黄五钱,五倍子二两,白蜜、葱头各一两,用米醋调围患处,留顶勿敷。五色蟾酥墨:能立消肿毒,雄黄、银朱、胆矾、韶粉、藤黄、铜绿、硼砂各一两,麝香一钱,共为末,蟾酥为条,如笔管大,水磨涂。

疔疮 吴兴杨氏《便易良方》:银朱、蜒蝣、白甘菊、人中白、苎根内白心、雄黄、藤黄、大黄共敷捣上,即退。

坐板疮　《仙遗拾珠》：藤黄捣碎，用雄猪网油，青布一长条，将藤黄掺在网油之上，青布卷成条子，线扎紧，浸菜油内一夜，火燃取滴下油，杯积埋土中，一夜出火毒，涂疮即效。

五黄散：治一切顽癣。鸡脚大黄、硫黄、雄黄、姜黄、藤黄各等分，为细末，菜油调涂患处，七日勿洗浴，痊愈。

金氏离洞膏：治臁疮如神。万应油五两，藤黄一两五钱，净黄腊二两，共熬黑棕色，摊贴。熬万应油法：香油六十两以十六两官秤作准，净桃枝一两，柳枝一两，槐枝一两，桑枝一两，花椒五钱，蓖麻二两，马前四两，荜茇五钱，桂枝一两，白芷二两。夏浸三日，冬七日，春、秋五日，然后熬至渣枯，去渣。每斤生油，熬熟汁得八折。此油凡一切膏药，可作地子。

金锁银开

《百草镜》云：俗名铁边箕，处处山野有之，叶似天门冬叶，又似土茯苓叶，但差狭小耳，藤生，或缘石砌，树上竹林内亦有之，非海金沙也；其根黑色，两旁有细刺如边箕样，故名，入药用根。敏按：今俗所用治一切喉症。金锁银开乃天荞麦之根，形如累丸，粘结成块。产山上者，皮黄；污泥中者，皮黑，与《百草镜》所言各别，或名同而物异耶。李氏《草秘》：天荞麦亦名金锁银开，形若荞麦，治乳痈风毒，入诸散毒药内，取根二分，生姜一分，水煎服，愈。治败血久病不痊，又洗痔血，皆佳。李氏《草秘》又云：小青草藤上蔓，有倒摘刺，细如稻芒，开粉红花，生兰子，叶似荞麦，又名野荞麦，煎洗痔漏之圣药。

治白浊用根，捣汁冲酒服。

喉中风火　孙玉庭云：其根专治喉闭，故得此名。喉风喉毒，用醋磨嗽喉，涎痰去而喉闭自开矣。

痰核瘰疬，不拘何等病痱结核初起者。梁湖陈府秘方：用金锁银开须鲜者，将来捣汁冲酒服；其茎、叶用白水煮烂，和米粉作饼饵食之，不过二三服立消。若破烂者，以梁上乌龙尾揉去粗屑，纳疮中，外贴膏药，亦服根汁，吃饼饵五六次，自结痂而愈。

洗痔漏，治蛇伤木蛇毒，捣汁和酒服。《草秘》。

汪连仕《采药书》：金须钭，俗呼金锁银开，其苗柔而坚性不断，今名象毛，力能软坚化痞，合米醋捣汁盥口，能开锁缠喉风，虽枯根亦可透锁喉。

乳　藤

《粤志》：乳藤蔓如悬钩倒挂，叶尖而长，断之有白汁如乳。妇人产后，以藤捣汁和米作粥食之，乳汁自通。初生嫩条可食，其大实曰冬荣子，大如柚子，中有瓤，瓣瓣相叠，白如猪脂，炙食皆甘美，身怀数日，香不减，秋末冬初间，采以相饷，矜为服食之珍，行血通乳《粤志》。李氏《草秘》：乳汁藤生山麓林中，高二三尺，叶似蒲萄子，蓝色一丛，根皮掐之出汁如乳，为诸毒痈疮中之圣药。

排脓散毒，生肌止痛，消肿益血，痛不可忍者，罨之即止；已成未成，已溃未溃，始终皆不可少。李氏《草秘》。汪连仕《草药方》：乳门草即乳汁草，又名土奶奶，性寒凉，行乳汁通气，而能入血分，根止痢疾。细藤者，即遍地金，又名鸡盲草，合鸡肝蒸服专治小儿一切疳眼。

蝙蝠藤

此藤附生岩壁乔木，及人墙茨侧，叶类蒲萄而小，多歧，劲厚青滑，绝似蝙蝠形，故名。

治腰痛瘰疬。

腰疼，澹寮《试效方》：用蝙蝠藤二两，老人用三两，酒煎服，二剂即痛止，不可再服；若多服一剂，腰反倾倒不支。

皆治藤

蔓延墙壁间，长丈余，叶似泥藤。中暑者以根、叶作粉食之，虚损者杂猪胃煮服。

无根草

《采药录》：此草无根无叶，生在柴草上，缠结而生，名无根金丝草，色有紫有黄。《百草镜》：无根金丝草一名大焰草，即菟丝苗也，生毛豆茎上者佳。此草与女萝相似，以色黄如金而细如线者真；若色红紫粗类灯心者，名女萝。又紫背浮萍，亦名无根草，与此别。《药鉴》：无根金丝草茎细而赤，无叶无根，惟有青色细累，附于茎际，蔓延极长，多缠草木上。其性凉，味微甘，利水治湿热。三、四月采。李氏《草秘》：缠豆藤一名豆马黄，无叶有花，子即菟丝子，最治血，解豆疮毒；难产，酒煎服。

《药性考》：金丝草无根叶，用苗，此药功在凉血散血，故治痈疽肿毒诸症；味苦性寒，吐、衄、崩、便、咳、咯诸血，服之能止。解诸药毒，瘰疬疔痈恶疮。《台志》：利水通淋。《葛祖方》：治狐臭骚气，辟汗愈虐。《百草镜》：治癃淋浊痢，带下黄疸，予解痘毒，敷红丝疔。

消毒保婴丹 王之才《医便》：凡小儿未出痘疮者，每过春分、秋分日服一丸，其痘毒即渐消化。若只服一二次者，出痘稀少。若服三年六次者，永不出痘，此方屡验，万勿轻视。缠豆藤一两五钱其藤八月收取，毛豆荚上缠绕细红丝，采取阴干，以此为君，妙在此药上，黑豆三十粒，赤豆七十粒，山楂肉一两，新升麻七钱五分，生地黄、荆芥、防风、川独活、甘草、当归各五钱，连翘七钱五分，黄连、赤芍药、桔梗各五钱，牛蒡子一两，朱砂另研甘草同煮，过去甘草一两五钱，苦丝瓜两个各长五寸，隔年经霜者妙，烧灰存性，上药为极细末，砂糖拌匀，共捣千余下，丸如李核大，每服一丸，浓煎甘草汤化下。其前项药予办精料，遇春分秋分，或正月十五日，或七月十五日修合，务在虔诚，忌妇人、鸡、犬、猫、孝服见之，合药须净室焚香，向太阳祝药云：神仙真药，体合自然，婴儿吞服，天地齐年，吾奉太上老君急急如律令敕，一气七遍。

《慈惠小编》：治小便不通，诸药无效。金丝草一握，同韭菜根头煎汤洗小肚，即通。金丝草叶，细丝如棕色，近水滩诸树上皆有之。

麦裹藤

各麦地皆有，临安县乡间尤多，四月采之，茎缠麦上，叶类神仙对坐草而略尖，微有毛，叶对节生，茎细，节微紫，叶小者佳，叶大者无力。

跌扑 《张氏传方》：以干者一钱，酒煎服。

白毛藤

亦名天灯笼，又名和尚头草。白毛藤生人家墙壁上，茎、叶皆有白毛，八、九月开花藕合色，结子生青熟红，鸟雀喜食之。《百草镜》：白毛藤多生人家园圃中墙壁上，春生冬槁，结子小如豆而软，红如珊瑚，霜后叶枯，惟赤子累累，缀悬墙壁上，俗呼毛藤果。采其藤干之浸酒，云可除骨节风湿痛。

止血淋、疟、疝气。汁滴耳中，止脓不干。入药内，保肿毒不大。治病痹，用煮牛肉精者食之。清湿热，治黄疸水肿，小儿蛔结腹痛。《采药志》云：性热活血，追风生血，治鬼箭有效。

风痛 《杨氏验方》：桑黄二两，白毛藤二两，切碎，用绍兴原坛酒六斤，煎三炷香，每日服一饭碗。

黄胆初起 《百草镜》：白毛藤、神仙对坐草、大茵陈、三白草、车前草各等分，白酒煎服。

大气肪 《不药良方》:用白毛藤,无灰酒服。

天球草

一名盒子草,俗呼盒儿藤,好生水岸道旁,苗高三四尺,叶如波斯,花有小绒,五月结实为球,球内生黑子二片,生时青,老则黑,每片浑如龟背,又名龟儿草,丹术家取其汁伏硫汞,根伏雌雄。《百草镜》:鸳鸯木鳖,一名水荔枝、盒儿藤。叶长尖,有锯齿,生水涯,蔓生,秋时结实,状如荔枝,色青有刺,壳上中有断纹,两截相合,藏子二粒,色黑如木鳖而小。《孙氏丹方》:盒子草,子及叶有小毒,蔓生岸旁,叶尖花白,子中有二片,如盒子。《纲目》附子藤后,花、实、根形俱不甚详。

性有小毒,主蛊毒及蛇咬,捣敷疮上即愈。

疳积初起 《百草镜》云:鸳鸯木鳖三钱,煎服愈。

敏按:此草似予知子,近时人罕用,而吴氏遵程著《从新》,以予知子为近日所无,直不知即天球草也,世不用,而草医又易以他名。

松 萝

《山川志》:出武当山,生尖峰古木上,长者丈余。

治蛇虎伤,汤火烙伤,及顽疮等症。《药性考》:松萝甘平,能平肝气,瞋怒痰热,温疟吐痢,头风头疮,瘿瘤结聚,亦能探吐膈痰,去热。

松上寄生

利水导痰,除胸中热。

枫上寄生

汪连仕云:吊杀猢狲,一名上树猢狲,又名铁角狲儿,乃枫树上风木藤,至年远,结成连珠傀儡。能追风,不换时刻,酒蒸服,加金雀根土、当归、石床花根,石蚕,治瘫痪勾急之要药。

蛇莆藤

《职方典》:产福宁,茎细,叶如猴耳。
治喉齿百病。

李头藤

《职方典》:产福宁,其藤腐朽者,可代香用。

止呕血,活经络。

龙须藤

《粤东小录》:藤产东莞,微细如发,直起数丈,无一节,常飞越数树,如千百游丝牵缀,红者名红龙须,紫者名紫龙须,有五色,然生无根蒂,以秽物投之即消释,不知所去。土人以其液和细土石灰,涂罾糖釜,其坚如铁,虽猛火不裂。其花与子皆入药。

浸酒服,补筋骨,祛风解毒,能循脉络,无微不到。

《药性考》:五色龙须藤,细如发,生无根蒂,挂树长发。

臭藤根

《草宝》云:此草二月发苗,蔓延地上,不在树间,系草藤也。叶对生,与臭梧桐叶相似,六、七月开花,粉红色,绝类牵牛花,但口不甚放开。搓其叶嗅之,有臭气,未知正名何物,人因其臭,故名为臭藤。其根入药,本年者细小,二三年者大如莱菔,可用。李氏《草秘》云:臭藤一名却节,对叶延蔓,极臭,煎洗腿足诸风寒湿痛、拘挛不能转舒,如神。《汪氏药录》:臭蒲萄蔓延而生,子如蒲萄而臭,治风。又云:野蒲萄气重味臭,功能败肠胃之痈。

治瘰疬,用根煎酒数服自愈,未破者消,已溃者敛。

治风痛肠痈,跌打损伤,流注风火毒,散郁气,洗疝,合紫苏煎汤。汪连仕方。

黄练芽

今呼黄连芽,一名黄桟头。春初采嫩芽,小儿生食之,取其清香可口,味带苦涩如黄连,故名。亦可以盐汤焯食,漉出曝干为盐菜,暑月食之。《百草镜》:此物藤生,引蔓大树上,叶如桑寄生,尖长柔滑,颇光润肥厚,二、三月枯枝生芽,淡红色,如椿芽,生食苦中带甘,入口生津。安徽人家多腌以为菜,与芹芽、椿芽、芦芽并重。《药性考》云:叶似槐而尖,嫩时揉干代茶胜茗,木甚细腻,苦中带甘,味如橄榄,盐食酸甜。解喉痛咽哽,消热醒酒,舌烂口糜,嚼汁可解。

味苦涩,性寒,解暑、止渴、利便。《食物宜忌》。生津明目,清积热解毒。《药检》。

敏按:方以智《物理小识》:黄楝头一名回味,俗呼黄连头。树分叶如椿,大者合抱,春采其叶,味苦而甘,皮可合香入药,治痢及霍乱。《纲目》遗此未收。如方氏所云,则木也,与《百草镜》所云互异,或地土有不同耶,抑其物本有二种耶,并存俟考。

木龙藤

周益生《家宝方》：藤出钱塘横山，喜沿人家墙壁及石崖上，土人多识之。

治肺痈、吐痈、肠痈、胁痈四症，捣汁，老酒冲服，冬月以酒取汁二碗服，立效。

蒌 油 按：蒌即扶留藤

蒌即蒟也。岭南人取其叶合槟榔食，今人名橹叶，用其叶封固，晒半载，收贮待用，可留数十年，非独疏积滞消瘴疠，治病亦伙，惟西洋人有之。

治手足红肿或疼，以蒌叶油揉擦，用布包裹，滴耳治耳痛；刀伤伤，以棉花浸蒌油贴裹伤处；又治背痈及疖毒，贴之，初起者即解散，已成即速溃脓，亦可敷贴杨梅毒疮漏痔。以上俱泰西应振铎《本草补》。

花 部二十一种 附十二种

梅 花梅梗

《纲目》载梅花无治方，止言点汤煮粥助雅致而已。《食物宜忌》云：梅花味酸涩，性平，并无主治。殆亦不知梅花之用，入药最广，而功效亦最大。《百草镜》：梅花冬蕊春开，其花不畏霜雪，花后发叶，得先天气最足，故能解先天胎毒，有红、白、绿萼，千叶、单叶之分，惟单叶绿萼入药尤良。采能不犯人手更佳。含苞者力胜。性寒，或曰平，味酸涩清香，开胃散郁，煮粥食，助清阳之气上升；蒸露点茶，止渴生津，解暑涤烦。《谈撰》：卉木皆感春气而生，独梅开以冬，盖东方动以风，风生木，故曲直作酸，则酸者木之性，惟梅之味最酸，乃得气之正。北方水为之母，以生之则易感，故梅先众木而华。《癸辛杂识》梅花无仰开者，盖亦自能巧避风雪耳，验之信然。《粤志》：惟岭南梅花最早，冬至雷动地中，则梅开地上，盖其时火之气不足于地，而发其最初之精华，故梅开。水之气上足于天，而施其最初之滋润，故雪落、雪泄也，从肃杀之中，泄其一阳之精，以为来春之生生者也。雪深则水气足，梅早则火气足，火气足而为天地阳生之始、阴杀之终，使万物皆复其元。梅之德所以为大，天地一阳之复不可见，见之于梅，又其得气之先也。韶州梅长至已花，腊月复开尤盛，有于旧蒂而作新花者，其地属岭北，故梅以腊以正月开，气盛则开而又开。琼州梅有六出者，予谓梅五出者也，五阳数也，冬至一阳始复，梅吐花得阳之先者，今六出乃得阴数矣。盖以地气而变，苦于严寒，故不用五而用六，同于雪花也，以梅为体，以雪花为用,人见其六而不见其五,藏五在于六之中,犹河图之五在十中也。河图之一生水,梅得水气之先,故花于冬至与雪同时。雪者水气所凝,梅者水形所结,卦皆属坎,水在天而凝雪,水在地而发梅,水之数六,寒极则雪花与梅皆六出,应其数也。

花微酸涩无毒,清头目,利肺气,去痰壅滞上热《本草原始》,安神定魂,解先天痘毒、凡中一切毒。

治瘰疬　鸡蛋开一孔,入绿萼梅花将开者七朵,封口,饭上蒸熟,去梅花,食蛋,每日一枚,七日痊愈。

唇上生疮　《赤水玄珠》:白梅瓣贴之,神效,如开裂出血者,即止。

紫金锭　宜端午日制合,飞朱砂、红芽大戟、处州山慈菇、千金霜、川文蛤、净粉草、河车,以上六味各二两,珍珠、琥珀、明雄黄、冰片、陈金墨各五钱,梅花蕊、西牛黄各一两,川麝香四钱,上各药为末,乳筛极细,以糯米粉糊杵为丸,研用。

稀痘神方　白梅花蕊三钱,采饱绽者,须予备晒干;生地黄三钱,当归三钱,生甘草一钱,脐带小儿自己落下时,去灰或矾,用新瓦炙存性,研末极细,同煎浓汁,滤清熬膏,作一日吃完,小儿永不出痘。《万病回春》载尹蓬头混元丹治小儿诸虚百损,用梅花合混元衣,注梅花解痘先天之毒。

九仙夺命丹　《集听》云:又名十圣丹,治七十二般无名肿毒恶疮,流注火瘤等症,朱砂三钱,雄黄、乳香、没药、冰片、血竭各二钱,石胆矾、铜青、麝香、枯矾、熊胆、飞过黄丹各一钱五分;蜈蚣、蚯蚓、僵蚕各二条微炒黄色,去嘴,梅花一升,寒水石、牛黄、蟾酥、白官粉、硼砂各一钱,全蝎九个,蜗牛七条,以上二十三味为末,研极细,以朱砂一钱五分为衣。其修合之法:先将蟾酥用乳汁化开,共为丸,如丸不起,略加面糊,如桐子大,每服一丸,令病患口嚼生葱一根咽下,又嚼一根极烂,吐在手心上,裹药,用滚热老酒吞下,量冷暖时候,盖被出汗。如病患不能嚼,人代嚼之亦可,如无汗,再服一丸自愈。诸毒医迟,毒走攻心,必不可救。若汗来迟,以热酒催之。不可以手摸摩患处,如痒,以旧木梳梳之自止。

稀痘　《集听》:用绿萼梅花七朵,须予养于花瓶内,春分日摘花半开者,只用净瓣捣烂,白糖三匙,滚水服之,毒即全消,免出痘矣。小儿盈月后即可服。

梅花点舌丹　《集验》:治一切疔毒及恶疮初起,天行瘟毒,咽喉肿痛等症,轻者二粒,重者四粒,先用无根水送下,次取一粒噙于舌下化之。乳香去油二两,珍珠豆腐煮过、麝香水飞、熊胆各六分,没药去油,京牛黄、苦葶苈、朱砂、硼砂、蟾酥人乳泡、血竭、雄黄水飞各二钱,片脑一钱,另研沉香一钱,白梅花阴干一钱二分,共为细末,用人乳汁化蟾酥丸黍米大,金箔为衣。

予稀痘疹　《不药良方》:每年腊月清晨摘带露绿萼梅蕊一百,加上白糖,捣成小饼,令食之。

三花丹 《赤水玄珠》:将出痘之时,用此能稀痘,梅花、桃花、梨花取已开、未开、盛开者,阴干为末,等分,兔脑为丸,雄黄为衣,用赤小豆、绿豆、黑大豆汤送下。

梅桃丹 《赤水玄珠》:治痘已出未出,不起不发,隐在皮肤,并治麻症斑症,用梅花一两,桃丝瓜五钱,为末,每服五分,参苏汤下。

痘不问前后,凡黑陷切牙寒战,用梅花六钱,穿山甲一两,仙灵脾五分,麝香一钱,为末,每服三五分;切牙寒战,加人牙二三厘,内托散送下。

青梅散 锡山衣德堂《稀痘良方》:用生青果核七个,打碎去仁,晒干,研极细末,不宜火焙,又不宜沾生水,再用玉蝶梅花二十一朵,去蒂,共白蜜两茶匙,捣浓,恰交春分时,与小儿服,永不出痘,即出亦不过三粒。此方传自江宁王培德家,已九世,无痘殇之儿,真异方也。

二气丸 新安汪卫公先生传其家亲友,凡小儿服此丸,永不出痘。其方即前稀痘神方,脐带曰坎气,梅花先天之气,故名二气丸。

七仙丹 张琰《种痘新书》:治痘气血两虚,灰白水泡痒塌等症。黄二两,人参一两,甘草五钱,紫河车一两,梅花一两五钱,鹿茸一两,天灵盖一个,共为末,每服八九分,用内托散煎汤送下;气实者加山楂、陈皮各五钱。应昌按:天灵盖即或有益,亦不可用,况二方功效全不在此乎。

二花散 《种痘新书》云:能起五陷,黄蜡梅花,素心者尤良,阴干,不拘多少,去毛壳罐盛听用;桃花阴干,山楂去核,炒为末,小丝瓜阴干为末,陈皮去白,人参、黄氏炙、甘草炙、朱砂、紫河车酒洗去筋蒸焙干、鹿茸酒酥炙、穿山甲取首尾四足者炒、仙灵脾去四弦刺酒焙、人牙火煅、韭汁淬七次、天灵盖洗净去酥,各为末用。按:《纲目》梅花条下,并无主治,而于蜡梅花下亦仅言解暑生津而已,不知蜡梅亦并非梅种,其主治亦广,不仅治痘也。

龙脑骨 《种痘新书》云:治痘出未透、心狂见鬼、陷伏等症,用梅花不拘多少,晒干为末,加冰片少许,共研为末,以猪心血和匀为丸,狂谵者灯心汤引,紫陷者以紫草煎汤调之,加酒数茶匙化下。

绝痘 杨春涯《验方》:用南方绿萼梅蕊未放,采藏风干,逢四时八节,节前一日,用鸡蛋一个,打孔入蕊,纸糊好,饭上蒸熟,吃数次,永不出痘;即出,亦不过数粒。

解痘毒 刘氏《得效方》:立春前后三日,采红梅蕊半含半开者一盅,去蒂,仍安盅内,瓷碟盖住,一周时足,气汁升上,用新擂盆未经五辛者,捣研如泥,捏成饼样,加明朱砂水飞一钱,匀掺于上,缓缓研匀,再加白蜜少许,丸如弹子,晒半干,金箔为衣,遇四绝日,每服一丸,甘草汤下。忌铁器荤腥。服过一丸后,当日晚间微微发热,次日遍身发出细瘰,是其验也。《种福堂方》梅花丸,治痘疹有起死回生之功。又换痘丹中,梅蕊、犀角、麻黄膏并用。

朱禹功《仙传稀痘方》:赤豆、黑豆、绿豆各一两,研末,入新竹筒中,削皮留节,凿孔入药,杉木塞紧,用蜡封固,腊月浸厕中一月,取出风干,每药配梅花片三钱,每服一钱,以经霜丝瓜藤筋煎汤下,神效。

千里梅花丸途中备用　《医学指南》:用枇杷叶、干葛末、百药煎、乌梅肉、腊梅花、甘草各等分为末,用腊化开,投蜜,每腊一两,加白蜜二钱,和药末,捣二三百下,丸如鸡头实大。夏月长途含化一丸,津液顿生,寒香满腹,妙不可言。

梅　梗

诸梅树皆可用,以绿萼者佳。凡梅有气,条青翠色,此条无叶,止光梗出枝罅,薛征君生白曾言用以通上下隔气有效,此气条而非梗也,用梗以带叶成枝者入药。《纲目》梅部载梅实及核仁根叶,独不及梗。

保产神效方　《道德集》云:凡妇人三月久惯小产,百药不效者,以梅梗三五条煎浓汤饮之,复饮龙眼汤,无有不保者。

雪荷花雪芝　雪里花

产伊芳犁西北及金川等处大寒之地,积雪春夏不散,雪中有草,类荷花,独茎亭亭,雪间可爱。戊戌春,予于史太守处亲见之,较荷花略细,其瓣薄而狭长,可三四寸,绝似笔头,云浸酒则色微红,彼处土人服之,为助阳要药。忆《旧游诗话》:雪连花千年不化元,雪深处有之,形似莲花,高可丈许,取以酿酒,倍增春色,盖阴极而阳生之意耳,亦产巴里坤等处。《西北域记》:雪莲产积雪中,一茎并蒂,浸酒色碧,性热,人称其功同仙茅、枸杞,而不知其祸乃同砒鸩也,虾蟆比莲尤甚。予甥屠涧南自哈密回,带有雪荷花,因访其功效,据言其地有天山,冬夏积雪,雪中有莲,以产天山峰顶者为第一,然不可得,山腰次之。其生也有雌雄,土人采干之,成对以市。性大热,能补阴益阳,老人阳绝者,浸酒服,能令八十者皆有子。性大热,治一切寒证。此物产于极冷之地,乃阴极阳生故也。朱排山《柑园小识》:雪莲生西藏,藏中积雪不消,暮春初夏,生于雪中,状如鸡冠,花叶逼肖,花高尺许,雌雄相并而生,雌者花圆,雄者花尖,色深红,性大热,能除冷疾,助阳道,豪家争致之,以治房中之药。滦阳销夏录:塞外有雪莲,生崇山积雪中,状如今之洋菊,名以莲耳。其生必双,雄者差大,雌者小,然不并生,亦不同根,相去必一两丈,见其一再觅其一,无不得者,盖如菟丝、茯苓一气所化气相属也。凡望见此花，默往采之则获，如指以相告，则缩入雪中，杳无痕迹，即劚雪求之，亦不获。草木有知，理不可解，土人曰：山神惜之，其或然欤。此生寒极之地而性热，二气有偏胜无偏绝，积阴外凝，而纯阳内结，坎卦以一阳陷二阴之中，剥复二卦以一阳居五阴之上下，是其象也。然浸酒为补剂，多血热妄行；或用合媚药，其祸尤烈，盖天地阴阳均调，万物乃生，人身之阴阳均调，百脉乃合，故《素问》曰：亢则害，承乃制。自丹溪立"阳常有余阴常不足"之说，医家失其本旨，往往以苦寒伐生气。张介宾辈矫枉过直，遂偏于补阳，而参、芪、桂、附流弊，亦至于杀人，是未知易道扶阳，而干之上九亦戒以亢阳有悔也。嗜欲日盛，羸弱者多。温补之剂，易见小效，坚信者遂众。故余谓偏伐阳者，韩非刑名之学；偏补阳者，商鞅富强之术，初用皆有功，积重不返，其损伤根本则一也。雪莲之功不补患，亦此理矣。

治痘不起发及闷瘄闷痘，止用一瓣，入煎药中，立效，屡试皆验。陈海曙云。

雪 芝

《南中纪闻》：衡岳间有之，乃冰霰所结，岁久蒸积而成。产阴崖绝壁间，晶莹如玉，悬挂峻坂，非攀萝打级，不可撷取。

疗肺疾，降火清心。

雪里花

朱楚良在镇海，土人有采雪里花者。冬月严寒，此花始生，在招宝山龙潭旁，环渚而发，苗甚短小，如六月雪状，高不过二寸许，每雪时开白花如豆大。土人采得，干之入药。

敷痔漏 以雪里花为末，湿者干掺，干者麻油调搽，一二度，其痔即消缩。与卷四草部雪里开附雪里花内容雷同。

水仙花子

能去风，泽肌肤，润毛发，治五心烦热，嘈杂不宁，同荷叶、芍药为末服。

催生兰

《粤志》：一名报喜兰，风兰之族，并非兰风也。花如腊梅而色红紫，香味亦同，每茎作七八枝，悬树间，勿侵地气，遇有吉事则开，痈生者以花悬户上即生。关涵《岭南随笔》：报喜遇吉事始开，种法以空为根，以露为命，与风兰同。

主催生。

珠 兰

《药性考》:珍珠兰味辛,窨茶香郁,其根有毒,可磨敷痈疖,今名鸡爪兰。《花经》云:真珠兰一名鱼子兰,枝叶似茉莉花,发长条细蕊,与建兰同时,香亦相似,而浓郁过之,好清者取其蕊焙茶尤妙。但性毒,止可取其香气,故不入药。张篁壬云:中条山有老道士,教人治狐魅,有一女子为雄狐所祟,教以用珠兰根捣烂置床头,俟狐来交时,涂其茎物上,狐大嗥窜去,次日,野外得一死狐,道士云:此根狐肉沾之即死,性能毒狐,尤捷效也。

建兰花_{叶、根} 草兰

建兰有长叶、短叶、阔叶诸种,其花备五色,黑色者名墨兰,不易得,干之可治瞖目,能生瞳神,治青盲,最效;红花者名红兰,气臭浊,不入药;黄花者名蜜兰,可以止泻;青色者惟堪点茶,或蜜浸,取其甘芳,通气分;素心者名素心兰,入药最佳。盖建兰一茎数花,实蕙而非兰也。《纲目》以薰草为蕙即今零陵香,于兰草下正误条,申言兰草可佩,乃孩儿菊,古名都梁香是也,且斥寇氏、丹溪二家所解兰草,混入世俗之兰花为非,而以兰花为幽兰,与兰草迥异,然何以不立幽兰一条,不能无缺略之憾,因急补之。

素心建兰花,干之可催生,除宿气,解郁。蜜渍青兰花点茶饮,调和气血,宽中醒酒。闽小记:建宁人家以蜜渍兰花,冬月点茶,芳香如初摘。

叶 丹溪云:建兰叶禀金水之气,而似有火,不知其能散久积陈郁之气甚有力,今时医用以通舒经络、宣泄风邪亦佳。《本草汇》云:兰叶禀金水清芬之气,似有火,独走气道,入西方以清辛金,不独开胃、清肺消痰,善能散积久陈郁之结气。今人但赏花香,不知用叶,亦缺典耳。况药味载《内经》甚少,独擅名,所谓"治之以兰"除陈气也,故东垣方中每常用之,与藿香、枇杷叶、石斛、竹茹、橘红开胃气之神品,入沉香、郁金、白蔻、苏子、芦根汁下气开郁,治噎膈之将成者。产闽中者力胜,江浙诸种力薄。辛平甘寒,阴中之阳,入手太阴、足阳明经,亦入足太阴、厥阴经。生津止渴,开胃解郁,润肌肉,调月经,养营气。《本经》主利水道,因其走气道,故能利水消渴,除胸中痰癖,杀蛊毒不祥之气者。盖肺主气,肺气郁结,则上窍闭而下窍不通;胃主纳水谷,胃气凝滞,则水谷不以时化,而为痰癖蛊毒不祥之气。辛平能散结滞,芬芳能除秽恶,则上症自除。《本草汇》。

按:《纲目》兰草条不指幽兰,而《本草汇》草部有兰草,所言皆指建兰,即濒湖所云幽兰是也,今从其说补之。

根　名土续断,治跌打和血。《物理小识》:幽兰、建兰根甘,宜入药,其花可茹,叶以浸油黑发。又云:都梁兰根名土续断,当是此也。《五杂俎》:兰根食之能杀人,忌内服。

治痰嗽后吐血。刘羽仪《经验方》云:先痰嗽后吐血而气急者,用天冬、麦冬、生地、白芍、紫菀、山栀、桑皮、地骨皮等药,如气急去天冬加真苏子,取兰花根捣汁冲服,尤妙。江夏程云鹏著《慈幼筏痘门》载清地散花饮,凡痘见标三日,此方主之。有夹疹者,加兰花根,额上灰滞色,加菊花、兰花、梅花,或兰花根亦可。又玉液春膏饮中,治背浆不足,加酒炒土兰花。

草　兰

叶短而狭小,春花者名春兰,秋花者名秋兰,皆一干一花;有一干数花者,名九节兰;其萼中无红斑点色纯者名草素,尤香。入药一干一花者良。

根　治疯狗咬。《行箧检秘》:取根四两,水净,入黄酒二碗,煎成一碗服完,其毒即从大、小便化血而出。

玫瑰花

有紫、白二种,紫者入血分,白者入气分。茎有刺,叶如月季而多锯齿,高者三四尺,其花色紫,入药用花瓣,勿见火。《百草镜》云:玫瑰花立夏前采含苞未放者,阴干用,忌见火。

气香性温,味甘微苦,入脾、肝经,和血行血,理气治风痹。《药性考》云:玫瑰性温,行血破积,损伤瘀痛,浸酒饮益。

治吐血玫瑰膏　《救生苦海》:用玫瑰花一百朵初开者去心蒂,河水二碗,煎半,再用河水一碗,煎半去渣,和匀,共有碗半,复煎至一碗,白糖一斤,收成调膏,不时服之。

噤口痢,用玫瑰花阴干煎服。

治乳痈　玫瑰花七朵、母丁香七粒,无灰酒煎服,自愈。

肿毒初起　《百草镜》:玫瑰花去心蒂,焙为末一钱,好酒和服。

乳痈初起,郁症宜此。《百草镜》:玫瑰花初开者、阴干燥者三十朵,去心蒂,陈酒煎,食后服。

肝胃气痛　用玫瑰花阴干冲汤代茶服。

新久风痹　《百草镜》:玫瑰花去茎蕊蒂,阴干三钱,红花、全当归各一钱,水煎,去渣,好酒和服七剂,除根永不再发。

吐红　《集听》:用玫瑰花不拘多少,去蒂,捣汁熬膏贮瓶内,每早空心茶匙挑四五匙,白滚水冲服,一二日即愈。

少林拳经　玫瑰花能治跌打损伤。

风痹药酒　《救生苦海》:用白槿花、大红月季花、玫瑰花去蒂各一两,闹羊花五钱,风茄花五朵,龙眼肉、北枣肉各一两,绍酒五壶,浸封七日,隔水煮之。坛上置白米一撮,米熟成饭为度,取出,每服二三杯,盖暖卧,避风,即愈。

保真丸　朱排山《柑园小识》:保真丸能通经络、和百脉、壮腰肾、健脾胃、加饮食、健步履,除一切痼疾,能固真元。用玫瑰花去蒂摘瓣,以竹纸糊袋装之,薄摊晒干,取净末一斤,不宜见火。此花色能益血,香能补气,妙难尽述;补骨脂一斤,淘净泥土,用芪、术、苓、甘各五钱,煎汁一碗拌晒,以汁尽晒燥;炒菟丝子一斤,用芎、归、芍、生地各五钱,煎汁去渣,以汁煮菟丝子,俟吐丝为度,晒干炒;胡桃仁六两,连皮捣如泥;杜仲四两,盐水炒去丝,韭子四两,淘净微火炒,各为细末,炼蜜为丸,如桐子大,每晨空心白汤服四钱,忌羊肉,芸薹并诸血。一方加鱼膘四两,男妇共服,可以种子,极效;或加鹿角胶、枸杞子。

金雀花

一名黄雀花,似六月雪而本高。正二月开花,色黄,根有刺,根入药。《花镜》:金雀花枝柯似迎春,叶如槐而有小刺,仲春开黄花,其形尖,旁开两瓣,势如飞雀可爱,其花盐汤焯过,控干入茶供。《百草镜》:金雀花生山土中,雨水时开花,色黄而香,形酷似雀,白花者名银雀,最难得,其茎有白点,花后发叶碎小,叶下有软刺,取根入药,去外黑皮及内骨用;别有霞雀花,更不可得。《嘉兴府志》:金雀一名飞来凤,盐浸可以点茶。《成化四明志》:金雀儿花产奉化。丁末,余馆奉化刘明府署,时明府幼孙患痘不起发,医用金雀花,询其故,云:此药大能透发痘疮,以其得先春之气,故能解毒攻邪,用花。

性平,和血去风,入肝、脾二经,亦入乳痈用。《百草镜》:跌扑伤损,以金雀花干者研一钱,酒下。

根　治跌打损伤,又治咳嗽,暖筋骨,疗痛风,性能追风活血,兼通血脉,消结毒。《济世良方》:金雀根捣汁,和酒服,渣罨伤处,治跌打损伤。

金莲花

《广群芳谱》:出山西五台山,塞外尤多,花色金黄,七瓣两层,花心亦黄色,碎蕊,平正有尖,小长狭,黄瓣环绕其心,一茎数朵,若莲而小。六月盛开,一望遍地,金色烂然,至秋花干不落,结子如粟米而黑,其叶绿色,瘦尖而长,五尖或七尖。《五台山志》：山有旱金莲，如真金，挺生陆地，相传是文殊圣迹。张寿庄云：五台山出金莲花，寺僧采摘干之，作礼物饷客，或入寺献茶，盏中辄浮一二朵，如南人之茶菊然，云食之益人。查慎行《人海记》：旱金莲花五台山出，瓣如池莲较小，色如真金，曝干可致远，有分饷者，以点茶，一瓯置一朵，花开沸汤中，新鲜可爱。后扈从出古北口外，塞山多有之，开花在五、六月间，一入秋，茎株俱萎矣。金莲花出五台山，又名旱地莲，一名金芙蓉，色深黄，味滑苦，无毒，性寒，治口疮喉肿，浮热牙宣，耳痛目痛，煎此代茗。

明目，解岚瘴，恕轩。疔疮，大毒诸风。《山海草函》。

佛桑花

《粤语》：佛桑枝叶类桑，花丹色，名朱槿，一名福桑，又名扶桑，重台者曰爱老，多以为蔬。《纲目》木槿后有扶桑条，止载外治，故补之。

吴震方《岭南杂记》：扶桑粤中处处有之，叶似桑而略小，有大红、浅红、黄三色，大者开泛如芍药，朝开暮落，落已复开，自三月至十月不绝。佛桑与扶桑正相似，而中心起楼，多一层花瓣。今人以扶桑、佛桑混一，非也。纱缎黑退变黄，捣扶桑花汁涂之，复黑如新。

润容补血，《粤语》。美颜润血，陈述斋《琐语》：朱槿花蒸醋食之，粤中妇女多以此美姿。敏按：两粤琐语载朱槿与佛桑皮微有异，云朱槿一名日及，亦曰舜英，叶如桑，光润而厚，高止四五尺，而枝婆娑，自仲春花至仲冬，一丛之上，日开数百朵，朝开暮落，色深红，五出，大如蜀葵，瓣卷起，势若飞扬，层出如楼子，有蕊一条，比瓣稍长，上缀金屑，日光所烁，疑有火焰，粤女多种之，插枝即生。苏子瞻诗：焰焰烧空红佛桑，谓朱槿也。然佛桑又有殷红、水红、黄、紫各色，比朱槿差小，称小牡丹，四时有花，白者以为菜蔬，甜美可口，女子食之尤宜。据陈述斋所云：则佛桑与朱槿一类而二物，要其功用亦不甚远，故《粤语》以为即朱槿。今并附录其功用，以补李氏所未备。

宝珠山茶

云溪方以落地花仰者为贵，山茶多种，以千叶大红者为胜，入药。《百草镜》：山茶多种，惟宝珠入药，其花大红四瓣，大瓣之中，又生碎瓣极多。味涩，二、三月采，阴干用之。若俱是大瓣，千叶者名洋茶，不入药；单瓣者亦不入药。《群方谱》：宝珠山茶可代郁金，研末麻油调，涂汤火灼伤。

味微辛甘，性寒，破血消痈，跌打吐血症用之，又治肠风泻血，汤火伤，鼻衄灸疮，均焙研七朵，空心酒服。《百草镜》云：凉血、破血、止血，涩剂也。消痈肿跌扑，断久痢、肠风下血、崩带、血淋、鼻衄、吐血,外敷灸疮。

赤痢 《救生苦海》:用大红宝珠山茶花,阴干为末,加白糖拌匀,饭锅上蒸三四次服。

鼻中出血 何明远方:千叶大红山茶花,二、三月采,阴干,用时取五六朵,煎服即止。又张氏《必效方》:鼻衄,用宝珠山茶大红者,焙研三五钱,砂糖滚水和服。

吐血咳嗽 《不药良方》:宝珠山茶瓦焙黑色,调红砂糖日服,不拘多少。又方:宝珠山茶十朵,红花五钱,白芨一两,红枣四两,水煎一碗服之,渣再服。红枣不拘时,亦取食之。

蒋仪《药镜拾遗赋》:山茶花,吐血、衄血、肠风下血之良将。

宋春晖云:曾见有人患乳头开花欲坠,疼痛异常,有教以用宝珠山茶焙研为末,用麻油调搽立愈。

痔疮出血 汪子明方:用宝珠山茶研末冲服。

粉团花根附

有大、小二种,其花千瓣成簇,大者曰玉粉团,初青后白。小者曰洋粉团,青色转白,白后转红蓝色,入药用大者。

性寒,熏臭虫,同水龙骨、雷公藤和烧熏之,立除。《百草镜》。

洗肾囊风 姚伯玉方:用粉团花七朵,水煎洗。《良方集要》:用蛇床子,涩上野苋绣球花,煎汤洗之。

根 治喉烂 《传效方》:取入土内者好,醋磨,以翎毛蘸扫患处,涎出愈。

玉簪花

《纲目》玉簪条载根叶之用,独不言其花。今人取其含蕊实铅粉其中,饭锅上蒸过,云能去铅气,且香透粉内,妇女以匀面,无黖痣之患。其叶干之,熏壁虱绝迹。

花性微毒,治小便不通,《汇集方》玉龙散中用之。

治癣第一灵丹 《宝志遗方》:鲜玉簪花三百朵为泥,母丁香六两,沉香四两,冰片三钱,麝香三钱,山西城砖十二两,共为末,用真麻油三斤半,熬熟;陈年石灰半斤,滴水成珠为度,候冷,收瓷罐内,黄腊封固,埋土内,二十一日取出,敷患处自愈。此药可久贮,勿使泄气。

治杖破 玉簪花,手排熟,贴伤处。

清凉膏 张卿子秘方:贴疳疯毒。大黄、黄檗、黄连、黄芩、郁金、皮硝、白芨、独脚莲、天花粉、玉簪花,共研细末,鸡子清调敷,留顶。又二香追毒饮,治肚心痛。羌活、连翘、紫苏、甘草、白芷、防风、银花、天花粉、肉桂、黄芪、乳香、木香、沉香、芍药、生地、枳壳、黄芩、柴胡、前胡、茯苓、玉簪花,水煎,食后服。

《山海草函》:玉簪花入韶粉内,敷疳疮蛀梗。

玉龙散 治小便不通:用玉簪花、蛇蜕各二钱,丁香一钱,共为末,每服一钱,酒调送下。《医学指南》。

玉兰花

濒湖《纲目》辛夷集解下,惟云有花白者,人呼为玉兰,并不另立主治,即辛夷亦用苞蕊,不及其花之用也。今采龙柏《药性考》补之。

性温、香滑,消痰,益肺和气,蜜渍尤良。

痛经不孕 《良方集要》:玉兰花将开未足,每岁一朵,每日清晨空心,水煎服。

丁香花

未详形状。《药性考》。

味辛微温,窨茶吊露,清利头目。

紫茉莉根

此草二、三月发苗,茎逢节则粗如骨节状,叶长尖光绿,前锐后大,小暑后开花,有紫、白、黄三色,又有一本五色者,花朝开暮合,结实外有苞,内含青子成簇,大如豌豆,久则黑子,内有白粉,宿根三年不取,大如牛蒡,味微甘,类山药。陈扶摇《花镜》:紫茉莉一名状元红,本不甚高,但婆娑而蔓衍易生,叶似蔓菁。按:紫茉莉入夏开花,至深秋未已。白花者香尤酷烈,其花见日即敛,日入后复开,亦不经久,一日即萎。西人有食之者,去其外皮,盐渍以佐馔,云能去风活血,无浊淋等症。然其性秉纯阴,柔中带利,久食恐骨软,阳虚人尤忌之。性恶铁,凡取用忌铁器。

根 治乳痈白浊。花可浸酒。子名土山奈,取其粉,可去面上瘢痣粉刺。性寒。《药性考》。

野蔷薇

《百草镜》:山野与家种无异,但形不大,花皆粉红色,单瓣,无千叶者。春月,山人采其花,售与粉店,蒸粉货售,为妇女面药,云其香可辟汗、去黯黑。《花镜》:野蔷薇一名雪客,叶细而花小,其本多刺,蔓生篱落间,花有纯红、粉红二色,皆单瓣不甚可观,但香最甜,似玫瑰,人多取蒸作露,采含蕊拌茶亦佳。患疟者,烹饮即愈。《六研斋笔记》通元子服饵法,春时服蔷薇嫩头,一月即可,每日服信三厘,渐增之一分,即可入水,坐卧不病,如是经年,即可蜡涂身体。挟利刃,潜游江湖,劫睡龙之珠,得珠而行空自如,触石无碍,三界八寰,可纵浪矣,此飞仙之业也,而始于啮蔷薇头。谈此于客,未有不胡卢而笑。

花治疟　伍涵芬《读书志》:白野蔷薇花,拌茶煎服,可驱疟鬼。妇人郁结吐血。刘克中云:香烈,大耗真气,虚人忌服之。

根治肺痈、吐脓痰,酒煎服;口疮煎汤漱口。子名石珊瑚,治产后软瘫。妇人秃发,用蔷薇嫩枝,同猴姜煎汁刷之。

秋海棠

《岭南随笔》:海棠本无香,惟清远归猿洞秋海棠、肇庆羊峡春海棠,其香特盛。《群方谱》:一名八月春,草本,花色粉红,甚娇艳,叶绿如翠羽。此花有二种,叶下红筋者为常品,绿筋者开花更有雅趣。《大观录》:秋海棠亦名断肠草,其根、叶有毒,犬马食之即死,浸花水饮之害人。《漳州府志》:秋海棠岁每生苗,其茎甚脆,叶背作红乱纹,云是相思血也。相传昔人有以思而喷血阶下,遂生此,故亦名相思草。其花一朵谢,则旁生二朵,二生四,四生八,具太极象,雅艳异常。《花镜》:秋海棠一名八月春,为秋色中第一,本矮而叶大,背多红丝如胭脂,作界纹,花四出,以渐而开,至末朵结铃子,生桠枝,花娇冶柔媚,其异种有黄、白二色,一名断肠花。周开鄮云:秋海棠俗传其花中黄心有大毒,人食多死,予一日误食此,惊惶一夜,仓卒旅邸,无药可解,但委命听之而已,次日亦无恙。丁宪荣云:秋海棠叶初生山左,小儿争采食之,味微酸,生津,能益唇色,如涂朱然,则其无毒可知。《药性考》:海棠喜背阴而生,故性寒,凡大热证可用。

味酸,性寒无毒,和蜜搽面,泽肌润肉;其干捣汁治咽喉痛。《药性考》。《百草镜》云:擦癣杀虫,用叶花浸蜜,入妇人面药用。《物理小识》:白银以乌梅三叶酸秋海棠叶皆可。

海棠蜜　《救生苦海》:红秋海棠采花去心,白蜜拌匀,蒸晒十次,令化为度,冬月早晨洗面后敷之,能令色艳,并治吹花癣痱瘰。慈航《活人书》有制海棠蜜法:上白蜜一大杯,红秋海棠现取花片用,拌入蜜内,将花略捣烂,日日晒,或蒸数次,自烂如泥,其蜜色如海棠;或加入好芙蓉粉少许,光绝可爱,且免面皮冻裂。

茶　菊　城头菊　金铃菊　金箭头　菊米　菊根

茶菊较家菊朵不多心,有黄、白二色。杭州钱塘所属良渚桧葬地方,乡人多种菊为业,秋十月采取花,挑入城市以售。黄色者有高脚黄等名色,紫蒂者名紫蒂盘桓,白色千叶名千叶玉玲珑,徽人茶铺多买焙干作点茶用。常中丞安《宦游笔记》:凤凰山产菊花,不甚大,蒂紫味甘,取以点茶绝佳。又浙省城头一带产菊,名城头菊,皆生城上石缝中,至秋开花,花小于茶菊,香气沁腹,点茶更佳,此则茶菊之野生者,味性不同。临安山中所产一种野菊,名金铃菊,花小如豆,与城头菊仿佛,山人多采入药铺作野菊花用,实与野菊又不同,野菊食之泻人,而铃菊又不作泻;野菊瓣疏,此则旁瓣密为别也。濒湖《纲目》菊分家、野,而此数种独未言及。今杭俗以茶菊作饷遗客,为用最广,予故不惜觊缕言之,兼补濒湖所未备焉。《百草镜》云:甘菊即茶菊,出浙江、江西者佳,形细小而香;产于亳州者不可用,白而微臭。近日杭州笕桥、安徽池州、绍兴新昌唐公市、湖北缺州皆产,入药用,阴干者去蒂,以白术、枸杞子、地骨皮为使,反河豚及无鳞鱼。园菊花大,不入药,止可装枕去风,其根治疗肿却效。《群方谱》:一名真菊,一名家菊,一名茶菊,花正黄,小如指顶外尖,瓣内细蕚柄细而长,味甘而辛,气香而烈,叶似小金铃而尖,更多亚浅,气味似薄荷,枝干嫩则青,老则紫,实如蓇葖而细,种之亦生苗,人家种以供蔬茹。凡菊叶皆深绿而厚味极苦,或有毛,惟此叶淡绿柔茎,味微甘,咀嚼香味俱胜,撷以作羹及泛茶,极有风致。万历《嘉善县志》:花黄梗紫为甘菊,最良。野菊丛生,花小性凉;家菊花大,气弗聚矣。黄茶菊以紫蒂为佳,明目去风,搜肝气,治头晕目眩,益血润客,入血分。《食物宜忌》:黄菊花即甘菊花,苦微甘,性平,益肺肾,去风除热,补血养目,清眩晕头风。白茶菊,千叶者佳,通肺气,止咳逆,清三焦郁火,疗肌热,入气分,其根治疗肿、喉疔、喉癣。海宁出茶菊,名金井玉栏杆,其花心黄边白,点茶绝佳。《圣惠方》云:黄甘菊虽能燥湿祛风,亦能助火泄气。

性平,专入阳分,治诸风头眩,解酒毒疗肿。

扑打损伤 王阮亭《居易录》云:四川提督吴英说,昔得扑打损伤秘方,虽重伤濒死,但一丝未绝,灌下立苏。其方以十一月采野菊花,连枝叶阴干,用时取一两,加童便、无灰酒各一碗,同煎热服。

红丝疗 《立效验方》:以白菊花叶无白者,别菊亦可,冬月无叶取根,加雄黄钱许,蜒蚰二条,共捣极烂,从头敷至丝尽处为止,用绢条裹紧,隔夜即清,真神方也。

城头菊

朱排山《柑园小识》:杭城石罅生菊,枝叶极瘦小,九月开花如豆,香而且甘。雍正初,禁人采取,以充贡品,宫闱以作枕。城上之菊,既为野生而味甘,亦一异也。苏颂《图经》云:有一种开小小花瓣,下如珠子,谓之珠子菊,岂即此欤。

明目、去头风、喉痹、疳毒、凉血。其枝叶鲜者,生捣罨疔疮,并服其汁;兼治蛇咬、瘰疬、梅疮、眼瘾,煎洗天泡疮亦效。

金铃菊

《百草镜》云:采花干之作枕,除头风、目疾、内热、洗风火眼,止热泻;捣罨一切肿毒、诸虫咬螫,有效。胃虚便滑,无实热者忌用,以其苦寒伤胃能作泻也。《群方谱》载:金铃菊花小如铃,其干长与人等,凡菊叶皆五出,此叶独尖长七出,花与叶层层相间,不独生于枝头,此乃家种金铃菊,非野生金铃菊也。然功用要亦仿佛。

金箭头

马伯州《菊谱》:花长而末锐,枝叶可茹,名金箭头,又名风药菊,专治头风,较他菊十倍。

菊　米

处州出一种山中野菊,土人采其蕊干之,如半粒绿豆大,甚香而轻圆黄亮。云败毒散疔、去风清火、明目为第一。产遂昌县石练山。

菊　根

张介宾《本草正》云:白菊根善利水,捣汁和酒服之,大治癃闭。

瘰疬未破。《医学指南》:采野菊根捣烂,煎酒服,渣涂上自消,不消自破。

睡　莲

《广志》:睡莲布叶数重,叶如荇而大,花有五色,当夏昼开,夜缩入水底,昼复出,与梦草昼入地夜即复出相反,广州有之。谚曰:毋佩睡莲,使人好眠。《纲目》蔬部载睡菜,而睡莲独遗,故补之。张戬《大观录》:绰菜夏月生于池沼之间,叶类慈菇,根如藕条,食之令人思睡,又名暝菜。《岭南杂记》:睡莲菜一名瑞莲,花瓣外紫内白,干如钗股,心似鸡头,以水浅深为短长,日沉夜浮,必鸡鸣采之始得,出高州。

佩之多好眠。《广志》。清香爽脆,消暑解醒。《岭南杂记》。

瑞香花

《粤语》:乳源多白瑞香,冬月盛开如雪,名雪花。刘以为薪,杂山兰、芎䓖之属烧之,比屋皆香。其种以挛枝为上,有紫色者香尤烈,杂众花中,花众往往无香,皆为所夺,一名夺香花。干者入药用。《纲目》芳草内瑞香条,止载其根,治急喉风,用白花者研水灌之,亦不言其花之功用,故补之。

稀痘,治乳岩初起。

《药性考》:瑞香花馥,糖饯芳甘,清利头目,齿痛宜含。

子午莲

《纲目》水草部入苹,以为此即大叶之苹也。古人以为食品,祭用苹蘩,即此。今浙人呼为子午较荷而小,缺口不圆,入夏开白花,午开子敛,子开午敛,故名。采花入药。

治小儿急慢惊风,煎汤服,用七朵或十四朵。杭城张子元扇店,施此救人多年矣。

桃金娘

《粤志》:草花之以娘名者,有桃金娘,丛生野间,似梅而末微锐,似桃而色倍赪,中茎纯紫,丝缀深黄如金粟,名金桃娘,八、九月实熟,青绀若牛乳状,产桂林,今广州亦多有之。粤歌云:携手南山阳,采花香满筐,妾爱留求子,郎爱桃金娘。《花镜》:金丝桃一名桃金娘,出桂林郡,花似桃而大,其色更赪,中茎纯紫,心吐黄须,铺散花外,俨似金丝,八、九月实熟。青绀若牛乳状,味甘,可入药用。如分种,当从根下劈开,仍以土复之,至来年移植便活。

花 行血。

子 味甘入脾,养血明目。

假素馨

出广中,青藤仔花也。《粤语》:青藤仔叶长三四寸,多芒刺,茎大如指而坚韧。人家日用之,犹北地之用柳条。

煎汤洗疮疥良。

千金花

此即千金草花。千金草即《本经》兰草,今所呼孩儿菊、省头草是也。二月宿根再发,紫茎素枝,赤节绿叶,对节生,光泽有歧,嫩时可接可佩,八、九月渐老,枝头成穗,作花红白状,似鸡苏,久之花瓣转白,绒裂如球,球中有子一粒,绒着子上,色黑味苦,臭香气裂,即千金花也。濒湖《纲目》仅载其叶之用。《本草乘雅》云:以千金花煮酒,臭类木香,苦甚黄连,用治滞痢,获效颇捷。予故采其说入花部,以补所未备,花气香,味苦,浸酒治滞下,以其能兰辟不祥,利水道,宣气四达之功耳。《乘雅》。

梧桐花

《山海草函》:治杖丹、癫头、汤火伤。

金凤毛

汪连仕云:今人呼翠翎草,翠绕如翎,细叶塌地而生,与翠云草凤尾不同。敏按:此种即茑萝,今人编竹为亭台,植之盆中,秋开大红小花者是也。

治耳疔痔漏。

十姊妹

一名佛见笑。汪连仕云:取其根、叶阴干为末,蜜糖汤调服,治伤寒危笃立效,乃元升观之秘方。

雨 韭

汪连仕《草药方》云:雨韭生水泽旁,即青慈菇花,去湿之功同茵陈。

散一切疔肿,消痔漏,明目。

罂粟子油

固精。《物理小识》。

佛前旧供花

《云谷医抄》:治臁疮烂腿,用佛前多年陈久供花,取来用香油浸贴,即愈。

果部上 二十一种 附十六种

延寿果

乃鹿衔草之子。又《松潘卫志》有延寿果,云果生于土,味甜似山药,并无树果,此或名同而物异也。按:鹿衔千金方名鹿药草,其叶大而面绿背青者为真;苏恭言有大、小二种;保升言叶似芜蔚,丛生有毛者,吴风草也,此草惟生于秦地者有子,土人名曰延寿果。

《仁恕堂笔记》:张掖河西地有草根,一种形如黄连,盘根屈曲,有若缺然,边人取之,实筵豆用之,供馈遗,名曰延寿果,俗又称鹿跑草,其味甚甜。

理血中邪湿,温补下元,去风痹痃疝痛,小儿食之,定惊悸。《三边纪略》。《本草逢原》云:味微涩而甘,不特有益老人,而婴儿先天不足者,尤为上药,惜乎南方罕得也。

樱额

果属也,产关东乌喇口外,其树丛生,果形如野黑蒲萄而稍小,鲜实甚美,晒干为末,可以致远。《盛京志》:一名稠梨子,实黑而涩,土人珍之,间以作面,暑月调水服之,可止泻。

按《宦游笔记》:郁李即棠棣,结子如樱桃,南产者酸涩不堪食,盛京出者又名樱额,味甘鲜,晒干为末,更佳。

味甘涩,性温暖,补脾止泄泻。

倒吊果

御制几暇格物编,俗名吊搭果,形似山梨而小,体微长,味酢,肉多沙,长蒂。诸果始生时皆向上,此果花实皆下垂,故名。生时坚涩,熟乃沙,树枝叶俱如梨,为秦中物产,今遵化沿边有之。而考之书笈草木诸谱,皆不载倒吊之名,惟《上林赋》云:答遝离支。答遝音近打拉。张揖注云:答遝果名,按梅尧臣《牡丹诗》,用打拉二字,北人方言以欹垂为打拉,是答遝名果,或因其下垂也。《说文海篇》俱作㮡果,今名吊搭,或者答还音之转耳。

性暖,利胸膈,健脾消食。

飞松子

云南《土司志》:边境各土司深山中,产一种飞松子,结实熟时,人欲取之,子辄飞去,夜则仍归根下,土人记其处,俟夜过子,掘其根而取之,馈遗以为珍品,味绝香美。《徐霞客游记》:飞松一名狐实,亦作梧实,正如梧桐子,而大倍之,色味亦如梧桐子,而壳薄易剥,坐密树中,一见辄伐树,乃可得,迟则树即存,而子俱飞去成空株矣,故曰飞松。惟巅堂关外野人境有之,其叶如柳,味绝类土豆。《滇略》:梧实大如豆,壳脆易剥,不与他处类,俗谓之山松子,亦曰飞松。朱排山《柑园小识》:飞松出滇南,似梧桐子,稍大而微长,内外色味俱肖,而香美过之,蔓生松树上,土人甚珍之。

下气消痰,通和血脉,能返魂。凡有人魂神不安,及惊越失魂,神不守舍一切等症,此为要药,故灵璧赵氏天王补心丹治怔忡用之。张绿猗言,十香返魂丹加飞松子壳,更效。

茶胁子

《边舆考》:其树出辽东塞外,高有三尺许,叶如南方楝树,背有黄白点,花四出,形如手,碧色,或有八出者,结子大如拳,熟便可食,其甘如饴,其树浸水可为油燃灯,入药用子。

治一切病,辽塞无药,土人有病者,取茶胁子啖之即愈。

椰 油 椰中酒 椰膏 椰皮 椰肉

《台湾使槎录》云:可佐膏火,或云用火炙椰,其油自出。凡楝椰子以手摇之,听水声清亮,则心大而甜;其肉厚,水声浊则否。《渑水燕谈录》:椰子生安南及海外诸国,木如棕榈,大者高百余尺,花白如千叶芙蓉,一本花不过三五颗,其大如斗至差小,外有黄毛,软皮,中有壳,正类槟榔,壳上有二穴,牙出穴中,壳内类萝菔,皮味苦,肉极甘脆,蛮人甚珍之。刘恂《岭表录异》:椰壳中有液数合如乳,亦可饮之,冷而动气。《广果录》:椰树高六七丈,直竦无枝,至木末乃有叶如束蒲,长二三尺,花如千叶芙蓉,白色,终岁不绝,叶间生实如瓠系,房房连累,一房二十七八实,或三十实,大者如斗,有皮厚苞之,曰椰衣,皮中有核甚坚,与肤肉皆紧着,皮厚可半寸,白如雪,味脆而甘,肤中空虚,又有青浆升许,味美于蜜,微有酒气曰椰酒。苏轼诗:美酒生林不待仪。言椰中有自然之酒,不待仪狄而作也。《广东名胜志》:文昌县玉阳山椰子最多,大三四围,高二三丈,通身无枝,至百余年才有叶,三月花,连着实,房房三十或二十七八子,至六月熟,七月收。

疗齿疾、冻疮、《粤志》、祛暑气,《华夷花木考》,治消渴,涂髭发立黑。《渑水燕谈录》。

椰中酒 《食物考》:缅甸有树头酒,即椰子中浆汁也。《华夷花木考》载林邑王与南越王有怨,遣刺客匕其首,枭之树上,化为椰子树。当刺时,王方大醉,故椰浆如酒,饮之醉人。

祛风:消水肿,止吐血,涂头黑发。然多食昏人,动气增渴,性温故也。久服可乌须。《食物考》。

椰膏 粤载:椰子壳,土人取以熬膏,色黑如漆,涂癣良。

椰皮 煮汁止血,疗吐逆。《渑水燕谈录》。

椰肉　益气生风。《渑水燕谈录》。

杨梅下疳,筋骨疼痛。《不药良方》:椰子壳烧存性,临烧以滚酒泡服二三钱,暖卧取汗,其痛即止。

宜母果

《岭南杂记》:似橘而酸,又名宜子。元吴莱有宜濛热水歌。《粤语》:宜男子似橙而小,二、三月熟,黄色,味极酸,孕妇肝虚嗜之,故曰宜母。元时于广州荔支湾作御果园,栽种里木树,大小八百株,以作渴水。里木即宜母子也,一名黎濛子。吴莱诗:广州园官进渴水,天风夏热宜濛子,百花酝作甘露浆,南园烹成赤龙髓。盖以里木子榨水煎糖也。蒙古以为舍里别,即渴水也,一名药果。当熟时人家竞买,以多藏而经岁久为尚,汁可代醋,染大红,以其汁调乃上。《药性考》:黎朦子大如梅,形似橘,孕妇宜食,能辟暑,即宜子。孕妇食之能安胎,故又名宜母。

腌食,下气和胃,怀孕不安食之良。制为浆,辟酷暑,又能解渴。宜母子以盐腌,岁久色黑,可治伤寒痰火。《粤语》。

天师栗 即娑罗子

一名娑罗子,治胃痛最验。《纲目》于主治下失载。《通雅》娑罗,外国之交让木也,叶似楠,皮似玉兰,色葱白,最洁,鸟不栖,虫不生,子能下气。《益部方物记》:生峨嵋山中,类枇杷,数葩合房,春开,叶在表,花在中,或言根不可徙。《吴船录》:木叶如海桐,又似杨梅,花红白色,春夏间开。《长安客话》:卧佛寺内娑罗树二株,子如橡栗,可疗心疾。《宸垣识略》:娑罗花苞大如拳,叶如枇杷,凡二十余叶相沓捧,苞类桐花,一簇三十余朵,经月方谢。《留青日札》:娑罗树出西番海中,予在浔州时,官圃一株甚巨,每枝生叶七片,有花穗甚长,而黄如栗花,秋后结实如栗,可食,正所谓七叶树也。《药性考》:娑罗子一枝七叶九叶,苞如人面,花似牡丹,香白。

肉味苦、微凉,宽中下气,治胃脘肝膈膨胀,疳积疟痢,吐血劳伤,平胃通络。用阴阳瓦炙灰,或酒煨食俱效。单用不入他药,或称天师栗,非也。《葛祖遗方》:味甘温无毒,治心胃寒痛虫痛,性温杀虫。

胃痛　百草镜用娑婆子,即娑罗子也。以一枚去壳,捣碎煎服,能令虫从大便出,三服除根。

九种心痛　杨春涯《验方》:娑罗子即武吉,烧灰冲酒服。

化州橘红 橘瓤上丝　糖橘红　橘饼　药制柑橘饼　青盐陈皮　橘苓

《岭南杂记》：化州仙橘，相传仙人罗辨种橘于石龙之腹，至今犹存，惟此一株，在苏泽堂者为最，清风楼次之，红树又次之。其实非橘，皮厚肉酸，不中食。其皮厘为五片七片，不可成双，每片真者可值一金。每年所结，循例具文报明上台，届期督抚差亲随跟同采摘批制，官斯土者，亦不多得。彼土人云，凡近州始闻谁楼更鼓者，其皮亦佳，故化皮赝者多，真者甚难得。关涵《岭南随笔》：化州署橘树，一月生一子，以其皮入药，痰立解。后为风折，即其地补种，气味便殊。今称化州橘红者，皆以增城香柚皮伪代之，能化物而不能自化。《粤语》：化州有橘一株，在署中，月生一子，以其皮为橘红，瀹汤饮之，痰立消，曩亦进御。今为大风所拔，新种一株，味不及。化州故多橘红，售于岭内，而产署中者独异。《本草乘雅》云：橘柚专精者实，实复专精者皮。皮布细窍，宛如人肤，即脉络、肉理、筋膜、子核，各有属焉，故力能转入为升，转升为合，即转合为开也。种种形证，悉从入从合，故胸中痕热，水谷失宣，神明不通，气逆及气臭耳下气者出已而降，玉衡机转之妙用也。《识药辨微》云：化橘红近日广中来者，皆单片成束，作象眼块，或三十五十片，两头以红绳扎之，成一把，外皮淡红色，内腹皮白色，周身亦有猪鬃皮，此种皆柚皮，亦能消痰。又有一种为世所重，每个五片如爪，中用化州印，名五爪橘红，亦柚皮所制，较掌片为佳。究之真者远甚也。真化州橘红煎之作甜香，取其汁一点入痰盂内，痰皆变为水，此为上品。梁氏家藏苏泽堂化州橘红，每一个七破，反折作七歧，晒干，气甚香烈。有《橘红歌》云：石龙灵异不可测，首向青霄尾潜泽，有时声吼洪如鹅，有时喷沙白似雪，鸣或宰相应期生，鸣或科甲蝉联翼。由来州牧履其常，惟恐怪奇骇愚俗，亭碑鼓吹镇其头，重镀累石填其穴，天生灵异无可凭，离奇屈曲化为橘。橘之为性温且平，能愈伤寒兼积食，消痰止嗽功更奇，谁先辨此真龙脉，价值黄金不易求，寄语人间休浪掷。

治痰症如神，消油腻谷食积，醒酒宽中。气虚者忌服。解蟹毒。《慈惠编》：食蟹中毒，橘红煎汤服。

辰砂五香丸　治翻胃、噎膈、呕吐。张氏《秘效方》：用血竭、乳香、没药、辰砂各一钱五分，元胡一钱，化州橘红一钱，共为末，每三分酒服。

羊癫疯　《良方集要》：雄黄、天竺黄、川贝母各五钱，真琥珀一钱，麝香一钱，陈胆星一两，以上各另研；全蝎十四个去足酒洗，远志肉，甘草汁制钩藤、防风、化州橘红、姜衣、羌活、茯苓、天麻、石菖蒲各五钱，以上不可见火，晒干；蝉蜕三十个，白附子六钱，共为末，炼蜜为丸，如龙眼大，每服一丸，开水下。

按:《百草镜》:广东高州府化州出陈皮,去白者名橘红,今亦罕得。土人以柚皮代之,出售外方,价亦不贵。辨别之法,须先看皮色筋味,如皮皱粗色黄而厚,内多白膜,味反甜带辛者,乃乳柑皮也,只堪点茶,不堪入药;皮极厚而泡松,纹极细而色黄,内多膜无筋,味甜多辛少者,乃柚子皮也,性忌冷服;纹细,色红润而皮薄,多有筋脉,味苦辛,入口芳香者,乃真化州橘红也,入药以此种为贵,然其性酸削,能伐生气,消痰虽捷,破气损人,不宜轻用。近日有一种产仁和塘栖镇蜜橘皮所制,曰甜橘红,清香入肺醒脾,消痰之功,不下化产,而性不峻削,名为香金板,南人体弱者宜之。《本草乘雅》:武林栖水出蜜橘,凡数十品,名金钱穿心者,虽秀色可观,又不如佛肚脐。形小皮癞,甘美可口,霜降采取,气足味足,密藏至春,剖皮抽脉,破囊吮汁,亦可振醒精神,为得句破疑之助。

橘瓤上丝

金御乘云:橘丝专能宣通经络滞气,予屡用以治卫气逆于肺之脉胀,甚有效。《纲目》橘瓤上筋膜,只引大明治口渴吐酒,而没其专功,何耶?因仍其说以补之。

通经络滞气脉胀,驱皮里膜外积痰,活血。

糖橘红

仁和塘栖镇者佳。以皮去白,切小块,用糖霜制。

味甘辛,性温,理气快膈,治嗽消痰。《食物宜忌》。

橘　饼

闽中漳泉者佳,名麦芽橘饼,圆径四五寸,乃选大福橘蜜糖酿制而成,干之,面上有白霜,故名,肉厚味重,为天下第一。浙制者乃衢橘所作,圆径不及三寸,且皮色黯黑而肉薄,味亦苦劣。出塘栖者为蜜橘饼味差胜,然亦不及闽中者。又兴化出金钱橘饼,乃取金橘制成,小如钱,明如琥珀,消食下气,开膈,捷于砂仁、豆蔻,又可醒酒,醉后点茶,允为妙供。

味甘,性温,下气宽中,消痰运食。《食物宜忌》。黄疸臌胀,除膈止消。《经验广集》。

治诸色痢　《行箧检秘》:橘饼一两,圆眼肉五钱,冰糖五钱,水二碗,露一宿,温服,不露亦可,至重者不过二三服,无不神验。

治泻　《梁氏集验》:夏月吃瓜果太多,以致泄泻不休,用漳州好橘饼一枚,细切薄片,作二次放茶盅内冲服。橘饼汤,《经验广集》:治伤食生冷瓜果,泄泻不休。橘饼一个,切薄片,放碗内,以沸汤泼盖住,泡汁出,即饮汤,连饼食,一饼可作数次服。

百果酒　香橼、佛手各二个,核桃肉、圆眼肉、莲肉、橘饼各半斤,柏子仁四两,松子三两,红枣二十两,黑糖三斤,干烧酒五十斤浸,此酒补虚益肾,乃河中李太守秘方。

药制柑橘饼

《北砚食规》:用元明粉、半夏、青盐、百药草、天花粉、白茯苓各五钱,诃子、甘草、乌梅去核各二钱,硼砂、桔梗各三钱,以上俱用雪水煎半干,去渣澄清取汤,煮柑橘,炭爇微火烘,日翻二次,每次轻轻细捻,使药味尽入皮内,如捻破则不妙。能清火化痰,宽中降气。

青盐陈皮

《百草镜》:制青盐陈皮,即苏州宋公祠遗法也。陈皮二斤,河水浸一日,竹刀轻刮去浮白,贮竹筐内,沸汤淋三四次,用冷河水洗净,不苦为度;晒至半干,可得净皮一斤,初次用甘草、乌梅肉各四两,煎浓汁拌晒,夜露,俟酥捻碎如豆大,再用川贝母去心四两,青盐三两,研为细末,拌匀,晒露干,收贮。

消痰降气,生津开郁,运脾调胃,解毒安神。

橘　苓

橘树上生,如木蕈,枣皮红色。

治乳痈,煎酒服。

豆蔻槟榔

此即《纲目》槟榔注内所云纳子是也。形如鸡心,一头尖,一头圆,仅如小指大,外有壳包之。壳白色如豆蔻形,尖如橄榄,长不及半寸。药肆每于豆蔻中检出,每豆蔻一斤,不过数粒,价亦倍。广南槟榔亦无有专货之者,或云此种始为鸡心槟榔。广南所市者,皆山槟榔,及大腹子而已。时珍循竺氏说,以山槟榔为药子,恐误。

治反胃噎膈,余功与广槟榔同。

按:《百草镜》:槟榔今药肆所市者,形扁而圆大,乃大腹子,俗名雌槟榔。广东文昌县出者,名文昌子,尖小者,名主赐槟榔,又名吃子,其形长尖,状如鸡心,内有锦纹,又名鸡心槟榔,即雄槟榔也。另有一种鸡心槟榔,来自洋舶,从白豆蔻内拣出,极罕有,形亦长尖,极小,外有壳,俨如枣核,故又呼枣核槟榔,入药最胜。

耳聋灸法　《经验广集》:用鸡心槟榔一个,将脐内挖一窝如钱眼大,实以麝香,坐于患耳内,以艾炷灸之,不过三四次,即效。

小儿疳积　胡开甫方:史君子五个生、五个熟,豆蔻内槟榔用姜汤磨汁,空心蘸史君子肉食,一二次即愈。

聤耳出脓　豆蔻槟榔为末,吹入立愈。《救生苦海》。

口疮　豆蔻内槟榔煅存性，加轻粉敷之。《广果录》。

琐琐蒲萄

出土鲁番，北京货之，形如胡椒，系蒲萄之别种也。《回疆志》：蒲萄一根数本，藤蔓牵长，花极细而黄白色，其实有紫、白、青、黑数种，形有圆长大小，味有酸甜不同，一种色绿而无核，较黄豆微大，味甘美；一种色紫而小如胡椒，即琐琐蒲萄；一种色黑，形长寸许，一种色白而大，皆七、八月熟，晾干可致远。《本经逢原》云：琐琐蒲萄似蒲萄而琐细，故名。生于漠北，南方间亦有之，其干类木，而系藤本，其子生青熟赤，干则紫黑，能摄精气，归宿肾脏，与五味子功用不甚相远。凡藤蔓之类，皆属于筋；草木之实，皆达于藏，不独此味为然。此物向供食品，不入汤药，故《本草》不载。近时北人以此强肾，南人以之稀痘，各有攸宜。《五杂俎》：西域白蒲萄，生者不可见，其干者味殊奇甘，有兔眼蒲萄，无核；又有琐琐蒲萄，形如茱萸。小儿食之，能解痘毒。于文定《笔尘》云：琐琐即驳娑之讹。黎媿曾仁《恕堂笔记》：琐琐蒲萄，于文定引西京羽猎赋谓琐琐当为驳娑，固属附会，而以为别有一种，亦非河西蒲萄，虽引根牵蔓不异中土，而结实大长如马乳，色深紫，味亦殊甘，一枝千百颗，大者在上，细在下，垂取而干之，大者为白蒲萄，细者名琐琐，非两种也，故俗呼为公领孙。惟绿蒲萄则来自西域，非中土所有。

味甘，核细微咸。《痘学真传》云：味甘酸，性平温。《百草镜》云：性热，入脾、肾二经，作酒弥佳。治筋骨湿痛，利水甚捷，除遍身浮肿、痘疮不出，酒研和饮，神效。

强肾　琐琐蒲萄、人参各一钱，火酒浸一宿，侵晨涂手心，摩擦腰脊，能助膂力强壮；若卧时摩擦腰脊，力助阳事坚强，尤为得力。

稀痘　琐琐蒲萄一岁一钱，神黄豆一岁一粒，杵为细末，一阳夜蜜水调服，并擦心窝腰眼，能助肾祛邪，以北地方物专助东南生气之不足也。然惟禀质素弱者用之有益，若气壮偏阳者勿服，恐其助长淫火之毒也。

按：《紫桃轩杂缀》：琐琐蒲萄神农九草之一，中土久有，不俟博望从西域带来也。吾里东塔朱买臣墓有之。戊子，余曾历平湖幕署，有一枝蔓延满架，夏开琐碎花，结实如绿豆，望不可见。吾杭螺蛳山汪姓家亦有此，然食之味薄，不若甘肃者味厚也，入药自宜以西北为优。

南　枣_{山枣　藏枣}

山金华东阳县茶场，以透明如血，七枚长一尺者佳，陈者入药。《宦游笔记》：金华东阳县茶场出枣，其大如拳，核尖细如黍，决之即脱，清甘香脆，以此名闻天下。明中叶尚存数柯，今此种已绝矣。惟东南诸乡于高阜地种之，虽不及茶场，亦美甲于他处。其制法不一,未熟辄击,以汤沃之使变色,谓之汤红,干则其色紫;已熟者,名树头红,干则其色丹;过熟者,以所煮余汁煮之,色味似庶糖,谓之糖枣,此则以时食为美,不作干也。又有一种棘,差小而圆,味殊胜枣。《物理小识》:南枣出兰溪,摇而知之,其肉离核,味甘微酸,性温补,赤入心,酸敛肝。

《博记单方》:眼疾中有一种名红线锁目干治法,取南枣核二十一粒,将核截两断,去仁净,以铜绿塞孔中,仍将枣核合上,以纸贴封一起,放炉中烧红,取出,以碗盖存性。每日只用七个,研极细末,调哺男母乳水抹,三日立效。

肠红下血 南枣五枚,同黄二钱,煎汤,五更服,神效。又方《不药良方》:南枣十枚,槐米一两,同煎,去米食枣,日三次即愈。

痔疮 《救生苦海》:南枣一枚去核,鳖头骨一个捣碎,铜青装满枣肉,扎紧,火煅烟尽,伏土存性,研细;用秋海棠煎洗,然后用药和水敷之,三日消。

除壁虱 《集听》:大南枣去核,入水银,火煨熏。

走马牙疳 《不药良方》:陈年南枣核,烧灰,研末掺之。

枣参丸 《醒园录》:用大南枣十枚,蒸软去皮核,配人参一钱,布包,藏饭锅内蒸烂,捣匀为丸,如弹子大,收贮用之,补气最捷。

仙果不饥方 《醒园录》:大南枣一斤,好柿饼十块,芝麻半斤去皮炒,糯米粉半斤炒,将芝麻研成细末,枣、柿同入饭中,蒸熟取出,去皮核子蒂,捣极烂,和麻、米二粉,再捣匀为丸,晒干收贮,加参更妙。

《本经逢原》云:古方中用大枣皆是红枣,取生能散表也;入补脾药宜用南枣,取甘能益津也;其黑枣助湿中火、损齿生虫,入药非宜。

山 枣

出广西肇庆府,叶如梅,果似荔枝,九月熟可食。柳贯《打枣谱》:山枣状如枣而圆,色青黄而味甘酸。出广州。

甘温无毒,生和脾胃,益血壮神。

藏 枣

朱排山《柑园小识》:藏枣来自西藏,实产于天竺,大者长二寸许,形味绝似南枣,能补气,功同人参,藏中亦不易得,其核似蚕蛹形,而无仁。

补虚劳,定神志,治怯如神。

落花生油

一名长生果。《福清县志》:出外国,昔年无之,蔓生园中,花谢时,其中心有丝垂入地结实,故名。一房可二三粒,炒食味甚香美。康熙初年,僧应元往扶桑觅种寄回,亦可压油。今闽省产者出兴化为第一,名黄土,味甜而粒满;出台湾,名白土,味涩而粒细,其油煎之不熟,食之令人泻,一名土豆。《汇书》:近时有一种名落生花者,茎叶俱类豆,其花亦似豆花而色黄,枝上不结实,其花落地即结实于泥土中,亦奇物也。实亦似豆荚而稍坚硬,炒熟食之,作松子之味,此种皆自闽中来。《物理小识》:番豆名落花生,土露子,二、三月种之,一畦不过数子。行枝如蕹菜虎耳藤,横枝取土压之,藤上开花,丝落土成实,冬后掘土取之。壳有纹豆,黄白色,炒熟甘香似松子味。又云,番豆花透空入土结豆,当通润脏腑。《酉阳杂俎》:又有一种形如香芋,蔓生,艺者架小棚使蔓之,花开亦落土,结子如香芋,亦名花生。《花镜》:落花生一名香芋。引藤蔓而生,叶桠,开小白花,花落于地,根即生实,连丝牵引,土中累累不断,冬尽掘取煮食,香甜可口,南浙多产之。万历《仙居县志》:落花生原出福建,近得其种植之。《岭南随笔》:花与叶不相见,为换锦花;荚与蒂不相见,为落花生。种法:以沙压横枝则蔓生,花不生荚,其荚别在根茎间,亦称落花生。《逢原》云:长生果产闽地,花落土中即生,从古无此,近始有之。味甘气香,能健脾胃,饮食难消运者宜之。或云,与黄瓜相反,予曾二者并食,未蒙其害,因表出之。花生壳,韩柳生云,焙研极细末,着人身体,沾肉即生奇痒。敏按:刘启堂《经验秘方》:长生果一名落花生,又名落地生,不可与黄熟瓜同吃,吃则立死。黄熟瓜即香瓜,非长而白色可以腌吃之黄瓜也,始知俗传之误。雨蓑翁《食物便览》:香芋一名落花生,久服多男。

多食治翻胃。然其性能动火生痰,常人只宜少吃。《从新》云:辛甘而香,润肺补脾,和平可贵。《食物宜忌》云:性平,味甘,舒脾。《广志》云:暖胃。《药性考》云:生研用,下痰;炒熟用,开胃醒脾滑肠。干嗽者宜餐,滋燥润火。

按:落花生,乃花谢落土,感土气而成实,故有入脾和胃之功,又能通肺气。曾见兴化令王翁一子,酷嗜此物,后患软瘫,岂非动火生痰之明验欤。近见人以花生入糖汤煮,浸酱油入素供,更为生痰,老人尤不宜多食。

俞友梁有乌须简便方,止用落花生净肉,炒极焦黑,研极细,捻须,一二日后,色黑如漆。

四日两头疟,即三阴疟。安定臣云:昔曾患此,诸方莫疗,有人教服炒熟花生,每日食一二两,不半月而愈。

玉神庵尼清慧言,花生人云服之生痰,有一大家妇咳嗽痰多,医束手不治,庵尼云上劝服花生,每日食二三两,渐觉稀少,不半年,服花生二十余斤,咳嗽与痰喘皆除,想亦从治之法也。童鹿荐言,花生本有涤痰之功,予家凡患咳嗽,止用生花生去壳膜,取净肉冲汤服,咳嗽自安,岂非化痰之功,善于瓜蒌、贝母。世俗以火炒食,反能生痰。又凡被马踢伤者,忌服花生,服之疮愈增痛。

花生油　一名果油,色白,甘平气腥,滑肠下积,腻膈生痰。

核桃油

好者补火,若坏核桃榨取者,有毒味劣,不宜食。

阿月浑子

与榛子同类,性更温良,能止痢、暖肾、开胃、除肠秽积,得木香、山萸,能兴阳。

薯　良

形如柚圆,蔓生红色,浸酒服,能活血。《药性考》。

无漏果

此即海棕,乃凤尾蕉之子,或称为枣,实非枣也。以刀剥去青皮,石灰汤瀹之,蜜浸瓶封,可久藏寄远不坏。

味甘美,性温,消食宽中,除痰止嗽,益气润颜,久食令人肥美。

胖大海

出安南大洞山,产至阴之地,其性纯阴,故能治六经之火。土人名曰安南子,又名大洞果。形似干青果,皮色黑黄,起皱纹,以水泡之,层层胀大,如浮藻然,中有软壳,核壳内有仁二瓣。

味甘淡,治火闭痘,服之立起。并治一切热证劳伤,吐衄下血,消毒去暑,时行赤眼,风火牙痛,虫积下食,痔疮漏管,干咳无痰,骨蒸内热,三焦火症,诸疮皆效,功难尽述。

藕　粉 节粉　八仙藕粉

冬日掘取老藕,捣汁澄粉干之,以刀削片,洁白如鹤羽,入食品,先以冷水少许和匀调,次以滚水冲入,即凝结如胶,色如红玉可爱,加白糖霜掺食,大能和营卫生津。《纲目》藕下止载澄粉作食,轻身延年,而不知其功用更专益血止血也。凡一切症,皆不忌可服。养余月,令有澄藕粉法:取粗藕不限多少,洗净截断,浸三日夜,每日换水,看极净,漉出,捣如泥,以布绞净汁;又将藕渣捣细,又绞汁尽,却轻滤去浑脚,以清水少和搅之,然后澄去清水,下即好粉,晒干收贮,和糯粉、白糖蒸食之,或以白糖开水冲服俱可。菱粉、芡粉俱用此法。

味甘,气芬芳,性平,调中开胃,补髓益血,通气分,清表热,常食安神,生智慧,解暑生津,消食止泻。

节粉 出淮安宝应一带多有之,乃藕节捣澄取粉,晒干,其价较藕粉数倍。

味甘、微带苦,性平,开膈,补腰肾,和血脉,散一切瘀血,生一切新血。产后及吐血者食之,尤佳。

《宦游笔记》:淮以南皆泽国,居人莳藕,暇则滤为粉,淘汰既净,去其渣滓,存其甘液,风吹日曝,渐成碎珠,以汤沃而食之,纯任天然,别有风味,亦野物之可尚者矣。尤著名者曰片粉,择藕之极佳者淘晒,人工十倍寻常,及其既成,则如白云片片,纤尘不染,味亦绝胜,非大有力者,不能制也。

八仙藕粉 《经验广集》:此粉滋胃保元,治一切虚劳杂症。白花藕粉:白茯苓、白扁豆炒、莲肉、川贝母、山药、白蜜各等分,人乳另入滚水冲,不拘时食。

人红丸 《济世养生集》:专治童子劳怯,神验之极。用人龙二十一条即蛔虫,童便洗净,瓦焙勿令黑研末,不破皮红枣三十个饭上蒸热,去皮核,萝蔔子一钱五分炒研,大熟地五钱煮烂杵膏,真藕粉一两五钱研,真川连六分酒拌炒研末,上将红枣肉、熟地膏和诸药末捣匀为丸,如桐子大,每早以白滚汤送下七粒,逐日加增二粒,至二十一粒止,以后不必再加,服一料痊愈。予屡试皆效,切勿泛视。

菱 粉蒂 壳

《湖州府志》:菱本两角者,有果菱,差小;有湖趺菱,色红而大;有青菱,色青角曲而利。四角者野菱,最小者角极;有泰州菱,实丰而美。近又有无角者,名馄饨菱。德清有鸡腿菱、文武菱。

菱有多种,老则皆可为粉。造粉之法,与造藕粉同。食菱粉而腹胀者,用姜汤或酒解之。

补脾胃,强脚膝,健力益气,耐饥行水,去暑解毒。

蒂 疣子,俗名饭,用鲜水菱蒂搽一二次,即自落。

壳 治头面黄水疮 《医宗汇编》:隔年老菱壳烧存性,麻油调敷,即愈。

无名肿毒 《贩翁医要》:老菱壳烧灰,香油调敷即愈,并治天泡疮。

指生天蛇 《医宗汇编》:以风菱角灯火上烧灰存性,研末,香油调敷,未溃者即散,已溃者止痛,立愈。

治脱肛　《张氏必验方》:先将麻油润湿肠上,自去浮衣;再将风菱壳水净之,即刻缩上不脱矣。

芡　粉

嘉泰《会稽志》:芡一名鸡头,山阴梅市产之最盛。有数等,小白皮最佳,大白皮、中白皮其皮甚坚难嗑,黄嫩者太软,皆不逮也。造粉与藕菱同法。

益精气,强智力,灵耳目,固精添髓。《养余月令》。

九龙丹　《贩翁医要》:治肾水不足,邪火淫动,遗精淋浊等症。枸杞子酒蒸、金樱子焙、山楂肉炒、石莲肉炒、莲须焙、熟地捣膏、芡粉炒、白茯苓、当归等分,共为末,炼蜜丸如桐子大,每服三钱,空心白滚汤下。

卷八

果部下_{四十三种 附五种}

诸 荔_壳

陈定九《荔枝谱》：有奇荔，能治病，经兵燹后，亦仅有存者，今录之于佐以备用。

《粤语》：南方离火之所出，荔枝得离火多故一名离枝，亦曰丽枝。丽，离也。文从两日，天地之数，水一而火二，故丽从两日。日为五行之华，月为六气之精，日丽乎支，犹之乎日出于扶桑也。丽枝乃震木之大者，震木以扶桑为宗子，而丽支其支子，故曰丽支。日出于离，离尽午中，故丽支以夏至熟。离为坤之中，其色黄，故曰黄离。丽支之核，外赤内黄，则黄离之美也。坤之中其味甘，故曰甘节。丽支之肉少酸多甘，则甘节之吉也。荔枝以腊而萼，以春而华，夏至而翕然，子赤，生于木而成于火也。皮红肉白，而核复纯丹，火包其外，复孕其中也。肉白为金，金为内外火所炼，故味醇和而甘。其液乃金水之精，甘又属土，备五行之粹美，而以火为主者也。粤以火德王，凡花多朱色，皆火花；实多朱实，皆火实，太阳烈气之所结。火实之属凡百种，而荔枝为长，火为母，荔枝则火之长子也。荔枝多食，未尝伤人，饮蜜一杯即解。或以青盐调白火酒饮，或饮荔枝酒过醉，则以荔枝壳浸水饮之。又荔枝多露，有过食者味爽，就树间先吸其露，次咽其香，使氤氲若醉，五内清凉，则可以消肺气，滋真阴，却老还童。荔枝岁初而蕾，二月而花发，发时多电则花落实小，多雨则花腐，少雨则花液相胶而不实。估计者，视其花以知其实多少而判之。藏荔枝法：就树摘完好者，留蒂寸许蜡封之，乃翦去蒂，以蜡封翦口，以蜜水满浸，经数月，味色不变。

保和枝 产泉郡北陈岩石莲花峰，实大色黄，可消胸膈烦闷，调逆气，导营卫。其核烧灰酒下，可已痢，止腹痛。

　　回春果　产漳郡康仙祠，叶大如掌，色翠，与众荔殊。其实味苦涩酸辣，不可口，采以浸酒神，能已风去痹，治癫如神，叶亦然。以上闽产。

　　紫玉环　产四川泸州，曝干，啖一枚，可去瘴疠，即早行大雾中，岚气不得侵也。以上川产。

　　玉露霜　产广东新会崖门山，白壳丹肉，不摘，经冬不落，其味甘酸，啖之止嗽，降肺火，疗怯症。

　　妃子笑　产佛山。色如琥珀，大如鹅卵，核小如豆，浆滑如乳，啖之能除口气，使齿牙经宿犹香。

　　牟尼光　产潮州大浦山中，味如乳，饮之功同参岭。以上广东产。

　　墨荔　产广西平乐万山中，皮肉俱黑如墨，味臭而苦辣，不可啖；或曰，出贺县山中；或曰荔浦、修仁二邑山中多有之，味臭，有大毒。误食之，必心腐肠烂而死。

　　按：荔枝名品最多，有绿皮者、绿核者，有黄皮者、白皮者，三月、四月、七月熟者，然其性大约相同，惟此数品，治疗各异，故类及之。

　　壳　痘出无浆，心不爽快，以荔枝壳煎汤饮。《不药良方》。王圣俞云：荔壳能理血透发分标，凡一切疹不能透达，痘出模糊一片者，非此不能解表成浆。

　　血崩　《同寿录》：用荔枝壳烧灰存性研末，好酒空心调服，每服二钱，轻者一服即止；至重者，三服愈。

龙眼核<small>壳　附</small>

　　《纲目》龙眼核主治，多言其肉，至其核之功用最广，只载其能治狐臭，他皆未之及，又不及其壳，今悉采他本补之。

　　脑漏　《黄氏医抄》：用广东圆眼核，入铜炉内烧烟起，将筒熏入患鼻孔内，数次即愈。

　　一切疮疥　高只元《传世方》：用龙眼核煅存性，麻油调敷即愈。

　　治癣　祝氏《效方》：圆眼核两个，去外黑皮捶碎，雄黄、硫黄、密陀僧、枯矾、川椒末，各三分，以生姜蘸擦患处即愈。《集听》方：患癣，用龙眼核去外黑壳，用内核，米醋磨搽。

　　灭斑生发　张觐斋云：桂圆核仁，凡人家有小子女者，不可不备，遇面上或磕伤及金刃伤，以此敷之，定疼、止血、生肌，愈后无瘢；若伤鬓发际，愈后更能生发，不比他药，愈后不长发也。

　　小肠疝气　《不药良方》：荔枝核、龙眼核各七枚，俱烧灰，大茴二粒炒，共为末，好酒调下；外用生姜捣烂敷肾，即消。《经验广集》：治疝气偏坠小肠气痛，神效，荔枝核炒、龙眼核炒、小茴香炒,各等分,为细末。空心服一钱,以升麻一钱,水酒煮送下。

念珠丸 张氏《必效方》:治阴疝偏肿,囊中疼痛难忍。乳香去油净二钱,圆眼核三钱,黄蜡二两,和药末,成丸弹子大,分为一百零八丸,蛤粉为衣,用线穿起,露一宿收贮;遇症每服三丸,乳香汤下。

小便不通 用龙眼核去外黑壳,打碎,水煎服。如通后欲脱者,以圆肉汤饮之。

足指痒烂 《药镜》:用桂圆核烧灰掺之,立效。

无名肿毒 黄氏《医抄》:桂圆核以水调涂,俱效,能止折伤出血,疗金疮灭斑。

烟筒伤喉 万近蓬云:凡烟管误戳伤喉,出血不止者,用桂圆核去外黑皮,惟取内核仁,焙捣为极细末,看喉中伤处,用笔管安末吹之,即定疼止血而愈,屡试果验。

治刀伤出血 《殷仁趾传方》:以龙眼核炒捣,磨细敷之。

刀斧伤 黄贩翁《医抄》:桂圆核不拘多少,用火烧枯存性,研末掺患处,即愈。

按:陈杰《回生集》大兴李振祖西平云:龙眼核末敷金刃伤,昔在西秦及巴里坤军营,救愈多人,查《本草纲目》及《别集本草》俱未纪载,可知世间有用之材,自古迄今淹没者,不可胜计矣。

龙眼壳 乃龙眼外裹肉之壳,本黧黄色,闽人恐其易蛀,辄用姜黄末拌之令黄,且易悦目也。广中桂圆多不用姜黄拌,故今广圆犹存本色。入药用壳,须洗去外色黄者。

敷汤泡伤 《行箧检秘》:用圆眼壳煅存性为末,桐油调涂患处,即止痛,愈后又无斑痕,真良方也。

《泉州府志》:龙眼最小者呼鬼眼,龙眼是其中者,今不复识别。

蜜 望

《粤志》:其子五月色黄,味甜酸,飘洋者兼金购之,有夭桃与相类,六、七月熟,大如木瓜,味甜,酢以羹鱼尤善。凡渡海者,食之不呕浪。

《肇庆志》:蜜望子一名莽果,树高数丈,花开极繁,蜜蜂望之而喜,故名。《交广录》:蜜望二月开花,五月子熟,色黄,一名望果。其类有夭桃,五月开花,六、七月子熟。年岁荒则结实愈多,粤谣云:米价高,食夭桃,故广人贵望果而贱夭桃。贵之,故望之,蜂望其花,人望其果也。

止船晕 按:船晕,北人谓之苦船。苦音库。此症多呕吐不食,登岸则已,胃弱人多有之。蜜望果甘酸,能益胃气,故能止呕晕。

蒲桃树

《罗浮志》:蒲桃树高二三丈,其叶如桂,四时有花,丛须无瓣,如剪出丝球,长寸许,色兼黄绿;结实如苹果,壳厚半指,绝香甜;核与壳不相连属,摇之作响。罗浮涧中多有之,猿鸟合啄之,余随流而出,山人阻水取之,动盈数斛。以之酿酒曰蒲桃春,经岁香不减,作膏尤美。

荸荠粉

《童北砚食规》:出江西虔南,土人如造藕粉法制成,货于远方,作食品,一名乌芋粉,又名黑三棱粉。

甘寒无毒,毁铜销坚,除腹中痞积,丹石蛊毒,清心开翳,去肺胃经湿热,过饮伤风失声,疮毒干紫,可以起发。《北砚食规》。

野荸荠

生山土中,春有苗三叶,似韭而细,叶上有光,其根如豆大,年久则愈大,入药用根,一名山荸荠。

磨粉水中滤过,晒干点眼,去翳障如神。取粉忌铁器。

按:山荸荠喜燥,其生必于高原,干土尤最易蕃衍。有人移入园圃,一经污湿,根即朽烂。然其生不易长,百年才如钱大耳。昔客东瓯,闻马氏点眼药粉为天下第一,见其修制,乃由此磨粉合海鳅目、珠粉加入药中,着效异常。云其性能去面黯斑痣,消痞,去目星以胬肉,较产池泽者,尤峻利也。

磨光散 《种福堂方》:点眼神药,用野荸荠粉洗净去皮,石臼中捣烂,密绢绞汁,如做藕粉法。再用清井水飞、晒干炉甘石,用黄连、黄檗、黄芩、甘菊、薄荷煎水,再用童便一次;将药水飞晒干,珍珠入豆腐内煮过,研细水飞,每荸荠干粉一两,配制过甘石五钱、珠末三钱,各将磁瓶收贮,临用渐渐配和,加冰片少许点之。

明目去翳秘方 《种福堂方》:锦纹大黄一两,北细辛四两,将二味用上高泉水一百二十两,将药入砂锅,煎至二十两,以细绢滤去渣,用大银碗一个盛药,碗下以砖三块放定,碗底下将灯盏注麻油,用灯草七根,燃灯熏碗底内,煎药成膏,滴水成珠。每膏一两,用野荸荠粉五钱多些亦不妨,冰片三分,和匀作锭,如多年厚翳,每两加水飞过蝉蜕末五分须要去头足泥沙,水洗晒干为末,水飞三次用。又方:野荸荠粉、猪胰各等分,捣和。用鸡子壳半个,放药在内,临卧合印堂上,俟水流入目中,翳随泪出,二十日即愈。并治田螺头眼。

樱桃核山樱桃

今人常用以洗疹痦,服之亦发透痘,以其得春气早,而性热善达表也。《纲目》不载,岂以发风热故耶。《逢原》云:樱桃核今人用以升发麻斑,力能助火,大非所宜,春夏时尤忌入药。用山樱桃核佳。

发麻疹瘖痘,灭斑痕冻瘃。

出痘喉哑 王永光方:用甜樱桃核二十枚,砂锅内焙黄色,煎汤服。

眼皮生瘤 《医学指南》:樱桃核水搽之,其瘤渐渐自消。

山樱桃

有毛,与樱桃别是一种。

辛平味劣,止泻肠癖,除热调中。

栗 壳

《纲目》载其治反胃、消渴、泻血,此外无他,不知其能解参之力,胜于莱菔,故急录之。杨春崖《验方》:解人参,栗子壳煎汤服之,良。

刺 菱 沙角

乃小菱也。生杭西湖,里六桥一带多有之,以其四角尖如针芒刺手,故名。春尽时,儿童采取入市货卖。菱生水中,根苗与大菱不殊,其叶下有气管,故其性通肝肾。凡一切病多忌生冷,惟此菱不忌,最能开胃生津。其菱大者如蚕豆,小者如黄豆,味绝鲜美,虽至秋老,亦不甚大,盖地土使然,诚水仙佳种也。陈淏《花镜》:一种最小而四角有刺者,曰刺菱,野生,非人所植,花紫色,人曝其实为菱米,可以点茶。

味甘鲜,性平无毒,生食补脾健胃,止渴生津,平肝气通肾水,益血消食。老者煎食,健脾止泄痢。

根 利水通淋。

沙 角

乃菱中一种小者,只两角,临平湖一带多产之。出嘉兴者,名馄饨青,以其似馄饨也,较他菱体小味甘。沙角较馄饨菱尤小,色红,味甘异常。

味甘平,大补脾土,不滞气。馄饨青性寒,生食解积暑烦热,生津;煮食健脾和胃益气。《花镜》云:迟熟而甘肥者,名馄饨菱。《药性考》:馄饨沙角生熟俱得,老则甘香,补中益气,生者解酒,能压丹石。

乌榄仁

出广东。今果肆皆有市者,皮黄黑色,肉白,有文层叠如海螵蛸状,酒筵中以为豆笾食品。《纲目》集解下云：乌榄青黑,肉烂而甘,取肉捶碎放干,自有霜如白盐,谓之榄酱。其子仁肥大,名榄仁。而主治所载,悉言白榄,即今常食之青果。又所载榄仁治吻燥者,亦指青果核中仁而言,非指乌榄仁也,今《采岭南果录》中补其遗。按《粤志》木语：橄榄有青、乌二种,闽人以白者名青果,粤中只名白榄,不曰青果也。白榄利微,人少种焉。乌榄下番禺诸乡皆种之,种至二年,其秧长八九尺,必挺之乃结实,挺至三年而子小收,十年而大收矣。其树本高而端直,多独干,至顶乃布枝柯,有雌有雄,雄为主,雌为客,犹妇之归于夫也。子如枣大,长寸许,光无棱瓣,先生者下同,后生者上向,八、九月熟,梯子击以长竿；或刻其干东寸许,纳以红盐,则其干东子落,刻其干西或南北亦然,古诗所云纷纷青子落红盐也。乌榄子大肉厚,其性温,故味涩甘。以温水泡软,俟紫脂浮起溢出,乃可食,水冷则生胶,热则肌肤反实,故必温水之和,乃醇其性,亦有婉谏之道焉。总二榄论之,白榄雄而乌榄雌,白属阳而乌属阴,阳故色白而行气,阴故色红而补血。惟乌者阴,故有仁可食；白者阳,故仁小而不成,此其别也。

仁味甘淡,润肺下气补血,杀诸鱼毒。

刺　梨

《宦游笔记》：刺梨形如棠梨,多芒刺不可触,味甘而酸涩,渍其汁同蜜煎之,可作膏,正不减于楂梨也。花于夏,实于秋,花有单瓣、重台之别,名为送春归,蜜萼繁英,红紫相间,植之园林,可供玩赏。独黔中有之,移于他境则不生,殆亦类优昙花之独见于南滇耶。

食之已闷消积滞。《笔记》。

枇杷核

《本经逢原》云：枇杷其核大寒,伐肝脾,以之同落苏入麸酱,则色青翠；同蟹入锅,则至熟不赤,性寒走肝可知。敏按：石顽所说,以其核能驻色不变,断为性寒,不知枇杷独有先天四时之气,其性温平,其核能化一切毛羽,观花圃人贮鸡、鹅毛水以灌花者,患其难化,辄捣枇杷核数枚,投入缸水中,不三日,则鸡、鹅毛皆烂化,知其直走厥阴,更捷利也。

治肝有余诸症,气实者可用。

敏按：祝士校游戏方,枇杷核煮蛤蜊能脱丁,则其性又善离。盖枇杷具四时全气,其实能令分者合,故肺嗽能敛；核能令合者离,故肝实可疏。一合一离,正见互为乘除之妙。《物理小识》,枇杷核能去霉垢,故能化痰。

羊　桃

《粤语》：其种来自大洋，一曰洋桃，高五六丈，大者数围，花红色，一蒂数子，七、八月间熟，色如蜡，一名三敛子，亦曰山敛。敛，棱也。俗语误棱为敛也，亦以其味酸能敛颜色也。有五棱者，名五敛。以糯米水浇则甜，名糯羊桃，广人以为蔬。《纲目》：五敛子，即羊桃。惟言其主治风热，生津止渴，他功效皆未及，今依《粤语》补之。《尔雅》：长楚铫芒注：今羊桃也，或曰，鬼桃叶似桃花，白子如小麦，亦似桃。陆机疏云：叶长而狭，花紫赤色，其枝茎弱，过一尺引蔓于草上。郑氏曰：藤生子赤，状如鼠粪，故亦名鼠矢。儿童食之，一名羊肠，一名御弋。《蜀本图经》：子细如枣核，苗长弱蔓生，不能为树，今呼为细子，根似牡丹。《群芳谱》：羊桃，福州产，其花五瓣，色青黄。诗桧风：隰有苌楚，猗傩其枝，即指此也。

酸甘涩平无毒，久食能辟岚瘴之毒。中蛊者，捣自然汁饮，毒即吐出；脯之或白蜜渍之，持至北方，不服水土与疟者，皆可治。《岭南杂记》：有食猪肉咽喉肿痛，食羊桃即解。

《药性考》：羊桃生时极酸，不可食，熟则带甘，过食寒中，内热者宜之。多食冷脾胃、动泄澼，可晒干。歌曰：猕猴桃，寒酸甘，止渴调中，下气解烦，除热骨节风痛，能压丹石，通淋疗痔，瓤可煎食。

倒捻子

《纲目》：都捻子，即倒捻子，仅言其治痰嗽哕气，暖腹脏，益肌肉而已。时珍曰：食之必倒捻其蒂，故谓之倒捻子，讹为都捻子也。味甚甘软。《粤语》：都捻子朴樕丛生，花如芍药而小，春时开有红、白二种。子如软柿，外紫内赤，亦小，有四叶承之；子汁可染，若胭脂。花可为酒，叶可曲，皮渍之得胶以代柿。苏子瞻名为海漆，非漆而曰漆，以其得乙木之液，凝而为血，可补人之血，与漆同功，功逾青粘，故名。以其为用甚众，食治皆需，故名都念。产罗浮者，高丈许，子尤美。岭南酒有以花为酿而杂以诸果者，花则以槟榔花为最，果则以倒捻子为最。倒捻子，又名粘子，花于暮春，实于盛夏，谚曰：六月六，粘子熟。熟以为酒，色红味甘，人与猿猴争食之，所在皆然。

《东坡杂记》：吾谪居南海，以五月出陆至滕州，自滕至儋，野花夹道，如芍药而小，红鲜可爱，朴樕丛生，土人云，倒粘子花也，至儋则已结子，烂紫可食，殊甘美，中有细核，嚼之瑟瑟有声，亦颇苦沁。儿童食之，使大便难。野人夏秋下痢，食叶辄已。

子活血、补血,研滤为膏饵之,又止肠滑。

甘蔗滓皮

《纲目》甘蔗条,濒湖特补蔗滓,言其治小儿白秃,烧烟入目令目暗,其他未能悉,今复广之。

《救生苦海》:收口长肉,背疽恶疮,用之屡效。收甘蔗滓晒燥,煅存性,研极细,以小竹管如疮口大者一个,以细夏布扎紧于上,筛药填满疮孔内,膏药盖住,自能收口。

《医键》云:对口,一名枭疽,用甘蔗滓焙燥为末,白色狗屎焙末,和匀,将竹管一个,稀绢包竹管头,入药筛膏药上贴之,垂死者亦生。

痘疔　经验单方:用甘蔗滓晒干,真香油点灯烧成灰,以津液调匀,银簪挑破点上,立效。一方加珍珠油胭脂调涂,更效。敏按:蔗有数种,紫皮者,名昆仑蔗;青皮者,乃扶风蔗也。黄海若云:凡痘疹不出,及闷痘不发,毒盛胀满者,此痘属急症,宜青皮甘蔗榨汁与食,不时频进,则痘立起。其寒散解毒之功,过于蚯蚓白鸽,惜人不知其功用。入药如用滓,亦宜以青皮蔗滓为上。

蔗皮　《纲目》止载治口疳,而不知其皮可入香料,海外三珠有四叶香饼,乃用蔗皮。又干者垫卧,可去郁热。《本草汇》有接气沐龙汤,亦用其皮,故为补其说。

腊梨初起　《百草镜》:紫甘蔗皮煅存性,香油调搽。

接气沐龙汤:专治阳衰久痿滑精,不用内服,惟主外治。大约患此者或由禀弱,或由纵欲,或忧郁所致,或心肾不交,用此最妙。紫稍花、甘草、甘遂、良姜、文蛤、母丁香、巴戟天、川乌、附子、吴茱萸、川椒、细辛、淫羊藿、蛇床子、楝树子、甘松各一两,锁阳、苁蓉、官桂、羊皮、红蔗皮、满山红、罂粟壳水泡去筋各二两,红豆七十粒。须择酒药内所用辣者,白颈蚯蚓七条炙,倭铅八两切薄片,匀七剂,每日一剂,瓦锅内煎汤,先熏后洗,以冷为度,晚重温药汤再洗,如此七日内禁房事。

坐板疮　甘蔗皮烧存性,香油调涂。《家宝方》。

竹衣乖　《经验广集》:此药治竹衣乖,并无皮肤,脓血淋漓,赤剥杨梅,一切胎毒。用炉甘石煅滓入黄连汁三次,童便四次一两,黄檗猪胆涂炙七次、紫甘蔗皮烧存性、孩儿茶、赤石脂各五钱,绿豆粉炒七分,冰片五分,为末,先用麻油将鸡蛋黄煎黑,去黄候冷,调涂即愈。

猴闼子

《宦游笔记》:出临海深山茅草中,土名仙茅果,秋生冬实,樵人采食,并可磨粉,其性温补,然城市亦无食之者。《纲目》有猴骚子,形与此别。又临海出猴总子,一名土柿,每年九、十月间生,形与红柿同,皆非一物。《临海异物志》:猴闼子如指头大,味苦可食,他处所无。

性温,暖丹田,益五脏,健脾,增气力。

瓜子壳

《传信方》:治肠红,不论新久,三服全愈。用地榆炒黑一钱,白薇一钱五分,蒲黄炒黑一钱,桑白皮一钱五分,瓜子壳二两,煎汤代水。《不药良方》:单用瓜子壳一味煎服,治肠风下血。

吐血 《不药良方》:瓜子壳一茶盅,煎汤一碗吃下,血即止。

蒲桃壳

止呃忒如神。

橙 饼

《同寿录》有制橙饼法方:择半黄无伤损橙子太青者性硬难酥,将小刀划成棱,入净水浸去酸涩水一二天,每日须换水,待软取起,挤去核,再浸一二天取起,将簪脚插入每缝,触碎内瓤,然后入锅用清水煎之,勿令焦,约有七八分烂,取出,拌上洁白洋糖,须乘热即拌,即日晒之,待糖吃进,再掺再晒,令糖吃足,将干糖再塞入橙肚内,略压扁,入瓶贮用,亦可点汤服。

消顽痰,降气和中,开胃宽膈健脾,解鱼蟹毒,醒酒。若气虚瘰疬者勿服。

津符子

产缅甸,见《千金方》。

味苦平,性滑,主益心血,养肺金,止渴生津液,多食口爽,失滋味,安和五脏,久食轻身明目。治泻痢不止,男女虚劳,咳嗽吐脓血,肺痈肺痿,声哑欲死者,每日啖十枚,一月不间断即愈

必思答

产回回国地,见忽必烈《饮膳正要》。

味甘无毒,治调中顺气,滋肺金,定喘急,久食利人。三阴疟百药不效,必思答三枚,酒一盏,煎半饮之,即止。

难产不下,或子死腹中,必思答七枚,酒煎服即下。又治胞衣不下。

黄皮果

《广志》:黄皮果状如金弹,六月熟,其浆酸甘,似葡萄。与荔枝并进,荔枝餍饫,以黄皮果解之。谚曰:饥食荔枝,饱食黄皮。《纲目》于果部附诸果条下,仅引《海槎录》云:出广西横州,状如楝子及小枣,味酸。至其功用并未之及焉,今依《广志》补之。

消食顺气,除暑热《广志》。酸平无毒,主呕逆痰水,胸膈满痛,蛔虫上攻心下痛。《食物本草》

敏按:《广东琐语》载果中有白蜡子,与黄皮果绝相似,而味尤胜。谚有云:黄皮白蜡,甜酸相杂,想功效亦不甚远也。

《广东通志》:黄皮果大如龙眼,又名黄弹子,皮黄白,有微毛,瓤白如肪,有青核数枚,甚酸涩。食荔枝太多,用黄皮果解之。

甘剑子

状如巴榄子,仁附肉,有白靥,不可食,能发人病,北人呼为海胡桃。

味甘气烈,治脾胃虚寒食少,泄痢不止,形体尫羸,泄下虚脱,百方不效。用甘剑子七枚,连壳煅为末,空心酒下,三服即止,再服调理药。

扬摇子

生闽越,其子生树皮中,体有脊形甚异,长四五寸,味甘无毒。通百脉,强筋骨,和中益气,润肌肤,好颜色。《花镜》:此果长五寸,色青无核。《临海异物志》:扬摇有七脊,子生树皮中,其体虽异,味则无奇,长四五寸,色青黄,味甘。

海梧子

出林邑,树似梧桐,色白,叶似青桐,子如栗,肥甘可食。《南方草木状》:占城即林邑,产海梧子,与中国松子同,但结实肥大,形如小栗,三角肥甘,樽俎间佳果也。

味平无毒,利大肠、小肠,益智慧,开心胸,明耳目。

心下怔忡,夜多恶梦,健忘,每日空心食海梧子十数枚,月余自愈。

疝气囊大如斗,海梧子七个,烧灰服之,即愈。

木竹子

出广西,皮色形状如大枇杷,肉味甘美,秋冬实熟。味甘性平,治吐逆不食,关格闭拒不通,脾虚下陷,肛门坠脱不收;清热,凉大肠,去积血,利百脉,通调水脏,止渴生津,解暑,消酒,利耳目,治咳嗽上逆。

橹罟子

《桂阳虞衡志》:出广西,大如半升碗,数十房攒聚成球,每房有缝,冬生青,至夏红熟。

味甘,补脾胃,固元气,制伏亢阳,扶持衰土,壮精神,益血,宽痞消痰,解酒毒,止酒后发渴,利头目,开心益志。

妇人不孕,用橹罟子浸好酒内三日,日日饮之,百日有孕;又目生翳障,渐渐昏暗,视物不明,橹罟子浸白蜜内,每日连蜜啖一枚,一月即退。

柠 子

出九真交趾,子如桃实,长寸余,二月开花,连着子,五月熟,色黄。盐藏食之,味酸如梅。

性凉平,清心润肺,止渴生津,制亢极之阳光,消炎蒸之暑气,又降三焦实火。治鼻中出血,又牙宣牙龈出血,用子核连仁,烧存性,调水含咽即止。

罗晃子

出广西,夏熟,味如栗,状如橄榄,其皮七层,出横州者皮九层,剥至九层方见肉,故又名九层皮果。

《思恩府志》:罗晃子俗名九层皮,形类蚕豆,可茹,味如煨栗,外有黑壳,连肉有皮九层,故名。产于山树中,味甘性温,治脏腑生虫,及小儿食泥土腹痛,癥瘕积硬。

养肝胆,明目去翳,止渴退热,解利风邪,消烦降火。翻胃吐食,或食下即吐,或朝食暮吐、暮食朝吐,用罗晃子七枚,煅存性,每日酒调下方寸匕,服完为度,即愈。

腹中蛔虫上攻,心下痛欲死,面有白斑,用罗晃子、牵牛子各七枚,水煎服,虫自下。

夫编子

《南方草木状》:出交趾武平山谷中,三月开花,连着子,五、六月熟。入鸡、鱼、猪、鸭羹中;味最美,亦可盐食。味甘性平,主宁心志,养血脉,解暑渴,利水道,生津液,止逆气喘急,除烦清热,润肺,滋命门,益元气。骨蒸劳热、四肢瘦削如枯柴,用夫编子同白鸭烂煮,不用盐酱,日日啖之,吃鸭三头见效。

白缘子

出交趾,树高丈余,味甘美如胡桃。

味甘平,主润肺,止渴清热消食,祛风暑湿气。治疥癣及山岚瘴气所侵,变成痎疟,寒热往来,头痛痰逆,足膝屈弱难行,寒湿邪气所侵,用白缘子一片,舂烂浸酒,日饮一次,月余全愈。

系弥子

《广志》:状圆而细,色赤如软枣,其味初苦后甘,可食,味平无毒。主益五脏,悦泽人面,去头面诸风。

产后痢疾不止,用系弥子一合,酒、水各一盏,煎八分,空心服下,片刻即效。

人面子

出海南,又出广中,树似含桃,子如桃实,春花夏实,至春方熟,蜜煎甘酸可食。其核两边俱似人面,耳目口鼻,无不毕具。

《广志》:人面子大如梅李,其核类人面,两目口鼻皆具;肉甘酸,宜为蜜煎;仁绝美,以点茶如梅花片,光泽可爱,茶之色香亦不变。以增城水东所产为佳,其核中仁摇之即脱去,他产则否。此树最宜沙土,沙土松易发,数岁即婆娑偃盖,山民植之以为利。味甘,性平无毒,醒酒解毒,治风毒着人,遍身疙瘩成疮,或痛或痒,食之即愈。

难产不下,产母手握人面子一个,单日右手握,双日左手握,即下。

《岭南杂记》:人面子煮肉及鸭,必用捶烂熬膏,甘酸益津。

四味果

出祁连山,木生如枣,剖以竹刀则甘,铁刀则苦,木刀则酸,芦刀则辛,行旅得之,能止饥渴。

味甘辛酸无毒,明目养肝,宁神定志,和胃进食,下气止咳。

肾虚腰痛,不能反侧,用四味果同狗腰子煮熟并食,每日一次,一月愈。

敏按:东方朔《神异经》云:南方大荒,有树名如何? 结子味如饴,有核形如枣子,长五尺,围如长,金刀剖之则酸,芦刀剖之则辛;食之者地仙,不畏水火白刃。又《启蒙记》:如何随刀而改味? 或曰:此即仙经所谓大枣,据此二说,即今四味果也。

千岁子

《南方草木状》：出交趾，蔓生，子在根下，须绿色，交加如织，一苞恒二百余颗，皮壳青黄色，壳中有实如栗，味亦如之，干则壳肉相离，撼之有声，如肉豆蔻。关涵《岭南随笔》：千岁子多子，根须干则壳肉相离，撼之有声。

味甘平，主和中益胃，利肺，除热止渴，醒酒解暑。

小便闭塞，千岁子十数枚，打碎水煎，清饮下，即通利。

发背恶疮，千岁子不拘多少，捣烂如泥，调涂三次见效。

侯骚子

蔓生，大如鸡卵，味甘性冷，消酒轻身，王太仆曾献之，见《酉阳杂俎》。

甘寒无毒，食之不饥，延年强健，消酒除湿，治黄疸、小便不利，溺如黄金色，口渴烦热，齿痛牙宣，出血不止。

小儿重舌、木舌，侯骚子核烧灰擦之，或用蜜调涂亦可。

浮痈发背，侯骚子煎汤饮之，再捣涂之，大效。

仙掌子

乃仙人掌上所生子也。《粤语》：仙人掌多依石壁而生，叶劲而长，若龃龉状，开花俨如凤形，子生花下，名曰凤栗，叶曰凤尾。苃发苞外类芋，渠内攒瓣如珠，各擎子珠于掌，一枝一掌，自下而上，子自青赤而黄，有重壳，外厚内薄。熟其仁食之，味甜兼茨栗，可以延年，又名千岁子。此草可辟火，广人多植之堂侧。性宜沙土，恶肥腻。明·黄佐《仙人掌赋》序：仙人掌，奇草也。多贴石壁而生，惟罗浮黄龙金沙洞有之。叶劲而长，若龃龉状。发苞时，外类芋魁，内攒瓣如翠球，各擎子珠如掌然，青赤转黄，而有重壳，剖之，厚者在外如小椰，可为匕勺；薄者在里如银杏衣，而裹园肉煨食之，叶兼茨栗，可补诸虚，久服轻身延年，俗呼为千岁子，此与蔓生者名同物异也。《云南通志》：仙人掌叶肥厚如掌，多刺，相接成枝，花名玉英，色红黄，实似山瓜，可食。

味甘性平，补脾健胃，益脚力，除久泻。

敏按：《群芳谱》仙人掌出自闽粤，非草非木，亦非果蔬，无枝无叶，又并无花，土中突发一片，与手掌无异。其肤色青绿，光润可观。掌上生米色细点，每年只生一叶于顶，今岁长在左，来岁则长在右，层累而上。植之家中，可镇水灾。如欲传种，取其一片切作三四块，以肥土植之，自生全掌矣。近日两浙亦有，据所载当另是一种，与此全别，或名同物异欤。

酒杯藤子

出西域,藤大如臂,花坚硬可以酌酒,文章映澈,实大如指,味如豆蔻,食之消酒。相传张骞得其种于大宛。

甘辛平无毒,消食下气,消酒止渴,辟邪疟,消痈肿,杀蛔虫。治尸蛀劳瘵,虫蛊瘰疬,瘿瘤结核,痈疽溃烂,食果成积,用酒杯藤子烧灰,糖拌,服下五七钱自效。

饮酒过量成病,用酒杯藤子煎服,极验。

药　果

关涵《岭南随笔》:药果似橙而味酸,可染红。

治哕。

笝　子

出交趾合浦,藤缘树木,正月开花,四、五月熟如梨,赤如鸡冠,核如鱼鳞。

甘平无毒,主中恶气,飞尸邪蛊,心腹卒痛,狂邪鬼神,鬼疫疠疟,梦寐邪恶气,心神颠倒不宁,昏冒如痴。治惊痫恍惚,或言语不伦,歌笑不休,用子核七枚,烧末,入朱砂少许,姜汤下方寸匕,自愈。

楸　子

《食物考》:甘酸小于沙果,色黄红黑如樱桃颗,产于代北,味颇清香,作脯点茶俱可。此与林檎同名异类,《本草》未分,故正之。多食涩气,令人好睡。子宜去尽,食之烦心。

隈　支

《益部方物略记》:生邛州山谷中,树高丈余,枝修而弱,开白花,实大如雀卵,状如荔枝,肉黄,肤味甘。

味甘无毒,治七种疝气,及一切疮疡疥癣。

以上自津符子至隈支止诸果品,《纲目》附录诸果后,仅载其形状,不录其主治。而沈云将《食纂》云:诸果都出外国及边瘴地方,虽不常见,但俱属异品,不惟可口,兼可疗治百病,凡行历远方者,即当携其种流传中土,有功于世不小,故附录而兼细核其主治,予因取之以补李氏之遗。至其形状,《纲目》已详载,而复列之者,亦欲览者便于解悉,后日遇物能名,故不厌重赘也。

吕宋果

《本草补》：吕宋岛中产一果，名加挖弄，外肉而内核，味苦不堪食。其初惟有一处深山峻岭生此树，甚高大，土人多不识，旅人至岛百年后，始知其中果可用，近三十年颇悉其疗治各病，极有奇验，遂携至中国，若果之皮肉，其效尤捷，有呼为宝豆者。豆，言果之形状；宝，言其贵重也。

治中毒服毒，将果或磨或刮，以清水或清油调服，毒即吐；蛇、蝎、蜈蚣等伤，磨清水服之，并刮敷患处。疫疾中风昏仆，磨水服之；腹痛泻利，磨水服；疟疾初作时，磨水服。刀斧伤、血漏，刮末敷患处，即止血、止痛。蛔虫痔积，磨水服，虫即吐出。难产，磨水服。头疮痒烂腊梨，切碎此果，以油煎之，乘热遍擦，向火取暖，随以布向火取热，覆病患身上而睡，又以被盖，不见生风，即愈。潮热，磨水服，渐减而愈。

诸谷部 十五种　附十九种

沙　米

《延绥镇志》：苗茎如麻，叶类艾而稍圆，有刺，高尺许，生子成房，粒细如黍，杵去皮，用羊羹作食，服之不饥，边外名黍喇棘。《瀚海记》：沙蓬米，凡沙地皆有之，鄂尔多斯所产尤多，枝叶丛生如蓬，米似胡麻而小，性暖，益脾胃，易于消化，好吐者多食有益，作为粥，滑腻可食；或屑之，可充饼饵茶食之需。《人海记》：张家口内保安、沙城一带地产沙蓬，实如蒺藜，中有米如稗子，食之益人。《药性考》云：蓬蒿之实，名曰沙米，清热消风，饥荒食旨。

味甘性温，通利大肠，消宿食，治噎隔反胃，服之不饥。

西国米 珠儿粉　竹米

《岭南杂记》：出西洋西国，煮不化，而色紫柔滑者真，伪者以葛粉为之。《通雅》：今南楚两粤专采葛根作粉食，其粉可作丸，曰葛粉丸，广人以假西国米，能醒酒。朱排山《柑国小识》：西国米来自闽广洋艘，大如绿豆，以色紫煮不化者真，健脾运胃功最捷；久病虚乏者，煮粥食最宜。

益胃和脾，病起宜食。

珠儿粉

洋舶带来,粤澳门杭宁波乍浦通舶市者皆有。形绝细,如苏子,匀圆而白,云系外洋人采葛根及薇箕根或茹粉所造,煮之须滚水冲泡,粒粒分明如鱼子样,极柔滑,以糖霜和食,或淡食。

气清香,味甘滑,明目,运脾开胃,解酒生津,久服尤能强肾。

《东西洋考》:大泥,即古浡泥,今隶暹逻,土产有西国米,亦名沙孤米。其树名沙孤,身如蕉空心,取其里皮削之,以水捣过,舂以为粉,细者为王米,最精,粗者民家食之,以此代谷。今贾舶虑为波涛所湿,只携其粉归,自和为丸。庚申十月,予在陈夔友家,见有胡西菽,盛以玻璃小笔管瓶内,菽白而细,与珠儿粉无别,云得自王抚军署,可入药,大能消痰。其甥女一夕患肺风痰喘,危极,儿医多言不救;用此一钱调姜汁灌下,其效如神。

竹 米

《物理小识》:竹结实,斑文两两相比,谓之竹米。

下积如神。

陈仓米_{朱公米}

《岭南记》:武昌汉阳门内,旧为陈友谅仓基。甲子年,有掘得黑米者,色如漆,坚如石,炒之即松。《秋灯丛话》:康熙甲子,武昌郡之福坊,掘得黑米数十斛,坚如石,炒研为末,治膈症如神,传为伪陈友谅积粟所。又天门学宫前明改建北郭仓基地,亦掘得黑米,治疾颇验。乾隆丙申,黄州重修郡学,疏浚泮池,池底积粟甚伙,色如漆而坚,治病效如前,人争取之。太守王公廷栋恐系前人镇压物,禁而掩之。敏按:《酉阳杂俎》:乾陁国尸毗王仓库,昔为火所烧,其中粳米者,于今尚存,服一粒,永不患疟。

炒研,治膈症如神。《不药良方》:陈年仓米治卒心痛,烧灰和蜜服之,即止。

朱公米

《南中纪闻》:靖州南二十里飞山砦,相传为元末朱都督屯兵之所,墙砾时有米粒,色微黑而不腐,云是朱公所遗兵粮,游客谒神祠,取辄得之,至今尚存。

疗脾疾。

山　谷

《宦游笔记》:出塞外,土人名乌尔格纳,茎长尺余,细如草,节如竹,叶亦如竹,每二节一叶,秀穗类蓼花,结粒似而色红,采之晒干,去其皮,煮粥,粥如香,蒙古用以充饥,兼碎面合茶,商民均杂粟食之,色红艳可爱,而味与无辨,故名之曰山,实生于水滨或山沟尔。

味甘香,行气利水,清大、小肠火,亦补脾胃。

根　蒙古人名墨科尔,外皮微细,内实粉白,味甘美,蒙古生啖,商民合肉熬食。秋冬之际,蒙古搜掘鼠穴,得食物盈筐,内多此物,长二三寸,俱野鼠啮截运藏者。

味甘,生津,滋润血脉,调营卫,利水。

青稞黄稞

《药性考》:青稞黄稞,仁露于外,川陕滇黔多种之。味咸,可酿糟吊酒,形同大麦,皮薄面脆,西南夷人倚为正食。

下气宽中,壮筋益力。性平凉,除湿,发汗,止泄。多食脱发、损颜色。

米　油

此乃滚粥锅内煎起沫酽,滑如膏油者是也。其力能实毛窍,最肥人,用大锅能煮五升米以上者,其油良。越医全丹若云:黑瘦者食之,百日即肥白,以其滋阴之功,胜于熟地也。每日能撇出一碗,淡服最佳。若近人以熟粥绞汁为米油,未免力薄矣。

味甘性平,滋阴长力,肥五脏百窍,利小便通淋。

精清不孕　紫林单方:用煮米粥滚锅中面上米沫浮面者,取起,加炼过食盐少许,空心服下,其精自浓,即孕矣。

锅　焦陈久年糕

一名黄金粉,乃人家煮饭锅底焦也。取僧寺中米多焦厚者入药良。

味苦甘,性平,补气运脾,消食止泄泻,八珍粉用之。

锅焦丸　小儿常用,健脾消食。家宝方:用锅焦炒黄三斤,神曲炒四两,砂仁炒二两,山楂四两,蒸莲肉去心四两,鸡肫皮一两炒,共为细末,加白糖、米粉和匀,焙作饼用。

老幼脾泻久不愈　梁侯瀛《集验方》:锅焦为末四两,莲肉去心净末四两,白糖四两,共和匀,每服三五匙,日三次,食远下。

白泻不止　《种福堂方》:干饭锅粑二两,松花二两炒,腊肉骨头五钱烘脆,共为末,砂糖调,不拘时服。

脾胃不健　《祝氏效方》:锅焦二斤,莲肉一斤,白糖半斤,蜜一斤,丸如桐子大,每服数十丸,空心白汤下。

玉露霜　治老人脾泄最效。白术炒二两,陈皮一两五钱,莲肉去心四两,薏苡仁四两炒,糯米一升炒,绿豆一升炒熟,陈米锅粑一斤炒,糖霜量加,共为末,每用二三钱,滚水调匀服之。《行箧检秘》。

预稀痘疹　《不药良方》:银花金者不用阴干,锅粑每一升入银花一两,共研末,用洋糖或做糕饼,或开水调和,每日令小儿食之。

陈久年糕

烧灰治痢。

阿迷酒

出东洋,气味香冽,颇酽厚,每服不过半盏,大能助元气,骤长精神。估舶带来,凡督抚大员,辄多备贮,为不时之需;或遇要事疲惫,一滴入口,精神百倍,较鸦片尤速。《物理小识》:吉利重酽,以红花、苄胡桃入曲酿者,医溲数,效。

味甘辛窜达,能捷通百脉,益元生气,每日少饮一二滴,理怯如神。

酒　酿酒曹

俗名酒窝,又名浮蛆,乃未放出酒之米醇也。味酽厚,多饮致腹泻。性善生透,凡火上行者忌之。

味甘辛,性温,佐药发痘浆、行血、益髓脉、生津液。

赤眼淹缠　《祝氏效方》:杜仲、厚朴、桑白皮、槟榔各一钱,取雄鸡肝一个忌见水,去红筋,入白酒酿六两,隔汤蒸熟,去渣,以汤肝食下,隔二日再服一次,全愈。

小儿鼻风,吹乳肿痛　刘起堂经验方:用酒酿和菊花叶敷上,立愈。无叶用根,甘菊叶尤佳,捣汁冲和服,更效。

吹乳方　周氏《家宝》:用苎麻根嫩者炒,和白酒酿少许;共捣烂敷患处,一日夜即消。忌食发物。

头风　用苍耳子、白芷、谷精草各五钱,川芎三钱,甜酒酿四两,老酒二碗,煎一碗服。《妙净方》。

梦遗白浊 酸梅草二钱，孩儿菊二钱，捣取汁，加不见水酒酿，空心量服。《救世青囊》。

难产 用酒酿、麻油、蜂蜜、童便、鸡子白各半盏，煎温服，即下。

痘出不起 《不药良方》：用狗蝇七枚冬日取蝇，在狗耳内，捣烂，和酒酿服，即日发起，红润可观。

痘疮不起 《良方集要》：荸荠捣汁，和白酒酿顿温服之。但不可顿大热，大热则反不妙，慎之。

保元丹 《千金不易方》：此丹张氏家传，已五世矣，黄精一斤、甘枸杞四两、酒酿五斤、好黄酒五斤，入罐煮一炷香，每饮一茶杯；药渣捣为丸，加胡桃肉八两、大黑枣八两、青州柿饼一斤。

酒蕈

生酒坛中，不恒有，凡藏酒之家，千百坛酒，间有一坛，启之中空无酒，下有蕈结于中。其蕈初结之时，酒上薄凝如衣膜，久则渐厚一二寸，便能渗酒，将酒中精华醇酽之气，尽摄于膜内，膜乃渐厚，酒亦渐少，久久则酒干，所存十不余一。启视之，其膜如鲜海蜇，濡润而软，嗅之作酒香，微带霉蒸气。识者取之焙干，干者如瓜皮，面青黑，背作肉红色，湿软如棉，可入药。盖酒能生蕈，必坛系新出窑，未脱火气；而置酒之地，又为湿热所蒸，致中变而成此，故造酿家用坛贵旧而不贵新也。金御乘自慈溪归，带有酒蕈，出以相示，云彼土亦罕得，间有之，然不多见也。

治一切酒伤、酒劳、酒疸，因酒成病诸症，服之立效。

神黄豆 缅豆 回回豆 青花豆 真宁豆

《池北偶谭》：产滇之南徼西南夷中，形如槐角子，视常豆稍巨，用筒瓦火焙，去其黑壳，碾末，白水下之，可永除小儿痘毒。服法：以每月初二日、十六日为期，半岁每服半粒，一岁每服一粒，一岁半每服一粒半，递至三岁服三粒，则终身不出矣；或曰，按二十四气服之，以二十四粒为度；或云，水毕闭日服之。《珍异药品》云：出云南近西地方，痘将发未发时，用神黄豆连壳焙炒燥，用豆研细水服。《本经逢原》云：神黄豆产缅甸，形如槐子，近时稀痘方用之，一阳日用清水磨服。《痘学真传》云：神黄豆出云南，能稀痘，生、熟各一粒，甘草汤咀服。宁阳张琰《种痘新书》云：凡痘自胸以上自脐以下俱有，而中间一截全无者，名两头痘，此气血不能贯通上下，而腰脐之间为寒毒凝滞也，若不急治，七日之后，必变灰白之症矣。见点时，急用生芪、当归、赤芍、桔梗、防风、荆芥、厚朴、续断、白芷、山楂、木通、神黄豆三十粒，服此中间方有痘,乃可无虞。

《南诏备考》:普洱府及永昌府皆出。神黄豆能稀痘,青花豆可治疮。有客带滇产神黄豆来,其形如细竹筒,长可三四寸,摇之有声,其中如竹节,片片相叠,剖出如棋子样,白色包裹,中含一豆,黄色光亮,形如瓠子,中有线痕,坚实而扁,服之解痘毒。

按:神黄豆有二种,《百草镜》云:出云南普洱府,又四川亦产,荚如连翘略短,内有豆,微红色;产云南者,形如槐角子,比蚕豆略大,瓦上焙干,去外黑壳用,二种形状不同,系地土所产各别,然其稀痘解毒之性则一也。《宝笈方》:痘将出时,用神黄豆,按一岁一粒,剥去外壳并内皮,将瓦焙熟一半,留生一半,芫荽汤调服,毒重者稀,毒轻者更稀,十余岁者,亦不过七粒;尚未出痘者,亦如法以水调服之,竟不出痘,宜三月三、五月五、七月七、九月九等日。

缅　豆

《滇略》:缅豆如豆,蔓生,子大如栗,斑文点点,咀之敷恶疮良。然性迅恶,误服之,吐泻致死。《五杂俎》云:滇中有神黄豆,似五倍子,能令儿童稀豆,然亦不甚验也。

回回豆

《五杂俎》云:出西域,状如椿子,磨入面中,极香,能解面毒。

青花豆

《宦游笔记》:云南永昌府,有青花豆,出于外地,夷人带来易货者。治疮。

真宁豆

出甘肃庆阳、真宁地,味甘平,能解诸药毒。

穭　豆叶附

《逢原》云:细黑豆,一名穭豆,俗名料豆。今人以饲马,故俗又呼马料豆。《杭州府志》:黑豆之细者曰穭豆,细而扁者曰零乌豆,俗名马料豆,可肥马。《从新》云:黑大豆之小者为马料豆,不知料豆虽小,而形长微扁,与黑豆形迥别,当另是一种。《纲目》穭豆下,仅载其能去贼风风痹,治妇人产后冷血而已,其他一切功用,全未之及,为今补之。

味甘温无毒,壮筋骨,止盗汗,补肾,活血,明目,益精,入肾经血分,同青盐、旱莲草、何首乌蒸熟,但食黑豆,则须发不白,其补肾之功可知。今人以制何首乌,取以引入肾经也。炒焦淋酒,治头风脚气,以其直达肾经血分。煮汁服,解乌、附、丹石药毒。

《药性考》:《本经》黑大豆,即今之马料豆也。其色黑,而形如人腰,故入肾经。益水明目,多服令人身重,一年后复原;久服身轻,非花豆中之黑大豆也。凡服豆忌蓖麻子、厚朴、猪肉。歌云:黑大豆甘,腰子样式,所以补肾,药饵宜人,即是马料,煮寒炒热,调中下气,止痢挛急,利水除胀,追风活血,生研敷肿,吞止烦渴,解一切毒,甘草煎汁,伤中淋露,产后诸疾,明目悦颜,制服有益。又云:穞豆即小黑豆,因其粒细,称驴豆,别马料也,治产后血风冷痛,其粒细不及马料。歌云:穞豆黑小,甘逐邪风,冷痹血滞,浸酒和融。《雨蓑翁食记》:小黑豆入盐煮,久食,大能补肾。事亲述见:穞豆补五脏益中,助十二经脉,调中,暖肠胃,杀鬼气,舒筋。紫虚子吞豆法:黑料豆淘净晒干,以净瓶装之,初服每日一粒,以白汤生吞之,次日吞二粒,每日加一粒,至百日吞百粒,从此每日吞百粒。但初起服之,肠胃未刚,每遇大便,须看豆化不化,如豆化,则渐加;倘未化,仍照旧勿加,必待食之能化,然后递加至百粒为度。服之能益精补髓、壮力润肌、发白复黑,久则转老为少,终其身无痰病也。

《救生苦海》有嫦娥奔月方,与紫虚吞豆法同,但其法按太阴盈亏之数,初一日吞一粒,逐日加一粒,至望日十五粒而止,十六日又逐日减一粒,至晦日一粒而止,月初则又加起,与紫虚之法微有不同,并附以备用。

煮料豆方 明太医刘浴德有《增补内经拾遗》四卷,其种子论后。载有煮料豆药方云:老人服之,能乌须黑发、固齿明目,当归四钱,川芎、甘草、广皮、白术、白芍、丹皮、菊花各一钱,杜仲炒、黄芪各二钱,牛膝、生地、熟地各四钱,青盐六钱,首乌、枸杞子各八钱,同马料豆煮透晒干,去药服豆。又羲复方:马料豆五升,桑椹半斤,枸杞子四两,肉苁蓉半斤竹刀切去筋,青盐、龙骨各二两,同豆煮熟,和药同晒干,贮罐用。常食大有补益。又方,吕逸儒传方:何首乌一斤用马料豆汁煮,或老酒亦可,要九蒸九晒,枸杞一斤酒蒸,用干药末捣匀晒,马料豆一斗再用料豆五升煮汁,以汁煮豆晒干,九蒸九晒,或用好酒煮亦可,菟丝子一斤酒煮晒焙,补骨脂一斤酒洗焙,真川椒四两晒烘,青盐二两,川牛膝一斤酒煮焙,炼蜜为丸服之。又方:何首乌二斤,青盐一两,枣仁、杜仲、枸杞各二两,远志、小茴香、陈皮各一两,肉苁蓉、苡仁、香附、白茯苓、川芎各二两,五味子、牛膝、补骨脂、木瓜各一两五钱,归身三两,肉桂五钱,防己一两二钱,甘草八钱,小黑豆一斗,用水煮药数十滚,沥出渣,以药汁煮豆,汁尽为度,晒干,每服百粒,开水下。

《延龄广嗣仙方》:怀生地酒制、何首乌酒煮、旱莲草、鹿衔草真者绝少,用仙灵脾代之,以上各三两,按四时;干山药乳拌、当归身酒炒、真青盐,以上各一两,按分至;石菖蒲、菟丝子、肉苁蓉酒浸去膜、补骨脂、五加皮、骨碎补、淮牛膝、白甘菊、原杜仲酒炒断丝、枸杞子、蛇床子、槐角子、金樱子、覆盆子、川黄连、建泽泻,以上各五钱,按十六节,以上二十四味,俱合二十四气,除去青盐,锅内煎汁至半,沥渣,再将渣煎过半,沥清,冲和煎浓,入马料豆三升七合、女贞子一升七合,按阴阳二气、二至、二分,合年月日时周天度数,余一合半,以置闰,煮数十滚,将青盐研细,倾入同煎,以汁尽为度,取豆晒干,收贮瓷瓶。每晨四钱,滚汤送下。如遇出门饥饿,即可嚼食代点。此豆谨按阴阳二十四气,合周天度数,制法得中和补益之妙,久服能令人须发再黑、齿落更生、耳目聪明、手足便利、壮阳补肾、固本还元、多育子息、多增年寿,常服不断,可成地仙。凡肾虚目暗,上盛下虚者,尤为切合。

四宝大神丹　《家宝方》:能治五劳七伤。服药后,忌腥臭发物房事。马料豆五升用混堂油制九次,黄芪八两人乳制七次,白当归酒洗四两,金樱子二斗去内子与毛,外去刺,淘净熬膏,临收时,加童便一二盏听用,右将前三味和金樱膏,丸如梧子大,每服三钱,桂圆汤下。

明目补肾,兼治筋骨疼痛。《不药良方》:小红枣十二枚冷水洗净,去蒂,甘州枸杞子三钱,小马料豆四钱,水二碗,煎一碗;早晨空心连汤共食之。

绝疟　制首乌剩下黑料豆,可以绝疟。凡四日两头疟,用豆煎汤服即愈。截三日疟。《祝穆效方》常山、云苓、官桂、甘草、槟榔各三钱,小黑豆四十九粒,酒、水各二碗,慢火煎二碗,当晚先服一碗,盖暖而睡;留一碗,至次日,须将发前早两个时辰服,要热服盖暖,卧戒食生冷、劳碌风霜,忌食鸡、羊、牛、蛋白、扁豆半月,永截不发。又《秘方集验》:治疟,槟榔、萝卜子、常山、甘草各一钱,红枣四枚,乌梅七枚,马料豆每岁一粒,水二碗,煎一碗服。忌三日荤油,永不再发。

痰喘气急　《同寿录》:用梨剜空,中心纳小黑豆令满,留盖合住扎紧,糠火煨熟,捣作饼,每日食之。

中风口噤　文堂《集验方》:马料豆一升,煮浓汁如饴,含汁在口,即能言也。

黑白丸治痞积,开胃消食,健脾补肾。《百草镜》方:马料豆、白蒺藜去刺各一斤,炒磨末,三钱,开水送下。

治阴证手足紫黑　《集验方》:黑料豆三合,炒熟,好酒烹滚,热服;加葱须同烹,更妙。

盗汗　文堂《集验方》:莲子七粒,黑枣七枚,浮麦、马料豆各一合,水煎服,三次愈。

肾虚腰痛,并治阴亏目昏　《活人书》:用腰式乌豇豆、马料豆各一两,煮汤,入盐少许,五更时乘热服。忌铁器。

阴亏目昏,老眼失明　《活人书》:马料豆、甘枸杞、女贞子各十两阴亏目昏,除女贞子为末,炼蜜丸梧子大,早晚服二三钱,自效。

赤白带下 白果去皮,煮熟蜜饯,每日清晨吃七枚,再食炒马料豆一两,白滚水送下,数日愈。

妊娠腰痛酸软 《产家要览》:马料黑豆二合,炒焦熟,白酒一大碗,煎至七分,空心下。

治产后中风,口噤目瞪,角弓反张:姚希周《集验》:用黑料豆锅内炒极焦,冲入热黄酒内,服之立效;再服回生丹,全愈。

华真君三豆汤稀豆 杨春涯《验方》:绿豆、赤饭豆、马料豆等分,每日煮汤与小儿吃,出豆自稀。如遇痘毒,亦用此汤饮之;捣搽敷上,其毒自消。

痘风烂眼 《集验》云:风烂眼用腌白梅一个去核,入绿矾少许、川椒三十粒,以五铢钱二个夹之,用苎麻扎住,无根水浸洗自愈。若出痘得此症,再加马料豆一岁一粒,投水中。

眼药丸方 《周氏家宝》:用马料豆一升,炒蝉蜕四两酒洗去头足,木贼草四两去节,菟丝子一斤炒,甘菊花四两晒干,白蒺藜一斤,各为末,水法为丸,每服二三钱,晚服,滚汤下;如若年高,桂圆汤下。

各种癣 陈别驾彬,曾任太医院官,有治各种癣方:用马料豆,以瓦罐,不拘多少,装入罐内,罐口以铜丝罩格定,使豆不能倒出;然后用大高边火盆一个,盆凿一孔,将罐倒合孔上,四围以干马粪壅之,火燃罐底,盆底下用砖垫空,安碗一个接油;上火煨,罐内豆自焦,有油从盆底滴入碗中,色如胶漆,以此搽癣,三次即愈。

解药毒 凡服药过多,以致头面浮肿、唇裂流血,或心腹饱闷、脐下撮痛者,用马料豆、绿豆各四两,合煎汁,连豆服,病好为度。

中附子、川乌、天雄、斑蝥毒 《不药良方》:马料豆煎汁服之,即解。

穞豆叶治瘤 《急救方》:颈后粉瘤,马料豆叶、辟麝香草,同捣敷患处,其瘤渐软渐消,破则手挤去粉,疙瘩不破,听其自消。

蚕豆壳

治疬痒 《行箧检秘》:用油盐蚕豆壳一钟,麻油浸一周时,取起,将豆壳瓦上焙研为末,麻油调搽患处,立愈。

膈食 《指南》云:用蚕豆磨粉,红糖调食,数次即愈。

小便久日不通,难忍欲死 慈航《活人书》:蚕豆壳三两煎汤服之。如无鲜壳,取干壳代之。

黄水溜疮 毛世洪《经验集云》:凡大人小儿头面黄水疮,流到即生,蔓延无休者,用蚕豆壳炒成炭,研细,加东丹少许,和匀;以真菜油调涂,频以油润之,三日即愈。

治漏　《种福堂方》:用炒熟蚕豆壳磨末,每服三四钱,加沙糖少许,调服。

秃疮　张卿子《外科秘方》:用鲜蚕豆捣如泥,涂疮上,干即换之,三五次即愈。如无鲜者,用干豆,以水泡胖,捣敷亦效。

吐血　张卿子方:以新蚕豆壳四五年陈者炒,煎汤饮之,即愈。

天泡疮　蚕豆黑壳,烧灰存性,研末,加枯矾少许,菜油调敷,一次即愈。

《药性考》云:蚕豆苗,能醒酒。

酱　油 _{糟油}

以面豆拌罨成黄,盐水渍成之。伏造者味厚,秋油则味薄,陈久者入药良。

味咸性冷,杀一切鱼肉菜蔬蕈毒,涂汤火伤,多食发嗽作渴。

解食荔作胀,以陈年酱油饮少许,即消。

中轻粉毒,以三年陈酱油化水频漱之。《集简方》。

糟　油

《药性考》:摩风瘙腰膝痛,开胃暖脏,止呕哕,解菜蔬毒。

腐 _{浆、沫、渣、皮、乳、锅巴、泔水、麻腐}

濒湖《纲目》于豆腐集解注:腐皮堪入馔,而浆乳皆遗之。又胡麻亦可作腐,《纲目》胡麻条亦遗之。今悉为补,概名曰腐。

腐浆　味甘微咸,性平,清咽祛腻,解盐卤毒。《药性考》云:味甘微苦,性凉,清热下气,利便通肠,能止霖浊,银杏研浆。

伤寒十日不汗　张卿子妙方:用未点豆腐浆一大碗,调好白蜜热服,即出汗愈,神效。

脚气肿痛难走者,热豆腐浆加松香末捣匀敷,过夜即好行走,永无后患。

大便下血　《古今良方》:荸荠一斤或半斤,豆腐浆不冲水者一大碗,将腐浆顿极热,捣荸荠汁,乘热冲入饮之。

盐哮　《救生苦海》:用豆腐浆点糖少许,日日早服一碗,不间断,过百日自愈。

治黄疸　刘羽仪《验方》:每日空心冷吃生豆腐浆一碗,吃四五次自愈,忌食生萝卜。

痰火吼喘　《经验广集》:饴糖二两,豆腐浆一碗,煮化顿服愈。

治劳及自汗　《回生集方》:用黑豆掏净,磨成腐浆,锅内熬熟,结成皮,每食一张,用热黑豆浆送下,即效。凡人每日清晨吃黑豆腐浆,大有补益,可以免劳病之患。

肺痈肺痿　用芥菜卤陈年者,每日将半酒杯冲豆腐浆服,服后胸中一块必塞上塞下,塞至数次,方能吐出恶脓,日服至愈。

血崩　《不药良方》:生豆腐浆一碗,生韭菜汁半碗,入浆内。空心服一二次。

五妙汤治产后并弱症　郁文虎《传方》:用头锅腐浆一碗,腐皮一张,生鸡蛋一个打碎,冲入浆内,再加圆眼肉十四枚、白糖一两,入浆内滚服,五更空心食。

陈廷庆云:豆腐浆入阴分,泻火通淋浊,凡淋症用六一散冲腐浆食,最妙。五更冲鸡蛋、白糖点服,宁嗽补血。粤人以腐浆煮粥食,名甜浆粥,大能补虚羸。

腐沫　即豆腐泔水上结沫是也。治鹅掌癣,生手掌及足掌,层层剥皮,血肉外露,此沫热洗即愈。

腐渣　此造豆腐所剩之渣,人以饲猪,入药须用生腐渣。

治一切恶疮、无名肿毒,神效。不药良方:用豆腐渣在砂锅内焙热,看红肿处大小,量作饼子粘贴,冷即更换,以愈为度。

大便下血　《古今良方》:用不见水豆腐渣炒黄,清茶调服,即愈。

治臁疮、裙边疮,烂臭起沿;《养素园方》:生豆腐渣捏成饼,如疮大小,先用清茶洗净,绢帛拭干,然后粘贴,以帛缠之,一日一换,其疮渐小,肉渐平,此费启彰亲试有效之方也,又可敷脚蛀。

脚上皮蛀生水孔而皮湿烂者　《不药良方》:豆腐渣贴三日即愈,不要落生水。

肠风下血　慈航《活人书》:雪花菜即豆腐渣,用未曾滤出浆者,带水锅内炒燥,为末,每服三钱,紫血块者,白糖汤下;红血块者,砂糖汤下,日三次,虽远年垂危者,服之神效。

腐皮　味甘性平,养胃、滑胎、解毒。

小儿遍身起罗网蜘蛛疮,燥痒难忍　《仁惠编》:用豆腐皮烧存性,香油调搽,自愈。

落头疽　《慈惠小编》:用壁上蟢子五六只,腐皮包好,吃完即愈。

冷嗽　刘羽仪《验方》:干豆腐衣烧灰存性,为末,热陈酒调下,吃四五十张即愈。

水臌胀　《种福堂方》:陈芭蕉扇去筋,烧灰存性五分,千金子去油壳二分五厘,滑石二分,共为细末,以腐衣包,滚水送下,十服愈。

腐乳　一名菽乳,以豆腐腌过,加酒糟或酱制者。味咸甘,性平,养胃调中。

腐巴　此即腐浆锅底所结焦巴也。入药晒焙研末,或生捣作丸,皆可用。《药性考》名锅炙,开胃消滞逐积。

治淋浊、补血 慈航《活人书》有五效丸:用豆腐锅巴一两,加川连一钱,同捣丸如桐子大,每服五钱,赤带,蜜糖滚水吞下;白带,砂糖汤下;热淋尿血,白汤下;肠风下血,陈酒下。血风疮,先将豆腐泔浸洗去靥,以布拭干,用前末药,即川连、腐巴粉末丸时留一半。真麻油调搽,干则再涂,三四次自愈。

翻胃 《神方珍记》:用豆腐锅巴,黄色者佳,炒研末,每服三钱,沙糖汤调服,白汤下。

痢疾 《神方珍记》:陈冬米炒、豆腐锅巴二味,各等分,为细末,空心白汤调服二三钱,服后宜饿半日,自愈。

腐泔 即豆腐所沥下之水也。《药性考》云:豆腐有盐卤点者,有石膏点者,俱能清热。

性清凉,能通便下痰,通癃闭,洗衣去垢腻。

麻腐 乃胡麻小粉所造者,味甘性平,润肌滑肠。

解毒 蒋仪《药镜滋生赋》云:麻腐豆粉,清肠清胃。

芝麻壳

此乃芝麻外壳也。《纲目》载其苗曰青蘘,又有麻枯饼、麻花、麻秸,无麻壳,因补之。

汤火伤 杨春涯《验方》:芝麻壳烧存性,研细,遇火伤者,用麻油调搽即愈;倘湿烂,干掺之。

半身不遂 《千金不易方》:芝麻壳五钱,酒煎服,出汗即愈。

诸蔬部 四十种 附十八种

甘 储 粳粉 甘储酒

一作甘薯,又名朱薯,以其皮有红者也。一名金薯,今俗通呼为番薯,或作番茹,有红皮、白皮二色,红皮者,心黄而味甜;白皮者,心白而味淡。南方各省俱植之,沿海及岛中居民以此代谷。其入药之功用亦广,而诸家《本草》皆未载,李濒湖特补列《纲目》中。惜其所言者,惟补虚乏、益气力、健脾胃、强肾阴而已,他皆未之及焉。乾隆五十一年冬,今上特允阁学侍郎张若渟之请,敕直省广劝栽植甘薯,以为救荒之备。陆中丞耀有甘薯录之辑,所载卫生一门,实足补李氏所未及,因择录之，以补其遗。陆公原序云：甘薯，即薯蓣之属，见于陈祈畅《异物志》，嵇含《南方草木状》。中土之有此物，其来旧矣。第不甚贵重，栽植者少。明季有闽人陈经纶，复自吕宋移其种归，巡抚金公学曾劝民树艺，闽人德之，号为金薯。然自是长乐谢肇淛、黄州李时珍、新城王象晋，各有论述，皆不及经纶事。而其裔孙世元父子，复为金薯传习录，盛侈其先世传自吕宋之功，一似中国素非所产者，此考证之疏也。夫以一物之微，足以备荒疗疾，而又不费功力，其为功于民食，实不浅鲜。前任布政使李公渭，尝举以教山东之民。其性又喜沙土高地，于山海之区，尤属相宜。《五杂俎》：百谷之外，有可以当谷者，芋也、薯蓣也。而闽中有番薯，似山药，而肥白过之，种沙地易生而极蕃衍，饥馑之民，多赖全活，此物北方亦可种也。《群芳谱》：朱薯，一名番薯，大者名玉枕薯，形圆而长，本末皆锐，皮紫肉白，质理腻润，与芋及薯蓣自有各种气香，生时似桂花，熟者似蔷薇露。扑地缠生，一茎蔓延数十百茎，节节生根，一亩种数十石，胜种谷二十倍。闽广人以当米谷，有谓性冷者，非。二、三月及七、八月俱可种，但卵有大小耳。卵八、九月始生，冬至乃止，生便可食。若未大者，勿顿掘，令居土中，日渐大，到冬至须尽掘出，不则败烂。金氏学曾曰：薯传外番，因名番薯。形如王瓜藕臂，如拳如指，如卵如枣，大小不一，实同种别，皮有紫有白，有深浅红，有浓淡黄，肉亦如之。蒸熟匀腻如脂，甘平益胃，性同薯蓣，海隅人以供饔飧。蔓延极速，节节有根，入地即结，每亩可得数千斤，胜种五谷几倍。徐氏元扈曰：昔人谓蔓菁有六利，柿有七绝，予谓甘薯有十二胜，收入多，一也；白色味甘，诸土种中特为绝，二也；益人与薯蓣同功，三也；遍地传生，剪茎作种，今岁一茎，次年便可种数十亩，四也；枝叶附地，随节生根，风雨不能侵损，五也；可当米，凶岁不能灾，六也；可充笾实，七也；可酿酒，八也；干久收藏，屑之旋作饼饵，胜用饧蜜，九也；生熟皆可食，十也；用地少，易于灌溉，十一也；春夏下种，初冬收入，枝叶极盛，草秽不容，但须壅培，不用锄耘，不妨农，十二也。陆公《薯录》有溉、种、藏、制诸法，虽无关于药病，而有济于备荒，故并录之。种薯宜高地、沙地，起脊尺余，种在脊上，遇旱可汲井浇灌；即遇涝年，若水退在七月中，气候既不及艺五谷，即可剪藤种薯。至于蝗蝻为害，草禾荡尽，惟薯根在地，荐食不及，纵令茎叶皆尽，尚能发生。若蝗信到时，急令人发土遍壅，蝗去之后，滋生更易，是天灾物害皆不能为之损。人家凡有隙地，但只数尺，仰见天日，便可种得石许，此救荒第一义也。岁前深耕，以大粪壅之，春分后下种。若地非沙土，先用柴灰或牛马粪和土中，使土脉散缓与沙土同，可行根，重耕起要极深。将薯根每段截三四寸长，覆土深半寸许，每株相去纵七八尺，横二三尺；俟蔓生既盛，苗长一丈，留二尺作老根，余剪三叶为一段，插入土中，每栽苗相去一尺，大约二分入土，一分在外，即又生薯，随长随剪随种随生，蔓延与原种者不异。凡栽薯须顺栽,若倒栽则不生。节在土上则生枝,在土下则生卵。约各节生根,即从其连缀处断之,令各成根苗,每节可得卵三五枚。凡藤蔓已遍地不能容者,即为游藤,宜剪去之,及掘根时卷去藤蔓,俱可饲牛羊豕,或晒干冬月喂,皆能令肥脂。二、三月种者,每株用地方二步有半,而卵遍焉,每官亩约用薯三十六株;四、五月种者,地方二步,而卵遍焉,亩约六十株;六月种者,地方一步有半,而卵遍焉,约一百六株有奇;七月种者,地方三尺以内,得卵细细小矣,亩约九百六十株,种种疏密,略以此准之;九月畦种,生卵如箸如枣,拟作种,此松江法也。金氏曰:薯苗入地即活,东西南北,无地不宜,得沙土高地,结尤多;天时旱涝,俱能有秋。养苗地宜松,耕过须起町,高四五寸。春分后,取薯种科置町内,发土薄盖,纵横相去尺许。半月即发芽,日渐蔓延,长一丈或五六尺,割七八寸为一茎,勿割尽,留半寸许,当割处复发,生生不息。若养蔓作苗,须用稍长尺许,密密栽竖,如养葱蒜法。栽茎使牛耕町,宽二尺许,高五六寸,将茎斜插町心,约以七分在町内,三分在町外,町内者结实,町外者滋蔓,每茎相去一尺余,十余日,町两旁使牛耕开令晒;又七八日,以粪壅之,乃使牛培土,每町可得薯三四斤。若雨多,须将蔓掇町上,毋令浮根匝地,然实结地内。虫不能灾,叶如食尽,亦能复发。早栽宜稀,晚栽宜密。三、四月栽者,实粗大;七、八月栽者,实细小。秋末实始加大,冬至前当掘尽,不掘尽,亦不能大。熟时须先割蔓置町下,俟干卷起,冬月锉喂牲畜。若北地早寒,则迟一个月栽,早一个月掘,宜迟宜早,亦看天气寒暖耳。《甘薯疏》云:江南田污下者不宜薯,若高仰之地,平时种蓝、种豆者,易以种薯,有数倍之获。大江以北,土更高,地更广,即其利百倍不啻矣。倘虑天旱,则此种亩收十石,数口之家,止种一亩,纵旱甚而汲井灌溉,一至成熟,终岁足食,又何不可。取种之法,《群芳谱》云:九月、十月间掘薯卵近根先生者,勿令损伤,用软草包裹,挂通风处阴干;一法,于八月中拣近根老藤,剪七八寸长,每七八根作一小束,耕地作畦,将藤束栽如栽韭法,过月余,每条下生小卵如蒜头状,冬月畏寒,稍用草盖覆,至来春分种;一法,霜降前取近根卵稍坚实者,阴干,以软草作衬,另以软草裹之,置无风和暖、不近霜雪、不受冰冻处;一法,霜降前收取根藤,晒令干,于灶下掘窖,约深一尺五、六寸,先用稻糠三四寸,次置种其上,更加稻糠三四寸,以土盖之;一法,七、八月取老藤,种入木筒或磁瓦器中,至霜降前,置草中,以稻糠衬置向阳近火处,至春分后,依前法种。金氏曰:存薯之法不一,在人变通,或存木斛、草囤、瓷瓮、竹笼中俱可,但性畏寒又畏热,置避风和暖处,用草浮盖,俾通气;若封固,则发热坏烂。敏:前在东瓯玉环,见其岛民少谷食,多以茹为粮。彼土有地,率多种茹,土人云,其利十倍于谷,以茹粮多者为富。其收茹之法,多曝干切条,以竹席围如囤储之,久亦不蛀,用则以水煮代饭。云食之多力鲜病，盖其味甘，能补脾土故也。金氏曰：薯初结即可食，味淡多汁，及时则甜，煨食、煮食、爆食、蒸食，亦可生食，切片晒干，碾作粥，磨作粉饵，滚水灼，可作丸；拌面，可作酒。舂细，水滤去渣，澄晒成粉，其叶可作蔬。范咸《台湾府志》：长而色白者是旧种，圆而黄赤者出自文来国，金姓者携回，故名金薯。《诸罗县志》：他物不种，必用子、用仁，或原物根芽，独薯不然，取一条片片切之，只留皮一面，种之发根生苗，亦一异也。

气味甘平无毒，主治补中活血，暖胃肥五脏。白皮白肉者，益肺气生津，中满者不宜多食，能壅气。煮时加生姜一片，调中，与姜枣同功。红花煮食，可理脾血，使不外泄。敏按：甘储俗传能发诸病，患痔漏者，愈后食之复发，亦以性能下行而滞气故也。

痢疾下血　《传习录》云：痢疾之起，多因脾胃先虚，而后积滞成痢。其有脾气虚甚，欲健中焦者，必宜甘温之药；其有命门不暖，欲实下焦者，必宜纯热之药；至若湿热所致，烦热口燥，腹痛纯红、小水黄赤以及下血者，用此薯蒸熟，以芍药汤频频嚼服，或薯粉调冬蜜服，亦愈。

酒积热泻　《传习录》云：泄泻之症不一，或水土相乱，并归大肠而泻；或土不制水，清浊不分而泻；或小肠受伤，气化无权而泻；或真阴亏损，元阳枯涸而泻者，此皆各从其类治之。若酒湿入脾，因而飧泄者，用此薯煨热食。

湿热黄疸　黄疸之症有四：一曰阴黄，由气血败也；一曰表邪发黄，即伤寒证也；一曰胆黄，惊恐所致也；更有阳黄一症，或风湿外感，或酒食内伤，因湿成热，因热成黄者，用此薯煮食，其黄自退。

遗精淋浊　遗精之与淋浊，症有不同，故治亦不同。然大要责在心、脾、肾，故凡遇此症，无论有梦无梦，有火无火，或气淋、血淋、膏淋、劳淋，总宜调养心脾，每早晚用此粉调服，大有奇功。

血虚经乱　妇人血虚，或迟或早，经多不定，故阳虚补其阳，阴虚补其阴，气滞顺其气。其有不宜辛燥寒凉而宜于清和者，用此薯饔飧频服，调养其脾，使脾健生化，经期自定。

小儿疳积　疳者，干也。在小儿为五疳，在大人为五劳。其病由于哺食干燥之品，嗜啖肥厚之物，妄服峻利之药以致津液干涸，延而成疳。此薯最能润燥生津，安神养胃，使常服之，则旧积化而疳愈矣。

甘薯粳　《群芳谱》云：造粳，将糯米水浸五七日，以米酸为度，淘净晒干，捣成细粉；看晴天，将糯米粉入生水，和作团子如杯口大；即将薯根拭去皮，洗净沙石土，徐徐磨作浆，要极细，勿搀水；将糯团煮熟，捞入瓶中，用木杖尽力搅作糜，候热得所，大约以可入手为度，将薯浆倾入，每糯粉三斗，入薯浆一斤，搅极匀；先将干小粉筛平板上，次将糜置粉上，又着干粉捍薄，晒半干，切如骰子样，晒极干，收藏。用时慢火烧锅令热，下二合许，慢火炒，少刻渐软，渐发成圆球子，次下白糖、芝麻，或更加香料炒匀，候冷极浮脆。每粳二升，可炒一斗，芋浆、山药浆俱可作。按此物食之，厚肠胃，健脚力，缩痰涎，解毒活血，甚妙。

甘薯粉　功同甘薯。造法：用薯根，粗布拭去皮，水洗净，和水磨细，入水中，淘去浮渣，取澄下细粉晒干，同豆粉用。此粉水作丸，与珍珠沙谷米无异。按：此粉余前在闽中及玉环俱有，土人造以售客，贩行远方。近日宁波及乍浦多有贩客市粉，价贱于面粉。近日饼饵铺中，率多买此搀和麦面中，作果饵以售。其粉亦高低不同，有曰净粉，则依前法所造者，滚水冲之，俨如藕粉，故藕粉店中亦多买此搀和，非有识者莫辨；有曰行粉，则连浮渣一切皆磨细和入，只可作饼饵用，其色亦黄而不白。然其又有甜、苦二种，沙土细洁者，则其茹作粉甜；倘先一年种烟，其地次年种茹，则苦涩，人不售之，惟堪作粉，味亦苦矣。但以味甘有清香，化开色如玉者佳。

甘薯酒　和脾暖胃，止泻益精。造法：用薯根不拘多少，寸截断，晒干，甑炊熟，取出揉烂，入瓶中，用酒药研细搜和按实，中作小坎，候浆到看老，如法下水，用绢袋滤过，或生或煮熟任用。其入甑寒暖，酒药分两，下水升斗，或用曲蘖，或加药物，悉与米酒同法。若造烧酒，即用薯酒入锅如法滴糟成；头子烧酒即用薯糟造，当用烧酒，亦与酒糟造烧酒同。此酒福建最多，土人名土瓜酒，烧酒曰土瓜烧，其酒味微带苦，峻烈不醇，不善饮者，食之头目微有昏眩，亦无大害，闽中绍酒价贵，此酒值廉，土人相率饮此，亦以饷客。

山百合

此百合之野生者，瓣狭长而味甘，山人采货之。《藻异》云：百合有三种：一名山百合，花迟不香；二名檀香百合，可食；三名虎皮百合，食之杀人。《百草镜》：百合白花者入药，红花者名山丹，黄花者名夜合，今惟作盆玩，不入药。百合以野生者良，有甜、苦二种，甜者可用，取如荷花瓣无蒂无根者佳。能利二便，气虚下陷者忌之。

《逢原》云：余亲见包山土罅中，蚓化百合，有变化未全者，大略野生百合，蚓化有之，其清热解毒、散积消瘀，乃蚓之本性耳。《应验方》：痈疽无头，野百合同盐捣烂敷。

甘入肺，清痰火，补虚损，治肺痈。《救生苦海》：取白花者三两捣烂，白酒和绞，取汁一碗，不拘时服，七服全愈。

石　衣 石耳

台州仙居有之,生峻岭绝壁海崖高处,乃受阴阳雨露之气,渐渍石上,年久则生衣,鲜者翠碧可爱,干者面黝黑,背白如雪,土人以作羹饷客,最为珍品。煮法:用滚水一碗,投盐少许,泡石衣于中,用手细细摆揉,去其细砂,待软如绵,其细砂去净,色即变紫如玫瑰,必得盐水,则所衔细砂,始能吐尽,再过清水二三次,以鸡汤下食,滑脆鲜美,味最香甘,为山蔬第一。台州六属,惟仙居有之。或云,各处深山皆有,非仙居人不能取,故仙居人有专业此为生者。近则一二百里,远则数百里外,向深岩危壑人迹莫能跻攀者,壁上始有此物。其取之法:人则藤兜飞架,衣鸡氄,蹑鞋趿,捷如猿猱,取之则铦钩锋铲轮绳,入山有祭,买路有楮,非仙土人莫能尽其术也。然结侣虽多,其采取只许一人往,不得两人并采,亦奇也。每年必损人,故其值昂,而贪利者且竞趋之。

味甘气清,性寒无毒,清膈热,利小水,化痰,消瘿结滞气,有补血明目之功。妇人食之,能洁子宫,易于受胎;男子食,益精增髓。

石　耳

《群芳谱》:石耳,一名灵芝,生天台四明河南宣州黄山巴西边徽诸山石岩上,远望如烟,庐山亦有之。状如地耳,山僧采暴馈远,洗去沙土,作茹,胜于木耳。《粤志》:韶阳诸洞多石耳,其生必于青石。当大雪后,石滋润,微见日色,则石生耳。大者成片如苔藓碧色,望之如烟,亦微有蒂,大小朵朵如花,烹之面青紫如芙蓉,底黑而皱,每当昧爽采集则肥厚,见日渐薄,亦微化为水。凡香蕈感阴湿之气而成,善发冷气,多和生姜食乃良;惟石耳味甘腴,性平无毒,多食饫人,能润肌童颜,在木耳、地耳之上。《南粤琐记》;凡青石以烈日辄出汗,汗凝结则成石耳。青为木气故生耳,若白石则否。或曰,此亦蕈之类,厚者蕈,薄者耳。或曰,凡乳床必因石脉而出,不自顽石出,其在阴洞者为乳床,在阳岩者为石耳。石耳之美,见称于伊芳尹,其言曰:汉上石耳,盖上古已珍之矣。

性寒,或曰平,味甘腴,无毒。《药性考》石耳寒平,石崖悬珥,气并灵芝。久食色美,益精悦神,至老不毁。泻血脱肛,灰服愈矣。名胜志安吉州梅溪石门中产石耳,食之止热。

野芋芳 青芋　土芋藤　野芋头　鬼芋

氾胜之农书:芋有六种,五野芋、六青芋,野芋有大毒,杀人。凡芋三年不收,即成野芋,性滑,下石毒,服食皆忌之。青芋亦有毒,必须灰汁易水煮之,堪食,只宜蒸啖之。中野芋毒者,令人戟喉音哑、烦闷垂死,以大豆浆或粪汁解之,姜汁亦可。

《葛祖遗方》：合麻药,治跌打损伤,痔漏麻风,敷肿毒,止痛,治疮癣,捣敷肿伤。

乳痈　野芋头和香糟捣敷。

青　芋

疗冷热,止渴。

土芋藤

土芋即黄独,俗名香芋,肉白皮黄,形如小芋,一名土卵,与野芋不同。《纲目》野芋附家芋内,土芋另立一条,可知。然所引仅据陈藏器一说,不知其功能稀痘,小儿熟食,大解痘毒；其藤烧灰敷痘烂成疮,可无瘢痕。《群芳谱》：土芋,其根唯一颗而色黄,故名黄独。

野芋头

文堂《集验》：一名仙人掌,同野芋一种。但此种叶较小,略似慈菇,叶有尖,此又与草本形如鞋底者不同。仙人掌形如鞋底。

治诸物食积,已成痞块者,用野芋头磨烂,和糯米粉淡煮粥,每早食一茶盅,不用油盐。十服后,其积自消,试验无害。《集验》。

鬼　芋

《罗浮志》：深谷中产,物如薯芋状,山人得之,剖作四片,入砂盆磨作胶浆,锅煮成膏,待冷则凝结如饼块,一复剖为四片,添水再煮成膏,膏成,照前三煮四煮,乃可食令饱,一芋所煮,可充数十人之腹,故称鬼芋焉。芋有四异：初生不借根苗,叶上朝露着地,即成种子,一异也；采制不令妇人、鸡、狗见之,见即化水,二异也；磨时煮时匕须顺旋,逆之即化水,三异也；一芋之成,由一而四,四而十六,十六而六十有四,如卦象之数,四异也。闻庐山衡岳各有鬼芋,采制又不同。

野毛豆

野毛豆生园隰中,蔓生,枝细弱,叶细尖,两两排枝对生,清明后开淡紫细花,结实如毛豆,立夏后可采,初生苗绝似金凤花苗叶,其荚俨似角蒿,中有子二,圆如小绿豆,小满前后皆黑,老便枯落矣。生田塍间,茎叶及荚较家者细小,一名劳豆。

《沈氏效方》:性微寒,平肝火,治疳疾目疾。百草镜:治黄白疸,性能发汗。《救生苦海》:治痘毒。八、九月时,田塍边采,连茎根用,煅存性研,单用其豆更妙,麻油和敷,不问初起日久、未溃已溃,俱效。

按:《通雅》引焦弱侯曰,野田小豆曰䕅音劳。陈留耆旧传云:赤眉以䕅豆与桓牧,隋末子通攻江都,夏侯端采䕅豆食之。身之曰,野豆也。鲁刀切,劳豆,或䕅、䕿二字之讹也。然考古今注:䕿豆,一名治豆,叶似葛,而实长尺余,可蒸食;一名营菽,《纲目》鹿藿一名䕿豆,又名鹿豆,即今野绿豆。《尔雅》释草:蔨鹿藿,注,今鹿豆也。《唐书》夏侯端传撷䕿豆以食,则似又非野毛豆之属。今野毛豆亦名䕿豆,岂名同而物异欤,并与之以俟考。

肝疳初起 《百草镜》:野毛豆鲜者七钱、干者五钱,鸡肝一具,同煮食,煎服亦可。

野萝卜<small>地骷髅 三生萝卜</small>

一名紫金皮,又名巴壁虎。《百草镜》云:野莱菔苗、叶、根形与家种者无二,肉虽白,而皮色带黄为异。王氏《博济方》以干莱菔为仙人骨,俗又呼地骷髅。

《雁山志》:山萝卜性寒,状如圃种者,土人用治痈疽,捣汁服之,渣涂亦可。庚戌,予来临安,署内有废圃,多商陆,土人呼为山萝卜,与此名同物异。

治肺痈 《百草镜》:以七枚捣汁服。

地骷髅

按:地骷髅,乃刈莱菔时偶遗未尽者,根入地,瘦而无肉,老而多筋,如骷髅然,故名。能大通肺气,解煤炭熏人毒,非干莱菔也。王禹中所言,尚未明晰。

痞块 《医宗汇编》:陈年木瓜一个,地骷髅即萝卜种枯根四两,煎汁,时常服一小盏,数日除根。气痞、食痞俱治。

万应丹 海昌方:治黄疸变为臌胀,气喘翻胃,胸膈饱闷,中脘疼痛,并小儿疳疾结热,噤口痢疾,结胸伤寒,伤力黄肿,并脱力黄各症。用人中白以露天不见粪者方佳,火煅醋淬七次一两,神曲、白卜子、地骷髅即中萝卜各五钱,砂仁二钱,以上俱炒,陈香橼一个,共为末,蜜丸桐子大,每服三、五、七丸,或灯草汤下,或酒下。

三生萝卜

此乃人工制造者。唐正声传此法,云得自秘授:取水萝卜一枚,周遭钻七孔,入巴豆七粒,入土种之,待其结子,取子又种,待萝卜成,仍钻七孔,入巴豆七粒再种,如此三次,至第四次,将开花时,连根拔起,阴干,收贮罐内。遇臌胀者,取一枚捶碎煎汤服之,极重者二枚立愈。

南瓜蒂_{瓢附}

《纲目》南瓜主治,只言补中益气而已,至其子食之脱发,今人以为蔬,多食反壅气滞膈,昔人皆未知也。吴秀峰言:凡瓜熟皆蒂落,惟南瓜其蒂坚牢不可脱。昔人曾用以入保胎药中,大妙。盖东方甲乙木属肝,生气也,其味酸,胎必借肝血滋养,胎欲堕则腹酸,干气离也。南瓜色黄味甘,中央脾土之精,能生肝气,益肝血,故保胎有效。

神妙汤 保胎,用黄牛鼻一条煅灰存性,南瓜蒂一两,煎汤服,永不堕。

疗疮 《行箧检秘》:用老南瓜蒂数个,焙研为末,麻油调涂,立效。

南瓜瓢

治汤火伤。《慈航活人书》:伏月收老南瓜,瓢连子装入瓶内,愈久愈佳,凡遇汤火伤者,以此敷之,即定疼如神。

辣 茄

人家园圃多种之,深秋山人挑入市货卖,取以熬辣酱及洗冻疮用之,所用甚广,而《纲目》不载其功用。陈灵尧《食物宜忌》云:食茱萸即辣茄,陈者良。其种类大小方圆黄红不一,唯一种尖长名象牙辣茄,入药用;又一种木本者,名番姜。范咸《台湾府志》:番姜木本,种自荷兰,开花白瓣,绿实尖长,熟时朱红夺目,中有子辛辣,番人带壳啖之,内地名番椒;更有一种结实圆而微尖,似柰种,出咬嚼吧,内地所无也。《药检》云:辣茄,一名腊茄,腊月熟,故名,亦入食料。苗叶似茄叶而小,茎高尺许,至夏乃花,白色五出,倒垂如茄花,结实青色,其实有如柿形,如秤锤形,有小如豆者,有大如橘者,有仰生如顶者,有倒垂叶下者,种种不一。入药惟取细长如象牙,又如人指者,作食料皆可用。

《食物宜忌》云:性辛苦大热,温中下气,散寒除湿,开郁去痰消食,杀虫解毒。治呕逆,疗噎膈,止泻痢,祛脚气,食之走风动火,病目发疮痔,凡血虚有火者忌服。《药检》云:味辛,性大热,入口即辣舌,能祛风行血,散寒解郁,导滞止澼泻,擦癣。

《百草镜》:熏壁虱,洗冻瘃,浴冷疥,泻大肠,经寒澼。

外痔 《百草镜》:以象牙辣茄红熟者,挫细,甜酱拌食。

毒蛇伤 《百草镜》:用辣茄生嚼十一二枚即消肿定痛,伤处起小泡出黄水而愈,食此味反甘而不辣。或嚼烂敷伤口,亦消肿定痛。

祛臭虫方 《经验广集》:用羊骨头一个,秦椒半斤,共入火盆内,同锯木屑烧之,门窗闭紧,勿令出烟,其虫自死。敏按:木屑用樟木者佳。

冻瘃 蔡云白方:剥辣茄皮贴上,即愈。

痢积水泻 《医宗汇编》:辣茄一个为丸,清晨热豆腐皮裹吞下,即愈。

敏按:《花镜》,番椒一名海疯藤,俗呼辣茄,本高一二尺,丛生白花,秋来结子,俨如秃笔头倒垂,初绿后朱红,悬挂可观,其味最辣,人多采用,研极细,冬月以代胡椒。盖其性热而散,能入心脾二经,亦能祛水湿。癸亥,予在临安,有小仆于暑月食冷水卧阴地,至秋疟发,百药罔效,延至初冬,偶食辣酱,颇适口,每食需此,又用以煎粥食,未几,疟自愈。良由胸膈积水变为冷痰,得辛以散之,故如汤沃雪耳。又名秦椒。李成裕辽载:秦椒,一名番椒,形如马乳,色似珊瑚,非本草秦地之花椒,即中土辣茄也。

龙柏《药性考》:秦椒乃草本辣椒,《纲目》诸注,误为秦地花椒,不知即今之辣茄,又名辣虎。性热味辣,温中散寒,除风发汗,去冷癖,行痰逐湿。多食眩旋,动火故也。久食发痔,令人齿痛咽肿。

刀豆根壳附

《纲目》壳部刀豆条发明下注:刀豆《本草》失载,惟近时小书载其暖而补元阳。近有人烧其子存性,白汤调服,止呃逆有效,故濒湖特为增入,而不知其用甚广,今悉补之。

治头风 《集听》云:刀豆根乃治头风之神药,每用须五钱,酒煎服。

治鼻渊 年希尧《集验方》:老刀豆文火焙干为末,酒服三钱,重不过三服即愈。

壳 治腰痛。《万氏家抄》:用刀豆壳化灰,好酒调服,外以皂角烧烟熏之。

牙根臭烂 洪氏一盘珠:刀豆壳烧灰,加冰片,擦涎出,即安。

治久痢 《种福堂方》:用刀豆荚饭上蒸熟,洋糖蘸食,一二日即愈。

治妇女经闭,腹胁胀痛欲死,并消血痞 《经验广集》:陈年刀豆壳,焙燥为末,好酒服一钱,加麝香五厘亦妙。

喉癣 张氏《必效方》:刀豆壳烧灰,以二三厘吹之,立效。

杨梅疮 万氏《济世方》:当归、川芎、苡仁、木通、木瓜、生地、熟地、金银花、防己、防风、荆芥、黄檗、白芷、知母、甘草、皂荚、猪苓去皮各二两,人参二钱,山红花、刀豆壳各五钱,硬饭团二两,水煎一锅浓汁,不拘时当茶服,忌鱼腥生冷,四剂全愈。

地 肾

《粤志》:罗浮多地肾,一名松黄。但松黄未落为松实,已落而英华未散为地肾。其状若弹丸,大者如鸡卵,红黄相错,一一晶莹,熟之可入馔。其生无根蒂,散布松下,土松石润处有之,或亦松蕈之类也。《乍浦九山补志》:松花蕈,山之有松者皆产,惟陈山东麓为多。三月间松花入土,至四、五月经雨后即生,至八、九月又生,鲜肥滑嫩,素品之上味也。

味甘性平,生津消痰,治溲浊不禁。

葛　乳

一名葛花菜,名山皆有,亦产高州。《粤志》:高州多种葛,雷州人市之为绤绤。秋霜时,有葛乳涌生地上,如芝如菌,赤色,味甘脆、微苦,乃葛之精华也,亦曰葛蕈。濒湖仅据《太和山志》载其醒酒、与酒积成疾,他皆未及,故特补之。

性凉,解肌热,散风火及阳明风热瘾疹。

鲜草果

《粤志》:人多种之为香料,即杜若,非药中草果也。其苗似缩砂,三月开花作穗,色白微红,五、六月结子,其根胜于叶。

味辛温,能除瘴气,久服益精明目,令人不忘。

真珠菜

六安有真珠菜,如真珠。《益部方物略记》:真珠菜,戎泸等州有之,生水中石上,翠缕纤蔓首贯珠,蜀人以蜜熬食之,或以醯煮,可致千里不坏。《黄山志》:真珠菜藤本蔓生,暮春发芽,每芽端缀一二蕊,圆白如珠,叶翠绿如茶,连蕊叶腊之,香甘鲜滑,他蔬让美。

利水,通淋结,消腹胀,下气癃闭。

鹧鸪菜

《连江志》:生海石上,色微黑。《漳州府志》:鹧鸪菜散碎花,微黑,出漳浦。
疗小儿腹中虫积,食之即下如神。

葛仙米

生湖广沿溪山穴中石上,遇大雨冲开穴口,此米随流而出,土人捞出,初取时如小鲜木耳,紫绿色,以醋拌之,肥脆可食,土名天仙菜,干则名天仙米,亦名葛仙米。以水浸之,与肉同煮,作木耳味。大约山洞内石髓滴石所成。性寒,不宜多食。四川亦有之,必遇水冲乃得,岁不常有。他如深山背阴处,大雨后石上亦间生,然形质甚薄,见日即化,或干如纸,不可食矣。《梧州府志》:葛仙米出北流县勾漏洞石上,为水所渍而成,石耳类也。采得曝干,仍渍以水,如米状,以酒泛之,清爽袭人。此原非谷属,而名为米,传云:晋·葛洪隐此乏粮,采以为食,故名。《岭南杂记》:韶州仁化县丹霞山产仙米,遍地所生,粒如粟而色绿,煮熟,大如米,其味清腴,大抵南方深山中皆有之。《宦游笔记》:出粤东葛仙洞外,有流泉喷薄石上,遂生苔菌之类,其状如米粒,青色,笔以为羹,味极鲜美,土人呼为葛仙米。有未识者,疑是青螺。按《韶州府志》:丹霞出仙米,颇与此相类,但一生沙土,一生水石,为异耳。陆祚蕃《粤西偶记》:道书宝圭洞天,即今北流县勾漏山;洞口前后产葛仙米,采而干之,粒圆如黍,揉面酿酒,极芳香,性寒,味甘爽,解热清膈,利肠胃。

按:葛仙米本属石耳之类,忆庚子岁曾于刘明府席间食之,时以为羹,俨如青螺状,翠碧可爱,味极甘鲜,滑脆适口,入蔬为宜。《药性考》云:清神解热,痰火能疗;或云,久服延年,盖亦能清脏热者。

黄矮菜

一名黄芽菜。咸淳《临安志》:冬间取巨菜覆以草,积久而去其腐,叶黄白鲜莹,故名黄菜。万历《杭州府志》:杭人讹为黄雅菜。《戒庵漫笔》:黄矮菜,杭州呼为花交菜。《群芳谱》:燕京圃人以马粪入窖,壅培菘菜,令不久见风日,长生苗叶,皆嫩黄色,脆美无滓,谓之黄芽菜,乃白菜别种,茎叶皆扁。

甘温无毒,利肠胃,除胸烦,解酒渴,利大小便,和中止嗽,冬汁尤佳。《食物宜忌》:味甘性温,滑利窍。陈尧士云:补虚瀛。

按:黄矮菜有南、北二种,南产者,惟杭城太平门外沙地产者为最,他处悉高硕粗松,绝无卷心密叶,味亦较逊;北产粮艘带来者,味更美,质更细,且无粗筋,有重至十余斤一颗者,南中亦不易得也。陈确斋云:食之润肌肤,利五脏,且能降气清音声。惟性滑泄,患痢人勿服。

白　茄叶、蒂

汪连仕方:一名玉盘茄,有大、小两种,大者如鸡卵,小者如指头,初生色白,老则皮黄。能入骨追风,治一切瘫痪。根名白风藤,合酒蒸服,茄实蘸硫黄,擦白癜风,除大麻风。东粤茄园产者良,名茄丸。

叶　治肠红大便下血。刘羽仪《验方》:用白茄子叶,经霜方采,刷净毛,去焦黄叶,阴干,取三四叶,煎浓汤,如此吃三四次,其血即止,永不复发。此方,曾经邪犬咬过之人勿服。

蒂　治发背及一切毒痈初起。《味水轩杂记》:用白茄蒂七个,生首乌等分,酒煎服,即消。

天　茄

出广中，如大拇指，其形如茄而有棱，黑色，坚如石，击之不得碎，其蒂黄黑如酱色。一种牵牛花嫩子，苏人采为蜜饯入食品者，亦名天茄，大能破气，与此迥别。

胃脘痛　《救生苦海》：水磨服之，每服一枚见效。

蝎毒　《五杂俎》记：关中有天茄，可治蝎毒。

牛心茄子

产琼州，一核者入口立死，两核者可以粪清解之。入外科膏药用、麻药用，此药只可外敷，不宜内服。

缅　茄

高濂《珍异药品》云：缅茄，一作沔茄，形如大栗，上有罩帽，如画皮样，出滇南缅甸地方，坚如石。《滇略》：缅茄枝叶皆类家茄，结实似荔枝核而有蒂，土人雕刻其上而系之，拭眼去翳，亦解疮毒。《滇南杂记》：缅茄出缅甸，大而色紫，蒂圆整，蜡色者佳。《粤志》：广东高州府出木茄，上有方蒂，拭眼去昏障，即缅茄也。水磨涂，治牙痛，抹眼眶，去火毒，又能解百药毒。

治疔疮走黄　《良朋汇集》：此方出宝坻张相公，百发百中，真神效方。凡疔疮走黄，毒攻入内，不知人事，但有气者可救。用缅茄一枚，以瓷碗盛黄酒，将茄放碗内，磨得下磨不下，只管于酒内磨一盅，约熟茶时，将酒装入长颈锡壶内；再入连须葱两根牙咬不令断，白豇豆七粒，如荞麦开花时，加荞麦七粒，别时不用；又用小麦，令众人口嚼成面筋，封固壶口，放水锅内，煮一炷香取出，热服，出汗即愈。

酱　茄 糟茄

此即人家酱中食茄，入药宜陈年者佳。

治耳痒出脓　《妙药方》：酱茄挤汁滴之。

治牙痛　周氏《家宝方》：酱茄烧灰存性为末，掩患处。

腹内鳖瘕　《寿域方》：陈年酱茄烧存性，入麝香、轻粉少许，脂调贴之。

糟　茄

《山海草函》：烧灰存性，治鹅口疮。

玉 瓜

即广昌土瓜,出江西。常中丞《宦游笔记》:广昌土瓜,《本草》不载,形甚拙,圆者如瓠,或磊砢如赘疣,无瓣无瓤,长沙土中,外污内洁,细肌密理,剖之白如冰玉,入口清甘无滓,消烦释滞,或熟食之,亦佳,殆瓜中异品也;其性蔓生,春种而秋成,冬初始入市。无种,春深后,切瓜连皮成小块,用沙土覆于室内,久之芽生,于是就沙地为窖,令深而宽,借以茅,欲其中通而根可旁达。既长,密叶蔓生累累,插竹引之上行,培以鸡粪,乃繁硕,土人又名玉瓜。《抱朴子》云:五原蔡诞入山而还,语家人曰:予至昆仑得玉瓜,以玉瓜井水洗之,乃软可食,是岂其遗种耶。江西他县亦有产者,然小而渣多,惟广昌附郭五里内为佳。予食于元宵后,喜其味美,至郡觅之,东风送暖,瓜即不可留矣。

味甘性平,调中益气,舒郁化滞,消食,清大小肠火,生津滋血,和营卫,熟食补脾健胃。

节 瓜

《粤草志》:节瓜乃冬瓜中一种小者,白皮,蔓地生,一节生一瓜,得水气最多,故解暑毒。

止渴生津,驱暑健脾,利大小肠。

穿肠瓜

《吉云旅钞》:穿肠瓜乃大便解出甜瓜子,生苗结实,土人名粪甜瓜,不拘大小,皆可入药。采来晒干,新瓦焙焦为末,乳钵研极细,摊地上,出火毒,收贮听用。但此瓜不易有,须以人力制造,其法:将烂熟甜瓜与七八岁小儿空心带子食之,令其勿嚼碎子,次日解出大便,子裹粪内,带粪曝干,时早即于本年下出;倘时晚不及生瓜,花亦可用,否则藏于次年下种更好。大人便出者,子亦可种。此瓜生在夏秋,若春冬要用,必须预备。

治痔漏 《吉云旅钞》:有秘授消痔神方,不论远年近日痔漏,三服除根。用穿肠瓜焙存性为末,每末一两,加蝉蜕末三钱五分;以金银花五钱,浸酒一二日,煎数滚,调药末,每服二钱七分,空心金银花酒下。外以白海南花并根叶煎汤,不时先熏先洗,三日即愈。海南花春冬无鲜者,预收阴干备用。盖痔漏乃大肠郁火,脏腑积热,发而为肿为痛为疮,久而成管,今用此药以散火消毒,去积除壅,其管自退,不问新久,屡试屡验。忌房事恼怒、煎炒辛辣物并发气之类百日,永不再发。此方传自西洋僧,有洋客患痔漏痛甚,不能上海船,其僧出此药与服,三日即愈。求其方,送洋布十四、黄金五两,始得此方,用无不效。

天骷髅

此乃乡野村中桑树及屋篱上所挂霜打丝瓜也,其子名乌牛子。

治妇人白带血淋,臌胀积聚,一切筋骨疼痛,并宜服之。<small>汪连仕方。</small>

鬼骷髅

汪连仕云:乃残老之向日葵,其子性烈,通气透脓,合麝香、急性子捣烂为膏,贴脐,能落胎。

<small>敏按:冬日桃园中有树上干枯残桃,亦名鬼骷髅,与此名同物异。</small>

白鼓钉

《宦游笔记》:口外白鼓钉,即内地蒲公英,叶有锯齿,婆娑铺地,与内地生者迥殊。内地者,花早开单瓣;生沙漠者,花开于夏至前,宛似黄菊,一望灿然满地,其蕊瓣重叠,颜色娇媚,暮春草甫萌芽。口外啖此味,用之不竭,不啻春韭秋菘也。采食之,清火,亦为通淋妙品。其茎中折断有白汁,诸虫盛夏孕育,人手触之成疾,百药难效,取汁厚涂,即愈。郑方升云:一茎两花,高尺余者,掘下数尺,根大如拳,旁有人形拱抱;捣汁酒服,治噎膈如神。按上所载,皆《纲目》未及言者。且口外所产,又与内地异,《纲目》蒲公英入柔滑类,归草部;今沙漠所产,人以作菜茹,故入菜部,亦各从其类也。

清火毒郁热,通乳通淋,消肿,治膈噎,疗一切毒虫蛇伤。

三宝姜

《香祖笔记》:产台湾凤山县,相传明初三宝太监所植,治百病有效。

弯　姜

《滇南记》:产云南百夷中,饵一刀圭,终其世断绝人道,土人以饲牧马,不之宦也。

川　姜

出川中,屈曲如枯枝,味最辛辣,绝不类姜形,亦可入食料用。包汝楫《南中纪闻》云：扶丛乡人，携木姜土茶饷余，受其木姜，作羹，味如茱萸酱，即此物也。

味辛性热，治胃寒，散冷积寒澼痰气。

沙 葱

《西北游记》：口外沙石中生野葱，一名楞葱，一名沙葱，石楞中所产，故名楞；沙碛中所产，故名沙。其叶与家葱同，大更过之，味辣于家葱。根绝似蒜头，大更过之，味亦辣于蒜，善食辣辛者，不能罄一枚。虽细如草莛，拈生于沙碛甚密。腌之调羹，胜如韭，雉羹兔羹尤宜。又有沙葱草，与沙葱相似，人食之，心迷乱；马食之，腹隐痛，惟宜于橐驼。采者折以辨之，沙葱本脆折易断，此草柔韧难折。入药取根。《西域闻见录》：丕雅斯类野蒜，头大如鸡子，叶如葱而不中空，味辛，甘肃人呼为沙葱，回人嗜之。

宽中下气，消食解肌，活血发汗，表风寒，涤宿滞。

风 葱

《台志》：出台湾。疗风疾。

番 蒜

徐昆《柳崖外编》：番蒜出台湾番地，外形似木瓜，中似柿。有浮山张氏，宦于闽，一婢食鳖肉后误食苋，遂病面黄腹胀，欲死者数矣。半载后，有馈番蒜者，婢偶食之，遂大泻，有物如小鳖者数十，少顷，爽然疾若失，方知番蒜可治鳖苋毒也。

治鳖瘕，解食毒水毒。

蒜 梗

此大蒜近瓣处中心短梗也，干者入药用。

治疮成管 年希尧《集验方》：用大蒜梗烧灰存性，搽患处，其管自消。

坐板疮 黄氏《医抄》：用蒜梗烧灰为末，先洗净去靥，将药末搽上。

洗漏立验 《良朋汇集》云：夏应遴试效过，防风、荆芥、地骨皮、川椒、蕲艾、瓦松各五钱，槐条一两，陈蒜梗二两，共入麻布袋内，熬滚热荡，止痛神效。

熏痔疮 《救生苦海》：蒜梗阴干，以火盆置微火，将梗投入，移火盆于木桶中；令患者坐熏之，四围以衣被塞紧，勿走泄烟，三次自愈。

冻疮 《种福堂方》：大蒜煎汤洗之。

刺儿菜

《西北游记》:即内地之紫花地丁,俗呼刺儿菜。叶如柳,有刺毛,夏开紫花,生平地者起茎,生沟壑者起蔓,内地在在有之。生口外沙漠者,花开于夏至后,大如蒜头,色紫可爱,人多采食之。暮春萌芽之际,挖其根,状如大枝人参,色较微白,巨者如芦菔,烹调适口,诚塞外鲜品。然干其根,带回内地入药,其清火之功,胜于金银花;解毒之用,更捷于山慈菇,一物而兼二物之用如此。

清火疏风豁痰,解一切疔疮痈疽肿毒如神。

波斯菜

即今红菜,一名洋菜。汪连仕云:生长海阳者佳。根本红艳,色鲜丽。

止血。治刑杖瘀血攻心,捣汁冲酒服,即散,可理跌打。

干冬菜_{陈冬菜卤 陈芥菜卤 粪金子}

冬菜乃白菜。杭俗小雪前后,居人率市白菜,以盐腌之作齑,藏为御冬及春时所食,名曰冬菜。颇利膈下气,其卤汁煮豆及豆腐食,能清火益肺,诚食中佳品也。至春分后,天渐暖,菜亦渐变黑色,味苦不堪食,以之晒作干,饭锅上蒸黑,再晒再蒸,如此数次,乃曝之极燥,贮缶器中,可久藏不坏,名曰霉干菜,即干冬菜也。年久者,出之颇香烈开胃,噤口痢及产褥,以之下粥,大有补益;盖白菜本能和中下气,利三焦,通二便,含土德之精,有生金之用;干之则苦,返其初而从母化也;久蒸久晒,则味反甘,全其德,故有中和之运,功与参芪等。惜乎世多忽而不知,余故特为表之。濒湖《纲目》菘下无干菜之用,殊为缺略。近日笕桥人所市者,乃萝卜英所干,与芥菜干蒸晒成者,皆不入药。须人家冬白菜腌作,蒸晒年久者为佳。《群芳谱》:有造黑腌齑法:用白菜如法腌透,取出,挂于桁上,晒极干,上甑蒸熟,再晒干收之,极耐久藏,夏月以此齑和肉炒,可以久留不臭,即今干冬菜也。

开胃下气,益血生津,补虚劳,已痰嗽。年久者泡汤饮,治声音不出;和酒捣烂,涂汤火伤。

白火丹 《黄氏传方》:此症形如水胀,肢体俱肿,皮肤色白,饱胀不食,畏见灯火,用冬菜勿落水,阴干,陈三年者可用,愈陈愈妙,煎汤洗浴,并煎服之,立消如神。

陈冬菜卤汁

清肺火痰嗽,解咽喉肿毒。

《物理小识》:盐干菜水滴蜈蚣即死。以盐菜炒鸡,蜈蚣亦不食。

陈芥菜卤汁

味咸性凉,治肺痈喘胀。用陈久色如泉水,缓呷之,下痰清热定嗽,真能起死回生。作法:以芥卤贮瓮中,埋行人处,三五年取用。

粪金子

凡油白菜收子作种者,其中心老根内,必有一子,枯时摇之有声,剖出,名粪金子。以其得粪力,而花实干中子,又得菜之生气,大能益人。曰金子,重之也。田种者,其子更佳。王圣俞云:粪金子在收菜种子时,其中干内剖出,形如鼠粪而黑色,如麦粒大小,千百干中不过数十粒,盖有生不生之别,不能每干皆产也。

治血症,取三钱炒研,白汤调服,立愈。

治慢惊神效。王圣俞。

麒麟菜

出海滨石上,亦如枝菜之类,琼州府海滨亦产。周海山煌《琉璃国志》载:鸡脚菜、麒麟菜,皆生海边沙地上,又名鹿角菜。今人蔬食中多用之,煮食亦酥脆,又可煮化为膏,切片食。《纲目》鹿角菜云:甘大寒滑。陈芝山《食物宜忌》云:微咸性平,大有消痰功用。濒湖反引孟诜一说,以为有微毒,不可久食,能发痼疾;且其主治,只载下食风气,小儿骨蒸,治丹石热结,解面毒,何昧其功用乃尔耶,兹特表之。朱排山《柑园小识》:石花菜生海中沙石间,高二三寸,状如珊瑚,有红、白二种,洗去沙土,煮化凝成膏,糟酱俱佳。又有细如牛毛者,呼牛毛石花,味稍劣。郭璞《海赋》所谓土肉石华是也。

味咸性平,消痰如神,能化一切痰结痞积痔毒。敏按:《盛京志》龙须菜生于东南海滨石上,丛生,状如柳根,长者至尺余,白色,以醋浸食,亦佳蔬也,土人呼为麒麟菜,出金州海边。鹿角菜生东南海中,大如铁线,分丫如鹿角,紫黄色,干之为海错,水洗醋拌,则如新味,今金州海边有之,据志则似一类二种也。

石花膏 毛世洪《养生集》:治辛苦劳碌之人,或嗜酒多欲,忽生外痔,发作疼痛,步履难移。服此,或大便泻一遍,或不泻,亦即止痛,可以行走;再用搽洗等药,自能断根。用麒麟菜洗去灰一两,用天泉水煮烊,和白糖五钱食之。此方乃李治运枭司传灵隐寺僧。杭人萧成子患此症,僧往候,授以此方,服之随愈。予记之,后治数人多效。

诸 笋干笋

《纲目》竹入苞木类,以笋附菜部,所载亦只苦竹、簜竹、淡竹、冬竹诸笋,且于义类多未详尽。不知春、冬所出,性皆各别,鲜干诸品,味亦迥殊,则入经络主治,自不能合一。陈芝山食品真一《笋谱》及《食纂》所载较详,颇近时尚,即取以补之。

春笋 《笋谱》:其佳者曰猪蹄红,冬月即生,埋头土中,以锄掘之,可三寸许,其味极鲜,甲于他笋,未出土名猪蹄红;若长尺许,则其箨圆,故人名圆笋,亦名蚤笋,盖冠诸笋而先出者。

味甘辛微寒,下气养血,利膈消痰,化热爽胃,解渴利水,疗风邪,止喘嗽。

毛笋 即茅竹笋,笋之大者。《笋谱》:毛笋为诸笋之王,其箨有毛,故名。俗呼为猫笋者,非也。大者重几二十余斤,犹未出土,肉白如霜,堕地即碎,以指掐之,其软嫩如腐,嗅之作兰花香。毛笋大者,清明后方有,其出于腊月及正月者;形短小,箨亦有毛,土人名猫儿头,食之多嘈心,然消痰之力,较胜他笋。味甘性平,利九窍,通血脉,化痰涎,消食胀,多食令人易饥。

鞭笋 即发于竹边者,夏秋有之。其生于四月者,曰梅边,盖感梅雨湿蒸之气,而生颇早,味淡肉硬,不如秋生者。《笋谱》:边笋,即毛笋之旁出者。方笋盛时,生气上升,笋皆竖;生气既衰,根既横生,尽其力可横亘十余丈,至地之边际,与竹之长短相称,谓之竹边,故名边笋。其状类鞭,亦名鞭笋。地肥者软嫩,长尺许,其箨紫色而兼白,其味恬淡而鲜,其气醇而有蕴借,不类毛竹之精英尽发泄于外也。

味甘性寒,开胃利肠,消痰渴。

冬笋 即潭笋。沈云将《食纂》:猫竹冬生笋,不出土者名冬笋,又名潭笋。

味甘温陈芝山《宜忌》云:味甘性寒,利九窍,通血脉,治吐血衄血,及产后心腹痛,一切血症,食之肥白人《食纂》。消痰滑肠,透毒解酲,发痘疹;中诸笋毒者,生姜、麻油解。小儿及脾虚者,多食难化《食物宜忌》。痘疹不出,采未出土冬笋煮粥食,即有生发之意。《不药良方》。

青笋 即青竹笋。竹细小,故出笋色青。山间遍地有之,系野竹所生笋也,即时下俗呼水竹者是也。胡承谋《湖州府志》:天目出笋干,其色绿,闻其煮法:旋汤使急转下笋,再不犯器,即绿矣。

味甘,止肺痿吐血鼻衄,治五痔并妊娠《食纂》。

青笋干 即青竹笋盐汤煮晒干者。出杭临安天目者最佳,色如鹦哥绿,有尖上、尖球子、二尖等名。味咸甘,性平,爽胃消痰。

盐笋干 以春笋盐汤煮晒而成,有泥黄、乌尖、直脚等名。

味咸甘,性平,行气清痰。

衢笋干 以笋用盐汤煮熟熏干而成。

味咸甘,性平,利膈化痰。

羊尾笋干 主治同。

处笋片 俗名素火腿,以毛笋微腌汤煮熏干而成。

味甘微咸,性平,利血消痰。

绿笋片 即玉版笋,以毛笋淡煮晒干者。浙、闽、江西多有,有草鞋底、蝴蝶尖、玉版等名。《湖州府志》绿笋大者,谓之阔绿,有名泥里黄者尤美。

味甘性平,治实喘消痰。张石顽云:干笋淡片,利水豁痰,水肿。葶苈丸用之。

红海粉

《虫语》:海珠生岭南,状如蛞蝓,大如臂,所茹海菜,于海滨浅水吐丝,是为海粉。鲜时或红或绿,随海菜之色而成,或晒晾不得法,则黄。有五色者,可治痰。或曰:此物名海珠,母如墨鱼,大三四寸,海人冬养于家,春种之。濒湖:田中遍插竹枝,其母上竹枝吐出,是为海粉,乘湿舒展之,始不成结。以点羹汤佳,治赤痢风痰。

疳积坏眼 慈航《活人书》:谷精草、小青草俱炒、青黛水飞、海粉、刺蒺藜、使君子肉各一两,为末,早用羊肝七片拌药三钱,蒸熟食。

卷九

器用部 四十八种 附六种

番打马

形长尺许，内藏油膏，外裹棕皮，可代火把，又可鞭马，番舶上来，哈喇叭出。《方舆胜览》：做打麻乃树脂结成，夜点有光，涂舟水不能入。《华夷考》曰：做打麻乃树脂流落胶汁，土内掘出如松香沥青状，内有明净好者，都似金珀一般，出满刺加国。

性专杀虫，不可服，有毒，入外科疮疡膏用。

治阴癣 《救生苦海》：用番打马和铅、水银、雄黄、樟脑各等分，猪油和搽，效。癞疥脓疮。《积善堂良方》：麻黄膏中用之。疥疮。《救生苦海》：番打马三钱，枫子肉五钱，水银、杏仁、蛇床子各一钱，川椒、樟脑、雄黄各二钱，用红烛盖油共研匀擦之，神效。治疥疮。《应验良方》：用全蝎、乳香、枯矾、大枫子、蛇床子、土木鳖、川椒、雄黄、水银、番打马、轻粉、樟脑为末，用烛油为丸，擦之即效。此方番打马作番答木。

擦诸疮并杨梅风毒，经验 《济世良方》：黄檗去皮一钱，黄连去芦一钱，川大黄五分，三味另研；雄黄、胆矾、铜青、儿茶、青黛、轻粉、枯矾各二分，冰片一分半，另研；入大枫子七个，去壳去油，人言壮人七厘，弱者五厘；用番打马，即番舶打火把之物，另为末，疮毒盛而人壮健能食者，每分五分，毒盛而人弱者，每分用三分，不健不弱之人，每分用四分和入前药内研匀；水银，壮健人每分用一两，中等人用五钱，弱极人用三钱，不可多，药须研极细，否则粒粗恐伤皮肉；右先将水银一分并前药末一分入盏内，加真脂麻油少许，以指研开，逐渐添油，研至不见水银为度，大约如稀糊可矣。于两手、两足掌后动脉处周遭擦之，每一分药擦三日，每日早、晚各擦一次，每次以七八百擦为止,大率擦使热透则住。擦时凡周身破伤处,俱用无麝香膏药贴之,每日一换,不可经风,避帐幔内,冬月用暖床浓被褥,即春夏秋暖时,亦不可见风。擦至七日,必口吐臭涎。若口齿破烂出血者,用黄蜂窝煎汤,候冷漱解,勿咽下,轻则用花椒汤漱之。擦处多皮破,不可畏痛而少擦。忌鱼腥、生冷、发风等物及醋、茶、酱一个月,尤忌房事;其牛肉、烧酒、团鱼之类,忌二三年;若荞麦面与羊肉,则终身忌之;每次擦毕,以蓝布尺许包裹所擦处。此治杨梅风毒法也。如杨梅疮初发者,擦五六日痊愈,所用药皆同,惟水银只用四五钱足矣,不必贴膏药。久远臁疮,应擦处如有破烂,可于脚手心擦之,其药料照中等者,亦包布贴膏如前。下疳及蛀干重者,亦照中等药擦治贴膏。喉内疮癣溃烂,不能进饮食者,亦照前中等药擦。遍身牛皮风癣,作痒作痛出水者,亦照前用中等药擦。凡擦药,仍须内服煎药兼之。

煎药方　防风、荆芥、银花、防己、白芷、连翘、苡仁、白藓皮、桔梗、川芎、当归、赤芍、生地、黄连、黄檗、知母、牛膝、木通、陈皮、羌活、独活、粉草、栀子各等分,加土茯苓干者四两、鲜者八两,水六碗煎至三碗,分三次,一日早、午、晚服完,自擦起之日,服至七日发口止,虚人加人参二三钱。

痔漏消管药线　《妙灵方》:用药先用灯心试其深浅,顶至极痛处为率,以药条如式送入漏口,三日后又试,内根渐渐生肉,条渐渐短,用药直至满而止。玉簪花根白者佳焙干四两,番打马焙干三两,马兜铃炒干二两,磁石三钱,红醋淬三次,共研极细末,以面打条,或粗或细,候疮管用之,通始化去始再插。

广疮　《仙遗拾珠》:用胆矾三钱,皂矾、石黄、青黛各二钱,番打马二钱,朱砂五分,为末,猪脂一块捣匀,夏布包擦手足心,候腹鸣即止,病自愈。

脓窠疮　慈航《活人书》:斑蝥三个,麻黄二钱,番打马三钱,樟冰五钱,腊猪油二两。先熬化,次入斑蝥煎焦,捞起;再入麻黄煎焦,捞起;再加番打马末,同樟冰调匀,掐破疮头,以药点上,立时结痂,次日痊愈。

老材香

山、陕等省无漆,民间棺殓,俱用松香、黄蜡涂于棺内,数十年后有迁葬者,棺朽另易新棺,其朽棺内之香蜡,名曰老材香,土人用合金疮药。按:脂蜡乃先天流液之精,又得土以固其力,借血肉余气以凝其神,是一物合三才之用,故入药功效倍于他草木也。《药性考》:北地古棺中松脂,合金疮药止血极效,治跌打损骨,止金疮血出,生肌定疼,神效。《卢氏仙方》:金疮铁扇散中用之。

缚木藤

《纲目》藤部有省藤,即红藤。《集解》云:堪缚物,主治止言去风杀虫,无脑漏治法。

治脑漏 《急救方》:用缚木红皮藤烧存性为末,每用酒服三钱,服后觉有一线从鼻至脊背而下股,其脑漏随愈。一人一年服一次,效。

肠痈 《经验广集》:凡肠痈生于小肚角,微肿,而小腹隐痛不止,皮色不变是也。红藤一两许,好酒二碗,饮醉卧;午后用紫花地丁一两许,亦以好酒煎,服后痛必渐止,再服。

败琉璃浮子

系羊角所造,有五色,惟白者入药。佛前十余年者良。去净油垢,新瓦煅研。

退管漏、汤火伤、乳痈 《急救方》:用琉璃片烧灰存性,食后酒服一钱,即消。

《救生苦海》:退一切管秘方:手指甲炙黄研细,象牙锉末研细,山甲炙黄研细,乳香、没药俱炙,朱砂水飞,旧琉璃灯底佛前白者;用三十年者佳;如若难得,十余年者亦可用打碎,麸炒为极细末,各三钱,合匀再研,用黄蜡四两,化和为丸如椒大,初服五粒,次服六粒,每日加服一粒,加至十四粒止,共服十日,计服九十五粒;至十一日,每日减一粒;至五粒,仍旧逐日加上一粒;加至十四粒,又逐日降序一粒,如此周而复始,或服至十四粒,每从五粒服起更妙,每日空心陈酒送下,管渐褪出,褪尽为度,如若未尽,再从头服起,神效,秘之秘之。

内消痔管神方 陈直夫《躬行录》载此方治痔管如神。有一小儿从高坠下,伤背脊骨,月余后,生毒溃烂成漏,蛔虫从漏孔中出。经云:外痈透膜者生,内痈透膜者死。此症已属不治,直夫用此药一料而愈,亦奇方也。凡诸般漏管皆可服,不独痔管耳。琥珀、灯心研末,象牙屑焙,血余须自制,猬皮阴阳瓦合好、泥封煅存性,雨前芽茶,旧琉璃底翦碎制法同皮,蝉蜕炒,人指甲不拘手足俱可用瓦上焙脆为末,穿山甲炒脆,当归,白茯苓,猪悬蹄甲壳夹翦翦碎制同猬皮,蛅蟖瓦炙,牛皮胶酒煮化和药,如不足,加炼白蜜,以上之药各三两;小蜂房十个,制同猬皮,火候更宜轻,勿煅成灰;蛇蜕十条,翦碎,瓦上炙烊,自作汁,将凝即覆存性,否则过性矣,为末,同阿胶和捣捻丸,每日早、午、晚服三钱,滚水送下,一料自愈。已验过数十人。

痔溃成管 俞晓园钞方:克蛇龟活者一个,泥裹,择朝南墙下背阴处,烟尽为度,去泥用;多年白琉璃底一具,琥珀、象牙各三钱,珍珠、西黄、冰片各五分,为末掺之,此药亦可服,每服九分。

肺痈　《传信方》:陈年琉璃煅灰存性,陈年油絮漆匠店有,炼成和匀,酒服,试验神效。

尿血　《救生苦海》:用旧琉璃灯洗净蓊碎,入瓷罐内泥封火,以红为度,待冷取出,酒下三钱。

轻粉结毒　《救生苦海》:用旧琉璃灯烧存性研,每服二钱,毒在上者,川芎汤下;毒在下者,牛膝汤下。轻者十日,重者一月痊愈。《济世方》:用佛前照过旧琉璃烧存性,酒调下,日一二次,一月痊愈。

凡人火烧　取庙中琉璃浮子松树厚皮做的烧灰放地土上,用碗覆盖灰上,存性研末,用红糖、真香油调敷。

腊利疮　《百药备遗》:用陈年佛前琉璃只取底用瓦上煅存性为末,真麻油和搽。

喉癣　《选奇方》:用陈年琉璃煅为末一钱,加薄荷末、白硼砂各五分,冰片少许,和匀,吹入立愈。

败毒散　不问新久肿毒、痈疽、发背、疔疮皆治。《家宝方》:琉璃陈年破损者一个,楝树子四两,旧发网巾一顶,凤凰衣四十九个,三七一钱,败龟板炙五个,共为末,每服五分,楝树子汤下。

男女臁疮　《家宝方》:先用白萝卜打烂,贴疮口上,一日一换,三日毒血去尽,再用后药:松香一两,杏仁三十粒去皮尖油,黄丹八钱,轻粉五钱,旧琉璃灯三钱,火焙为末,研细,麻油调搽,一日一换,数次即愈。

疬赑　《云谷医钞》:多年佛前旧琉璃焙存性,麻油调搽,即消。

散结核　石临初《结核论》:凡马刀瘰疬一切结核,用破旧琉璃煅存性为末,每服二钱,取微汗。此物乃羊角制成,能疗节中结气,佐以养血和荣清热解毒之品,标本并治,乃佳。散结汤:川芎、丹参、丹皮、柴胡、桔梗、元参、白蔹各等分,水煎,冲琉璃末同服。

颈上疬疮　旧琉璃灯烧灰,菜油调搽,神效。

长明酒　《种福堂方》:治痔漏神效。用积年旧琉璃灯,洗净油腻,火研细,以红酒服四钱,不过七日,管自退去。

治遍身漏　《医宗汇编》云:验过良方,用陈年琉璃底三钱,人指甲麸皮炒一钱,象牙末一钱,辰砂一钱,蝉蜕去土五分,没药去油八分,白矾八钱,如漏在上身,加川芎六分;在下身,加牛膝六分,共为细末,以黄腊三两,溶化入前药和匀,众手急丸,如绿豆大,初服七八丸,每日加一丸,至十六七丸止,无灰好酒送下,上身饱服,下身饥服,最忌鸡及一切有葱之物。

油胭脂

《药性考》:油胭脂平,豕膏合就,润肤裂,活血点痘。西北风高,涂舒面皱,不龟手药,古名非谬。一名碗儿胭脂,用小锡碗盛,故名。色红润如膏。《百草镜》:制造油胭脂法:红花汁一杯,白蜡二两,微火熔化,搅匀,倾于磁盘内,待成薄饼,用碾面杖碾数百遍,则胶粘如膏药矣,假者系胭脂脚所造,不入药。活血解毒,治痘疔,涂蜂咬,王氏《准绳》同珍珠末涂。

治痘疮燕窝疔 《救生苦海》:痘初起时,预免坏眼,用临清济宁好油胭脂点眼大眦。《普济方》有四圣丹,治小儿痘中疔,或紫黑而大、或黑坏而臭、或中有黑线,此痘十死八九,惟牛都御史得秘传此方,点之最妙;用豌豆四十九粒烧存性,头发灰三分,珍珠十四粒,炒研为末,以油胭脂同杵成膏,先以簪挑破,咂去恶血,以少许点之,即时变红活也。

乳头破裂 油胭脂、蛤粉水飞敷之。不用蛤粉亦可。

治疹子眼 《眼科要览》:用鸡胆将油胭脂调匀,涂上,虽眼突出能好。无鸡胆,用田鸡胆代之,亦可。

木套皮

古为屐,今名木套。

治血风疮 《救生苦海》:用木套皮烧灰、东丹矾各一钱,为末,菜油和搽。

火　漆

火漆乃造胭脂紫梗水以染脂胚所漉之渣滓也。紫梗本名紫铆,出波斯真腊南番等处,有小虫如蚁,绿树枝造成,正同造白蜡一般。吾杭造胭脂者,借以染制。然第用紫梗一味,则色不能红,必须配以黄叶水同煎,色始红艳,其所余之渣则火漆也。入药只须研极细用之,中有枝梗不受研者筛去。

《物理小识》:火漆,一名紫胶。

治血崩 《救生苦海》:火漆不拘多少,入无油净锅内令化,炒黄烟净,见白烟起,退火取出,研末,空心时好酒和服三钱,重者不过三服。

肠风下血 《不药良方》:火漆三钱研细末,以豆腐皮分包作三十包,白滚水送下,至重三服即愈。

九种心痛 《神方考》:用火漆一味,烧灰存性,每服一钱,送下即愈。

七气罋瓶

此乃人家屋檐脊上用压镇不祥者,以七小坛横叠相聚如七星状,外以灰泥粘覆,入药用年久者。王子接《绛雪园》方:罋,小口瓶也。七气者,日、月、风、雨、露、霜、雪也,七罋人家多置古屋上广汉前上层,生瓶年深者良。火土结成,坚刚性利,复借天之七气,能透骨入髓,理伤续绝。入药取纯钢锉生锉末,研至无声,水飞用。《慈惠编》:接骨七厘散中用朝天宝,即人家屋上瓦将军前小瓶也,愈久愈妙,必要取其朝天之得精华者,研末入药用。

接骨丹　《绛雪园方》:七气罋口锉末、水飞一钱;古文钱,有半两五铢自秦汗铸红铜者佳,唐时开元钱亦可用,火醋淬七次,研至如尘粉无声为妙,用五分与罋末和匀,每服七厘;先用甜瓜子仁去壳三钱,嚼烂吐出,拌药再服下,清酒过口。此方用七气罋口、古文钱,功专腐蚀坏肉。陈藏器云:能直入损处,焊人断骨,甜瓜子仁开肠胃之壅遏、通筋骨之机关,因丹药厘数微甚,助以入胃转输,为丹药之响导也。

红　氆白褐

红氆乃毛布,今名氆子。两人多以牛羊毳杂织而成,以茜草染则色红。

治疳疮　医便用红氆烧灰存性五钱,树上自干桃子烧灰存性五钱,炉甘石火煅黄色、童便淬七次二钱五分,共为细末,临搽入片脑少许,其疮先用椒、葱汤洗净,再搽药,三次即愈。

血崩　《医便》:六合散治血崩不止,诸药不效,用此立止,此急则治其标也。杏仁皮烧存性,香附童便浸三日炒黑,旧红氆子烧存性,地肤子炒,旧棕荐烧存性,壮血余烧存性,蟹壳烧存性,陈莲蓬烧存性,共为末,每服三钱,用酸浆草汁一盏,冲上热酒一盏,空心热服。按:此方初服反觉多,以渐而少,由紫色而红,以至于无,即止。既止之后,用十全大补汤二十剂调补,方断根矣。

走马牙疳　《祝氏效方》:黄蚬壳煅存性、研末一钱五分,黄连忌铁器为末五钱,栝楼根、胆矾煅、五谷虫要尾全者佳瓦上煅存性,红氆烧存性,以上各五钱,为末,加冰片二分,和匀,先以米泔水漱口,连吹数次,即愈;吹后仍用泔水漱口净去。

治脐血、脐湿　《救生苦海》:用红氆烧灰油和敷,或用裁衣店中百家碎五色布。烧灰掺之。

清香散　治癣疾生牙疳,溃烂臭秽。《万病回春》:用乳香、没药、孩儿茶、轻粉炒、象皮炒灰、象牙焙黄、红氆炒灰、珍珠焙黄、海巴焙干各等分,为细末,搽患处,立时止痛,生肌如神。

白 褐

治小儿牙疳。《集验方》:铜绿水飞、雄黄水飞、五倍子炒焦、枯矾、白褐烧存性、乌梅肉炙干、细辛去叶芦炒焦、胡黄连炒焦,共八味,各等分,用老茶叶、葱根煎汤,以鸡翎洗去腐肉,见鲜血,然后用此药搽上。

罾 布

《粤山录》:出新安南,头罾本苎麻所治,渔妇以其破敝者蒴之为条,缕之为纬,以棉纱经之,煮以石灰,漂以溪水,去其旧染薯莨之色,使莹然雪白,布成分为双单,双者表里有大小絮头,单者一面有之。絮头以长者为贵,摩挲久之,葳蕤然若西毡,起绒更好,或染以薯莨,则其丝劲爽,可为夏服;不染则柔,以御寒。粤人甚贵之,亦奇布也。

小儿服之,可辟邪魅。

旧帽沿

治疳毒 《外科正宗》:下疳,用油透罗缎旧帽沿烧灰,杭粉瓦上煅黄色,等分,研极细,先用红枣十五枚、甘草三钱,煎汤洗后掺之。

金疮 《集验方》:用旧毡帽油口沿烧灰掺之,愈。

绵 珠

绵有木棉、丝棉二种,惟丝绵制服则有珠,新制衣每每有丝珠透出衣外。周履靖《群物奇制》云:伏中装绵布衣无绵珠,秋冬则有,以灯草少许置绵上,则无珠也。入药用旧衣内绵珠,取其袭人气既久。其新衣透出衣外绵珠无用也。

治蝎虎咬,香油调涂,神验。

红 绒

治秤勾疮。此症小儿月内粪门上忽有疮孔,即此症也。救生苦海:用红绒烧灰二钱,珍珠五分,轻粉五分,儿茶二钱,血竭一钱,乳香一钱,为末,干掺。

棉 纱

《养素园》方:此乃草棉花所纺线也,吴松人以之织布,名曰棉纱。本色者白,或染蓝靛作青色,为妇人缝纫之用。古用木棉,今用草棉,《纲目》服器部有棉,乃丝棉,故从丝。

性平,能透斑疹。《传信方》:风疹斑瘖出不透快,用白棉纱二两、柽柳一两,共煎汤浴之,避风,顷刻透发。无柽柳,以樱桃核代之,亦可煎服。

蓝棉纱 此乃经靛染者,煎汤解毒,与蓝汁同功。

旧头绳

《百草镜》:俗名扎根,乃妇人以之扎发。入药取油透弃去者良。《纲目》有巾及缴脚布,而无此。

治红丝疔、蛇伤,扎束肉上,能令毒气不透。

小儿一切头疮 秦中用云:烧灰油涂,立愈。

治难产 《经验广集》:用妇人旧头绳一条烧灰,加人参一两,煎服,不论横生逆生,服之顺流而下矣。神奇不可思议。

北雁砂

出关东,绿豆色,如珠颗粒,掷碗中有响声者真。明目。

治一切眼病 洪清远方:用明目砂五分用针刺入红者佳,北雁砂三钱,再用羊肝一具连胆不落水,刺开数路,不要剖开,将二味砂为末,入肝内,以无灰酒二斤蒸熟,煎剩二碗,空心一服,晚饭后一服,以尽量为度,羊肝配之,一服完。不论眼病内障、外障、黑暗不明,无不神效。

乌金纸皮金纸

江浙造纸处,多有两面黝黑如漆,光滑脆薄,不中书画,惟市铺用以裹珍宝及药物作衬纸,又呼熏金纸,以其熏黑捶砑而光也。

《物理小识》:造金箔隔碎金以药纸,挥巨斧捶之,金已箔而纸无损,纸初褐色,久则乌金色。魏良宰云:乌金纸惟杭省有之。其造纸非城东淳佑桥左右之水不成,其法先造乌金水刷纸,俟黑如漆,再熏过,以捶石砑光。性最坚韧,凡打金箔,以包金片打之,金成箔而纸不损。以市远方,价颇昂值,盖天下惟浙省城人能造此纸故也。

治下疳 《集听》:用乌金纸铜杓内炒末,加冰片少许涂。

复明散 陈嘉木《眼科要览》:专治翳膜遮睛,瞽者亦可复明。用七八岁童子口中吐出蛔虫一条,用竹刀剖开,清水洗净,将新瓦以炭火焙干,勿焦,研极细末,乌金纸包好;再用硼砂四两,将蛔虫包藏其中,一七日取出,以骨簪蘸药点眼,一日三次,后将骨簪脚拨去眼中翳膜,热水洗之,少顷又点,点完此药,无不重明。

皮金纸

又名羊皮金,出广东,凡金箔店皆有售者,呼皮金纸。

治跌扑擦伤,钉鞋打伤足跟,病久荫疮擦痛,并冻疮足跟烂流水。凡小擦伤刀伤,肿溃红赤,皮光潮湿,皆效;看患处大小,以此翦取,将金面贴伤处,过宿即愈。毛世洪《养生集》。

旧伞纸

《纲目》有桐油伞纸,只言治蛀干阴疮及疔疮疔汗而已,无他治法,今补之。

治缠腰丹 《急救方》:用旧伞纸烧存性为末,香油调敷。

对口疮 《祝氏效方》:淡底白色者佳一两,陈伞纸烧灰五钱,将乌梅肉一两先打烂入末,再加生桐油捣匀,敷患处渐愈。

发背立效方 周氏《家宝》:千年石灰研为细末,铁杓内炒紫色,倾出砖上,待略冷,微有热气,不可太冷太热三钱,大川芎研细末二钱,和匀,入真麻油五六点,用井水或河水调服,遍身大汗出即散矣。若遇恶疮,可加黑伞纸灰三分,照前服。

臁疮 蔡毓晋方:用人家盖墙头旧伞,须多年经霜雪者,取伞衣依疮大小翦成一块,上用木针刺洞,贴上三日,另换一张,每日翻贴,贴上三张即愈。《集听》方:疮以轻粉、猪骨髓研匀,摊旧伞纸上贴之。周氏《家宝》:诸疮隔纸膏、臁疮经验膏、隔纸膏、胱身隔纸膏,俱用旧伞纸夹药贴。

包烟纸

此乃烟铺内包烟外一层厚白纸,系石灰槽浸造,灰气未去,纸亦不韧,只可包烟用,名建纸。近人食烟,以其纸擦烟筒头咀,令铜洁白,可擦锡器。武原朱进士醒荄言:北方朝士多贮此纸,每日清晨盥颒后,以之拭面,久之能转黝为白,令光发如玉。

拭面,去黚汗斑,美容颜,发光艳。

粗草纸厕草纸

此乃稻草所造,南货店以之包物,有厚、薄二种,厚者名铜板草纸,入药用。

发疹瘄 《百草镜》:折角草纸半张,南货店包物厚者是也,煎服,较柽柳尤透发。

小儿脐疮 《不药良方》:急用大草纸烧灰敷之,则不致变疯痫,或加枯矾,或再加龙骨烧灰等分,入麝香少许撒之。

肠风下血 《不药良方》:粗草纸烧灰,砂糖拌匀,开水服。

贝母团 《经验广集》:治羊儿疯,百发百中。用川贝母去心一两研粉,用罗筛过,铺大草纸一百张,一层草纸筛一下,百张草纸筛百下,然后用线缝之,入四碗水煮干,每清早取一张纸成团,煨过,滚汤泡汁饮之,服尽痊愈,神妙无比。

厕草纸

此乃坑厕中拭过粪草纸弃于地者。《同寿录》云:伤寒内有一症名咯蒂伤寒,非用此不能除也。觅此纸四十九张,烧灰为末,水二碗,煎一碗,去渣饮之,效。

酒坛上纸

此乃盖封酒坛口上纸,陈久者佳。以其得酒气多,霉烂不坚韧,又脱去灰性也。

治皮肤间忽然血溅出。《同寿录》:用此纸碎扯如杨花,摊于血出处,即止。

烧酒草

此即烧酒坛头泥中之草,慈航《活人书》有此一种入药,故补之。

治翦刀风 《活人书》云:其症腰生红瘰,如物缠紧作痛,用针挑出血,取此草加盐擦出汗,即愈。

古　瓦

《纲目》土部,有乌古瓦,不言治疖毒。

治小儿生毒 《救生苦海》:已成形者,用多年古瓦研末,用细茶叶煎极浓汁和敷,留头即散。

蟮拱疖 用瓦片火煅醋淬七次为末,菜油和搽。

消渴 用旧屋上瓦两片,洗净捶碎,以水煮浓汁,食后温服一小盏。《同寿录》。

青龙背

龚廷贤《回春》云:锅盖面上垢腻名青龙背,可治瘰疬溃烂久不愈者。用此入乌龙膏治之。

乌龙膏 木鳖带壳烧存性,去壳,侧柏叶焙,人中血即乱发也烧灰,青龙背、纸钱灰、飞罗面各一钱,俱为末,好陈米醋调成膏,涂疮上,外用纸贴。

绢筛箩

今呼筛子,有马鬃织作底者,有丝绢作底者,入药以丝绢者良。

治过月难产 《汇集》有急救过月难产仙方:用陈筛箩底一个,卷筒烧碗内,与产妇服,即下。如产生之儿身上皆有罗,其验如神。

陈年竹灯盏

治多年阴阳诸癣 《救生苦海》:用陈竹灯盏油透者,入尖底瓶内,瓶口安一铁丝鬏,将地挖一土坑,内安大碗一只,将瓶倒覆碗上,瓶底朝天,周遭用砻糠填满烧之,取滴下碗中之油搽之,效验。文堂《验集》:治癣,多年油竹灯挂一个,火上烤出油汁如胶者良,另将五倍子去虫炒研为末,二味和一处,用陈醋火上温热,和匀搽之,甚效。

腊梨头疮 张子卿《秘方集验》:以酒饭店油透陈竹灯台一个劈碎,装于瓷瓶内,口上用旧鬏铁丝覆于瓶上,倒转下;再用一空瓷瓶,以此瓶合于下瓶口上,用火煅之,其汁溜下,取汁搽疮,其效如神。

脑漏 《百草镜》:竹灯络子十年者,须觅乡村中有油垢者;勿净,煅成炭,伏土存性,研细,每用一二钱,包豆腐皮清晨滚水吞下,陆续服尽,自愈。

肠痈肚痈神效方 《便易良方》云:右脚拘急是肠痈,左脚拘急是肚痈。取数十年旧油印竹灯台,俗名善福,以一只烧半过,不用水息闷,合成灰,研为细末,陈三白酒冲服二钱或三钱,即愈。王站柱《不药良方》云:此药又治肺痈,极神方。

铜灯盏青

即盏内之油垢,起铜绿者,入药良。

治燕窝疮 《救生苦海》:本名发际疮,生头枕骨下发尽处。以铜灯盏内青垢刮下研烂,擦之如神。

料 丝

《物理小识》:滇金齿卫用玛瑙石英屑汁,以北方天花点之,乃凝练为丝,以作灯。近日丹阳、松江皆能作料丝。李西涯书作缭丝,大内青琐即此物。

磨浆,能止血破血。

乌龙翅

汪连仕 《草药方》:乌龙翅即焦火把零落泥土中,经霜雪者佳。

治足烂至凶者,烧炭油搽,烧斑痧,淬神鬼箭,神效。

船 篷 箬

治耳内肿烂胀痛 《救生苦海》:用多年船篷箬烧灰存性,加冰片少许,研细吹入。

洋船璞

此乃海船底中间有樟木,舟人名曰龙骨,药生其间,形如菌蕈,干之入药。

治胃脘疼痛。

按:潘子恒《广菌谱》:舵菜即海船舵上所生菌也,不可多得,果尔,则宜入蔬部,留以俟考。

橹 箍

治奶串 毛世洪《经验集》:凡乳痈串烂年不愈,洞见内腑,深陷不愈者,取摇船之橹上首手捏之处旧藤箍,蓊下,以阴阳瓦上煅末,竹管扎绷筛,日日掺之,如干处以香油调搽,不过半月痊愈。

漆盘上漆

治羊眼漏 《救生苦海》:此症生足胫骨上,生一孔,无脓无血,惟流清水,大痛。用多年漆盘刮下漆,烧灰掺之,愈。

油木梳

木梳以木制成,用以通发。黄杨木者能清火,石楠木者理风,其器以此二木造者为最。余杂木及驼骨、牛角等梳不入药。或曰牙梳可辟邪,皂角木梳不腪发,柏木铅梳皆能乌发,总不若常用黄杨、石楠二木为佳也。《纲目》梳、篦合一不分,所载治法亦伙,惟油梳尚遗其功用,因补之。

治肺痿 《救生苦海》:油木梳须二三十年者一个,烧存性,滚水和服,甜酒亦可。

治五淋 《同寿录》:以多年木梳烧存性,空心冷水调下,男用男梳,女用女梳,神效。

拗颈 《海上名方》：此病俗呼落枕，乃颈项夜间误落枕下，或偶被闪挫，血滞而强作酸疼。以旧油梳火上烘热梳背，于疼处极力刮之，自愈。

误食蚂蝗 俞潜山云：曾误食此，腹中作泻，不时疼痛、泻血，以黄土浆水他药拭之，多不效；有教以取多年旧油梳烧灰，酒调服，一夕蝗皆化水而下，真神方也。

衣 带

治蛇缠 《救生苦海》：用系腰带煅存性，研细和好酱涂，或加水龙骨和柿漆水涂。

刀 鞘

治中恶腹痛 《救生苦海》用刀鞘烧灰水服。

旧竹箸

治蜈蚣伤 《救生苦海》：将小头烧过伏土，取少许研细敷之，立愈。

草鞋鼻上布

《纲目》屦屦鼻绳下有草鞋鼻，无取布法，亦不知其有发瘄之功，今补之。

治儿患瘄疹不发，取破草鞋鼻上所裹之布七八条，煎汤服，立效如神。周宝生《医通》。

织机上草辫

杨春涯《验方》：治白蛇缠。此物以陈为好，烧灰存性，麻油调搽。红蛇缠亦治。

肉台上屑

《纲目》故木砧条，列几上屑，止言治巇疮、唇耳等疮，干霍乱、虫牙等症。《急救方》言其治手毒如神，因急补之。

治手掌连虎口边肿毒，用猪肉台上刮下木屑如膏，作饼贴患处，即愈。

吐血 慈航《活人书》：腌腊肉店中切肉木墩上，刮取肉垢，火上烧枯，勿令成白色，存性研末，酒冲服。

狗咬 杨春涯《验方》：刮取切肉墩上油垢，和沙糖拌敷，神效。

盛米栲栳烂箩底

治血臌 杨春涯《验方》：用二三十年盛米栲栳一只，击碎煎汤服，一二次即消。

烂箩底

此乃人家盛米竹器,浙人呼为淘箩,以竹丝织成,用以淅米者。旧者多用以贮柴灰淋水洗衣,年久则烂。

截经 《同寿录》云:妇人行经不止,服此可截。用头红花、烂箩底、烂八搭草鞋鼻子、莲房,此四味俱烧灰存性,共为末,每服一钱,黄酒送下,不过三服,其红立止。

砂 壶

出宜兴紫泥者佳。入药吸毒用,取其口光滑而薄,不伤肌肉也。

治伤寒不出汗,用吸法:以二砂壶各盛烧酒八分,重汤煮滚,将酒倾去,即将壶口对脐上合住,使吸之紧,轮换汗出即愈。瘰疬破烂拔毒法:将先破处面糊作饼贴上,用小砂壶二个,烧酒煎滚,去酒,以热壶口覆于面饼上,熏疮如拔火壶一样,壶冷,又易一壶,如此数次,将毒气拔尽,即愈。熏后用猪胆熬成膏,贴疮口,此方神效。治兽虫咬伤,并风寒一切毒。用砂烧酒壶二个,盛大半壶烧酒,先以一壶火上令滚无声,倾去酒,即按在破口上拔出污黑血,水满则自落,再以次壶仍按疮上轮流提拔,以毒尽为度俱见《经验广集》。按王站柱《不药良方》:治疯狗咬伤,用砂壶吸法,与此同。吸后再拔去顶上红发,即愈。

灵鹤盏

李金什曾客淮南,言山阳一带洲渚皆芦苇,产鹤,多卵育于中。村人有能识其期者,俟鹤下卵后,窃归,入锅煮熟,急以凉水沃之,看卵壳不热复置其窠,鹤不知而尤煦伏之,过三七日,其卵中黄白复鲜如故;又窃之归,急煮而又纳窠,鹤又伏之,如是者三,则鹤卵外壳厚如紫玉,而杯成矣;复窃之归,锯去其顶,外则镶饰金玉,令成杯形,名灵鹤盏。注酒其中,辄有小鹤影浮酒上,云食之益寿延年,且能治心疾。不易得,有市者价亦不资。

安神魂,定心悸。小儿用之,除惊痫;孕妇用之,养胎稀痘,出外带之,辟蛇蛊及一切毒。

花 簪

杨春涯 《验方》:治乳痈初起时,将女人头带花簪,对向日中打圈,口中默念:天上一朵黑乌云,地下女子害乳疼,我今特授金簪上,金簪化去永不疼,如此七遍,将簪交付妇人圈患处,即好。

小儿破鞋

接骨 《家宝方》:用市镇上乞小儿破鞋一只,烧灰,白面等分,好醋调成糊,敷患处,以绢束之,杉木板夹好,须臾,疼止骨接,有声为妙。

夏布旧蚊帐

江西麻布染蓝,入夏作蚊帐,名夏布。今人以此旧帐作漆器坏,最佳。

治走游风 王化九《简便方》:用青夏布旧蚊帐烧灰存性,麻油调敷,如再发再敷。

阴奇痒难忍 《不药良方》:用青夏布旧蚊帐烧灰存性,麻油调搽,即愈。

厕上橡木_{尿板}

此即毛坑上橡子。多年为粪熏渍,其解毒之功,不下粪清也。

治红丝疔 《敬信录》:红丝疔先将针挑断其丝,将多年粪坑上碎木橡子,煅灰研细,用饴糖拌涂留头,疔即拔出。

尿板 治手足疮无力不能收口。《家宝方》:用多年尿浸烂白色木板,煅存性为细末,加冰片掺之,立时收口。

白秋霜

万表 《积善堂方》:白秋霜,即多年粪缸底结成白霜,须经风雨者,入药炭火煅红,醋淬九次用。《纲目》人部溺白垽,为人中白,乃溺垽也。且所列主治及附方,皆无接骨治伤之说,特补其缺。

治跌扑损伤闪挫,骨伤极重者,研极细末,每服五分,好酒调下。万表。

陈海曙云:凡多年厕坑底石板背后,有白胎如雪结其间,凿取微有秽气_{陈久亦无},然粪力透石,故其精华凝聚于此,能清火毒。王圣俞云:一名粪霜。曾见小儿痘初愈者,忽然肺燥咽干唇裂,目中出火,满面红赤,此火毒壅遏未化,滞于上焦,每服此药一二钱,不数日全愈。

_{敏按:蒋仪《药镜》云:泥宿粪坑之底,疔肿发背,止痛当涂;而霜又其精华也,大抵清火解毒,功用亦不甚相远。}

禽 部_{十五种 附八种}

十五种 附八种

燕 窝_{素燕窝}素燕窝

一名燕菜蔬。《从新》云：出漳泉沿海处有之，乃燕衔小鱼，春垒之窝中，人取之。闽小记云：燕取小鱼，粘之于石，久而成窝，有乌、白、红三色，乌色品最下，红者最难得，能益小儿痘疹，白色能愈痰疾。《泉南杂志》：闽之远海近番处，有燕名金丝者，首尾似燕而甚小，毛如金丝，临卵育子时，群飞近沙汐泥有石处，啄蚕螺食之。蚕螺背上肉有两筋，如枫蚕丝，坚洁而白，食之可补虚损，已痢瘠症。此燕食之，肉化而筋不化，并津液呕出，结为小窝，附石上，久之与小雏鼓翼而飞，海人依时拾之，故曰燕窝也。似此则形状功用时候族类，俱有可信。《岭南杂记》：燕窝有数种，日本以为菜蔬供僧。此乃海燕食海边虫，虫背有筋不化，复吐出而为窝，缀于海山石壁之上，土人攀援取之，春取者白，夏取者黄，秋冬不可取，取之则燕无所栖冻死，次年无窝矣。《香祖笔记》：燕窝紫色者尤佳。《崖州志》：崖州海中石岛有玳瑁山，其洞穴皆燕所巢；燕大者如乌，唼鱼辄吐涎沫，以备冬月退毛之食。土人皮衣皮帽秉炬探之，燕惊扑人，年老力弱或致坠崖而死，故有多获者，有空手而返者，是为燕窠之菜。《粤录》：海滨石上有海粉，积结如苔，燕啄食之，吐出为窝，累累岩壁之间，岛人俟其秋去，以修竿接铲取之。海粉性寒，而为燕所吞吐则暖；海粉味咸，而为燕所吞吐则甘，其形质尽化，故可以清痰开胃云。凡有乌、白二色，红者难得，盖燕属火，红者尤其精液。一名燕蔬，以其补草木之不足，故曰蔬。榆肉产于北，燕窝产于南，皆蔬也。《宦游笔记》：燕窝出南海日本诸国，春间取者色白为上，秋间取者色黄次之。一种微黑而多毛，是拣择所遗者，价亦不能廉。怯症人久服之，亦能润肺止嗽，功等参茸。查浦辑闻：南燕归海外水边难达，因啄小鱼肉作窝，口衔之而飞，飞倦，即投窝水中，栖止其上，少息，复衔之而飞，故东南风则飘掠近岸，人就取之。阮葵生《茶余客话》：许青岩_{松佶}松佶，方伯语予云：燕窝产海岛中，穷岩邃谷，足力绳竿之所不及。估舶养小猿猴，善解人意，至山岛间，以小布囊系猿背上，纵之往升木深岩，尽剥塞囊中而归。猿之去也，苦不得食，三数日始返，海客以果饵充囊中，俾之远出不饥，拙者出即剥塞囊中，归而倾囊，不过数片，为果饵占地也；其黠者将果饵倾岩窦间，剥塞满囊，尽燕窝矣，空而复去，尤为便捷，猿一值数百金，价数倍于拙者。云：许谨斋黄门，每晨起食蔗浆、燕窝一巨觥，以融软为度，谓他人皆生食也，终日不溺。

味甘淡平，大养肺阴，化痰止嗽，补而能清，为调理虚损劳瘵之圣药。一切病之由于肺虚不能清肃下行者,用此皆可治之。开胃气,已劳痢,益小儿痘疹,可入煎药,或单煮汁服。《从新》云:今人用以煮粥,或用鸡汁煮之,虽甚可口,然乱其清补之本性,岂能已痰耶;有与冰糖同煎,则甘壅矣,岂能助肺金清肃下行耶。《物理小识》:燕窝能止小便数。《逢原》云:甘平无毒。鸟衔海粉作窝,得风日阳和之气,化咸寒为甘平,能使金水相生,肾气上滋于肺,而胃气亦得以安。食品中之最驯良者,惜乎《本草》不收,方书罕用。今人以之调补虚劳咳吐红痰,每兼冰糖煮食,往往获效。然惟病势初浅者为宜,若阴火方盛,血逆上奔,虽用无济,以其幽柔无刚毅之力耳。张石顽云:暴得咳嗽吐血乍止,以冰糖与燕窝菜同煮连服,取其平补肺胃,而无止截之患也;惟胃中有痰湿者,令人欲呕,以其甜腻恋膈故也。《食物宜忌》云:壮阳益气,和中开胃,添精补髓,润肺,止久泻,消痰涎。《岭南杂记》:红色者治血痢;入梨加冰糖蒸食,治膈痰。

何惠川云:翻胃久吐,有服人乳、多吃燕窝而愈者。

老年痰喘 文堂《集验方》:用秋白梨一个_{去心},入燕窝一钱_{先用滚水泡},再入冰糖一钱蒸熟,每日早晨服下,勿间断,神效。

噤口痢 《救生苦海》:白燕窝二钱,人参四分,水七分,隔汤顿熟,徐徐食之,立效。

素燕窝 《月湖笔薮》:近时素食中盛行一种素燕窝,宁波洋行颇多,形白而细长,空心虚软,俨如食铺中徽子而细,有七八寸至尺长不等,望之晶莹,握之轻虚,每三十余枝作一束,厨人买得,汤沃之即起胀,蕤蕤然凝白类官燕,以入素馔为珍品,食之亦淡而少味,不知何物造成。或曰,糯粉、山谷为之,何以见沸汤反脆美?或曰,铜铅之苗,产海外深山,食之可明目。近日始知有用者,不知然否,附记俟考。《北砚食规》有制素燕窝法:先入温水一荡伸腰,即浸入滚过冷水内,俟作料配菜齐集,另锅制好,笊篱捞出燕窝,将滚汤在笊篱上淋两三遍,可用,软而不糊,半焖用。

解食烟毒。

石 燕

粤语:产西樵岩穴中,大如乳燕,足生翼末。《纲目》石燕条引《日华子本草》,无治疳之说,今广人用之颇验,故补之。

治儿疳,小儿羸瘦,取食即愈。谚曰:婴儿瘦,探石鷇,即此。

蝙蝠脑

李氏蝠脑丸中用之。治痈疽内陷,服之能令毒不攻心。

石　锤

张氏《日钞》:乃大鹏之精也。鹏独运无雌,海静不波之日,见影在下,以为雌也,其精溢出,堕土上为土锤;木上为木锤;惟石上为不失本性,最佳;或堕水中,以妇女袒衣投水,自能跃出。

按:石锤乃慎恤胶之类。

浸酒服,壮阳,令人有子。以姜酒解之。

鸬鹚涎蛋

鸬鹚形如鹅而色黑面红,俗呼摸鱼公,水乡人家多养之以捕鱼;十月后饲以狗肉,则身暖不畏寒,虽破冰入水,亦不瘰死。

治肾咳,俗呼顿呛,从小腹下逆上而咳,连嗽数十声,小住又作;甚或咳发必呕,牵掣两胁,涕泪皆出,连月不愈者,用鸬鹚涎滚水冲服,下咽即止。

蛋

能打胎。有不欲留孕者,取一个白水煮服,胎即化为血水,从小便出,多则二服,无有不验。

翠鸟舌

翠鸟,即鱼翠也,其舌大而可用。《纲目》鱼狗下,只言其肉可治鱼骨哽,而附以翡翠;亦云方书无用此者,其功效大约相同,今为补其舌之用。

针头风 《集听》:翠鸟舌一个,以桐油浸晒干,又浸又晒,硬如三棱针,方病发时,将鸟舌于头上乱针,即愈。

白鹇鸡

《珍异药品》:文首白翼黄足。

治嗌痛。

郁　鸡

《珍异药品》:出广中。孙硖川云:此物在山中多食郁金苗,故肉松脆。

解郁,散结气。

豁 鸡

出广中。鸡头而乌喙色黄,腹毛纯黑,尾长下垂,鸣声豁豁,性嗜蛇。其哺子时,取雏折其两足,乃以蛇饲之,三日即复,屡折屡复。

捕食之,能治骨节折伤。

雪 鸡

生西陲,千百成群,栖止雪中。《西域闻见录》:喀什噶尔雪鸡群飞,极肥美,人以为食,惟性燥耳。入药雄者良。

暖丹田,壮元阳,除一切积冷阴寒痼癖之疾,较雪莲尤效。

洋 鸭

朱排山《柑园小识》:洋鸭种出海洋,形如鸭,红冠群羽,驯而善飞,雄者重至十斤,雌者如常。其性淫,雌雄相交,日必四五次,故房术用之。卵大如鹅子,味极美,以母鸡伏之,约一月余,则雏出矣,雏极易长大。助阳道,健腰膝,补命门,暖水脏。

乌鸦胆

此乃慈乌之胆,浙东最多,悉体肥黑而大,所在多有。予门人奉化徐朋圭居白岩,其地山僻径幽,古木丛杂,言其土人有取鸦胆者云。乌鸦胆汁,昼则散注身目,故精聚而能见烟霄外物;夜则汁归于胆。取之法:须伺鸦夜睡时,乘其罔觉,以利刀断其头,急剖腹取之,胆汁全饱,并无漏溢,然后以线穿,阴干入药用。若取之不得法,或鸦被惊觉,纵杀得其胆,亦空皮无汁,不堪用。

明目开瞽,功胜空青,点青盲最验,解藤黄毒。

烂弦风眼及医障 《不药良方》:乌鸦胆点之,即愈。

鹅 毛 屎涎 蛋壳 腿骨 喉管

《纲目》鹅下载其毛治射工毒、通气、辟痫、开噎,其屎治小儿鹅口,苍鹅者可敷虫蛇咬,而不知毛可治痈,屎更治犬咬,悉为补之。

治痈毒 《集验方》:用鹅毛煅灰一两,明矾二两,研末面糊为丸,每服二钱,好酒下。

大麻风 《赤水元珠》参毛丸:治大麻风神效,苦参一斤,鹅毛八两,煅存性为末,陈米糊为丸,桐子大,每服五十丸,酒送下,一日二次。

神功至宝丹 王秋泉《家传秘方》：专治男妇溜脓肥疮、脓窠疮、腊梨头、遍身风癞、瘾疹疥癣，瘙痒异常，麻木不仁，诸风手足酸痛，皮肤破烂，阴囊痒极，并妇人阴痒湿痒，酒丸散擦药洗贴如神，随病上下茶汤送下，日进二次，戒暴怒房劳，炙博发毒之物。苦参一斤为末，鹅毛香油炒存性六两，黄米糊丸，朱砂为衣，此方与《元珠》治大麻风所用，大同小异，因并存之。

> 按：鹅白者能疏风，濒湖谓其气味俱厚，发风发疮，莫此为甚，而驳韩懋《医通》以为疏风大误。殊不知鹅能发疮生湿，火熏者并发火毒宿疾，害诚有之，而疏风之功，亦不可尽诬。至其毛与肉，则性尤不同。《本经逢原》云：昔人治疬风方中，取纯白鹅通身之毛，及咀足之皮，与肫肝内皮，固济煅灰存性，和风药用之，为风药之响导也。然不可遗失一处，遗一处，即不能愈；又不可杂色者，若有一处色苍，风愈之后，其处肌肤色黑。正取其疏利而不燥，能和风药之谨烈，而不用苍色者，以纯白鹅无毒耳。

绝胎方 《保和堂秘方》：用血管鹅毛烧灰、百草霜各一钱，行经后酒调下，终身无孕。又《周氏家宝方》：用鹅毛一把，煅细，茶煎汤，经后服，永不生。此二方虽存，不可轻用。

《宝生论》有受打不痛法：用血管鹅毛七根，地龙七条，煅过，同乳香、白蜡为丸，好酒送下。

治瘰疬初起 《传信方》：白鹅大者二只，取周身毛翎并口脚黄皮，新瓦焙焦为末，分作十服，每日食后服之，服完即愈。

治肿毒 《救生苦海》：用血管鹅毛一握，铜锅炒焦，腐皮包裹，酒吞下，即内消，初起者效；诸肿毒痛甚，有脓即溃，无脓即消。用鹅毛烧灰一两，雄黄三钱，川乌、草乌各钱半，黄蜡熔化，入前药为丸，每服一钱，好酒送下。严氏方。诸毒内消方：吴涵宇用鹅毛二个炒，蜈蚣十条醋炒，穿山甲一两炒，僵蚕一两炒，全蝎五钱洗，广胶二两炒，桑黄二两炒，羊角屑二两炒，共为末，每服三钱，砂糖调好酒下，以醉为度。

发背疔疮，对口风毒 《医宗汇编》：穿山甲、蛇蜕、蝉蜕、蜈蚣俱为末，鹅毛全副烧灰存性，全蝎、血管鸡毛二翅烧灰，人指甲用十分之一、败龟板一个、僵蚕俱为末，每用一钱，酒下。

误吞铜钱及钩线 《慈惠方》：用鹅毛一钱烧灰，磁石、皂角子火煅、象牙一钱，烧存性为末，每服五分，新汲水下。

艾火带，乃灸火所伤，烂痛不可忍 《同寿录》：用雄鸡毛同鹅毛烧灰敷之，效。

喉蝼癣 《传信方》：用鹅毛灰三分，儿茶二钱，牛黄三厘，雄黄一钱，人中白一钱半煅，存性，如吃深，加珍珠煅存性一分，为末，先将生桐油探刷一番，后用药吹入，加胆矾更妙。

鹅 屎

《救生苦海》：治犬咬，以鹅屎敷之，不烂痛。

鹅 涎

《纲目》只载治咽喉谷贼。今人治小儿鹅口疮,甚效。

鹅蛋壳

《急救方》:痈疽无头,用新生鹅蛋壳烧灰存性,为末,醋调敷,立出脓血,妙。

鹅腿骨

《奇效方》:犬伤日久发者,用鹅腿胫骨煅存性,研末掺之。

鹅喉管

《家宝方》:治喉症,用鹅喉气管一个,阴阳瓦炙黄色,冰片一分,共为细末,吹二三次愈。

治赤白带 《家宝方》:取鹅水喉管煅存性,研末,酒调临卧服之。

鹰吐毛_{鹰条}

《百草镜》:鹰每日食雀时,连毛与食,肉化而毛不化,聚成一团,如芡实大,次早吐出,收用入药。《纲目》有鹰毛,无吐毛,故补之。按:鹰禀西方兑金之气,其性猛烈而窜捷,故余居士以其头治眩晕,王焘以其粪治噎,皆取其得庚辛锐气,一往无滞。反胃之症,食而复吐,久积于胃,不能运化,故旋出,大概由于忧郁者居多,取此复吐之意,而又得其爽猛之性为治,其义精矣。

治反胃,煅存性研。《医方集解》:查将军家传噎膈方,用牙乌洒出毛肘,即鹰吐鸟毛也。要七个,不可落地,用布接在架中,微火煨燥为末服之,营内凡喂毛肘但在下午,次日天明即吐出,最易得,不可使肘落地。落地则不验。

鹰条 《本经逢原》云:鹰屎中化未尽之毛,谓之鹰条,入阴丹、阳丹用,不特取其翮之善脱,以治难脱之病,并取屎中未化之羽,以消目中未脱之翳,可谓妙用。

雄鸡卵

茅昆来云:鸡本南方积阳之象,于卦为巽,五更则日临巽位,故鸣。凡鸟雌卵而雄否,惟鸡则雄者间亦生卵,乃阳极而阴乘之。其卵较小于雌鸡卵,壳坚如石,壳色微红,入药妙用,可安胎稀痘。《秋灯丛话》:古北口叭哒岭,有喇吗令巡检张某市雄鸡卵,张笑曰:雄鸡焉能生卵,故相难也。曰:非也,俗有斯言,即有斯物,第觅之可

263

得也。张漫应之，语其役。役曰：闻前村民畜雄鸡，连生三卵，众以为不祥，姬异而藏之，命役取送，喇吗收其一，给价五十金。张询所用，曰：能医眼疾，年远瞽者，得其汁点之，即复明，与空青同。陈藏器《本草》：今鸡有白台，如卵而硬，有白无黄，云是牝鸡所生，名父公台。《二申野录》：成化二十三年，吴县汤惟信家雄鸡生卵。《平湖县志》：万历四十八年四月，施太史家公鸡生子，形如雀卵，色紫。《史异纂》：天启二年，陕民王进榜白雄鸡生卵。《三冈识略》：壬申二月二十九日，提标左营韦元鼎廨中，雄鸡连生二卵。《述异记》：康熙甲戌十二月，松江吴南林家雄鸡生卵，大如鸽蛋，壳甚坚浓，椎破之，亦有黄白，白如凝脂不散，黄带赤色。《质直谈耳》：嘉定湖南村民钱嵩家，雄鸡生卵，与雌无异，乾隆壬寅夏间事。纪晓岚先生云：雄鸡卵大如指顶，形似闽中落花生，不能正园，外有斑点，向日映之，其中深红如琥珀，以点目瞽，甚效。德少司空成、汪副宪承霈，皆尝以是物合药，然不易得，一枚可以值十金。阿少司农迪斯曰：是虽罕睹，实亦人力所为。以肥壮雄鸡闭笼内，纵群雌绕笼外，使相近而不能相接，久而精气团结，自能成卵，此亦理所宜然。然鸡秉巽风之气，故食之发疮毒。其卵以盛阳不泄，郁积而成，自必蕴热，不知何以反明目。《本草》之所未载，《医经》之所未言，何以知其能明目，此则莫明其故矣。汪副宪曰：有以蛇卵售欺者，但映日不红，即为伪托，亦不可不知也。

敏按：诸书所载雄鸡生卵，自古有之，原非有异。据陈藏器所说，有白无黄，而述异记所载，则有黄有白，想本间气所生，其形色亦无一定。乾隆庚戌，临安慈圣寺有放生雄鸡，忽生卵，日产其一，如是旬余，人以为异。其卵较小，色紫而壳坚，为一锡匠索去。予时适馆临安，闻而索之，已无有矣。锡匠徽人，亦云其卵白可入药，故乞之归里。然此物又不特入药。李怀白先生云：曾见喇吗诵黑经，用雄鸡蛋；川中鬼师，有用雄鸡蛋以行襪者；白莲教则又需以解魇迷术，今人徒咤其异，而不知天生此正所为世用也。

安胎，稀痘，开瞽。

兽 部二十五种 附二十种

狮子油血、粪

辛温有毒，色微黑者真，善透经络，凡用勿多。沈良士云：涂指甲上，凉透指甲者真；又方，以黍许入沸汤，汤即不沸者真。《逢原》云：狮为百兽之长，性最难驯，一吼则百兽辟易。《尔雅》言其食虎豹。熊太古言：其乳入牛羊马乳中皆化成水。西域人捕得，取其油入贡，以供宫人涤除衣垢之用；又能去纸上墨迹，刮少许隔纸熨之，即脱，予尝试用，垢虽去，而衣易毁，纸易脆，仅供一时之用；虽系方物，方药罕用。近世医者以之治噎膈病，盖噎膈皆郁疾瘀积所致，用取涤痰之意，试之辄验，由是方家争为奇物,但性最猛利,力能堕胎,孕妇忌用。象油亦能去垢涤痰,但不能去墨迹耳。《椿园闻见录》:温都史丹,西域一大回国,从叶尔羌西南行,百日可到。其国西隅有巨泽,围数千里,泽中有山,围逾千里,万峰耸峙,高入云天,或曰,人间第一高山也,名曰牵各里麻胆达喇斯山。中产狮子,于新月皎洁,辄负雏于山中往来,头大而毛虬,尾形帚,黄质黑章如虎皮,长六七尺,时登山绝顶,望月垂涎,咆哮跳掷,猛飞吞月,有飞去八九里十余里而坠死山谷中者。其国人以豢养狮子为上户,每当秋月,其汗使人取狮,以精铁作柱,大如瓮,密布层遮围,畜之于中,饲以牛,时而吼如雷霆,满城震动,人畜不宁。取之法:择炮手之最精者,开地为阱,人匿其中,遇有负雏者来,乘其不备,发炮毙之,而取其雏;倘一炮不中,则抛山裂石,而人无焦类矣。张录漪有此油,云熬之可挑丝一二尺不断,他油则不及也。陈海曙曾在京邸简亲王府见狮油:坚如石,绝如鸡卵,白洁可爱。

朱排山《柑园小识》:狮子油白腻如猪肪,气味俱薄,利小便。凡人小便不通,虽腹胀茎痛、病在危急者,以酒或白汤送下三四厘或半分,即通。尝有一丐,因受暑热,逐致小便不通,每月一发,发至二三日后,茎痛如割,至不可忍,屡投缳祈死,人以狮油少许投之,片刻即通,奏效之速,无逾于此。而《本草》不著其功用,何哉?岂当时未知欤,第虚秘者似宜酌而用之。敏按:狮油性最猛烈,内服尤不可单用,更勿多服。嘉庆元年三月,予友邵某得狮油少许,因病欲服之,未果,为一乡人转乞去,市于人,获重价。其人市得,服半黍许,夜半而死。乡人惧罪,亦投水死。盖外用不妨,内服尤宜审慎,以人之肠胃太弱,不任峻利之攻削耳。

消热结,治膈、大小便不通。《救生苦海》:用狮油酒服二三厘,自效。

狮 血

沈云将 《食物会纂》:狮血杀百虫,烧之去鬼气。

狮 粪

王沂堂藏有狮粪一段,用铁匣盛之,四围以铁屑养之,其形至坚如铁石,磨之作红色,云非铁屑养,则易朽烂也。

治一切腿足下部恶疮,年久不愈者,涂之即痂而落。

象 粪 象白 象尾毛

按象有家、野二种,京师者,食俸料;滇广山产者,食竹木杂草。入药以野象粪良。京象粪,销皮坊皆多取溅黄貂、黄野狼,能令毛黑如漆。《纲目》象下,凡牙、肉、睛、皮、胆、骨俱入药，不及其粪，为补之。

治鹅掌风，以象粪烧熏，自愈。

起死回生散　李文炳《经验广集》：治痘疮至七八日，忽然变黑，收入腹内，遍身抓破，吭喘，死在须臾；服此，从新另发出，立可回生。当归、川芎、白芍、生地、升麻、红花，上陷加白芷，下陷加牛膝，遍身黑陷加麻黄，象粪微炒，如一岁儿用二钱，大儿用至三五钱，上锉一剂，水、酒各半煎服，从新发出脚下黑疔，至七八日用针挑去，以太乙膏贴之，即拔去毒，连进二三服。

瘟疹　《良朋汇集》方：治小儿大人出瘟疹，回在心胸作喘发烧，用象粪八钱，升麻二钱，水二盅，煎一盅服，即刻透出。

象　白

乃象交于水，其精浮水面，象房人用瓷瓶收贮，入药敷面不皱，亦可入房药用。

象尾毛

《通雅》云：今人剔牙杖，极重象尾，谓可去火。

犴　血

孙含懿云：有客自川中来，带有犴血，言此兽乃星禽，为天上井宿，五百年一降于世以济人，其降也必于蜀。降之前三日，天乃大风，振屋拔木，为降犴风。左右村落居民，知犴必降，悉迁避之，求铁工造莲萼箭镞，如橄榄形，而洼其中，镞上刻名以记。犴降之日，形如胡犬，有鳞，大十倍于象，首必朝岁星，蹲踞不动。土人从其后射之，矢集其身如，三日后乃去，遗失于地，各认所镌以归矢，人无争者。其镞头有血一块，大如榄核，可入药，土人亦甚珍宝之，不轻售。自明洪武时曾一降，至今几四百年，所珍药亦罕有存者，缙绅旧族或有之，亦宝同和璧矣。

治一切阴疽发背，一切大毒。凡痈疽必死之症，无药可救者，每以一厘，溃则敷膏外贴，未溃则调酒服，一夕自愈；合治痈等药，一斤加入分许，即奏效如神。

醉　虎油、胆、脂

《三冈识略》：壬子正月初十日，福山戍卒遇一醉虎，缚献王大将军辕门，将军剖肉分赠郡绅之小儿，食之可以稀痘。按：虎食人与杨柳及狗皆醉。

《宦游笔记》载山人捕虎法云：虎嗜食犬，食之必醉，如人中酒。虎匿深谷峻岭，往来不时,难寻其迹。人以劣犬缚于山凹,犬嗥不已,虎闻声而前,果腹而醉,不能远去,从迹犬血而捕之,则无所遁矣,此缚醉虎之法也。

主稀痘。

虎 油

《物理小识》:虎一身皆入药,而本草未载虎油之功效。愚于猎户取其油以涂腊梨疮,一二次即愈,亦可治大麻风。《药性考》:虎油疗秃,涂狗咬伤,五痔下血,反胃酒尝。

虎 胆

治打伤垂死,饮食不进,前后不通,乃瘀血在心,命在旦夕,可用此方:虎胆五分,去外皮,用老黄酒在碗内研细为末,白茯苓二钱,为末,用热陈酒调灌,下出可不死矣。

虎 脂

治打碎头骨盖方:用虎脂一两,浸好热酒内,俟化匀服之,汗出为度。如患处青者不治。

反胃 《不药良方》:虎脂八两,清油一斤,瓦瓶浸一月,密封,勿令泄气;每以油一两,入无灰酒一盏,温服,以瘥为度。

按:虎胆,虎脂,《纲目》虽载其用,而未及入折伤料之用。此二方出锡山华氏《经验录》,并屡试有效,故补其说以济急。

鹿 胎乳饼 胫骨

濒湖《纲目》鹿条,精、髓、筋、胆、胎、粪,俱皆备载;张璐《逢原》另列鹿胎一条,颇详辩可采,录出以补其遗。璐曰:胎中鹿,其嘴尾蹄跲与生鹿无异者为真,其色淡形瘦者为鹿胎,若色深形肥者为麋胎,慎勿误用,能损真阳。又獐胎与鹿胎相类,但色皎白,且其下唇不若鹿之长于上唇也。其它杂兽之胎,与鹿胎总不相似也。入药取真者,酥炙黄用。

气味甘温无毒。鹿性补阳益精,男子真元不足者宜之,不特茸角茎胎入药,而全鹿丸合大剂参、芪、桂、附,大壮元阳,其胎纯阳未散,宜为补养天真滋益少火之良剂,然须参、芪、河车辈佐之,尤为得力。如平素虚寒,下元不足者,入六味丸中,为温补精血之要药,而无桂、附辛热伤阴之患。但慎勿用麋胎,反伤天元阳气也。

鹿乳饼

《苕阴札记》:孝丰深山产鹿,土人计其产子时,辄于夜半伺其洞侧,鹿乳子必五更,乳毕出洞至暮方归,每日只乳小鹿一次;小鹿食乳于腹,结十二小饼,每一时辄消一饼。土人候母鹿出洞即将乳鹿抱归,剖腹出饼,持货远方为珍药,价值兼金。其饼如云南棋子大,色微黄,干者做老黄色,腥气最烈,食之大能强阴,益命门火衰,于老羸最宜。

理怯弱虚损,发痘浆,通女子干血劳。

鹿胫骨

《纲目》鹿条有骨,乃指全体而言,至胫骨不闻有用法。今时医有斑龙散,纯取其胫为用,因载其方以补之。

生肌收口 《救生苦海》用斑龙散:取鹿胫骨,湿纸包固,灰火煨之,以黄脆可研为度,若焦黑色者为过性,勿用。掺大毒,生肌甚速。

猴 经

入药名申红,深山群猴聚处极多,觅者每于草间得之,色紫黑成块,夹细草屑,云是母猴月水干血也。广西者良。

治干血劳。

犬豕胎粪

史长惺有不服药而点眼发汗方:以初男胎粪炼而升之,加冰、麝,磁瓮收。有当发汗者,男左女右,以乳点之,卧即汗出。本草所未载。《小识》云:犬、豕初生粪,皆可合炼,不必定婴孩也。

猸 油

猸,即玃字;所在山泽有之,穴居食虫鼠。刘仲旭云:北直河堤一带尤多,穴岸而居,最为堤防之患,守河兵卒多捕之。一说,猸入蛰时,必食蜂,始过冬不饥。有人于初冬发其蛰穴,得玃破腹,其肚胃中犹有蜂。玃腹中皮为蜂螫,辄厚数寸,或借此不饥,此说亦未可深信。堤民得猸脂,多市煤厂作地灯,非此不可,他油辄为地风吹灭,惟猸油作灯,能御地风也。

入膏中,拔湿如神 缪仲淳《广笔记》:赵府膏药中用之。

治头上白秃 《集验》:用獾油火烤擦三四次,即愈。如年久者,恐不生发,以枸杞子煎汤饮。

痔疮 刘怡轩云:一切内外痔,獾油涂上,立效。

咳血,胸中哽噎,怵怵如虫行者 《不药良方》:猪獾油入酒和服,或下或吐,或自消也。

海狗油

海狗出辽东登州海中,即腽肭兽也。《纲目》载腽肭脐,不言及其油之用,故为补之。蓬莱李金什言:其地登州海口,出海狗皮,可作裘帽,俗美其称曰海龙,即此。其肾乃药中腽肭脐。土人取海狗,名曰打狗。此物昼夜潜海底,惟孳乳时登岛,产子稍大即相率入水,人不可得。须冬月极冻时,海崖水口结冰,天晴海狗群出,处冰上曝日,必候其卧冰时,骤入水,以木棍击其腰,方可得之。若冰裂或步履有声,非其睡时,皆不可得。然每年打狗堕水溺死者亦多,因利重,人亦不惜躯命以往。

性热而降,善消利,治三焦浊逆之气,能清水脏积寒停饮。观近海人取鳆鱼海参者,用其油滴海面,海水即清见底,砂石毕见,可知其性之分利也。

近有人自关东带来,其油绿色如干糊,以涂鞍瘥,即愈,次年不复发,其性热烈可知。

狐 麝

《金沙江志》:产东川,昭通二府,较常麝香气尤烈。佩之辟邪,绝恶梦,定魇。

獭 粪

《纲目》獭条载其屎治鱼脐疮及下痢而已,不知有消瘤之功,今补之。

王氏《检秘》:消瘤,用獭粪一两,天南星三钱,麝香三钱,共研末,醋调涂上,即愈。

野狼脂

《本经逢原》云:野狼性追风逆行,故其粪烧烟,能逆风而上。烧灰水服,治骨鲠,以其性专逆行而无阻滞也。野狼脂摩风首推,而《本草》不录,亦一欠事。按:《周礼》冬献野狼,取其膏聚也。内则,食野狼去肠,古人以为食品。《纲目》兽部野狼膏下,濒湖仅据《饮膳正要》载其能润燥泽肌,涂恶疮而已,不知其大功用,乃能驱风散逆结之气,何可昧耶,故急补之。

入风气膏中,能去积久风痹,调酒服,散逆结之气。

山羊血油 粪

常中丞《笔记》:山羊生平乐山崖间,能陟峻,跷捷若飞。其血可治跌损伤及诸血症。凡跌扑死者,未绝气,以一分许调酒饮之,遂苏,神效立见。第捕甚难,每见人,则决骤而去,飙迅非常,非足力所能及,必密布绳网草间,罥其足,始能生得之。刺其心血,待干凝结成块,可以携远。盖凡血皆患凝滞,山羊逾高历险,且夕不休,则其血活矣。而心为主,故心血最良。语云:流水不污,户枢不蠹。观此益信。《本经逢原》云:山羊产滇蜀诸山中,性善走逐,好斗。肉能疗冷劳山岚疟痢,妇人赤白带下。其心血,濒湖《纲目》失载。苗人取血法:以麖竹通节削锋利,活刺心血收干者良,宰取者不堪用。《柑园小识》:山羊血产广西诸土郡。山羊似羊而大,善斗,能上绝壁,每登高处失足,或至骨折,少顷如故,喜食三七苗。其血主治损伤极妙,轻者服数厘,重者二三分,以心血为上,身血次之。色黑有光,而质轻者为真。陆祚蕃《粤西偶记》:试山羊血,取鸡血半杯,投一粒,过宿变成水;或以久凝臭鸡血一块,投入山羊血,过宿反变成鲜血乃真。濒湖《纲目》云:山羊即野羊也,一名羱羊,非今之家山羊也。时珍于山羊主治条,仅载其肉之功用,不及油与血之用,此并附之。今人收得干血成块者,必用糯米养之,云可久留不枯。

性温,味咸无毒。《逢原》云:为和伤散血之神药,其治跌扑损伤,单用酒服取醉,醉醒,其骨自续,每用不过分许;不可过服,虽不耗伤元气,而力能走散阴血。然必初患便服,得效最速;若过三五日,血凝气滞,无济于治矣。价等牛黄、心血亦不易得,渗血丹用之,真虚劳失血之续命丹也。《药性考》:山羊血味咸,疗跌扑损伤,咯、吐、呕、衄、便、溺诸血,能止血消瘀,和酒服。其皮作茵褥,愈筋骨疼痛;角作火罐,灸头风。以入水一丝不散者真。

吐血　蒋莘田《经验方》:临卧时,用广西真山羊血,每服三分,能引血归源,不过二三服,其血自止。

黎峒丸:治跌打及一切痈肿。天竺黄八分,牛黄四分,冰片四钱,三七四钱,血竭四钱,儿茶四钱,麝香四分,没药四钱,阿魏二钱,雄黄二钱,藤黄四钱,孩儿骨一两,山羊血制浸藤黄入药,共为细末,炼蜜为丸,如龙眼大,阴干,外用蜡为壳封固,三白酒服。

《祝氏效方》:山羊血能解鲜菌、河豚毒,伤损恶血。

治痘内无浆不起发。《集验良方》:用真山羊血三分,用甜酒酿调服,痘浆立起。

《太乙神针》方：人参四两，三七八两，山羊血二两，千年健一斤，钻地风一斤，肉桂一斤，真川椒一斤，乳香一斤，没药一斤，穿山甲半斤，小茴香一斤，苍术一斤，真蕲艾四斤，甘草二斤，麝香四两，防风四斤，以上共为细末，用绵纸一层，高方纸三层，纸宽裁尺二寸五分，长一尺二寸，将药末薄薄铺匀在上，一针约用药七八钱，紧卷如花炮式，务要紧实，两头用纸封固，外用印花布包面，亦要齐整好看。此针能治一切痛风，寒湿筋骨疼痛诸症。用时将针以火淬着，或按穴道，或在痛处下衬以方寸新红布数层，将针按上，若火旺布薄觉痛，多垫布数层，但针必须三四枝，一针已冷，再换一针，连进七针，无不立验。

治喉癣 喉症惟此最迟，久则失音，不可救。《种福堂方》：西牛黄一分，真山羊血二分，川连五分，血珀三分，冰片一分，硼砂一钱，青果核灰三分，灯草灰五分，共为细末，每一茶匙药，用一茶匙蜜，调放舌尖上，徐徐咽下，一日五次，两月可愈；或加蜒蝣梅灰，更妙。

马氏夹棍神方 《吉云旅抄》：山左马家市夹棍药极效，方用蚺蛇胆二钱，山羊血一钱半，琥珀一钱，大白颈地龙七条去泥，珍珠三分，辰砂一钱，儿茶八分，金箔一帖为衣，为细末蜜丸桐子大，金箔为衣，每服一钱五分，好酒下。如不打夹者，用刀破皮药自出。

治急心痛 《集验方》：用山羊血一分，烧酒化下。

中遇邪鬼 《医铃》：此症乃阳气衰而阴甚，治须急补其阳，以存正气，则阴邪自平，即或治痰，然亦当加意补正为本。人参二钱，当归六钱，白术一两，菖蒲二钱，半夏三钱，白芥子三钱，丹参五钱，皂角刺五分，山羊血八分，附子一钱，此方用山羊血、皂角刺为开关圣品，以通邪祟之要路；半夏、白芥，消其寒痰，无寒之侵，断不中鬼；大用参以扶其阳，阳生阴灭，此不易之理也。

救绝仙丹 《石室秘录》：此丹专救五绝及有邪祟，昏迷一时卒倒者，皆可灌之，以起死回生，实神奇之极。宜端午日修合，备用济急，大可救人。山羊血三钱，菖蒲二钱，人参三钱，红花一钱，皂刺一钱，制半夏三钱，苏叶二钱，麝香一钱，各为末，蜜丸如龙眼核大，酒化下。

敏按：山羊血以产滇黔及蜀者佳，以其地深山，多三七苗及理血定风诸草，山羊每食之，峒人追逐得之，山羊本迅跃，无一刻之停，其体血自顶贯尾，终日旋运如飞，又被逐捕，则躁性顿发，血随气运，矫捷尤甚。黎峒人捕得，以竹枪刺入其心，取血用，此上品也。其血成条，深紫有光，以少许入水中，自然旋运如飞，盖矫捷之性犹存也；若网取刀剖而得者，血色黯滞，入水亦不能迅捷。他省产者，亦能如峒苗之合众追逐，令其腾跃上下，而后刺取其心血用，亦可，较次于滇黔山羊血。惟今之各处所获山羊，皆用网取，其或枪毙，而后剖其死血，以伪充心血，则力微性缓。更有以他血代充者，则尤属赝质无用。故今市中每多此物，高索重价，非亲历其地，真知灼见而得者，勿用也。

山羊油

张卿子　《秘方集验》:治主心疝,用山羊油不落水者,荷叶包裹,挂风处阴干,不可着雨,遇此症,取三、五钱冲热酒服;不饮酒者,滚汤亦可。并治诸疝。

按:文堂《集验》主心疝,用山羊血。其言与此同,然细绎文义,有不落水句,则用油非血矣。文堂误以油为血,故并正之。南方亦有山羊,但不及粤产者,其血尤为迅捷也。

山羊粪

山羊粪同水粉各一升,浸一夜,绞汁顿热,午刻服,治痄痢。

祝西荸　《本草》:山草屎煅灰,疗溃烂生肌。

入外科收口药用,《祝氏效方》大枣丸:用山羊屎晒干,入锅炒炭存性,研细收藏;每久烂不堪,将见内腑者,以大枣去皮核,捣烂如泥,后入前粉,捶至成丸,每服四钱,黑枣汤送下。此物大能敛溃烂诸口,神效无比。

山莲散:用大活鲫鱼一尾,破腹去杂,以山羊屎塞实鱼腹,放瓦上慢火炙干存性,研末,加麝香一钱封贮;如遇溃疡,烂见内腑,止膈一膜者,以此药掺上,立愈。

雷头风　《祝氏效方》云:诸药不愈,惟山羊粪炒炭研粉甚效。歌曰:雷霆头裹震,山羊粪有缘,酒送二钱下,不在脑门喧。

治心痛,不论远年近日。《玉泉方》:山羊粪七粒,油头发一握,同烧为末,好酒和服,永不再发。

石羊胆

《广东通志》:石羊色黑,类人家羊而矫捷,其角烧纸为火罐,能收头风;其皮作褥,可愈筋骨疼痛;其血能疗跌打损伤,犹秦中山羊也。《肇庆志》:石羊出高要山中,似羊而高硕,长角厚耳,此羊一孔三毛。

服用柔而能久。内兄朱问亭官粤,曾寄石羊胆一对,盛以银匣,大如小指,以绒线扎其一头,乃干者。据言此物不易得,试验之法:以此胆囊挂胸前,急行不喘者真。治折伤胜于山羊血也。

治一切目疾,劳眼青盲,人乳调点;风火,防风汁调点;此物去翳障如神,水调亦可。

跌扑功同山羊血。

曹闰亭先生曾宦黔中云:边邑皆产石羊,形小如兔,矫捷难获,有得之者,须即破其腹取胆,少迟则裂于腹内矣;其胆干之,可疗肝厥暴绝,酒服一二厘即苏。其心血能治真心痛,颇有效。骨皮熬胶,去风活血如神。

山 狸

《坤舆图说》:利未亚国有山狸,似麝,脐后有一肉囊,香满辄病,就石上剔出始安。其香似苏合油,黑色,疗耳病。

犀牛皮

《物理小识》:近有从舶上来者,此真是海犀,其皮入药。

治风活血最效。

貂 尾

貂出西北塞外,食松栗,即南中松狗之类,其行捷,穿树枝如飞。盖以尾为用者,故其力在尾。《纲目》貂鼠条止载其皮毛拭目去眯,而遗其尾,故为补其功用。

冻疮 用貂尾烧存性为末,掺烂处,自愈;未破者,用旧貂皮毛研,香油和搽。《养素园验方》。

七 葛

《回疆志》:出伊芳犁西番一带,用马乳装皮袋内,以绳缯口,手捉袋提压半时许,放于热处,一夜即成,名之曰七葛。饮之热而补人,若日日服之,有返老还少之功云。

性热,补虚赢,长力,怯弱者宜之。

香 鼠

《珍异药品》云:出云南,形如鼠,仅长寸许。周栎园《书影》云:密县西山中多香鼠,较凡鼠小,死则有异香,盖山中之鼠多食香草,亦如獐之有香脐也。山中人捕置篌笥中,经年香气不散。《桂海志》云:至小仅如指擘大,穴于柱中,行地上疾如激箭。

治疝甚验。

鼠 血

此乃家鼠血,《纲目》于鼠下独遗鼠,今补之。《本经逢原》云:生鼠血蘸青盐擦牙宣,有效,牡者良。

猫　尿 胞　胎　尾　血　白松香

取蒜片擦猫牙,溺即下。

《凤联堂验方》:治偷粪老鼠,用猫尿,井底泥和匀,围之立愈。《急救方》:涂蝎毒螫伤。虫入耳中不出,以猫尿滴之,立死。

猫胞衣

为治膈噎之神药。濒湖《纲目》猫下,虽附胞衣,惟引《杨氏经验方》治反胃吐食,烧灰入朱砂服,其他概未之及焉。且取之有法,食之有忌,均为补之。

膈噎 《同寿录》:用猫初生胞衣,以新瓦焙干研细末,每服一二分,好酒送下。口含竹笔管睡,恐切牙及咳嗽。米不下者,五六服即愈。取猫胞法:猫将产,以木枷枷之,恐生出即食也,忌烧酒。

翻胃 《凤联堂经验方》:猫胞衣三个,好酒洗,用猪肉四两淡煮熟,服之,数年者立效。莫际华云:胃脘痛,非服猫胞,不能断根。

金御乘云:猫胞衣,凡患小产妇于产后或为羹或为末食,嗣后即不小产,极验。

猫　胎

《祝氏效方》:治疬痹,用猫胎一个,泥裹煨存性,菜油调搽。

猫尾血

《不药良方》:急惊风剪破猫尾,滴血,冲滚汤下。

白松香

汪连仕云:即瓦上多年猫粪,色白,火煅用。治盐哮、蛔厥作痛,更理瘟疫、鼠疮,立刻见效。

浙驴皮胶

黄云盛言:近日浙人所造黑驴皮胶,其法一如造阿胶式,用临平宝庄水煎熬而成,亦黑色、带绿、顶有猪鬃纹,与东阿所造无二,入药亦颇有效。盖阿胶真者难得,有浙胶则较胜于用杂胶也。宝庄在临平湖西岸,有宝庄泉,土人名为大力水,云食之多力。向闻虎跑泉水注大缸中平口,投钱于中,能吞一百六十青钱,而水不溢;他水至八十,已浸漫于外矣,故虎跑泉食之益气力。宝庄水能吞二百青钱不溢,其力更可知，以此水作胶，自可敌伏流之济水。然予每索此胶于市，遍询药客，皆云造者亦少，不易得。而云盛言之甚详，姑存之以备异日考证。

补血润燥，功同阿胶，治内伤腰痛，强力伸筋，添精固肾，尤别有殊能也。

霞天膏

《纲目》畜部牛下，附倒仓法，而无霞天膏制法，近时用之颇多，故附录之。《本草经疏》亦载为专品，其法用肥嫩黄牛肉三四十斤，洗极净，水煎成糜，滤去滓，再熬成膏用。缪仲醇曰：胃属土，为水谷之海，无物不受。胃病则水谷不能以时运化，羁留而为痰饮，壅塞经络，则为积痰、老痰、结痰等症；阴虚内热生痰，则为偏废口眼歪斜；留滞肠胃，则为宿饮癖块；随气上涌，则为喘急迷闷；流注肌肉，则为结核。王隐君论人之诸疾，悉由于痰；然而痰之所生，总由于脾胃虚不能运化所致。惟用霞天膏以治诸痰证者，盖牛土畜也，黄土色也，肉者胃之味也，熬而为液，虽有形而无浊质也，以脾胃所主之物，治脾胃所生之病，故能由肠胃而渗透肌肤毛窍，搜剔一切留结也。阴虚内热之人，往往多痰，此则由于水涸火炽，煎熬津液，凝结为痰，胶固难散者，亦须以此和竹沥、贝母、橘红、苏子、栝楼根、枸骨叶之类消之；或以橘皮、白茯苓、苏子、白豆蔻仁、半夏、苍术为曲，治脾胃积痰；或以橘皮、贝母、苏子、栝楼根及仁、硼砂为曲，治积热痰结。

味甘温无毒，主中风偏废，口眼歪斜，痰涎壅塞五脏六腑，留痰宿饮癖块，手足皮肤中痰核。缪氏《经疏》。

羊哀

形圆如弹，大小不等，产羊腹，在胃中，惟山羊有之，胡羊不能成也。盖羊食百草，其精气聚于胃，久则成此物，俗呼百草丹，亦牛黄、狗宝之类。牛黄细腻而疏松且香烈，故以黄名。狗宝花白，而坚凝如石，故以宝名。此则如烂草团成，轻松而气膻，人多惜其不能如牛黄、狗宝之精美，而亦产于羊腹，得日月精华，又食异草孕结，乃不坚重香凝，仅成此物，故之，因名曰哀。常中丞《宦游笔记》载军营于羊腹中得石子，名鲊答，形如鸭卵，色紫黄，两头有二白圈，圆如黄豆，腰有束带，宽如韭叶，色青蓝，束带上亦二白圈，质细如玉，滋润如水。《辍耕录》亦载蒙古求雨，取净水一盆，浸石子数枚，持咒播弄；其石子名鲊答，产畜腹中，牛马皆有，不必定羊也。而羊哀又与鲊答异，鲊答坚重细润，此则轻松膻腺，亦无束带白圈。庚戌冬，友人李金什在临安西关外屠羊肆，见屠者剖一羊，胃中忽涌出一弹，如鸭卵黄，匀圆光洁，浮水盆上，购归示予，予曰：此羊哀也，气腺而松，非鲊答之类。彼云：屠者呼为百草丹，云业此三十年,止取得三枚,亦不易遇也。此物惟山羊始生,因山羊食百草,偶啮得异草或石乳,其膏液注胃中,日久凝成。胃为精气往来之所,日为气运动,故所结之物多圆如丸。鲊答结于腹,不为气扰动,故形匾圆如石。金什即以此赠予,予复取细视,其质松而亦坚,嗅之作羊臊气,外则色泽光腻,俨如油润,其体质非石非酥,如腐草融结,始信说略所载羊哀如湿茅纸之说为不谬。因附记于此,以待折衷于格物诸君子。按:《百草镜》:羊核结成在羊腹中,色微黑,可治反胃。或即此欤。

解百草药毒,治噎膈翻胃。

敏按:慈航《活人书》:端五日收羊屎,名百草丹,可绝疟,与羊胃所积草有别,不可不知。

兰 熏 嘉乡肉 陈火腿骨 猪项上蜻蜓骨 雄猪眼梢肉 制火腿法

俗名火腿,出金华者佳。金华六属皆有,惟出东阳浦江者更佳。其腌腿有冬腿、春腿之分,前腿、后腿之别。冬腿可久留不坏,春腿交夏即变味,久则蛆腐难食;又冬腿之中独取后腿,以其肉细厚可久藏,前腿未免较逊。盖金华一带,人家多以木甑捞米作饭,不用镬煮,饭汤酽厚者以饲猪。其养猪之法,择洁净栏房,早晚以豆渣、糠屑喂养,兼煮粥以食之,夏则兼饲以瓜皮菜叶,冬饲必以热食,调其饥饱,察其冷暖,故肉细而体香。茅船渔户所养尤佳,名船腿,其腿较小于他腿,味更香美。凡金华冬腿三年陈者,煮食气香盈室,入口味甘酥,开胃异常,为诸病所宜。《东阳县志》:熏蹄,俗谓火腿,其实烟熏非火也。腌晒熏收如法者,果胜常品,以所腌之盐必台盐,所熏之烟必松烟,气香烈而善入,制之及时如法,故久而弥旨。另一种名风蹄,不用盐渍,名曰淡腿,浦江为盛,本邑不多。陈远夫《药鉴》:浦江淡腿,小于盐腿,味颇淡,可以点茶,名茶腿。陈者止血痢开胃如神。陈芝山《食物宜忌》:火腿腌过,晾燥高挂,至次年夏间者,愈陈愈妙,出金华府属邑者佳。常中丞《笔记》:兰薰,金华猪腿也。南省在在能制,但不及金华者,以其皮薄而红,熏浅而香,是以流传远近,目为珍品,然亦惟出浦江者佳。其制割于冬月用盐匀称,使肉坚实不败,最上者曰浅腿,味美香洁,可以佐茶,各处皆无此制。盖此地畜豕,阑圈清洁,俟其将茁壮时,即宰剥腌晒;或曰,其豕种原异他处,而又得香溪等水饲之,亦近乎理。陈瑶《藏药秘诀》:凡收火腿,须择冬腌金华猪后腿为上,选皮薄色润,日照之明亮,通体隐隐见内骨者佳,用香油遍涂之;每个以长绳穿脚,排匀一字式,下以毛竹对破仰承以接油,置之透风处,虽十年不坏;倘交夏入梅,上起绿衣亦无害;或生毛虫,见有蛀孔,以竹签挑出,用香油灌之。如剖切剩者,须用盐涂切口肉上,荷叶包好,悬之,依此可久留不坏。朱氏仆葛三言:少时曾佣金华习其业,知腌腿法甚详。云:火腿,金华六属皆有,总以出浦江汤家村者为第一。村止一二千户,皆养猪作腿。其猪不甚大,极重者不过七八十斤,制为腿干之不过三四斤或五六斤不等。四时皆可腌,惟冬腿为第一,冬腌者,皮细无粟眼,手摸之润腻,切开无黄膘,爪湾,可久留不蛀,他时者皆易蛀,春腿多粟眼,夏腿爪直,秋腿皮粗。腌法:每腿十斤用炒盐四两,以木刻楦如人手掌状掺盐,后用掌楦轻轻揉擦,四围兼到,俟皮软如绵,然后入缸,缸面盖以辣蓼竹匾覆之,待七日后,有卤,翻搅一转,令上下匀;再以炒盐四两,如前法,以手揉腌入缸,十日后出缸,即用缸中原汁洗净,一一以草绳缚定,挂悬风处,惟冬腌者不滴油。

味咸甘,性平。陈芝山云:和中益肾,养胃气,补虚劳。陆瑶云:生津,益血脉,固骨髓,壮阳,止泄泻虚痢,蓐劳怔忡,开胃安神。

《药性考》:火腿咸温,开胃宽膈,病患宜之,下气疗噎。

腹痛或三四日不止 《笔苑仙丹》:火腿肉煎汤,入真川椒在内,撇去上面浮油,乘热饮汤立愈,累验。

久泻 《救生苦海》:陈火腿脚爪一个,白水煮一日,令极烂,连汤一顿食尽,即愈,多则三服。此予宗人柏云屡试屡效之方也。《百草镜》云:火腿出浦江县,胫骨细者真,陈者佳,皮上绿霉愈重,其味愈佳。须洗去垢及黄油用。

嘉香肉

《食物宜忌》云:又名家乡肉,出浦江者最佳。《药鉴》云:家乡肉,金华属邑俱有之,秋即腌,给客贩入省城市卖。其肉皮白,肉红鲜,气香美,不似他处腌猪肉色少鲜泽也。但一入杭城店,便加消卤投缸中浸透,然后出售;盖不尔,则肉味淡,反不美,而秋时尚暖,不渍透消卤,不易腐臭也。肉为消渍,食之恐乏补益,不似火腿冬腌陈久者为佳。然今店中所售火腿,均以家乡肉腿风干,至次年皮上起绿衣,充陈火腿卖,人多不察,若疗病作食饵,须真金华腿方有效也。

味咸甘,性平。陈芝山云:补虚开胃。《百草镜》云:平肝运脾,和血生津。《药鉴》云:滋肾健足力。

敏按:芝山所言,乃未经杭肆卤渍之肉,故能补虚;若经卤渍透,便能烁肺,凡肺瘘阴虚咳嗽者,恐非所宜,产妇虚劳须补者亦忌。其肥肉得消卤,入腹即成痰,体肥作痰者,亦不宜多食;倘食之作痰,杏仁研食可解。

附:治箭镞不出方 《家宝方》:用陈年腌肉,去皮,取红活美好者,同其肥细切锉浓,将象牙末及人所退爪甲为末,共为研细,拌入所锉肉内,再为匀锉,令其合一,浓傅箭镞周遭,约一饭顷,其镞即自进脱,竟有进至二三尺远者。

陈火腿骨

《百草镜》云:煅黑研用,治食积及痢。

治痢　《救生苦海》:用陈火腿骨二根,炭火煅灰,筛过,加上白糖一两,米汤饮或滚水或酒调服,无不效。又方:治赤白痢。陈火腿骨灰、陈皮、炙草各一两,为末,蜜丸如绿豆大,空心服一钱,白痢用姜,赤痢用白汤送下。《神锦方》:生火腿骨焙燥,研极细末,无灰酒送下,即止。《医林集秘》:用陈火腿骨煅灰六两,饭锅巴灰五两,砂仁炒三两,南山楂炒五两,共为末,每服三钱。久痢,人参汤下;红痢,红糖汤下;白痢,白糖汤下;粪痢,炒焦白术三钱煎汤服;霍乱吐泻,藿香汤下。

噤口痢　《笔诛萃》:火腿骨一两,莲肉二两,木香七钱,乌梅三钱,醋糊为丸,桐子大,每服七丸,蜒蝣汤下。

大人小儿积食,诸药不能消者　《不药良方》:陈年火腿骨煅黑色,研末三钱,用火腿一斤,煮熟去汁上肥油,取清汤一碗,将末送下。

鼠咬　《救生苦海》:陈火腿骨烧灰,香油和傅。

小儿腊梨疮　《贩翁医要》:陈火腿骨烧灰,如痒加矾少许,麻油调敷,不生发,用老姜擦。

猪项上蜻蜓骨

烧灰,涂一切头项疽毒。凡脑疽鬓发对口等症,麻油调敷,立愈。王圣俞《手集》。

雄猪眼梢肉

能拔僵肉,散毒滞,刘羽仪《经验方》:治对口疮,用雄猪眼梢肉三钱,剁烂如泥,加滑石末四钱,和匀敷患处,项上以膏药盖之,拔去僵肉,放出黄水,即愈。

制火腿法

李化楠《醒园录》有腌火腿法:每十斤猪腿,配盐十二两,极多加至十四两,将盐炒过,加皮硝末少许,乘猪盐两热,擦之令匀,置大桶内,用石压之,五日一翻,候一月将腿取起,晾有风处四五个月可用;金华做火腿,每斤猪腿配炒盐三两,用手将盐擦完,石压之,三日取出又用手极力揉之,翻转再压再揉,至肉软如绵,挂风处,约小雪后至立春后,方可挂起不冻。戴羲养余月令有制火腿法:十一月内圈猪方杀下,只取四只精腿,乘热用盐,每一斤肉盐一两,从皮擦入肉内,令如绵软,用石压竹闸极上,置缸内二十日,次第三番五次用稻草灰一重间一重叠起,用稻草烟薰一周时,挂在烟处,初夏以水浸洗,仍前挂之。按:此乃村乡土腌火腿法,要不及金华之兰薰也,然较之杭市腌腊店所买火腿,则又不啻霄壤矣,故并载其法。造火腿酱法:用南火腿煮熟,切碎丁,如火腿过盐,先用水泡淡,再煮去皮,单取精肉,用火将锅烧得滚热,将香油先下滚香,次下甜酱、白糖、甜酒,同滚炼好,然后下火腿丁及松子、核桃、瓜子等仁,速炒翻取起,瓷罐收贮。其法每腿一只,用好面酱一斤,香油一斤,白糖一斤,核桃仁四两,去皮打碎,花生仁四两炒去衣打碎,松子仁去衣四两,瓜子仁二两,桂皮五分,砂仁五分。

卷十

鳞　部_{二十六种　附二种}

脆　蛇

《云南志》：顺宁府出脆蛇，见人则断，人去复续，取而干之，可治肿毒。《滇黔记游》：出滇黔土司，长尺余，伏草莽，见人辄跃起跌数段，顷复合一，色如白金光亮，误拾之，触毒即毙。陈鼎《蛇谱》：脆蛇产贵州土司中，长尺有二寸，圆如钱，嘴尖尾秃，背黑腹白，暗鳞点点可玩，见人辄跃起数尺，跌为十二段，须臾复合为一。不知者误拾之，即寸断，两端俱生头，啮人即毙。出入往来恒有度，捕之者置竹筒于其迳侧，则不知而入其中，急持之，方可完稍缓则碎矣，故名曰脆。予家多蓄奇药，曾购得其腊，见寸断处皆光润如新截然，亦一异也。查慎行《人海记》：脆蛇出昆仑山，闻人声即寸断，人伺其断钳取之，须寸各异处，待风干入药；若少顷无人声，寸寸仍续成蛇。

治色痨及惊疑丧胆诸症。《玉镜新谈》。

肉熬膏，箍痈疽，去风疬；其骨醋磨围肿毒，良。

接断骨　《滇黔记游》：脆蛇人得而腊之，用接断骨，价值兼金，视其上、中、下治头腹胫股，无不效。

大麻风、痢　《滇略》：脆蛇，一名片蛇，产顿宁大候山中，长二尺许，遇人辄自断为三四，人去复续，干之色如黄金，治恶疽，腰以上用首，以下用尾，又治大麻风及痢，近人货之为夹棍药。

环　蛇

《蛇谱》云：出三佛齐国，如环，大数围至数十围者，逐兽即疾走，如转车轮于千仞山，兽入环中即毙，其口眼俱生环之半，与尻相对。

脂　服之刀剑不能伤。

翠　蛇

《珍异药品》云：形如曲，长可五六寸，蟠旋作圈。

治疔毒痈疽良。

碧　飞

《湖州府志》：武康山多蝮蛇，名碧飞，大者如围瓮，小亦如杯案，斧首出目锯齿方文而绶色，厥雄赤紫，厥雌青黑，色晔炳如蜃甲光，目亦如之，山中人谓有目而无视也。春夏布丝草，人物触丝，激射迅于矢，忽不见已攫肉去矣，杀人至死；霜降丝脆，开商树杪，施吐白涎，乌鹊下啄，则吞之。惟鹿以为膳，猎获之，前左足扼其腰中，首尾盘绕，右足又趾寸解，啖无余者。人得而腊之，可入药。凡西北诸山，自余英岭而内，皆是物也。

治风痹蝮伤，人被其啮者，还食其肉则生。

敏按：《湖志》所言碧飞，吾杭山乡多有之，土人名方胜板，以其遍身花纹如锦中方胜形，圜似板，故名。啮人最毒，惟野猪能食之。土人言冬日蛇蛰地中，野豕嗅其气，辄翻石掘土出而啖之。蛇性大热，野猪食三条，即能过严冬。《纲目》蝮虺为二，蝮即方胜板，虺即土锦，俗呼灰地圖是也。恶风顽痹，非此猛烈积热之性驱之，则肢废者不能复举，殆以毒攻毒之义，想碧飞或同类而异名者，书此以俟证。

蟒　油

《尔雅》：蟒，王蛇注：蛇中最大者，故曰王蛇，今深山处处有之，大小不一，色如菜花蛇而较黄，头上皆有王字；亦有黑色者，土人名曰乌蟒。捕蛇者有呼蛇法，不拘何种蛇，呼之即至，末后俟蟒到，见诸蛇皆围伏不动，听其择取，惟不敢伤蟒，蟒伤则诸蛇无王，环起嗾人。闻其人云：蟒蛇自有此种，生而皆有王字，故不论大小也，蟒至则诸毒蛇皆不敢伤人。

治漏疮　《集验》：取蟒油铜锅内熬熟，随将黄蜡入油内搅匀，油纸摊膏贴患处，十余日便封口全愈。

按：蟒蛇名王字蛇，其首天生有一王字。予于庚子在奉化长桥，见丐者手握此蛇乞钱，其蛇亦不甚大，性颇驯良，因以千钱买得纵之。《纲目》诸蛇独遗此，因急补之。

断草乌

《粤志》：断草乌出广中，蛇也，大仅指许，长五六寸，头如龙形而小，身纯乌，其行也，百草沾之立断，人见断草，辄迹得之；故蛇每离地丈许，使身如矢直以入穴，使不沾草，人莫得而迹之。此亦乌蛇中一种，《纲目》乌稍蛇不载龙头者一种，故录其遗。

治大麻风，煮酒服。

龙涎香龙泄

《通雅》：龙涎有屿，在花面国傍，独立南海中，彼人言于树收之，最收香气，今大内甜香用之。《澳门记略》：大食国产龙涎香为上，西洋产于伯西儿海，焚之则翠烟浮空，结而不散，坐客可用一剪，以分烟缕。《峤南漕记》：龙涎香新者色白，久则紫，又久则黑，白者如百药煎，黑者次之，似五灵脂，其气近臊，和香焚之，则翠烟浮空不散。试法：将结块者奋力投没水中，须臾，突起浮水面；或取一钱口含之，微有腥气，经宿，其细沫已咽，余胶结舌上，取出就湿秤之，仍重一钱，又干之，其重如故，虽极干枯，用银簪烧极热，钻入枯中，乘暖抽出，其涎引丝不绝，验此，不分褐白、褐黑俱真。《海东札记》：海翁鱼，大者三四千斤，小者千余斤，即海鳅也。皮生砂石，刀箭不入。或言其鱼口中喷涎，常自为吞吐，有遗于海滨者，黑色，浅黄色不一，即龙涎香也。闻上淡水有之，欲辨真赝，研入水搅之，浮水面如膏，以口沫捻成丸，掷案有声，嚼之通宵不耗分毫者为真，每两值数十金。《广志》：新安有龙穴洲，每风雨即有龙起，去地不数丈，朱鬣金鳞，两目如电，其精华在浮沫，时喷薄如澹泉如雨，土人争承取之，稍缓则入地中，是为龙涎。或谓龙涎多积于海上枯木，如鸟遗状，其色青鸏，其香腥杂，百和焚之，翠烟千结，蜿蜒蟠空，经时不散，可以剪分香缕，然多不真。从番舶来者，出大秦波斯，于雨中焚之，膈膊有声者真。《坤舆图记》：龙涎香，黑人国与伯西儿两海最多，有大块重千余斤者，望之如岛，每为风涛涌泊于岸，诸虫鸟兽亟喜食之。汪机《本草》：龙吐涎沫可制香。《星槎胜览》：锡兰山国、卜剌哇国、竹步国、木骨都束国、剌撒国、佐法儿国、忽鲁谟斯国、溜山洋国，俱产龙涎香。《稗史汇编》：龙涎香，白者如百药煎，而腻理极细；黑者亚之，如五灵脂而光泽，其气近于臊，似浮石而轻香，本无损益，但能聚香耳。和香而用真龙涎，焚之则翠烟浮空，结而不散，坐客可用一剪以分烟缕，所以然者，入屬气楼台之余烈也。泉广合香人云：龙涎入香，能收敛脑麝气，虽经数十年者，香味仍存。《广东通志》：龙涎在水采者褐黑色，在山采者褐白色。《东西洋考》：海傍有花，若木芙蓉花，落海，大鱼吞之腹中，先食龙涎，花咽入，久即胀闷，昂头向石上吐沫，干枯可用，惟粪者不佳，若散碎皆取自沙渗，力薄。范咸《台湾府志》：龙涎香传为鳅鱼精液，泡水面凝为涎。能止心痛，助精气，以淡黄色嚼而不化者为佳；出淡水者，皆淡黄色，无黑色。朱国桢《大政记》：龙涎香出苏门答剌国，西有龙涎屿，峙南巫里大洋之中，群龙交戏其上，遗涎焉。国人驾独木舟伺采之，舟如龙形，浮海面，人伏其中，随风潮上下，傍亦用桨，龙遇之亦不吞也。每一斤值其国金钱一百九十二枚，准中国铜钱九千文。嘉靖三十四年下户部取香百斤，遍市京师不得，下广东藩司采买。部文至，台司集议，悬价每斤银一千二百两，仅得十一两上进，内验不同，姑存之，亟取真者。部文再至，广州夷囚马那别的贮有一两三钱，上之，黑褐色；密地都密地山夷人继上六两，白褐色。细问状之，黑者采在水，白者采在山，皆真不赝。寻有密地山商再上，通前共得十七两二钱五分。次年进入内，辩验是真，许留用。自后夷船闻上供，稍稍挟来市，始定价每一两价百金。龙涎之为用也，入香合和，能收敛脑麝清气，虽数十年香味仍存。得其真者，和香焚之，翠烟袅空不散。涎沫有三品：曰泛水，曰渗沙，曰鱼食。泛水则轻浮水面，善水者伺龙出取之。渗沙则凝积年久，气渗沙中。鱼食则化粪于沙碛。惟泛水者可食香用。又言鱼食亦有二种：海旁有花若木芙蓉，春夏间盛开，花落海，大鱼吞之，若腹肠先食龙涎，花咽入，久即胀闷，昂头向石上吐沫，干枯可用，惟粪者不佳。《岭南杂记》：诸香龙涎最贵，市值每两不下百千，次亦五六十。出大食国，近海有云气罩山间，知有龙睡下，或半年一二载，土人守视云散，则龙已去，必得其涎五七两或十余两，众共分之。又大洋中有涡旋处，龙在其下，涌出之涎，日烁成片，风漂至岸，取之。又《岭外杂记》：龙枕石而睡，涎浮水，积而坚，新者色白，久紫，甚久者黑，气近臊，形如浮石而轻，腻理光泽，入香焚之，翠烟浮空，结而不散。又出没海上，吐出涎沫，有三品：一泛水，二渗沙，三鱼食，泛水轻浮水面，善水者伺龙出随取；渗沙凡风浪飘泊舟屿，积年气尽于沙土中；鱼食涎作粪，散沙碛，气腥秽，进贡亦不过四两。

> 按：龙涎论色，则《琐记》言有白与紫黑之分，而《札记》又有浅黄色，《广志》有青黳色，辩真伪，亦诸说互异。大抵不必论其色，总以含之不耗，投水不没，雨中焚之能爆者良。东璧《纲目》鳞部龙下，龙脑、龙胎俱有主治，而于龙涎独遗之，惟附其名：云龙涎方药鲜用，惟入诸香。云能收脑麝数十年不散，出西南海洋，春间群龙所吐涎沫，浮出者，番人采货；亦有从大鱼腹中剖得者，其状初若脂胶，黄白色，干则成块，黄黑色，如百药煎而腻理，久则紫黑如五灵脂而光泽，其体细腻似浮石而腥腺，其说亦未确核。盖所云鱼腹中得者，即《札记》所云海鳅鱼之精也，亦名龙涎，出台湾，不若大洋中产者佳。夫龙脑、龙胎，世上所无，龙涎则闽粤货售者多。东璧何得于罕见者载之，于所有者反略之耶？则甚矣该博之难也。入药用隔汤顿化如胶糖状者佳。

气腥，味微酸咸，无毒。《药性考》：味甘，气腥，性涩。张瑶实云：夹砂者有小毒，乃土人于砂碛上收取之，入药须以甘草水煮过用。《酉阳杂俎》云：龙遇烟煤则不散。入药忌铁器及石膏。

活血，益精髓，助阳道，通利血脉。廖永言《验方》云：利水通淋散症结，辟精魅鬼邪，消气结，逐劳虫尸疰。陈良士云：在澳门见倭夷用合舶硫及他药作种子丸，云汉时术士和丹用此。倭夷皆有其方，秘不传中国。《札记》云：出淡水者，止心痛，助精气。周曲大云：龙涎能生口中津液。凡口患干燥者，含之能津流盈颊。微若有腥气,粤中夷人合龙涎丸,和以他药,便不腥。入口亦不耗减,一丸可用数十年不败。如单用龙涎入药,须先用鸡汤,将龙涎制死,则入腹便化,否则入腹丝毫不损,盖极难克化者。方书云:焚之其烟能入水盂。予尝试之,多不验。

按:龙乃东方之神,其体纯阳,能嘘气成云,阳之质轻浮,故云上升。其骨反入手足少阴、厥阴经者,盖凡知觉运动之物,皆肖阴阳以立体,孤阳则不生。龙秉纯阳,而骨反属阴,入药能收阳中之阴,治心肾诸病,所谓一阴一阳之谓道也。其质灵,其齿能治魂游不定,镇惊痫。凡病在肝,而龙主肝木,治之最神。涎乃阳中之阳,故其气绝香。龙属木,木之气得太阳多者必香,故诸香以龙为最。得盂水径扑其中,不落空外,龙以水为用,见水则精入焉。入药所以能利水道,分阴阳,能杀精魅鬼邪者,亦以至阴之物,见真阳而立解也。

龙　泄

河南薛姓客言:曾在嘉兴永太守处,见有龙泄结成大块,其质亦轻,有六七两及斤许不等。每块皆起螺旋纹,如象牙花纹,其色有纯黑与褐白二种;欲辨真伪,刮屑少许,以滚水泡之,其气悉而成云,遇妇人,云辄扑入发际,旋绕不散,盖龙性好淫故也。人服之,入腹亦不耗,惟见鸡汤辄化。如服后不食鸡汤,次日粪出,其药仍在,色亦不改,淘出洗净,复可再用,气亦不臭。其功效,食之能暖妇人子宫,治男子下元虚冷,入房术中用。又史良宇言:曾见龙血结块如棋子大,光滑可鉴,触手冷如冰。夫龙,纯阳也,而血独冷,又不解何故。龙泄又何物也,其涎与血欤,抑精与溺欤,俱不可知,悉存其说以俟证。

西楞鱼

《坤舆图说》:大东洋海产鱼名西楞,上半身如男女形,下半身则鱼尾,其骨入药用,女鱼更效。

止血,治一切内伤瘀损等症。

鲥鱼鳞

《本经逢原》:鲥鱼性补,温中益虚,而无发毒之虑。其生江中者,大而色青,味极甘美。生海中者,小而色亦,味亦稍薄。观其暗室生光,迥非常鱼可比。《纲目》主治,言其肉补虚劳,油涂汤火伤,于集解下记其鳞为妇人钿饰,不及入药功用。张佳时云:鲥鱼须乘活时,拔划水边二鳞,尖长者佳;若死鱼鳞,便减药力。

汤火伤　《逢原》云:用鲥鱼鳞香油熬涂,立效。茅集之云:鲥鱼鳞贴腿疮疼痛,立效。

治疗　《陈氏传方》:疗疮用鲥鱼鳞粘贴,则咬紧,先须与酒饭吃饱,然后将鱼鳞边略略揭起些,须用力急揭去,疗根便带出也。但揭出疗根时,极痛无比,非醉饱,即晕倒也。傅氏方：水疗，用鲋鱼腮下近腹处有划水二瓣，瓣间有长鳞二瓣，最佳，但难得。今人以背上大鳞代之，贴上即消。

毛世洪　《经验集》：鲋鱼靥用手剖下，不可见水，阴干收贮，此拔疗第一妙药也。用时以银针拨开疗头，将一片贴上，以清凉膏盖之，俟一宿揭开，其疗连根拔出，后用生肌散收功。予治两贵妇大脚趾患疮，二三年不收功，将靥一片，以银花汤浸软拭干贴之，不数日而愈。

下疳　《救生苦海》：鲋鱼鳞焙干煅研白色，名白龙丹，敷之即愈，得此可包医。

血痣　蔡云白言：人生血痣，挑破血出不止者，用鲋鱼鳞贴之，即痂而愈。

苦　鱼

刘基　《苦斋记》：匡山在处州龙泉县，剑溪之水出焉，注入大谷，其中多斑文小鱼，状如吹沙，味苦而微辛可食，故名。

解酒毒，可以醒酒。

《药性考》：苦鱼微辛，形细色斑，烹食腴美，消酒除癪。

金　鱼

此鱼自宋南渡始有，一名朱砂鱼，乃人家蓄玩于盆盎中者，有三尾、四尾、品尾、金管、银管之分。有蛋鱼，名龙蛋、文蛋、虎头及鳞诸品；纯红纯白，或红白相间，体具五色。极大者三四寸，小者寸许。《纲目》金鱼条云：主治痢，而所用乃金丝鲤鱼。按：金鱼虽有鲤、鲫、鲦诸种，殊不知鲤鱼中一种红鲤，名金鲤，鲫鱼中一种红鲫，名金鲫，皆有金鱼之名，与此全别，而东璧合为一则误矣。

味苦微咸，有小毒，食之令人吐。《纲目》本条气味下云：甘平无毒。此指红鲫而言，并非今之金鱼矣。

解服卤毒，用金鱼一二枚捣之，灌下，吐出涎水，自苏。

治疯癫、石瘕、水臌、黄疸。慈航《活人书》：俱用红色金鱼一个，取三尾者，甘蔗大者一二枚，同捣烂，纹汁服，立刻即吐出痰涎，愈。

阿罗鱼

一首十身，音如吠犬，亦可御火。《珍异药品》。

疗痈疽。

渼陂鱼

《舆地志》：鄠县渼陂出鱼，味美，可入药。
治痔。

四足鱼

《物理小识》：游子六曰：闽高山源有黑鱼，如指大，其鳞即皮，四足，可调粥入药。
治小儿疳。

河豚目子

《逢原》云：抉河豚目，拌轻粉，埋地中化水，拔妇人脚上鸡眼疮，可以脱根。

河豚子

性有毒，可绝壁虱。《行箧检秘》：同蟹壳、樟、冰各五分，拌棉花子，安床下，烧烟熏之。

蜣螂鱼

《三才藻异》：产抚仙湖，状如龟壳，青大如盘，无尾，入足，腹白。
食之辟瘴毒。

蜜姑鱼

《宦游笔记》：自光溪入四明二十余里，有蜜岩，峭壁千寻，下临深溪，洞无底，岩颠旧有蜂窠，聚蜂数百万，其蜜滴下，溪鱼食之，故鱼味甘绝，曰蜜姑鱼。其钓法倍多曲折，鱼性极喜苔，须缒悬崖下，有水衣演漾深碧而细者，剜以为饵；鱼性暴，遇钓则跳岩，卒不可制。而蜜岩下溪水清甚，用粗綖，则恐鱼之瞥见而惊游也；用细丝，则又恐不足以胜鱼跳岩之力。钓者乃取丝长十余丈，盘于杆上，遥望见深波中鱼诩诩鼓鬣而至，则取丝徐徐放之，如小儿之送纸鸢者，使得纵其所往。鱼入钩，果一跃数尺，翻波跋浪，横激溪面，其鳞光闪烁，如千片碎金，杂珠颗中随风散洒，观者莫不目眩心动，已而徐徐力倦，乃可取之。
性温味甘，食之生胃津，益肺气，补血脉，增髓去热，除虚羸，壮筋骨，止嗽定喘，功同燕窝、蛤蚧也。

按:此鱼最洁,惟食苔蜜,苔寒而蜜温,得水火既济之力,大能补土生金。燕窝性清肃而下行,蛤蚧性和中而温脏,此则故能兼之,真劳嗽虚羸之食品上药也。《柳崖外编》载张方海浙人,少年读书四明尝断炊者数月。山涧谷多竹,峭壁有蜜,蜜入江化为鱼,名蜜鲇。张逐掘笋钓而食,自言笋味淡以清,蜜鲇浓而美,有天台胡麻所不如者。嗣后遂轻身耐寒暑,不复思烟火味。据此,则其功用信不诬也。

雪 鲮

《粤语》:鲮鱼广人池塘多蓄之,以鱼秧长成,与鲫性相反。鲫属土,其性沉,长潜水中;鲮属水,其性浮,长跃水上。鲫食之可以实肠,鲮食之可以行气,鲫守而鲮行,性各不同如此。其物以冬而肥,故名。喜泳浮波上,得流则跳跃寻丈。生食之,益人气力。《梧浔杂佩》:鲮鱼形似鲢而稍短,味甚美,作脍尤佳。健筋骨,活血行气,逐水利湿。

带 鱼

出海中,形如带,头尖尾细,长者至五六尺大小不等,无鳞,身有涎,干之作银光色,周身无细骨,正中一脊骨如边箕状,两面皆肉裹之,今人常食为海鲜。据渔海人言,此鱼八月中自外洋来,千百成群,在洋中辄衔尾而行,不受纲,惟钓斯可得。渔户率以干带鱼肉一块作饵以钓之,一鱼上钓,则诸鱼皆相衔不断,掣取盈船。此鱼之出以八月,盛于十月,雾重则鱼多,雾少则鱼少,率视雾以为贵贱云。《纲目》无鳞鱼条,独遗此品,故为补之。《五杂俎》:闽有带鱼,长丈余,无鳞而腥,诸鱼中最贱者,献客不以登俎,然中人之家用油沃煎,亦甚馨洁。《福清志》:带鱼身薄而长,其形如带,无鳞,入夜烂然有光,小者俗名带柳。《物鉴》:带鱼形纤长似带,衔尾而行,渔人取得其一,则连类而起,不可断绝,至盈舟溢载,始举刀割断,舍去其余。《玉环志》:带鱼首尾相衔而行。钓法:用大绳一根,套竹筒作浮子,顺浮洋面,缀小绳一百二十根,每小绳头上拴铜丝一尺,铜丝头拴铁钩长三寸,即以带鱼为饵,未得带鱼之先,则以鼻涕鱼代之,凡钓海鱼皆如此。钓期自九月起至次年二月止,谓之鱼汛。朱排山《柑园小识》:带鱼生海中,状如鳗,锐首扁身,大眼细齿,色白无鳞,脊骨如篦,肉细而肥,长二三尺,形如带,亦谓之裙带鱼。冬时风浪大作,辄钓得之。蒉为鲞,以致远。

味甘性平,和中开胃。《食物宜忌》。

带鱼形长扁薄似带,色白无鳞,肉细佳;脍腌鲑风干,久藏不败。煎烹味美,多食发疥。注带鱼衔尾而行,得一可连数十。腌食佳。黑夜有光,故有毒。《药性考》。

血鳝

出浙江宁波府慈溪县,以白龙潭产者为第一,他产者尾尖尚黑,不能通体如朱砂红也。葛三春言:白龙潭血鳝,周身红如血,每年所产亦稀。取其血冲酒饮,可以骤长气力。行伍中学可入段锦工夫者,多服之。

增气力,壮筋骨,益血填髓。

沙鱼翅

沙即鲛鱼,种类甚多,皆可食。《纲目》鲛鱼条集解下,濒湖注云:沙鱼腹下有翅,味并肥美,南人珍之。主治下特载其肉、皮、胆之功用,翅独略焉。今人可为常嗜之品,凡宴会肴馔,必设此物为珍享。其翅干者成片,有大小,率以三为对,盖脊翅一,划水翅二也。煮之折去硬骨,检取软刺色如金者,瀹以鸡汤,佐馔,味最美。漳泉有煮好剔取纯软刺,作成团,如胭脂饼状,金色可爱,名沙刺片,更佳。

味甘性平,补五脏,消鱼积,解蛊毒。《食物宜忌》益气开膈,托毒,长腰力。《闽部食疏》清痰,开胃进食。《药性考》。

土附

《嘉兴县志》:一名菜花鱼,以其出于菜花时最肥美,故名。程大昌演繁露。土部:吴兴人呼为鲈鱲,以其质圆而长,与黑鲡相似;其鳞斑驳,又似鲈鱼,故两名之。长兴谓之荡部,又曰荡鱼。《湖州府志》:鲋鱼今呼土部。此鱼质沉,常附土而行,不似他鱼浮水游也,故又名土附。《钱塘县志》:土鹜,俗名土哺,以清明前者佳。《藻异》云:吐哺产杭,本名土附,以其附土而生也,色黑味美。《雨航杂录》:吐哺,或曰食物嚼而吐之,故名。敏按:美上诸说,皆无杜父之名,而《纲目》载杜父鱼云:其色黄黑有斑,脊背上有鬐刺螫人,又名渡父鱼、黄鲴鱼、船碇鱼、伏念鱼,似与土附绝不相类。沈云将《食纂》、陈芝山《食物宜忌》皆以为今之土部鱼,即父鱼也,此乃《承山堂肆考》之误。今土部杭城甚多,一年皆有,惟正、二、三月独旺,背黑亦有淡黑带土黄色者,不闻能刺人。俗云,此鱼立冬后则伏土闭眼不食,冬至后出土,附土而行,清明后开眼,遍食小虫虾,故有毒。陈芝山云:土部清明后头上生红虫,不可食。细核其形状食性,与杜父全不相类,何能强合。予故于禽虫考中鱼类辨之甚详,以杜父入吹沙类,而另立土附本条,盖不敢附古人而欺后世也。土部《纲目》所无,复为补之。

味甘,性温。补脾胃,治噎膈,除水肿湿气,疗一切疮疥。此物又能扶阳,其子用烧酒醉食,颇能兴肾,与对虾同功,以其食虾力也。

子助相火,暖腰肾。

乌鱼蛋

产登莱,乃乌贼腹中卵也。《药性考》:以为即雄鱼白。味咸,开胃利水。

青鱼胆

《梧浔杂佩》:青鱼胆出藤县之榻榻字不见字书,读如萱,郡人亦有此姓。洲。洲在江中,长可五六里许,其上居民甚多。水多石上青苔,此鱼食之,其胆极凉,可入药,他处即不堪用。鱼大者百余斤,渔人网得,必以闻官,割取其胆,乃鬻于市。

白皮子

《蟫史》:蛇生南海,四、五月初生如带,至六月渐大如盘,形似白绿絮,而无耳目口鼻,鳞骨一段赤色破碎者,谓之蛇头。其肉如水晶,以明矾腌之,吴人呼为水母。鲜久则渐薄如纸,俗呼为白皮纸。按:今所云白皮纸,乃海蜇外面之皮,非陈久之海蜇也,一名秋风子。朱排山《柑园小识》:海蛇上有白皮,洁白脆美,过于海蛇,谓之白皮子;《纲目》载海蛇名水母,人以石灰矾水腌之,去其血水,色乃白,其形最厚者谓蛇头,味更胜云,而不录其外皮之用,且其言性暖可治河鱼腹疾。而《农田余话》云:水母本阴海凝结之物,食而暖,其性未详,东璧亦无发明。敏曾居东瓯数年,见土人贩蛇为生者,询之,据言其物确系海水所结。东南海俱咸,遇春夏天,雨在海中者,一滴雨水入海,辄有一小泡凝聚海面,初则大如豆,随波逐荡,受日烘染,渐长大成形如笠,上头下脚,块然随潮而行。土人捞蛇者,每于海涂间插竹为小城,以稻草作网围之,潮长,蛇随潮而来,入竹城,为网所络,不得去,然后取之。以刃剺其中段,恚然而开,有似肠胃秽积者,落落交下,名蜇花,食之亦最美,再以矾灰腌而售之。按:海为阴水,天雨水属阳,相入而感,便生此物。受太阳真气,所以日渐长大而性暖也。

味咸涩,性温,消痰行积,止带祛风。

贴烂腿 《救生苦海》:用白皮子照疮大小剪作膏贴,内掺银朱。

无名肿毒 《集听》方:用白皮子一片,白糖霜揉软,中开一孔,贴上,重者溃,轻者散,又止痛。

流火 《文堂集验》:取海蜇皮薄者贴上,燥则易之。

头风 贴两太阳,能拔风湿外出。

膝髌风湿 以白皮子贴之。

消痞 王圣俞云：有二方：一用白皮子同荸荠烧酒浸服；一用白皮子、荸荠同煮，止食荸荠，自消痞也。程克庵云：凡小儿一切积滞，用荸荠与海蜇同煮，去蜇食荸，则诸积自消。亦以积非寒不滞而成，海蜇能暖水脏，荸荠化坚，相因而用，其效故捷也。《同寿录》载其方治痞：用大荸荠一百个，古钱二十个，海蜇一斤，皮硝四两，烧酒三斤，共浸，七日后每早吃四钱，加至十个止，即愈。

鲃 鱼

《滇程记》：云南百夷中有小孟贡江，产鲃鱼。彼夷食之，日御百妇，故夷性极淫，贵贱俱数妻。其地亦产弯姜。《说略》云：鲃鱼产孟贡江，牡者恒多牝而游。夷人常食其肉，一日能御百女。入药用雄者。

壮阳道，固精髓，八十老翁服之，多子。

介 部 十六种 附四种

海 龙

《赤嵌集》：海龙产澎湖澳，冬日双跃海滩，渔人获之，号为珍物。首尾似龙，无牙爪，大者尺余，入药。《译史》：此物有雌雄，雌者黄，雄者青。

功倍海马，益房箔。催生尤捷效，握之即产。

《百草镜》云：海马之属有三：小者长不及寸，名海蛆，不入药；中等者长一二寸，名海马，尾盘旋作圈形，扁如马，其性温味甘，暖水脏，壮阳道，消瘕块，治疔肿产难血气痛；海龙乃海马中绝大者，长四五寸至尺许不等，皆长身而尾直，不作圈，入药功力尤倍。虽同一类形状，微有不同，此物广州南海亦有之。体方，周身如玉色，起竹节纹，密密相比，光莹耀目，诚佳品也。《介语》：虾姑一名海马，其扁如蜈蚣者，烧服，主夜遗。

海 牛

《本草原始》：海牛生东海，海嬴之属，头有角如牛，故名。其角硬尖锐有纹，身苍色，有龟背纹，腹黄白色，有筋，顶花点，鱼尾，今房术中多用之。

气味咸温无毒，主治益肾，固精兴阳。

白　鳖

《粤志》：白鳖可以治痰火，其初得之神授，广人甚珍之。有口号曰：乌耳鳝白甲鱼，滋阴降火只须臾。一名玉鼍龙，以其背上偻起如鼍龙也。连首白者良，甲白而首足乃青者，不及。

补虚劳，愈痰火，滋阴降气，养血益精。

鳖　胆

卢之颐云：鳖无耳，以眼听，故其目不可瞥，识精于明，复识于聪也。不惟精专肝窍，胆亦异众而味大辛，穿脊连胁，胁亦少阳胆府所属，此木金交互，故得声色叠用。而肝为胆藏，取决更相亲耳。

《本草乘雅》云：味辛，开聋瞀，除癥瘕痞积瘜肉，恶阴蚀痔核，今人以入房术用，风斯下矣。

痔疮痔漏　《家宝方》：鳖胆一个，取汁磨香墨，入麝香、冰片少许，鸡毛蘸涂。

《物理小识》云：鳖胆最辣，通窍尤捷，此人所未知者。

蛏　壳

《纲目》蛏条止载其肉，云治冷痢，补蓐劳，不及其壳之功用。

治喉风急痹　《万选方》：用蛏壳置瓦上，日晒夜露，经年取下，色白如雪，捣细，水漂净末，晒干，同冰片吹喉，专治咽喉一切急症，立愈。

海　蛳

《杭州府志》：海蛳，杭俗立夏以为应时之味，以花椒洒之，麻油拌食。《从新》云：比螺蛳身细而长，壳有旋纹六七屈，头上有靥，春初蜒起，碇海崖石壁，海人设网于下，一掠而取，治以盐酒椒桂。按：海蛳有大如指长一二寸许者，名钉头螺，温台沿海诸郡多有之。海蛳螺生海涂中，立夏后，有人见其群变为虻，今人所称豆娘是也。或云，此螺能跳丈许，盖迁其处。此物又能食蚶。明州奉化多蚶田，皆取苗于海涂种之，久则自大，时田者不时瞵视，恐有海蛳苗，盖蚶不畏他物，惟畏海蛳，蚶田中一有此物，蚶无遗种，皆被其吮食尽。玉环出者大如指，名钉头螺。

咸寒，治瘰疬结核，能降郁气。

辟蛆　《云客传方》：立夏日食海蛳后，以壳七枚，勿令人见，撒厕中或马桶内，暑日不生蛆虫，颇验。

吐 铁

沈云将《食物本草》曰：吐铁，海中螺属也，大如指中，有腹如凝膏白，其壳中吐膏，大于本身，光明洁白可爱，姑苏人享客，佐下酒小盘，为海错上品，一名麦螺，一名梅螺。产宁波者，大而多脂，余姚者不及；生食之令人头痛，土人以盐渍之，去其初次涩，便缩可食。《海味索隐》曰：土铁一名泥螺，出宁波南田者佳，五月梅雨后收制。《会稽志》：吐铁岁时含以沙，沙黑似铁，至桃花时，铁始吐尽。见《只编》云：九月可食，盖此物产泥涂，以泥为食，八月至九月不复食泥，吐白脂，晶莹涂上，比他月出者佳。《福州府志》：吐铁为海错上品，色青，外壳亦软，肉黑如铁，吐露壳外，人以腌藏糟浸，货之四方。别有小如绿豆者，桃花时方有，名桃花吐铁。产泉州者，名曰麦螺。楷弟《观颐录》云：吐铁出海宁者，无脂多泥，肉韧不堪食。出宁波者，极大，多脂无泥，肉脆，水洗三次，用甜生白酒浸半日，待盐味出，换白酒酿，加烧酒或单用烧酒浸亦可，必多入白糖，藏久不坏。《柑园小识》：吐铁生海中，微似扁螺，壳薄而白，肉青黑色，大者多脂，以盐渍之，可以致远。

甘酸咸寒，补肝肾，益精髓，明耳目。

按：吐铁色青，得甲木之气，以斥卤为食，不复他食，更得土之余润而生脂膏，八九月不食土者，以秋金盛而木气衰，故吐泥而不食，其能补肝肾益精髓，亦犹脾土得养，化津液上升，而并及耳目也；东璧以蓼螺为泥螺，味酸入肝，二物形质不同，性味亦异，则强合为一，误矣。此物又能润喉燥生津，予庚申岁二月，每患燥火，入夜喉咽干燥，舌枯欲裂，服花粉生津药，多不验，一日市吐铁食之，甘，至夜咽干亦愈，可知生津液养脾阴之力大也。

田螺涎

《保元》方：田螺涎能去水肿，用田螺不拘多少，水漂，加香油一盏于水内，其涎自然吐出，取晒干为末，每服不过三分，酒调下，水自小便下，气自大便出，肿即消；再服养脾胃药，全愈。

蛤蜊肉

厚壳紫口而圆者曰蛤蜊。《纲目》本条下，载其肉性寒，而辟高武宗《痘疹正宗》以为可发疹及治痘毒，入目取其汁点之说为谬，不知其肉惟性寒，方能解热药之毒，正取其与丹石相反为用耳。

治痈疗痘毒 《集听》载一捻金方，治一切痈疽肿毒初起最验，兼治疗疮喉风、蛇伤犬咬，及小儿痘毒。乳香一钱，雄黄三钱，血竭钱半，此三味不必制；没药一钱，明矾一钱，朱砂三钱，红信六钱，麝香六分，蟾酥一钱，蛤蜊肉二钱，蜈蚣三钱，甲片炒三钱,僵蚕一钱,川乌一钱,牙皂四钱,共为末,以瓷罐贮之。大人一分五厘,小人七厘,强者二分亦可,将葱白三寸捣烂,和药为丸,好酒服下,取汗;再服,不必汗。

蚬　腊

蚬生沙泥中,江湖溪涧多有,其类不一,有黄蚬、黑蚬、白蚬、金口、玉口等名。黄蚬壳薄肉肥,黑蚬壳厚肉薄。又番禺韦涌地方产无耳蚬,更甘美异常。凡蛤之属皆能孕子,而黄蚬化蛾而散卵,白蚬藉雾以生形,则又一异。《海南介语》:蚬在沙者黄,在泥者黑。蚬老则肉出小蛾而蚬死,小蛾复散卵水上为蚬;凡南风雾重,则多白蚬,北风雾则否。盖白蚬之生,生于雾。雾味咸,咸为白蚬所生之本。始生时,白蚬之形如雾,自空而下,若无若有,人见以为雾也。渔人知之,以为天雨蚬子也。蚬子即成,以天暖而肥,寒而瘠。在茭塘沙湾二都江水中,积浓至数十百丈,是曰蚬塘,其利颇大。《纲目》蚬下集解,尚欠详晰,且其主治下壳肉蚬水皆载,而蚬腊无闻焉,特采《介语》以补。

解蛊,并治不服水土。《介语》。

蚌　泪

蚌中水也。蚌生淡水中,色苍入肝,故有清热行湿治雀目夜盲之力。《纲目》载蚌肉及蚌粉功用,独遗其壳内所含之水,不知此水乃真阴天一之精,入药最广,特为补其缺。

清热安胎,消痰除湿,解酒积,丹石药毒。

初生小儿哑惊,《逢原》云:用活蚌水磨墨滴入口中,少顷下黑粪而愈。

汤火伤,用生蚌炙水涂之。

西施舌

屠本畯曰:沙蛤土匙也,产吴航,似蛤蜊而长大,有舌白色,名西施舌。《闽部疏》曰:海错出东四郡者,以西施舌为第一,蛎房次之。西施舌本名车蛤,以美见谥,产长乐湾中。《本草从新》:西施舌浙温州有之,生海泥中,似车螯而扁,常吐肉寸余,类舌,故名。敏按:临安馆刘芳洲明府署中,刘为诸城相国胞侄,据言介属之美,无过西施舌,天下以产诸城黄石澜海滨者为第一。此物生沙中,仲冬始有,过正月半即无。取者先以石碌碡磨沙岸,使沙土平实,少顷视沙际见有小穴出泡沫,即知有此物,然后掘取之。《纲目》海蛤蛤蜊条中独遗此,今依吴氏《从新》本补之。

甘咸平,益精,润脏腑,止烦渴,为补阴要药。《从新》。

《宦游笔记》:西施舌似车螯而扁,生海泥中,一名沙蛤,长可二寸,常吐肉寸余,类舌,俗以其甘美故名。

石 蜐

俗呼龟脚蛏,海滨多有之。古未闻入药,濒湖独增比品,止载其能利小便,不知其别有功用,今依《介语》补之。

朱排山《柑园小识》:龟脚蛏形似龟脚,生海中石上,壳如蟹螯,其色紫可食,即石蜐也。江淹有《石蜐赋》。

下寒澼,消积痞湿肿胀,虚损人以米酒同煮食,最补益。《介语》。

干 虾 虾米 莺爪 虾子 对虾

虾生淡水者色青,生咸水者色白。溪涧中出者壳厚气腥,以其得土气薄也。湖泽池沼中者壳薄肉满,气不腥,味佳。海中者色白肉粗,味殊劣。入药以湖泽中者为第一。以虾煮晒干去壳,大者曰莺爪,小者曰虾米,又虾子名曰虾春。钱塘八月潮盛时,江滨人俟潮退后,率于江沙浅水处捞取虾子,入市货卖。黠者以腐渣搀和,须取少许置铜铫中,和盐炒之,色纯红者乃真。多腌藏贮作来春食品。《纲目》虾及海虾分条明晰,于虾内集解下载虾米,海虾集解下载对虾,皆不立主治,仅云充馔品而已,故悉为补正其缺。

虾 米

味甘性平,逐风痰。胡潜法制编有蛤蚧虾制法,云食之补肾益阳。虾米一斤,蛤蚧二枚,茴香、蜀椒各四两,并以青盐化酒炙炒,以木香末一两和匀,乘热收新瓶中,密封,每服一匙,空心监酒嚼下,甚妙。

莺 爪

味甘性平,治疣去癣。《食物宜忌》。

治无乳及乳病,虾米酒:鲜虾米一片,取净肉捣烂,黄酒热服,少时乳至,再用猪蹄汤饮之,一日几次,其乳如泉。

宣吐风痰 《不药良方》:连壳虾米半斤,入葱姜酱煮汁,先吃虾,后吃汁,紧束肚腹,以鸡翎探引取吐。

赤白游风 《不药良方》:虾米捣碎敷之。

虾 子

鲜者味甘,腌者味咸甘,皆性温助阳,通血脉。俱见《食物宜忌》。敏按:《粤语》云,虾春,非虾子也。江中有水蚝,大仅如豆,其卵散布,取之不穷,然则虾春之性当与虾性有别。陈芝山助阳之说,或未加精核耳。

对 虾

《粤志》:虾产咸水中,大者长五六寸,出水则死。渔人以丝粘网,其深四尺有五寸、六寸者,仄立海中,丝柔而轻,蛴虾至则须尾穿胃,弗能脱也。两两干之为对虾,鲜者肉肥白而甘。朱排山《柑园小识》:海虾磔须钺鼻,背有断节,尾有硬鳞,多足而好跃,大于溪河所生,长尺余,须可为簪。土人两两干之,谓之对虾,以充上馔。《宦游笔记》:淮海产对虾,长数寸,两两干之,勾结如环,烹以为羹,味鲜美,居人往往以享客,且可致远。或曰:以雌雄为对,但当怀子,即散之后,雌雄亦无从辨。至其出时,自正月望后始,二、三、四月大盛,端阳而后即杳不可得,亦物理之不可推者也。

补肾兴阳,烧酒浸服。

治痰火后半身不遂,筋骨疼痛 《医学指南》:核桃仁、棉花子仁、杜仲炒、巴戟、朱砂、骨碎补、枸杞子、续断、牛膝各二两,大虾米四两,菟丝饼四两,用烧酒二十斤煮服,如年高者,加附子、肉桂各一两,酒服完,将渣晒干为细末,蜜丸,每服二钱,酒送下。

虾 酱

《粤语》:虾酱以香山所造为美,曰香山虾,其出新宁大襟海上,下二川者,亦香而细,头尾与须皆红,白身黑眼。初腌时,每百斤用盐三斤,卦定缸口,候虾身溃烂,乃加至四十斤盐,于是味大佳,可以久食。

解毒树蛊。广有毒树蛊,其树无花,结子如牛奶,食之立死,以虾酱解之。

《宦游笔记》:辽东大凌河出虾酱、虾油,皆甘美。平海又出一种小虾,名红毛子,作虾酱尤佳。今浙江宁波及苏,皆有虾酱,味亦佳。

石上螺蛳

俗名鬼螺蛳,形如海蛳而小,秋冬常在墙脚石隙中,夏月在湿地青苔上,取用洗去土。

治黄疸 慈航《活人书》:取石上螺蛳半碗,捣如泥,无灰白酒顿热冲服之。

疗 《济世良方》:黄风膏治疗疮,及头面热毒疮。雄黄一两,钉锈、白梅肉各五钱,消风散一两,夏月加鬼螺蛳二十个,共研细末,苦盐卤调匀,贮瓷罐内。凡患疗肿毒疮,用银针挑破毒顶,敷上此药,以绵纸盖定,其毒收敛不走,三日后即愈。《黄氏医抄》:取细长小鬼螺蛳捣烂,连壳敷患处,露头出脓,次日即可消。

拔疗 《保合堂秘方》:鬼螺蛳一个,荔枝核三个,煅存性,白梅肉六个,共捣烂成膏,贴之。取出疗根后用八宝丹收功。

鼻疗 慈航《活人书》:花盆中青螺二三个,同盐捣涂,立效。

白火丹 《集听》:丹有五种,青、黄、赤、白、黑,黄白易治,黑丹莫救,青丹十日内可治,赤丹亦然,俱不可见灯火、食盐物。治法:取溪涧中鬼螺蛳酒煮食,即消。胀肿气闷者,食数次愈。

三漏丸 《活人书》:治穿屁漏、通肠漏、瓜藤漏,皆湿热之邪毒,杀虫退管稳当之剂;土蜂窝煅、鬼螺蛳、蝉蜕各七钱,乳香、没药、川草酥炙、陈棕煅、管仲煅各五钱,猪悬蹄甲煅十个,刺皮炙一个,雷丸三钱,黄蜡四两化开,加麻油六七匙,入药为丸桐子大,每服六七十丸,空心白汤下。

通经 周氏《家宝》:鬼螺蛳十四个研碎,油纸摊贴脐上,缚定周时。此螺生在阴处。

虫 部 四十种 附四种

雪虾蟆

《忆旧游诗话》:巴里坤雪山中有之,医家取作性命根源之药,军中人争买之,一枚价至数十金,且不易得也。朱退谷曾于吴门见之,云遍身有金线纹,其形绝似虾蟆。

性大热,补命门,益丹田,能回已绝之阳,功兼参、附,火盛者不可服。

内造伏虎丹 《秘方集腋》:兴阳种子,强肾助神,用真川贝每四两,须四制:第一次用大附子一个,童便一汤碗蒸,切细,干,烧酒三汤碗,韭菜汁三汤碗,同入砂锅,将贝母煮干,去附子不用;第二次用雪虾蟆一两,无则以大蛤蚧一对代之,用石敲碎,亦用烧酒、韭汁各三碗,同贝母煮干,去蛤蚧不用;第三次用吴茱萸一两,亦用酒、韭汁各三碗,用贝母煮干,去茱萸不用;第四次用公丁香五钱,亦用酒、韭汁各三碗,同贝母煮干,去丁香不用,制完,其贝母烂如泥,置石白中舂,再入真阿芙蓉一钱,乳制蟾酥三钱,麝香五分,拌匀作条,焙干收贮,用时唾津磨搽。

雪里虾蟆性热微辛,壮阳却冷,痿弱能兴。《药性考》。

海　参

　　《闽小记》云:闽中海参色独白,类撑以竹签,大如掌,与胶州辽海所出异,味亦淡劣。入药以产辽海者良,红旗街出者更胜于绿旗街。有刺者名刺参,无刺者名光参,入药用大而有刺者佳。一名海男子,有粳、糯二种,而黑腻者尤佳。人以肾为海,此种生北海咸水中,色又黑,以滋肾水,求其类也。《百草镜》云:南海泥涂亦产海参,色黄而大,无刺,肉亦硬,不中食品,土人名曰海瓜皮,言其如瓜皮之粗韧也。以其充炮煺猪肉食,可健脾。入滋补阴分药,必须用辽东产者,亦可熬膏作胶用。《药鉴》:海参出盛京奉天等处者第一,色黑肉糯多刺,名辽参刺参;出广海者名广参,色黄;出福建者皮白肉粳,糙厚无刺,名肥皂参;光参出浙江宁波者,大而软无刺,名瓜皮参,品更劣矣。关东韩子雅言:海参生东海中,大小不一,体滑如蜒蝣,能伸缩,群居海底,游行迅疾。取参者用海狗油滴水,海水乃清见底,见有海参,即入水取之。此物沾人气便不动,先以两手探握,置颈两傍,再取置肋下,次及两腿胯下膝,皆可夹取,此物一沾人气即不动,然后出水,以刀剖去肠胃,石灰腌去腥涎,令体肉紧密,干之乃缩至寸许,其实生者大如瓜,长尺许也。若干者寸外,生时体更大可知。蓬莱李金什言:海参亦出登州海中,与辽东接壤,所产海参亦佳。彼土人言海参多伏海中大石上,水深不可见,取参者必用海狗油滴入水中,则有一晕散开,清澈见底,然后入水取之。每每遭鲨鱼毒害,故其价亦不廉。其体生者身多滑涎,去肠胃以灰腌去腥涎,干之出售,每多灰咸气也。福山陈良翰云:海参生北海者佳,为天下第一;其参潜伏海底,至二、三月东风解冻时,多浮出水面,在海涂浅沙中孳乳,入水易取;然腹中出子后,惟有空皮,皮薄体松,味不甚美,价亦廉,识者贱之,名曰春皮。四、五月则入大海深水抱石而处,取之稍难,体略肥浓;至伏月则潜伏海中极深处石底,或泥穴中,不易取,其质肥厚,皮刺光泽,味最美,此为第一,名曰伏皮,价颇昂,入药以此种为上。若秋冬时,则又蛰入海底不可得矣。《五杂俎》:海参辽东海滨有之,一名海男子,其状如男子势然,淡菜之对也,其性温补,足敌人参,故名曰海参。《药性考》:海参辽产者佳,吴、浙、闽、粤者肥大无味。虚火燥结,同木耳切烂,入猪大肠煮食。歌云:海参咸寒,降火滋肾,通肠润燥,除劳怯症。辽产小佳,刺密脆硬,南产厚大,肉味稍逊。

　　甘温。《食物宜忌》:味甘咸,补肾经,益精髓,消痰涎,摄小便,壮阳疗痿,杀疮虫。

　　生百脉血　临安儒医盛天然语予云:曾往青山里视一妇人病,眼、鼻、口、耳、发根皆出血,下部亦然,其人已昏不知人。询其夫得症之由,数日前受惊而起。时天酷暑大旱,又中燥烈之气,致血溢奔腾,上下散出,即不救矣,诸医皆敛手无策。盛有叔曾于都中得一方,专治此症,幸尚记忆。逐急唤人取山泉一桶,烧酒一斤,挟妇起坐,裸其小腿,先以烧酒淋之,俾酒从踝下即滴入水桶内;淋讫,然后将腿置水中一饭顷,其上下血即止,妇亦苏,面色如粉;急叫人觅壮年乳妇,以乳哺之;再用海参半斤,切片焙为末,每次调服三钱,日三服。盖海参能生百脉之血,若失血过多,必须以此补之,其生血之功,捷于于归、芍也。

治休息痢 宋春晖云:余姚有孝子某,其父患休息痢,经年垂危,孝子日走神庙,祈求医药,如是月余。一日,途遇老人,教以用海参,每日煎汤服,不数日,全愈。

治溃疡生蛆 慈溪杨静山云:曾有人患痈破烂,内生虫蛆,累累千百计,治以杀虫药无效。一老医以海参片焙末敷之,蛆皆化黄水,然后以生肌膏贴之,愈。据言,凡一切金创及疽毒破烂,交暑内溃生蛆,惟海参末可疗。《不药良方》:夏月溃疡生蛆,系阴湿所化,海参为末掺之,或皂矾飞过为末掺之,皆化为水。

队　队

《游宦余谈》:队队形如壁虱,生有定偶,缅甸有之。夷妇有不得于夫者,饲于枕中,则其情自合,故不惜金珠以易。詹景凤小辨:同年苏侍御民杰。按云南还,语予:云南有小虫,名曰队队,状如虱,出必雌雄随;人偶得之,以卖富贵家,价至四五金。富贵家贮以银匣,置于枕头内,则夫妻和好无反目,此则物气之正人也。

入媚药,治夫妇不和。

风　蛤

《职方考》:闽邵武府出风蛤,类虾蟆。峨嵋峰麓之数村,每春初东南风起,则此物满床厨间,土人取而浦之。

性温暖,治风及手足拘挛折伤。

饭苍蝇

谢天士云:虫中各种俱入药用,惟饭苍蝇无用,故《本草》不载其主治。予精思十年,求其主治不可得。嘉庆庚申,偶在东江晤柴又升先生云:昔在台州患面疔,初起即麻木,痒几入骨,不可忍。山中仓卒无药,有教以用饭蝇七个、冰片一二厘,同研烂敷之,即不走黄。如言,果痒定,次日渐痊,旬日而愈。

束疔根,不走黄;涂疮疤,即生发。

吴秀峰用以涂小儿疖,愈后脱疤不长发,用此捣涂立生。

塞鼻,治拳毛倒睫。《药性考》。

虼 蜂

《粤志》:阳春有虼蜂,尝附橄榄树而生,虽有首足,与木叶无别,须木叶凋落乃得之。土人以置篋笥,每遇蛊毒必鸣,鸣则自呼,又以其声之清浊卜祸福,佩之辟蛊。

蜜 蜂

《纲目》只用子,云入足阳明、太阴,而无用蜂者。《赤水元珠》有治瘰疬方用之,为补为后。

《赤水元珠》云:蜜蜂同杏仁叶、蝙蝠、蛇蜕,治瘰疬神效。

苦 蜜

出处州。刘基《苦斋记》:匡山之巅,四面峭壁,风从北来,大率不能甘而善苦,故植物中性之苦者,莫不布族而罗生焉。野蜂巢其间,采花髓作蜜,味亦苦,山中方言谓之黄杜,初食颇难,久则弥觉其甘。按:《纲目》言蜜有黄连蜜,味苦,而知更有天成自然之苦蜜,故补之。

除积热,已烦渴,解热痢暑积,驱风,丸药中用之,更佳。老人肠燥,以一盏和酒食,尤宜。

蜜 虎

似蜂而大,首尖身园,状如橄榄形;有两翼,亦如蜂翅;遍身生毛,花斑色;尾有短毫,铺张如鹅尾。鼻上有须二根,喜入花心中,以须钩取花蕊而出,其须能伸缩屈曲,如象鼻然以卷物,登州人呼古路哥子,安徽人呼为蜜虎,养蜜者最忌之。《台湾府志》:蜂虎虫属,状似灯蛾而大,头有斑点,入蜜蜂窠则尽食其蜂。汪杭苇言:蜜虎多喜入凤仙花丛中,散子于叶背,日久生小灰色虫,如青蠖,体上有黑白斑晕,食其花叶长大;及老则下根底,变为蛹,头粗尾尖如海蛳状,作老黄色;久则蛹出为蛾,即成蜜虎;如此循环,生生不已。

治咽喉肿痛生蛾 陈良翰云:蜜虎登州最多,人捕得装入布袋,悬挂檐下阴干,遇有咽喉肿痛或生单蛾、双蛾,取一枚瓦上火焙去其周身绒毛,剪去头足尾翅,再用火焙为末,加冰片少许,吹入喉中即愈,此神方也。又入壮药用。

治心痛 鞠子静方:用咽噜哥,即蜜虎,五、六月飞行墙壁,山东甚多,取置竹筒中,此物难死,必待二十日,方干死在筒中,自能扑打,体上绒毛尽落,有患心痛者及腹痛者,瓦焙研末,酒服一二枚即止。诸城王逊亭云:古路哥有雌雄,雄者身瘦小,雌者腹大,入药用雄者,以线穿阴干,可合房术药用。其老仆王三云:此虫山东极多,能食蜂,养蜂家最忌之。其虫口中有黑丝,常卷,若入蜂窝,即吐直其丝以刺蜂,蜂即毙,然后食之。盖蜂针在尾,而此虫之针在首,想亦有毒。针在尾者阴,在首者阳,以阳克阴,故蜂为所刺,无不立毙。其虫于初秋散子,在豆荚中,则为豆虫,如青蠖状,食豆;在黍穰上,则为朝天猴,如刺螫状,后黍叶自下食而上,最为庄田之患。然可食,庄人候日未出时,此虫着露体重翅轻不能飞,易于扑取。人捕得,去其翅,群置瓦罐内,令其自相扑掷,其体上细毛自落,然后以油盐椒姜炒食之,味胜蚕蛹。但其体上毛不可着人眼,着眼即损目。

蟾 皮舌

此乃癞虾蟆皮也,能拔大毒外出,又能回毒,攻效不可殚述。《纲目》蟾蜍条主治,皆全用,无单用其皮者,惟附方引孙真人《千金方》中治肠头推出,用蟾皮一片,烧熏并敷,仅录其些小功用,反遗其大者,故特著明补之。

贴大毒,能拔毒、收毒。黄汝良《行箧检秘》方载:指头红肿生毒,用活蟾一只,生剥皮,将皮外面向患处包好,明日,其毒一齐拔出;或发背、对口等症,毒忽收内,如又起再贴。切记不可将其皮里面着肉,即咬牢难揭,凡痘疹后回毒,亦可用此治。

瘰疬敛口膏药:治瘰疬脓已尽,肿已平,疮口未敛,以此贴之。虾蟆皮二个要活剥者,鼠皮二张,蛇蜕二条,蜂房大者一个,右四味,俱煅灰;将水胶一两,用井花水一酒盅化开后加蜜一两,蜈蚣煎麻油一小盅,搅匀;前四味灰临起,入麝香一分,将绢摊来,不湿为度。

《灵秘丹药》云:凡患痈疽疮毒者,用土中大虾蟆一个,剥全身癞皮,盖贴疮口。于蟆皮上,用针将皮刺数孔,以出毒气,自觉安静;且能爬住疮口,不令长大;又可免蜈蚣闻气来侵,神妙神妙。

舌

拔疗 《外科全书》:夏月患疗,用虾蟆舌一个,研烂,蟾肚皮盖贴,其根自出。

土槟榔

《粤西丛》载:状如槟榔,在孔穴间得之,新者犹软,相传蟾蜍矢也,不常有之。

主治恶疮。

蝃蝥黄

《物理小识》:余岸少养蜘蛛,以小者饲大者,久之以朱砂饲大者,数十日满身皆赤,其腹有黄,入药用,去翳开瞖。

药蜂针

《物理小识》:取黄蜂尾针,合硫炼,加冰,麝为药,置疮疡之头,以火点之,灸疮上,《本草》未载此法。须先以湿纸覆疮,先干者,即疮头灸之。

驴　龙

《物理小识》:驴腹中蛔也,方体方目,有足,可以小使,入房术用,与皋厌、黑兜虫、瓦雀卵、卫子茎、堕蛤蚧、吉吊脂同功。

龙　虱

《闽小记》云:龙虱形如小蟑螂,又似金龟而黑色,每八月十三至十五日,飞堕漳州海口,余日绝无。

除面上黝黚赤气,食之良;兼美男女颜色,活血。

《物理小识》:智少随老父福宁,曾见龙虱,后在姚有仆暑中食此,云自濠镜来;则他处亦出此,何漳独异也。盖是甲虫,大如指顶,甲下有翅,熏干油润,去甲翅唻,似火鱼之变味。

洋　虫粪

一名九龙虫,出外洋,明末年始传入中国;或云,出大西洋,康熙初年始有此物。形如米蜅子,初生蚁如小蚕,久则变黑如豆瓣,有雌雄,今人用竹筒置谷花饲之。性极畏寒,天冷须藏之怀袖中,夜则置衾褥间,否则冻死,得人气则生。极蕃衍,有饲以茯苓屑、红花、交桂末者,则色红而光泽可爱,入药尤良。

性温,行血分,暖脾胃,和五脏,健筋骨,去湿搜风,壮阳道,治怯弱。附治各症兼引:老人不寐,茯苓引;小儿夜啼,朱砂引;女童夜溺,枸杞引;少妇阴寒,附子引;痈疽发背,沉香末引;舌燥作渴,麦冬引;眼目闭痛,甘草引;耳鸣耳聋,当归引;感冒风寒,防风引;中湿瘟毒,苍术引;跌打损伤,全蝎引;酒醉伤人,葛花引;怒气伤人,沉香引;绞肠痧痛,青蒿引。以上十四症,俱用虫十四个,好陈酒冲服。

治刀斧伤，用虫捣敷即愈。疯瘫，用虫九个，木香汤送。打伤，用九个，黑枣、薄荷汤送。黄疸痧，用十二个，薄荷、灯心汤送。哮喘，用九个，薄荷汤送。眼胀，用七个，薄荷汤送。伤食，用九个，姜汤送。水毒，用九个，薄荷、灯心汤送。气痛，用九个，槟榔汤送。中风不语，用二十四个，薄荷、灯心汤送。小肚痛，用九个，姜汤送。急慢惊风，用九个，薄荷、杏仁汤送。喉痛，用二十四个，薄荷、银花汤送。脾风，用二十四个，酒送。胃痛心疼，用七个，木香末冲酒服。无名肿毒，用十六个，陈酒送，五更服。痘疹，用七个，米汤冲服。膨胀，用二十四个，薄荷、陈皮汤送。呕吐痰水，用七个，淡姜汤送。乍寒乍热、口干舌燥，用七个，陈皮、半夏煎酒冲服。五劳七伤，白茯苓三钱，用七个，捣烂，每日空心酒冲服，以复元为止。疟后寒热不调，用七个，以未发之先冲酒服，三次即止。梦遗、白浊、血淋、白带，以芡实三钱微炒研末，白果五枚去皮心，先将药捣烂，再加淫羊藿二钱去边，广皮二钱，韭子三钱，同煎，用虫七个，酒冲服。赤白带及产后等症，以香附、炙芪、乌鲗骨各八分，酒煎，用虫七个，冲服即愈。气急咳嗽，以川贝母二钱，牛蒡子、当归、陈皮、淮牛膝各八分，水煎服；如妇人，去牛蒡子，加益母、炒香附各三钱，水煎冲服三次，神效。腰痛，以破故纸二钱，雄猪腰一对，竹刀剖开去衣，将破故纸内入，酒蒸熟烂，加桔梗二钱为末，用七个，捣冲酒服，神效。痢疾，白痢用红糖，红痢用白糖，陈酒冲虫七个服。水泻不止，猪苓、白术各一钱，陈酒煎冲七个服之，忌油腻、鱼腥等物。偏正头风，以川芎、防风、荆芥、蝉蜕各一钱，细辛八分，陈酒煎冲七个服之，忌生冷、葱、韭等物。骨节酸痛、胃寒等症，以川芎、白术各八分，酒煎冲虫七个服，三次即愈。吐血不止、喘息燥热等症，以古墨研浓，贝母三分研末，虫七个，陈酒冲服，七次愈。小便不通，以灯心、车前各七根，虫七个，陈酒冲服。饱闷成痞，肚腹肿胀，用酒冲七个服，三次。翻胃膈食，以生姜七片，装布袋内，入粪坑，浸七日，取起，清水洗净埋土中，一层姜一层土，七日取起，用阴阳瓦焙干研末，每次一分，用虫七个冲酒服，三次愈。吐血，以藕节、茅草根洗净酒煎，用人乳、酒各半，冲七个服，三次愈。筋骨疼痛，以核桃肉三钱，陈酒冲虫七个服。痨嗽，以牛骨髓三钱，核桃肉三钱，共为末，入虫七个，再捣为丸，每丸三钱；每日五更衔化一丸，九日见效。痿症，蛇床子三钱，煎汤冲虫九个服，三次即愈。久服延年种子。经水不调，以香附、陈皮、益母草、当归、元胡索各八分，水煎和酒冲虫七个，服之即愈；久远者连服数次，其效如神。产后崩症，以香附、白芍、益母草、当归、陈皮、茯苓、白果、苏木各八分，酒冲虫七个服，三次即愈。

《药性考》：洋虫色黑，形如壁虱，活吞数枚，止血劳怯。

粪如蚕砂状。金御乘云：研末敷金刃伤，立结痂止血，最效。

蟋　蟀

《纲目》于灶马下附促织,仅列其名,云古方未用。附此以俟考。

性通利,治小便闭。《药性考》:蟋蟀辛咸温,能发痘,胜于桑虫。

治跌扑伤小肚、尿闭不出。《养素园集验方》:用蟋蟀一枚,煎服,立验。

小儿遗尿　慈航《活人书》:取全蟋蟀一个焙末,滚水下,照岁服,如儿十一岁者,每次服一个,服至十一个为止。

治男妇小水不通、痛胀不止。《集听》:用蟋蟀一个,阴阳瓦焙干为末,白滚汤下,小儿半个即通。

催生　赵际昌云:斗虫之戏,蟋蟀最盛,其百战百胜者,俗呼为将军。其虫至冬必死,勿轻弃去,留以救产厄,神验。凡产不下,用干者一枚,煎汤服即生,并无横倒之患。许景尼云:斗蟋蟀家,冬则封盆,待其自死,成对干之,留为产科、痘科用。须成对者入药。

治水蛊　朱烺斋《任城日钞》云:促织可治水蛊,昔有人患水蛊百治不效,一日偶饮开水,水中先有促织一对在内,其人仓卒一并吞之,越数日,其病渐消,方知促织可治此症。后传此方数人,无不验者。一对不足,连服二三对自效。

蚱　蜢

《纲目》蟗螽仅引拾遗佩药一条,并无主治。

按:蚱蜢初夏大火始有,得秋金之气而繁,性窜烈,能开关透窍。一种灰色而小者,各土磔,不入药用;大而青黄者入药,有尖头、方头二种,《救生苦海》五虎丹中用之,治暴疾气闭,大抵取其窜捷之功为引也。

味辛平微毒,性窜而不守,治咳嗽、惊风、破伤,疗折损、冻疮,疹不出。

治鸬鹚瘟　王氏《效方》:鸬鹚瘟,其症咳嗽不已,连作数十声,类哮非哮,似喘非喘,小儿多患此,取谷田内蚱蜢十个,煎汤服,三剂愈。《百草镜》云:鸬鹚郁小儿有之,其症如物哽咽,欲吐难出之状,久之出痰少许,日久必死。治以干蚱蜢煎汤服。

破伤风　《救生苦海》治破伤,用霜降后稻田内收方头灰色蚱蜢,同谷装入布袋内,晒干,勿令受湿致生虫,常晒为要。遇此症,用数十个煅存性,酒下,立愈。

痧胀　《养素园集验方》:用蚱蜢五六个,煎汤温服。

冻疮　《养素园集验方》:用方头黄色蚱蜢风干研,香油和搽,掺亦可。

小儿惊风　《李氏袐方》:用蚱蜢不拘多少煅存性,砂糖和服,立愈。一方,治急慢惊,量大小人多寡用之,煎服。王立人《易简方》:用蚂蜢焙干为末,姜汤调服少许,立愈。

急慢惊风 《百草镜》:霜降后,稻田中取方头黄身蚱蜢,不拘多少,与谷共入布袋内风干,常晒勿令受湿虫蛀;遇此症,用十个或七个,加钩藤钩、薄荷叶各一撮,煎汤灌下,渣再煎服,重者三剂愈。李东来常施此药。据云山东王虫尤妙,每服只须二个。王站柱《不药良方》:急慢惊风,先用白凤仙花根汁半盏服下,即用方头蚱蜢焙干研末,滚水调下,即愈。

产后冒风 王良生《救急方》:干蚱蜢数十个,瓦上煅存性,好酒调服。

淮东子

今名跳虾虫,生湿土中,形如跳蚤,而大逾倍,色如虾青,腹下多足如,善跳跃,儿童以器置于水中,捕得辄投入,便不能跃出,秋时斗蟋蟀家多畜之,凡蚕遇斗伤及虚赢,必每日以此饲之,云能益蚕力也。其性最审捷,能达透经络,皮里膜外,无不行到。

治风痹,去湿肿。

灯 蛾

今古方无入药者,《祝氏效方》有治痔管法:用蜒蝣一个,同扑灯蛾十个,放罐内一宿,加麝香一钱,阴干为末,吹入管内,自能出水,水干即愈。

蝇 虎

《古今注》:蝇虎,蝇狐也,形似蜘蛛,而色灰白,善捕蝇,一名蝇虎子。《潜确居类书》:一名蝇豹,身黑,嘴有双肉爪,攫蝇而食,两目似虎,炯然生光。《易》曰:震来虩虩。《雅俗稽言》曰:虩,蝇虎也。常若多惧,故取象焉。按:蝇虎亦蜘蛛之属,腹亦有丝,而不能结网,惟居墙壁,捕蝇食;其体灰褐色,身上有微毛,嘴有两钳,翕吸频动,跳跃如虎,亦有纯白色,两目朱色,绝可爱。儿童捕置器中,捉蝇以饲之,视其搏跃为戏。此物未闻入药,故濒湖《纲目》壁钱、蟏蛸皆列入,而此独遗之。今徐氏《验方》云:其性频动而不静,取以调血脉,治跌打,因录其方以备品云。

治跌打损伤 徐顺之《验方》:取蝇虎数个,研烂好酒下。

灶 马

今之灶马,俗呼赃郎,又作蟑螂,《纲目》所谓蜚蠊也。《纲目》虫部亦有灶马,形如蟋蟀,今人名灶壁鸡又与蟑螂别。濒湖于蜚蠊条下无治疗疮诸法,今备录之。

拔疔　《集听》:灶上蟑螂不拘多少,捣烂敷之,其疔根自出。卿子妙方:蟑螂虫其黄紫色甚臭者,取数个,用患者自吐唾沫几口,研烂敷疮四围,顶上露孔,使毒气从孔出,一日愈矣。邵仲达方:治疔疮,取蟑螂大者七个,去头足壳,将砂糖少许同捣烂,敷疔四围,露出头,昼夜即愈。

《药性考》:灶马拔刺,捣涂有效。

解诸疔毒　《传信方》:灶上红蟑螂五个,研烂,热酒冲服,取汗为度。

红丝疔　《传信方》:蟑螂一个去头,和青糖捣烂搽上,即效。

白火丹　《叶氏方》:用蟑螂瓦上焙干为末,白滚汤服,一二个立效,兼治疔疮。

对口　《活人书》:桂州荔枝肉二三枚;蟑螂二三个,同捣如泥敷,露头,数次即散。

无名肿毒　慈航《活人书》:蟑螂十个,盐一撮,同捣烂敷之,留头。

治诸毒恶疮　《严氏家用方》:蟑螂捣,石灰敷之。

痧症　周衍园方:活蟑螂虫二三个,用纸包,灶上焙干,研细,冷水和灌,或吐或泻,即愈。

吐血　徐云生方:取蟑螂五个,止去翅净,在火盆净瓦上焙干为末,纸包安土上,存性,用湿腐皮包一个,滚汤吞下,每日如此,吞五日,不可间断。

气虚中满　《医宗汇编》:以蟑螂七个为末,用地枯髅煎汤送,数服愈。

臌胀　《家宝方》:蟑螂一个焙干,萝卜子一撮,共炒为末,好酒吞十日,全愈。

一切儿疳　《集听》云:凡小儿患疳疾,不拘何等疳,垂死者皆效。取灶上蟑螂焙干,与之食,患者但闻其香,不知有腥臭之气,犹中蛊者,食豆无辛,含矾不苦也。有患此症,治之无不效,只须食一二次即愈。愈后体更肥白,且屡试屡验。《百草镜》云:儿疳初起,用蟑螂去头足翅,新瓦焙干,常与食之,百个病愈。

水　马

《纲目》名水龟,于主治下云:令人不渴,杀鸡犬,不知有治痔之功,更为补之。按:水马四、五月内出浮水面,身硬脚长,池沼中甚多,性喜食蝇。予在瓯亲见小儿捕之嬉戏,用钓竿系绳,绳头穿一蝇,掷水面,诱之即来,以四足抱蝇不放,因而获之。

治痔　《东医宝鉴》有水马散:夏月三伏内,于止水中采婆子,一名水马儿,高脚水面跳走是也。采取三十个,用三个纸包,每包十个,于背阴处悬挂阴干,每包作一服,研烂,空心酒调下,良久乃吃饭,三日连三服,十日内效,久痔脓血者,二三十服绝根。

壁虱

俗呼臭虫，以其气腥秽触鼻，故名，行必南向，为南方秽湿所产。今江南北人家多有之，稍不洁即生此物，亦有远行于旅店驿舍中带入衣被，归家即生。极易蕃育，一日夜生九十九子，与螽斯同。其形俨如半粒豌豆，老则黑，次则枣皮红，初生者色黄而细小。其子如蚁子，白色，卵生与虱同。初生便啮人，生一二日即能褪壳，愈褪愈大，渐渐而老，色转红而黑，老者啮人愈毒。多藏藁荐中及壁内，或桌凳床缝间，其身遍而易入。至冬则入蛰，多藏泥沙山穴中，及古树根下，交春皆启蛰，而出入人家壁木内藏。性畏蚁，山中有一种红蚁，喜食之，故近山及山寺僧舍此物甚少；有带入者，辄为山蚁衔去。其啮人尤狡黠，不与蚤、虱同。昔人谓暑时有五大害，乃蝇、蚊、虱、蚤、臭虫也，然蝇、蚊迭为昼夜，蝇可挥拂，蚊可设帐，虱则暑时裸浴，生者绝少，蚤则因土湿而生，夏时土干，亦不甚患，惟此最可憎，无分昼夜，潜身床褥及几阃间，善识人气，伺人一徙倚，即嚼其膏血，肿块累累，如贯珠然，愈爬搔则愈大，痛痒难禁，小儿肉嫩，尤遭其苦，辄号不已。或云其物口有白气一二寸，啮人能隔席穿肤吮血，索之不可得；在床褥辄夜聚晓散，率其丑类，待人倦睡而恣啖焉。古方辟除之法甚多，无一验者，惟席下铺零陵香草及樟脑，可稍杀其势，然隔一二日，药气减则横虐愈甚；惟用真扬州安息香，涂上好银朱为衣，燃床下，周遭以席护，令烟熏透，则壁虱尽死，子亦不能复生。第香气恶烈，触鼻令头痛，须熏后停一二日方可卧宿。贫家何能办理？古云：南方淫气生短狐，此亦淫湿腥秽之气所感而生，凡勤洁之家鲜有之。闽人云，此虫滚水泡死者能复生，惟有以冷水浸死不能复生。《山堂肆考》：壁虱身扁而臭，不能跳，善啮人，名曰茇蚤，又名扁虱。《五杂俎》：壁虱闽人谓之木虱，多杉木所生。治者以荞麦藁烧灰水淋之。江南壁虱多生水中，惟延绥生土中，遍地皆是，入夜则缘床入幬，嚼人遍体成疮，虽徙至广夏，悬床空中，亦自空飞至。《事物绀珠》：壁虱一名壁驼，遍小褐色，殒而啮人。《六书故》：扁虱着牛马食其血，产荞蓚间差小，嚼人肤，俗谓荞蚍，又名茇虱，今人讹为壁虱矣。是古人虽有其名，从无人药者。《纲目》并不列其品，近来治疗有用此者，故录之，见天下无弃物也。

气腥，味微咸，性平，在土者有毒。凡用壁虱，须置温水中令其臭气泄尽，入药。

治咽膈 《集听》方：用虱十枚，滴花，烧酒浸服。

饭馋 《百草镜》云：用臭虫研涂。

臁疮臭烂 西亭《药镜》：用臭虫同水龙骨捣和，麻油调敷，出尽黄水，立愈。

眼生偷针 臭虫血点之，即散。

《海上方》有用壁虱治小儿惊风。用壁虱于净水中漂去臭气,焙干入药。

拔疔　杨氏《经验方》:臭虫同米饭捣匀,搽疔上,能立拔疔根外出。

鲟鱼刺戳　《医宗汇编》:凹谷茴香叶,使盐花烧酒捣糊疮上;如口久烂,用臭虫去头敷之。

叩头虫

形黑如大豆,以手按其身,其头能俯屈,剥剥有声,出南方者小而微,北土者大而力厚,小而捕之为戏。入药用大者,试法:取虫置桌,翻其背令仰,少顷便跳起三四寸,有跳起过五六寸及尺许者,力更大。《纲目》以之附虿螽后,亦不言主治之功。此虫北人谓之跳百丈。

治腰脚无力,与山蚂蚁子并入壮药用。《百草镜》云:外用可绝疟,叩头虫一个,安眉心,虫头向上,膏药盖住,过时自愈。

大力丸　《汇集》:此冯嘉宝方,蒺藜酒洗炒去刺、白茯苓、白芍、苁蓉酒洗、杜仲酥油炒、菟丝子酒煮、续断、当归、覆盆子、威灵仙、破故纸、薏苡仁各一两五钱,牛膝酒洗、无名异、自然铜醋七次各一两,乳香、没药、朱砂飞过、血竭、青盐各五钱,天雄二两童便浸五日,象鳖一个去头足翅如无,用土鳖代之,跳百丈十个去足,虎骨二两酥油炙,上药俱为细末,炼蜜丸,二钱半重,早晚盐汤或黄酒送下。少时用力行功,散于四肢。

沙鸡母

《物理小识》:土鳖是象房屎中所生,或以旋土成窝者充之,不知旋土窝者乃沙鸡母,非土鳖也。

同金墨磨,涂口疮。

禾　虫

闽广浙沿海滨多有之,形如蚯蚓。闽人以蒸蛋食,或作膏食,饷客为馐,云食之补脾健胃。《广志》:夏暑雨禾中蒸郁而生虫,或稻根腐而生虫,稻根色黄,虫乃稻根所化,故色亦黄。大者如箸许,长至丈,节节有口,生青熟红黄,霜降前禾熟则虫亦熟;以初一、二及十五、六乘大潮断节而出,浮游田上,网取之。得醋则白浆自出,以白米泔滤过,蒸为膏,甘美益人,得稻之精华者也。其腌为脯作醯酱,则贫者之食。吴震方《岭南杂记》:禾虫绝类蚂蝗,青黄色,状绝可恶厌。潮所淹没淡水田禾根内出,数尺长至丈余,寸寸断皆活,能游泳,午后即败不可食。滴盐醋一小杯,裂出白浆,蒸鸡鸭蛋,牛乳最鲜。《粤录》:禾虫状如蚕,长一二寸,无种类。夏秋间早、晚稻将熟,禾虫自稻根出,潮长浸田,因乘潮入海,日浮夜沉,浮则水百皆紫。采者以巨口狭尾之网系于杙,逆流迎之,网尻有囊,重则倾泻于舟。

补脾胃,生血利湿,行小便;疮疡勿食,能作脓。

茄稞虫

此虫生茄稞内,梗上有蛀眼,内即有虫。其虫带绿色黑嘴者是。

治男女童痨 刘羽仪《经验方》云:男女童痨,其症不必如大人咳嗽、吐血、泄精,只是身体瘦弱,皮毛焦枯,肌肤微热,急宜早治。用野茄稞内虫,取数十条,私和在食物之内,与病者吃,数次即愈。

棕 虫

滇南各甸土司记:棕虫产腾越州外各土司中,穴居棕榈木中,食其根脂汁,状如海参,粗如臂,色黑。土人以为珍馔,土司饷贵客,必向各峒丁索取此虫作供,连棕木数尺解送,剖木取之,作羹味绝鲜美,肉亦坚韧而腴,绝似辽东海参。云食之增髓益血,尤治带下。彼土妇人无患带者,以食此虫也。

治赤白带,肠红血痢。其行血而又能补血,功同当归。

蔗 蛄

漳泉种蔗田中,出一种虫如蚕,食蔗根,名蔗蛄。土人食之,味甚甘美。

发痘行浆,托痈清毒,化痰醒酒,和中利小便。

桃丝竹虱

此桃丝竹上所生竹虱。《李氏草秘》云:罨疔疮痘疔最妙。

牙皂树虫

《救生苦海》云:此树大如钱,粗者方得有虫。但取之有法,以利刀速砍其树,迟则虫即下行入根,不可得。其虫子时下行,过午则上行,须午后伐取。

治一切肿毒初起。其虫有大小,大者用一条,小者用二条;证轻者用一条,证重者用二条或三条,擂烂酒调服。已脓者不治。

黄麻梗虫

须秋时先收取,以葱管藏之。《百草镜》:麻虫生麻梗近根上一节中,二月化为飞虫,穿穴去。山左人每于刈麻时,将虫连麻梗寸断,布袋装盛,带至南方,货与养禽鸟家,饲画眉、百翎之用。云其虫性暖,去风行血,鸟食之可以御寒。虫形如小蚕,细长明净。入药须连麻梗蒸焙用;如用生者,须以葱藏。

治疔　程林《即得方》:用黄麻梗内虫,以葱叶包贮,挂风头令干,将疔疮挑破,以麻虫少许,入于所挑之处,疮即化为水而愈。陶节庵治疔蜣螂膏:用蜣螂三个肚白者佳,黄麻虫十个,二味捣匀,拨破患处贴之;如患在手足,有红丝上臂,丝尽处,将针挑断出血,仍用前药。毒重者更服败毒药。叶氏方:用黄麻梗中虫一条,焙干为末,酒调服下,疔化为水。

芝麻虫

生芝麻梗中,三更辄从下而上,至顶食露,五更辄下,取之以夜。性热助阳,入帏箔用。

去痔管　用芝麻虫,如蚕绿色,取焙干为末,开水送下,每日一钱。服七日,其管自出。

桐　蛀

李氏《草秘》:生桐油树中,即木蠹也。最治恶肿毒,取七根焙末冲酒服,即愈。

牛膝蛀

李氏《草秘》:虫生牛膝草节中,香油浸制。

治指头毒,昼夜痛不可忍者,敷上即愈。

山蚂蚁窠子

朱乐只云:山草中有之,系草树之叶结成,大者如斗,冬月取之,蚁在土而不在窠矣。《救生苦海》:山蚁窠深山内大树根中有之,十一月或正月草枯时寻取。有二种,一种大如升斗,色黄柔软,形如干黄烂叶,又若柔皮纸,窠皮上层层有刷纹成晕,若虎头,俗呼虎头蚂蚁窠,不知何物所造,惟内中多筋,其筋系松毛草茎之类也,抽去内中筋及泥土用之。一种色白,系是泥土所为,其形有类松皮,研用入药。

久不收口烂疮,贴之即收口。

治刀伤出血　《救生苦海》:用山蚁窠,抽去内中筋及泥土,包裹伤处,再用布缚,即血止收口。沈氏传云:冬月用之,有验如神。

秃疮　周氏传方:山蚂蚁窠中土,盐卤调敷,数日即愈。

生皮结靥 凡疮脓腐已尽，新肉已生，不肯收口，用山蚁窠搓去草泥等物，扯开贴之，即结靥生肉。张圣来云：山蚁生深山穷谷中，头如虎，有牙钳甚铦利，有翼能飞。凡虎食人过饱则醉，醉后即吐，蚁食其唾余，则形变虎头而生翼；即以其所吐涎啮树汁草浆，和山土酿如泥，缘树枝成窠。其窠重叠如蜂窝，内有台，外则黄白纹，大如斗，挂树枝上。山人见其窠，以烟熏去蚁，采之入药。

窠敷金刃伤，止血定痛，生肌收口。

窠中台，治发背、百鸟朝王毒。

窠上缘枝，治蛀脊。

山蚂蚁子

白如粃米，俗呼状元子，大力丸用之。然微有毒，食之作胀。《纲目》蚁下仅存其名，无主治。近行伍中营医以此合壮药，颇效。

益气力，泽颜色。

_{敏按：蚁有各种，入药用窠，则取山蚁窠。盖山蚁形大，在草中或树根内作窠。其子粗如粒米，入药力太猛。用子以黄色细蚁所生子为佳，盖此蚁力最大，能举等身铁，故人食其子，亦力大也。《宦游笔记》：广人美味有蚁子酱，于山间收蚁卵，淘净滓垢，卤以为酱。诧为珍品，则其子亦无毒矣。}

蛆 窠

王安《采药录》：大窖坑内有蛆虫窠，如白茧子样，挂在蓬堁内者，取来净去泥灰，晒燥焙用。

治臁疮疳蛀，一切虫蛀烂孔，外科收口药用。

疳疮蛀梗 《柴氏独妙方》：用粪坑内蛆虫窠，在蓬尘内者，形如白茧子而小，取来不拘多少，放在罐中，焙燥为细末，贮小口瓶内，瓶口以细绨纱包扎覆转，轻轻敲弹少许药末于疮口内；如有小蛀眼，药末不能入，用麦草秆吹药入细孔内，每日三五次。其蛀烂者，肉孔自能长平，神效无比。

死人蛆虫_{人蚜}

此检尸场中棺内死蛆也。唐怡士云：凡人死后魂魄散尽，其生气有未尽者，肉烂后悉腐而为蛆，攒啮筋骨，久之蛆亦随死；故强死者，棺中无不有黑蛆。凡有须问仵作于尸场收之。

治大麻疯癫疾 《赤水元珠》治大麻疯癫疾方：用死人蛆虫，洗净，钢片上焙干为末，每用一二钱，皂角刺煎浓汤调下；若肿而有疙瘩者，乃阳明经湿热壅盛，先以防风通圣散服二三帖,然后再服此药,有补功。以皂针为引,故能达表。能久服之,极有神效,非泛常草木可比也。《医学指南》有治大麻疯秘方:用人蛆一升,细布袋盛之,放在急水内流之,干净取起,以麻黄煎汤,将蛆连布袋浸之,良久取起,晒干,再用甘草煎汤浸晒干,又用苦参煎汤浸晒干,又用童便浸晒干,又用葱、姜煎汤,投蛆入内,不必取起,就放锅内煮干,焙为末,每一两加麝二钱、蟾酥三钱,共为一处,入瓷器内。每服一钱,石藓花煎汤下,花即山中石上生白藓如钱样;用苍耳草煎汤洗浴,然后服药,七日见效。体壮者一日一服,体弱者二日一服,即愈。

治劳瘵,能驱尸虫,以贼攻贼之义。跌扑,绝邪疟、尸蛀、石疽。

驱瘵虫 吴秀峰《虚劳论》云:瘵有虫,为湿郁所化,在外为虱,在脏腑为虫。用死人身上蛆虫,制令洁净,焙干和药服之,则瘵虫化为水下。

人 蚜

陈所安《今见录》:近有一种不肖奸徒,辄于攒殡左右,勾贿寄户寄户者,以产赁人厝棺,杭人呼为开寄场,每有七日内之出厝棺木,到场即被昏夜启棺,窃取人蚜,货与方术家及走医,为夹棍药,并治跌打,绝邪疟等用。予初不解人蚜为何物,后询唐博士与宜,博士家有老仆来升曾见之,云:凡人死七日外,遍身肌肉腐如浆,心气散漫,蒸为人蚜,形如九龙虫而小,色赤如血,光滑异常,男女皆有,入药男棺者佳,其取之法:用大钻于棺和头前钻一大孔,以香糟涂孔外,内虫闻糟气,皆从孔出,其虫虽有甲而不能飞,用手搦投入小瓶中,烧酒浸,阴阳瓦上焙干用。

按:人死血肉腐为虫,或为蛆,或为蚜,形各不一,或云二物并生,或云一物先后互化;又有云,贫穷者多蛆少蚜,富厚者多蚜少蛆,第勿深考,并存其说,以俟博雅君子折衷焉。

虹 虫

《物理小识》:虹为淫气。方士于东海见虹处掘地得虫,红色,得之入术用。

媚药,益帏箔,同紫稍花。功力更大。

《本草纲目拾遗》跋

　　《本草纲目拾遗》十卷,乾隆间吾杭赵恕轩先生所著《利济十二种》之一也;十二种者,《医林集腋》《养素园传信方》《祝由录验》《囊露集》《本草话》《串雅》《花药小名录》《升降秘要》《摄生闲览》《药性元解》《奇药备考》及是编也。全目及总序,备载于是编卷首。鲍氏《汇刻书目》,亦载十二种之目。但有传钞本,皆未刻。至嘉庆末年,传钞本则只有是编与《串雅》二种,其十种已不传;且是编每药品下论列各条,颠倒错乱,眉目不晰。余因访知杭医连翁楚珍藏其稿本,假阅,乃先生手辑未缮清本者,初稿纸短,续补之条,皆粘于上方,粘条殆满,而未注所排序次,故传钞错乱耳。余乃按其体例,以稿本校正排比传钞本之误,然后各条朗若列眉,还其旧观。原稿本仍归返连翁。迨庚申寇乱,翁家原稿本亡失,《串雅》亦佚,余编缮此本,幸携带仅存,得存先生遗著之一,亦足宝重矣。余又闻雍乾间杭人汪君怀著有《草药纲目》一书,哀然大部,与濒湖《纲目》等,其稿未传钞,访诸其族人,皆未见,想已湮没失传,恨未得其书,与李氏、赵氏鼎峙,为本草之大全也,惜哉。

同治甲子秋日,钱唐张应昌仲甫氏撰。

本草乘雅半偈

目　录

叙

　　余盖素奇子由，云子由之生，奇甚。祖心齐公急在得孙，愿以一周星课《华严》满一十二部，于时灯香前，实时时现一童子相。既满，子由生焉。余托交子由父不远，事心齐公犹父也。闻是灵验，甚诧其奇。今读其所著《本草乘雅半偈》，则又并奇其书。而要之，此即一大因缘矣。尝考《神农本经》，及隐居《别录》，各三百六十五种，唐以后无算。子由各取其要药，而《本经》《别录》十七，合之得七八百种，金石、服食之类备焉。命之曰《本草乘雅半偈》。夫诠释名物之书，皆以雅称。独《尔雅》最为精核，其余为《翼》、为《逸》、为《唐》、为《埤》，不免信任睹闻，阔略衡尺，故绳以得所，间有失安，乘雅名物，即无同异乎？而子由已悉为判滞，语无影撰，理有宗本，仰瞻姬公，虽不敢称敌拟，亦庶几私学弟子矣。名乘雅者，数四曰乘。如四矢、四雁、四马、四丘，咸以乘名，而子由之雅已备有核、参、衍、断四则，固不特载以为义也。核者，考实之谓也。考其生成处所，形色、种族。已不待绘象。而周郑璞朴，不能名眩，故曰核也。参，不越名、性、气、味、主治功力，而形上实尽于名相，故古人命名不异羲皇一画，曰缊，曰门，将在斯焉。此之不研，则一切猜度又安所得？形上者而称之。是以伏藏之珍，未经发覆；半现之宝，犹待倾湫，隐居尚尔，他复何论？乃子由即名寻义，为之施启钥之功，运补天之手，勘一药，则必另转一关机；立一参，则必另开一生面。大似历代老椎，棒喝不袭；而西来大意，无不显出也。衍，则如大衍之衍，五十相乘，有何尽藏；才拈一品，而横说竖说、正说旁说，浩乎无有津岸。非特明心灯而破暗，亦多借法喻以解缠矣。夫参与衍，例不自子由刱也。《农经》三品药石，在《别录》及唐、宋诸家，皆有衍。子由既参定《农经》正文，旋取衍《本经》者重衍之。以经出圣人，殊不敢逾越范围，恣谈胸臆。迨隐居以后之本草，子由取其既衍者而衍之也。其弘阔胜大之言，直借以写其中藏矣。尝观《农经》三品，上、中犹易立言，至下品，而立言稍难矣。至《别录》及唐、宋以后，立言益难矣。得子由而悬河之论始出，则所谓既启钥以辟门，仍炼石以补漏，明心灯而破暗，假法喻以解缠者，诚非溢美也。若夫七方、十剂，谁不知大、小、缓、急、奇、偶、复，如列卦位，缺一即不成方。宜、通、补、泻、燥、湿、重、轻、滑、涩,如调鼎羹,失量即不成剂。乃方剂具有体用,而药药具有七方、十剂之体用,故助方之立,直欲使药物神奇,毕供世用。无奈经传所传,理则同条。语有异指,而反以成后人之疑城,若不拆以片言,则哗然聚讼,岂特议礼者为然。抑又何以祛蔽而入觉?故子由就方剂中立断,所以通天下之志,断天下之疑也。如是则遗一不可称乘。而又名"半偈"者,何说?盖取四者中分之核、参所该、衍、断具足。能者从之,将一己函三,何况得二。所以子由书成,但取核、参示人,而"半偈"名焉。如来悟道,不用全文。半字满字,此亦玄机,下者自为周欠尔。子由殆不欲以声闻障人觉,故著书则不留余义以生疑。命世则姑留不尽,以待悟也。夫自烈山以药草救生,伊尹以汤液立教,世岂乏传,而费人者不少,岂夭札之患难消,淳华之功难继哉?则启迪无其人也。求其人,子由足当之。会见治鸿术者,尽耀光明,登斯民于寿域,屈指奇书,古今有几?余奇其人,并奇其书也固宜。然余既奇其书,则益奇其人。盖子由应愿而生,定从智慧海中来,能为是书,不足奇。所奇者,自绝乳而后,曾不露一隙慧光,而何以能擅作者之奇?今夫纷具而后有核,三立而后有参,畜满而后有衍,听审而后有断,是四者皆于幼慧中植根。而以此求之,群儿戏,独不能戏,群儿诵,独不能诵。口若胶生,耳若旷塞,形若木偶,了了乎,懵懵乎,而何以能擅作者之奇。惟九岁时,依不远禅坐,现一身世俱空之境,随诣闻谷师以三令参,能举心为封。弱冠忽处方药有合,人亦稍稍许之,然父执王公绍隆召听《内经·素问》,则声哑如故,其不以前此之偶然为疑者谁,乃自夏徂秋,讲仲景书。遂大出辨驳,以困其师。明年,即摄师讲席。著《摸象》。《摸象》者,实发仲景奥藏,谦言之以手为识也。书未成,不远促之,既成,火之。曰:十年后方许汝著书。于是奇颖之声渐起,而于《本草》又不相入。每求入,则喷血如注者竭故,会不远著《纲目博议》,有椒菊双美之疑,不能决,得子由私评而决。因令面判七药,皆有至理。乃更以著书许之,而《乘雅》于此伊始矣。无何,不远病亟,谆谆以《博议》为言。先是,余有楚游,就别不远,忽谓余:我两人,交若兄弟,来年此时,归视我含。余如期归,亲闻遗命,数以此趣子由,而子由不堪涕泪,至于今《仲景论疏金錍》成,而《乘雅》亦成。《金錍》者,即踵《摸象》而作者也。《乘雅》中冠以先人字者,即《博议》也。夫小时之光景如是,今读其书,而光景又不如是。其观理之妙,不谬毫芒,非胸中默具一大衡鉴,必不能尔剖析;举往喆未经指示之玄机,及得未曾有之创论,普现笔端,非胸中默具一大解悟,必不能尔点化;不事咿唔,而阴阳生克,苞符图纬,经、子、史、集,琅函贝叶之文,皆供驱使,非胸中默具一大学问,必不能尔该洽;振笔成草,义识云骞,词华景焕,非胸中默具一大文章,必不能尔斌郁。而后知往时之不见一慧者,非无慧也。应化圣贤,具大智慧,特其初,不肯轻露一相,而世间肉眼,方且为按图之索,则懵舆慧,几无辨矣。众闻斯言,遂疑其人为药王、药上,遍尝十万八千药物,使比味,因著书乘觉,而余谓不然。夫不见伊祖诵《华严》时,灯香前每现一童子相乎？则子由从来是即华严会上善财童子耳。童子遍参诸圣贤,皆有药喻,今日发悲愍心,即以所喻之药喻世也。夫既以所喻之药喻世。则核、参、衍、断、何者忍秘,而秘即非秘,文殊之默,迦叶之笑,实已一切摄入。吾所谓大因缘者,如是,如是。

钱唐李玄晖具草

自序

　　余质性黑暗，又不能多取师承。然以黑暗，故益不自知其为黑暗。每阅《本草》，艰苦殊甚，间亦弋获，记之侧理。夫自写其一得尔。而稍稍为人物色。岁在庚午，武林诸君子大集余舍，举仲景两论及《灵》《素》秘奥，期余一人为之阐发。余谢不能，然亦不欲自秘其师承也。于是时计此书之成。自丙寅至庚午，仅得十之二；自庚午至癸酉，仅得十之三，而以诵说，故几不能竣事。会春风座中狂飙拂面，余遂绝念世纷，专意笔墨，自丙寅至癸未，几历十八春秋，而此书始成。原分参、核、衍、断四种，故名其书为《乘雅》。数四为乘，非取载之义也。明年甲申，方事剞劂，又明年乙酉五月，会有兵变，挈家而逃，流离万状，诸楚备尝。沿至丙戌之十月，始得生还，而家徒四壁，则板帙之零落殆尽可知已。既慕古人破甑弗顾之意，而仍自怀千金敝帚之思，勉缉旧业，仅能完参、核之残缺。衍、断倍多，何能补漏，虽余之始意亦欲中分四种，谓参、核可该衍、断。遂又名其书为《乘雅半偈》。寻又念一生精力，何忍自藏其半？语详义例中，而今则姑俟之矣。余平生实不能负笈远游，师承殊少，于家庭则有先大人荷薪之训，于父执则有绍隆王先生《金匮》之心传，象先陈先生薛案之私淑；于往来则有仲淳缪先生之指示，而李不夜先生、严忍公先生则文章道谊之宗模也。幼耽禅学，于闻谷、憨山二大师，得其南车。于离言和尚，得其点醒。而云间施笠泽、古娄潘方孺、同邑茹居素，亦皆宇内名流，既己于而来，岂少起予之益。故余之言虽不乏道脉，持黑暗之资，恐犹是摸索语耳。将以就正海内，即以贻笑海内，而前所称武林诸君子，咸以是书出，殊可为人师承，余不敢冒其称也。余特不敢不称述其师承者也。

丁亥重九日卢之颐书于无恒业

《本草乘雅》义例

图说"核"

自炎帝尝药,形质始晳;惟德刑异齐,而厥状缘以区分。先贤著为《图说》,间亦差别。大率三统相承,风气代变,且声教渐远,而物性亦移;或古之所产,今无取焉。倘按旧图,靡施新效。余谨从先贤序述名类中,妄加辩核。间取数十种,躬莳斋圃,求其甲孕癸终之候,敢曰旁通。诚以术重安人,机殊相马,方则犹是,而投或罔功者,由辩之有未辩也。芟繁就简,多仍旧文。语有之,见色见心,设由是而循所以生成之序,以返而探所以生成之原。如良将用兵,务使兵识将意,将识兵情,斯靡投不善矣。作《图说》"核"。

本经"参"

《本经》言简意尽,精义入神,其范围曲成之妙,非古之聪明睿智而神圣者,何以与此。先贤多得其精,引而不发;后世曲士,见外遗内,取粗舍精;或守其一隅,而乖其全体,斯精义裂矣。余早岁获聆先人之绪论,扞格鲜解。久之从一品一节中,稍见一斑。因溯求本经所以立名之意,与后人随事异称之故,其德性气味功能之殊具,温凉寒热燥湿之异齐,刚柔升降开阖发敛之互用,固君臣佐使之所由分也。然张弛纵横之妙,如善兵者,因敌为变,以操其分合之神。故多亦胜,少亦胜,动亦胜,静亦胜。设未能直古圣精义入神之奥,虽自谓了了,余知其不无茫茫矣。余颛愚谫陋,积岁茫茫,然偶有一得,辄妄忆之而妄言之。觊海内高明,庶有因鄙说而起予者。作《本经》"参"。

《别录》"衍"

《别录》,盖陶隐居就《本经》而稍广之,所谓衍也。始余因《本经》立名,而稍得所以敷陈治理之义;触类兴思,偶窥一斑,载阅《别录》,业已引而伸之矣。于此粗自信所见之或可与古为徒也。《别录》既衍《本经》,余复敢为《别录》衍。顾余于隐居,何能为役。虽然,推此志也,使人知《别录》与《本经》非二说,余则幸矣。作《别录》"衍"。

附方"断"

在昔贤圣,莫不深晢《本经》精义入神之奥,是以因病立方,各有深意。顾人之病证虽同,而所以受病或异,倘按方以合病,合,其幸也;不合,且以病试方矣。故于诸方之次,谬为之断。俾察证者,更审证之所从来,庶弗至以人侥幸耳。然微茫变动之介,其轻重缓急,有似是而非,似非而是者。谬在千里,差则毫厘,尤不可不深思而熟讲也。故能精研《本经》之奥,则我可以立方,矧有古方之可循者乎。不则,余惧其操方以希合也。作附方"断"。

时崇祯岁次戊辰季冬八日钱唐后学卢之颐识

《本草乘雅》凡例

一、本草立名，圣贤各有深意。以德、以性、以色、以味、以体、以用，为品不同，要使后人顾名思义，即一端而得其大全。如六书之指事会意，八卦之设象通变，原有至理存焉。古之名家，精识洞彻，未有不深窥《本草》之奥者，故尝以一种而治多病。自药性有赋，人安苟简，执一端而遗大全。求其苦心刻意，能深探《本草》所以立名之义者，累十数百年，而不少概见矣。则圣贤深意，晦蚀已久。是编不揣，非敢强为傅会。务就一端而求大全，所谓其次致曲，固曲士之澈诚也。

一、是编皆就《本草纲目》以为阐扬。盖《纲目》一书，李氏父子，博集精研，近代之笃志《本草》者无出其右矣。第良工苦心，惟恐挂漏，不无泛爱。盖以后人而推求前人之所未尽，自易为力，然意在相成，以惠养后世，总欲立欲达之一念也。如有肆然思盖前人之意，则鬼神将呵责之矣。况是编之未尽实多，千里比肩，端祈指驳。

一、是编所重在参。原夫《本经》立名居要，其主治亦独挈纲宗。乃后人未达深旨，故隐居有《别录》之述，正从纲宗中，再加演畅耳。所以愚窃谓《别录》为《本经》之衍也。然愚所以窃重于者，惟能《本草》之真德用，斯于古人立方之意，随病之轻重缓急，而尝变不一处，始堪措手。今之执古方而未尽效者，岂方有未善哉？未能变通而轻重布之耳。

一、君臣佐使之说，圣有明谟，较若画一，无可移易。然亦借国体喻之，如人主清境内而授之将，则君且委责于臣矣。顾此适足以彰主之明而成主之重。又如人臣出疆，有利社稷安国家者，专之可也。此适以见使之不辱，而君之善任耳。凡此皆所以措国于不倾者也。然则《本经》立名，虽有定品，苟不精以妙其时措之宜，亦鲜济矣。

一、药产古今不同。姑以人参言之，相传皆称上党。往时皆用辽之清河，若上党，则绝无矣。间有朝鲜者颇不适用，今则大率皆鲜产矣。古人用药，取之中原而有余。今多采之遐方远裔，其近产者绝不足用。至于良楛不侔，更宜甄察。然以良较楛，其贾往往倍蓰什百，是其取效亦必倍蓰什百。世人类多畏良取，无力者不必

327

论;奈何有力家,视身之轻也。至于医者亦苟就之,直欲制梃而挞坚利,愚窃于此,颇三致意。

一、所附诸方,颇有得将在外及大夫出疆之义者。设方与证合,取效甚捷,然取效之后,尤宜加谨培养,所谓逆取而顺守也。方中不能一一备陈此义,惟精而严辩之,毋拘毋忽。

一、先人肆力《本草》,著有《博议》,盖没齿无倦也。然于诸款之下,有予有夺,故曰议。其议或一或二,至于六七,不局局然为定额,故曰博。今亦备列编中,不敢言洲源,聊以明不贤之识小。至于家授诸方,间亦附见,统公海内。

一、诸说中间引释典。缘先君与王绍隆先生,皆从绍觉法师讲《惟识论》,因有所悟,愚小子窃聆绪余,遂知仲景立论之法,暗与《惟识》相契,且其妙有超于先天者。用是不敢避流俗讥嫌,略取一二,以俟跃如。

一、药产苟非目击,徒取耳闻,不无尽信书之蔽。即愚数十年来,所睹稍多,盖不俟五十而知四十九年之非矣。所望高明深心遐览者,有以命之,不妨刊正。

一、愚之参,囿于知闻,犹之井观已耳。况数千年未抉之奥,岂易备阐。然先儒训诂,实后儒之藉。惟是异时有因之触发者,获为之藉,其幸大矣。

一、姬公《尔雅》,专为释名。后之曰翼、曰埤、种种称述,其说始广。是编虽主于顾名思义,而或翼、或埤,亦妄意窃取云尔。

一、药品虽有德性、色味、体用之不一,然其要,惟在能妙其用。若识其妙用,斯于升降出入之法,可以大投,可以轻取,无不如意矣。主治立论,实与《内经》相表里。愚于参中,颇引《内经》者,以此。然有一病而有数药兼用及可互用者,亦有一病而必赖一药独治者。夫善事必先利器,固矣。苟器之未习,而徒抱临渊之羡;俾病者、医者,两蒙讥焉。恶乎可?

　　　　　　　时崇祯岁次辛未孟夏八日钱唐后学卢之颐识

《乘雅半偈》采录诸书大意

　　《神农本经》三百六十五种,恰应周天之数。天度无亏,此药何容去取? 惟是古有今无,存空名者,居三之一。故于《本经》实得二百二十二种。

　　今之人,知有《神农本经》,而不知其有《食经》。然亦三卷,中存茗草一条,而后之人,始知有《食经》也。夫《本经》已乱于张华,而《食经》又归于剥蚀。故以茗草寓存羊之意,殊不必于此一条,再如《本经》争所自出矣。盖《淮南》《世纪》,皆以《本经》出自黄帝;既出黄帝,而神农之称,又何以传之千万祀而无改? 惟陶隐居则信以为烈山氏之书。在《汉书》亦云,《本草》不知断自何代而作,犹疑之耳。未尝确言其出于轩辕氏也。总之,神圣开天之笔,非二帝不能作,即随属一人,亦可。或者书契未作之先,口耳相授,至后而始有笔传也。此非余之言,而先哲之言也;今《食经》以剥蚀,故人无置喙则幸矣。

　　陶弘景,字通明,于《本经》已各有《别录》,数如《本经》,而又于《本经》之外,复收采汉、魏以下诸名家所用之药三百六十五种,亦名《别录》,上之梁武。按弘景在宋末,为诸王侍读,寻归隐勾曲山房,号华阳隐居。梁武每有大事,辄往谘访,故时人又号为山中宰相。卒年八十五,谥贞白。其书,首叙药性之源,论病名之诊,次分玉石等部,又有名未用者,三品。今于三百六十五药之中,采五十种。

　　《唐本草》者,出自唐高宗时,故系之以唐。初高宗以陶隐居所注《本经》精粗溷收,特命英国公李勣等,主纂修之事,勣等亦稍有增损,故又谓之《英国公唐本草》。显庆中,有监门长史苏恭等,以重加订释,请帝覆命赵国公长孙无忌等,与恭等互相采访。则又增入新药一百二十四种,分类诸品,及有名未用者,列十一部,合目录及《图经》,通共五十三卷。世又谓之《唐新定本草》。今于其中录其功用者,凡二十种。

　　《药性本草》,即《药性论》,非陶隐居之笔,而唐甄权之笔也。权,扶沟人,仕隋为秘省正字,唐太宗时,春秋百二十岁矣。帝幸其第访以药性,因上此书。其他著述,尚有《脉经》《明堂人形图》。今从药性中,取神曲、土茯苓二种。

唐·孙思邈,撰《千金备急方》三十卷。亦采《灵》《素》、扁鹊诸书。所论补养诸说,及《本草》之关于食用者,分类而系之名曰《千金食治》。夫思邈隐居太白,隋唐征辟皆不就,年百余而卒。则其所得,必不止服食也。而服食亦足以概所得矣。尚有《千金翼方》《枕中素书》《摄生真录》《福录论》《三教论》《老庄注》,为世所重。而余录其食治中牦酥一种。正为切于观颐耳。

唐·开元中三原尉陈藏器,撰《本草拾遗》。亦以《本经》虽有补集,而遗沉尚多,故别为此书。今按:藏器为吾浙之四明人。其书博极群书,精核物类,订绳谬误,搜罗幽隐,自本草以来,一人而已。而世犹有僻怪之诮,此与指橐驼为肿背马者,何异?人胞一种,功用最大,特亟采之。

蜀·后主昶命翰林学士韩保升等,取《唐本草》,重加订释,间有增补,别为《图经》。凡二十卷,昶自为文,以弁其首,谓之《蜀本草》。其生成形状,更核于陶、苏诸家,即增补金樱子,为世要药,特录之。

宋太祖开宝六载,命尚药奉御刘翰、道士马志等,取唐、蜀《本草》,及《拾遗》诸书而参校之。马志注解,学士卢多逊等刊正。七年复诏志等重定,学士李昉等看详。此书凡两经订。今取凡三十一种。

宋仁宗嘉祐二年,诏光禄卿直秘阁掌禹锡、尚书祠部郎中秘阁校理林亿等,重修《本草》所增定共九十九种,计一千八百条,谓之《嘉祐本草》。秉笔者意在兼收,务从该博,以副诏旨,而于秘奥实无大发明。今为采十种。

《日华诸书本草》,开宝中人撰,不著姓氏。但云日华大明序,集诸家本草。按千家姓,大姓出东莱,则其人乃姓大,名明也。或又言田姓。云其于药之主治功能颇称详悉,凡三十卷。今取蓬砂一种。

《用药法象》为李东垣先生笔。先生讳杲,字明之,真定人。其祖尝见神女从地涌出,谓汝有贤孙,当以鸿术名世。后得先生,果有倍年之觉。受业于洁古老人,即尽得其学。祖《洁古珍珠囊》,而增以义例、向导、活法,著为此书。中亦间有补遗,如所采通脱木一种,是已。尝嗟世人不辨脉证,溷同治病,著《辨惑论》。其遗稿实多,皆门人集成,不无出入。惟脾胃一论,谓其以一脏具五脏体,一气备五气用,发人未发,真千古之卓见也。

《本草衍义补遗》,乃朱震亨所著。震亨元末人,字彦修,世称为丹溪先生云。震亨尝从罗太无学医,而此书则因寇氏之《衍义》而推衍之者也。几二百种,亦多所发明。但时泥旧说,而又以诸药分发五行,恐不无牵强之失。今采红曲一种。

《本草会编》出祁门汪机手。机,字省之,嘉靖时人。惩王氏《本草》不收草木形状,乃削去上中下三品,以类相从。菜、谷通为草部,果品通为木部,合诸家序例,共二十卷。故有会编之名。其撮约似乎简便，而混同反难捡阅。荠在菜部中最为微品，而取以为冠，何其陋也。掩去诸家，更觉零碎，臆度疑似，殊无实见。仅有数条可录，取虫白蜡一种。

嘉靖末年，祁门陈嘉谟撰《本草蒙筌》，其部次一宗《王氏集要》，每品具气味、产采、治疗、方法，创成对偶，以便诵记，间附己意，颇有发明，便于儿读，故名蒙筌。秋石一种，亦属新增，取之。

《本草纲目》者，乃明楚府奉祠敕封文林郎李时珍之所撰也。珍，字东璧，蕲州人。其书搜罗百代，访采四方，分五十二卷，列一十六部，部各分类，类凡六十，标名为纲，列事为目，增药三百七十四种。今采六种。

《本经》药品，惟《本经》及《别录》得依三品，且不敢紊次，自《别录》而下，为草、为木、为果、为谷、为虫豸，不无后先者，以各自成帙故耳。

从来《本草》命名虽殊，而各有增入，故损益之权，非一手一足之所能操也。损操损益者，岂有意乎损益哉？知荒谷贵玉之说，则知不佞采录之意矣。所录切要药品，各附诸家本条下。

历代《本草》，几四十家，除《食经》及《本经》不论外，今所录者，只一百四十三种，合之《农经》，仍是三百六十五种。上契周天，下备人用，亦既优然有余矣。

丁亥中秋卢之颐子由甫识

第一帙

紫芝《本经》上品

【气味】甘温,无毒。

【主治】主耳聋,利关节,保神,益精气,坚筋骨,好颜色。久服轻身,不老延年。希世异种,服食致仙,上品上生,与天合化。

青芝《本经》上品

【气味】酸平,无毒。

【主治】主明目,补肝气,安精魂,仁恕。久服轻身不老,延年神仙。

赤芝《本经》上品

【气味】苦平,无毒。

【主治】主胸中结,益心气,补中,增智慧不忘。久服轻身不老,延年神仙。

黄芝《本经》上品

【气味】甘平,无毒。

【主治】主心腹五邪,益脾气,安神,忠信和乐。久服轻身不老,延年神仙。

白芝《本经》上品

【气味】辛平,无毒。

【主治】主咳逆上气,益肺气,通利口鼻,强志意,勇悍,安魄。久服轻身不老,延年神仙。

黑芝《本经》上品

盘绕层台,寄生于土者,此草芝;凡芝也,不足数耳。

【气味】咸平,无毒。

【主治】主癃,利水道,益肾气,通九窍,聪察。久服轻身不老,延年神仙。

【核】曰:出五岳名山者贵,尝以六月生,应六月之卦以表德也。《神农经》云:山川云雨,四时五行阴阳之精,以生五色神芝,为圣王休祥。《瑞命礼》云:王者仁慈,则芝草生。《论衡》云:芝生于土,土气和则芝草生,不假种识,随处寄生,随缘现相。

先人云:灵异无根,如优昙一现,若盘绕层台,寄生于土者,此其尝也。《本经》惟标六芝,然其色相奇异,不可不识,存录以广见闻。菌芝,生深山大木之上,渊泉之侧,五色无尝,或如宫室龙虎,车马飞鸟之形。木威喜芝,生千年茯苓上,上生小木,状似莲花,夜视有光,持之甚滑,烧之不焦。飞节芝,生千岁松树上,皮中有脂,形状如飞。木渠芝,寄生大木,如莲花,九茎一丛,味甘且辛。黄檗芝,生千年黄檗根下,下有细根如缕。建木芝,其皮如缨,其实如鸾。参成芝,赤色有光,扣其枝叶,作金石音。樊桃芝,其木如笼,其花如丹,其实如翠鸟。千岁芝,生枯木下,根如人形跌坐,刻之有血,涂人两足,能行水上,亦可隐形。以上皆木芝也。独摇芝,有风不动,无风自摇,一茎直上,中空外赤,贴茎杪之半,生细小尖叶,稍头成穗,作花灰白,结子十二枚,至秋不落,却透虚入茎中,还筒而下,根大如斗,更有游子十二枚,相为环绕。牛角芝,生虎寿山,及吴凌,状似葱,特出如角,色青翠,长三四尺。龙仙芝,宛如升龙相负之形。紫珠芝,叶黄实赤,状似紫李色。白符芝,大雪而花,季冬而实。朱草芝,其茎如针,九曲三叶,叶有实也。五德芝,状似楼殿,五色具备,方茎紫色,以上皆草芝也。玉暗芝,生有玉之山,状如鸟兽,色无尝彩,多似山水苍玉,亦如鲜明水晶。七孔九光芝,生临水石崖间,状如盘盎,有茎有叶,叶有七孔,夜视有光,食之七孔洞彻。石蜜芝,生少室石户中。桂芝,生石穴,似桂,乃石也,其色光明。石脑芝,石中黄,亦石芝类也。石芝,石象,生于海隅及石山岛屿之涯。肉芝,其状如肉,附于大石,头尾俱有,乃生物也,赤如珊瑚,白如截肪,黄如紫金,黑如重漆,青如翠羽,光明洞彻,俨若坚冰,大者重十多斤。参肉苁蓉命名云,柔红美满,膏释脂凝,肉之体也。燕休受盛外发,夫荣肉之用也,又可摘作肉之评语。千岁燕、千岁蝙蝠、千岁龟、万岁蟾蜍、山中小人,皆肉芝类也。凤凰芝,生名山金玉间。燕胎芝,形如紫葵,紫色如燕状。黑云芝,生山谷之阴,黑盖赤理,茎黑味咸。又有五色龙芝、五方神芝、甘露芝、青云芝、云气芝、白虎芝、车马芝、太乙芝,名状不一,皆服食仙去者也。《抱璞子》云:欲求芝草,当入名山,必以三月、九月,乃山开出神药之月也。忌山很日,用天辅时,出三奇吉门。到山须六阴之日,明堂之时。带灵宝符,牵白犬,抱白鸡,包白盐一斗,及开山符檄,着大石上。入山执吴唐草一把,山神喜,芝乃得见。禹步往采,以旺相专和、支干上下相生之日,刻以骨刀,阴干为末,服有神异。若人不致精久斋,行秽德薄,又不晓入山之术,虽得其图,鬼神不与,终不可得。虽晓入山术,不具神仙骨者,亦终不可得。郭璞云:一岁三华,瑞草也。昔四皓采芝,群仙服食者也。智者大师云:服食石药,但可平疾,服食芝草,并可得仙。陶隐居云:凡得芝草,正尔食之,无余节度,故皆不云服法也。

天有五炁,御五方,而生五岳,此指神芝所生缘。山川云雨,四时五行阴阳之精,此指神芝能生因,则神芝不惟为五芝首,且独为五岳主矣。故欲尽神芝稀有功德,须从生成能所中,看得广大圆满。

先人云:芝草为仙家服食,药之上品上生者也。从山石水木之灵气,郁蒸所结,亦草亦木,亦石亦土,而非草非木,非石非土,与菌栭复别。要在名山大川,古木仙境中得者,服之自然灵妙。李濒湖以为可食,混置菜部,是何异高隐灌园耶?予从固陵山中,获小黄芝,细咀微咽,顷之喉间凉润如云,盘绕五内,信是气钟;非灌溉滋生之比,灵异无根,如优昙一现,宜特尊诸首。

又云:神农为民疾,遍尝草木,以起夭札。芝则可以养性移情,进之于德,如仁慈忠信,和乐勇悍,非草木所能滋益也。感天地氤氲之和,属精神,不属形质,故主治如此耳。

【参】曰:阴阳合和,地气上为云,天气下为雨,雨霁云彻则芝生。气味凉润,体相旋绕,不假种识,以无成有,故益五藏。有中之无,藏形为有,藏神为无也。如神芝具五色味,则五藏咸入。紫芝赤黑相间,则交通心肾,偏得一色一味,则各从其类矣。与滋培有形者别异。澄澈性灵,久而得仙,设非烟霞静隐之流,外息诸缘,内心无喘,不堪僭服耳。

雨霁云彻,阴阳必清必净矣。不与阴阳蒸郁,而作栭菌者反乎?

人参《本经》上品

【气味】甘、微寒,无毒。

【主治】主补五脏,安精神,定魂魄,止惊悸,除邪气,明目,开心,益智。久服轻身延年。

【核】曰:人参,一名人薓、人衔、人微、黄参、地精、土精、神草、海腴、皱面还丹,摇光星所散也。《运斗枢》云:人君废山渎之利,则摇光不明,人参不生。生上党,及百济、高丽。多于深山,背阳向阴,及椴漆树下。下有人参,则上有紫气。春生苗,四五相对,一茎直上,三桠五叶,四月作花紫色,细小如粟。秋后结子,或七八枚,如大豆,生青熟红,秋冬采根,坚实堪用,如人形者有神。三桠五叶,背阳面阴,欲来求我,椴树相寻。出上党者,形长黄白,状似防风,坚润而甘。百济者,形细坚白,气味稍薄。高丽者,形大虚软,气味更薄,唯以体实有心,味甘微苦,多余味者最胜。收纳新器中密封,可经年不坏,频见风日则易蛀。生用咬咀,熟用隔纸焙之,或醇酒润透。忌铁器、咸卤,用童便润制者谬矣。恶皂荚;反藜芦;畏五灵脂;为茯苓、马蔺之使。

先人云:爻赞天地,奠安神理,精腴在握,还丹可期,形山之秘宝,帝王之仁泽也。又云:人参功力,安定精神魂魄意志,于仓忙纷乱之际,转危为安。定亡为存,如武有七德,一禁暴,二戢乱,三保大,四定功,五安民,六和众,七丰财。又云:生处背阳向阴,当入五藏,以类相从也。人身卫气,日行于阳道则寤,夜入于五藏则寐。则

凡病剧张皇,不能假寐者,人参入口,便得安寝,此即入藏养阴,安精神,定魂魄之外
征矣。

缪仲淳先生云:神农曰微寒;隐居曰微温;微寒则近于温;微温则近于寒;以言
乎天,则得生生升发之气;以言乎地,则得清阳至和之精。上应瑶光,状类人形,故
能回阳气于垂绝,却虚邪于俄顷。功魁群草,力等丹丸矣。

【参】曰:参,糁也。设作生训,未尽本旨。盖三才并立,方成世谛。故天资万物
之始,地资万物之生,人则参天两地,禀万物之灵,人参虽质依于草,而克肖乎人,是
具足三才,乃精英之气,融结所成也。色白属金,气寒喜阴,属水,花色纯紫,及生处
上有紫气属火,三桠属木,味甘五叶属土,五行周备,是补五脏,而奠安神舍,则邪僻
自除,窍穴明彻,济弱扶倾,运用枢纽者也。顾彼命名之义,功德作用可知。

参天两地,则人为天地枢纽,天地为人躯壳矣。无躯壳,则种性无依;无枢纽,则世界不立。彼此交互,不
相舍离,而此种性,能生诸缘。和合六尘,应现根身之相,即以根身为亲相分,器界为疏相分。有器界,便有败
坏;有根身,便有疾疚。有疾疚,便有药石,而药石又分优劣醇暴。及得气味之全与偏者,人参参天两地,沦结
所成,功德真无量矣。

甘草《本经》上品

合腑脏为中,内筋骨,外肌肉为四。

【气味】甘、平,无毒。

【主治】主五脏六腑寒热邪气,坚筋骨,长肌肉,倍气力,金疮尰,解毒。久服轻
身延年。

【核】曰:甘草,一名蕗草、灵通、国老、美草。出陕西河东州郡,及汶山诸夷处。
春生苗,高五六尺,叶如槐,七月开花,紫赤如奈冬,结实作角如毕豆,根长三四尺,
粗细不定,皮亦赤,上有横梁,梁下皆细根也。以坚实断理者佳,轻虚纵理,细韧者
不堪用。凡使去头尾,及赤皮,切作三寸长,劈为六七片,入瓷器中,好酒浸蒸,从巳
至午,取出曝干,锉细入药。苦参、干漆为之使。恶远志。反大戟、芫花、甘遂、海
藻。忌猪肉。

先人云:甘具生成,路通能所,草从柔化,和协众情。又云:和具四义,一合,二
纯,三分明,四接续,甘草四德备焉。又云:青苗紫花,白毛槐叶,咸出于黄中通理
之,土具四行,不言而喻矣。又云:土贯四旁,通身该治,是以土生万物,而为万物
所归。

【参】曰:《尚书》云:土爱稼穑,稼穑作甘。言土以能生为性,而所生草木,唯稼
穑最得土气之和,即拈以征土性,及土味耳。有云:土位乎中。又云:土贯四旁。难
者曰:设标竿于中,东观则西,南观成北,中亦难定,予谓中当竖论,四当横论。《内
经》云:地何凭乎? 大气举之也。固知上下唯气,而土独居其中,四即在中之土,横

贯四旁,离四无中。统言之也,甘草色味性情,含章土德,为五味之长,故治居中之腑脏为邪所薄,而寒热外见,与在内之筋骨,在外之肌肉,悉以横贯之力,坚固长养,气聚于形,形全则气倍,形败则气亡,金疮成壝,如掘土剥地,以致腠理断绝,此属九土之精,行土之用,接续地脉,仍相连合,毒性杀厉即以幽静平和之土缓解之,毒自降心而退舍焉。形全则身轻,形固则延年。中央内外,左右四旁,皆土贯之。若因土致病,因病及土者宜用,设四行借用,另须体会。

土爱稼穑、金曰从革等语,直指五行真性,若能生之能、所生之所,又指五行体用。

黄耆《本经》上品

【气味】甘,微温,无毒。

【主治】主痈疽久败疮,排脓,止痛,大风癞疾,五痔,鼠瘘,补虚,小儿百病。

【核】曰:出蜀郡汉中,今不复采。唯白水、原州、华原山谷者最胜,宜、宁二州者亦佳。春生苗,独茎丛生,去地二三寸。作叶扶疏,状似羊齿,七月开黄紫色花,结小尖角,长寸许。扶疏处正显整密。整密处正见扶疏。八月采根,长二三尺,紧实若箭干,皮色黄褐,折之柔韧如绵,肉理中黄外白,嚼之甘美可口。若坚脆味苦者,即苜蓿根也。勿误用木耆草,形类真相似,只是生时叶短根横耳。修治去头上皱皮,蒸半日,劈作细条,槐砧锉用。茯苓为之使,恶龟甲、白鲜皮。

先人云:黄耆一名戴糁、戴椹、百本。戴在首,如卫气出目行头,自上而下,从外而内,百骸百脉,咸卫外而固矣。又云:耆可久可速,能知卫气出入之道路,便能了知黄耆之功用矣。

【参】曰:黄,中色。《通志》云:始生为黄。耆,耆宿也。指使不从力役,如人胃居中,营卫气血,筋脉齿发之属,莫不始生于胃,而卫气之呴吸,营血之濡运,筋脉之展摇,齿发之生长,亦莫不从胃指挥宣布。所谓外者中之使也,营血筋脉悉属有形,统御节制,唯一卫气,所谓卫者气之帅也。痈疽久败、大风癞疾、五痔鼠瘘,咸无卫气卫外,故肌肉腐烂。黄耆味甘气温,肉似肌腠,皮折如绵,宛若卫气之卫外而固者也。故能温分肉,充皮肤,肥腠理,司开阖。唯卫气虚弱,不能固护肌肉者宜之。倘涉六淫,毒热炽盛,又当谢之,未可谬用。补虚者,补卫气之虚,小儿阴常有余,气常不足,故百病咸宜也。

涉六淫,毒炽盛,亦非禁止不行,惟在颐指气使者何如耳。耆宿,则更事久历,事能尽知,乃可颐指气使,不从力役。设非主张于内者,安能固护于外耶?

菁实《本经》上品

【气味】苦酸,平,无毒。

【主治】主益气,充肌肤明目,聪慧先知,久服不饥,不老延年。

【核】曰：生少室山谷，及蔡县白龟祠旁。春时宿根再发，端直无枝，末大于本，一本一二十茎，或四五十茎，经百岁者，茎亦百，茎虽多，总一本也。秋后花出茎端，红紫色；实褐色，如艾实。《吕氏春秋》云：蓍满百茎，所在之处，兽无虎野狼，虫无蛇螫，其下便有神龟守之，其上常有青云覆之。传云：天下和平，王道得而蓍茎长丈。又云：天子蓍长九尺，诸侯七尺，大夫五尺，士庶三尺，设有僭用，便失灵异。《埤雅》云：此神草也。亦草中之多寿者也。故蓍从耆。近取诸身，远取诸物。

【参】曰：悉一根抽发，原具生生变化之数，而末大于本，所谓知来者逆也。明目者，字从目，即默识精明，条分缕析之征也。聪慧先知者，字从老，即更事久，尽知之征也。气味苦酸平，得木火升出之机，故益气熏肤充肌。根繁余百，行地无疆，故不饥不老。

《神物考》云：蓍，天所生之神物也。其法始于伏羲，今唯文王孔子墓间生之。其茎长丈，一年长寸，百年长丈，自丈后，则不长矣。其丛满百数，止百茎，无多寡也。覆以紫云，守以灵龟，祥瑞之物，气类之感耳。

《尔雅翼》云：圣人幽赞于神明而生蓍。蓍，草也，初不待圣人而生，盖通天之道，穷物之理，备物致用，以为天下利，故能择物之神者用之。

《易》曰：蓍之德圆而神，卦之德方以智。又云：神以知来，智以藏往，其孰能与此？

菟丝子《本经》上品

【气味】辛、平，无毒。

【主治】主续绝伤，补不足，益气力，肥健，汁去面䵟，久服明目，轻身。

【核】曰：出朝鲜川泽田野间。今近道亦有，以菟句者为胜。夏生苗，如细丝，遍地不能自起。得他草木，则缠绕而上，其根即渐绝于地，寄生空中。无叶有花，白色微红，香亦袭人。结实如秕豆而细，色微黄，久则黑褐。勿用天碧草子，形真相似，只是味酸涩，并粘手也。修治：去壳，用苦酒浸一宿。取出，再以黄精汁相对浸一宿。至明，微火煎焙干燥。入臼中，烧热铁杵，杵之成粉。

【参】曰：菟从兔，性相类也。服月魄以长生。阴，阳体；阴，阳用也。《尔雅》云：唐蒙菟丝，菟丝女萝，注曰，别四名，则是谓一物。《广雅》云：女萝，松萝也；菟丝，菟丘也。则是一物二名矣。癸酉七月，过烟霞，望林树间，有若赤网笼幂者；有若青丝覆罩者；又有青赤相间者。以讯山叟，曰：赤网即菟丝，青丝即女萝，因忆古乐府所谓"南山幂幂菟丝花，北陵青青女萝树者"是矣。青赤相间者，即萝菟交互，唐乐府所谓"菟丝故无情，随风任颠倒，谁使女萝枝，而来强萦抱者"是矣。但女萝藤类，细长而无杂蔓，故《山鬼》歌云：被薜荔兮带女萝，言如带也，菟丝蔓类，初夏吐丝，不能自举，随风倾倒。萦草者，则不经久，若傍松柏，及他树，则延蔓四布，宛如经纬，根或绝地，亦寄生空中，质轻扬，不损本树之精英，反若得之而花叶倍繁于昔。夏末作花，赤色而无叶，随亦结实。实或着树间，次年随在吐丝，不下引也。雷公谓稟中和,以凝正阳之气得其性矣。《内经》云:阳在外,阴之使也;阴在内,阳之守也。互交之机,惟菟丝有焉。设内无阴,则纤微之物,安能受气以生?诚得阴阳内外之枢纽,故主阴阳之气不足,以着绝伤,益气之力,致肌肉若一,成肥健人矣。《别录》主强阴,此即阳无内守。《局方》主真阴不固,此即阴无外使。更主心肾不交,佐以茯苓、莲实,谓菟丝虽具内外上下之机,其所专精,则外与上相亲切。而茯苓者,其精气旋伏于踵,则内与下相亲切。更借莲实之坎满,填离中之虚位,则内外上下及中,各有凭持。佐以玄参,潜消痘毒,方名玄菟,痘乃受胎之毒,包含至阴之内,仗玄参之玄端,从子半至阴之中,逗破端倪,交互菟丝阳外之阴使,默相化育。内守之阴,不期清净而清净;在外之阳,不期轻升而轻升。只须内外及上下,不必从中之枢键也。乃若磁朱之会心肾,亦即内外上中及下之机。朱上火,磁下水,非神曲在中之枢,上下不交矣。曲乃肝谷之麦,但木得水浮,肝得水沉,先以半生曲,反佐从下之水,更以半熟曲,越沉而浮,以肝得煮而浮,仍从木相也。然则上下之交,全从中枢互济。故上下及中,各有所专。唯在熟思精审,以一推十,十推百耳。大都病机不离升降,升降不离上下,上下不离开阖,开阖不离阴阳,阴阳不离内外,其名虽异,总归一元。经云阴内阳守,阳外阴使,能会阴阳之元始,则上下内外,左右前后,一言而终。

《尔雅翼》云:菟丝田野墟落中甚多,皆浮生蓝苎麻蒿上,不必下有茯苓为根也。凡言上有菟丝,下有茯苓者,不知何所本。又云:一名唐,一名蒙。诗云:爰采唐矣,沫之乡矣。爰采麦矣,沫之比矣。爰采葑矣,沫之东矣。以刺男女相奔期于幽远者。唐则采药,麦则采谷,葑则采菜。又唐尤浮游,无根之物,盖逐之而不反矣。《淮南子》云:菟丝无根而生,蛇无足而行,鱼无耳而听,蝉无口而鸣,皆自然者也。

莲实《本经》上品

【气味】甘平,无毒。

【主治】主补中,养神,益气力,除百疾。久服,轻身耐老,不饥延年。

【核】曰:出荆、杨、豫、益诸处,生湖泽陂池间。独建宁老莲,肥大倍尝,色香味最胜。凡莲实作种者迟生,藕芽作种者易发。根横行,初生曰蒻,成节曰藕,藕其总名。节分二茎,一上竖作叶;一横行即子藕。不藕不生,节节皆然。本曰蔤,茎曰茄,叶曰荷,荷亦总名。华曰菡萏,壳曰房,实曰的,的心曰薏,莲亦总名也。清明生叶,夏至菼荷出水,即旁茎作华,节分三茎矣。叶则昼舒覆华以避日,夜卷露华以承露,华则朝开夕合,合时曰菡,开时曰萏,经三日夜不合即谢。单瓣者成房,房中之的,从上生上,的外绿衣,衣里有白肤,仁成两瓣。薏色青碧,即具卷荷二枝,倒折向上,中含华苗,从上生下,的衣经秋正黑,入水必沉,卤盐煎之能浮,生山海间者,可百年不坏。人得食之,令发黑不老。红华者,莲优藕劣;白华者,莲劣藕优,故采实宜红,采藕宜白,各取得气之盛者也。别有千叶、层台、并头、品字者;有叶昼卷夜舒者,有华至夜入水,名睡莲者;有金色、蜜色、青色、碧色五色者;有朱边白、蜜边白、白边红者;有五彩如绒绣者,此皆异种。华于华,不足于莲与藕也。采得其实,先宜蒸熟,或暴焙干。修治:每斤用獭猪肚一枚,洗极净,盛贮其实,蒸熟取出,不可去心,焙燥入药。得茯苓、枸杞、山药、白术良。今市肆一种石莲子,如土石,味极苦涩,不知为何物,食之令人肠结。

【参】曰:其根藕,其实莲。莲者,奇也。藕者,耦也。奇耦者,即坎离之中画。莲实者,即坎中之满,能填离中之虚,故称补中。中即中黄,假实中之薏,以为种子。其中所缊,为资始资生之本,微而能著,固而愈强。故养益神气,百疾自除。菊耐霜,莲耐日,寒暑不能损者,岂患老之将至耶? 然妙在薏,设修治去之,失却圣胎种子矣。

客曰:经秋正黑,入水必沉,卤盐煎之能浮,生山海间者,百年不坏,食之能令发黑不老者,何也? 颐曰:莲实一名水芝,盖钟天一之灵,以透发地二之德,见秋金之母,自然本色毕露,入水而炎上一脉已断,全归水性,密藏不出,无复浮理,唯以卤盐之本族柔之,煎熬之火力迫之,自然生气流动,不容终沉。若归宗于海者,必能久居其所,以北方之水液,滋血之余,后天之坎精,润形之槁,宜其黑发不老也。客曰:安靖上下君相火邪者,何也? 颐曰:莲从藕根抽茎开华,以及结实,皆自下而上。实中之薏,包缊根茎华叶,形复倒垂,自上而下,有归根潜伏之义。薏居中,为黄婆,能调伏心肾。又苦味能降,此为莲之心苗,含水之灵液,结于炎夏。又秉火之正令,其安靖上下君相火邪,气味应尔。客曰:《本经》主治惟实,《别录》以藕节,止吐血、衄血,消瘀血、血闷者,何也? 颐曰:心主血脉,吐衄即血无所主。脉无经纬,亦道路填塞,疆界失制,藕质脉络井然,窍穴玲彻,节则又为疆界之总制,象形从治,则血有所主,错综经隧,仍无碍矣。

茯苓 《本经》上品

【气味】甘平,无毒。

【主治】主胸胁逆气,忧恚惊邪恐悸,心下结痛,寒热烦满,咳逆,口焦,舌干,利小便。久服安魂养神,不饥延年。

【核】曰:出太山山谷,及华山、嵩山、郁州、雍州诸处。生古松根下,下有茯苓,则松顶盘结如盖。从来相传,上有菟丝,下有茯苓,不知何所本。尝见菟丝随木萦绕茯苓,当不独只在松下矣。又传松脂化茯苓,茯苓化琥珀,又不知何所本。

时有彤丝上荟,非新雨初霁,澄澈无风,不易现也。此即古松灵气,沦结成形,如得气之全者,离其本体,故不抱根。如得气之微者,止能附结本根,故中心抱木。世又重抱木者曰茯神,赤色者主利水,又不知何所木。小者如拳,大者如斗,外皮皱黑,内质坚白,形如鸟兽龟鳖者良。羽毛鳞介之长为四灵,故取形如鸟兽龟鳖者良,则苓宜作四灵长矣。虚赤者不堪入药。又一种,即百年大松,为人斩伐,枯折槎枿,虽枝叶不复上生,而精英之气,亦沦结成形,谓之茯苓拨。即于四面丈余地内,以铁锥刺地,有则锥固不可拔,无则作声如瓮者,谓之茯苓窠,中有白色蒙翳,蒸润其间,如蛛网然,尚属松气,将结成形者也。亦可人力为之,就斫伐松林,根则听其自腐,取新苓之有白根者,名曰茯苓缆,截作寸许长,排种根旁,久之发香如马勃,则茯苓生矣。修治:去皮,捣作细末,入水盆中频搅,浮者滤去之,此即赤膜也,误服令人目盲,或瞳子细小。马蔺为之使。恶白敛;畏牡蒙、地榆、雄黄、秦艽、龟甲。忌米醋酸物。得甘草、防风、芍药、紫石英、麦门冬,共疗五藏。

【参】曰:岁寒不凋,原具仙骨。虽经残斫。神灵勿伤,其精英不发于枝叶,而返旋生气,吸伏于踵,所谓真人之息也。故茯取伏义,苓取龄义。又松木天条达之气,反潜隐不露,亦茯取伏义,苓取令义。二拟未确,聊备博采云尔。芳香清气,潜藏根底。对待忿戾浊邪,冲逆胸胁。皓苓下居,彤丝上荟,对待忧愁怫逆,形诸颜面,摧残槎枿,俯就零落。对待刀圭在心,有怀怨恨,珍重深邃。对待惊骇气上,镇定不动。对待恐惧悸忡,形质块磊,气味清疏。对待晦滞立坚,心下结痛,神灵在躬。对待寒热外侮,幽静安闲。对待劳乱烦满,渗泄就下。对待水寒逆肺,清闲平淡。对待口焦舌干,转旋气化。对待小便闭癃,吸元归踵。对待游魂于天,以降地之魄,待游天之魂,真真对证。恬澹虚无。对待神不内守,服气长生。对待饥渴夭龄,悉属象形,巽以入之。清气上升,浊气下降,此其验也。

《嵩山记》曰:嵩山有大松树,或百岁,或千岁,其精变为青牛,为伏龟,采其实,可长生。《万松记》曰:夫松,木德之中正也,五德具焉。故其好生似仁。其后凋似义,其调理似礼,其枝不生污下似知。其气化为茯苓,其脂化为琥珀似信。

柏实《本经》上品

【气味】甘平,无毒。

【主治】主惊悸,益气,除风湿痹,安五脏。久服令人肥泽美色,耳目聪明,不饥不老,轻身延年。

【核】曰:处处有之,当乙太山、陕州、宜州、乾陵者为胜。四季长青,叶叶侧生,枝枝西向。有三种:一名丛柏,枝叶丛叠,今人呼为千头;一名浑柏,独叶丛茂,木心紫赤,唯堪作香,皆不结实,不为药用;一名扁柏,木心微白,芳香清烈,作花细小,结实有角,四裂子出,尖小介壳,霜后采取,中仁黄白,最多脂液。唯乾陵者,木理旋绕,宛若人物鸟兽状,陆离可观。修治:蒸熟去皮壳,捣作饼子,日干收用。

先人云:万木皆向阳,而柏独西指者,顺受金制以为用,乃能成其贞固而可久,故字从白。干枝叶实,为用有别,实具全体,内含章美,故入五脏。叶如脉络,故治络不坚固而溃,脉不摄溢而崩。枝则气倍于叶,故入肢节。干则气烈于枝,故主全身矣。《圣惠方》以实治惊痫,及大便青白色者,盖肝木受制,怒则乘其所胜,是以青白之色见于便,而惊从脏发,匪实奚宜?

【参】曰:柏芳香高洁,文彩陆离,即参天直上,谁能禁之。乃俯焉西向,以秉制所天,可谓至德也已。巨擘乔木,作社稷栋梁,宜哉! 殷人以柏,其逆知后世之西向乎? 味甘美,性和平,对待肝木失制,发为惊骇悸忡,质坚固,气条达,驱除风湿成痹也。德润于身,安脏乐道,耳目聪明,色泽长生矣。

《山书》云:木植三百六十,而松柏为之长。《史记》云:松柏为百木长,而守宫间。《公羊》注云:松,犹容也,想见其容貌而事之。柏,犹迫也。取亲而不远之义。故坛墠丘墓多植之。《埤雅》云:柏,掬也。性坚致,有脂而香,故古人破为畅白,用以捣郁。《杂记》云:畅白以掬,杵以梧。广志云:柏有续柏,有汁柏。崔实云:七月收柏实。《列仙传》云:赤松子好食柏实,齿落更生。王修赋云:既殊群而抗立,亦含真而挺正,岂春日之自芳,必霜下而为盛。烈风不能摧其枝,积雪不能改其性。《诗》云:泛彼柏舟,在彼中流。言柏非不可以为舟,特非柏之所宜。故其姜守义,引以自况也。世以柏之指西,犹磁之指南也。先人云:柏从白,即具秉制为用象,抑木以金为魄软。

云母《本经》上品

【气味】甘平,无毒。

【主治】主身皮死肌,中风寒热,如在车船上,除邪,安五脏,益子精,明目,轻身延年。

【核】曰:出太山、齐山、庐山、琅琊、北定,今云梦山、方台山,及江州、淳州、杭越间亦有,生山石间。宜二月采,候云气所出之处,掘取无不大获。但掘时,忌作声也。小者长三五寸,大者长五七尺。作片成层可析,光莹如水,白泽轻透者遂为贵。以沙土养之,土即地气,沙更清疏,离本归根,生机尝在。岁月生长。置千斤于一室中,云气尝起,向日观照,五采并具。阴地不见杂色也,多青者名云英,多赤者名云珠,多白者名云液,多黑者名云母,但具青黄者名云砂,晶晶纯白者名磷石,各以偏胜之色,为四时之宜。各具偏胜兼色,为四时宜。青春、赤夏、白秋、黑冬也。故云砂兼黄宜季夏,土磷石晶晶纯白无兼,为四时宜。亦可专宜秋。白云之母,即水之母也。云砂宜季夏,磷石宜四时服也。纯黑者不堪服,令人淋沥发疮,根即阳起石也。修治:设经妇人手把,便失灵异,每斤用甘草、地黄、小地胆草、紫背天葵各一镒,干者细锉,生者取汁,置瓷锅中,次入云母,用天池水三镒,着火熬煮七日夜,水火勿令失度,自然酿成碧玉色浆,沉于锅底,更以天池水猛投其中,随手频搅,有浮起如蜗涎者,即掠去之。凡三度,澄净去水,更用沉香一两捣为末,以天池水五升,煮汁二升,分作三度,淘澄其浆,晒干任用。主疗诸疾。《抱朴子》云:或以桂葱水玉,化之为水;或以消石,合置筒中,埋之为水;或以露于铁器中,原水熬之为水;或以蜜搜为酪;或以秋露渍之百日,韦酿挺以为末;或以樗血、无颠草,合饵之,服至一年百疾除,三年反老还童,云气尝覆其上;不日云生足下,而日云覆其上。即此可征,母字义深,心者得之。五年役使鬼神,飞行神仙。恶徐长卿。忌羊肉。畏蜿甲及流水。泽泻为之使。

【参】曰:云母生云,故名云母。云中具雨露霜雪,是雨露霜雪,亦以云为母也。然云之母曰云母,而云母之母曰高山。《释典》云:水势劣火,结为高山。是故山石,击则成焰,融则成水。盖其气濛浡而为润湿,升腾而为炎上。故知水火之结高山,高山之育云母,云母之生云气,云气之变雨露霜雪,虽乘化有异而体性不迁,更推润湿之水,皆从火蒸,诚交互发生,递相为种者。客曰:五行之理,水能克火,今云水从火出,不几矫乱乎?颐曰:此宝明生润,非有形相克制化之比也。若非火光上蒸,釜底燃薪,而水出又足征矣。则就下之水,焉能含遍十方乎?经云:肾苦燥,急食辛以润之。相提而论,实与释典吻合,斯足征矣。客曰:古人命名简约,何得故为奇特?颐曰:物体性情,若非意外寻求,比量推夺,便为句字所缚,客默然良久。身皮死肌,此土实不灵,用升腾变幻之母,开锄顽颓,自能反活回鲜。土主肌肉,若风木相乘者,培其根种,则侮土之风,不期自退。盖风云总归同类,即以同类之云逐之。风之中者,自不能停,此亦从化之理矣。如在车船上者,畏风大动摇之状也。安五脏者,邪除则元真通畅,五脏安和。益子精者,益子精之用。明目者,目乃水精所结,能行水上,故令目明。轻身延年者,修炼佩服,骸如云化,以有形之物,和合气交之中,则日日更新,新新非故。修治之法,当同龙骨,以回其灵,云性从龙也。

云母生云,名云母。云具雨露霜雪,是雨露霜雪为云之子,为水矣。然则,云又宜号水母。泽泻亦能行水上,令人目明,但多服反致目盲者,谓其泻泽上行,泽尽则竭故也。若云母则从母发源,宁至有竭乎?

丹砂《本经》上品

【气味】甘,微寒,无毒。

【主治】主身体五脏百病,养精神,安魂魄,益气,明目,杀精魅邪恶鬼,久服通神明不老。能化为汞。

【核】曰:出符陵山谷。符陵,涪州也,接巴郡之南,今不复采矣。出武陵、西川诸蛮夷中者,通属巴地,谓之巴砂。苏颂曰:近出辰州、宜州、阶州,而辰州者为最。生深山石崖间,穴地数十丈,始见其苗,乃白石,曰朱砂床。砂生床上,大者如鸡卵,小者如榴子。状若芙蓉,头似箭镞,连床者色黯而光明莹彻,碎之崭岩作墙壁,如云母石,成层可析者,辰砂也。过此以往,皆淘土石中得之,无石者弥佳。宜州者,亦有大块,亦作墙壁,但罕类物状,色亦深赤,为用不及辰砂,盖出土石间,非生石床故也。宜之邻地春州、融州亦有砂,故其水尽赤。每烟雾郁蒸之气,作赤黄色,土人谓之朱砂瘭,能作瘭疬为人患也。阶州者但可作画,不堪入药。本具烟雾气作画,自然神异。
雷敩曰:砂凡百等,有妙流沙,如拳许大,或重一镒,具十四面,面如镜,遇阴沉烟雨
即有红浆溢出。有梅柏砂,如梅子许大,夜有光,照见一室。有白庭砂,如帝珠子许
大,面有小星灿烂然。有神座砂、金座砂、玉座砂,不经丹灶,服之自延寿命。次有
白金砂、澄水砂、阴成砂、辰锦砂、芙蓉砂、平面砂、金星砂、马牙砂、神末砂、曹末砂、
豆瓣砂、石砂、块砂、溪砂、土砂等,不可一一细述也。宗奭曰:出蛮洞锦州界,獠峒
老鸦井者,井深广数十丈,聚薪焚之,石壁迸裂处,即有小龛,中生石床如玉,床上结
砂,光明可鉴,砂泊床大者,重七八两,或十余两。张果云:丹砂者,万灵之主,居南
方,或赤龙建号,或朱鸟为名。上品生辰、锦,中品生交、桂,下品生衡、邵,清浊体
异,真伪不同。辰、锦者,生白石床上,十二枚为一座,如未开莲花,光明耀日,座中
大者为君,小者为臣,四面朝护。座中者,为君。朝护者,为臣。如此生成,宜作万灵主。又有紫
灵砂,圆长似笋而红紫亦上品;又有如马牙光明者亦上品。白色若云母者为中品。
石片棱角生青光者为下品。交、桂所出,但是座上,及打石得之,形似芙容者亦入上
品;颗粒通明者,为中品;片段不明者,为下品。衡、邵所出,虽是紫砂,得之沙石中
者,亦下品也。承曰:金州、商州一种,色微黄,作土气。信州一种,形极大,光芒墙
壁,略类宜州所产而有砒气,破之作生砒色。若入药用,见火杀人。《庚辛玉册》云:
柳州一种,全似辰砂,块圆如皂角子,不入药用。出商、黔、宣、信四州者,内含毒气,
及金银铜铅之气,并不可用。设杂石末,及铁屑,与黑色名阴砂者,亦不堪用。时珍
曰:色不染纸者为旧坑,色鲜染纸者为新坑。旧坑者佳,新坑者次之。敩曰:凡修治
朱砂,静室焚香斋浴后,取砂以香水浴过,拭干碎捣,更研三伏时。入瓷锅内,每砂
一两,用甘草二两,紫背天葵、五方草各一镒着砂上,以东流水煮三伏时,勿令水阙,
去药,更以东流水淘净,熬干,又研如粉,入水瓷瓶,用青芝草、山须草,各半两盖之,
下十斤火煅,从巳至午方歇,候冷取出,细研如尘。又法:以绢袋盛砂,用荞麦灰淋
汁,煮三伏时,取出,流水中浸洗,研粉飞晒。又法:同石胆、消石、和埋土中,可化为
水。铁遇神砂,如泥似粉。

先人云:丹正一点,肾间动气,水里阳生,义合日月。玄关之灵秘,如刹帝利种,
尊重贵上,百灵呵护,非上品不可服食。

又《博议》云:人之肢体脏腑,血气营卫之,精神统御之。丹砂能养精神,则天君
泰然,百体从令矣。客曰:只须丹砂一味,病莫不治,诸药俱可废矣。曰:丹砂之力,
能使精神凝聚。凡从精神以致四体五脏百病者,得其因而百病良已,非百病皆可独
以丹砂治也。设四体五脏百病,波及精神者,或求其因而借用之亦可。客曰:化汞
之语,即升作水银否? 曰:此即关尹子所谓炼精神而久生,以服久百体能如汞化,可

以成液。玄门汞八两,铅半斤,正指内丹耳。客曰:丹砂养精神,人参安精神,有分别否?曰:养有育义,安惟使之宁也。先人辨论经文,详且尽矣,颐不更加详订。

【参】曰:虚无太极,动而生阳,静而生阴,分成两物;男女相为饮食,彼此各阙一半故尔。丹家修炼戊己,互交金木,干坎填离,复远圆相,惟丹砂色味性情,靡不吻合。色赤,离也;气寒,坎也;伏汞,水也;固质,金也;甘平性味,土也;盖水中有金,火中有木,方堪攒簇,所谓龙从火里得,金向水中求。假此外丹,滋培四大,而四大之内,中黄为戊己,精神即坎离,魂魄作金木,内外合成丹,婴儿方养育。

《博议》重言精神,而概言魂魄意志,参语单拈太极,统具精神魂魄意志,一属先天,一属后天法也。

菖蒲《本经》上品

【气味】辛温,无毒。

【主治】主风寒湿痹,咳逆上气,开心孔,补五脏,通九窍,明耳目,出音声。久服不忘,不迷惑,延年。

【核】曰:菖蒲,一名昌阳、尧韭、水剑草。《运斗枢》云:玉衡星散为菖蒲。《典术》云:尧时天降精于庭为韭,感百阴之气为菖。生上雒石涧间,池州、戎州蛮谷中者亦佳,所在亦有。《月令》云:冬至后五旬七日,菖始生,百草之先生者也,于是始耕。喜生逆水,根茎络石,略无少土,稍有泥滓,即便凋萎。叶心有脊如剑,四时长青,新旧相代。新者从茎端抽发,旧者从茎末退去。一叶一节,节稀茎长,节密茎短,茎昂者茎端生叶,茎仆者节旁分枝,洁白下生者为根,翠碧有节者为茎,有以根为须、茎为根者,因茎枝延蔓布石故尔。望夏作花黄色,紫色者尤善。以茎瘦节密折之中心微赤,嚼之辛香少滓者,入药最良。以砂石栽之,旦暮易水则易茂,春夏愈摘则愈细,叶仅长寸许,甚有短至一二分者,别有香苗、挺秀、金钱、台蒲诸种甚奇。而香苗之最细者,曰虎须,尤可娱目。东坡云:凡草生石上者,必须微土以附其根,唯石菖蒲,濯去泥土,渍以清水置盆中,可数十年不枯不死。节叶转坚瘦,根联系,忍冬淡泊,苍然几案,延年之功,信非虚语。《神隐书》云:石菖蒲,置几案间,夜坐诵读,烟收其上,不致损目。昌,目光也。《诗》云:美目昌兮,此窍更切。或置星月下,每旦取叶尖珠露洗目,不月功能明目,久之白昼可见星斗。修治:以铜刀刮去黄黑皮及硬节,同嫩桑枝相拌蒸熟,日中曝干,勿得误用形如竹鞭及色黑气臭味腥者。秦皮、秦艽为之使。恶地胆、麻黄。忌饴糖、羊肉。勿犯铁器,令人吐逆。

缪仲淳先生云:阳精芳草,辛温四达,充百邪,散邪结,壅遏既彻,九窍应之而通。用资宣道,臻乎太和。仙家服食,药之上品上生者也。

先人云:万物资生于阴,必资始于阳。以阴感阳而盛,故曰昌阳。又云:蒲性幽洁,不喜近人,不染尘垢,得其情性,长生长青。苟失其所,立见凋瘁。又云:蒲叶皆偶,九节为奇,过不及,皆非中节。又云:在阴在脉之痹,乃湿乃风之因,咸能使之开发,设寒本专令,取效更捷。

绍隆王先生云:菖蒲得道种智,不似人心,随境即变,清心寡欲人。饵之莫不仙去,可比琴瑟,妙音指发。

【参】曰:水土合和,抽为草木。唯菖蒲全得生阳之气,吮拔水液,盘络砂石,不假地土之力,昌美溪浦之间,故名菖蒲。以治病之用言,当号昌阳。以发生之体言,当号阳昌。痹者,闭塞不通,风寒湿三种相合而成。咳逆上气者,此毫窍固拒,肺气壅遏,两相搏击,以致喘咳。菖蒲味辛气温,宣通开发,使一身之气,起亟旋展,郁痹喘咳,当自舒矣。痹证有五,菖蒲独宜脉痹。取象形从治,则易于分解。又观菖叶两岐,菖茎盘络,悉从中心透发,故能开人心孔,而心孔为诸脉络之宗主,其挛结屈曲之状俨似之。背阳喜阴,臭之爽朗,当补五脏之用,非补五脏之体,以用行则窍通也。明耳目者,通九窍之验。出音声,不忘、不迷惑者,开心孔之验。蒲性幽洁,挺秀长生,故为延年之药。

从茎中抽叶处,看破开心孔。又从茎枝盘结处,配合心主包络,即种种识症法,亦咸从生成中体会来,不惟说破至理,并说破看法。

染太祖后张氏,忽见庭前菖蒲生花,光彩照灼,非世所有,惊谓侍者曰:见否? 曰:不见。曰:尝闻见者。当富贵。遂取吞之。是月即孕武帝。

赤箭《本经》上品

【气味】辛温,无毒。

【主治】主杀鬼精物,蛊毒恶气。久服益气力,长阴肥健,轻身增年。

【核】曰:赤箭,一名神草、赤芝、鬼督邮、定风草、独摇草、合离草。根名天麻,一名离母。生陈仓川谷、雍州、太山、少室诸处。春生苗,初出如芍药,独抽一茎,挺然直上,高三四尺,茎中空,色正赤,贴茎杪之半,微有尖小红叶,四月梢头成穗,作花灰白,宛如箭干,且有羽者,有风不动,无风自摇。结实如楝子,核有六棱,中仁如面,至秋不落,却透空入茎中,还筒而下,潜生土内。如此生成甚奇,天地生物亦不易矣。根如芋,去根三五寸,有游子十二枚,环列如卫,皆有细根如白发,虽相须,实不相连,但以气相属耳。大者重半斤,或五六两;皮色黄白,名曰龙皮,肉即天麻也。余乡宋大司马经略朝鲜,一时之饷,萝中神授以物,指画其处。觉而掘地,获物如芋如卵,煮食勇力加倍,尝久未之识,核赤箭生成,始知即是天麻耳。《本经》名概根苗,后人分苗曰赤箭,根曰天麻,功力稍有同异故耳。与六芝同类,力倍人参,故为仙家服食,药之上品上生者也。但不易得,世人所用,皆御风草根,非赤箭也。御风茎叶,与赤箭相似,独茎色青斑,叶背黄白,兼有青点,随风动摇,子不还筒,治疗稍合,补益大乖异矣。修治:宜铧置瓶中,每十两,用蒺藜子一镒,缓火炒焦,盖于其上,绵纸三重,封系瓶口,从巳至未,取出蒺藜,再炒再盖,凡七遍。俟冷,净布拭去汗气,竹片剖开,焙干捣用。

【参】曰:赤阳箭刚,阳刚中正者也。力能独运,不为物移,故有风不动,无风自摇,见刚之体能立,用能行也。其苗从根而干,虚中直达,符合少阳自下而上,从内而外,故增益气力。其实从茎纳筒,环列象岁,符合太阴从外而内,自上而下,故长阴肥健。既类灵芝,亦故能杀鬼精、除恶毒。乃若因风动摇,惊痫挛癖,尽属阴邪之证,唯刚能胜之。独恨土人以御风相混,致真者遁世,悲哉。吾未见刚者。

薯蓣《本经》上品

【气味】甘平,无毒。

【主治】主伤中,补虚赢,除寒热邪气,补中,益气力,长肌肉,强阴。久服耳目聪明,不饥延年。

【核】曰:薯蓣,古名也。避唐代宗讳,改作薯药;又避宋英宗讳,改作山药。后世惟名山药,不知薯蓣名矣。生嵩山山谷,及临朐、钟山、南康、蜀道、北都、四明、山东、江南、怀庆诸处。入药野生者为胜。供馔,家种者为良。春生苗,蔓延篱落。紫茎绿叶。叶有三尖,似白牵牛叶,更厚而光泽。五、六月开花成穗,淡红色。结荚成簇,三棱合成,坚而无仁。其子别结叶旁,状似雷丸,大小不一,皮色土黄,内肉清白,煮食甘滑。春冬采根,生时掷地如粉,干则内实不虚,其色洁白如玉。青黑者不堪入药,种植甚易。截作薄片者亦生,随所杵之窍而像之也。南中一种,生山中,根细如指,极紧实,刮磨入汤煮之,作块不散,味更甘美,食之尤益于人,胜于家种者。江中闽中一种,根如姜、芋,皮紫,极大者重数斤。煮食虽美,但气寒于北地者。修治:勿用平田生二三纪者,须要山中生经十纪者。其皮赤,四面有须者良。采得以铜刀刮去赤皮,洗去涎,蒸过。曝干用。六芝为之使。恶甘遂。

【参】曰:效所杵之窍以赋形,如预备署所,故称薯蓣。假微薄之种,充气沦结,建立中央,故治伤中以致虚赢而为寒热邪气者。乃若益气力,长肌肉,即治伤中虚赢之验也。而伤中之因,皆因阴气萎靡。薯蓣入土便生,阴森肥遁,肥遁则无不利。宁不强阴,且其赋形效窍,则有窍处,宁不周到,虽假故物为胎,亦属气化所钟,是与六芝交相为使。

干地黄《本经》上品

【气味】甘寒,无毒。

【主治】主伤中,逐血痹,填骨髓,长肌肉,作汤除寒热积聚,除痹,疗折跌绝筋。久服轻身不老,生者尤良。

【核】曰:地黄,一名苄,名芑,名地髓。罗愿曰:苄以沉下者为珍,故字从下。先人云:天玄而地黄,天上而地下,阳戊而阴己,阳浮而阴沉,则地黄、地髓、苄、芑之

义,与情性为用之方,可以想见。古取咸阳川泽,及渭城、彭城、同州诸处,今唯怀庆
者为上。诸处随时兴废不同耳。江浙壤地者,受南方阳气,质虽光润而力微,不及
怀庆山产者,禀北方纯阴,皮有磊砢而力大也。古人种子,今唯种根。二月生苗,初
生塌地,高者不及尺许,叶如山白菜而毛涩,又似小芥叶而颇厚,中心皱纹如撮,茎
上有细毛,梢头开花,如小筒子而色红紫。亦有黄色白色者,结实作房如连翘,中子
甚细而色沙褐。根如人指,长短粗细不尝,甚有一枝重数两者。汁液最多,虽暴焙
极燥,顷则转润。二月、八月采者,未穷物性,八月残叶犹在茎中,精气未尽归根。
二月新苗已生,根中精气已滋于叶。不如正月、九月采者气全也。种植甚易,入土
即生,大宜肥壤,根肥多汁,法以土壤作坛,如浮屠数级,寸段莳灌,根长滋盛也。但
种植之后,其土便苦,次年止可种牛膝。再二年,可种山药。足十年,土味转甜,始
可复种地黄。否则味苦形瘦,不堪入药也。作干地黄法:去皮,入柳木甑内,置瓷锅
上蒸之;蒸透取出,摊令气歇,拌酒再蒸。又出令干,勿犯铜铁器,恐令人肾消发白,
男损营,女损卫也。作熟地黄法:取肥大者三十斤,洗净晒干,更以三十斤捣汁相拌
蒸之。又曝又蒸,汁尽为度,则光黑如漆,味甘如饴者始佳。若入丸散,止可入砂盆
内,隔汤荡燥,勿用火焙,以伤药力。

　　先人《博议》云:地黄别名地髓,又名芐,名芑。苗不能高,生意在根,味甘色黄,
沉重多汁,当入脾,为脾之肾药,以名髓多汁而气寒也。熟之则色黑,能入肾填髓,
反为肾之脾药,以名芐、名芑,味甘色黄,而填为土入之象,然土为水之用神,似土堤
所以防水也。形如血脉,《本经》用逐血痹。盖血者,取中焦水谷之汁,变化赤色以
行经隧,如中,如汁,如经隧,皆象其形。痹者,闭而不通,随其血之不通而为病。如
在目则赤,在齿则痛,在肉理则痛肿,在心则昏烦,在肺则咳血。壅遏而为身热,枯
耗而为燥涩痿软,泛滥而为吐衄崩漏。血痹颇广,各以类推。逐者,俾其流通之义
也。观其入土易生可知矣。须发为血脉之余,血痹则黄赤易见,可使之黑者。痹去
而血华也,性惟润下,功力到时,二便通利,以为外征。《千金方》黑膏,用治热积所
成之斑。《肘后方》拌鸡蒸汁,用治寒积所成之疝,咸从血痹之所生耳,血中有痹,则
骨髓不满,肌肉不长,筋脉断绝,均谓伤中。若填满,若生长,若接续,皆克成血液之
流通者也。所云寒热积聚,惟从痹字中生,第加一转语耳。因彼不通,所以积聚,若
作五积六聚,用地黄以除之,未有不反益其积聚者。如寒中虚人,在所必忌。否则
腻膈滑肠,中满减食矣。如此看血痹,可称遍周根身四大矣。即以此法,类推五痹,及六极、五劳之形
病。更合八风、五运、六气、四时之气病,与不内、不外因之似形似气者,视根身若见垣,亦若掌中观摩罗果。

　　【参】曰:苗叶布地,高不及尺,随地逶迤,生机偏向根者也。根截入土,横穿直
竖,绝不以坚碍妨活泼,真得色空者耳。其汁深黄,染手不落;其味甘美,着舌不散。

吮拔地髓,性颇贪野狼,故种植之地,土便憔苦,十年后方得转甜,功德力量,可望而知矣。先人判干者为脾之肾药,熟者为肾之脾药,明显的确。及释《本经》《别录》,精详深邃,读之可比类旁通,颐不更参。

枸杞《本经》上品

【气味】苦寒,无毒。

【主治】主五内邪气,热中消渴,周痹风湿。久服坚筋骨,轻身不老,能耐寒暑。

【核】曰:古取尝山者为上,后世唯取陕西甘州者称绝品。生平泽,丘陵阪岸间,春放苗,作榴叶状,软薄堪食,茎干丛生,高三五尺,陕之兰灵,及九原以西者,并是大树。七月作花紫色,随结红实,形长如枣核,凌冬不落。二月叶发,五月再发,其实乃谢。七月叶又发,花即随之,极易延蔓。根深者,一发三四尺,枝茎寸截,或分劈镂刻,横埋土中,旬日便发,易生如此。冬采根,春采叶,夏采实,秋采茎,功用并同。《本经》名概叶实根茎,后世始岐而二之,以根皮有清热滋补之异,而略言茎叶,更以根去骨存皮,则又不可解矣。别有一种枸棘相类其实,但实圆,枝节间有刺不堪用。修治:取实鲜明红润者,洗净,醇酒浸一宿,捣烂用;茎叶,唯阴干;根如物状者为上,东流水浸一宿,刷去土,甘草汤又浸一宿,焙干用。苗伏砒砂,根伏硫黄。

凡木之易生者,榕、柳之与桑、杞。榕、柳虽易生,不若桑、杞通体精专。叶实根茎,功用并著,杞则更胜于桑,凌冬不落为迥别也。嘉安朱孺子,居大箬岩,见溪侧有二花犬相戏,逐至杞丛下,获杞根二枚,形状与戏犬无异,煮食之,俄顷飞升仙去。

【参】曰:枸从苟,诚也,省作句。观断绝寸茎,根须俱髡,以入土中,旬日即发,枝干分劈镂刻,亦不之死,仁机扇动,一诚之致也。命名之义,或取诸此。其味苦,得夏大之令,其气寒,得寒水之化,故主夏气病脏之邪,致热中消渴也。唯以怒生为用,故痹为之起,湿为之收。又苦寒能坚,故枝韧比筋,根皮裹骨,斯筋骨受之,地仙却老,有由然矣。且二五七月俱发,宜耐寒暑也。

《尔雅》曰:杞,一名檵,即枸杞也。按《诗》有六杞:《将仲子》篇:无拆我树杞;《四牡》篇:集于苞杞;《杕杜》篇:言采其杞;《南山有台》篇:南山有杞;《湛露》篇:在彼杞棘;《四月》篇:湿有杞桋。

菊花《本经》上品

【气味】甘平,无毒。

【主治】主风头头眩肿痛,目欲脱,泪出,皮肤死肌,恶风湿痹。久服利血气,轻身耐老延年。茎叶根实并同。

【核】曰:出川泽田野间,雍州南阳山谷者最胜。宿根再发,亦可子种。茎叶花实,种种不同。即《菊谱》所载:龙脑、新罗、都胜、御爱、玉球、玉铃、金万铃、银台、棣棠、蜂铃、鹅毛、金钱、夏金铃、秋金铃、酴醾、玉盆、夏万铃、秋万铃、绣球、荔支、合蝉、垂丝粉红、桃花顺圣、浅紫红二色、邓州黄、邓州白等,亦不能尽收也。茎有株蔓紫赤、青绿之殊；叶有大小、厚薄、尖秃之异；花有千叶单瓣、有心无心、有子无子、黄白红紫、浅色间色、大小之别。味有甘苦酸辛之辨。又有夏菊、秋菊之分。唯以单叶味甘者入药，即《菊谱》中名邓州黄、邓州白者是矣。其花细碎，品不甚高，蕊若蜂窠，中有细子。正月采根，三月采叶，五月采茎，九月采花，十一月采实。修治唯阴干。术、枸杞、桑根白皮为之使。无子者，谓之牡菊，烧灰撒地中，能死龟鼋，说出《周礼》。《风俗通》云：郦县有菊潭，饮其水者，皆得上寿。又吴末朱孺子，入玉笥山，餐菊英，乘云上升。康生亦服甘菊而仙。终南五老洞碑载，汉永寿出墨菊，其色如墨，用其汁以书。背萌国有紫菊，谓之日精，一茎一蔓，延及数亩，味甘，食者永不饥渴。一种名薏者，茎青肥大，形似蒿艾，味綦苦涩，误服则泄人气，又不可不辨。

【参】曰：饱霜不陨，草中松柏也。苗春花秋，色黄气烈，秉秋金之制，以制为用，故字从匊，言在掌握间也。风头头眩、目欲脱、泪出，此肝木变眚，摧拉陨坠，能节制之，则无三者之病矣。皮肤死肌、恶风湿痹，二者风木失制，亢害所胜，菊得木体之柔，顺受金制，自然木平风息也。芳香疏畅，故利气。柔润阴成，故利血。凡力之能持者则物轻，性之不媚者则耐久。更生延年，名实相副，夫奚疑。

承乃制，则不亢。亢则害，无承制矣。从来以热极似水者，引亢则害承乃制作证，自不知其背谬耳。能持物轻，不媚耐久，真堪警世。

麦门冬《本经》上品

【气味】甘平，无毒。

【主治】主心腹结气，伤中伤饱，胃络脉绝，羸瘦短气。久服轻身，不老不饥。

【核】曰：出函谷川谷，及堤坡肥土石间者，多野生。出江宁、新安及仁和笕桥者多种蒔。古人唯用野生者细皱香美，宛如麦粒，功力殊胜也。四季不凋，秋冬根叶转茂，丛生如韭，青似莎草，长尺余，多纵理，四月开花如蓼，结实翠碧如珠，根须冗，贯须连结，俨若琅玕，色白如玉，中心坚劲，最多脂液也。修治：瓦上焙热，即迎风吹冷，凡五七次，便易燥，且不损药力。或以竹刀，连心切作薄片，醇酒浸一宿，连酒磨细，入布囊内，揉出白浆，点生姜汁、杏仁末各少许，频搅数百下，久之澄清去酒，晒干收用。入汤膏，亦连心用，方合上德全体。今人去心，不知何所本也。地黄、车前为之使。恶款冬、苦瓠。畏苦参、青蘘、木耳。伏石钟乳。

绍隆王先生云：麦门冬，具稼穑甘，禀春和令当入足阳明，为阳明之体用药，故《本经》所陈诸证，皆属阳明之上为病。若痿蹶，又属阳明之下为病。经云：阳明为阖，阖折，则气无所止息而痿疾起矣。是以治痿独取诸阳明。阳明为五脏六腑之本，五脏六腑，皆受气于阳明故尔。

先人《博议》曰：心腹脉络，皆心所主。胃络肌肉，皆心所生。美颜吐衄，唯心所现,结者能使之不结,绝者能使之不绝。唯从容润泽,潜滋暗长,沦结成形者也。

又云:麦门冬,叶色尝青,根须内劲外柔,连缀贯根上,凌冬不死,随地即生。以白色可入肺,甘平可入脾,多脉理可人心,凌冬可入肾,长生可入肝,虽入五脏,以心为主,心之肾药也。其气象生成,及命名之义,能转春为夏,使肾通心,但力量不阔大,如有守有养,贞静宁谧,和润舒徐之君子也。仓皇之际,虽自愦愦,然躁进表露者,不及其久而不变。其根俨似脉络,故《本经》以之治心腹结气,伤中伤饱,胃络脉绝。盖心腹中央,皆心之部分,脉络亦心之所主,悉属象形对待法耳。若脉络之绝,伤中之绝,伤饱之绝,赢瘦肉理之绝,气结使然者,咸可使之复生。《别录》所云:皆结气伤中伤饱之所生,盖强阴益精,消谷保神,安脏美色,皆复脉通心,润经益血之力也。盖心主血脉,脉溃血溢,脉伤则咳;经水已枯,乳汁不下,脉气欲绝者,皆克成效。如水入干经,而血乃成,不入于经,以致浮肿者,潜滋之妙,赖有此耳。惟阴形缓性人,及脾慢中寒有湿者,不相宜也。

【参】曰:金水主时,则根苗茂盛,有继绝续乏之义。枭黄种麦,麦黄种枭,枭与麦交相为候,又当体会。三冬闭藏,而阴阳互根之妙。麦则独贞其窍,故处秋冬之时,能行春夏之令,以降入为升出者也,故名麦门冬。四季长生,中央坚劲,气味甘平,具土德性,当判入脾,脾之脾药也。色白属金,脾之肺药也。似脉属火,脾之心药也。不凋属水,脾之肾药也。长生属木,脾之肝药也。所谓一脏之内,具五脏焉。故五脏六腑位于内,十二经脉见于外,莫不资始于脾,资生于胃,互为枢纽者也。盖心腹结气,中央所司,伤中伤饱,胃络脉绝,赢瘦短气,象形对治,故继绝续乏之义,悉从中字起见耳。广推研释,隽永可思,盖土主中宫,长养后天,必须德全之品,相为匹配,其唯麦冬乎?至若保心之神,定肺之气,安肝之魂,补肾之精,因脾转属者,无所不宜。若脉伤则咳,经络断绝,致血液妄行,经水枯竭,变生烦热焦渴者,求其因而借用之亦可。大抵象形对治,更相宜也。先人有议,辄加推广如此。

太一余粮《本经》上品

【气味】甘平,无毒。

【主治】主咳逆上气,癥瘕,血闭,漏下,除邪气,肢节不利。久服耐寒暑,不饥,轻身飞行千里,神仙。

【核】曰:太一余粮,与禹余粮同一种类,咸钟水土精气,禹及太一,咸钟水土精气,即《楞严》四大法也。融结成形,但胜劣有异。生太山山谷者,曰太一余粮,是水势劣土,偏钟土气之专精者也。生东海池泽者,曰禹余粮,是土劣水势,偏得水气之专精者也。今世知有禹余粮,不复识太一余粮矣。太山久不见采,唯会稽、王屋、泽、潞,所在诸山时有之。外裹若甲,甲中有白,白中有黄,似鸡子黄,而重重如叶子雌黄,轻敲便碎如粉。所在有之,霏雪先消者是也。设中无黄,但有黄浊水者,为石黄水。有凝结如石者,为石中黄,非太一余粮也。修治:用黑豆、黄精各五合,水二斗,煮五升,置瓷锅中,下余粮四两煮之,旋添,汁尽为度,药气香如新米矣。捣之,又研万杵乃已。杜仲为之使。畏贝母、菖蒲、铁落。

先人云:太一以气言,气似神化,大似六芝,远离本色。

【参】曰:太一即太乙,气之始也。块然独存而无所不存,故能镇定中黄,敦艮之止,对待肺金,不能收敛下降,以致咳逆上气,若癥瘕血闭者,气不响运也。唯承宣乃能扬摄。漏下淋漓者,气不收摄也。气如橐籥,血如波澜,决之东则东,决之西则西,气一息不运,则血一息不行,太一能令元气屈曲而出,使凝闭漏下者,不得不随之响运抑扬,所谓欲治其血,先调其气,设元真萎顿,则邪气外薄,太一能畅真气,则邪气自不兼容矣。肢体不利者,气壅之也。太一黄中通理,宜气四达。气拒而固,不受寒暑,气充而实,不苦饥虚,气清以升,轻身飞行。

石钟乳《本经》上品

【气味】甘温,无毒。

【主治】主咳逆上气,明目益精,安五脏,通百节,利九窍,下乳汁。

【核】曰:生少室山谷及太山。第一出始兴者佳,江陵及东境名山石洞中亦有。按范成大《桂海志》所说甚详。云散桂林接宜、融山洞石穴中,钟乳甚多。仰视石脉涌起处,即有乳床,白如玉雪,乃石液融结所成者。乳床下垂,如倒生山峰,峰端渐锐且长,若冰柱,柱端轻薄,中空如鹅翎。乳水滴沥不已,且滴且凝,此乳之最精者,以竹管仰承取之。而炼治家又以鹅管之端,尤轻明如云母爪甲者为胜。孙思邈曰:乳石必须土地清白光润,审形状辨土地。如罗纹、鸟翮、蝉翼,一切皆成白色者可用;其非土地者慎勿服之,杀人甚于鸩毒。《别本》注云:凡乳生深洞幽穴者,皆龙蛇潜伏之处,或袭龙蛇毒气,或洞口阴阳不均,或通风气,或黄色赤色,乳无润泽,或煎炼火色不调,一煎以后,不复易水,服之令人发淋。又乳有三种:一种石乳,其洞纯石,石津相滋,阴阳交备,具蝉翼纹者,其性多温;此不独具山全体,更藉外缘以相资也。一种竹乳,其洞遍生小竹,竹津相杂,石状如竹,其性多平;一种茅乳,出茅山,其山土石相杂,遍生茅草,茅津相滋,形质润滑,其性多寒,皆以光泽者为善。余处亦有,不可轻信。雷公曰:凡使勿用头粗厚,并尾大者,为孔公石,不用。色黑及经大火惊过,并久在地上收者,与曾经药物制者。须要鲜明轻薄,而有光润,如鹅翎筒子者乃佳。修治:钟乳八两,用沉香、零陵香、藿香、甘松、白茅各一两,水煮过,再煮汁,方用煮乳,一伏时,漉出。以甘草、紫背天葵各一两,同煮,漉出拭干,缓火焙之,入臼杵粉,筛过,入钵中。令有力少壮者二三人,不住手研三日夜。然后以水飞澄,罩以绢笼,日中晒干，入钵再研三万遍，乃以瓷盒收之。《太清经》炼钟乳法：取好末置金银器中，瓦一片，密盖，勿令泄气，蒸之，自然化作水也。之才曰：蛇床为之使。恶牡丹、玄石、牡蒙。畏紫石英、蘘草。忌羊肉。时珍曰：亦忌参、术，犯之多死。土宿真君曰：钟乳产于阳洞之内，阳气所结，服之可柔五金。麦门冬、蒜、韭实、胡葱、胡荽猫儿眼，皆可服之。

经云：水势劣火，结为高山，钟乳本具水火二大矣。则乳质全类似水，而勇悍独专，宁非火胜水劣乎？修治：水煮，仍交水火以济之。但煮则水胜于火，所以少平勇悍也。今世多用火煅，反助长其勇悍，故每多石毒燃烧之患。

先人云：五脏安和，窍节通利，即地形仙矣。此属借资，大须保任，久与相习，乃成自然。

【参】曰：乳乃石之灵液，具山之全体者也。具山全体，故功力勇悍乃尔。顾山体有清浊，而乳之优劣因之。如妇人异质，则钟乳之厚薄，与味之甘淡，气之腥香冷暖，其滋益婴儿与否，亦自有辨。故钟乳先须论土地，再审形状，庶几得之，唯天地之气，钟于名山而乳凝焉。观其主治，一一可想，如肺系填塞胀满，则不能分布诸气，故咳逆上气，钟乳虚中，宛若肺系，何患填塞胀满？此石液所钟，光润莹彻，故明目，目亦水液所钟，洞见明暗，此石中精髓，点滴不穷，故益精髓之体。此艮山之液，能益真阴。然五脏至阴，须宁静濡润，乃得安和，若通百节，利九窍，下乳汁，藉穿山石之力耳。

龙骨《本经》上品

【气味】甘平，无毒。

【主治】主心腹鬼疰，精物老魅，咳逆，泄痢脓血，女子漏下，癥瘕坚结，小儿热气惊痫，齿主小儿大人惊痫，癫疾狂走，心下结气，不能喘息，诸痉，杀精物，久服通神明。

【核】曰：出晋地，及太山、剡州、沧州、太原山岩水岸土穴中，此龙化解脱之处也。其骨细，其文广者雌；其骨粗，其文狭者雄。五色具者上，白、黄色者中，纯黑者下矣。各随五色合五脏，如五芝、五石英、五石脂之入五脏也。《山书》云：鳞虫三百六十，而龙为之长。《元命苞》云：龙之为言萌也，阴中之阳，故龙举而云兴。《说文》云：龙春分而登天，秋分而潜渊，物之至灵者也。《埤雅》云：龙鳞八十有一，具九九之数，阳之极者。故为辰而司水，鲤鳞三十有六，具六六之数，阴之极也。故变阳而化龙。《淮南子》云：羽毛鳞介，皆祖于龙，羽嘉生飞龙，飞龙生凤凰，而后鸾鸟庶鸟，凡羽者以次生焉。毛犊生应龙，应龙生建马，而后麒麟庶兽。凡毛者以次生焉。介鳞生蛟龙，蛟龙生鲲鲠，而后建邪庶鱼，凡鳞者以次生焉。介潭生先龙，先龙生玄鼋,而后灵龟庶龟,凡介者以次生焉。《埤雅》云:龙亦卵生而思抱,雄鸣上风,雌鸣下风而风化。《广雅》云:有鳞曰蛟龙,有翼曰应能,有角曰虬龙,无角曰螭龙,未升天曰蟠龙,玉符称世俗画龙之状,马首蛇尾,又有三停九似之说。谓自首至膊,膊至腰,腰至尾,皆相停也;九似者,角似鹿,头似驼,眼似鬼,项似蛇,腹似蜃,鳞似鱼,爪似鹰,掌似虎,耳似牛也。或曰:龙无耳,故以角听。又云:骊龙之眸,见千里纤芥。《论衡》云:龙头上有骨,如博山形,名曰尺木。无尺木者,不能升天,其为性粗猛而畏铁,爱玉及空青而嗜燕,故食燕人不可渡海。又曰:蛟龙畏楝叶,及五色线,故汉以来,祭屈原者,以五色线合楝叶缚之。古者豢龙御龙氏,徒以知其好恶而节制之,将雨则吟,其声如戛铜盘,涎能发众香,其嘘气成云,反因云以蔽其身,故不可全见。今江湖间,时有见其爪与尾者。《岁时》云:夏四月后,龙乃分方,各有区域,故两亩之间,而雨异焉。又多暴雨,说者曰:细润者天雨,猛暴者龙雨也。又能火与人火相反,得湿而焰,遇水而燔,以火逐之,则燔息而焰灭矣。饵食者,当知其出处爱恶如此。修治龙骨,香草汤浴两度,捣粉,绢袋盛之,用燕子一只,去肠肚,安袋于内,悬井面上,一宿取出,再研极细用。

昔有飂叔安,有裔子曰董父,实甚好龙,能求其嗜欲以饮食之,龙多归之,乃扰畜龙,以服事帝舜。舜赐之姓曰董氏,曰豢龙,故帝舜世有畜龙,及有夏孔甲,扰于有帝,帝赐之乘龙,河、汉各二。各有雌雄,孔甲不能食,而未获豢龙氏。陶唐氏既衰,其后有刘累,学扰龙于豢龙氏,以事孔甲,能饮食之。夏后嘉之,赐氏曰御龙。

《管子》云:龙被五色而游,故神欲小则为蚕蠋,欲大则涵天地,欲上则凌云气,欲下则入于深泉。变化无日,上下无时,谓之神。《变化论》云:龙不见石,犹人不见风,鱼不见水也。

韩语云:嘘气成云,云固弗灵于龙也,然龙乘是气,茫洋穷乎玄间薄日月,伏光景,感震电,神变化,水下土,汩陵谷,云亦灵怪矣哉。云,龙之所能使为灵也,若龙之灵,则非云之所能使为灵也,然龙弗得云,无以神其灵矣。失其凭依,信不可与,异哉! 其所凭依,乃其所自为也。《易》曰:云从龙,既曰龙,则云从之矣。

绍隆王先生云:龙禀阳而伏阴,神灵之物也。神则灵,灵则变;神也者,两精相合,阴阳不测之谓也。

【参】曰:龙耳亏聪,以角为听,固有六根互用,此则借用以为六根者也。春半登天,秋半潜渊,揆机衡之升沉,是合四时之宜耳。豢龙氏醢龙以食。张华云:龙酢得醋,则生五色,安知非形似龙类也。《别录》为死龙之骨;苏寇疑为神物,无自死理,既属神物,又安知非从尸解而去也? 故仅存朽骨,尚获灵异乃尔。对待生人未朽之四大,便为鬼疰精物老魅之所侮,与泄痢脓血、癥瘕坚结之早现颓败相者,若惊痫癫疾,狂走痉痓,此不能震惊百里,施诸己身者也。古有龙鬐作拂,见燕则冉冉自飘,龙皮作障,溽暑时云生凉作,固属谬诞,亦未必非尸解物,留人间世,以显灵异者也。雷公修事;藏纳燕腹,悬井面上,此遂出处嗜欲之性,倍发其灵异故尔。但用燕似觉

伤生,且非时亦不易得,不若以云母易紫燕,云从龙,物各

客曰:龙骨畏石膏。喜牛黄、人参,何也? 颐曰:石膏禀艮止之凝肃,虽与潜蛰之德相符,御天之性则反,故畏之牛黄黄中通理,厚德载物。人参参天两地,土大顽颓则风木变眚,以木必基土,维土为命,互为乘制,制则化生。奠安形藏,借以济弱扶倾,运用枢纽,故喜之。又曰:牛黄为君,佐以龙骨,牛黄又反畏龙骨,何也? 颐曰:牛黄全具敦阜之体,龙则时蛰时跃,蛰时无碍,跃时未免为之崩且溃耳。

眼耳鼻舌身意曰六根,色声香味触法曰六尘,根之合尘,各有专司,互用,则根尘叠应矣。若龙之角,为根身之余物,以之借听,此亦极大神通。由此观之,物物都有神通,神通者,我之不能,彼之独善者是也。若蚱蝉之鸣以胁,蛴螬之行以腹,与猿猴之善援,羚羊之挂角,火鼠之火食,鱼龙之藏渊,何莫非极大神通,入水不濡,入火不烧者乎?

蜂蜜《本经》上品

【气味】甘平,无毒。

【主治】主心腹邪气,诸惊痫痓,安五脏诸不足,益气,补中,止痛,解毒,除众病,和百药。久服强志,轻身,不饥不老,延年神仙。

【核】曰:蜜蜂,一名蜜蠭。《尔雅翼》云:蜜蠭似蠭而小,工作蜜也。《说文》蜜作蠭,云蠭甘饴也。盖若鼎器而幂之。《山海经》云:谷城之上,足蜂蜜之卢,今土木之蠭,亦各有蜜。北方地燥,多在土中,故多土蜜。南方地湿,多在木中,故多木蜜。又有岩蜜、石蜜,俱在岩石间也。今人家所畜之蜂,小而微黄,大率腰腹相称,如蝇蝉也。喜事者,以篆木容数斛,置蜂其中养之,开小孔,才容出入。《永嘉地记》云:七八月中,尝有蜜蜂群过,有一二小蜂,先飞觅止泊处,人知辄内桶中,以蜜涂桶内,飞者闻蜜臭或停,不过三四往来,便举群悉至矣。今人家养蜂,或群逸以百千万数,中有大者为王,群蜂羿之,从其所往,人收而养之,多在谷雨春分时也。采取百芳,酝酿造蜜。其房谓之蜜脾,王之所居,叠积如台。语云:蜂台蚁楼,言蜂居如台,蚁居如楼。《自然论》云:蜂无王则尽死,君臣之体,生死不移也。一日两出,而聚鸣号为两衙,其出采花者,取花须上粉,置两髀,唯牡丹、芍药、兰蕙之粉,或负于背,或戴于首,或采无所得者,经宿花间,一不敢归,或螫毒人,蜂亦寻死。故古称蜂虿有毒,近其房则群起攻人。故战国有蠭旗,军行用之,云若蜂起之将也。寒冬无花,深藏房内,即以酿蜜为食。春暖花朝,复出卷采矣。宛陵有黄连蜜,色黄而味小苦雍,雒间有梨花蜜,色如凝脂。亳州太清宫有桧花蜜,色小赤。南京柘城县有何首乌蜜,色更赤。各随所采花色,性之温凉,亦相近也。蜜脾之底为蜡。《埤雅》云:蜡生于蜜,而天下之味,莫甘于蜜,莫淡于蜡。盖厚于此者,必薄于彼,理之固然也。西方之书曰:味如嚼蜡,旧说蜂之化蜜,必取匽猪之水,注之蜡房,而后蜜成,故蜡者蜜之也。《方言》云:其大而蜜,谓之壶蜂。即今黑蜂也。盖亦酿蜜,《楚辞》所谓赤蚁若

象,玄蜂若壶者是也。试蜜真伪,以烧红火箸,插入蜜中,提出起气者为真,起烟者为伪。修治:每沙蜜一斤,用水四两,入银石器内,桑柴火慢煮,掠去浮沫,至滴水成珠,不散,乃用。又法,以器盛贮重汤中,煮一日,候滴水不散,取用亦佳,且不伤火也。七月勿食生蜜,令人暴下霍乱。味酸色青赤者,食之心烦。不可与葱及莴苣同食,令人利下。食蜜饱后,不可食鲜,令人暴亡。

缪仲淳先生云:集草木群英之精,合水土风露之气,酝酿成蜜,故其气清和,其味甘纯,施之精神气血,阴阳内外,罔不相宜。

先人云:蜜本万卉之黄,采集酝化于蜂,岩石土木,出处之端,藜连乌桧,生成之自。

【参】曰:垂颖如锋,故名蜂。传云:蜂虿垂芒,主之所在,众蜂旋绕,飞舞如卫,政令甚严,蜂有臣礼者是也。蜂有君道,乃得主维九上用灭不格。集采百芳,退藏于密,吹鼓酝酿,而蜜成矣,故谓之蜜。其房如脾,谓之蜜脾。俨如胃形,受盛水谷,酝酿以成精血也。甘平色黄,当判入脾,故补中而益中气。盖万物莫不资始于脾,故主诸不足耳。设土大顽颓,则木无所倚,遂成惊骇痫痉。蜂蜜敦土化用,厚德载物,则上逆下陷之气,旋归于本位矣。安五脏者,安五脏之形。有形归土,脾所司耳。心腹居中,为邪所薄,则中宫不安,安中所以逐邪。未有中不安,而能剪除外侮者;和百药解毒者,以甘性能缓,则无躁暴漂悍之峻。脾藏志,故久服强志,轻身不饥不老,总属脾土事耳。

第二帙

牡桂《本经》上品

【气味】辛温,无毒。

【主治】主上气咳逆,结气,喉痹,吐吸,利关节,补中益气。久服通神,轻身不老。关有匹为十二原之所出入,节之交三百六十五会,为神气之所游行出入也。

箘桂《本经》上品

【气味】辛温,无毒。

【主治】主百病,养精神,和颜色,为诸药先聘通使。久服轻身不老,面生光华,媚好尝如童子。

【核】曰:牡桂,出合浦交趾、广州象州、湘州桂岭诸处。生必高山之巅,旁无杂树自为林类,叶色尝青,凌冬不凋,如枇杷叶,边有锯齿,表里俱有白毛,中心有纵文两道,宛如圭形,四月有花无实,木皮紫赤,坚浓臭香,气烈味重者为最。枝皮为桂枝。干皮之薄者为桂皮,浓者为桂、为桂心、为肉桂、为官桂。以皮作钉,钉他木根,旬日即死。桂,出交趾桂林山谷,生必临岩,正圆如竹,小于牡桂,亦自为林。凌冬不凋,叶如柿叶,尖狭光泽,无锯齿,中心有纵文三道,四月蕊黄花白,五月结子如暗河之实,木皮青黄,环卷如筒,亦以一皮之厚薄,分桂枝、桂心之差等。

【参】曰:牡桂凌岭,桂临岩,旁无杂木,自为林类。此非落落难合,故为高险,乃刹帝利种,凡木不得与其班列故尔。桂从圭,执圭如也。圭者阴阳之始,自然之形,故叶文如之。光泽色相,不假雕琢,牡色紫赤,有花无子,得阳之始;色青黄,有花有子,得阴之始。牡为牡,为牝也。盖圭之妙用,宣扬宣摄,靡不合和。牡主气结喉痹,神明不通,关节不利,此病之欲宣扬者也。牡则先宣摄中气,而后为宣扬者也。亦主上气咳逆,不能吸入,反吐其吸,此病之欲宣摄者也。牡则先宣扬中气,而后为宣摄者也。主和颜色,使光华外溢,媚好尝如童子,及为诸药之先聘通使,此藏阴之气欲宣扬者也。则先宣摄精神,而后为宣扬者也。设宣扬而不先宣摄,宣摄而不先宣扬,斯不和,斯不合矣。则宣扬宣摄藏阴神藏之五;牡则宣扬宣摄中气关节窍脉形藏之四。功力之有异同者，牝牡有别故也。不唯有别，且各分身以为族类，故各从其类以为上下内外，轻重浓薄之殊。气味辛温，功齐火大，对治以寒为本，以阴为标，以寒水为化；或本之本气似隐，而标之寒化反显；或阴气承阳，而血妄行；或水寒亢害，而厥逆洞注；或火不归源而外焰内寒；或火失炎上而盲聋喑哑；或真火息而邪火炽；或壮火盛而少火灭；此皆宣扬宣摄火大之体，宣扬宣摄燎原之用。灰心冷志人，内无暖气，外显寒酸，更当饵服。乃若驱风，捷如影响，以刹帝利种。凡木望风自靡，故一名，言能侵害他木，木得桂而即死。圭之义大矣哉。

梵语刹帝利，此云王种，故圭有四，镇桓信躬，王公侯伯执之，从重土者，以封诸侯也。又土圭，测土深正日景，以求地中。又圭田，田之所入，以奉祭祀，为言洁也。又六十四黍为圭。又刀圭作匕，正方一寸，抄散，取不落为度。

桑上寄生《本经》上品

【气味】苦平，无毒。

【主治】主腰痛，小儿背强，痈肿，充肌肤，坚齿发，长须眉，安胎。其实主明目，轻身通神。

【核】曰：近海州邑，及海外之境，地暖不蚕，桑无采剪之苦，气浓意浓，兼之鸟食榕实，粪落桑上，乘气而生。叶如橘而软厚，茎如槐而肥脆。三、四月作黄白花，六、七月结黄绿实；大如小豆，汁稠粘。或断茎视之，色深黄者良。世俗多以寄生他木上者充之，不惟气性不同，且反生灾害矣。修治：根茎枝叶，并铜刀锉细，阴干，不可见火。缪仲淳先生云：感桑木精气而寄生，故其主治，一本于桑，更抽拔其英粹，功用尤胜于桑矣。

【参】曰：木性之易生者，榕、桑称最，桑虽曲直仆偃，靡不怒生；榕附水土沙木，莫不勃发。更异者，鸟啖榕实，遗出桑上，遂尔寄生。故主形骸寄生之齿发须眉，及胞胎痈肿。坚之、长之、安之、疗之，其功独著。若主腰痛，治背强，充肌肤，及明目、轻身、通神者，此属形骸亲相分，特易易耳。先人云：寄生桑木身半，大似腰吕之象，则凡腰吕之疾为宜。一名寓木，寓木者，如胆寄肝，当治胆病。胎亦寄，发齿须眉亦寄也。实之通神，当切于魂，断决，疑斯释矣。又云：人世如寄，此复寄寄，取彼寄寄，以益其寄。

易生速计之流，得有着脚处，随计就计矣。然木性之易生者，榕、桑称最，真真两得其计矣。

防风《本经》上品

【气味】甘温，无毒。

【主治】主大风，头眩痛恶风，风邪目盲无所见，风行周身，骨节疼痹，烦满。久服轻身。

【核】曰：出齐州龙山者最胜，青、兖、淄州者亦佳。二月生芽，红紫色，作茹柔嫩爽口。三月茎叶转青,茎深叶淡,似青蒿而短小。五月开花,似莳萝花而色白,攒簇作房,似胡荽子而稍大。九月采根,似葵根而黄色。一种石防风,生山石间,叶青花白,根似蒿根而粗丑。修治:去叉头、叉尾及枯黑者。叉头令人发狂,叉尾发人痼疾也。制黄耆。畏草薢。杀附子毒。恶藜芦、白敛、干姜、芫花。得葱白,能行周身;得泽泻、藁本,能疗风;得当归、芍药、阳起石、禹余粮,疗妇人子藏风。

先人云:四大中风力最胜,执持世界,罅无不入。设人身腠理疏泄,则生气有所不卫,风斯入焉。故欲防御障蔽者,匪通天之生气勿克也。防风黄中通理,鼓水谷之精,以防贼风之来,命名者以此。又云:身本四大合成,以动摇为风,则凡身中宜动处不动,即是风大不及,宜动处太动,即是风大太过。防风甘温辛发,中通濡润,匀而平之。无过不及,此防风功用。又云:卫我用我,匀气以芳。

【参】曰:动摇飘拉,风木之本性也。土失留碍,致风木变眚,亦有风木变眚,致土失留碍者。如风在头则掉眩,在目则瞀盲,在骨节则疼烦。而疼烦、瞀盲、掉眩,政风木动摇飘拉之性耳。风行周身,亦善行数变之用也。臭味甘芳,黄中通理,敦九土之精,以防八风之侮。彼以巽入,我以艮止,在土转而为吐生,在木不得不转为戴土而出矣。

功能敦土德用,以防风木之相乘,设风木已乘土大,宁不戴负地土而出?然则驱风木之外侮,即所以行土大之德用,以土大失体与用,乃致风木之相乘耳。《释名》云:上者,吐也,能吐生万物也。木者,戴也,戴土而出也。

《生气通天论》指卫气曰生气,又喻卫气曰阳气,若天与日,失其所,则折寿而不彰,此寿命之本也。防风质黄,具中土之色。甘温,专中土之味。盖土德惟馨,芳香充达,拒诸邪臭,故头目身首有风尚未入脏者,能从中拒撤之。若防己,则苦辛主泄,治证亦不相同。防风如任德以御外侮之寇,防己如借权以清君侧之奸。然因名思义,其曰防己,固为可以自卫,亦并此本身是应防之物。盖治世之能臣,乱世之奸雄也。故《本经》一入上品,一入中品。

惟得土升阳之气,能化土重滞之形,风大持土,视大地如鸿毛,身轻以此。

沙参《本经》上品

【气味】苦,微寒,无毒。

【主治】主血结,惊气,除寒热,补中,益肺气。

【核】曰:出淄、齐、潞、随、江、淮、荆、湖州郡沙碛中。二月生苗,初生如小葵叶,圆扁不光。八、九月抽茎,茎端叶尖长,如枸杞,边有细齿。叶间开小花五出,色紫,长如铃铎,结实如冬青,实中有细子。霜后苗枯,根长尺许,若黄土地中者,根则短小。根茎俱有白汁如乳,故一名羊乳、羊婆奶。根干时,宛似人参,中黄外白,世所用者皆伪,不知为何许物,食之反损肺气。恶防己,反藜芦。

先人云:色白而乳,肺金之津液药也。故又得知母志取苦心之名。

【参】曰：乐树沙碛而气疏，质本秋成而性洁。参容平之金令，转炎敵为清肃者也。故可汰除肺甯，因热伤气分，为洒淅寒热，及藏真失行营卫阴阳，致气不晌，血不濡，与惊气上逆，不能晌之使下者，功用颇捷。

术《本经》上品

【气味】苦温，无毒。

【主治】主风寒湿痹，死肌痉疸，止汗，除热消食，作煎饵。久服轻身，延年不饥。

【核】曰：出嵩山、茅山者良。杭、越、舒、宣诸州亦有。唯湖州、津山者最佳，多生高冈上。叶颇大，叶叶相对，方茎有毛，茎端有花，有紫、碧、红色，根岐生，紫色块大者为胜。或大如指如拳，或至数斤者。剖暴，谓之片术。《尔雅》疏云：生山中者，曰山蓟，曰白术。平地者，曰蓟，曰赤术。赤者苗高二三尺，叶亦抱茎，梢间叶略似棠梨，脚下叶各有叉，三五出，边作锯齿，及小刺，根如人指，及老姜状，色黑褐，而气味辛烈。古人用术不分赤白，自宋人始指赤术曰苍术，但气味有和暴之殊，则施治亦有缓急阴阳之别。修治：白术，人乳润之，制其性也。亦取易入阳明，阳明燥金，从乎中治太阴之湿化故也。若疗脾疾，先用米泔浸透，次以山黄土拌蒸九次，晒九次，窃土气以助脾，及宣胃府酝酿敷布之用耳。赤术亦用米泔浸透，更以陈壁土水，浸润一二日，取出，去皮，晒干，切片，每术四两，先用脂麻六两，微火拌炒，以濡其燥，缓其暴。更用粳米糠衣四两，微火拌炒，则不染湿作霉矣。忌桃李，及松菜、雀肉、青鱼、蛤蜊。

先人云：术字从木，别名多山，行脾土用，曰木，曰肝。又云：死肌，脾体不灵；黄瘅，脾色外见；肢痉，脾用不行；食停，脾气不转；不饥，脾精自固矣。

【参】曰：术从木，观叶叶相对，抱茎生，俨似木字。茎方，叶附四旁，合土大寄旺四季，当判脾之肝药，用药也。又可判肝之脾药，父药也。以木必基土，吮拔水液，方条达发生。故以木为母、土为父耳。风寒湿合成痹者，此先因于风，寒湿后之。风为百病长故也。痹则闭塞不通，故死肌、痉、疸。死肌者，土顽颓；痉者，土震动；而疸者，土色见也。缘土无用神，受木所侮，木无制抑，败乱所胜。土不堤防，泛滥为奸；土不宁静，火胜地热；土无风力，饮食停积。术行土用，大土力，妄泄者既已归源，疏漏者宁不固密。如是火热顿消，凉生风畅，酝酿宣布，脾土展舒矣。

既药有雌雄、子母、兄弟，则水土之抽为草木，宜哉水母而土父矣。土为水之堤防，有知之者，饮食之仗风力，以为酝酿宣布，人所未知。须解一脏具五脏用者始得。

女萎《本经》上品

【气味】甘平，无毒。

【主治】主中风，暴热，不能动摇，跌筋，结肉，诸不足。久服去面黝，好颜色润

泽,轻身不老。<small>礼备之祥,所生唯和。王者之用,野人之节也。</small>

【核】曰:《尔雅》名荧,又名萎移、萎香。《别录》名萎蕤,又名玉竹、地节。吴普名葳蕤。樊阿名青粘。先人云:节竹其形,葽荧作象,玉青为色,风木之性也。生太山山谷,及滁州、舒州、汉中、均州,处处山中亦有。春生苗,茎强直,似竹作节,叶亦如竹,两两相值,叶端有黄色斑点。三月开青花,遂结实如珠,根横行,如荻根及菖蒲。概节平直,多脂润,虽燥亦柔,须节冗密,宛如冠缨下垂之绥,而有威仪之义。《瑞应图》曰:王者礼备,则萎蕤生于殿前。威仪之义,于此可见。修治:以竹刀刮去须,及皮节。洗净,蜜水浸一宿,蒸了,焙干。

先人云:动摇名风;不能动摇,名中风。无风大性,故泽色轻身,皆属风力所转。

绍隆王先生云:性禀醇和,如盛德君子,无往不利,故可资其利用而不穷。正如此药之能补益脏腑,滋培血气,气为阳,则身轻;血为阴,则颜驻。根本既治,百疾自除矣。

【参】曰:体性柔软,津汁粘埴,根繁盛,垂垂似缨,俨若威仪之容貌。以能卓立于礼,而为节文度数者也。故王者礼备,则葳蕤生于殿前。细观命名,其形状可想见矣。能立于礼,以固人肌肤之会、筋骸之束,若愉色婉容,手舞足蹈,莫非节文度数之详耳。其不能动摇,跌筋结肉,面黔色黯,皆为慢风暴热之所困。以礼节之,默然感化,所谓动容貌,远暴慢者也。于是肌肤润泽,筋骸转摇,故身轻不老,翩翩若仙矣。

<small>《杂记》云:蕤宾律名,谓五月一阴之气,委蕤于下。嵇康《琴赋》云:飞英蕤于昊苍,则葳蕤上下察矣。诗云:望见葳蕤举翠华,旋开金屋扫庭花。望幸者,尚尔飘飘神举;宠幸者,想更超逾腾跃矣。</small>

牛膝《本经》上品

【气味】苦酸,平,无毒。

【主治】主寒湿痿痹,四肢拘挛,膝痛不可屈伸,逐血气,伤热,火烂,堕胎。久服轻身耐老。

【核】曰:出河内川谷及临朐,今江淮、闽越、关中亦有,不及怀庆者佳。深秋收子,初春排种其苗,方茎暴节,叶叶对生,颇似苋叶。六、七月节上生花作穗,遂结实如小鼠负虫,有涩毛,贴茎倒生。根柔润而细,一直下生,长者约三五尺。九月采根,茎叶亦可单用。修治:去头芦,用黄精汁浸一宿,取出,锉细,焙干。

【参】曰:读牛膝经年不得其解,偶忆风马牛不相及句,比类推之。牛喜风顺,马喜风逆,故知经隧从头走足,其逆流而上,与不得顺流而下者,当百倍其力,故一名百倍。更观实若鼠负,根直下行,宛如甲拆,盖牛为土畜,在卦曰坤,从土解孚,以行脾用。是以禀土气之平,兼木火之味,是主寒湿成痹,溜于肢节,酝酿成热,遂致四

肢拘挛,膝痛不可屈伸。经云:湿热不攘,大筋软短,小筋弛长,软短为拘,弛长为
痿。重言膝痛不可屈伸者,以湿伤在下,偏此更甚故尔。或痹于血,或痹于气,并可
逐而通之。如《别录》之治胸中痛,腰脊痛,茎中痛,五淋癃闭,下痢喉痹,此正痹于
气,如癥瘕血结,恶血血晕,此正痹于血,咸成有余之证形也。如痨伤中少气,失溺
绝阳,此亦痹于气。如阴消阴痿,精涸水涸,及《金匮要略》之治血痹虚劳,此亦痹于
血,咸成不足之证形也。如痎疟之暑伤营舍,风并卫居,此则痹于血,复痹于气,成
虚实更作之证形也。盖痹者,失其流通之谓,若伤热火烂之上炎,使其旋顺乎下,若
堕胎之就下,与得其平,以全甲力,此不循伦次,越甲拆之解乎,先抽乎乙木之轧出
耳。气宣则形驻,故轻身耐老。

纤细之质,径直下生三四五尺,非百倍其力者,那能如是。盖直者为经,合入经隧明矣。手足十二经,合
两手足,廿有四经矣。十二自上走下,十二自下走上,则牛膝合入自上走下十二经隧矣。

痎疟者,阴阳相移,上下交争。牛膝妙用,使下者仍顺乎下,则上者仍安乎上矣。

牛,性顺之物也。亦大力之物也。膝之为用,承上以接下,如坤之承乾,盖顺而健矣。此药根下行,而能
引伸,力之大而健可知。膝司承接,力怯而弗任,则不可屈伸。用体性之至顺极健者疗之,自无不济。膝名既
同,药治最合。土用衰,则寒湿侵。惟乘气旺者,能出涔泞,故瘘痹藉以之通。理失,则四肢匆匆,惟居体下者,
能致缓和,故拘挛藉以之。盖人身下体,屈伸之大者莫如膝。举要而言,力效易见,若其顺承天施,而气得上行,
不止及踵,而且至腕矣。逐血气义,参语备妙,然详味逐字,更纠有辟山驱水之力。热因湿蒸,火为寒变,皆愤
腾于上者也,非顺德深至,曷能降伏哉。可身受田单之炬,自旋灭燕师之爇烽,即怒攻而顺性未尝失也。又其
力能下持,非下走者。坤为子母牛,故胎可弗堕。顺相因而极厚,载华岳而不重,故身能轻,顺守柔而永贞,比
松柏之后凋,故老能耐。

石斛《本经》上品

【气味】甘,平,无毒。

【主治】主伤中,除痹下气,补五脏,虚劳羸瘦,强阴,益精。久服浓肠胃。

【核】曰:出六安山谷,及荆襄、汉中、江左、庐州、台州、温州诸处,近以温、台者
为贵。谓其形似金钗,然气味腐浊,不若川地者,形颇修洁,气味清疏,毋取美观,舍
清用浊也。丛生水旁石上,根纠结甚繁,干则白软,茎叶生皆青脆,干则黄韧。五月
生苗,似竹节,间出碎小叶。七月开淡红色花,十月结实。节旁自生根须,折之悬挂
屋下,时灌以水,经年不死,俗呼为千年润,此即蜀中所产,入药最良。一种麦斛,形
似大麦,累累相连,头生一叶,而性多寒。一种雀髀斛,茎大如雀髀,叶在茎头。一
种草斛,若小草,长三四寸,柔且韧,折之如肉而实。一种木斛,中虚如木,长尺余,
色深黄而光泽。修治:去根头,酒浸一宿,曝干,酥拌蒸之,从巳至酉,徐徐焙干。唯
入汤膏,不入丸散,以质绵韧,不作故也。陆英为之使。恶凝水石、巴豆,畏雷丸、
僵蚕。

先人《博议》云:石止而不动,斛受而量满。黄色甘味平气,具土德化,有杜而不

出,受而不施,成而不生,及遂事之义,故有杜兰、禁生、石蓫之名。盖五中之伤,外出形骸之瘁,内以伏匿之气,故外消肌肉,而内乏阴精,此能去内外之因,而致内外之益,则五中不伤,是为之补。久之则中藏既盛,外府自厚矣。

【参】曰:不藉水土,缘石而生。一名禁生,虽禁犹生也。一名杜兰,此以形举,亦处杜塞之境,犹若光风泛兰也。顾山之有石,若人之有骨,盘结之状,亦若筋膜之聚络骨节也。斛,量名,象其能入能出也。故石斛功力,宛如胃府,运化精微,散精于肾,淫气于骨,散精于肝,淫气于筋膜,以及从脾淫肌肉,从心淫血脉,从肺淫皮毛,何莫非水谷之源,次第敷布于神藏,次第满溢于形藏者。设瘁塞则中伤,致令胃失所司,不能下精与气,遂成神藏之虚劳,形藏之羸瘦耳。久服则量而满,故肠胃厚。满而溢,故虚劳补,羸瘦充。设非强益谷精,安能逐除瘁塞,以续伤中乎?禁生、杜兰,深可味也。

肉苁蓉《本经》上品

【气味】甘,微温,无毒。

【主治】主五劳七伤,茎中寒热痛,养五脏,强阴,益精气,多子,妇人癥瘕。久服轻身。

【核】曰:出河西山谷,及代郡、雁门,陕西州郡多有之。丛生勃落树下,并土堑上。春时抽苗,似肉色而红,有鳞甲。第一出陇西者,形扁红黄,柔润多花,味甘且肥也;次出北国者,形短花少。巴东、建平间,亦有而不佳。有言马精落地所生,观勃落树下,并土堑上,此非马交之处,或说误耳。今人多以金莲根,用盐盆制而伪充。又有以草苁蓉充之者,宜审。修治:先须清酒浸一宿,至明,以棕刷去沙土浮甲,劈破中心,去白膜一重,如竹丝草样者。有此能隔人心气,致令气上也。以甑蒸之,从午至酉,取出,又令酥炙得所用。宛如生物,当与肉芝同一种类。

【参】曰:柔红美满,膏释脂凝,肉之体也。燕休受盛,外发夫容,肉之用也。具体及用,名肉苁蓉。喜生西地,外被鳞甲,藉土金相生,诚培形藏之上品药也。故主藏室倾颓,致藏形之劳与伤者。用强体阴之精,以益阳生之用,则凝者释,释者凝矣。何患癥瘕寒热者哉?经云:肌肉若一,则形与神俱。故久服轻身。

蓬蘽《本经》上品

【气味】酸平,无毒。

【主治】主安五脏,益精气,长阴令坚,强志,倍力,有子。久服轻身不老。

【核】曰:出荆山平泽,及宛句。今处处有之,秦吴尤多。时珍曰:此类凡五种。予尝亲采,以《尔雅》所列者较之,始得其的。诸家所说,皆未可信。一种藤蔓繁衍,蔓有棘刺,逐节生叶,叶大如掌,状类小葵叶,面青背白,厚而有毛,六七月白花碎小,就蒂结实,三四十粒而成簇,生时青黄,熟则黑黯,微有黑毛,状如桑椹而扁。冬月蔓叶不凋者,俗名割田藨,即《本草》所谓蓬者是蘽也。一种蔓小于蓬蘽,亦有钩刺,一枝五叶,叶小,面背皆青,光泽无毛,开白花,四五月结实成子,亦小于蓬蘽,不簇生而稀疏,生时青黄,熟则乌赤。冬月苗凋者,俗名插田,《本草》所谓覆盆子,《尔雅》所谓茥,缺盆者是也。二种俱可入药。一种蔓小于蓬蘽,一枝三叶,面青背淡白,微有毛,开小白花,四月实熟,红如樱桃,似覆盆而色大赤,酢甜可食,不入药用,俗名藘田藨。《尔雅》所谓藨者是也。一种树生者,树高四五尺,叶似樱桃叶而狭长。四月开小白花,结实如覆盆子,但色红为异,俗亦名藨,《尔雅》所谓山莓,陈藏器所谓悬钩子者是也。一种就地生蔓,长数寸,开黄花,结实如覆盆,色鲜红,亦可食者,本草所谓蛇莓者是也。若以五类互为辨析,则蓬蘽、覆盆自定矣。诸家立论多端,皆近是而非。更有以蓬蘽为根,覆盆为子,及覆盆为子,蓬蘽为苗,与树生为覆盆,草生为蓬蘽,并以蓬蘽、覆盆为一物者,恐出臆说,难以为据也。颐曰:顾名思义,蓬蘽族类繁多,因名蓬蘽,宜别子母兄弟,以及雌雄,则覆盆亦一支派矣。但禀气有优劣,功用有异同,不可不细为辨析也,否则差之毫厘,失之千里。诸家臆说纷出,独蕲阳立言遵古,特表而录之。敩曰:凡使用东流水,淘去黄叶并皮蒂,取子,以酒拌蒸一宿,东流水再淘两次。晒干用。

先人云:一名覆盆。又名阴蘽,阴有覆义,知斯嘉美,便可发覆。又云:津汁为味,甘中之酸,为肝用药,咸具生成,裨少火生阳之机,逢形气淫业之累。又云:生机勃发,用可驻颜。

【参】曰:草之不理,风辙轮旋曰蓬,田谐草木,在草木之间曰蘽,故蓬蘽有藤蔓草木,繁疏整棘之别。藨田三候,色味性情之殊,盖以易生多变,而能五脏咸入。各随所受,以从类尔。虽入五脏,以肝为主,当入厥阴。亦可以胆为主,当入少阳。经云:十一脏腑皆取决于胆。少阳胆,厥阴肝,府也。厥阴者,阴之尽,阳之始也。是以入厥阴之经,长阴令坚,强志倍力,益精之气而有子。此体用双彰之效也。即腑脏之经,亦莫不终于此,始于此耳。久服轻身不老,即生变之征。但肝主疏泄,服之过多,虽得其用,而戕其体。天和损矣,慎之。

蘼芜《本经》上品

【气味】辛温,无毒。

【主治】主咳逆,定惊气,辟邪恶,除蛊毒鬼疰,去三虫。久服通神。

【核】曰:蘼芜,芎藭苗也。《图说》具芎藭条内。陶隐居云:蘼芜,一名江蓠。《管子》云:五沃之土,生蘼芜。李时珍云:茎叶靡弱而繁芜,故以名之。《子虚赋》称:芎藭菖蒲,江蓠蘼芜。《上林赋》云:被以江蓠,揉以蘼芜。似非一物,盖嫩苗未结,苗名蘼芜。既结根,名芎䓖。大叶似芹名江篱,细叶似蛇床名蘼芜。《淮南子》云:乱人者,参合芎䓖,义意始备。若芎䓖之与藁本,蛇床之与蘼芜。郭璞赞云:蘼芜香草,乱之蛇床。不损其真,自裂以芳。诗云:山上采蘼芜,山下逢故夫。《少司命》云:秋兰兮蘼芜,罗生兮堂下;绿叶兮素枝,芳菲菲兮袭予。夫人兮自有美子,孙何为兮愁苦。兰有国香,人服媚之,古以为生子之祥。而蘼芜之根,主妇人无子也。

先人云:得青阳之气,通甲胆之精,辅神明之德者也。

【参】曰:蘼芜茎叶,轻虚端直,繁芜蘼弱,因名蘼芜。气味辛温,禀少阳甲胆之力,正中抽发,万化为之一新。舒徐和缓,春之春药也。对待急骤上逆,不循次第,而为咳逆惊气者,原从至阴闭密之内,逗破端倪。故可辟除邪恶鬼疰,蛊毒三虫。所谓生阳能死死阴也。若非通神,胡能有此功力乎! 客曰:主身中老风,头中久风,风眩者,何也? 颐曰:风性宣发,久老身中,无风大性故。先须甲胆逗破端倪,乙木方能抽发。虽行木用,实补木体。客曰:止泄泻,亦属甲乙乎? 颐曰:此正风木失制,败乱所胜,亦须甲乙体用,从土甲拆,则土中之水,假借木力吮拔,虽属仇雠,转成三缘和合矣。

硝石《本经》上品

【气味】苦寒,无毒。

【主治】主五脏积热,胃胀闭,涤去蓄结饮食,推陈致新,除邪气。炼之如膏,久服轻身。

朴消《本经》上品

【气味】苦寒,无毒。

【主治】主百病,除寒热邪气,逐六腑积聚,结固留癖;能化七十二种石。炼饵服之,轻身神仙。

【核】曰:时珍云:消石,丹炉家用制五金八石,银工用化金银,兵家用作烽燧火药,得火即焰起。狐刚子炼粉圆,谓之北帝玄珠。诸卤地皆产,河北庆阳,及蜀中尤多。秋冬间,卤地生白,扫取煎炼而成。多不洁,以水煎化,结于盆底者,状似朴消,又名生消,谓炼过生出之消也。在上者,或有锋芒,故消石亦有芒消、牙消之名,与朴消同称,而水火之性异也。崔昉外丹云:消石,阴石也。此非石类,扫取卤地白屑,煎炼所成,今呼焰硝者是也。

时珍曰:朴消有三品,生西蜀者,俗呼川消,最胜;生河东者,俗呼盐消,次之;生河、青、齐者,俗呼土消,又次之。皆生斥卤地,刮扫煎汁,经宿结成,状如盐末,犹多沙土猥杂,其色黄赤。《别录》云:朴消黄者伤人,赤者杀人。须再以水煎化,澄去滓脚,入莱菔数枚,同煮熟,去莱菔,倾入盆中,经宿则结成白消,如冰如蜡,俗呼为盆消。齐、卫之消,炼之底多,上生细芒如峰,《别录》所谓芒消者是也。川、晋之消,炼之底少,上生牙如圭角,作六棱,纵横玲珑,洞彻可爱,《嘉祐》所谓马牙消者是也。状如白石英,又名英消。二消之底,通名朴消。取芒消、英消,各同莱菔煎炼数次,去咸味,即名甜消。二消置之风日中,吹去水气,则轻白如粉,即名风化消。取朴消、芒消、英消,同甘草煎炼,更用鼎罐升煅,即名玄明粉。诸消总是一物,但分精粗之异,俗呼皮消者是也。

时珍云:诸消自晋唐以来,诸家都无定见,不知消有水、火二种,形质虽同,性气迥别。今以《本经》朴消、消石为正,《别录》芒消、《嘉祐》马牙消、《开宝》生消,俱系多出,今并归并。朴消,水消也,有二种,煎炼结出之细消,为芒消、为牙消;凝结盆底者,为朴消。消石,火消也,亦有二种,煎炼结出之细芒,亦名芒消、牙消,又名生消;凝结盆底者,为消石。但二消初生卤地时,消石色白易炼,朴消黄赤,再三煎炼始成,为异也。雷公曰:凡使消石,先研如粉,用鸡肠菜、柏子仁共二十五个,和作一处,丸如小帝珠子大,以瓷瓶子,于五斤火中煅赤,投消石四两于瓶内,遂投帝珠子入瓶,自然伏火也。凡使朴消,多恐不洁,再同莱菔煎炼一二次用。

诸家各立名相,致朴消、消石,反混乱难别。独蕲阳标朴消为水消,消石为火消,以二消为纲,诸消为目,令后学一顾了然,功德真无量矣。能合诸消归水、火二种,识见甚真,然切要在形质虽同,性气迥别二义,此所谓圆融不碍行布也。如乳中之酥酪醍醐,是一是三,无差别而有差别也。

先人云:火消属火大所摄,凡身中无暖热相者,用之精良。主治积热在脏者,盖脏属身中之阴,热即阴火,积有坚象,所谓诸寒之而热不去者,须此消之。以阴火遇水反炽,用火逐之始灭却耳。又云:朴消主百病是有法,寒热邪气是宗、是能,六腑是所,积聚六字是所之相,能化下是引证,唯此一消字,用消积聚结固留癖,而返病愈。

【参】曰:朴消、消石,咸生卤地。假水、火二大以为形质,但胜劣有异,故水、火之用迥别。《楞严》云:火腾水降,交发立坚,湿为巨海,干为洲潬,以是义故。彼大海中,火光尝起,彼彼洲潬中江河尝注。交妄发生,递相为种。用是思维,彼水消者,火势劣水,故火体似藏,而水用独著。彼火消者,水劣火势,故水体似藏,而火用独著。观其主治,则思过半矣。有如反寒水之本,得火热之标,积聚六腑结固留癖,而为百病之邪。此亲相四大之分,反承器界疏相之水,变迁暖热,交发立坚,致令四大缺陷润湿之水、动摇之风,偏归暖热之火、坚固之地矣。先须水消之水用。对待其火热,从治其本寒,转以中藏之火体,从治其火热。对待其本寒,有如火热为本,藏阴为标,标气似隐,本气自盛,积聚胃藏,蓄结胀闭之邪,此亲相之分,亦为疏相之火,交发立坚,致令四大反成缺陷者,先须火消之火用。对待其标阴,从治其本热,此正发真归元,结固悉皆消陨,所谓非从则弗逆,非逆则弗从也。顾水消功力,致新推陈;火消功力,推陈致新。三复斯言,其义自见。

二消之分水火,宛如太极之分两仪。而阴中有阳,阳中有阴,此又坎离互根之妙。谛思消石,为卤地所生,与海滩之盐相似。从无致有,变柔为刚,故以名石,如秋石之亦名石也。虽分水、火二种,而核其根源,止是一水,其焰发热腾,亦水中之火也。《水经》注记某处水,肥燋可以燃灯。又即水具火,不待煎疑矣。惟为水中之火,故宜脏热之阴火,亦从治之一法也。

禹余粮《本经》上品

【气味】甘寒,无毒。

【主治】主咳逆,寒热,烦满,下赤白,血闭癥瘕,火热。炼饵服之不饥,轻身延年。

【核】曰:出东海池泽,凡山岛中池泽亦有之;形如鹅鸭卵,外有壳重叠,中有黄色细末如蒲黄,无沙者佳。近年茅山池泽中者极精好,状如牛黄,重重甲错,其佳处,乃紫色靡靡如面,嚼之无复碜,其生成之因,已具太一余粮条内。修治:细研水洮,取汁澄之,勿令有沙土可也。

【参】曰:绩平水土,有如神禹,故曰禹。然亦水土之精气所钟。土劣水势,偏得水气之专精者也。曰余粮者,炼饵服之,不饥延年故也。气味甘寒,对待火热,及水土浊邪,聚为寒热,为咳逆,为烦满,为赤白,为血闭,为癥瘕,或肾形无坚固性,致洪水泛滥者,当捷如影响。

神农尝百草,别五味五气,有毒无毒,及方域形色,功能优劣,以名药物。若禹余粮,绩平水土,诠名曰禹,抑逆知后世之有神禹乎? 余读《本经》文,似出周人手笔,况太乙两字,又出自老氏口角。

滑石《本经》上品

【气味】甘寒,无毒。

【主治】主身热泄澼,女子乳难癃闭,利小便,荡胃中积聚寒热,益精气。久服轻身耐饥长年。

【核】曰:出赭阳山谷,及太山始安之阴,广之桂林各邑,及峒中皆出,即古之始安也。山东蓬莱县桂府村所出者亦佳。初取柔软,久渐坚强,冰白如凝脂,滑而且腻。根即不灰木,中有光明黄子,即石脑芝也。若理粗质硬,色青有黑点者,谓之斑石,或乌色、绿色、黄色、苍色、五色者,皆可作器,不堪入药。修治:竹刀刮净,研极细,用牡丹皮同煮一伏时,去牡丹皮,取出,以东流水飞过数次,晒干用

绍隆王先生云:滑从水,从骨,故能散精于肾,淫气于骨,以助髓液流通之用。

【参】曰:洁白如水体之澄湛,性滑禀水用之动流,气寒具水化之捍格,奇方之滑剂重剂也。主身热泄澼,乳难癃闭,荡胃中积聚寒热者,滑可去着也。益精气,轻身耐饥长年者,重可去怯也。先人评药云:助精运用,益彼空大,水流而不盈,行险而

不失其正者也。坎不盈，祗既平。

白石英《本经》上品

【气味】甘，微温，无毒。

【主治】主消渴，阴痿不足，咳逆，胸膈间久寒，益气，阴风湿痹，久服轻身长年。

【核】曰：出华阴山谷，及太山，今泽州、虢州、雒州亦有。近取泽州者为胜。大如指，长二三寸，六棱如削，白澈有光，长五六寸者弥佳。黄端白棱者，名黄石英；赤端白棱者，名赤石英；青端赤棱者，名青石英；黑泽有光者，名黑石英。若细而长，及大而不正，与多瑕疵者，都不堪用。时珍云：泽州有英鸡，嗜石英而性补。五石英制汞死砒，恶马目毒公。

【参】曰：色相莹如华萼，故名石英。以石质可入肾，白色可入肺，中含火气可逐寒，故主肾气不周于胸而消渴，天癸枯竭而阴痿不足，肺不容平而咳逆上气，气无帅制而痹闭不输，火失修容而胸膈久寒。久服轻身长年，宁静所致耳。

五色石脂《本经》上品

【气味】并甘平，无毒。

【主治】主黄疸，泄痢肠澼浓血，阴蚀，下血赤白，邪气痈肿，疽痔恶疮，头疡疥瘙。久服补髓，益气，肥健不饥，轻身延年。五色石脂，各随五色入五脏。

【核】曰：青色脂，生南山，或海涯；白色脂，生少室天娄山，或太山；黄色脂，生嵩山，色如豚胸、雁雏；黑色脂，生雒西山空地；赤色脂，生少室，或太山延州，色如绛，滑如脂。皆揭两石中取之，以理细、粘舌、缀唇者为上。修治：研如粉，新汲水飞过三度，晒干用。畏黄芩、大黄、官桂。

先人云：膏释脂凝，皆肌肉中液也。肌肉有余，则其气扬于外，凝中大有不凝义。世人止知固济，未尽石脂大体，三复《本经》自见。又云：有上贯四旁义，肾水得用义，六腑净洁义，心邪顺去义。

远志《本经》上品

【气味】苦温，无毒。

【主治】主咳逆，伤中，补不足，除邪气，利九窍，益智慧，耳目聪明，不忘，强志倍力。久服轻身不老。

【核】曰：出泰山，及冤句川谷，冤句属兖州济阴郡。今从彭城、北兰陵来。河、陕、雒西州群亦有之。有大叶、小叶二种。俱三月开花，四月采根。大者叶大、花红、根亦肥大；小者叶小、花白、苗似麻黄而青。叶似大青而小，根形如蒿而黄色。苗即小草也。修治：去心，否则令人烦闷。仍用甘草汤浸一宿，曝干，或焙干。得茯苓、冬葵、龙骨良。畏珍珠、藜芦、蜚蠊、齐蛤。

绍隆王先生云:气味芳烈,阳草也。菖蒲之流乎,入手少阴经。盖心为君主之官,神明出焉。天君既定,五官自明,百体从令矣。

先人云:识深志远,出处咸宜。苗短根长,司肾之物。

【参】曰:志,意也。心之所之,心之所向也。藏于肾而用于心,故处则为意,出则为志也。意居六根之六,志居五神之五,可谓远也已矣。维尔之远,乃可裨神明之欲动欲流,圆通无碍,令根身聪慧轻安也。如是则何有于器界六淫,潜入根身之中,而为填塞奔逆者哉?

蒲黄《本经》上品

【气味】甘平,无毒。

【主治】主心腹膀胱寒热,利小便,止血,消瘀血。久服益气力,轻身,延年神仙。

【核】曰:香蒲,蒲黄苗也。处处有之,秦州者良。丛生水际,似莞而褊,有脊而柔,春生嫩叶,出水时,红白茸茸然。取中心入地白,生啖甘脆。瀹以作酢,一宿可食。亦可燢可蒸及晒干磨粉作饼。《周礼》谓之蒲菹。《诗》云其蔌伊芳何? 惟笋及蒲是矣。至夏后,则茎抽叶中,花抱茎端,如武士捧杵,谓之蒲槌,即蒲薹也。黄即花上粉屑,一名蒲灰。开时便取,蜜搜作果,食之大美。七八月摘叶,柔滑而温,可以为席,故《礼》男执蒲璧,言有安人之道也。凡使,勿用松黄及黄蒿,二件全似蒲黄,只是味苴及吐人。真蒲黄须隔三重纸,焙令黄色,蒸半日,却再焙干。

【参】曰:蒲,水草。黄其夏火之华英也。凡草木绽萼吐英,与夫荣实蒂落,莫不具春升夏出、秋降冬藏之象;至黄布花心,此又夏出吐英之荣极时也。第蒲黄四布花上,若黄金经久不变。是知蒲性精专在黄,而以巨阳为用,寒水为体,合入太阳,诚太阳气分、血分药也。故太阳是动,则病寒热,小便不利。其所生,则病衄血、血瘀,咸可疗之。客曰:水草红白,夏华抱茎,具心肾义。亦可入心之肾,入臂之心药矣。颐曰:手足太阳少阴,为腑脏表里上下中见。入手太阳,兼中脏之手少阴。入足太阳,兼中脏之足少阴。所谓标之上,气之化;气之下,中之见也。此蒲黄互腑脏表里上下之中见,是以心肾咸关,与水火既济,心肾交互者不同例耳。客曰:既入心肾,亦可交互。颐曰:交互,便非开阖,合象中枢。蒲黄四布花上,唯标臣阳之开方显在中之见。此以腑经之气,涉脏经之化,非腑经之形,合脏经之神。参五运之相袭、六气之对待,以及标本病传,比量推度,则得之矣。

百花有黄,花谢黄灭,以非专精于黄也。蒲黄黄金不变,固属专精。亦具夏火、长夏土、秋金三义。巨阳,太阳也。太阳之上,寒气主之,中见少阴。太阳所谓标,寒气所谓本,少阴所谓中也。本自水中草,标著在夏火吐英荣极时,故专走太阳,兼乎中见。

泽泻《本经》上品

【气味】甘寒,无毒。

【主治】主风寒湿痹,乳难,消水,养五脏,益气力,肥健。久服耳目聪明,不饥延年轻身,面生光,能行水上。

【核】曰:出汝南池泽。今汝南不复采,以泾州、华山者为善,河、陕、江、淮、八闽亦有之。春生苗,丛生浅水中。叶狭长似牛舌,独茎直上,五月采叶,秋时白花作丛,似谷精草,秋末采根,形大而圆,尾间必有两岐者为好。九月采实,俱阴干。修治:不计多少,锉极细,酒浸一宿,取出曝干。畏海蛤、文蛤。

《先人》题药序云:壬寅春,受仁和刘旨集《本草约言》,一夕解衣欲寝,偶拈泽泻读之,以其利水道也,又能止寒精之自出;以其明目也,又能使人目盲;以其催产难也,又能种人子息。遂发疑立久,漏或再下,触发"行水"二字贯其文,似觉释然。越三岁,以此法解本草,示禹航沈生,彼若以为未尽然也。遂动疑再读,得比类法,如甘草色味性情,有土之德,能生万物,而为万物所归。辛亥冬,日中见茶气上升,有细细点子,手挹揽生润,始解泽泻命名之义。迄今望壬寅,已十七年矣,尚未尽了其大义。可见余之迟钝懒惰,宁不自生愧怍哉。有人以新刻本草见遗,读之不无憾然,遂温习《纲目》,后题数言以自记。义出偶中,若泣若歌,余小子敢云著述乎?后之哲人,莫踵予之流弊,内无真见,而外发狂言,破裂当世之规矩准绳也。倘有有志之人,旁闻不甘,遂深究《本经》,遍攻诸性,融化世间文句,提其精微而印正之。示一草一木,宛然若指诸掌,不是空言,实实见之行事,以济疲癃夭扎,可开天下后世人眼目,此真吾师也。敢不甘拜下风,脱或未然,还须珍重,时己未浴佛日,记于芷园忾室。

【参】曰:世知火与元气不两立,不知水亦与元气不两立。何也?停则为水,散则为气,如水上升为云,云下降为雨。而宣发上升者,火力使然。故知气即体,水即相,火即用。用不离体,体不离相,离则不祥莫大焉。泽泻功力,体用俱备,故益气之力,能行水上,以面生光为外征耳。如是则五脏安和,听视澄澈,痹通乳易,肥健水消,轻身延年矣。设无水相,徒行体用,便目盲水涸,为祸不浅。

古人言火与元气不两立,即举一隅,转水亦与元气不两立,即三隅反。

茵陈蒿《本经》上品

【气味】苦平,无毒。

【主治】主风湿寒热邪气,热结黄疸。久服轻身,益气耐老;面白悦,长年。白兔食之仙。

【核】曰:生太山,及丘陵坡岸上,所在亦有,不及太山者佳。春生苗,似蓬蒿而叶紧细。九月作花,结实与菴䕡花实相似。亦有无花无实者,秋后茎枯,经冬不死,至春旧苗复生。修治:用叶有八角者,阴干,去根,细锉,勿令犯火。伏硇砂。

先人云:诸邪成热,入中为疸,必从腠理脉络而内薄之。蔯丝如膜如理,如脉如络,芬芳疏利,味苦健行,则入者出,结者散矣。又云:诚山厨之清供,脾土之生阳者也。

【参】曰:甲子季春,经山阴道中,远瞩篱落间,宛若绿气蒸出,就之丛生似藻,纤柔青整,讯之土人,即茵陈蒿也。始释“焄蒿凄怆,沐酰青蔯之丝”之义。藏器谓其因旧苗而发,因名茵陈。《内经》云春三月此谓发陈,大相吻合。故因者,仍也,托也;陈者,故也,有也,木德之始也。言仍托故有,以宣木德之始,虽与蘩萧蔚莪,至秋老成,同为蒿属,不若此芳香宣发之能因陈致新耳。寒热邪气,交结于中,不能宣发,则郁霉成黄,此陈也。茵陈宣发发陈,外入之邪外出,陈去而新生矣。轻身、面悦白者,久服则新新非故。益气者,即益新新宣发之气耳。

巴戟天《本经》上品

【气味】辛甘,微温,无毒。

【主治】主大风邪气,阴痿不起,强筋骨,安五脏,补中,增志,益气。

【核】曰:出蜀中,今江淮、河东州郡亦有,不若蜀中者佳,多生山林内。叶似茗,经冬不枯;又似麦门冬叶而厚大,秋深结实。根如连珠,宿根青色,嫩根紫白,以连珠多肉者为胜。土人采根,同黑豆煮紫,殊失气味。一种山葎根极相似,但色白。土人以醋煮之,杂巴戟内,莫能识别。但击破之,紫而鲜洁者伪也,紫而青白,兼糁粉色,其理小暗者真也。修治:同枸杞子汤浸一宿,漉出,再用酒浸一伏时,更伴菊花,熬令焦黄,去菊,以布拭干用。

先人云:草木至冬,莫不随天地气化而藏,独此不凋,与天相戟,当为冬肾之生物也。其精志与骨,咸肾所司,欲其生发者,仗此大有所裨。

【参】曰:深秋结实,经冬不凋,反地之阳杀阴藏,得天之阳生阴长,可判属肝。而以戟、以辛,又可判属肺矣。诚肺肝秉制为用之用药也。故主天有八风,不从乡来者之外所因。与经有五风,触五脏之内所因,或肝失用而阴痿不起;或形失生而筋骨不强;或志从阴脏而颓;或气从阳杀而损,靡不因风入中虚,戟以击之。雷公法秉制之宜,阅杞菊生成,斯义自见。

不曰巴戟地,而曰巴戟天,虽似弄巧,实出至理。如是乃可合天有八风,经有五风,御五位,触五脏也。

续断《本经》上品

【气味】苦,微温,无毒。

【主治】主伤寒,补不足,金疮痈伤,折跌,续筋骨,妇人乳难。久服益气力。

【核】曰：川蜀、江南皆有，出川蜀者最良。苏恭曰：所在山谷有之，俗用方茎，叶似苎，根似大蓟，色黄白者。苏颂曰：三月生苗，干有四棱，叶似苎，两两对生；四月开花，红白色，似益母花；根如大蓟，赤黄色。《范汪方》云即是马蓟，与小蓟叶相似，但小于小蓟；叶又似旁翁菜而小厚，两边有刺，刺人，花紫色。时珍曰：续断其说不一。《别录》复出大小蓟，但自汉以来，皆以大蓟为续断，相承久矣；二苏与梧君相符，当以为正；今人以紫色而瘦，折之有烟尘起者为良；无者即南续断，有者即川续断也。《药录》云：乐延蔓，叶细，茎如荏，根本黄白有汁，今用茎叶节节断，皮黄皱，如鸡脚者。敩曰：采得其根，横切锉之，去向里硬筋，酒浸一伏时，焙干用；又云：草茆根，真似续断，误服令人筋软。

先人云：继绝开心，维荣是赖，虽鲜干少异，而根华实同。

【参】曰：断者续之，因名续断。故枝茎根节，宛如经脉骨节也。是主续筋骨，连肉理，贯经脉，利乳难，补不足，益气力，续之功用大矣哉。

此以功用诠名，合大小蓟、红兰花、泊夫蓝，义意始备。

车前子《本经》上品

【气味】甘寒，无毒。

【主治】主气癃，利水道小便，除湿痹。久服轻身不老。

【核】曰：出真定平泽、丘陵阪道中。今江湖、淮甸、近汴、北地，处处有之。《诗疏》云：车前好生道旁，及牛马足迹中。好生道旁及牛马足迹中，命名之义昭然矣。《韩诗外传》云：直曰车前，瞿曰芣苢，瞿乃生于两旁者。春初生苗，绿叶布地如匙面，累年者长尺许，中抽数茎，作穗如鼠尾。花甚细密，色青微赤。实如葶苈，色正黑。五、六月采苗，七、八月采实。圃人或种之，蜀中尤尚也。修治：淘洗去泥沙，晒干用。入汤液，宜炒过；入丸散，宜酒浸一宿，蒸熟，捣烂作饼，晒干焙研。常山为之使。

先人《题药》云：车前好生道旁，及牛马足迹中，古人以敝车作薪，谓之劳薪。道路之土，得不谓之劳土乎？以劳所生之物，喜通行而好动作者，故治湿土之化，致伤水大之用。为气癃、为水道停止者，莫不精良。一云：雷之精，服之神化；雷，震木也，前阴亦属肝木，疏泄二便，须气化以出，形化反不易之乎。且车行而前，孰不开让，疏泄之义显然。无子者，子路不疏泄也，其间必有隐曲，车前开道，病去而路通矣。妇人乐有子，薄言采之，良有以也。

【参】曰：引重致远曰车，不行而进曰前。春生苗叶，翠碧可观，行肝之用，肝之气分药也。癃则肝气疲罢，致水道小便，失于转输，遂成湿痹矣。车前当道，则前阴疏泄，更主泪出之从流而上，与淋沥之从流而下者，各返于所当止也。利而不泄，故益精用，壮气化，但气味甘寒，须以辛佐，不可独往耳。

肝主疏泄二便,故云癞则肝气疲罢,能使逆流而上者,顺流而下,顺流而下者,溯流而上,不但作车,又堪作楫。

大枣《本经》上品

【气味】甘平,无毒。

【主治】主心腹邪气,安中,养脾气,平胃气,通九窍,助十二经,补少气、少津液、身中不足,大惊,四肢重,和百药。久服轻身延年。叶覆麻黄,能令出汗。

【核】曰:近北州郡皆出,青州者特佳。木心绛赤,枝间有刺。四月生小叶尖泽,五月开小花青白,作兰香,七、八月果熟,南北皆有,不及青州者肉厚多脂,种类甚多,如御枣、水菱枣,味虽美,不堪入药。有齿疾疳病,及虫蜃人,不宜啖,小儿尤不宜食。与葱同食,令五脏不和;与鱼同食,令腰腹痛;多啖令齿黄生蚀。嵇康有云齿处晋而黄是矣。

绍隆王先生云:味甘气温而性平,中不足者,以温充之,形不足者,以甘辅之。后天生气,借此盈溢于内外矣。

【参】曰:甘平多肉,为脾之果。从两束,以束脾与胃之阳气,腐化水谷。设散漫不羁,便无酝酿宣布之力。唯其束束,方能数数腐化耳。其心赤,故主邪气之在心腹,以致中宫不安。中安,则养脾和胃矣。十二经络,莫不资始于脾,脾属太阴,太阴开,故开通九窍,而助十二经脉也。补少气者,补中气之少,补津液者,津液咸从脾运,脾强则津液足,身中有余。若中气上逆,成大惊者,亦得仗庇,旋归本位。脾主四肢,虚则四肢重,强则四肢轻。和百药者,甘平无毒,赤心之投也。脾资后天,故轻身延年,脾虚当服,实则不任用之。叶覆麻黄,则扬液成汗,以能宣通津液,假麻黄张大之力耳。

合麦门冬参看,则知资始资生,两有异同处,更合龟、鹿、蚱蝉、白僵蚕、狗脊、萆薢而推展之。其法不可胜用矣。

唯其束束,则不散漫不羁矣。唯其不散漫不羁,乃得赤心之投矣。《尔雅》注云:有壶枣。壶,犹匏也。自大而锐上者是也。有细腰者,为辘轳枣,其实小而圆紫黑色者,为羊枣。

潘岳赋云:枣下纂纂,朱实离离。

《清异录》云:百益一损者枣。

《汉武内传》云:老子西游,省太真王母,共食王门之枣,其实如瓶。

《尔雅翼》云:枣者木,枣束相重,枣相连。又云:大而锐上曰壶;细腰曰边;白熟曰樆;树小实酢曰樲;实小而圆,紫黑曰遵;大如鸡卵曰洗;苦味曰蹶泄;不著子曰晳;味短苦曰还味;枣有十一名,郭氏得九焉。后世有紫枣、玄枣、西王母枣、东海蒸枣、洛阳夏内,与夫鸡心、牛头、羊矢、猕猴,其名不可胜载。古者八月剥枣。大戴礼云:剥者,取也,其修治则曰新之,蔑之,以为馈食之笾。

女贞实《本经》上品

【气味】苦平,无毒。

【主治】主补中,安五脏,养精神,除百病。久服,肥健轻身不老。

【核】曰:出武陵山谷,诸处时有。木肌白腻,叶厚而柔,长者约四五寸,碧绿色,面深背淡,花极繁冗,结子累累满树而色褐,即蜡树也。立夏前后,取蜡虫种子,裹置枝上,半月后,其虫化出,延缘枝上,造成白蜡,民间大获其利。亦名冬青,负霜葱翠,振柯凌风故也。虽与冬青同名,其种实异。冬青即冻冬,叶微圆,子红色,虫不造蜡为别也。世俗尽用冬青实,女贞实不复识,二物功用迥别。采择者不可不辨。

先人云:凌冬负霜,子繁肌腻,虫食化蜡,坚白脂润,何精如之? 故主补中肥健不老。

又云:凌冬之资,不老之药。形生本缺金水之精者,需此贞实,坚固其形,然饵服者,亦须如女之贞,久而不变,乃获其益。

【参】曰:不曰士贞,而曰女贞,谓主居中之藏阴故也。则凡藏室萎顿,以及精神魂魄意志,离败而为百病者,靡不相宜。故久服则散精于肝,而淫气于百骸,肥健轻身不老,其外征也。

女贞之主居中藏阴,宛若贞女之司中馈也。故清士敛其质,贞女慕其名,淫散字义。合石斛、石脂,参看始得。

辛夷《本经》上品

【气味】辛温,无毒。

【主治】主五脏身体寒热,风头脑痛,面黚。久服下气,轻身,明目,增年耐老。

【核】曰:所在有之。树高三四丈,枝条繁茂。正二月开花,花出枝头,有紫、白二色。花落乃生叶,叶间随含花苞,经夏历冬,其苞渐大,长半寸而尖锐,苞外有苞,重重有青黄茸毛顺铺,长半分许,如有毛小桃,开时脱苞,花似莲花,大如小盏,作莲兰花香。白花者呼为玉兰,更有千瓣者。以紫花之蕚为贵。年浅者有花无子,经三四十年者,方结实也。修事:拭净蕚上赤毛,用芭蕉水浸一宿,更以浆水煮之,从已至未,取出焙干。若治眼目中患,即一时去皮,用向里实者。芎䓖为之使。恶五色石脂。畏菖蒲、蒲黄、黄连、石膏、黄环。

先人云:植树四十年方实,孕蕚历三季始开,结子阅九月可采,酝藉濡迟,不似辛散之物,大有和平之象。又云:辛夷合宜用实,第人心不能待其成耳。苞蕚虽可用,恐力不及实之全体专精也。又云:遍历四时之气,故形藏咸宜。举寒与热,四气在其中矣。有春气在头象,风木主色象,顾增、耐两字则得之矣。

【参】曰:草木花叶,俱有外苞,蕚拆解孚,各有同异。唯辛夷蕚苞,显著特甚。盖遍四气,故曰辛。辛,新也。五行均等,故曰夷。夷,平也。是以藏形咸辅,而辛平木用,故主风头脑痛、面黚气上也。久服轻身明目,增年耐老者,莫安形藏,澄澈窍穴之功耳。

生人有胞，凡胎生俱有胞，湿生化生，或胞，或壳，或合感，或离应。卵生唯壳，主于草木果实有莩。人或习闻，若草木孕萼作叶，亦具外苞，从来未曾话破。孟夫子所谓明足以察秋毫，不足以见舆薪者，皆如此类。

松脂《本经》上品

【气味】苦甘温，无毒。

【主治】主痈疽恶疮，头疡白秃，疥瘙风气，安五脏，除热。久服轻身，不老延年。

【核】曰：出太山山谷，处处亦有。今以塞上、衡山者为良。其树修耸多节，其皮粗厚有鳞，其叶凌冬不凋。二、三月抽蕤，长三五寸，谓之松黄。放花结实，状如荔枝，叠成鳞砌，秋老则子长鳞裂，随风飞散，着土便生。其脂通明，宛如薰陆香，以松皮内自然凝聚，及流结根底，不见日月者为第一，凿取者次之，煮成者不堪用，宜六月采。修治：用一大釜，釜中置水，釜上置甑，甑中用白茅藉甑底，更置黄沙于茅上，厚寸许。然后布脂，炊以桑薪，汤减频加热水。俟脂尽入釜中，乃出之，投于冷水，既凝又蒸，凡三度，则色白如玉，入钵徐研，钵底置水，方易细。陶贞白云：采炼松脂法，并在服食方中，以桑灰汁，或酒，煮软，纳寒水中，数十过，白滑则可用。震亨云：松脂属阳金，伏汞，制砂，粉银可作匮也。

【参】曰：松有脂，如人有血，血余则发华不槁，脂余则叶华不凋。松针上指，宛如须发，心之血分药也。痈疽恶疮，头疡白秃，疥瘙风气，此血中眚，因于血液枯涸，致火气流亢侵淫肌肉耳。松脂阴润丽泽，泽其枯，润其涸，拾其遗，补其阙也。虽入血分，其性情形色，参合五行，色黄可入脾，坚凝可入肺，长生可入肝，不凋可入肾，味苦气温可入心，五行周备，故安五脏。若苦能除热，假阴润丽泽之质耳。

百木夭，其气与液，仅自周其急也。松木寿，岂其自周。其气之余为苓，其液之余为脂、为珀，咸成不朽。

槐实《本经》上品

【气味】苦平，无毒。

【主治】主五内邪气热，止涎唾，补绝伤，五痔火疮，妇人乳瘕，子藏急痛。

【核】曰：生河南平泽，近道亦有。小枝攫拿，垂布如盖。垂布有如钩之象。其叶青绿而细，叶大而黑者，名欀槐；叶昼合夜开者，名守宫槐。叶之初生，季春五日而兔目，浃旬而鼠耳，更旬而始规，再旬而叶成。四、五月开赭黄花，六、七月结黑褐实，作荚如连珠，奇数者为贵。花未开时，状如粟粒，采取煎汁染黄，色甚鲜美。修事：用铜锤捶破，乌牛乳浸一宿，蒸一伏时，晒干收用。

先人云：槐实，一名守宫。昼合夜开，是得气于阴。槐字从鬼，鬼为阴之灵。冬钻其火，冬亦时之阴。故入五脏，入血分，入隐僻之地。有取北面不见日枝，及三更仰卧咀嚼者，真得其窍。若气得出而不得入，阴能阖不能开，舍此无由矣。

【参】曰：冬取槐檀之火，槐当入肾，宜乎偏向于右，右为命门火藏故也。右肾命门火也，当用老槐之实矣。然则槐之火若龙之火欤。《淮南子》云：老槐生火，诚极阴生阳之象尔。亦可入肝，槐性畅茂，叶尤可玩，尝有香气，宛熱松风，是得木体之柔，诚肾肝之用。《庄周》云：水中有火，乃焚大槐。故从治壮火之侵淫肤肉，五内之真火息而邪火炽。《释木》云：槐叶昼聂夜炕。昼炕而聂，夜聂而炕，互呈开阖之枢键也。故从治太阴开折之不能从阖，而涎唾妄泄，厥阴阖折之不能转开，而乳痕急痛，及风郁于中，而虫蚀成痔也。则凡能开不能阖，能阖不能开者，莫不迎刃而解。设或差池，未有不反实其实、虚其虚者矣。

蔓荆实《本经》上品

【气味】苦，微寒，无毒。

【主治】主筋骨间寒热，湿痹拘挛，明目，坚齿，利九窍，去白虫。久服轻身耐老，小荆实亦等。

【核】曰：出汴京、秦、陇、明、越诸处。生水滨。苗茎蔓延，高丈许。茎中心方，对节生枝，枝小弱如蔓。春时旧枝作小叶，如小楝，五月叶成如杏叶，六月作穗，便出青萼，将开则黄，开时花色红白。九月结实黑斑，大如梧子，极轻虚，实上近蒂处，有白膜盖子，冬则叶凋，茎则耐寒，次年再发。修治：去蒂子下白膜一重，酒润一伏时，蒸之，从巳至未，晒干收用。恶乌头、石膏。

缪仲淳先生云：邪去，则九窍通明；痹散，则光泽脂致。

【参】曰：垂布如蔓，故名蔓；柔枝耐寒，故名荆。主筋骨寒热，具筋骨人，方耐岁寒。湿痹拘挛，柔筋坚齿，耐老轻身者，象形取治法。为剂中之轻剂、通剂也。顾实体轻扬，而炎上作苦；故利九窍、去白虫者，秉风木宣和之用耳。先人《博议》云：具筋骨关机之象，耐字义深，大有容焉。德备淳化，故列上品。用合敷和之纪者，无出其右矣。

小荆实《本经》上品

【气味】苦温，无毒。

【主治】主骨间寒热，通利胃气，止咳逆，下气。

【核】曰：出北方，今处处有之。即黄荆实、牡荆实也，一名楚。多生山野，不经樵采者，树大如碗。茎多不圆，或扁或异，或似竹节；其木心方；其枝对生而不作蔓；一枝五叶，或七叶，叶如榆叶，略长而尖，边有锯齿；五月梢间作花如穗，红紫色，花多子粗，历历疏生；结实如胡荽子，正圆色褐，外有白膜裹之。具青、赤两种，青者为荆，赤者为楛。嫩苗可作茹菡。古者妇女为钗，即此荆也。古者刑杖以荆，亦此荆也。《春秋运斗枢》云：玉衡星散而为荆。凡修治，法同蔓荆。防己为之使，畏石膏。

得柏实、青葙、术,同疗风疾。

【参】曰:实小于蔓,故名小。其木心方,故名荆。不为蔓生,一名牡。子丛而疏,一名楚。《运斗枢》云:玉衡星散而为荆。故主机回不转,偏成骨间寒热之冬入,咳逆下气之秋降,仰协玉衡,机转不回矣。通利胃气者,滋后天以副先天,功胜于蔓,勿以大小忽诸。

蔓荆柔枝耐寒曰荆,小荆其木心方曰荆。然小荆枝亦柔劲,蔓荆木亦心方,故小荆亦筋骨受之,蔓荆亦属玉衡星散。

龟甲《本经》上品

【气味】酸平,无毒。

【主治】主漏下赤白,破癥瘕痎疟,五痔,阴蚀,湿痹,四肢重弱,小儿囟不合。久服轻身不饥。

【核】曰:生南海池泽,及江湖;近取江州、湖州、交州者,骨白肉厚,其色分明,供卜、入药最良。《论衡》云:春启冬蛰,食于清而游于浊者,龟也。《尚书中候》云:尧沉璧于雒,玄龟负书而出,背有赤文绿字。《史记》云:禹治水时,神龟负书出于雒,其数皆九,是作《九畴》。《述异记》云:尧时,越裳献千岁龟,背有科斗文,纪开辟以来事帝录之,曰龟历。《广雅》云:王者不偏党,尊耆老,则玄龟出。《白虎通》云:龟者,天地间寿考物也。故问之龟象也。《尔雅翼》云:甲虫三百六十,神龟为之长。《广雅》云:神龟者,玄文五色,神灵之精也。《说苑》云:灵龟千二百岁,文五色,似金似玉,背阴象阳,上隆象天,下平象地,盘衍象山,四足转运应四时,文著象二十八宿,蛇头龙翅,左精象日,右精象月。《博议》云:广肩巨腰,内肉外骨,雌雄尾交,卵生而思抱。《乘雅》云:转旋任脉,呼吸以耳,或云肠属于首者谬矣。《尔雅翼》云:千岁之化,下气上通,长尺二寸,浮于莲叶之上,或藏于丛蓍之下,可卜天地之终始,能知存亡吉凶之变。宁则申申如也,动则著矣。《汉书》云:元龟距形,一尺二寸,直一千一百六十,为尺贝十朋;公龟九寸以上,直五百,为壮贝十朋;侯龟七寸以上,直三百,为公贝十朋;子龟五寸以上,直百,为小贝十朋,是为宝四品,《周易》或益之十朋之龟。盖龟者,决疑之物,或益而得十朋之龟,则尽天人之助也。《类考》云:蔡国君之守龟,蔡氏因以为名,长尺有二寸。

《汉书》云:诸侯以龟为宝,家不藏龟。《三正记》云:天子龟长一尺二寸,诸侯一尺,大夫八寸,士六寸,龟阴,故数偶也。阴之老也,龟以火灼之何,以阳动阴也。《周礼》云:龟人掌六龟之属,各有名物。天龟曰灵属,地龟曰绎属,东龟曰果属,西龟曰雷属,南龟曰猎属,北龟曰若属,各以其方之色,与其体辨之。凡取龟用秋时,攻龟用春时,各以其物,入于龟室,上春衅龟,华人掌燋契,以待卜事。《龟策传》云:

龟一曰北斗;二曰南辰;三曰五星;四曰八风;五曰二十八宿;六曰日月;七曰九州;八曰玉龟。凡八名龟,龟图各有文于腹下,此龟不必满尺二寸,得长七八寸,亦可宝矣。又曰:龟有五色,以时用之。青灵之龟,春宜用,西坐而东向;赤灵之龟,夏宜用,北坐而南向;白灵之龟,秋宜用,东坐而西向;玄灵之龟,冬宜用,南坐而北向;黄灵之龟,四时之季用,坐中央而随时向。《龟书》云:春占后右,寅卯木兆也;夏占前右,巳午火兆也;秋占前左,申酉金兆也;冬占后左,亥子水兆也。《乘雅》云:天子占鼎耳,曰土兆,遵帝域也。诸侯占辅弼,曰木兆,人生于寅也。卜岁时占天垣,亦曰木兆,帝出乎震也。各有定穴,毋逾位次,然后观象察变,数往知来。顺窍穴之骨理而著文者,曰食墨;逆窍穴之骨理而著文者,曰危墨。五兆雨霁蒙绎克,而贞悔于斯见矣。更方隅之五乡,定位之生制。六神主客之加临,三重形体之尝变,左右轻重之权衡,主事本源之宜忌,更辨色听声,必斋必敬,庶靡可供卜以垂象者,大效法者,地故取诸腹靡,日华用靡亦本于此。几乎吉凶可判,克应可凭也。或云:龟闻铁声则伏,老桑煮之易烂。苏颂云:头方脚短,壳圆版白者,阳龟也;头尖脚长,壳长版黄者,阴龟也。阴人用阳,阳人用阴。经云:龟甲勿令中湿,陶言靡可供卜,壳可入药。古者上下甲皆用之,《日华》仅用龟版,后世遂主之。时珍云:按陶氏用生龟炙取,《日华》用灼多者,皆以其有生气神灵也。曰败者,谓钻灼陈久如败也。吴氏反用自死枯败之版,复谓灼者失性,谬甚矣。修治:须用神龟,神龟版当心前一处,四方透明如琥珀色者,最佳。锯去四边,石上磨净,灰火炮过,涂酥炙黄用。亦有酒炙、醋炙、猪脂炙,及炮灰用者,各有所宜。恶沙参、蜚廉。畏胸肟、瘦银。

【参】曰:龟运任脉,而脉通于首,非肠也,会督脉于巅,交督脉于尾闾耳。龟运任脉,服天气以通神明也。如鹿会任脉于尾闾,交任脉于巅耳。故以督会任者,阳外而阴内,以任会督者,阳内而阴外。信夫龟形象离,而神在坎也。漏下癥痕,五痔阴蚀,任之为病也,即坎失刚中用,离失虚中体耳。痎疟,则经脉纵横,致任督不能维持于经脉,湿痹四肢重弱,则经脉缓解,致经脉不能依循于任督,小儿囟不合,此任不会督于巅,龟盖以骨为表,囟合固宜。

牡蛎《本经》上品

【气味】咸寒,无毒。

【主治】主伤寒寒热,温疟洒洒,惊恚怒气,除拘缓鼠瘘,女子带下赤白。久服强骨节,杀邪鬼,延年。

【核】曰:出东海池泽,及南海、广、闽、永嘉海旁皆有之。初生时,假水沫傍石,向日者渐结成形,大如拳石,四面渐长至数丈,或数十丈。魂礌如房,房多左顾,崭岩如山,连络不动,房中有肉,大者如马蹄,小者如指面,名曰蛎黄。潮来房开,潮去房阖,阖时纳小虫以充腹。一种形圆如龟壳,大小皆夹砂石。丈夫服之令无髭也。

修治:每用左顾者二十四枚,以东流水一斗,入盐二两,煮一伏时,再入火中煅赤,研粉,以琥珀吸引,随手便起。

先人云:牡蛎单生无偶,而左顾者,当属一阳,故《本经》所主,皆少阳所生病也。然须水饮之因,成坚固之象者,始相合也。又评药云:假无成有,泡幻立坚,水中之金,关津之键。

【参】曰:此湿生也。湿以合感,敛水之融,摄山之结,合感成形者也。但魂礓连络,坚固不迁,宛若山水之附赘悬疣耳。其启闭候潮,诚应开阖之关键,阴阳之枢纽者,故名牡。牡者,门牡也。蛎者,金坚之用也。味咸气寒,体于水而用于水,不离水相故尔。伤寒寒热者,一阳枢象之是动。温疟洒洒者,一阳枢象之所生;惊恚怒气者,一阳上逆之从开;带下赤白者,一阳下逆之不阖;拘缓鼠瘘者,一阳之不能从开从阖也。所谓门牡自亡,则开阖不得。久服强骨节者,假水融结,俨如人骨,象形巽入,骨气以精。经云:骨气以精,谨道如法,长有天命。杀邪鬼者,奇生无偶,玉衡左旋,生阳偏胜,阴屈自敛。延年者,留成丹,饵之则仙,水凝为质,自可延年。

有言百岁雕所化,则亦化生矣。然百岁雕不易得,何牡蛎之多也。如雀之为蛤,特一端之变现,非尝也。牡,有因无牝而名者,有因不生子蔓而名者,有生子而根乃生苗而名者。此属湿生,亦属化生,即谓无雄亦可。段成式以牡丹殁之,又谓无目,更何顾盼?不知情意之所向即为顾,岂必定以目视,此皆拘执不圆通,不可以格物论古者。天道左旋,蛎房左顾,揆度奇衡,道在于一,枢机之象乎?所主诸疾,咸属去来不定,盖去来不定,正从开从阖之枢象也。不独入少阳,亦入少阴矣。故《内经》鼠瘘、淡阴、疬疟、淋露之疾,皆名曰寒热病,则《本经》寒热两字,当贯通本章,枢机之义,昭然可见矣。

麝脐香《本经》上品

【气味】辛温,无毒。

【主治】主辟恶气,杀鬼精物,去三虫,蛊毒,温疟,惊痫。久服除邪,不梦寤魇寐。

【核】曰:麝,字书谓之麝,《释兽》谓之麝父。多出陕西、河东、益州、秦州、文州诸处,诸蛮夷中尤多也。形似獐麕而小,色黑褐,尝食柏叶,夏月多啖蛇虫,至冬香满,入春满甚,便自剔去。香生阴茎前皮内,别有膜袋盛之。性多忌,所遗粪,尝就一处,虽远逐食,必还走之,不敢遗迹他所,虑为人获。人反以是求得,必掩群而获之,此当是疑忌之义也。

《释兽》云:虎豹之文来由,狸麝之香来射,则其皮与脐之为累也。吴筠《玄猿赋》以为麝怀香而贾害,狙伐巧而招射,谓是也。凡用须辨真伪,生香、心结,虽不易得,但取香脐中之当门子,捻之如血线,拓之如桃花瓣,膜甚者始真。纵膜囊完固,尤多伪造。分三种:第一名生香,即自剔出之遗香也,但不易得。香聚之处,草木不生,带过园林,瓜果不实,是其验也。其次名脐香,即捕得杀取者。其三名心结香,即麝遇犬兽捕逐,惊畏失心,狂走坠死者,人得之,破心见血,流出脾上,作干血块者,不堪入药。又有一种,名水麝者,脐中惟水,即以其水,滴一点于斗水中,用洒衣服,经年香气不散。性唯爱脐,为人所逐,即投岩举爪,剔裂其香,就縶而死,犹拱四足,保其脐也。唐天宝初,养于囷中,以麝为兽之香者。故物之香比之,有麝香鸟、麝香木。又有灵猫似麝,生南海山谷,如猫身,亦曰铃狸。《异物志》云:灵狸,其气如麝,其毛可以为笔。郑虔云:麝毛笔一管,直行写书四十张;狸毛笔一管,界行写书八百张,为贵也。修治:向日开之,但微研,不必苦细耳;如欲细甚,入醇酒少许,不损香气。缪仲淳先生云:邪气着人,则淹伏不起。其香芳烈走窜,借其气以达病所,关机窍穴,莫不开通。

先人云:射有丹机,生物皆杀,脐为身蒂,形藏都通。

【参】曰:射主中的,的即中黄,香结于斯,当入脾脏;中黄,正脾主之宫位耳。气味辛温,性专宣发,一派生阳,全得甲力,脾之用药也。故辟恶气,杀鬼精物,去三虫蛊毒,梦寐魇寤。若开通窍穴,透达肌骨,以中黄建立,则八极洞彻,但发露殆尽,仅可施诸脾土之阳,不可投诸敦浓宁谧者耳。即全真后身尚保中黄八极,为未命元神。

五色石脂补遗

【参】曰:石中之脂,如骨中之髓,故揭两石中取之,以粘缀唇舌者为上,何也?骨与肌肉,原相连属,而骨中之髓,假水谷之精,凝聚所成,从土发源,填满骨空,自外而内者也。自外而内,更复自内而外。如骨髓满溢,散精于肾,淫气于骨;散精于肝,淫气于筋;散精于脾,淫气于肉;散精于心,淫气于脉;散精于肺,淫气于皮毛;皮毛血脉肌肉筋骨,五脏之所合也,悉从精髓,陶铸,成形,故五脂先归于髓,游溢精气,转输各藏。是以《本经》《别录》,补髓为宗,乃若黄疸肠癖,痈肿疮疡,种种病证,悉属水液血气,混浊不清,石脂能使精气游溢,去滓纯髓,诸疾潜消矣。

第三帙

桑根白皮《本经》上品

【气味】甘寒，无毒。

【主治】主伤中，五劳六极，羸瘦，崩中，绝脉，补虚益气，除寒热，出汗。

【核】曰：所在有之，花椹枝皮，功无差等，叶频摘频发，枝频剪频生，虽去枝纯干，干尤生枝，叶充蚕食，材多适用，全体专精，灌木易生之上品也。曲直仆偃，靡不怒生，枝干叶实，各有专精。具木性之全体者，无出其右。《尔雅》云：桑辨自甚者栀。又云：女桑，桋桑；檿桑，山桑。郭璞注云：辨，半也。甚，与椹同。半有椹，半无椹，曰栀。干小条长，曰女。叶细歧锐，皮理粗戾，曰桋。檿桑，丝中琴瑟。山桑，似桑，材中弓弩，皆材之美者，他木鲜及之矣。李时珍云：桑有数种：檿条而分者，椹少叶繁；白桑叶大而厚；山桑叶尖而长；鸡桑叶花而薄；子桑先椹后叶；望海桑，高数丈，枝干茂盛，亭亭如车盖。桑生黄衣，曰金桑，其本必将槁矣。种树书云：桑根下，尝培龟甲，易茂不蛀。《典术》云：箕星之精，散而为桑。箕，水星也。龟神在坎，故桑以龟为食。东坡曰：琴弦旧而声暗，桑叶揩之，发声如新。本草云：桑根见地上者，曰马额，有毒杀人。旁行出土者，曰伏蛇，亦有毒。转治心痛，故吴淑《类赋》云：伏蛇治痛，马额杀人。修治：采十年以上，向东畔嫩根，铜刀刮去青黄薄皮一重，取里白皮切焙。皮中涎，甚勿去之。续断、桂心、麻子为之使。忌铁，及铅。

王盘曰：桑种甚多，不可遍举。世所名者，荆与鲁也。荆桑多椹，鲁桑少椹，叶薄而尖，其边有瓣者，荆桑也。凡枝干条叶坚劲者，皆荆之类也。叶员厚而多津者，鲁桑也。凡枝干条叶丰腴者，皆鲁之类也。荆之类根固而心实，能久远，宜为树；鲁之类根不固，心不实，不能久远，宜为地桑，然荆之条叶，不如鲁叶之盛茂，当以鲁桑条接之，则能久远，而又盛茂也。鲁为地桑，而有压条之法，传转无穷，是亦可久远也。荆桑所饲蚕，甚丝坚韧，用最上也，《禹贡》称厥筐檿丝。注曰：檿，山桑，此荆之美而尤者也。鲁桑之类，宜饲小蚕；荆桑宜饲大蚕。凡桑果以接传为妙，一曰身接，二曰根接，三曰皮接，四曰枝接，五曰靥业接，六曰搭接。今夫种植之功，其利既溥，又加之以接传，犹变稂莠而为嘉禾，易碔砆而为美玉也，既接传矣。复须剔其虫蠹，柳子所谓吾闻养树，得养人术，此长民为国者，所当视效也。夫民为国本，本斯立矣。既兴其本，又除其害，为治之道，无以外是。苟审行之，不惟得劝课之法，抑亦知教政之本与。

《辑要》曰：桑之种性，惟在辨其刚柔。得树艺之宜，使之各适其用。种树之宜，惟在审其时月。又合地方之宜，使之不失其中。又曰：种椹而后移栽，移栽而后布行；布行而后修荫；修荫而后科斫；科斫者，种桑惟在稀科时斫，使其条叶丰腴而蚕发，不致蚕之稚也。科斫尤在接换；接换之法，惟在时之和融，手之审密，封系之固，拥包之厚，使不至疏浅而寒凝也。

郭子章曰：《月令》季春之月，命野虞无伐桑柘。鸣鸠拂羽，戴胜降桑，具曲植籧筐，后妃斋戒，亲东乡躬桑，禁妇女毋观，省妇使，劝蚕事，蚕事既登，分茧称丝，效功，以供郊庙之服，无有敢惰，所以为天下蚕事劝也。木各有所宜土，惟桑无不宜。桑亡不宜，故蚕亡不可事。《豳风》之诗曰：女执懿筐，遵彼微行，爰求柔桑，则豳可蚕。《将仲子》之诗曰：无折我树桑，则郑可蚕。《车辖》之诗曰：阪有桑，隰有杨，则秦可蚕。《氓》之诗曰：桑之未落，其叶沃若，桑之落矣，其黄而陨。《桑中》之诗曰：期我乎桑中，则卫可蚕。《皇矣》之诗曰：攘之剔之，其檿其桑。《桑柔》之诗曰：菀彼桑柔，其下侯旬，则周可蚕。《禹贡》兖州，桑土既蚕，厥篚织文，则鲁可蚕。青州厥篚檿丝。《管子》亦曰：五粟之土，其檿其桑，则齐可蚕；荆州厥篚玄纁，则楚可蚕。孟子《策梁》曰：五亩之宅，树之以桑，则梁可蚕，蚕丛都蜀，衣青衣，教民蚕桑，则蜀可蚕，犹之农夫之于五谷，非龙堆狐塞极寒之区，犹可耕且获也。今天下蚕事疏阔矣。东南之机，三吴越闽最伙，取给于湖茧，西北之机，潞最工，取给于阆茧。予道湖阆，女桑楒桑，参差墙下，未尝不羡二郡女红之靡，而病四远之惰也。夫一女不绩，天下必有受其寒者，而况乎半天下女不绩也。岂第五十之老，帛无所出，不绩则逸，逸则淫，淫则男子为所蛊蚀，而风俗日以颓坏。公父文伯母曰：王后亲织玄紞，公侯夫人加之以，卿之内子为大带，命妇成祭服。列士之妻，加之以朝服，自庶士以下，皆衣其夫，社而赋事，烝而献功。男女效绩，愆则有辟，古之制也。彼大夫之家，而主犹绩，奈何令天下女习于逸，以趋于淫乎？国家蚕桑，载在令甲，凡民田五亩，至十亩者，栽桑麻木棉各半亩；十亩以上者倍之；田多者，以是为差，特废不举耳。故《月令》躬蚕之礼，鲁母绩愆之辟，与令甲桑麻之数，此三者，不可谓迁而不讲也。

先人云：桑为蚕食，桑是蚕之天矣。蚕质作丝，丝是蚕之精矣。丝丝缕缕，如人身外之毛发，身内之经络，毛发广之须眉，经络广之肉腠，又深之广之，如经络为营血流行之处，或经脉损而营血崩，或营血去而经脉涸，从脉生病，咸可以桑。

【参】曰：季夏取桑柘之火，桑当入脾，为脾之心药，以丝缕如脉，心主脉故也。丝发五音，皮坚似革，色白属金，亦可入肺，脾之肺药也。曲直仆伛，靡不怒生，得木全性，亦可入肝；脾之肝药也。精英在椹，色黑气寒，亦可入肾，脾之肾药也。虽入五脏，以脾为主，然非寄四藏于脾，四藏别有体用，此则脾藏中之四藏也。设因脾转属，为效甚速。盖伤中者，伤中央土，致五脏之劳与极耳。羸瘦即肉极；崩中绝脉即脉极。桑司中央火，且丝缕专胜，故治肉脉之极，其功特著。补虚者，补脾土之虚。益气者，益中央之气。丝缕在叶，叶可通心以除寒热，汗乃心液故也。此独拈叶中丝缕而言，其枝干皮根理文丝缕，亦各各并然。

橘柚《本经》上品

【气味】辛温平，无毒。

【主治】主胸中瘕热逆气，利水谷。久服去臭，下气，通神。

【核】曰：橘柚生江南，及山南山谷，今以广中者称胜。素华丹实，皮既馨香，又有善味,尤生于洞庭之包山。过江北则无,故曰江南种橘,江北为枳函。《考工记》云:逾淮而北为枳,则有异同矣。《橘颂》云:后皇嘉树,橘来服兮,受命不迁,生南国兮。屈原比之夷齐,愿置以为像,取其贞介似有志也。春秋《运斗枢》云:璇星散为橘,弓人以橘为干也。柚似橘而大,其味尤酸。孔安国云:小曰橘,大曰柚。郭璞云:柚似橙而大于橘,《禹贡》扬州,厥包橘柚锡贡。橘柚,皆不耐寒,故包裹而致之也。锡贡者,须锡命而献之,言不尝来也。《列子》云:吴楚之国,有大木焉,其名为樆,碧木而冬生,实丹而味酸,食其皮汁,已愤厥之疾,齐州珍之,渡淮而北,化为枳焉,则是其类矣。《子虚赋》云:橘柚芬芳。《蜀都赋》云:家有盐井之泉,户有橘柚之园。《广志》云:成都有柚,大如斗。《吕氏春秋》云:果之美者,江浦之橘,云梦之柚。然则橘柚,类虽同而种则异。《本经》合称之,功力无优劣矣。考古方书,用橘不用柚,今遵《本经》橘柚并用为正。修事橘柚,各去白膜锉细,鲤鱼皮裹一宿,至明取用。

先人云:橘柚通呼,以《本经》命名为正。类有橙柑圂枳之异;树有高下小大、有刺无刺、有刻无刻之别;实有圆扁长锐,大小光累之殊。大都色象深绿,凌冬不雕则一也。实皮布窍,色深于皮,皮里有膜,囊上有脉,囊中裹瓤,瓤内裹汁以养核也。种类虽多,但以皮肉气味,互为分析。橘,皮苦不可食,肉甘可食。橙,皮甘可食,肉酸不可食。柑,皮肉酸甘皆可食。圂枳,皮肉皆不可食。柚则形长,皮肉与橘同味矣。大段橘之美者皆接生,子种者不结实;纵结实,亦形长而味不美。今人指此为柚子,此则橘柚合称之本义。柚子不用接生,亦取本有色味,不从人力为也。广中柚子极大可食,永嘉呼之为苞,此又似圂,名虽同柚,种则异矣。韩彦直有《橘谱》,列十有四种,以温州者称上品。近衢州航埠,沿溪三十里,夹岸树橘,花朝香雪弥空,果熟金星缀碧,种有巨细,色有红赭,约二十余种。唯璩橘最美,武林栖水出蜜橘,凡数十品,名金钱穿心者,虽秀色可观,又不如佛肚脐,形小皮癞,甘美可口也。霜降采取,气足味足,密藏至春,剖皮抽脉,破囊吮汁,亦可振精醒神。为得句破疑之助,若欲择皮,用充药饵,不若广中者,皮薄而香,愈陈则愈善也。

又云:橘从矞。矞者,锥有所穿,满有所出,兼已出未出义。矞云二色,黄赤郁纷,从取象者以此。专胜在皮,虽年深日久,不但芳辛不改,转更清烈,他果万不能及。此以木实之皮,秋成得辛,禀从革作金之用,故可存可久。诚肝藏之用分气分药也。盖人水谷入胃,具升出降入之妙,而游溢精气,先及皮毛,转输五脏,此正水谷变现春夏秋冬耳。合矞之已出未出,如穿如满之象,真不待言语形容矣。经云:上焦开发,宣五谷味,熏肤充身泽毛,若雾露之溉,橘皮有焉。再读《本经》,及诸家法,乃知橘义真实不虚。客曰:陈皮留白补肾和中;去白消痰泄气。从古所称,奉为律令,今以齐义合之,似觉未当。曰:此正证明八字义耳。果能达齐义而用之,的是橘皮四法。不知此义而用之,宁不混他药之四法乎。若果可混,性便移易,必非本有之真性矣。

水谷入胃,具升出降入之妙。即东垣得悟法门,从此纵横应变,莫不由此贯通。可见读书不贵博,只要实悟得古人一言一字,便终身受用无穷。

【参】曰:木命在皮,各有专精。以具全木之体,橘柚专精者实;实复专精者皮;皮布细窍,宛如人肤,即脉络肉理,筋膜子核,各有属焉。橘谐矞,与矞同。云间五色曰庆,三色曰矞。橘间青黄丹色之如矞也。矞者锥有所穿,取象肤间窍也;及满有所出,取象气中机也。柚谐由,与由同。《书》云:若颠木之有由蘖。徐云:已到之木,更生孙枝,象枝条华菡之形也。经云:垂枝布叶,皆下曲如钩。又云:夏日在肤,泛泛乎万物之有余也,故橘柚力能转入为升,转升为出,即转阖为开也。种种形证,悉从人从阖,致胸中瘕热,水谷失宣,神明不通,气逆及气臭耳。下气者,出已而降,玉衡机转之妙用也。经云:秋日下肤,蛰虫将去,其斯之谓欤?

夏日在肤,泛泛乎万物之有余;秋日下肤,蛰虫将去,即转入为升,转升为出,转出为降之气中机也。

杜仲《本经》上品

【气味】辛平,无毒。

【主治】主腰膝痛,补中,益精气,坚筋骨,强志,除阴下痒湿,小便余沥。久服轻身,耐老。

【核】曰:出上虞山谷,及上党、汉中。上虞在豫州,虞、虢之虞,非会稽上虞县也。今出建平、宜都,及商州、成州、峡州,诸山大谷中亦有之。树高数丈,叶似辛夷,又类柘叶。初生嫩叶可食,谓之棉芽。木皮状似厚朴,拆之白丝相连,江南单呼曰棉。花、实皆苦涩,亦堪入药。木可作履,以益脚也。修治:削去粗皮。每十六两,用酥一两,蜜三两,和涂火炙,以尽为度。锉细用。

先人云:杜仲,从土从中,其色褐,为土克水象,肾之用药也。腰本肾府,湿土为害,必侵肾水,而腰先受之,据名据色,可以疗也。若象形,能使筋骨相着,又一义矣。

【参】曰:杜,牝。仲,次,合阴,合耦,合象太阴之始生。自上而下,从外而内者也。皮络如绵,皮理如革,合至阳沦肤始尽,至阴容平始平也。平则转出为降,降则中实;中实,遂成入令矣。入则精志益,筋骨强,藏精而起亟矣。何患老之将至,余沥之有? 又何患藏阴之形未充,致奉生者少,转为痿厥,及木用不及之有。既容且平,又何患长夏之土化未攘,与秋金骤敛,中含润湿之有?

至阳沦肤始尽,所谓夏三月,此谓蕃莠,至阴容平始平;所谓秋三月,此谓容平。至阳,即太阳;至阴,即太阴。

酸枣仁《本经》上品

【气味】酸平,无毒。

【主治】主心腹寒热,邪结气聚,四肢酸痛,湿痹。久服安五脏,轻身,延年。

【核】曰:出汴雒,及西北州郡,处处虽有,但分土产之宜与不宜耳。多野生,在坡,及城垒间。似枣而皮细,木心赤色,茎叶俱青,花似枣。八月结实,红紫色,似枣而圆小,味极酸;当月采实,取核中仁。爽曰:嵩阳子言,酸枣木高大,货者皆棘子,此说未尽。盖不知小则为棘,大则为酸枣。平地则易长,崖堑则难生。故棘多生崖堑上,经久不樵则成干,人方呼为酸枣,更不言棘,实一本也。此物才及三尺,便开花结子。但科小者,气味俱厚;科大者,气味俱浓。今陕西临潼山野所出亦好,此亦土地所宜也。修治:酸枣用仁,以叶拌蒸半日,去皮尖。

先人云:味酸入肝,色赤入心,心之肝药也。有开义、出义、魂神义,欲魂来归,欲阖转入者,非所宜也。又云:棘刺外出,无邪服此,反伤其内。又云:《别录》主烦心不得眠者,心腹邪结气聚使然耳。服之结散聚消,心定烦息,故得睡眠。又云:未有散邪结气聚之物,能使卫气入脏而就安寝者。世人见不得睡眠,便用枣仁,思之真堪绝倒。

【参】曰:枣为脾果,味酸属木,脾之肝药也。色赤属火,脾之心药也。具春升夏出之机,脾之阳分药也。盖心腹居中,即脾土之宫位,为寒热邪气,结聚于中,不能主持四末,致成湿痹酸痛,而为凝闭之阴象者,枣能营运脾用,鼓舞脾阳,转凝闭为升出,结聚自散,痹闭自通矣。五脏居中,禀气于脾,亦仗以轻安也。

从来作不寐家枕中秘,但欲寐人,形藏中结聚乎? 空洞乎?

决明子《本经》上品

【气味】咸平,无毒。

【主治】主青盲,目淫肤赤白膜,眼赤,泪出。久服益精光,轻身。

【核】曰:生龙门川泽者良。今处处有之。为园圃所莳。四月生苗,高三四尺。本小末大,叶似苜蓿,昼开夜合,两两相贴。七月开花,淡黄五出,结角如初生豇豆,长二三寸,角内列青碧子数十粒,参差相连,状如马蹄,下大上锐。一种本小末尖,叶不夜合者,茳芒也。蓍实为之使。恶大麻子。

绍隆王先生云:决明禀阴精之体,具青阳之用;宜入肝肾,肝开窍于目,瞳子精光,肾所司也。

先人《题药》云:决明叶昼开夜合,两两相贴。其叶夜不合者,茳芒也。人之眼夜合,故治眼疾,因名决明。味咸走血,气寒待热,故治青盲、肤膜、泪出,热伤血分者相宜;倘属气分,及风寒致目中诸证者,非所宜矣。

【参】曰：夏仲生苗，秋仲结实，独得呼出之机，侭具合张之相。味咸走血，故治目中诸瞖之因血液凝滞者，罔不有功。观其子角锐利，分拨瞖膜，想更特易。

仲夏半夏生，盖当夏之半；夏仲决明生，亦当夏之半。秋仲结實，又当秋之半矣。然则夏之能张，秋之能合，枢机使然耳。

蒺藜《本经》上品

【气味】苦温，无毒。

【主治】主恶血，破症积聚，喉痹，乳难。久服长肌肉，明目，轻身。

【核】曰：出冯翊平泽，所在亦有，长安最饶。喜生道旁，春时布地，蔓生细叶；入夏作碎小黄花；秋深结实，状似菱米，三角四刺，实有仁也。同州沙苑一种，生牧马草地上，亦作蔓生，茎间密布细刺，叶如初生皂荚叶，整齐可爱，开花作荚，长寸许，内子如麻，碧绿色，状似羊肾，嚼之若新茶香，顷则转作豆腥气。隔纸焙炒，色香胜茗；微火煎煮，津液不竭者乃真也。修事：刺蒺藜，拣净蒸之，从午至酉，日干，木臼春令刺尽，再用酒拌蒸，从午至酉，日干。用沙蒺藜，或熬膏，或酥炙，发香，研作末用；刺蒺藜，乌头为之使。

先人云：刺蒺藜，成熟于秋，而外刺坚劲，得金之坚固气，为肝之用药明矣。然肝虽有藏血之体，而血非可留之物。留则不虚灵而污恶，斯致疾矣。蒺，疾也；梨，利也。其性宣行快便，故治积聚、乳难诸证。沙苑者茎有密刺，结实成荚，嚼之作新茶香，不无分别。取象补肾，功力不相近也。

【参】曰：蒺之言疾，梨之言利。不唯具从革之金用，亦秉炎上之火用矣。何也？锐利者金之用，迅疾者火之用。故兼火之气与味，金之色与形，为七方之奇之急，十剂之通之宣也。是主喉痹乳难，与症坚积聚；以及恶血之急闭，皆以柔乘刚，非所据而据之。匪此破敌，不易开通，以刚乘柔，有所据而据之矣。所谓急因急用、通因塞用者也。更藉疾威，敷及下士，开发上焦，宣水谷味，熏肤充身泽毛，则肌肉长，百骸轻。其角锐利，用开盲瞽，特易易耳。李薪阳以沙苑一种，附列《本经》之后，主治补肾之神藏及肾之形藏，名虽同而形实异，功能亦迥别也。观其茎布密刺，而亦成熟于秋，秉坚金之体与用者。但刺蒺藜锐利显著，宣扬形藏之非所欲留；沙蒺藜锐利敛藏，宣摄藏形之应所欲守为别异耳。

急闭两字要着眼喉痹、乳难，生死在呼吸间，岂容少待？

五味子《本经》上品

【气味】酸温，无毒。

【主治】主益气，咳逆上气，劳伤羸瘦，补不足，强阴，益男子精。

【核】曰：生齐山山谷、青州、冀州、陕西、代郡诸处。高丽者最胜，河中府者岁贡,杭越间亦有之。俱不及高丽、河中之肥大膏润耳。春时蔓生木上,长六七尺,叶尖圆似杏。三月作花,黄白似莲。七月成实,丛生茎端,如豌豆,生青熟紫,五味俱全。修治:以铜刀劈作两片,石蜜浸蒸,从巳至申,更以浆水浸一宿,缓火焙干。苁蓉为之使,恶萎蕤,胜乌头。

先人云:玄者,一阳初动,冬藏之半也。人身之气,藏者为精,精之能动者为玄。玄之所未及,正精之所闭密也,故一名玄及。髓会为精,故又名会及。会字之义,如百骸髓会而为精,一滴生人,众形毕具。

又曰:益降气之不足,正所以强阴也。倘阴柔深曲者,饵之便成淡阴,重憎悭象耳。

【参】曰:五味俱全,酸收独重,重为轻根,俾轻从重,故益降下之气也。咳逆上气者,正肺用不足,不能自上而下,以顺降入之令。劳伤羸瘦者,即经云烦劳则张精绝,使人煎厥肉烁也。此补劳伤致降下之不足,与补中益气之治不能升出者反。能降便是强阴,阴强便能入矣。以入为水藏事,故益男子精。精为水藏物耳。设六淫外束,及肺气焦满,饵之反引邪入藏,永无出期,纵得生全,须仗夏火从中带出,或为斑疹,或作疮疡,得汗乃解,倘未深解病情,愿言珍重。

芡实《本经》上品

【气味】甘涩平,无毒。

【主治】主湿痹,腰脊膝痛,补中,除暴疾,益精气,强志,令耳目聪明。久服轻身,不饥,耐老神仙。

【核】曰:出雷池池泽,处处亦有,武林者最胜。土人善纪孕实时日,如期采取,则壳柔肉糯,早则壳烂肉未凝,迟则壳坚肉粳老矣。三月生苗,茎在水中,叶贴水面,茎叶多有芒刺,茎长丈余者,中必有孔有丝,软者剥皮可食。叶似荷而大,皱纹如縠,蹙衄如沸,面青背紫。五、六月作花紫色,花开向日。向日结苞,外有青刺如,形如栗球,花出苞顶,形如鸡喙,剥之内有斑驳软肉裹子,累累如珠玑。壳内有白米,状如鱼目。根作三棱,煮食如芋。《尔雅翼》曰:枚食细嚼,能致上池之津,故主益人。犹如马啮短草则肥悦,与小儿食,不易长大,故主驻年。芡与菱,皆水物而性异。芡花向日,菱花背日,其阴阳向背有不同,则损益阴阳亦别异矣。《埤雅》云:荷华日舒夜敛,芡华昼合宵炕,此亦阴阳之异也。修治:先蒸熟,日中晒裂取仁亦可,舂取粉用。《暇日记》云:芡实一斗,以防风四两煎汤浸过,经久不坏。

【参】曰:芡生水中,华实向日,具既济水火义。又草木类,全藉水土,吮抽发育,芡则更藉日中火,为先后身,亦具木胎火里义。又叶上蹙衄如沸,连茎刺棘如,实皮实壳如介,亦具金胎水中义。诚互交木金火水之驻形物也。如益精强志不饥,即驻形之里应；目明耳聪轻身耐老，即驻形之外合；飞行神仙，即驻形之行圆功满也。未有形已驻，而中央之基不筑已不炼者；若湿痹之腰脊膝痛，及卒暴疾，即驻形物之主治功能也。

先人《博议》云：芡乃大中之小，粗中之精，涩中之甘，荆棘中之软美，壅滞中之流行，意阑中之气悟，疲惫中之强武。然于精细甘美之间，所含畜力，且刚且久，故饵食者，贵细贵长，毋贵多贵数也。

龙从火里得，金向水中求，寻胞胎秘旨也。大中粗中，荆棘壅滞，意阑疲惫之流，望之无不抛却，若非前人具眼，几至当面错过。

大麻仁《本经》上品

【气味】甘平，无毒。

【主治】主补中益气。久服肥健，不老神仙。

【核】曰：处处有之。《尔雅翼》云：麦黄种枲，枲黄种麦；顾麦之生，即枲之成，枲之成，即麦之生也。枲者，有实之大麻也。有雌雄二种，雌者结实，雄者不结实。若子放勃时，须去雄者，设未放勃而先去之，则不成子矣。修治：极难去壳，取帛包置沸汤中，浸至冷，乃出之。垂井中一夜，勿令着水。次日日中曝干，就新瓦上挼去壳，簸扬取仁，粒粒皆完。

先人云：麻品凡五，黄、络、苎、蔏、白也。黄叶五歧，络叶无歧，苎叶圆背白。茎皆直上。黄实即大麻，壳褐仁白，多脂液，与诸麻之实迥别。又云：体直类木，仁滑似髓，肝之肾药也。故益精填髓，润发黑须。

【参】曰：大麻色黄，一名黄麻。麻有雌雄，雄为苴，雌为枲，枲即有子之大麻也。一叶五歧，别曰黄枲。气味甘平，为脾胃之体药；枝茎条畅，为脾胃之用药；仁脂濡润，为脾胃之滑剂、湿剂也。故主补中益气，久服肥健，不老神仙。《别录》及附方诸证，亦以四义释之，更参主客佐使，真不胜其用矣。

麦黄种枲。种枲时，正木火司令时也。枲黄种麦，种麦时，正金水司令时也。交通之际，抑中央宫土之五数矣。

独活《本经》上品

【气味】苦甘平，无毒。

【主治】主风寒所击，金疮，止痛，奔豚，痫痉，女子疝瘕。久服轻身，耐老。

【核】曰：出蜀汉、西羌者良。春生苗，如青麻状。一茎直上，有风不动，无风自摇。六月开花作丛，或黄或紫。生砂石中者，叶微黄。生厚土中者，叶青翠。有两种，一种形大有白，如鬼眼者，今人呼为独活；一种蚕头鞭节，色黄紫，臭之作蜜蜡香，今人呼为羌活。近以老宿前胡，及土当归，黑皮白肉，臭如白芷者，用充独活，不可不辨。采得锉细，以淫羊藿拌二日，暴干，去藿用，免人心烦。

缪仲淳先生云：独活禀天地正阳之气以生，名列君部，非比柔懦之主，小无不入，大无不通，却乱反正之君主药也。故能开万窍八风之邪，通四大关津之捷；羌、独本同一种，但分质有虚实老嫩，气有厚薄缓急之殊耳。

先人评药云：自行其意，独得嘉名。

【参】曰：动摇万物者莫疾乎风，故万物莫不因风以为动摇。唯独活不然，有风，独立不动；无风，独能自摇。在蜀名蜀活，在羌名羌活，随地以名，亦随地有差等。但可互为兄弟，不可强别雌雄，其从治不能独立不动，而为风寒刀刃之所击，及奔豚痫痉之因风以为动摇，复因风而反乎上下开阖者。若女子疝瘕，此不能自摇耳。不能自摇，即阖而不开，不能独立不动，即开而不阖。唯独活则阖而能开，开而能阖；当入肝之经，厥阴之阖，具备风木化气之体用者欤？

合赤箭生成主治彼此功力昭然。但合赤箭不为物移之体，能立力，能独运之用，能行，故仅可强御外侮，而少逊驻形。以其无森卫旋返之力故耳。

天门冬《本经》上品

【气味】苦平，无毒。

【主治】主诸暴风湿偏痹，强骨髓，杀三虫，去伏尸。久服轻身，益气，延年，不饥。

【核】曰：生奉高山谷。奉高，太山下县名也。今处处有之。喜高洁地上，春生藤蔓，大如钗股，高丈许，叶如丝杉，纤劲青整，涩而无刺；一种叶如茴香，尖细青疏，滑而有刺。夏生细花白色，亦有黄紫二色。结实在根枝之旁，色黑褐，入伏后则无花，暗结实矣。根科生如百部，一科一二十枚，大如手指，圆实而长，根白色，亦有黄紫二色。雏中者，粗干大叶，殊不相类。岭南者，无花有子，余无他异。以根作汤，可浣垢缣素，越人呼为浣草。修治：去皮，用柳木甑，柳木柴蒸一伏时，洒酒令遍，更添火蒸一伏时，取出，作一小架，去地二尺，摊上曝干。地黄、贝母为之使。畏曾青。捣汁，制雄黄、砂。禁鲫鱼。设误食中毒，捣浮萍汁解之。

【参】曰：门司出入，出即生也。冬司寒令，寒即水也。合天一生水，故名天门冬。天者，清肃为用，水者，澄湛为体。其能浣垢，亦谓得清肃澄湛之力耳。对待染污不洁之气，使形骸气血，混浊不清，致偏痹不周，遂生三虫伏尸及暴受风湿而成诸痹者，咸相宜也。设合寒邪，盒饭束置，盖寒原属水，法当逆治，非反佐顺从之类。柔润多脂，得澄湛水体，故强骨髓；色白性降，得清肃金用，故益肺气。久服骨气以精，故轻身，延年，不饥。

天冬，一名天棘，独以金标名义者，尊其母，子则昭然矣。

庵䕡子《本经》上品

【气味】苦,微寒,无毒。

【主治】主五脏瘀血,腹中水气,胪胀留热,风寒湿痹,身体诸痛。久服轻身,延年不老。

【核】曰:生雍州川谷及上党,近道亦有之。春生苗,高二三尺,茎色白,似艾茎而粗。叶色绿,似菊叶而薄。八月开花,淡黄色,结实亦如艾实,中有细子,极易繁衍。艺苑以之接菊。能耐霜雪,蒿属也。叶老可以覆盖,植之可以辟蛇。荆实、薏苡为之使。

绍隆王先生云:藏真通于心,心藏血脉之气也。藏真高于肺,以行营卫阴阳也。藏而不行者,菴䕡以行之;行而不藏者,棕榈以藏之。

【参】曰:庄周云天下之水,莫大于海,止而不盈,尾闾泄之是也。五脏瘀血,腹中水气胪胀留热,风寒湿痹,此皆留止于中,不能展泄外出,菴䕡能使气血展泄外出,唯展则展众展,唯泄则泄众泄,有以覆盖军行宿舍,易菴为掩,䕡为庐,是反益其留止矣。

由于掩藏而后发泄,则其出有根,如人由屋舍而达门户也。故不出称䕡,又安,菴字卸,重行泄耳。

茺蔚子《本经》上品

【气味】辛甘,微温,无毒。

【主治】主明目,益精,除水气。久服轻身。

【核】曰:茺蔚即益母。《尔雅》名萑、蓷。刘歆云:萑,臭秽也。臭秽,即茺蔚。陆机云:蓷,益母也。益母,即茺蔚。故曾子见之而感思也。古用实,今用草。盖茺蔚专精在实,取充盛密蔚之义。用草则舍密从疏矣。出海滨池泽,今园圃田野、近水湿处甚繁。二月生苗,如嫩蒿状;入夏渐高至三四尺,茎四棱,如黄麻茎。叶尖岐如著艾叶。茎有节,节节生穗,丛簇抱茎。四、五月间穗开小花,红紫色,亦有白色者。每萼内有细子四粒,粒似蒿子,色黑褐,有三棱,药肆中往往作巨胜子货之。生时微臭,夏至后茎叶皆枯,根色白也。修治:微炒发香,或蒸熟,向日中暴干,舂簸去壳取仁。伏硵,制砂,白花者良。

先人云:生成止在三春,具备肝木体用,诚生荣之物,益母之珍也。

【参】曰:生成在春,节穗森荣,实作三棱,合天三生木,得木体之全,具五行之相,大益肝胆者也。茺蔚之名,言能自上按下,从内彻外,丰美备足。何也?十一脏腑取决甲胆故尔。故主上明眼目,下输水气,内益精髓,外固形骸。益母者,胎从厥阴始结,产自少阳发伸,娠前娠后,靡不以肝胆为刍狗者。种种功力,悉以充肝之用,蔚木之体,玩索解分,自得之矣。

胎从厥阴始结,指巳亥作胞胎;产自少阳发伸,指寅申之甲拆。

蛇床子《本经》上品

【气味】苦平,无毒。

【主治】主男子阴痿湿疮,妇人阴中肿痛,除痹气,利关节,癫痫,恶疮。久服轻身,好颜色。

【核】曰:生临淄川谷,及田野墟落间。三月生苗,高二三尺,叶似蘼芜,枝上有花头百余,同结一窠。四月放花白色,结子攒簇,两片合成,极轻虚,似莳罗子,亦有细棱。修治:用浓蓝汁、百部草根汁,同浸一伏时,漉出日干。却用生地黄汁,相拌蒸之,从巳至亥,取出暴干。恶牡丹、贝母、巴豆。伏硫黄。

【参】曰:蛇虺性嗜蛇床,故一名蛇粟、蛇米。床者,喜卧于其下也;蛇性窜疾,独居处隐僻,禀风木善行数变之体用耳。蛇床功用,靡不吻合。设非气性相似,宁为蛇虺所嗜。男子阴痿湿痒,妇人阴中肿痛,正厥阴隐僻之地,气闭不通所致。蛇床宣大风力,鼓舞生阳,则前阴疏泄,窜疾自如。并可伸癫痫之气逆之藏,与关节之壅塞不开,痹去则身轻,肝荣则色其色矣。真堪作把握阴阳,维持风色之良剂也。

风性不离动静,窜疾即动性,隐僻即静性耳。

丹参《本经》上品

【气味】苦,微寒,无毒。

【主治】主心腹邪气,肠鸣幽幽如走水,寒热积聚,破癥除瘕,止烦满,益气。

【核】曰:丹参,一名赤参、山参、逐马、郄蝉草、奔马草、木羊乳也。出陕西、河东州郡,及随州,处处山中皆有。二月生苗,高尺许,方茎有棱。一枝五叶,叶对生,如薄荷叶而有毛。三月至九月,作小花成穗如蛾形,又似紫苏花,中有细子,一苗数根,根大如指,长尺余,皮丹肉紫。畏咸水。反藜芦。

先人云:丹赤心色,奔逐为缘,蝉速于化,郄速于蝉。又云:根多且久,发露太尽,气藏之时,安能使有畜积耶?

【参】曰:丹固指色,入少阴心主。主夏气病藏之邪,驱之使出,亦可指丹曰枢,使从阖之邪,从枢转出,少阴为枢故也。心腹邪气,肠鸣幽幽如走水状,此寒热积聚,癥瘕假形,虽属病藏,实枢象耳。

丹者,前三五兮后三五,亦三十时中两日半,三五之中曰月枢,三十之中曰日枢。

细辛《本经》上品

观此生成,尽情显出,少阳火用之象。

【气味】辛温,无毒。

【主治】主咳逆上气,头痛脑动,百节拘挛,风湿痹痛死肌。久服明目,利九窍,轻身长年

【核】曰:出华阴、高丽山谷中者为上,今处处虽有,皆不及也。南阳临海者亦可用。《山海经》云:浮戏之山多少辛。《管子》云:五沃之土群药生细辛。是矣。春生苗,一根则一叶相连,今多以杜衡为之。《博物志》云:杜衡能乱细辛,振古已然。颐为能乱细辛者,不止杜衡,当以根苗色味细辨之。叶似小葵,茎柔根细,端直而长,色紫味辛,嚼之习习如椒者,细辛也。叶似马蹄,茎微粗,根似细辛而曲,色黄白,味亦辛者,杜衡也。一茎直上,茎端生叶如伞状,根似细辛而微粗,色黄白,味辛兼苦者,鬼督邮也。根似鬼督邮而色黑者,及己也。叶似小桑,根似细辛而粗长,色深黄,味辛臭腺者,徐长卿也。叶似柳叶,根似细辛而粗长,色黄白,味苦者,白微也。根似白微而脆,色白味甘者,白前也。修治:拣去双叶者,切去头上子,以瓜水浸一宿,暴干用。曾青、枣根为之使。得当归、芍药、白芷、芎䓖、牡丹、藁本、甘草,共疗妇人。得决明、鲤鱼胆、青羊肝,共疗目痛。恶黄耆、野狼毒、山茱萸。忌生菜、狸肉。畏硝石、滑石。反藜芦。

世人用细辛,不分真伪,由辨之不早辨也。杜衡、鬼督邮、徐长卿、白微、白前五种,根皆粗肥,反于细辛之细,五种亦多曲,反于细辛之直。

绍隆王先生云:肝木上行,春风上升,反于横遍矣。经云:无怒其志,使华英成莠。此春转成夏,升转从出之机乎。

先人云:密通精气,显益火大,青阳之象也。

【参】曰:细指形言,辛指味言。轻清柔劲,端直修长,当入少阳,宣达甲胆之用;自下而上,以行春令者也。故主春气者病在头,而为头痛脑动,目不明,窍不利。此虽自下而上,不能宣达者也。咳逆上气,此惟自下而上,不循伦次者也。百节拘挛,此不能自下而上,升从入令者也。痹痛死肌,此不得自下而上,反侮所胜者也。总属肝用之过与不及,而独偏向不及者欤。

轻清柔劲,端直修长,即《内经》所谓春脉如弦,何如而弦?春脉者,肝脉也。万物之所以始生也。故其脉之来,轻虚以浮,端直以长,以言肝木之用,效象天气以为形容者也。细辛功用吻合,的是少阳用药无疑矣。

白胶《本经》上品

【气味】甘平,无毒。

【主治】主伤中,劳绝,腰痛,羸瘦,补中,益气,妇人血闭无子,止痛,安胎。久服轻身延年。

鹿茸《本经》上品

【气味】甘温,无毒。

【主治】主漏下恶血,寒热,惊痫,益气,强志,生齿,不老。中品附

【核】曰:鹿者仙兽,自能乐性,游处山林,从事云泉。志无忌,性警防,善接其类,与麋为友。有角无齿者牡,曰麚;无角有齿者牝,曰麀。无齿,谓无上龈齿。若

下龂,则牝牡咸有。与禽鸟之与角无齿,似同而实异也。牝小于牡,毛杂黄白;牡大于牝,毛间黄白。故云牡质斑斑。斑斑,点点如星星也。行则同旅,食则相呼,性喜食龟,能别良草,不食诸毒。分背而食,食时则群长四顾相望,俟众饱,长乃食,群小互为巡视矣。集居必环角外向,卧眠必口接尾间。其息曰场,其迹曰麎。《埤雅》云:鹿善决骤,故其迹而麎不瓜。诗云:町疃鹿场,言町畦村疃无人焉,故鹿以为场也。《物类考》云:鹿好群而相比,阳类也。故夏至感阴气而角解,从阳退之象尔;麋则冬至感阳气而角解,从阴退之象尔。麋孕子于仲春而生于秋;鹿孕子于仲秋而生于春。《尔雅翼》云:鹿,六为律,鹿主律,故鹿六月而生。鹿虽应律,然非辰属,八卦亦无主也。其子曰麛,子生得雨或水,乃行地耳。《格物论》云:鹿千年者色苍,又五百者色白,再五百年者色玄,玄之又玄,仙化登乎天矣。《埤雅》云:怀琼于角下者,角有斑痕,紫色如点,行或有涎出于口,不复能急走也。盖鹿戴玉而角斑,鱼怀珠而鳞紫,故有诸中,未有不形诸外矣。陶隐居云:古称鹿之似马者,直千金。今荆楚之地,其鹿绝似马,当解角时,望之无辨,土人谓之马鹿,以是知赵高指鹿为马,盖以类尔。角解之后,始生之角曰茸,色如茄紫者为上。修事白胶,采全形锯开,并长三寸,急水中浸一百日。取出,刮去黄皮,拭净,以酸醋煮七日,旋旋添醋,勿令少歇,成时不用着火,只从子至戌也,日足,角白色软如粉,便捣烂。每十两,入无灰酒一镒,煮成胶,阴干,研筛用。又法:用米泔浸角七日令软,入急流水中浸七日,去粗皮,以东流水、桑柴火,煮七日,旋旋添水,入醋少许,捣成霜用。其汁,加无灰酒,熬成胶用。修事鹿茸,用黄精自然汁浸两日夜,取出,切焙,免渴人也。

【参】曰:鹿,阳兽也。卧则口接尾间,以通督脉。性喜食龟,以交任脉;能取所不足以自辅,兽之至灵者也。故任病则先治督,以阴生于阳,而阳为督,阴为任也。即奇经六脉,与两手足各十二阴阳经脉,亦莫不综于任督也。《礼记》疏云:鹿夏至而解角,谓消长使然。不知革故所以鼎新,即此可见阴生于阳之妙矣。_{革故所以鼎新,正见阴阳互根之妙。}故角之力用虽广,而茸为独专。茸主漏下恶血,寒热惊痫,任为病也。角主伤中劳绝羸瘦,诸经肉理为病也。咸不能与督脉相交所致,腰痛,吕为病也,鹿力在吕,亦即督脉所过也。血闭无子,任不通也,不得相辅于督也。胎不安,胞系化薄也,不得依循任与督。若益气强志,生齿,不老,延年者,即任督已交,阴气乃生,骨气以精之外征耳。

兰草《本经》上品

【气味】辛平,无毒。

【主治】主利水道,杀蛊毒,辟不祥。久服益气,轻身,不老,通神明。

【核】曰:兰草,香草也。别名都梁香、千金草,即孩儿菊、醒头草也。《礼记》佩兰茝。《楚辞》纫秋兰以为佩。《西京杂记》载:汉时池苑,种兰以降神,或杂粉藏书衣中,主辟蠹者,皆此兰也。出太吴池畔及溪涧水旁下湿地。《荆州记》云:都梁有山,下有水,清浅之中生兰草。诗疏云:郑俗,三月男女秉蕑于水际,以自袚除者是也。二月宿根再发,紫茎素枝,赤节绿叶,叶对节生,光泽有歧,嫩时可,可佩。八九月渐老,枝头成穗,作花红白,状似鸡苏,久之花瓣转白,绒裂如球,球中有子一粒,绒着子上,色黑,味苦,臭香气烈,即千金花也。一种山兰,即兰草之生山中者,茎叶花实都同,但山泽有分,功用亦异。与泽兰同类异种,故兰草名大泽兰,泽兰名小泽兰,二种皆生水旁。但泽兰茎方节短,叶上有涩毛,气味俱疏淡,功用则迥别矣。近世之所谓兰,非古之所谓兰草。兰生山谷,叶如麦冬而稍长,四季长青,不畏霜雪迎春开花,花出根底,一干一朵,亦有一干数朵者,小兰也。若生闽、广,叶似菅茅而稍短,四季长青,畏霜雪及春风。入夏开花,花出根底,一干数朵,亦有一干一朵者,秋兰也。朱子《离骚辨证》云:古之香草,花叶俱香,燥湿不变。今之兰类,花萼虽香,干则腐臭,叶又不香,不识何时以幽兰误兰草也。方虚谷《订兰》说云:古之所谓兰,即今之孩儿菊、千金草。今之所谓兰,其叶如茅,根名土续断,花萼馥郁,故得兰名。杨升庵云:世以蒲宣者为兰,九畹之受诬久矣。吴草庐《兰说》云:兰草有枝有茎,草之植者也。幽兰无枝无茎,草之芳者也。因山谷称之,置之座右,世遂谬指为《离骚》所称之兰以此。

【参】曰:臭香,味辛,气化中药也。故主益气,利水道。经云:膀胱者,州都之官,津液藏焉,气化则能出矣。故蘭,闲也,泛闲流离也。又蘭,闲也。闲辟不祥也。主杀蛊毒,通神明,令轻身不老也。花即千金花,苗即千金草,以花煮酒,臭类木香,苦甚黄连。用治滞痢,获效颇捷,正闲辟不祥,利水道,宣气四达之功耳。

薏苡仁《本经》上品

【气味】甘,微寒,无毒。

【主治】主筋急拘挛,不可屈伸,久风湿痹,下气。久服轻身,益气。

【核】曰:出真定,及平泽田野间,所在亦有。今用梁汉者,但气劣于真定耳;交趾者最良,彼土呼为竿珠。三月宿根自发。高四五尺,叶如初生芭茅。五月抽茎,开红白花,五六月结实重累,壳青绿,坚薄而锐,中仁如珠,味甘美,咬着粘齿,可以作粥酿酒。一种形圆壳厚者,即菩提子。一种大而无味者,即粳穤也。修治:每一两,以糯米二两,同拌炒熟,去糯米,更以盐汤煮片刻,晒干用。

缪仲淳先生云:久服可以轻身者,湿去则脾胃安;脾胃安,则中焦治;中焦治,则能营养乎四肢,通利乎血脉经膜矣。凡湿则重碍,燥则轻泼。

【参】曰:薏谐意。意者,脾藏之神用,故主脾藏失用,致肝木萎厥,遂成筋急拘挛,不可屈伸耳。即经所谓有伤于筋,欲以吾意纵之屈伸,其若不容,及土失留碍,致己所不胜之风,吸引同类之湿,相合而成痹闭不通者,仁唯解乎,下行生气而甲拆之。似与乙木之轴轧而上行者,不可同日而语矣。

土具体无用,吐生草木以为用也。顾草木之条达,正显地土之为用耳。

地肤子《本经》上品

【气味】苦寒,无毒。地性坚固,肤居肌表。

【主治】主膀胱热,利小便,补中益精气。久服耳目聪明,轻身耐老。

【核】曰:出荆州平泽,及田野间,近道亦有。初生薄地,五六寸,一科数十枝,蓬起蔓延,弱不胜举。根亦如蒿,茎叶皆青,宛如荆芥。三月开淡黄花,结子青白色,极繁盛,似头眠蚕沙状,子落茎老,可以为拂,故一名落帚、独帚、王帚、王彗、扫帚、地葵、地麦、白地草、涎地衣、鸭舌草、千心妓女。其苗叶烧灰煎霜,制砒石、粉霜、水银、硫黄、硇砂。

先人《题药》云:地肤子,一干数十枝,攒簇直上,其子繁多,星之精也。其味苦寒,得太阳寒水气化,盖太阳之气,上及九天,下彻九泉,外弥肤腠。故地肤之功,上治头,而聪耳明目,下入膀胱而利水去疝,外去皮肤热气,而令润泽。服之病去,必小水通长为外征也。

【参】曰:蔓延敷布,弱不胜举,因名地肤。主治功力,真能使吾身生气敷布在表,有宣义,有开义,当入太阳,太阳为开故也。气味苦寒,亦得太阳寒水之化,故可对待太阳阳象之标,则凡以热为本者,莫不相宜。膀胱,太阳经也,标盛则热,与得寒水之化者逆治之,热谢而小便澄澈矣。补中者,中补乃能敷布。益精气者,益精乃能化气。盖膀胱者,州都之官,津液藏焉,气化则能出矣。聪明耳目,轻身耐老者,以开展则窍通,窍通则充实光辉矣。

蓝实《本经》上品

【气味】苦寒,无毒。

【主治】主解诸毒,杀蛊疰鬼螫毒。久服头不白,轻身。

【核】曰:生河内平泽处。亦有蔬圃作畦子种者。凡五种,唯蓝实专取蓼蓝。蓼蓝,叶如蓼,三月生苗,五月开花成穗,淡红色,花实皆如蓼,岁可三刈,故先王仲夏,令民无刈蓝以染。郑玄云:恐伤长养之气也。一种松蓝,叶如白菘。一种马蓝,叶如苦荬,即郭璞所谓大叶冬蓝,俗称板蓝者是也。花实并如蓼蓝,唯苗叶别异。一种吴蓝,长茎如蒿而花白,吴人种之;一种木蓝,长茎如决明,高者三四尺,分枝布叶,叶如槐叶,七月开淡红花,结角长寸许,累累如小豆角,子如马蹄决明而微小,迥与诸蓝不同,而作淀则一也。别有一种甘蓝,可作蔬食。而蓝淀者,掘地埋缸,以蓝水浸一宿,入石灰频搅万余下,澄清去水,则色青成淀。亦可干收,用染青碧,其搅掠浮沫,掠出阴干者,谓之靛花,即市卖之青黛也。此属石灰造作而成,慎勿轻用。世人以其色青,为入肝清解之药,谬甚矣。真青黛出波斯国,既不可得,不如用蓝实,或蓝叶,或自然汁之无间杂者良。

《博议》云:蓝实久服头不白,盖春气在头,用其色以助春气之生,自然益头并及发矣。肝主色,自入为青,则凡病变于色者,极为允当。如痘,如丹,如斑,如血,如五色痢,如目赤目黄,如五脏热,先见颜与颊者,力可巽入乎肝。克制乎脾,为平热之轻剂也。观斑蜘蛛、应声虫、噎膈虫三案,亦奇异矣。每见种蓝人,日日扫虫,不扫即尽食之,此生虫之物,反杀虫者何? 正巽以入之之义耳。盖人饮食之随气机变化,如大火聚,投之自无噍类。蓝入胃,是虫之食也,则虫自翕聚,蓝随气机变化,而虫亦随之,一入气机,便无回避。慎哉顺境之好,当着眼也。

【参】曰:蓝者生也,象万物生时之色也。酿之成淀,色成胜母,青出蓝而青于蓝者也。肝主色,肝色青,当入肝。为肝之的药,亦可为肝之肾药,以多汁而气寒也;亦可为肝之心药,以味苦而性通彻也。以色以味,及性与气,咸得东南巽木之作用,而能洁齐万物者也。四时可植,一岁三刈,则生阳偏胜,而周甲唯春,故蓝从监,监者,监观四方者也。虫蚑疰鬼,皆杀厉所钟,死阴不洁之属,蓝能巽以入之,而与物为春,则杀厉之气齐洁,暖然似春仁之青出矣。久服则肝荣,肝荣则发华,动摇舒转,皆得所欲。蓝靛、青黛,总属分身,不若蓝实之包含,真无尽藏也。

巽主人,其性情也。洁齐万物,其功力也。洁可作絮,亦可作涤除清洗之洁,凡湿秽则虫生,洁则净尽耳。

木香《本经》上品

【气味】辛温,无毒。

【主治】主邪气,辟毒疫温鬼,强志,主淋露。久服不梦寤魇寐。

【核】曰:木香,草类也。出天竺,及昆仑、南番诸国,今惟广州舶上来。广州一种,类木类藤,似是而非;滁鬼海州一种,是马兜铃根,市肆以此相混不可不慎也。《三洞珠囊》云:五香者,木香也。一株五根,一茎五枝,一枝五叶,叶间五节,故名五香,烧之上彻九天也。根形如枯骨而味苦辛,粘牙者为良。凡修事:入理气药,只生用,不可见火。欲实大肠,面裹煨熟用。

缪仲淳先生云:禀木火之阳,具土大之精,清明开发,行药之神。

先人云:上为木象,彻具春宣。

【参】曰:木香,香草也。名木者,当入肝,故色香气味,各具角木用。亦入脾,故根枝节叶,亦各具宫土数。入脾则夺土郁,入肝则达木郁。经云:木郁则达之,土郁则夺之。夺土即所以达,达木即所以夺土;土以木为用,木以土为基也。邪气毒疫,温鬼淋露,梦寤魇寐,致郁土郁木者,咸可达之夺之。强志者,即强木土之用,得以行其志耳。

土大具体无用,吐生草木以为用也。木以土为基,又超出体用之外,以言能生之源。

王不留行《本经》上品

【气味】苦平,无毒。

【主治】主金疮,止血逐痛,出刺,除风痹内寒,止心烦,鼻衄,痈疽,恶疮,瘘疮,妇人难产。久服轻身,耐老增寿。

【核】曰:江、浙并河东皆有,苗茎俱青,高七八寸,叶随茎生,似松蓝叶。四月开花黄紫色,或红白色,实壳若酸浆子,大如黍粟,形圆色黑,根黄如荠。三月收苗,五月摘子,根苗花子通用。修治:拌湿蒸之,从巳至未。浆水浸一宿,焙干用。

先人《题药》云:命名之义亦奇,吾身有王,所以主吾身之气血,及主气血之留行者,气血之留,王不留,则留者行矣。气血之行,王不行,则行者留矣。顾血出不止,与难产无乳者,两可用此,其义自见。

【参】曰:王不留行,即金盏银台、禁宫花也。先人《题药》,以留行两字分句读之,主治功力,真可迎刃而解。但核图说,以备参考。

黄连《本经》上品

【气味】苦寒,无毒。

【主治】主热气,目痛伤泣出,明目,肠澼腹痛,下痢,妇人阴中肿痛。久服令人不忘。

【核】曰:汉取蜀产,唐取澧州,今取雅州、眉州者为良。苗似茶丛生,高尺许,一茎三叶,花黄色,凌冬不凋。有二种,一种根粗无毛,有连珠,形如鹰爪,质坚实,色深黄;一种无珠多毛,中虚,色淡黄,各有所宜也。凡使以布拭去肉及毛,浆水中浸二伏时,漉出,柳火焙干用。忌猪肉,恶冷水。

先人云:苦寒凌冬,寒水之象。有节色黄,中土之制,判为心之用药也。又云:热气上炎,即以炎上作苦之品,巽以入之,变易其性,以致和平。

【参】曰:黄取其色,连象其形,凌冬不凋,气寒味苦,合得太阳寒水化气。假此黄土,以为堤防不特默化其侮,反侮其侮以为用神。方随机应变,绝无内顾之虞。太阳独为上下内外主。炎上作苦,苦性走下,匹休太阳,上及九天,下彻九泉,外弥肤腠,内达五中,故连可上治头目,下及阴中,外疗疮疡,内主肠胃。久服则远于热烦,而安于宁谧。故令人不忘,皆以火热为本气,火热为标见,火热为化气者也。

葵子《本经》上品

【气味】甘寒滑,无毒。

【主治】主五脏六腑,寒热羸瘦,五癃,利小便。久服坚骨,长肌肉,轻身延年。

【核】曰:生少室山中,今郊野园圃,不拘肥瘠地都有。四时可以子种,宿根亦再发。秋深布子,覆养经冬者,曰冬葵,入药最良。《内经》云:脾之菜也。《尔雅翼》云:秋菜未生,种此以相接也。又云:葵为百菜主,味尤甘滑,故为马践,漆室女知忧及国,公仪休相鲁,愠而拔之,不欲夺园夫之利也。其子虽经年不渂,微炒令渾炸,散着湿地,遍踏之,朝种暮生,远不过宿。实如指顶,皮薄而扁,实内子轻虚如榆荚仁。《埤雅》云:冬种者有雪,弗令从风飞去,言体轻也。每雪辄一劳之,令地保泽,叶不受虫。掐必待露解,收必待霜降,晚则黄烂,早则黑涩。其茎挺生,茎疏叶密,倾向太阳而卫足。孔子曰:禾生垂穗向根,不忘本也。又云:鲍庄子知不如葵,葵犹能卫其足,盖禾之向根,仁也;葵之卫足,知也。仁以守之,知以揆之。故葵,揆也。其萼翠,其花艳。花具五色间色,单瓣千瓣。《王祯农书》云:本丰耐旱,可防荒俭,以作葅腊,枯柈可以榜族,根子又能疗疾,咸无遗弃。诚蔬茹之要品,民生之资益也。种类亦多,有露葵、兔葵、黄葵、锦葵、蜀葵,入药者只宜蜀葵。今市肆一种,充冬葵者,气味浊恶,色深褐,质沉重,形如橘核,服之令人肠滑。《别录》指此为冬葵,又出蜀葵一条,似与《尔雅》不相符合。当判蜀葵子,即《本经》葵子,用之颇验。每用市肆伪充冬葵子,不唯反涩,且损脾伤胃也。

先人云:寒热欲通而不藏,致肌肉羸瘦;五癃欲藏而不通,致水道闭塞。葵性滑养窍,能使藏者通,返顾卫根,能使通者藏。盖滑为水骨,故可坚骨;骨坚则肌肉长,形全则轻身延年矣。又云:葵具五色,有多种,冬茂者曰冬葵。犹芥之有冬芥、春芥,为脾之菜,肾之药也。字从癸,从冬,皆属于肾。其子易生,用治胎产,自然入神。功主助精益水,输水溺道,非不返顾其根也。<small>非不返顾其根,足征卫足之知矣。</small>察通关格之专藏,止消中之多溺,可想见矣。若病属久藏而发者,如淋,如带,如痘疹,如死胎,如丹石毒,如消渴,如痈肿没头,如肠痈胃疽,如肉锥怪证,皆有奇征。第有风疾宿病,天行病后,曾被犬伤者忌之。世人但知能发宿疾,不知不许人有久藏患害,为他日卒中之虞耳。

【参】曰:葵,归也,揆也。揆度生气之归,揆度生机之出也。味甘气寒,体滑易生,遂含土劣水势,抽为草木,以孕发陈之兆。故主腑脏宁谧之地,为寒热所侵,以致羸瘦。州都之所,为五邪所薄,以致五癃。此不当于归,所当揆度以出者也。骨坚便利,通淋之征,肌长身轻,主羸之验也。

<small>揆度生气之归,即能使通者藏;揆度生机之出,即能使藏者通。但之归之出,属气机;欲通反藏,欲藏反通,属病机耳。</small>

龙胆《本经》上品

【气味】苦涩,大寒,无毒。

【主治】主骨间寒热,惊痫邪气,续绝伤,定五脏,杀蛊毒。

【核】曰:处处有之,吴兴者为胜。宿根黄白,直下抽根一二十条,类牛膝而短。直上生苗,高尺余,类嫩蒜而细。七月开花,类牵牛,作铃铎状;茎类竹枝,冬后结子,茎便焦枯。一种味极苦涩,经冬不凋,名石龙胆,类同而种别。修治:取阴干者,铜刀切去须上头子,锉细,甘草汤浸一宿,漉出曝干。

【参】曰:细详名义,合甲胆之体用。宜入肝之府,少阳之枢药也。其气寒,逆治热为本,阳为标,相火为化者也。其味苦,苦曰炎上,苦性走下,苦能入骨,故主骨间寒热,及惊则气上,痫则气下,不循枢象者也。续绝伤者,胆主解孚拆甲故也。定五脏者,五脏取决于胆,决而后能定也。蛊者死阴之属,胆者生阳之属,生阳之侧,岂容死阴久据乎哉。

合龙胆生成,的是少阳枢药,为少阳之对待法。少阳化气属相火,龙胆气味俱苦寒故也。龙,阳物也。呵气成云,既能变水,又能变火。《埤雅》云:龙火得湿则焰,得水则燔。以人火逐之则息,故人之相火似之。此以龙名,而兼取胆味,龙火之炎上,如甲拆之尺木,能升于天,不专主降,又能疗目之火瞢也。

景天《本经》上品

【气味】苦平,无毒。

【主治】主大热火疮,身热烦,邪恶气。花主女人漏下赤白,轻身,明目。

【核】曰:景天,一名慎火、戒火,即火丹草也。出太山山谷,今南北皆有。种置檐屋,云可辟火。春生苗,高一二尺,茎色黄赤,质极脆弱,折之有汁,叶色淡绿,似马齿苋,光泽柔厚,作层而上。夏开碎花红白,结实如连翘而小,中有黑子如粟粒。秋后茎枯,明年宿根再发。

【参】曰:性喜高显,因名景天。具高明之象,秉寒水之化令。置之檐屋,顺其性尔。炎上作苦,苦性走下,火热为本者相宜。火空则发,寒热温凉则逆也。漏下赤白,热伤血分者,方中肯綮。

干漆《本经》上品

【气味】辛温,无毒。

【主治】主绝伤,补中,续筋骨,填髓脑,安五脏,五缓六急,风寒湿痹。生漆去长虫。久服轻身耐老。

【核】曰:出汉中、金州、梁州者最善,益州、广州、浙中者次之。木高数丈,干如柿,叶如椿,花如槐,实如牛奈子。五六月刻取汁液,干之即曰干漆,状如蜂房,孔孔间隔,但性急易燥,热则难干,无风阴润,虽严寒亦易燥,否则不堪入药。修治:捣碎,炒熟,不尔损人肠胃。半夏为之使。畏鸡卵,忌油脂。得蟹则化而成水。

【参】曰:夏三月,漆液始足,当入心,以色朱明而性燥急,半夏为使可知矣。干之当入肾,以色玄英而喜阴润,蟹化成水可知矣。入肾为肾之心药,入心为心之肾药。补中者,补中焦血液,血液皆由中焦变化所成也。心主血,肾主液故尔。则凡血液燥涸,致筋脉缓急断伤,及髓脑不满,五脏不安,痹闭不通,罔不有功。而接续填满,奠安周痹,皆克成血液之濡润流通者。生漆去长虫,以其入心,则得心君火大之令。如大火聚,长虫自无类矣。

水泻欲流之谓漆,即具水之体,火之用矣。

卷柏《本经》上品

【气味】辛平,无毒。

【主治】主五脏邪气,女子阴中寒热痛,癥瘕血闭绝子。久服轻身,和颜色。

【核】曰:出常山山谷,关、陕、沂、兖亦有之。丛生石上,春分宿根再发,高三五寸,细叶似侧柏,屈藏如鸡足,根紫赤多须。六、七月采取阴干。修治:以盐水煮半日,再以井水煮半日,晒干焙用。

【参】曰:叶形似柏,屈曲拳挛,因名卷柏。一名豹足、求股,亦取象形。一名万岁、长生不死草,言根栖岩石,能耐岁寒。一名交时,言春分始发,时值阴离于阳,春秋二分,阴阳离也。能与阳相交合。故主五脏至阴之地,为邪所薄,及女子阴中寒热,癥瘕,血闭绝子。此正阴不与阳,功能使阴气起亟,阳气前通,交相匹配。更能使阳气外溢,故和色,轻身,所谓阳在外,阴之使也。

紫石英《本经》上品

【气味】甘温,无毒。

【主治】主心腹咳逆邪气,补不足,女子风寒在子宫,绝孕十年无子。久服温中,轻身延年。

【核】曰:出太山山谷,《岭表录》云:泷州山中多紫石英,其色淡紫,其质莹彻,随其小大,皆具五棱,两头如箭镞。比之白石英,其力倍矣。《太平御览》云:自大岘至太山,皆出紫石英。太山者,甚环玮。平氏阳山县者,色深特好。乌程县北垄山者,甚光明,但小而黑。东莞县爆山者,旧以贡献。江夏矾山亦有。永嘉固陶村小山者,芒角甚佳,但小薄耳。必以五棱如削,紫色达头,如樗蒲者乃良。修治:火煅醋淬,凡七遍,研末,水飞三四次,晒干入药。长石为之使。畏扁青、附子。恶蛇甲、黄连、麦句姜;得茯苓、人参,疗心中结气。得天雄、菖蒲,疗霍乱。过服紫石英,设乍寒乍热者,饮酒遂解。

先人云:温润如玉,则心光可通,饵服者无妄躁,获益当无量矣。

【参】曰：赤黑相间曰紫，坎离交会之色也。石乃山骨，英乃石华。艮山为体，震动为用，故主体用不足，致邪入心腹，作咳作逆者。正离失虚中，坎失刚中耳。若风寒在子宫，绝孕无子，十年弗克攻者，藉坎离交会，则体用双彰，十年乃字矣。久服温中，轻身，互坎填离之验也。

虚中刚中，正阴阳互根之妙。

矾石《本经》上品

【气味】酸寒，无毒。

【主治】主寒热，泄痢白沃，阴蚀恶疮，目痛，坚骨齿。炼饵服之，轻身不老增寿。

【核】曰：出河西山谷，及陇西武都、石门、吴中、益州、晋州、青州、慈州、无为州诸处。颂云：初生皆石，烧碎煎炼，乃成矾石。凡五种，其色各异，白矾、黄矾、绿矾、黑矾、绛矾也。时珍云：折而辨之，不止五种。白矾，方士谓之白君，出晋州者上，青州、吴中者次之。洁白者为雪矾，光明者为明矾，亦名云母矾；文如束针，状如粉扑者为波斯白矾，并入药为良。黑矾，铅矾也，出晋地，其状如黑泥者为昆仑矾；其状如赤石脂，有金星者为铁矾；其状如紫石英，引之成金线，画刀上，即紫赤色者，为波斯紫矾，并不入药饵，惟丹灶及疮家用之。绿矾、绛矾、黄矾，俱见本品条下。其杂色者，则有鸡屎矾、鸭屎矾、鸡毛矾、粥矾，皆下品，亦入外丹家用也。修事：凡使白矾石，贮瓷瓶内，置于火中，煅令内外通赤，钳揭起盖，旋安石蜂巢入内烧之。每十两，用巢六两，烧尽为度。取出放冷，研粉，以纸裹，安五寸深土坑中，一宿取用。又法：取光明如水晶，酸、咸、涩味俱全者，研作细粉。以瓷瓶，用六一泥固之，候泥干，入粉三升于瓶内，旋入五方草及紫背天葵，各取汁一镒，俟汁干，盖瓶口，更泥封，上下用火百斤，煅之。从巳至未，去火取出，则色如银，研如轻粉用。时珍云：今人煅干谓之枯矾，不煅者为之生矾。入服食家法，用新桑合一具，于密室净地，以火烧地令热，洒水，或若流于上，乃布白矾于地上，以槃覆之，四面用灰壅定。俟一日夜，其石精皆飞于槃上，即扫取之。更如前法，凡数遍乃止，名曰矾精。若欲作水，即以扫下矾精一斤，纳三年苦酒一斗中，澄清之，号曰矾华，百日弥佳。若急用之，七日亦可。甘草为之使。恶牡蛎。畏麻黄。

【参】曰：矾石具五色味，《本经》品白为上，寒酸偏胜，涩其性，非味也。盖弱土之气，御于白天生白矾，是禀天一水，转坚金地矣。故一名羽涅。羽者，水之音；涅者，水中之具土者。固石显土地坚金之体相，熔则仍还水大润湿之本性耳。然则功能，不唯涩去脱，亦滑去着矣。故泄痢白沃者涩之；息肉疮蚀者滑之；若坚骨固齿，明目增年，及失音瘰疬，痰癖淡阴之疾，此以澄湛坚明为体用，对待染污晦浊为形证故也。

空青《本经》上品

【气味】甘酸寒,无毒。

【主治】主青盲,耳聋,明目,利九窍,通血脉,养精神,益肝气。久服轻身延年。

【核】曰:出益州山谷及越嶲山,今蔚、兰、宣、梓诸州亦有。产上饶,似钟乳石,片片含紫色光彩者佳,次则蜀严道,及北代山者亦好。《玉洞要诀》云:空青受庚辛赤金之精,甲乙阴灵之气,多近名泉,久而含润。初从坎中出者,其内有水如浆,味颇甘酸,经久即干,如连珠,金星灿灿然。《庚辛玉册》云:多生金坎中,生生不已,故青为之丹。有如拳大,及卵形者,乃得空中,有浆如油,出铜坑者亦佳,止堪作画。又有石青、杨梅青,皆是一体,而质有精粗。点化以曾青为上,空青次之,杨梅青又次之。但圆实如珠者,不堪用也。修事:各随方制,酒浸醋拌,制过乃可变化。畏菟丝子。

绍隆王先生云:色青法木,故可入肝。功能明目,肝主开明于目故也。然瞳子神光,专司在肾,空青中空有浆,宛如骨中之髓,且金星灿灿然,象形从治,特易易耳。

【参】曰:空青,黄赤金矿之精粹也。盖五行金位于西,黄为五金土,赤为五金火也。《造化指南》云:紫阳之气生绿,青阳之气生青,空青者,石绿之得道者也。黄帝云:青阳走上窍,盖肝窍目,故益肝,明目清盲,并利九窍也。通血脉者,诸脉皆属于目也;养精神者,心藏神,肾藏精,藉金木之交互,火水之合璧也。然则空青以功用诠名矣。

曾青《本经》上品

【气味】酸,小寒,无毒。

【主治】主目痛,止泪出,风痹,利关节,通九窍,破癥坚积聚。久服轻身不老。

【核】曰:出蜀中,及越嶲、蔚州、鄂州诸山谷。其山有铜,曾青生其阳。曾青者,铜之精也。色理颇类空青,累累如黄连相缀,又如蚯蚓屎而方棱,色深如波斯青黛,层层而生,叩之作金声者始真。《造化指南云》:空青多生金矿,曾青多生铜矿,乃石绿之得道者。禀东方之正色,修炼点化,与三黄齐躯。独孤滔云:曾青住火成膏,可结顸制砂,亦含金气所生也。须酒醋渍煮,乃有神化,若涂铁上,则色赤如铜。畏菟丝子。修事:勿用夹砂石及有铜青者。每一两,取紫背天葵、甘草、青芝,用干湿各一镒,细锉,入瓷锅内,置青于中。用东流水二镒,缓火煮五昼夜,勿令水火失时,取出,更用东流水浴过,研乳如粉用。

【参】曰:曾,层也。其青从实而空,从空而层。然则曾出于空,曾为空之纯粹精也。曾亦可以为增矣。故功力曾益其空之所不能,不唯力走空窍,更主利关节,破癥坚积聚者,缘累结以为形而从治也。久服则实从空,空从层,身轻不老耳。

阿胶《本经》上品

【气味】甘平,无毒。

【主治】主心腹内崩,劳极洒洒如疟状,腰腹痛,四肢酸疼,女子下血,安胎。久服轻身,益气。

【核】曰:东阿井,在山东兖州府阳谷县,东北六十里,即古之东阿县也。《水经注》云:东阿井大如轮,深六七丈,水性下趋,质清且重,岁常煮胶以贡。煮法:必取乌驴皮,刮净去毛,急流水中浸七日,入瓷锅内,渐增阿井水,煮三日夜则皮化,滤清再煮稠,贮盆中乃集尔。冬月易干,其色深绿,且明燥轻脆,味淡而甘,亦须陈久,方堪入药。设用牛皮及黄胶,并杂他药者,慎不可用。修治:猪脂浸一夜,取出,柳木火上炙燥,研细。

【参】曰:取义在水,仍存井名。胶者,已成之质也。一名傅致,如言傅会致使。会之始至也。或云济水所注,盖济为楚,隐则伏流,显则正出,正出者涌出也。与阿水质之清重,性之下趋,似不相符,难考其所从来矣。驴力在胪,胪,腹前也,亦黑也,皮也。顾力在胪,色专者黑,精专者皮耳。缘水性之下趋,协皮革之外卫,藉火力以成土化,从下者上,从外者内矣。虽转甘平,仍含本有咸寒,故走血以主内崩,此卫不将营,营将安傅乎?乃至形藏失其濡润,遂成藏之五劳,形之六极,以及四肢经隧,或洞或污,酸且痛也。阴不足,则阳下陷。阳不足,则阴上乘。上乘下陷,故洒淅恶寒,辄复发热如疟状。下血即血崩,血濡则胎固,专言心腹腰腹者,驴力在胪故也。经云:阴者藏精而起亟,阳者卫外而为固。阿胶两得之矣。

　　缘水性之下趋,协皮革之外卫,藉火力以成土化。正所谓傅会致使,会之使至也。从下者上,指下趋之水,藉火力而上炎。从外者内,指外卫之皮革,藉火力而内向。外之合内,下之从上,中黄之位乎。

蜜蜡《本经》上品

【气味】甘,微温,无毒。

【主治】主下痢浓血,补中,续绝伤金疮,益气,不饥,耐老。

【核】曰:蜡,蜜脾也。《埤雅》云:其房如脾,故谓之蜜脾。一名蜡蜂,蜡生于蜜,而天下之味莫甘于蜜,莫淡于蜡,旧说蜂之化蜜,必取匽猪之水,注之蜡房,而后蜜成,故谓之蜡。蜡者,蜜之蹠也。修事:取蜜后,缓火炼化,滤入水中,其色黄,俗名黄蜡。更用水煮化,以好绵纸折作数层,入冷水中蘸湿,遂贴蜡上,一吸即起,仍投冷水中,有蜡凝纸上者,即剥取之,再吸再剥,以尽为度。铺竹扁内,日中暴之,干则频洒以水,久之则色白如练,因名白蜡,非新白而久黄也。与虫造白蜡不同类。恶芫花、齐蛤。

【参】曰：蜜，密也；蜡，合也。蜡为蜜房，合密以成酝酿者也。味甘气温，居中色黄。对治胃不合密，遂痢脓血，更续金疮之不合密，肉理肌肤，胃府之所司尔。益气者，益胃土之气；补中者，补中央之胃，中央合密，故不饥，耐老。

蜡为蜜脾，裨助百芳以化蜜也。蜜甘而蜡淡，非厚彼而薄此，犹夫瓜甜而蒂苦，所以见中枢之别于本末内外也。《月令》定五行，作五味，归五脏，《素问》另出淡味为五味本。凡形藏不足者，各以其味以补之。倾颓者，专以淡味以维之。《本经》判味曰甘，此指着舌时，犹有蜜味在，嚼之蜜味去，真味现矣。淡不厌，质可久，不饥耐老者以此。

桑螵蛸《本经》上品

【气味】咸甘平，无毒。

【主治】主伤中，疝瘕，阴痿，益精生子。女子血闭，腰痛，通五淋，利小便水道。

【核】曰：桑螵蛸，螳螂子也。深秋乳子作房，粘着桑枝上者，入药用。房长寸许，大如拇指，重重有隔房，每房有子如蛆卵，芒种节后，一齐都出。《月令》有云：螳螂生也，螳螂骧首奋臂，修颈大腹，两手四足，善缘而捷，以须代鼻，喜食人发，尤善捕蝉。《尔雅》云：不过，螳螂；其子，螵蛸。捕蝉而食，执木叶以自蔽，蝉将去而未飞，为之一前一却。《庄子》云：螳螂执翳而搏之，得见而忘其形，盖谓是也。敩云：凡使勿用杂树枝上生者，名曰素螺。须觅桑枝东畔生者。采得，去核子，用沸浆水浸七次，锅中熬干用。别作修事，无效也。

先人云：房藏久远，一房百子，有肾之悭，得甲之体，候阴之物，输精之用者也。

【参】曰：桑螵蛸，即螳螂秋深产卵，连缀桑枝东畔者良。螵从票，蛸从肖，言劲疾轻举，肖类母性也。《月令》芒种螳螂生，盖是月升阴始起，杀虫应而生焉。不生是谓阴息，唯捕蝉时，有进退势，余只知进而已，当入厥阴，具厥阴体用者也。故主厥阴隐深之境，唯知厥退，为疝瘕阴痿，精涸血闭，五淋癃约，此不从升阴而起，反从降阴而息者。对待治之，倘阴杀自强，所当敛避，设不知却，欲仗怒臂以当车辙，恐亦不胜其任也。出世人不肯作此用，世人亦无暇及此。

第四帙

玄参《本经》中品

【气味】苦,微寒,无毒。

【主治】主腹中寒热积聚,女子产乳余疾,补肾气,令人明目。

【核】曰:生河间川谷,及冤句,山阳近道亦有之。二月生苗,高四五尺,茎方而大,作节若竹,色紫赤,有细毛,叶生枝间,四四相值,形似芍药。七月开花,白色或茄花色,形似大蓟,花端丛刺,刺端有钩,最坚且利,八月结子黑色。一种茎方而细,色青紫,叶似脂麻对生,又似槐柳尖长,边有锯齿,七月开花青碧,八月结子黑褐,根都科生,一根五七枚,生时青白,干即紫黑,宜三、八月采。修治:用蒲草重重相隔,入柳木甑,蒸两伏时,勿犯铜铁器,饵之噎人喉,丧人目。恶黄耆、干姜、山茱萸。反藜芦。

【参】曰:玄,正子半,一阳将复之时也。非动非静,若显若匿,一点微芒,万钧之力;其味苦,已向乎阳,其气寒,未离乎阴,俨似少阴之枢象。参赞化育之元始,具备少阴之体用者也。主治功力,与芍药相似,芍则端倪已破,玄则酝藉幽微,故主寒热积聚之欲成坚凝闭密,与产乳余疾之已出未净。补肾气者,补肾气方萌之机兆,非补肾脏欲藏之形质。体用周备,则精华上注,故令目明。

冬三月,此谓闭藏,使志若伏若匿,若有私意,若已有得,非水凝如石之肾气独沉矣。

又经云:冬三月,欲如运枢。

又云:阴者,藏精而起亟也。

水苏《本经》中品

【气味】辛,微温,无毒。

【主治】主下气,杀谷,除饮食,辟口臭,去邪毒,辟恶气。久服通神明,轻身耐老。

荏子

【气味】辛温,无毒。

【主治】主咳逆下气，温中，补体。叶主调中，去臭气。《别录》

荠苎

【气味】辛温，无毒。

【主治】主冷气泄痢。生食，除胸中酸水。挼碎，傅蚁瘘。藏器

【核】曰：水苏，即紫苏，一名卢苏。处处有之，喜生水旁，春二月皆以子种，或子着地间，次年自发。茎方叶圆，叶端有尖，边作锯齿，肥地者，叶面背俱色紫，瘠地者，仅背紫面青。七、八月开花红紫色，成穗作房，结实如芥子，臭香色褐，碎之绞液作油，甚甘美也。若叶面背色白者，即荏子，子不甚香，而叶转辛。若叶面背青白者，即荠苎，叶上有毛而气臭，五月采叶，七月采茎，九月采实，各取得气之全。今市肆茎叶，多霜后采取，此已藁之本，气味俱失，不宜用也。《别录》另立苏及白苏两条；苏即水苏，白苏即荏子，又有鱼苏、鸡苏二种。鱼苏，即荏子同类，一名蕺苏，状似茵陈，叶大而香。吴人用煮鱼食，因名鱼苏。鸡苏，一名回回苏，茎叶俱紫，叶边锯齿极细密，叶面交纽若剪绒状，宛似鸡冠，因名鸡苏。王祯云即水苏之异形，故主疗诸疾亦相同也。

先人云：诸苏同一种类，但有家莳、野生，及色香气味之殊。故主治功力，似异而同也。皆宜于水，质都柔润，虽色香气味，稍分厚薄，而辛温芳烈则一，当以《本经》水苏为正。顾苏之有荏有荠，若术之有苍有白，何须另立门户？

【参】曰：此以功用诠名，水取坎刚，以荡活泼之体。苏则震巽，以舒阳和之用。更详色香气味，体性生成，致新推陈之宣剂、轻剂也。故主气下者，可使之宣发，气上者，可使之宣摄，用无体者，但可宣扬；具体用者，复可宣摄。并可开发上焦，宣五谷味，熏肤充身泽毛，若雾露之溉，故谷亦杀，毒亦去，臭恶亦辟，神明可通，轻身耐老矣。《别录》用治吐血，衄血，及血崩，此气不宣发宣摄，以气如橐龠，血如波澜，所谓欲治其血，先调其气。若胃络脉绝，致血衄崩溃者，更相宜也。叶则偏于宣散，茎则偏于宣通，子则兼而有之，而性稍缓。《别录》又出荏子，藏器又出荠苎。荏即水苏之色白者，易于入肺，以肺之经气，起于中焦，上隔属肺，乃能布气四达故也。荠即水苏之色青者，易于入肝，以肝之经气，终于中焦，中焦食气，乃能散精于肝故也。如泄痢酸水，正食气不得散精于肝，致气冷痿厥，遂成五饮，变生种种形证耳。

水苏独为中焦主，故可宣扬，复可宣摄；荏子独为上焦主，为经气之始；荠苎独为下焦主，为经气之终。而三苏之扬摄，又莫不由中焦，次第以为分属者。然水苏枢之属，荏子开之属，荠苎阖之属矣。

假苏《本经》中品

【气味】辛温，无毒。

【主治】主寒热，鼠瘘，瘰疬，生疮，破结聚气，下瘀血，除湿痹。

【核】曰：假苏，即荆芥。窃似卢苏，原属野生，今为俗用，遂多种莳。二月布子生苗，方茎细叶，似落篱而细；八月开小花，作穗成房，房如水苏，内有细子似葶苈，色黄赤，连穗收用。

【参】曰：假者苏之，故名假苏。如假寒热为鼠瘘，为瘰疬；假气为结，为聚；假血为瘀；假湿为疸；假伪非真者，苏苏震行，缓散自释矣。别名疆芥、荆芥。疆画界分，荆方芥辛也。言能画疆界，殊方域，悉新以辛也。界域相连，依真傍假呼卢，应六性相近也。

麻黄《本经》中品

【气味】苦温，无毒。

【主治】主中风伤寒头痛，温疟，发表汗出，去邪热气，止咳逆上气，除寒热，破癥坚积聚。

【核】曰：出荥阳、中牟、汴京者为胜。所在之处，冬不积雪。二月生苗，纤细劲直，外黄内赤，中虚作节如竹。纤细虚中，宛如毛孔。故可对待满实之毛孔。四月梢头开黄色花，结实如百合瓣而紧小，又似皂荚子而味甜；根色紫赤，有雌雄两种，雌者开花结实。修治：去根及节，煮十多沸，掠去白沫，恐令人烦根节能止汗故也。厚朴、白薇为之使。合葛根、石膏、麻黄三种，则知仲景处方大局。仲景为立方祖，三种为诸方始也。恶辛夷、石韦。

【参】曰：表黄里赤，中虚象离，生不受雪，合辅心王，宣扬火令者也。主治寒风温疟，标见头痛之标经，侵淫部署之首，形层之皮，致毛孔满实，逆开反阖者，宣火政令，扬液为汗而张大之，八万四千毛孔，莫不从令，而去邪热气矣。但热非病反其本，中标之病，即寒风炎威之气，使人毛孔毕直，皮肤闭而为热，劲切之性，仍未反乎本气之寒也。咳逆上气者，毛孔满闭，则不能布气从开，故上逆而咳。癥坚积聚者，假气成形，则不能转阖从开，故积坚而癥。盖不独本性不迁，即本气犹未变易，故仍可转入为出，易冬为春，否则妄汗亡液，败乱心王矣。

葛根《本经》中品

【气味】甘辛平，无毒。

【主治】主消渴，身大热，呕吐，诸痹，起阴气，解诸毒。

【核】曰：鹿食九草，此其一也。出闽、广、江、浙，所在有之。有野生，有家种。春生苗，引藤延蔓，长二三丈，取治绤纻，各以地土之宜，以别精粗美恶耳。叶有三尖，似枫叶而长，色青翠，七月开花成穗，累累相缀，紫粉色，似豌豆花，结实似小黄豆，荚上有毛，荚中之子，绿色而扁，似盐梅核，生嚼腥气，即《本经》所谓葛谷也。根大如臂，外紫内白，长八九尺，以入土最深者良。五月五日，采根曝干，杀野葛、巴豆、百药毒。

先人云:外阳内阴,有三阴渐长,化炎热为清凉之象。

【参】曰:读《本经》主治,合仲景葛根汤法,此从阳明中治之气化药也。谓阳明之上,燥化主之,不从本气之四气,标阳之二阳,从乎中见太阴之湿化者,如消渴、身大热及阖逆,或热逆之呕吐与邪郁,或热郁之诸毒,此正中见之阴气勿起,致令阳明之上,燥涸殆甚。葛藤延蔓显明,葛根阴润在中。具备阳明上中下之全体者,无出其右。故能从乎中治,以撤诸痹,痹撤则中见上下,各各从令,此以化合化,亦以化逆化也。假以治本,偏于风盛,以风木必动脾土之湿化,使脾土营运,风斯息矣。亦不必另配甲己,方始化合,亦不必转生子金,以复母仇,即本有辛味可作甲,兼甘可作己,湿化亦己,形似肌腠亦己也。白色可作金,味辛亦金,腥臭亦金,藤络坚劲亦金也。假以治标,偏于二阳,二阳即阳明也。论部署,已深入首太阳之次阳明,论形层,已深入一肤二皮之肌分,若邪停太阳之部署,亦必太阳之阳明,若邪停太阳之形层,亦必太阳之肌分,即正阳阳明,亦属外证延蔓之邪,非内证坚凝之实,但体性阴润,或寒本湿本主气,及寒化标阴专令者,所当避忌,或邪在部署之首,而非风木本盛,或邪在形层之肤,未成转热之势,未有不致寇至者。世人不但目为轻浅,且以之从治严寒,恐非所宜也。

《本经》痹字,与风寒湿相合之痹不同,如消渴、身热、呕吐及阴气不起,与诸毒皆痹也,故云诸痺。

显明即阳明,在中即中见。

化合化者,中见之湿化,在上之燥化也。

竹叶《本经》中品

【气味】苦平,无毒。

【主治】主咳逆上气,血溢,筋急,恶疡,杀小虫。根作汤,益气,止渴,补虚,下气;实,通神明,轻身,益气。

【核】曰:土中苞笋,各以时出,旬日落箨成竹也。茎有节,节有枝,枝有节,节有叶。叶必三之,枝必两之。枝下之枝,一为雄,二为雌,雌者孕笋成竹。根鞭喜行东南,六十年一花,花实则枯。枯曰䈙,实曰䈽,小曰筱,大曰簜。按戴凯之《竹谱》云:植物之中,有名曰竹,不刚不柔,非草非木,小异实虚,大同节目,盖种类六十有一焉。今略考之,亦不止此。曰籦龙竹,黄帝使伶伦伐之于昆仑之墟,吹以应律者;曰员丘帝俊竹,节可为船;曰笆竹,薄肌而劲;曰篁竹,坚而促节;曰棘竹,生交州诸郡,丛生,有十数茎,大者二尺围,肉至厚,实中,夷人破以为弓,其笋食之,落人须发,一名笆竹;曰箪竹,大者如腓,虚细长爽,南人取其笋,未及竹者,灰煮,绩以为布;曰弓竹,出东垂诸山中,长数十丈,既长且软,不能自立。薛翊《异物志》云:斑驳如玳瑁。曰苏麻竹,一名沙麻竹,长数丈,叶大如履,竹中可爱者,可以为弓,五岭左右遍有之。曰篠簳竹,叶薄而广,《吴都赋》所谓竹则篔筜、篠簳,即越女试剑竹是也,桃枝,是其中最细者。曰箏竹,生昆仑之北南岳之山,长千丈,断节为大船;曰般肠竹,生东郡,缘海诸山中,其形未详;曰服伤竹,大者五六寸,其中实满,曰挚摩竹,桂广皆植,大若茶碗,竹厚而空小,一人正擎一竿,见《岭表录》;曰箇竹,长三丈许,围数寸,至坚利,土人以为矛,可作弹弓弦,其笋未成竹时,堪为纠,又名史叶竹,又名纂竹;曰百叶竹,生南垂界,甚有毒,伤人必死,一枝百叶,因为名,一名筹竹;曰由笐竹,为物丛生,见《吴郡赋》;曰篃竹,一丰二种,至似苦竹而细软肌薄;曰盖竹,亦大,肌薄色白,生江南深谷山;曰简篃竹,竹节疏而笋可食;曰箹筒竹,见《吴都赋》,笋可食;曰鸡胫竹,似胫,大者不过如指,疏叶黄皮;曰芦竹,似芦,出扬州东垂,肌理匀净,可以为篾;曰箭竹,高者不过一丈,节间三尺,坚劲中矢,箘簬二竹,亦皆中矢;篛竹,一尺数节,叶大如扇,俗谓之簸筒,可以作篷,亦可作矢;篳篠竹,中帚细竹,若箭竹可作箭;莽竹,疏节;邻竹,坚中;䉕竹,中空;仲竹,无笁。俱见《尔雅》;种龙竹、橘竹,见《广志》;桃枝竹,皮滑而黄,可以为席;筜竹,实厚脆,孔小,几于实中,安成以南有之;又桃竹,江心石上出,可为杖,《竹谱》云:竹皆中空,此竹独实如木;利竹,蔓生若藤,实中而坚韧;汉竹,大者一节受一斛,小者受数斗;菡篷竹,大如脚指,笋皮未落,往往有细虫啮之,篸陷成赤文,似绣画可爱;木竹,出灵隐山,中坚,亦通节脉;菰筞竹,生于海南,内实外泽,晋竹,吴王赐越,见《吴越春秋》;永嘉大罗山,有龙牙竹,其竹长四五尺,稀节,人取,必有大风雨雷电,人下山则止。《齐民要术》,笰竹,笋无味;《杜台卿淮赋》,有槟榔竹;身毒国,出笻竹,可为杖,一名狭竹,张骞西至大宛所得,见《汉书》。一名芳竹,《广志》:新州石城陕隘,宋绍兴中,州守黄济,植芳竹,围绕之,竹有刺,芒棘华然,一豚不能入;涩勒竹,有芒,可以锉爪,见《老学庵笔记》;由梧竹,长三四丈,围一尺八九寸,可作屋柱,出交阯,见《南方草木状》;葺竹,头有文,文见《字林》;狗竹,毛在竹间,见《临海异物志》;无筋竹,色如黄金,坚贞疏节,出岭南,见竺法真《罗山疏》;石麻竹,劲利可为刀,见裴渊《广州记》;苞竹,堪作布,见顾微《广州记》;实心竹,文彩斑驳,可为器物;又垂丝竹,枝弱下垂,见《云南记》;咸都有对青竹,黄而沟青,浙亦有之,惟会稽颇多,呼为黄金间碧;玉竹,见《养疴漫志》;护居竹,见《无锡县志》;簇竹,如苦竹,长节而薄,可作屋椽;蔓竹,青皮,内白如雪,软轫可为索;三棱竹,状若棕榈,叶茎柄三脊;射竹,可为箭;峡州玉泉,鬼谷子洞前竹,竹叶有文成符,叶叶不同,佩之可以避患,见宋陈日华《琐碎录》;有䉪竹,出庐山,释惠远,能役使鬼神,善辟蛇,行者尝持此竹,笋出亦䉪;建安篔筜竹,一名篁竹,节中有人,长尺许,头足皆具,大者中甑,笋亦中射,见《异苑》;雷州有电斑竹,见《地理志》;相迷竹,内空生黄,堪作丸;镛竹,内空,容三升米,亦生黄,俱出广州;新妇竹,出武林,竹圆,直可作篾;高潘州有疏节竹,五六尺一节。《通志》:竹之良者有篁竹。又溱州通竹,直上无节,空心,见《北户录》;桂阳县出筀竹,大者围二尺;又交趾有篥竹,实中有毒,以刺虎,中之则死,见《山海经》注;辰州有龙丝竹,高盈尺,细如针,江湖中一种野竹,其叶纠结如虫状,名虾蛸竹,见《语异录》;当涂县慈姥山,有箫管竹,圆致异于他处,篁坚而促节,皮白如霜粉,蜀嘉定,产月竹,每月生笋;汉阳出瓶筸竹,《南方草木状》;扶南有云母竹,一节为船;《山海经》舜林竹,一节可为船;罗阳竹,若芭蕉;黎母竹,每丈一节;临贺竹,其大十抱;人面竹,有节,一覆一仰,如画人面;广西出雪竹,斑极大,红而有晕;蜀涪州有相思竹,对抽并胤;箯筹竹,《异物志》:南方思劳国所产,可砺指甲。李商隐《射鱼曲》:箯筹弩箭磨青石,绣额蛮渠三虎力。字又作涩勒,东坡诗:倦看涩勒暗蛮村;合欢竹,出南岳下渚州,安思县多苦竹,有青白紫黄四色;浙中有天亲竹,末皆两岐;成都府彭县,大隋山,生竹若龙头,俗呼龙头竹;九嶷山有双梢竹,初生枝叶即分两梢,亦名合欢竹、荻芦竹,冬天不凋,其竹似芦荻;鹤膝竹,节下大小似苦竹,闽中人呼为槌竹;石笒竹,生闽中,竹似石竹而小;古散竹,节似马鞭,叶似桐树而皮似棕榈;篠竹,出襄州卧龙山,诸葛亮祠中,长百尺,只梢上有叶,《雪峰语录》雪峰为刹,与经蒋诸山相甲乙,冈峦百里间,有爹竹;玄倭国有蔟干竹;少室山有爨器竹;又由《广志》:永昌有汉竹,围三尺余,大者,一节受一斛;《神异经》:南方荒中,有笍竹,长百丈,围二丈五六尺,厚八九寸,可以为船;《北户录》贞五年,禹有海犯盗禁,罪罗浮,入至十三岭,巨竹百,围二一尺,二十九,长二丈,海户因破之为筏,后献于刺史李复陆可为图而记之。有筛竹,一名太极竹,可以为船;占城国,出观音竹,如藤,长丈八尺许,色黑如铁;会稽县有公孙竹,高不盈尺;越州产越王竹,状若荻枝,代酒筹。次有沙箸竹,欲采者,轻步从之,闻人声,则缩入沙中;罗浮山有龙公竹,大径七尺,常有凤凰栖宿;增城县,倪山,产娑罗竹,围三四尺,性坚,可为弓;篷山有浮筠竹,叶青,梧竹,可作屋柱;奉化新岭山生竹,高仅五寸,叶皆白色;清江县瑞筠山有竹,色如烂银;《齐民要术》:芜竹,黑皮,竹汗有文,茎紫,子如大珠。郭璞云:桂竹出始兴,小桂县,上合防露,下疏来风,每日出罗纨金翠,望若花开;《山经》云:山有桂竹,甚毒,伤人必死。一曰状如甘竹而皮赤;方竹,见宁波志,葛仙植于定海灵峰者;《益部方物志》,有方竹赞,《笋谱》方竹出澧州、西游川、铁冶辰山之阳,《北户录》澄州产方竹,体如削成,劲挺,堪为杖,隔州亦出,大者数丈;又黑竹,出西山,长二尺许,如指大,纯墨色,叶玄碧,见《文太史墨竹铭》,蕲水县,凤栖山下,有王羲之洗笔池,崖边小竹,俱成墨色;《笋谱》:道州泷中多丹竹,每节一丈,或八尺,茎不大,袅袅摇空,粉节,上似有丹色;《竹谱》:宜都县,飞鱼口有红竹,有大者不过寸许,鲜明可爱;黔阳县亦竹冈,冈垄纠盘,丛生赤竹;《云窗杂志》:凝波竹,出区吴山,紫枝绿叶,花如石榴,实如莲子,服之体轻,赵飞燕舞于掌上,服此实也。《旸谷漫录》:张堂云:同邑安福西乡,周俊叔家,有十二时竹,绕节凸生子丑寅卯十二辰字,点画可数。《清异录》,荆南判官刘或,弃官秦陇,箧中收大竹十余颗,每有客,则斫取少许煎饮,共辛香如鸡舌,人坚叩其名,谓之丁香竹,非中国所产也;《暌车志》:绍兴中,四明有巨商泛海,阻风,抵一山下,因攀蹑而登绝顶,有梵宫焉,窗外竹数个,枝叶如丹,商坚求一二竿,截之为杖,每以刀镊削,辄随刃有光,心异之。至一国,有老叟曰:君亲至补陀落伽山观音坐后,旃檀林紫竹也,商惊悔,取削弃余札宝藏之,有久病无药可愈者,煎汤饮之即愈。又有似竹而异名者曰楝,曰棕,盖别类也;品类虽繁,入药宜用篁竹,次用淡苦二种,又有一种薄壳者,曰甘竹,其叶最良。

先人《博议》云:易生易长,虚中有节,性质疏畅,映芤幽独,岁寒不凋,春荣自若,真隐君子,真林下友。

又云:秋深引根,冬半孕笋,观其节候,则策数刻,定无盈亏。然以偶生,略分先后发也。春分出十成竹枝必偶,叶必三,空中直上,具木中有火之象。故笋可发疮,沥通经脉,茹主呕哕,叶清烦热,皆透达木火之所不及者也。

又云:去外皮一重,取青白之交曰茹,青白之交曰茹,可称部署之少阳分形层之层,胁所□。此竹气通上彻下,透表及里之所,用之可通上下,而使气清,达表里,而不致骤急者也。

又云:直达中空,抽水土之力迅捷。沥即竹中之水,顾理文如腠,而界节似经,则通中之节,固非往而不返者矣。通中有节,界节似经,顾如环无端者奇之,八偶之十二可默会矣。如病久渴,即节而不通;心烦,为通而不节;竹沥之力,通节交互,故渴可解,而烦可息。但竹沥行中有节,直达之力居多,须佐以姜汁,便可横遍,且得尽木火之体用也。

【参】曰:竹者,物之有筋节者也。故筋节字皆从竹,又竹从两个,枝必二,叶必三,即火二木三之象也。合天之文并合地之理矣,阴阳者数之可十,推之可百,数之可千,推之可万,天地之阴阳不以数推,以象之谓也。性喜东南,故九河鲜有,以卦推之,《尔雅翼》云:巽为竹。《易系》云:震为篁筤竹,篁筤,幼竹也。可见方以类聚矣。茎有节,节有枝,枝必三枝复有节,若三候成节。故主候失符节,致令气逆气溢,或若霜露不下,则菀藁不荣,致令筋急焦渴也。实通神明,轻身益气者,竹六十岁始华,穷历支干变化故也。客曰:吾见竹叶一岁成,二岁茂,三岁密,每见种竹人,三岁者尽删之,并锄前根之老凤者,此唯更历六期之半,超出一元之外。至四岁则细,五岁疏,六岁瘁矣。未见有至六十岁而华者。颐曰:古人盖指疏理得宜,根历一元而言,不但举一茎之荣枯已也。客曰:竹节生时已具,安见其与四时合耶? 颐曰:冬半而孕,春半而生,夏半而代叶,秋半而引根,四气历然，非独以出土之时为生也。

《述异记》云：卫有淇园出竹，在淇水之上。《埤雅》传云：淇园，下淇园之竹以为楗，伐淇园之竹以为矢，淇园，殷纣竹箭园也。盖淇之产竹，土地所宜，故风人以此美卫武之德也。

谢庄云：直而不介，弱而不亏，香袅人圃，箫瑟云岩，推名楚潭，美质良池。

江逌云：有嘉生之美竹，挺纯姿于自然，含虚中而象道，体圆质而仪天，托宗爽垲，列族圃田。

刘宽夫云：坚可以配松柏，劲可以凌霜雪，密可以泊晴烟，疏可以漏梢月。婵娟可玩，劲拔不回，擅变风生，韵合宫征。

白居易云：竹似贤，何哉？竹本固，固以树德，君子见其本，则思善建不拔者。竹性直，直以立身，君子见其性，则思中立不倚者。竹性空，空以体道，君子见其思则思应用虚受者。竹节贞，贞以立志，君子见其节，则思砥砺名行夷险一致者。夫如是故君子多树之为庭实焉。竹，植物也，于人何有哉？以其有似于贤，而人犹爱惜之、封植之。竹其真贤者乎！然则，竹之于草木，犹贤之于众庶。竹不能自异，惟人异之，贤不能自异，惟用贤者异之。故作记以闻于今日用贤者云。

阳明子云：竹有君子之道四焉，中虚而静，通而有间，有君子之德，外节而直，贯四时而枝叶无所改。有君子之操，应蛰而出，遇伏而隐，雨雪晦明无所不宜。有君子之时，清风时至，玉磬珊然。中采齐而协肆夏，揖逊俯仰，若洙泗群贤之交集风止籁静，挺然独立，不挠不屈，恍虞廷群后，端冕正笏，而列于堂陛之侧，有君子之容，竹有是四者，而以君子名，不愧于其名。

桃核仁《本经》中品

【无味】苦平，无毒。

【主治】主瘀血，血闭，瘕瘕，邪气，杀小虫。花，杀疰恶鬼，令人好颜色。桃枭，气微温，主杀百鬼精物。桃毛，主下血瘕，寒热积聚，无子。蠹，辟邪恶不祥。

【核】曰：桃品甚多，华艳称最，不培而蕃，且早结实，世遂以凡品目之。然有黄者、绛色垂丝者、龙鳞者、饼子者、牡丹者，亦凡中之异矣。若汉上林苑之缃桃、紫纹桃、金城桃、霜桃，尝山所献巨核桃，凌霜花灼，后暑实赍，是又仙凡迥别，不可得也。惟山中毛桃，即《尔雅》所谓褫桃者，小而多毛，其仁充满多脂，可入药用。修事：去皮，用白术、乌豆，于坩锅中，煮二伏时，漉出，劈开，中心黄如金色，乃用。

《埤雅》云：桃，有花之盛者，其性早花。又花于仲春，故《周南》以典女之年时恰当。桃生三岁即花果，故首虽已白，其花子之利可待也。《周南》取少桃以兴，所谓桃之夭夭是也。首章曰灼灼其华者，言其花之红而丽也。言女以盛时而嫁也。二章曰有蕡其实，蕡，大貌，盖桃性更七八年便老，老则子细，此言少桃。言非但华色，又嫁而有子，夫妇之道成焉。三章曰其叶蓁蓁，蓁蓁，盛也。言能成其家，又以芘其所类也。且桃性华叶齐生，至于有其实，然后其叶蓁蓁，盖其序如此。

张正见赋曰：万株成锦，千林如翼，苔画波文，花然树色，发秦源而逸气，飘汉绶而芳流，譬兰缸之夜烛，似明镜之朝妆。

皮日休赋曰：厥花伊芳何，其美实多；台隶众芳，缘饰阳和；开破嫩萼，压低柔柯；其色则不淡不深，若素练轻黄，玉颜半酡，若夫美景妍时，春含晓滋；密如不干，繁若无枝；娃娃婉婉，夭夭怡怡，或俯者若想，或闲者若痴，或向者若步，或倚者如疲，或温香而可薰，或娇婿而莫持，或幽柔而傍午，或扯冶而倒披，或翘矣如望，或凝然若思，或奕以傑作态，或窈窕而骋姿。日将明兮似喜，天将惨兮若悲。近榆钱兮妆翠黡，映杨柳兮颦翠眉。

轻红拖裳,动则裹香,宛若郑袖,初见吴王,阒夜凉皎洁,然秀发。又若嫦娥,欲奔明月,蝶散蜂寂,当闺脉脉。又若妲己,未闻裂帛,或开故楚,艳艳春曙。又若息妫,含情不语,或临金塘,或交绮井。又若西子,浣纱见影,玉露猷泡,妖红坠湿。又若骊姬,将潜而泣,或在水滨,或临江浦。又若神女,见郑交甫,或临广筵,或当高会。又若韩娥,将歌敛态,微动轻风,娑娑暖红。又若飞燕,舞于掌中,半沾斜吹,或动或止。又若文姬,将赋而思,丰茸旖旎,互立递倚。又若丽华,侍宴初醉,狂风猛雨,一阵红去。又若褒姒,初试戎房,满地春色,阶前砌侧。又若戚姬,死于鞠域,花品之中,此花最异。其花可以畅君之心目,其实可以充君之口腹。匪乎兹花,他则碌碌。

先人云:术以劝之,豆以培之,火以变之。色黄,则气淳矣。

【参】曰:桃为肺果,五木之金也;金气清肃,故伏邪气,去三虫,除不祥。实干木上曰枭,主杀百鬼精物,以悬实木上,故曰枭也。茎叶毛、蠹,皆可去邪,生阳所以异于死阴也。其华令好色,荣于花,优于色故也。《埤雅》云:桃生三岁,便放花实,故《周南》曰夭桃、蕡实也。仁主下瘀血血闭,瘕疬邪气者。桃,肺果,精专尤在仁,故司肺气,为营血之师帅,则留者行,行者留矣。故《千金方》以桃仁烧灰,酒调服方寸匕,止崩中漏下。然则血之不行不濡,即气之不决不运。气如橐籥,血如波澜故也。桃毛功力似胜,肺主皮毛,入肺更相亲尔。

世但知主留者行,不知主行者留。非留行,安能好色有子;非行留,安能去瘀逐闭。然则色之不好,子之无有,亦即瘀闭之为咎乎?

杏核仁《本经》中品

【气味】甘苦温,有小毒。

【主治】主咳逆上气,雷鸣,喉痹,下气,产乳,金疮,寒心,奔豚。

【核】曰:诸杏叶皆圆而端有尖,二、三月开淡红色花,妖娆艳丽,比桃花伯仲间,亦可爱也。故骚人咏物,与梅并言,则曰梅杏,盖取其叶之似也。与桃并言,则曰桃杏,盖取其花之近也。有叶多者,黄花者,千瓣者。单瓣者结实,实甘而沙曰沙杏,黄而酢曰梅杏,青而黄曰奈杏。金杏大如梨,黄如橘。《西京杂记》载:蓬莱杏花五色。北方有肉杏,赤大而扁曰金刚拳。有曰杏熟时色青白,入药宜山杏,收取仁用。修治:以沸汤浸去皮尖,每斤用白火石一斤,黑豆三合,以东流水同煮,从巳至午,漉出,劈开如金色,晒干乃用。得火良。恶黄芩、黄耆、葛根。畏蘘草。

【参】曰:枝叶华实皆赤,肉理络脉如营,气味苦温,诚心之果,具心之体与用者。仁则包蕴全体,窦发端倪,枢机颇锐,偏心之用与气者。咳逆上气,雷鸣喉痹,寒心奔豚,此一唯从升,不能从出,正回则不转矣。杏仁窦发横遍之机,使竖穷者,随玉衡以为旋转,正神转不回,乃得其机矣。咳逆上气,息若雷鸣,以及喉痹,谓心之火用不及亦可;谓客淫外束亦可;谓客淫外束,致心之火用不及亦可;谓心之火用不及,致客淫外束亦可;寒心奔豚,谓心之火体不及亦可;谓心之火用不及亦可;谓心之火用不及，致心之火体不及亦可；谓心之火体不及，致心之火用不及亦可；盖火爱物以显用，即用以显体故也。奔豚者肾之积，上逆奔心，缘火位之下，水气承之，火不及，则承乃亢，亢则害矣。与妄汗致承者不同类，妄汗则出有余，此则升太过。下气者，转竖穷与横遍，下非降也，降则涉金，非火令矣。自下而上曰竖穷，从内而外曰横遍。产乳固属甲拆，而解孚全仗横遍，横遍始甲拆耳。金刃成疮，此肉理断绝，络脉不营，杏以脉胜，仍续其绝，络其营，心主脉，心主包络故尔。

欲尽物性，先察物情。如桃为肺果，肺主毛，桃有毛，专精于毛矣。杏与心果，心主脉，杏有脉，专精于脉矣。顾精之所专，即情之所钟，情之所钟，即性之所生。人苦不知性耳，能尽一物之性，即能达万物之情。欲尽一物之性者，亦若物性之精有所专，靡不见性矣。

发髲《本经》中品

【气味】苦温，无毒。

【主治】主五癃，关格不通，利小便水道，疗小儿惊，大人痓，仍自还神化。

【核】曰：发髲，剪髯下发也。梳栉而下者，乃乱发耳。修事：取男子年近二十岁以上，无疾患，及颜貌红白者，从顶心剪切。苦参水浸一宿，入瓶子内，用火煅赤，俟冷，研用；一法用水煮七日夜，取汁熬膏者弥佳。

先人云：发如血脉，不溃不泄，原从精生。又复色黑，具上生之体，多润下之力。故可收起亟之阴妄奔，定淫畏之神飞越也。唯从起亟，使失内守，以致妄奔飞越耳。

【参】曰：肾藏精，其荣在发。心主血，发乃血之余也。丛生阳首，而复倒垂，则炎上之用，即润下之体。所谓阳在外，阴之使也；阴在内，阳之守也。故主阳失内守而致阳关，阴失外使而致阴格。与玄府闭而致州都癃，交通不表而致惊与痓也。本自神化之余荣，仍自还余荣为神化耳。

犀角《本经》中品

【气味】苦酸咸寒，无毒。

【主治】主百毒，蛊疰，邪毒，瘴气。杀钩吻、鸩羽、蛇毒。除邪，不迷惑魇寐。久服轻身。

【核】曰：出永昌山谷，及益州。永昌，滇南也。今出武陵、交州、宁州诸远山。黔、蜀者次之；海南者为上。状似水牛，猪首、大腹、卑脚。三蹄，前脚直而无膝，依木为息，木倒则仆，不易起也。舌有刺，喜啖竹木棘及毒物，饮则浊水，不欲自见其影。皮孔三毛如豕，有一角、二角、三角者。一在顶上，一在额上，一在鼻上。鼻上者，食角也，一名奴角，小而不堕。顶额者，每岁一退，自埋山中，土人潜易之。二角者，鼻角长而额角短。一角者，有鼻无额，有额无鼻。鼻角者，胡帽犀；额角者，兕犀也。兕即犀之牸，牸，牝也。牝毛色青，皮坚可以为铠。又有毛犀二角，即旄牛，所谓牯犀。又有水犀,出入水中,最为难得,皮中有珠甲,山犀无之。《异物志》云:东海水中有犀焉,乐闻丝竹,彼人动乐,则出而听之。然犀之优劣,观角纹之粗细通塞以为差等。纹如鱼子形者,谓之粟纹;纹中有眼者,谓之粟眼;黑中有黄花者,谓之正透;黄中有黑花者,谓之倒透;花中复有花者,谓之重透。又纹有倒插者,一半以下通;有正插者,一半以上通;有腰股插者,中断不通;并名通犀。有通天者,自下彻上咸通也。又有通天犀角;上有一白缕,直上至端,夜露不濡,入药至神验。《汉书》骇鸡犀,置米饲鸡,皆惊骇不敢啄;置屋上,乌鸟不敢集。犀中最大者,堕罗犀,一株重七八斤,云是牯犀额角,其花多作撒豆斑色。夜视有光者,曰夜明犀,通神开水,禽兽见之皆惊,乃绝品也。又有理文盘结,作百物形者,亦上品。又有花如椒豆斑者次之。乌犀纯黑无花者,为下品。兕角理文细腻,斑白分明,不可入药。牯角纹大,牸角纹细也。修治:勿用奴犀、牸犀、病水犀、摹子犀、无润犀。唯取肌皱、拆裂光润者,锉屑,入臼杵细,研万匝乃用。李珣云:凡犀角锯成,当以薄纸,裹置怀中蒸燥,乘热捣之,应手如粉。故《归田录》云:翡翠销金,人气粉犀,此亦异也。松脂为之使。恶雷丸、菌。忌盐。娠妇勿服,能消胎气。

【参】曰:角生顶额鼻端,为脑之余、髓之余也。亦似筋余之甲、血余之发。甲固宛然,纹亦俨若束发如也。《山海经》云:南方兽之美者,有梁山之犀焉,似得火化之正令者也。饮则污浊,清之也;食则毒棘,消之也。故曰犀利。《开宝纪事》云:辟暑犀,色如玉,溽暑时,清气逼人。《白孔六帖》云:辟寒犀,色如金,严寒时,暖气袭人。《岭表录异》云:辟尘犀,佩之尘不近身。《杜阳编》云:蠲忿犀,蠲去忿怒。夜明犀,通天分水,鸟见之高飞,鱼见之深入,百兽见之决骤,种种神异,凡此皆根尘之妄见为有者,悉能辟除之,是能一切空诸所有,故能治一切实诸所无也。邪鬼迷惑魇寐,此吾意昔之实诸所无也。瘴气、钩吻、鸩羽、蛇虺百毒,此物杂毒之实诸所无也。治之如何,曰空。

火实欲空者,宜空之;火空则发也,是谓虚其实;火空欲实者,宜忌之。火实乃能作炎上用,以显暖热体,所以存其性也。自药有赋,人安苟简,曰解乎心热,并不审病情之欲实欲空而概投之,虽无实实之虞,宁免虚虚之患?

犀角居上而尖峻,确具火象。然附于坤牛纯土之体,是子反生母,子气归藏而不露,故苦寒,而翻成北方之水,故能解心热也。本属火而化水,并已之所有者能空之,故凡实所无者,遇之自消耳。

羚羊角《本经》上品

【气味】咸寒,无毒。

【主治】主明目,益气,起阴,去恶血注下,辟蛊毒恶鬼不祥,尝不魇寐。

【核】曰:出石城及华阴山谷。今出建平、宜都诸蛮山中及西域。形似羊,毛青而粗,夜宿独栖,挂角木上,以远害也。两角者多,一角者最胜。其角有节,蹙蹙圆绕,以角湾深锐紧小,有挂痕者为真。修治:勿用山羊角。山羊角,仅一边有节,节亦疏;羚羊角,具二十四节,内有天生木胎者,此角有神。凡使,不可单用,须要不拆元对,以绳缚之,用铁锉锉细,重重密裹避风,旋旋取用,捣筛极细,更研万匝,入药免刮人肠。此言生气之能通乎天气也。二十有四,其节乎。七十有二,其候乎。

【参】曰:羚羊挂角而泯形,兽之至灵者也。泯形则寂,至灵即惺。性慈而不乐斗,虽有伪斗,亦往解之,因以被获。盖不惜身以济物者,故其角至神,能辟不祥,主不魇寐者,寂而惺也。节合二十有四气,而胎木者,宛如从甲而乙,起阴之气,以转生阳,所以益气也。如是则恶血自除,注下自上,上达肝窍,目瞀自明,辟蛊毒恶鬼者,即转生阳以辟不祥耳。

蚱蝉《本经》中品

【气味】咸甘寒,无毒。

【主治】主小儿惊痫,夜啼,癫病,寒热。

【核】曰:夏月始生,自蛴螬、腹蜟,转相变化,乘昏夜出土中,拆袭壳背而出。亦有蜣螂转丸化生者,形大而黑,方首广额,两翼六足,其鸣以胁,吸风饮露,溺而不粪,三十日而死也。古人多食之,夜以火取,谓之耀蝉。古人用身,今人用蜕,大抵脏腑经络宜用身,皮肤疮疡宜用蜕,物各从其类也。

缪仲淳先生云:蚱蝉禀水土之精,风露之气,化而成形。其鸣清响,能发音声;其体轻浮,能出疮疹;其味甘寒,能除风热;其性善蜕,能脱翳障及女子生子不下也。

【参】曰:蚱蝉,即夏至始鸣之蜩也。《论衡》曰:蛴螬背行,化为蝮蜟。蝮蜟者,育于蝮,蝮蜟背拆,转为玄蝉,化为离应,舍卑秽而趋高洁者也。《淮南子》云:无口而鸣,其鸣以胁,饮而不食,以息饮也。三十日乃化,盖自背而腹,自行而拆,此从督及任,循任会督之象也。三十日乃化者,如卫气日下一节,二十一日而终督,上行九日而终任,则周月之化,如周月之蒸,蒸则变,变则化矣。无口不食者,此亦转督与任之道欤? 故主小儿不能从蒸及变,内逆而为惊痫癫疾寒热,与不鸣于昼、反啼于夜者,皆厥藏番阴之证也。亦有转丸背拆,化为玄蝉,运转任督,以及蒸变,义更明显。蜕主生子不下,亦取解甲变化之易耳。

以一微物,具此至理。若以大小贵贱起见者,是局于知闻之褊浅,观释氏诠蛄蜣为六即佛,以其性与三世诸佛同体,无有分厘增减,则形中之类任督,与卫行督二十一度,任九度,弥月环周,积数余而蒸变作,克肖乎人,便不怪异,即此可推蒸变已周,女二七、男二八,精气溢泻、月事以时下之所由然矣。故古人命名立言,虽极微一物,亦有至理存焉。如蛴螬之背行,先循乎督,蝮蜟之育腹,专依乎任,蝮蜟背拆,化为玄蝉,复循任会督,其如环无端之象也。转展化育,始全蒸变之全局耳。

水萍《本经》中品

【气味】辛寒,无毒。

【主治】主暴热身痒,下水气,胜酒,长须发,止消渴。久服轻身。予独不喜其胜酒,恐长安少却人瑞。

【核】曰:生池泽止水中,季春始生,杨花所化也。一叶经宿,即生九叶,叶下微须,即其根也。面青背紫者,入药最良;面背皆绿者,不堪入药也。七月收采,置竹筛内,下以水映之,日晒方干。

【参】曰:谷雨萍始生,杨花入水乃化也,树根水上,一夕九子,尝与水平,故曰萍也。《周官》萍氏,掌国水禁,以不沉溺取名,使之稽酒,谨酒也。萍氏掌国,水禁使之,稽酒谨酒,不许百姓沉溺,并不许本官沉溺,萍性胜酒,稽谨乎沉溺乎。然亦水萍之性能胜酒尔,盖杨先百木青,秉春升之敷和,萍性善生衍,秉夏出之蕃茂,但以升出为用,不以风火为气者。以基于水,遂禀水寒之化,且味专辛发,藉金水之相滋,诚逐风清热,解表汗出,通调水道之良品也。《别录》以之治风,命名追风使。若长须发,即水液之外荣;止消渴,即水气之内周。久服轻身,形相类也。先人评药云:轻飘浮浪,风流洒人易生速计者也。然得寒水之化行,何患其不相继乎。

牡丹《本经》中品

【气味】辛寒,无毒。

【主治】主寒热,中风,瘈疭,惊痫,邪气,除癥坚瘀血留舍肠胃,安五脏,美颜色,疗痈疮。

【核】曰:出汉中、剑南,及丹州、延州、青州、越州、滁州、和州,近以洛阳者为胜。二月梗上生条,叶似芍药。三月开花,色状善变,其名或以姓,或以州,或以色,或以地,或旌其所异者而志之。姚黄、牛黄、左华、魏华,以姓著;青州、丹州、延州红,以州著;细叶、粗叶,寿安、潜溪绯,以地著;一撒红、鹤翎红、朱砂红、玉板白、多叶紫、甘草黄,以色著;献来红、添色红、九蕊、真珠、鹿胎花、倒晕檀心、莲花萼、一百五、叶底紫,皆志其异者。姚黄者,千叶黄花,出于民姚氏家,姚氏居白司马坡,其地属河阳,然花不传河阳,传洛阳,洛阳亦不甚多,一岁不过数朵。牛黄亦千叶,出于民牛氏家,比姚黄差小,宋真宗祀汾阴还过洛阳,留宴淑景亭,牛氏献此花,名遂著。甘草黄,单叶,色如甘草,洛人善别花,见其树,知为某花云,独姚黄易识,嚼其叶嚼之不腥。魏家花者,千叶肉红华,出于魏相仁溥家,始樵者于寿安山中见之,斫以卖魏氏,魏氏池馆甚大。传者云:此华初出时,人有欲阅之者。人税十数钱,乃得登舟渡他至花所,魏氏日收十数缗,其后破亡,鬻其园宅,今普明寺后,林池乃其地,僧耕之以植桑枣,花传民家甚多。人有数其叶者,云至七百叶。钱思公有云:人谓牡丹花王,今姚黄真可为王,而魏花乃后也。鞓红者,单叶,深红花,出青州,亦曰青州红,故张仆射齐贤,有第西京贤相坊,自青州以驼驼其种,遂传洛中,其色类腰带鞓,故谓之鞓红。献来红者,花大多叶,浅红花。张仆射罢相居洛阳,人有献此花者,因曰献来花。添色红者,多叶花,始开而白,经日渐红,至其落,乃类深红,此造化之尤巧者。鹤翎红者,多叶花,其末白而本肉红,如鸿鹄羽色。细叶、粗叶寿安者,皆千叶肉红花,出寿安县,锦屏山中,细叶者尤佳。倒晕檀心者,叶红,凡花近萼色深,至其末渐浅,此花自外深色,近萼反浅白,而深檀点其心,此尤可爱。一撒红者,多叶浅红花,叶杪深红一点,如人以手指撒之。九蕊真珠红者,千叶红花,叶上有一白点如珠密,其叶蹙,其蕊为九丛。一百五者,多叶白花,洛阳花,以谷雨为开候,而此花尝至一百五日,开最先也。丹州、延州花,皆千叶红花,不知其至洛之因,莲花萼,红花青跗,三重如莲花萼。左花者,千叶紫花,出齐民左氏家,叶密而齐如截,亦谓之平头紫;朱砂红者,多叶红花,不知其所出,有民闻氏子者,善接花以为生,买地于崇真寺前,治花圃,有此花,洛阳豪家尚未有,故其名未甚著。花叶甚鲜,向日视之如猩血。叶底紫,千叶紫花,色如墨,亦谓之墨紫,花在丛中,旁心生一大枝,引叶覆其上,其开也,比他花可延十日之久。噫,造物者亦惜之耶。此花之出,比他花最远。传云:唐中宗有宦官,为观军容使者,花出其家,亦谓之军容紫,岁久失其姓氏矣。玉板白者,单叶,长如拍板之状,色如玉,深檀心,洛阳人家亦少有。潜溪绯者,千叶绯花,出于潜溪寺,寺在龙门山后,本唐相李藩别墅,今寺中亦无此花,而人家或有之。本是紫花,忽于丛中特出绯者,不过一二朵,明年移在他枝,洛阳人谓之转枝花,故其接头尤难得。鹿胎花者,多叶紫花,有白点如鹿胎之纹,故苏相禹宅珪今有之,多叶紫,不知其所出,初姚黄未出时,牛黄为第一,牛黄未出时,魏花为第一,魏花未出时,左花为第一,左花之前,惟有苏家红、贺家红、林家红三类,皆单叶花,当时为第一。自多叶花千瓣出后,此花黜矣。今人不复种也,别有状元红、胭脂楼、醉西施、御楼春、寿阳红、瑞霞蝉、洒金红、腻玉红、迎日红、七宝冠、石家红、凤头娇、绣球红、赤玉盘、海云红、火焰奴、百叶仙人、娇容三变。曰朱,曰品之以红著者。紫则又有御衣紫、朝天紫、舞青猊、紫绣球、葛衣紫、淡藕丝、紫云芳、紫姑仙之类。若雪夫人、月宫花、玉芙蓉、万卷书、无瑕玉、水晶球、粉奴香、合德装,又白中之翘楚。而佛头青,则先绿后白者矣。又黄之最艳者,如黄绒铺锦、大素、小素、禁苑、庆云、界金楼、小黄娇、软条黄、缕金黄、欧家碧。种种名相,难以尽述,总属希世之珍,玄工之幻也。牡丹之名,初不载有文本,唯以药录本草。然于花中不为高第,大都丹、延以西及褒斜道中尤多,与荆棘无异。土人皆取以为薪,自唐则天以后,洛阳牡丹始盛,然未闻以名著者,如沈、宋、元、白之流,皆善咏花草,当时有一华之盛者,彼必形于篇咏,而寂无传焉。惟刘梦得有《咏鱼朝恩宅牡丹》诗,但云一从千万朵而已,亦不云其美且异也。谢灵运言永嘉竹间水际多牡丹,今越花亦不及洛阳甚远,是洛阳自古未有若今之盛也。而洛阳之俗，大抵好花，春时城中无贵贱皆插花，虽负担者亦然。花开时，士庶竞为游遨，往往于古寺废宅，有池台处，为市井张幄布帟，笙歌之声相闻，最盛者月坡堤、张家园、棠棣坊、长寿寺、东街、郭令宅，花落乃罢。盖花之美，在朝露夕霞，清风明月，华情恬适，色神始艳，或烟雨雾笼，灯火掩映，更增容冶，若日午闹喧，糟场膻会，此花罢困穷，转添憔悴，及其盛时，每多风妒，亦造化之所忌也。从来洛阳至东京六驿，旧不进花，自徐州李相迪，为留守时，始进御。岁遣衙校乘驿马，一日一夜至京师，所进不过姚黄、魏黄三数朵，以菜叶实竹笼子，藉覆之使马上不动摇，用蜡封花蒂，乃数日不落。大抵洛人家家有花，而少大树者，盖其花不接则不佳尔。春初，时洛人于寿安山中，斫小栽子，卖城市间，谓之山篦子。人家治地，为畦塍种之，至秋乃接；接花工尤著者，谓之门园子，豪家无不邀之。姚黄一接头，直钱五千，秋时立契买之，至春见花，始归其直，洛人甚惜，此花不欲传，有权贵求其接头者，或以汤中蘸杀与之。魏花初出时，接头亦直钱三千，今尚直一千，接时须用社后重阳前，过此不堪矣。花之木，去地五七寸许，截之乃接，以泥封裹，用软土拥之，以箬叶作庵子罩之，不令见日雨，惟南向留一小户以达气，至春乃去其覆，此接花之法也。花种必择善地，尽去旧土，以细泥用白敛末和之。盖牡丹根甜，多引虫食，白敛能杀虫，此种花之法也。浇花亦自有时，或用日未出时，或日出时。九月旬日一浇，十月、十一月，三日、二日一浇。正月，间日一浇。二月，一日一浇，此浇花之法也。一本发数朵者，择其小者去之，只留一二朵，谓之打剥，惧分其脉也。花才落，便剪其枝，勿令结子，惧其易老也。春初既去箬庵，便以棘数枝，置花丛上，棘气暖，可以辟霜雹，不损花芽，他大树亦然，此养花之法也。花开渐小于旧者，盖有蠹虫损之，必寻其穴，以硫黄簪之。其旁又有小穴如铁孔，乃虫所藏处，花工谓之气窗，以大针点硫黄末针之，虫乃死。虫死花复盛，此医花之法也。乌贼鱼骨，以针花树，入其肤，花辄死，此花之忌也。入药以山产红花单叶之根皮为贵，盖专精于花者，则力不足于根之皮矣。修事：用铜刀劈破，去骨，锉如大豆，好酒拌蒸，从巳至未，日干用。畏贝母、大黄、菟丝子。忌蒜、胡荽。伏砒。

【参】曰：牡，门户枢。丹，英华色也。取象与色，当入足少阳、厥阴。以少阳经主枢，府主决断，厥阴肝主色，主筋，主藏魂，主藏血，主谋虑故也。牡丹精胜者色，辛发者味，宣气散生者性，合鼓吾身风大，以全木德者也。故主中风寒热，瘛疭惊痫，痈肿疮疡，谓外来风气使然亦可。谓吾身风大不及亦可。癥坚瘀血，留舍肠胃，固肝主藏血，坚瘀留碍，则非所应藏物矣。所当决而断之，安五脏，美颜色，十一脏皆取决于胆，安而后能虑，枢机其神乎。

花名补阙。

天香白眉、碧玉点翠、焦白、焚香拱璧、阆苑仙姿、玉蟾、天香湛露、冰轮乍涌、玉蓝、天香玉液、丽水金丹、胜琼、玲珑王、金蛾舞翠、荆璞、玉龙鳞、月娥舞袖、和璧、黄金堆玉、海月辉天、淑素、玉砌琼厄、玉灿银光、璩素、飞琼喷玉、玉兔凌春、金玉奇逢、瑶池玉露、玉轮、星月双辉、玉露含香、冰轮、月轮、苎萝白、蓝田玉、金缨白、瑞凤楼、琼瑶对燕、连城玉、建白、淡云笼月、松绫白、素魁、金玉交章、鹅绒白、冰山、金玉交辉、瑶台露、雪塔、软玉、玉珍珠立、金茎露、彩玉、秋水神、栗玉香、露华、嫦娥坠、金菊黄、抒素、和玉香、潇湘月、金丸、玉生香、真如玉、玺凝辉、雪剪绒、宛若玉、寒潭月影、玉胜妆、玉盘珠、韩家红、笑微微、乌衣玄奇、龙翔凤舞、金谷毓秀、千娇百媚、名世红轮、红轮射翠、黄楼子、绿蝴蝶。

枲耳实《本经》中品

【气味】甘温,有小毒。

【主治】主风头寒痛,风湿周痹,四肢拘挛痛,恶肉死肌,膝痛。久服益气,耳目聪明,强志,轻身。

【核】曰:所在有之,与麦互相为候,麦黄种枲,枲黄种麦也。茎高四五尺,有黑色斑点,叶如葵,四畔宽纽。七、八月开细白花,结实如妇女珥珰,外壳坚韧,刺毛密布,中列两仁,宛如人肾。修治:炒熟,去外刺,取仁,酒拌蒸,晒干用。

【参】曰:枲耳,麻类也。《尔雅》名卷耳,取实如鼠耳,其色苍苍,复名苍耳,雒下谓之胡荾,江东呼为尝枲,以叶青白似胡荾,白花细茎可作茹,伧人皆食之,滑而少味,故幽冀谓之禩茹菜,又谓之尝思菜也。《离骚》单名曰菔,以譬小人,所谓薋菉菔以盈室是矣。《博物》名羊负来,谓雒人入蜀,有枲耳着羊毛,蜀人种之,曰枲羊负来,故枲多丛刺,亦好着人衣也。《图经》名道人头。纲目名猪耳,又名喝起草。《记事珠》名地葵,又名进贤菜。名号虽多,总属象形取义,今遵《本经》耳为正。盖耳者听之官,肾之窍,肺之司,故枲形似耳,实中两仁似肾,壳皮坚韧,丛毛刚劲,从革作金之肺象也。固入肺肾,以肾为主,肾藏志,志者肾之神也。志强窍斯开,窍开耳斯听,耳听声斯入。若以肺为主,设肾不司窍,虽有其声,不与耳接,非耳外声,声无所尔。益气者,窍开气斯益,设有气无窍,亦填塞不输,何由宣布?亦可入肝,色苍故也。入肝则肝得其用,肝以金为用耳。肝固开窍于目,而目之能视,肾所司也。即转拨瞳人,需以利金;又可入脾,味甘故也。设土实不灵,遂致肌死,以及肢挛,敦土德用,自然反活回鲜。又可入心,气温故也。心用为水,水司液,心司血,血液充满,乃得筋转脉摇,故不独五脏咸入,即筋骨肌肉,头目脑髓,靡不周到。先从证所合因,后从所因合证。但致疾之因,风湿使然,风淫偏胜,刚以济之,如痹于头,则风头寒痛;痹于百骸,则周痹;痹于四肢,则四肢拘挛痛;痹于肌肉,则肌肉死恶;痹于膝,则膝痛;痹于气,则气损;痹于耳,则耳聋;痹于目,则目盲;痹于志,则志颓;痹于身,则身重身木,罔觉有触,种种变证,皆借以濡润宣达,交互承制者也。世但知治疗疮疡,殊失灵异。备录名相,用广见闻。

当归《本经》中品

【气味】苦温,无毒。

【主治】主咳逆上气,温疟寒热,洗洗在皮肤中,妇人漏下绝子,诸恶疮疡金疮。

【核】曰:生陇西川谷,今当州、宕州、翼州、松州、秦州、汶州多种莳矣。仲春生苗布叶,似牡丹叶,嫩绿三瓣。七、八月开花,似莳萝花,娇红可目。根黑黄色,肉厚不枯者为胜。秦州者,头圆尾多,色紫气香,肥润多脂,名马尾归,此种最佳。他处者头大尾粗,色白枯燥,名镵头归,不堪用也。大都川产者力刚而善攻,秦产者力柔而善补。雷公云:去芦头,酒浸一宿,止血破血,头尾效各不同,破宜使头,止宜用尾,并服无效,单使为贵也。元素云:头止血,尾破血,身和血,全用则一破一止矣。李杲云:头止血而上行,身养血而中守,尾破血而下流,全活血而不走。时珍云:雷、张两说,功效各异,大凡根身半以上,气脉上行,法乎天;身半以下,气脉下行,法乎地。而人身法象天地,则治上当用头,治中当用身,治下当用尾,通治当全用,此一定之理。当以张说为优,以颐论之,雷说为当。经云:藏真高于肺,以行营卫阴阳也。藏真下于肾,肾藏骨髓之气也。唯居上者乃能行,居下者乃能止,所谓欲举必先按,欲按必先举耳。而行中有止,止中有行,此又上下相之妙。收藏须晒干,乘热裹纸,封固瓮中,则不蛀。

【参】曰:古人相招以文无。文无,当归也,盖以功用为名矣。味苦气温,臭香色紫,当入心,为心之使药,心之血分气分药也。只判入血,便失当归本来面目矣。何也?血无气呴,则不能营运经隧,灌溉周身,彼此依循,互为关键。经云:藏真通于心,心藏血脉之气也,如咳逆上气,此即气不于归。皮肤之中,营气之所舍也,温疟寒热,不在皮肤外,肌肉内,而洗洗在皮肤中,此邪不于归,营无归向。若漏下,即血不归远。绝子,即血无归息。金疮,即血不归旋。疮疡,即气不归摄,当归助气之用,益血之体,能使气血邪气,各归于所当归之地。煮汁饮之,宣扬帅气耳。唐诗云:胡麻好种无人种,正是归时又不归,良有以也。

芍药《本经》中品

【气味】苦平,无毒。

【主治】主邪气腹痛,除血痹,破坚积,寒热疝瘕,利小便,益气。

【核】曰:出中岳川谷及丘陵。今出白山、蒋山、茅山者最好。处处亦有,人家种莳矣。昔称洛阳牡丹、广陵芍药甲天下。今药中亦取广陵者为胜。十月生芽,至春乃长,赤茎丛生,三枝五叶,花叶子实,都似牡丹,第逗芽在牡丹之前,作花在牡丹之后。传云惊蛰之节后二十五日芍药荣是也。花有单叶、千叶、千叶者,俗呼小牡丹,今群芳中,牡丹昌第一,芍药第二,故世谓牡丹为花王,芍药为花相,又或以为花王之副也。花之名,曰余容、绰约、庆云红、莲香白、醉芙蓉、步步娇、玫瑰紫、绿衣郎、同心结、西施睡起、杨妃吐舌,概言之,曰花婢,种种幻巧,难以缕述。根之名曰铤,曰犁食,曰白木,曰余容,入药只宜白花单瓣之根,气味全厚,然根之赤白,亦随花之赤白也。白者曰金芍药,赤者曰木芍药。概根茎花叶,统名曰离草,一名曰将离。

修治:先别赤白,白根固白,赤根亦白,每根切取一片,各以法记,火酒润之,覆盖过宿,白根转白,赤根转赤矣。各以竹刀刮去皮,并头,锉细,蜜水拌蒸,从巳至未,晒干用。今市肆一种赤芍药,不知为何物草根,疡瘰儿医多用之,此习矣而不察,其为害殊甚也。须丸为之使。恶石斛、芒硝,畏硝石、鳖甲、小蓟。反藜芦。

【参】曰:《尔雅翼》云:芍药,花之盛者,当春暮被除之时,故郑之士女,取以相赠,董仲舒以为将离赠以芍药者,芍药一名可离,犹相招赠以文无,文无一名当归也。然则相谑之后,俞使去尔。其根可以和五脏,制食毒,故古之遗法,马肝食之至毒者,文成以是死,言食之毒,莫甚于马肝,则制食之毒,宜莫良于芍药。故独得药之名,犹食酱掌和庶羞之类,而酱又因以为名也。《子虚赋》云:芍药之和,共而后御之。《南都赋》云:归雁鸣鹍,香稻鲜鱼,以为芍药气恬臭酸,百种千名,是因致其滋味也。故隐居一名犁食,盖被除不祥,制服食毒,和御众情,则离中有合,合中有离,一勺之多,万钧之力矣。顾其时值闭藏,便行甲拆,一派生阳,绝不以党锢为禁忌。则凡药之所难及,力之所难到者,靡不骈驰翼驱,叶直以往,故引导最先。窦机极早,虽牡、菌二桂,先聘通使,亦必藉之以为前驱。世称气味酸敛,唯堪降入,此不识臭味,罔顾名义者矣。观主邪气入腹,遂闭拒成痛,芍从中开发,逐邪从内以出,至涤除血痹,入破寒热疝瘕。已成坚积,唯堪消陨者,芍力转倍。若小便不利,为癃为约,裨益肝气,偏行疏泄,虽属在下,先开在上,欲按则举,欲举则按,此必然之势,芍亦两得之矣。遍阅《别录》方书,比量推度,尽人之性,则能尽物之性,不致为耳食所缚,药物之幸大矣。

款冬花《本经》中品

【气味】辛温,无毒。

【主治】主咳逆上气,善喘,喉痹,诸惊痫寒热邪气。

【核】曰:出关中及雍州、南山、溪水、华州山谷水涧间;多丛生,叶似葵叶而大,不顾冰雪,先春而花,去土一二寸,出萼如菊,色青紫,通直而肥,开时花黄色,花在根下也。一种花红者,叶如荷而斗直,大可容升,俗呼蜂斗。修事:须取微见花者,如以芬芳,则无气力。拣去向里裹花蕊壳,并向里实如粟零壳及枝叶,以甘草水浸一宿,却取款冬叶相拌,蒸一夜,晒干,去叶用。杏仁为之使,得紫菀良。恶皂荚、硝石、玄参。畏贝母、辛夷、麻黄、黄耆、黄芩、连翘、青葙。

【参】曰：以坚冰为膏壤，吸霜雪以自濡，此水里阳生，宜当入肾，肾之心药也。故出肺肾之邪，先肝心之用，与缊藉幽深者不相侔也。惊痫邪气，伏匿于中，对待治之，发越尽净。若咳逆上气，善喘喉痹，因肾苦燥，及形寒饮冷，秋伤于湿者始宜，或火热刑金，或肺气焦满，恐益消铄毁伤矣。

芎䓖《本经》中品

【气味】辛温，无毒。

【主治】主中风入脑头痛，寒痹，筋挛缓急，金疮，妇人血闭无子。

【核】曰：芎䓖，蘪芜根也。川中者胜，胡戎者曰胡芎；关中者曰京芎；蜀中者曰川芎；天台者曰台芎；江南者曰抚芎，皆以地得名也。清明后宿根生苗，即分其枝，横埋土中，节节作根生苗也。八月后根下始结芎䓖，叶似芹，微窄有叉，又似白芷而细，亦似胡荽而壮，一种叶似蛇床而稍粗，茎叶俱香，茎细节大，纤柔青整，繁芜蘼弱也。种莳者根形块大，实而多脂；山生者细瘦辛苦。五月采苗，十月采根，非时则虚恶，不堪入药矣。凡用其根，取川中大块，色白不油，嚼之辛苦，形如雀脑者佳。白芷为之使。畏黄连。伏雌黄。得细辛，疗金疮止痛。得牡蛎，疗头风吐逆。

【参】曰：芎䓖，谐声。穹，高也；极也；穷，究竟也，言主治作用也。故主风中头脑，或脑痛，或头脑俱痛者，此风气通于肝，亦即春气者病在头也；力能直达肝用，从踵彻巅，正鼓而邪自罢矣。风与寒合，斯成筋痹，或挛，或缓，或急者，此属不直，直之使通也。并治金疮者，仍转动摇以成执持。血闭即血痹，逐而通之，使巳亥相合以结胞胎，寅申交会而成种子，皆究竟高远之义。

风气通于肝，物各从其类，春气者病在头，鱼涉负冰之候乎？

巳亥相合，厥阴始结胞胎，寅申交会，少阳乃作乳字。

阳起石《本经》中品

【气味】咸，微温，无毒。

【主治】主崩中漏下，破子脏中血，癥瘕结气，寒热在腹中，无子，阳痿不起，补不足。

【核】曰：阳起石，云母根也。出齐山及云山、泰山、琅琊诸山谷。今唯齐州采取，他处不复识之矣。仅一土山，石出其中，彼人谓之阳起山，其山尝有暖气，虽盛冬大雪，独无积白，盖石气熏蒸使然也。山惟一穴，禁闭不开，每岁初冬，州官监采，第岁月积久，其穴益深，镵凿他石，得之甚难。以白色明台，云头雨脚，轻松若野狼牙者为上；黄色者亦佳；其上犹带云母者称绝品也。拣择供上，剩余者，州人方货之，不尔无由得也。《庚辛玉册》云：阳起，阳石也。齐州拣金山出者为胜。其尖似箭镞者力强，如狗牙者力微，置雪中，倏然没迹者为真，写纸上飘然飞举者乃佳也。

桑螵蛸为之使。恶泽泻、菌桂、雷丸、石葵、蛇蜕皮。畏菟丝子。忌羊血。不入汤煎用。

【参】曰:起阳以为量,因名阳起石耳。盖阴气流行则为阳,阳气凝聚则为阴,故主凝聚以为眚,流行以为用也。阳起,云母根,高山,阳起母,云母阳起,互相参勘,则知内守外使之为用矣。

阳在外,阴之使也;阴在内,阳之守也。阴者,藏精而起亟;阳者,卫外而为固。阳起,两得之矣。

雄黄《本经》中品

【气味】苦平,无毒。

【主治】主寒热,鼠瘘,恶疮,疽痔,死肌,杀精物恶鬼邪气,百虫毒,胜五兵。炼食之,轻身神仙。

【核】曰:出武都山谷、敦煌山之阳。武都,氐羌也,是为仇池。宕昌亦有,但小劣耳。敦煌在凉州西北千里。近用石门始兴石黄之好者,纯而无杂,色如鸡冠,光明晔晔者最胜。阶州接西戎界,出一种水窟黄,生山岩有水处,其石曰青烟石,曰白鲜石。雄黄出其中,有孔窍,色深红微紫,体极轻虚,而功用更胜。《水经注》云:黄水出零陵县西北,连巫山之溪,出雄黄,颇有神异。尝以冬月祭祀,凿石深数丈,方采得,但凡雄黄色纯黄、似雌黄色而无光明,或青黑而坚者,曰熏黄。气臭者曰臭黄,并不堪服。修治:每雄黄三两,用甘草、紫背天葵、地胆、碧棱花各五两,细锉,以东流水,入坩锅中,煮三伏时,取出,捣如粉,水飞,澄去黑者,晒干,再研用。其内有劫铁石,又号赴矢石,能劫于铁,并不入药用。

【参】曰:雄,大也,武也,以将群也;黄,中色,男女之始生也。雄而黄,纯而健者也。《千金》云:妇觉有妊,作绛囊盛佩,易女为男,此转阳精旋于地产耳。鼠瘘曰寒热病;恶疮疽痔,皆名死肌;百骸焦府,悉属地大故也。阴凝坚而黄中失,安能通理?雄力含弘而光大之,可称大黄,大黄赋名将军,此足当之矣。非将军不能功胜五兵,非将军亦不能开辟土地,不唯尽雄黄功绩,并显大黄威武矣。故功胜五兵,杀精物恶鬼邪气,百虫毒为害也。炼食之轻身神仙,地仙类耳。

雌黄《本经》中品

【气味】辛平,有毒。

【主治】主恶疮头秃痂疥,杀毒虫虱,身痒,邪气诸毒。充四肢,通溪骨,炼之,久服轻身,增年不老。

【核】曰:出武都仇池者,曰仇池黄,色小赤。出扶南林邑者,曰昆仑黄,色如金。舶上来,如噀血者为上,湘南者次之。似云母甲错,层层可拆,软如烂金者尤佳。雌雄二品同生,山之阳生雄,山之阴生雌。雌者金精所熏,一曰金之苗也。雷公云:修事:勿令妇女,与新犯淫人,及不男女、非形人,或鸡、犬、刑狱、臭秽之地,犯之色变如铁,损人寿,不堪用矣。每雌黄四两,用天碧枝、和阳草、粟遂子草各五两,入瓷锅中煮三伏时,其色如花一朵在锅底中,遂用东流水猛投于中,如此淘三度,去水拭干,捣研如尘用。雌得芹花,立便成庚。芹花,一名立起草,形如芍药,煮雌能住火也。又云:造化黄金,非此不成,亦能柔五金、干澒,转硫黄,伏粉霜。土宿真君云:芎䓖、地黄、独帚、益母草、羊不食草、地榆、五加皮、瓦松、冬瓜汁,皆可制之。雌见铅,及胡粉,则色黑。

【参】曰:雌,羽母,地类也。黄中通理,畅发以为体用者也。老子云:知其雄,守其雌,为天下溪,故达溪骨,畅四肢,发肌腠,胜五兵,与雄等也。咸属金精之所钟,唯雌雄之有别耳。

牛角䚡《本经》中品

【气味】苦平,无毒。

【主治】主下闭血,瘀血疼痛,女子带下血。燔之酒服。髓,气味甘平,主补中,填骨髓,久服增年。胆,气味苦寒,可丸药。

【核】曰:古者牛唯服车。《易》云:服牛乘马。《书》云:肇牵车牛,其力在肩,其用以角。《抱朴子》云:牛结阵以却虎,环其角外触,虎虽猛,巧不能制也。其类有三:沈牛、犉牛、犤牛也。沈牛大,犉牛小,犤牛尤其卑小者。《尔雅》谓之犩音悲牛,《会编》谓之纨牛,广南谓之果下牛者是也。犉牛色黄、黑、赤、白、驳杂数种。沈牛喜没水中,其状如豕,大腹锐角,角若担矛,色青苍,亦有白色者,俗谓之水牛,郁林人谓之洲留牛者是也。牝曰牸,曰牞;牡曰特,曰𤚥,曰牯,曰𤛮,曰㸬。子曰犊,曰犝,曰犌。三岁曰𤜬,四岁曰牭,五岁曰𤙡,六岁曰犕。察其齿以知其岁,其齿有下而无上也。三岁者二齿,四岁者四齿,五岁者六齿,六岁以后者,岁接骨节一节也。牛之形色,白曰㹍;黑曰㺌;赤曰㹩;驳曰犁、曰犖;纯色曰牷;纯黑曰牰;白黑杂毛曰犣惊;黄白曰𤙩,驳如星曰𤙭;黄牛虎文曰㹁;黄牛黑唇曰犉;黑眦曰牰;黑耳曰犚;黑腹曰牧;黑脚曰犈;体长曰牷;脊长曰𤘗;白脊曰牻、曰将;领如橐驼曰犦;髀膝尾皆有长毛曰㸿;角一俯一仰曰觭;角长二尺有五寸,三色不失曰牷;重千斤,出巴中曰摩;重数千斤,出岷山曰犪、曰𤜶;去势曰犍、曰犗;无子曰牸;绝有力曰欣犌。项垂曰胡;蹲肉曰犦;百叶曰膍;角胎曰䚡;鼻木曰牶;嚼草复出曰齝;腹草未化曰圣齑。相牛者,璧堂欲暗,膺廷欲广,豪筋欲就,隽骨欲垂,插颈欲高,排骨欲密,尾不用至地,头不用多肉,角欲得细,身欲得圆,眼欲得大,口方易饲,鼻广易牵,倚欲如绊马,行欲如麟趾,蹄欲如八字,形欲如卷悬。乱睫好触,龙颈突目善跳。毛拳角冷有疾;毛少骨多有力;岐胡有寿;尝鸣有黄;目脉且赤而体瘦也。牛之为物,病则耳燥,安则温润而泽,故古之视牛者以耳。《诗》云:尔牛来思,其耳湿湿;湿湿,言润泽也。牛耳无窍,以角听也。《易林》云:牛龙耳聪,龙亦聋者矣。牛,畜之有力而顺者。但有竖瞳,而无横瞳,见一物,辄长造天,故童子得而制之。声曰牟,音曰宫。《管子》云:凡听宫,如牛鸣窌中,牛含宫声,故柳子以为黄钟在胆也。牛夜鸣则。膌,久屋朽木也。古称牛膏曰香,故其臭朽,则不可食矣。《造化权舆》云:乾为马,坤为牛。乾,阳物也,马故蹄圆;坤,阴物也,牛故蹄坼。阳病则阴胜,故马疾则卧,阴病则阳胜,故牛疾则立。马,阳物也,故起先前足,卧先后足;牛,阴物也,故起先后足,卧先前足。马尝立,马病则卧;牛尝卧,牛病则立。牛走风顺,马走风逆,牛马风逸,往往不相及也。《山海经》云:稷后曰叔均,是始耕。郭氏云:用牛犁也。许叔重以为牛者所植谷,谷者民之命,是以王法禁杀牛,民犯禁,杀之者诛。《周官》:牛人掌国之公牛,以待政令;祭祀供享牛、求牛;宾客供牛、膳牛,飨食供膳羞牛;军士供犒牛;丧事供奠牛;军旅供兵军之牛。《祭礼》云:一元大武,祭天地之牛,角茧栗。宗庙之牛,角握;宾客之牛,角尺;帝牛不吉,以为稷牛,帝牛必在涤三月,稷牛唯具也。又云:天子以牺牛,诸侯以肥牛,大夫以索牛。《周礼》云:牧人掌六牲,凡阳祀用骍牲,阴祀用黝牲,望祀各以其方之色,外祭毁事用尨可也。《周礼》疏云:牛宜稌。稌,土谷,牛土畜,故牛宜稌。藏器云:牛自死者,血脉已绝,骨髓已竭,不可食。病死者,令人疰癖洞下。白首者、独肝者,有大毒。啖蛇者杀人。仲景云:啖蛇牛,毛发白而后顺者是也。时珍云:角腮,角内坚骨也。角为筋之精,骨之余,腮为角之粹也。故腮在角中,一名角胎。

【参】曰:牛者,稼穑之资,五畜之土,脾藏之畜也。律书冬至曰牵牛,言阳气牵同万物出之也。故《本经》取用在角,腮则又为角木之胚兆耳。盖土爱稼穑,稼穑作甘,所以俾全土化之体用者也。经云脾统血,闭瘀则具体失用,带血则显用无体,咸忘所统,而体用分之。燔之以火,转藉母气,功力始备。髓填髓者为象形;胆丸药者,为十一脏,皆取决于胆也。

鳖甲《本经》中品

【气味】咸平,无毒。

【主治】主心腹癥瘕坚积,寒热,去痞疾,息肉,阴蚀,痔核,恶肉。

【核】曰:鳖,介虫也。水居陆生,穿脊连胁,与龟同类。四缘有肉如裙,故曰龟甲裹肉,鳖甲裹骨,无耳,以目为听,与蛇鼋为匹。夏月孕乳,其抱以影。陆佃云:鱼满三千六百,则蛟龙引之而飞,纳鳖守之则免,故一名守神,亦名河伯从事。修治:取绿色、九肋、重七两者为上,用六一泥,固瓶子底,待干,置甲于中,欲治癥块及寒心,用头醋三升,入瓶内,大火煎尽,去裙留骨,炙干用。欲治劳热,以童便一斗二升,煎尽,去裙留骨,焙干,石臼中捣成粉,以鸡脘皮裹之,取东流水三斗,以盆盛水,阁于盆上,一宿取用,力有万倍也。恶矾石、理石。

【参】曰:鳖无耳,以眼听,故其目不可瞥,识精于明,复识精于听也。不唯精专肝窍,胆亦异众而味大辛,穿脊连胁,胁亦少阳胆府所属,此木金交互,故得声色叠用,而肝为胆藏,取决更相亲耳。以余参之,若以胆开聋瞽,必色斯明,声斯聪,彼施诸房术者,风斯下矣。味咸走血软坚,为厥阴肝、少阳胆血分之气药也。盖肝藏血,设所藏非精,所守非神,致阴凝致坚,为癥瘕痞积、息肉恶肉、阴蚀痔核者,软之,决之,亦藉胆断使去者也。

白僵蚕《本经》中品

【气味】咸辛平,无毒。

【主治】主小儿惊痫,夜啼,去三虫,灭黑黯,令人面好,男子阴痒病。

【核】曰:白僵蚕,蚕病风死,其色自白,死且不朽也。今市肆多用中温死蚕,以石灰淹拌令白,服之为害最深。若痘疹必燥裂黑陷,若疮毒必黑烂内攻,不可不慎也。修治:用糯米泔浸一日,俟桑涎吐出,浮水上者,即掠去之,洗净漉起,微火焙干,净布拭去黄肉、毛,并黑口甲,捣筛如粉。

【参】曰:蚕,昆虫也。见明则食,食而不饮,三十日乃化。有引日多与少者,此寒温饥饱之为修短耳。三眠三起,起如卫气之出行阳道,眠如卫气之入行阴道,三十日大眠,则卫道已周,周则变而化,吐丝为经矣。不化者,风白为僵,故象形从治,内逆而为惊痫夜啼,伏匿而为三虫鬼疰,外显黑黯而不明,囊壳欲蜕而作痒者,此皆不能从蒸及变,顺之使出以从化也。《淮南子》云:蝉饮不食,蚕食不饮,饮滋经气,食益经隧,咸从任督,四布经络,变化相同,功能亦一也。

第五帙

石膏《本经》中品

【气味】辛,微寒,无毒。

【主治】主中风寒热,心下逆气,惊喘,口干舌焦,不能息,腹中坚痛,除邪鬼,产乳金疮。

【核】曰:出齐卢山及鲁蒙山,剡州、彭城、钱唐亦有之。生石中,大块作层,细文短密,宛若束针,洁白如膏,松软易碎,烧之白烂如粉也。一种硬者生地中,枚块作棱,直理坚白,击之段段横解,墙壁光亮,烧之易散,不作粉也。别有一种,细文长密,宛若束丝者,理石也。一种作块无棱,横理坚白,击之方解,烧之姹散作粉者,方解石也。昔人所谓长石,即石膏之硬者;所谓寒水石,即石膏之软者。而理石、方解石,气味都辛寒,但不若石膏之软者,能解肌发汗为异耳。修治:石臼中捣研成粉,罗过,生甘草水飞两遍,澄清去水,晒干再研。鸡子为之使。恶莽草、巴豆、马目毒公。及铁。

【参】曰:石以止为体,膏以释为用。质之宁谧,气之微寒,即体之止;文之理腠,味之辛解,即用之释。体用互显者也,但止释有时,故体用各有先后尔。或因似体之止,则显用以释之,或因似用之释,则显体以止之。此即从而逆,逆而从,反佐以取之之法也。如风性动摇,从之以用,逆之以体;寒性劲敛,从之以体,逆之以用,此从逆寒风定动之本性,非从逆寒风寒化之本气也。以性无迁变,气有反从,反从者,反乎本气之寒,从乎标象之阳,则为病热之热也。则凡结而欲解者宜矣,结而欲下者非所宜也。与麻黄、桂枝、葛根,解发之用相同。寒热从逆之气为别异耳。主治诸证,悉以体止用释,逆热从寒,反复分疏,莫不迎刃而解。并可推暑性之欲降,火性之欲炎,燥性之欲濡,湿性之欲流,与腑脏形骸、血气窍穴欲止欲释者,详审合宜,为效颇捷。否则灾害并至,慎之慎之。

　　暑性之欲降,转炎敲为清肃;火性之欲炎,火空则发,以张夏大之出令也。

慈石《本经》中品

【气味】辛寒,无毒。

【主治】主周痹风湿,肢节中痛,不可持物,洗洗酸消,除大热烦满及耳聋。

【核】曰:生太山山谷及慈山山阴,有铁处则生其阳。今徐州,及南海傍山中亦有。慈州者,岁贡最佳,能吸铁,虚连数十铁,或一二斤刀器,回转不落者,尤良。采无时。石中有孔,孔中有黄赤色,其上有细毛,功用更胜。《南川异物志》云:涨海崎头,水浅而多慈石,徼外大舟,用铁叶固之者,至此皆不得过。以此言之,海南所出尤多也。凡使,勿误用玄中石,并中麻石。二石俱似慈石,只是吸铁不得。而中麻石心更有赤,皮且粗,是铁山石也。误食令人生恶疮,不可疗。真慈石一片,四面吸铁一斤者,曰延年沙;只吸八两者,曰续采石;五两者,曰慈石。慈磨针峰,则指南。其法取新矿中独缕,以半芥子许蜡,缀于针腰,无风处垂之,针尝指南。用磨铁峰,铁便指南,其既济象,为水火之征兆也。以针横贯灯心,浮水上,亦尝指南。物理相感如此。土宿真君云:铁受太阳之气,始生之初,卤石产焉。百五十年而成慈石,又二百年孕而成铁。修治:一斤,用五花皮、地榆各一镒,取绵十五两,二件并锉。于石上,捶作二三十块。将石入瓷瓶中,下草药,以东流水煮三日夜,取出,拭干,布裹再捶细,乃碾如尘,水飞过,再碾用。茈胡为之使,杀铁毒,消金,恶牡丹、莽草,畏黄石脂。

【参】曰:始生之初,卤石产焉,久之孕而成铁。慈母,铁子也。慈之焂铁,互为嘘吸,无情之情,无情化有情,理固然矣。气相感召,故周痹风湿,及湿流肢节,致肢节中痛,洗洗酸消也,不能持物,此手不物;不能听声,此耳不焂声;并可治目不焂色,鼻不焂香,舌不味,与痛肿鼠瘘,颈核喉痛之身不焂触,皆以类推。总属假借,大热是因,烦满是证,慈属八石水而位于坎,对待治之,寒热温凉则逆也。

石韦《本经》中品

【气味】苦平,无毒。

【主治】主劳热,五癃闭不通,利小便水道。

【核】曰:出华阴山谷,今晋、绛、滁、海、福州,江宁亦有之。丛生石旁,及阴崖险罅、不闻水声人声处。凌冬不凋,叶长近尺,阔寸许,背有黄毛,柔韧斑点如皮。一种叶背有金星者,曰金星草;叶如杏叶者,曰杏叶韦,同生石上,功用亦相同也。修事:去黄毛极净,否则射人肺,令咳逆难疗也。滑石、杏仁、射干为之使,得菖蒲良。制丹砂、矾石。

【参】曰:石者山骨,韦为之皮,秉坎刚之水用,离丽之火体,从坚凝闭密中,畅达敷布,故主劳热邪气,致五癃闭,假石性之剽悍,宣通水道,捷于影响。有金星者,曰金星草,《嘉祐》用治发背痈疮。盖良为背,背发痈疮,止非止矣;金星功能上下敌应,时行则行,时止则止也。解丹石阳毒者,以艮止之宁谧,对待治之,大生毛发者,肾主骨主髓,发者肾之荣,肺主皮、主肤,毛者肺之华耳。

藁本《本经》中品

【气味】辛温,无毒。

【主治】主妇人疝瘕,阴中寒肿痛,腹中急,除风头痛,长肌肤,悦颜色。

【核】曰:出西川,及河东、兖州、杭州诸处,多生山中。苗叶都似白芷,又似川芎劳而稍细,五月开白花,七、八月结子。根色紫,苗下根上,似禾之藁也。恶蕳茹,畏青葙子。

【参】曰:藁本,芳草也。为藁悴之本,故悦颜色,长肌肤,与白芷功用相符。宣发脏阴,精明形色,洁齐生物者也。如一阳之上,气浊及血浊而致风头痛;一阴之下,血浊及气浊而致疝瘕,阴中寒肿痛,腹中急者,咸可齐之以洁也。

精明形色,非藁悴之本乎? 盖形色之藁悴,由阴不使阳以荣外,阳亦失守于中藏耳。

茜草根《本经》中品

【气味】苦寒,无毒。

【主治】主寒湿风痹,黄疸,补中。

【核】曰:出乔山山谷,今圃人作畦种蒔矣。《史记》云:千亩卮、茜,其人与千户侯等,言其利溥厚也。季冬生苗,蔓延数丈。方茎中空,外有细刺,数寸作节。每节五叶,似枣叶,头尖下阔,七月开花,结实如小椒,中有细子。修事:用铜刀于槐砧上锉细,日干,勿犯铅铁器,勿用赤柳草根,形状相似,只是味酸涩。误服令人患内瘴,速服甘草水,其毒即散。畏鼠粘,汁制雄黄。

【参】曰:茜即蒨,《毛诗》所谓茹藘,《蜀本》所谓染绯草也。肝主色,茜色胜,当入肝;心主赤,茜色赤,当入心。具春升夏出之机,故主补中。俾通寒湿风痹,及色变于色,而致疸黄也。《周官》庶氏掌除蛊毒,以嘉草攻之,襄荷之与茜也。而茜功最胜,故《别录》用治蛊毒耳。一名地血,一名茅蒐。能入阴分,止内崩吐衄。一名风车草,一名过山龙。先人云:风龙肝属,血乃所藏,西金青木,为用是藏。

紫葳《本经》中品

【气味】酸,微寒,无毒。

【主治】主妇人产乳余疾,崩中,癥瘕,血闭,寒热羸瘦,养胎。

【核】曰:紫葳即凌霄花也。多生山中,人家亦种。初作蔓生,依大木上,渐延至巅。年深者,藤大如杯,一枝数叶,尖长有齿,深青色。自夏至秋,一枝开花数十朵,如萱花,赭黄,五瓣,有细点,深秋更赤。八月结荚,长三寸许,子轻薄,如榆荚仁。

【参】曰:紫葳,一名武葳,一名凌霄。谓从底彻顶,秉木德自下而上之体用,合入少阳胆、厥阴肝。肝者将军之官，胆者中正之官，原具武威之政令故也。故主厥阴所司之胞胎，少阳所司之乳字。若寒热羸瘦即枢病，癥瘕崩闭即阖病，与玄参功力似同而异。玄正子半，紫合寅申，及巳亥之各半，巳亥即厥阴水火之胞胎，寅申即少阳金木之乳字，参勘越人十有九难，则知太极判两仪而作胞胎，两仪生四象而成乳字意矣。

将军之官具威武，中正之官具政令，二官能胜其用，能尽其职矣。

白芷《本经》中品

【气味】辛温，无毒。

【主治】主女人漏下亦白，血闭，阴肿，寒热，风头，侵目泪出，长肌肤，润泽颜色，可作面脂。

【核】曰：所在有之，吴地尤多。近钱唐笕桥亦种莳矣。春生苗，叶叶对生，花白微黄。入伏后结子，立秋后苗枯。根长尺余，粗细不等，黄泽者为佳。修事：勿使四条一处生者，名丧公藤。又勿用马兰根。采得刮去皮，细锉，以黄精片等分，同蒸一伏时，晒干，去黄精用。近时用石灰蒸煮，及拌石灰暴晒，为不易蛀，并欲色白，不特失其本性，而燥烈之毒最深，用之无忽也。毒家、痘疹家多用此，宁不寒心？当归为之使。恶旋覆花，制雄黄、硫黄。

【参】曰：《楚辞》以芳草比君子，而言茝为多。茝，白芷也。一物多名。茝也，芷也，芳也，药也，蘺也，苻蓠也，泽芬也。其取象于草木之芳泽者，无所不备矣。王逸云：行清洁者佩芳，白芷之属是也。具春生发陈之气，洁齐生物者也。合从青阳高明之上，一阴隐僻之下，对待污浊者，齐之以洁。如女子漏下亦白，血闭阴肿寒热，此一阴之下，血浊及气浊也。如风头侵目泪出，此青阳之上，气浊及血浊也。长肌肤，即洁肌肤浊，以气洁则气精于肌。泽颜色，即洁颜色浊，以血洁则血华于色也。可作面脂，此不独饵可激浊，即肤受亦可表洁矣。暖然齐春仁之洁，鼎新革故之象乎。

防己《本经》中品

【气味】辛平，无毒。

【主治】主风寒温疟，热气诸痫，除邪，利大小便。

【核】曰：出黔中、宜都、建平，不及汉中者良，故方书多称汉防己也。其茎如葛蔓延，茎梗甚嫩，苗叶小类牵牛。折其茎一头吹之，气从中贯，如木通。根外白内黄，中心有黄黑纹，作车辐解。若黑点木强者，不堪入药。别有一种，根作腥气而皮皱，上有丁足子者，木防己，性稍峻烈。修事：细锉。用车前草根相对蒸半日，晒干取用。殷孽为之使。杀雄黄毒。恶细辛。畏草薢、女菀、卤咸。伏硝石。辐不离车，全辐凑合，乃能致远。

先人云:防,防御;己,己土。此得水用,不令土有少犯。然性流离解散,当善驭之,则为通剂之巨擘。

【参】曰:防者,障也;己者,我也。我立则畛畦分矣,故绩平水土为独著。一曰解离,一曰石解,谓根文作车辐解,当以离丽解散为己任,七方之急方、十剂之通剂也。然其气平,故风寒湿热,四气咸宜,若温疟诸痫,乃阴阳舛错,严御其防,阴阳仍两间矣。

狗脊《本经》中品

【气味】苦平,无毒。

【主治】主腰背强,关机缓急,周痹,寒湿膝痛,颇利老人。

【核】曰:出常山川谷及太行山、淄、温、眉州山野间。茎细叶花,两两相对,似大叶蕨及贯众叶,边有锯齿,面背皆光。根形如狗脊骨,凸凹龙骢,金毛密布者是也。勿用透山根,其形状相似,只入顶苦不可饵。修治:火燎去毛,细锉,酒浸一夜,蒸之,从巳至申,取出晒干。

先人云:狗脊绵韧,如筋如骨,味苦性坚,而叶对生,犹脊分两胁也。能强关机者,唯精与气,体用俱备故也。

【参】曰:此以功用立名,亦因形相类也。狗,叩也,声有节,若叩物也;脊,积也,积续骨节筋脉上下也。主肝肾体用,权衡形脏之关机者也。故治寒湿周痹,致关机缓急,为腰背强及膝痛。颇利老人者,利老人之筋骨关机也。《别录》、甄权广关机不利于目为目暗,不利于膀胱,失溺不节及淋露,寒湿痹及风虚,毒风腰强及腰痛,膝痛及脚弱软脚,伤中及关节重,筋骨绝。若坚脊,即所以强肝肾,健筋骨,以利俯仰,少气,即关机失利之故也。《济生方》治冲任寒热,室女白带,此又广关机不利冲任与带。并可广阳维、阴维、阳乔、阴乔以及督与十二经脉经络之失利关机,则凡关机为病,为病及关机者,咸可因势而利导之。吴绶方:病后足肿,狗脊煎汤渍洗。此法《金匮要略》治百合病,百合煎汤洗之。百合病者,百脉之宗主为病,此筋骨脉络之关机为病也。以此推展,真不胜其用,唯在专司佐使者何如耳。

通草《本经》中品

【气味】辛平,无毒。

【主治】主除脾胃寒热,通利九窍血脉关节,令人不忘,去恶虫。

【核】曰:通草,即木通。泽、潞、汉中、江淮、湖南州郡皆有之。绕树蔓藤,大者经三五寸,每节二三枝,枝头五叶。夏末开花紫色,亦有白色者。实如木瓜而小,长三四寸,瓢白核黑,食之甘美。枝即通草,通理细孔,两头皆通,含取一头吹之,气出彼头,色黄白者良。黑褐色者,此商贾因其质轻易得,多置舡篷上,为雨旸所侵,以致形色腐黑，用之无力也。

【参】曰：黄中通理，故名通。草类藤蔓，仍名草。枝头五叶，长夏作花，味辛气平，脾之用药，通剂也。故除脾胃寒热，塞而不通，并九窍血脉关节，悉为脾土所摄故也。去恶虫，令不忘，即通九窍血脉关节之征。经云通因寒用，正此类也。

具此神通，则八万四千毛窍。有所闭塞。莫不令之开通。举九窍者，九窍为窍穴之总持耳，若关节血脉，又属身内之关津河道矣。

秦艽《本经》中品

【气味】苦平，无毒。

【主治】主寒热邪气，寒湿风痹，肢节痛，下水，利小便。

【核】曰：出飞鸟山谷及甘松、龙洞、泾州、鄜州、岐州诸处。枝干高五六寸，叶婆娑如莴苣叶，茎梗俱青。六月开花紫色似葛花，当月结子。根黄色，长尺许，作罗纹交斜。其文左列者佳，右列者不堪入药，令人发脚气病也。修治：认取脚文左列者，拭去黄白毛，还元汤浸一宿，日干用。菖蒲为之使，恶牛乳。

先人云：人身直者为经，横者为络，络之下注者为孙。肌腠之邪，多从孙入，次薄于络，复溜于经，渐传腑脏。秦艽罗纹，错综如织，象形从治法也。

【参】曰：根有罗纹，左旋者入药，盖天道左旋，而人生气从之。经云：自古通天者生之本，天地之间，六合之内，其气九州九窍，五脏十二节皆通乎天气。数犯此者，数犯此者，此字指生气言。则邪气伤人，内闭九窍，外壅肌肉，卫气散解。是以《本经》用治寒热邪气，或风寒湿痹，致骨节水道，反从地道右旋者，使顺天运，以转玉玑。《别录》诸家，用治转胞口噤，目暗耳鸣，即九窍内闭。用治痈疽黄疸，传尸骨蒸，即肌肉外壅。用治手足不遂，通身挛急，即卫气散解。设左右无别，天道逆矣。

栝楼根实《本经》中品

【气味】苦寒，无毒。

【主治】主消渴，身热，烦满，大热，补虚，安中，续绝伤。

【核】曰：别名瑞雪，根即天花粉。出弘农、陕州者最胜，所在亦有之。三月生苗，引藤蔓叶，如甜瓜叶，而窄作叉，背面俱有白毛。六月开花，似壶芦花而浅黄色。结实在花下，大如拳，生时青碧如瓜，九月黄熟如柿，形有正圆、长锐，功用并同。内有扁子，壳色褐，仁色绿，多脂，作青气。根直下生，年久者长数尺。秋后采者，结实有粉，他时便多筋络矣。修治其实，须分二种，圆黄、皮厚、蒂小者，宜阳人服；形长、皮赤、蒂粗者，宜阴人服。并去壳皮、革膜，及脂。根亦取大二三围者，去皮，捣烂，以水澄粉。

先人云：《本经》主治不分根、实。《别录》广实主胸痹，悦泽人面，似有根实之分。故《图经》另出根名天花粉,主烦满及消渴。烦满胸痹,皆胸部病。《释名》云:消渴,肾气不周于胸也。经云:烦满胸痛引背,胸痹也。病名虽异,因证则同,但所施略分轻重耳。即能周肾气于胸,亦属补虚安中,续绝伤功力耳。

【参】曰:形如包括之囊,实列重楼之象,举实该根,犹枸杞也。气味苦寒,逆治火热,体质濡润,逆治燥涸,或液燥涸,致热结聚,或热结聚,致液燥涸,遂成消渴烦满者,悉宜用。安中者,热却则中安,亦即所以补液之虚耳。故筋脉燥涸则绝伤,濡润则连续矣。根、实功力,稍有异同,实主郁遏不能分解;根主散漫失于容平,靡不以热为因,以燥为证。顾天花、瑞雪之名,则思过半矣。

百合《本经》中品

【气味】甘平,无毒。

【主治】主邪气,腹胀,心痛,利大小便,补中,益气。

【核】曰:近道虽有,唯荆州山谷者良。二月生苗,一干特起,百叶环列,无旁枝,至杪作花,有二种,一丹黄色。间紫黑点,初开内拱如掬,次早外列如球,而不结子,别着叶蒂间,赤碧如贝,根微苦,顷亦转甜。一纯白如卮,连茎倾侧,花瓣六出,夜分作香,叶蒂间不着子,根肥而甘。此非异类,宜别雌雄,有子者雌,无子者雄。

【参】曰:百合,百瓣合成也。雌雄二种,雄主藏用,雌主藏体。用以气言,天道也;体以形言,地道也。俱入心主包络,心主百脉故也。腹满心痛,便不利,此夏气病藏之邪,百合力能益气,以补中虚,则邪无所容,从内以出,即夏大张布于外者,亦无内顾之虞矣。《金匮》云:百合病者,百脉一宗,悉致其病也。即假药象,以著病形尔。盖心主为病,则时间时甚,故无尝证可拟,象形从治法也。客曰:《别录》主入肺脏,悦皮毛,安脏腑,定权衡,此亦象形乎?颐曰:经云:肺朝百脉,输精皮毛,毛脉合精,行气于腑,府精神明,留于四脏,气归权衡,权衡以平,气口成寸。一线穿成,不烦造作,此正象形也。

栀子《本经》中品

【气味】苦寒,无毒。

【主治】主五内邪气,胃中热气,面赤,酒渣皴鼻,白癞赤癞疮疡。

【核】曰:南方、西蜀皆有。木有高下,叶似李而硬厚。五月生花,芬香六出,即西域之薝卜也。夏秋结实如诃子,生青熟黄,中仁红色。修治:须如雀脑,并长须九路赤色者为上。去皮取仁,同甘草水浸一宿,漉出焙干,捣筛为末。勿用大而长者,谓之伏尸,入药无力。

先人云:卮子有色,故主色变。凡苦寒之物,能下能坚,唯卮子反使坚结者解而上出,火空则发之义也,故并作涌泄之剂。

【参】曰：白英六出，色香俱胜，体性轻浮，棱壳似介，合入手太阴，宣气四达者也。故主阳气郁结，致色变于色而标见于皮，及浸淫肤肉而疮疡癞癞，此皆火热烁金，非此不能转热恼为清凉耳。五内邪气，胃中热气结而未实者，易于分解，已成燥坚者，非所宜矣。

素馨弥漫，即丽泽之化工，轻扬六出，宛滕六之飞舞，转炎敲为清肃者也。

秦皮《本经》中品

【气味】苦，微寒，无毒。

【主治】主风寒湿痹，洗洗寒气，除热，目中青瞖白膜。久服头不白，轻身。

【核】曰：出陕西州郡及河阳。其木似檀，枝干皆青绿，叶细如匙，虚大不光。并无花实。皮上有白点，取皮渍水，色便青碧，作字亦青碧可观，不易落也。大戟为之使。恶吴茱萸。

【参】曰：木小岑高，木皮翠碧，甲木少阳胆、乙木厥阴肝药也。主俾通痹闭，寒热洗洗，此少阳之枢象。目中青瞖白膜，此厥阴之阖象。缘肝开窍于目，其华在发，其荣在筋，故久服轻身，头不白耳。

亦可作少阳之用药，厥阴之体药也。具体及用，腑脏之全德耳。

芜荑《本经》中品

【气味】辛平，无毒。

【主治】主五内邪气，散皮肤骨节中淫淫温行毒，去三虫，化食。

【核】曰：出晋山川谷，及高丽、太原、河东、河西、延州、同州，近道亦有。生山中，似榆而小，叶圆而厚，其实早成，亦似榆荚，但气臭如犹，作酱则香美。能杀虫，置物中亦辟蛀。有大小两种，小芜荑酝酱，气味尤辛；入药宜大芜荑，陈久者最良。

【参】曰：芜荑臭膻，山榆仁也。春取榆柳之火，谓先百木青，用逗春生之端耳。当入肝，以宣肝用，故主五内邪气，皮肤骨节中淫淫温行毒，此不从春生宣散故也。芜荑宣逗端倪，自下而上，使从外而内者，复自内而外焉。风入虫生，风宣虫去矣。设谷入不宣，安能开发上焦，宣五谷味，熏肤充身泽毛，若雾露之溉欤？故不独宣化谷味，且宣布水液者矣。

枳实《本经》中品

【气味】苦寒，无毒。

【主治】主大风在皮肤中，如麻豆苦痒，除寒热结，止痢，长肌肉，利五脏，益气，轻身。

【核】曰：橘逾淮而枳，故江北有枳无橘，江南虽有枳，不及江北者，气全而力厚也。树如橘而小，叶如橙而刺。春作白花，至秋成实。九、十月采者，曰枳壳。修事:用小麦麸拌炒,至麦麸黑色,去麸乃用。

【参】曰:枳以气胜,为剂之宣剂。而枳从只,只起语辞,亦语已辞,宣扬且宣摄矣。但枳实瓤核未判,性勇而速,枳壳瓤核已分,性详而疏,咸从居中之胃署,横遍身半已内已外之形层者也。故主大风在身半已外之皮肤,如麻豆苦痒,及寒热结在身半已内之腹肠,而滞下成利。若主南北之画界分经,以殊方域也。长肌肉、轻身者,即宣扬谷味以充形脏。利五脏、益气者,即宣摄谷精以安神藏,顾谷之精与味,莫不起于胃,而已于胃,旨哉只乎。

只具扬摄,方界南北,实性勇,壳性疏,中央分形层部署。扬摄别谷味、谷精,经隧定起胃、已胃,此《灵》《素》法也。

牛黄《本经》中品

【气味】苦平,有小毒。

【主治】主惊痫,寒热,热盛狂痉,除邪逐鬼。

【核】曰:出陇西及晋地,今莱、密、淄、青、嶲、戎诸州皆有。凡牛生黄,夜或有光,眼如血色,时复鸣吼,恐惧,以盆水置牛前,伺其吐出,乃喝迫之,即堕水中,取得者阴干百日,无令见日月光。便如鸡子黄大,重叠可揭,若百千层,轻虚气香,色光明者佳。揩摩手黄,透甲者真。雷敩云:黄有四种,一喝迫而得者,曰生神黄;一杀死,从牛角得者,曰角中黄;一牛病死后,从心中剥得者曰心黄,初在心中,如黄浆汁,取得便投水中,沾水乃硬,如碎蒺藜,及豆瓣,与帝珠子者是也;一从肝胆中得者,曰肝黄、胆黄,皆不及生黄为贵。犉牛黄,坚而不香;又骆驼黄极易得,亦能相乱,不可不审也。修治:单捣细研如尘,绢裹定,更以黄牛嫩皮裹,悬井中一宿,去水三四尺,明早取用。人参为之使。得牡丹、菖蒲,利耳目。恶龙骨、龙胆、地黄、尝山、蜚蠊,畏牛膝、干漆。

缪仲淳先生云:牛为土畜,得气血之精明,凝结为黄,犹人身之有内丹也。故牛生黄,则其身夜视有光,为世神物,诸药莫能及也。

先人云:坤为牛,黄为土,则黄是牛之本命元辰矣。其入肝胆,似云之从龙,风之从虎,不期然而然者。

【参】曰:牛,土畜,在卦为坤,其色正黄。其理层叠,所谓黄中通理,厚德载物者也。故能敦土德用,资生草木。盖木必基土,以土为命,如惊痫寒热,狂痉邪鬼,虽从脾土转属,久则肝木体虚,反欲传克脾土矣。盖五行之理,失制则亢,亢则为害,害所胜耳。法当益土辅火。黄可入脾,苦可入心,心为肝子,子能助母实也。与《金匮要略》之治肝虚传脾,先补肝木,次及心脾之义相合。先因于肝,故先补肝,此则唯从脾土转属,故只益脾土,次及心火,非从肝始,勿治肝耳。

《金匮要略》云:上工治未病。夫治未病者,见肝之病,知肝传脾,当先实脾;四季脾王不受邪,即勿补之。中工不晓相传,见肝之病,不解实脾,唯治肝也。夫肝之病,补用酸,助用焦苦,益用甘味之药调之。酸入肝,焦苦入心,甘入脾;脾能伤肾,肾气微弱,则水不行。水不行,则心火气盛则伤肺;肺被伤,则金气不行;金气不行,则肝气盛,则肝自愈。此治肝补脾之要妙也。肝虚则用此法,实则不在用之。详录以备参考。

䗪虫《本经》中品

【气味】咸寒,有毒。

【主治】主心腹寒热洗洗,血积癥瘕,破坚,下血闭。

【核】曰:生川泽及沙中,人家墙壁下,土中湿处。大者寸余,无甲而有鳞。修治:十月采,曝干。

【参】曰:䗪虫,一名地鳖,形类鳖也。一名过街,逢申过街,立建以冲日破也。盖䗪者众多,掌除毒蛊,亦以功用诠名耳。是主寒热洗洗,致血积癥瘕者。冲其街舍而破除之,故能破坚,下血闭。

羖羊角《本经》中品

【气味】咸温,无毒。

【主治】主青盲,明目,杀疥虫,止寒泄,辟恶鬼,走虎野狼,止惊悸。久服安心,益气,轻身。

【核】曰:羖本夏羊,生河西,色青黑,头小身大,毛长而柔,可以为羢,一名绵羊,其角为用最大。《诗》云:由醉之言,俾在童羖。盖羖之美在角也。羖为角音,又为古音,《诗》以古与语,叶韵是矣。而音通于牯,故本草羖羊条,注称为羊之牯,犹兕音通于犉,称为犀之也犉也。羖,瀚也。瀚色黑,为黑羝,为黑羺;粉色白,为白羝,为白羺。各有牝牡,但当以色为别。盖羊之有粉、瀚,亦犹木之有粉、榆也。粉亦白,榆不能白。色白有辨之义,故皆从分,色黑有不辨之义,故皆从俞。又今榆者,北方有之,故古称榆塞,而江南有刺榆,无大榆,是南方于羊也,则有粉而无瀚,于木也,则无榆而有粉,色相类,义相同也。羝,抵也。羝性好抵,故从羝,省字从抵,省音从低者,以羝先低其角,然后能抵突故也。羊,总名。羔,羊子。四月而乳,一岁三生,母既生子,子复生孙,孙又生子,易繁速计,莫捷于羊。其别有四,曰羜者,五月生羔也;曰羍者,六月生羔也;曰奎者,七月生羔也;曰挑者,羊未卒岁也。《释畜》但载未成羊者为羜。郭氏云:俗呼五月羔为羜,盖谓羔已生及五月者尔。而《《说文》》称五月生羔,则似谓仲夏所生者矣。按《齐民要术》称正月生羔为上种,十一月、十二月生者,次之。母视含重,肤躯充满,草虽枯,亦不羸瘦;母乳适尽,即得春草,是以极佳。八月、九月、十月生者,虽值秋肥,然比至冬暮,母乳已竭,春草未生,是故不佳。三月、四月生者,草虽茂美,而羔小未食,尝饮热乳,所以亦恶。五月、六月、七月生者,两热相仍,恶中之甚,然则五月生者乃是不美,故古称肥羜,以速诸父，当是生及五月者尔。《繁露》云：凡贽，卿用羔，羔有角而不用。类仁者，执之不鸣，杀之不嗥，类死义者。饮乳必跪其母，类知礼者，故以为贽。《礼》云：饰羔雁者，以缋以言，其德足以衣被，而又有文章也。《字说》云：羔从羊，从火。羊，火畜也。羔火在下，若火始然，可进而大也，故羔大曰羊，三岁曰䍧。䍧，小狠也。䍧以乘而不随为臧，犅以乘而不逆为刚。盖牛之性顺，犅虽牡，而犹有顺性，故为乘而不逆也。羊之性狠，䍧虽牝，而犹有狠性，故为乘而不随也。羊前逆，牛前顺，故羊宜驱，而牛宜牵；羊善群，每成群，必以一群为主，举群听之，谓之压群；羊善斗，《斗羊表》云：臣闻勇士冠鸡，武夫戴鹖，推群举类，获此斗羊，远主越嶲，蓄情刚决，敌不避强，战不顾死，虽为微物，志不可剉，效奇灵囿，角力天场，却鼓怒以作气，前踯躅以奋击，趺若奔云之交触，碎如转石之相叩，裂骨赌胜，溅血争雄。敢毅见而冲冠，鸷狠闻而击节。冀将少助明主，市骏骨，揖怒蛙之意也。若使羊能言，必将曰，若斗不解，立有死者。所赖至仁无残，量力取劝焉。羊畏露，牧之者，宜晚出而早归也。羊恶湿喜燥，食钩吻而肥，食仙茅而肪，食仙灵脾而淫，食羊踯躅而死。羊宜黍，黍火谷。羊火畜，故羊宜黍也。其目无神，其肠九萦，其力在尾，其角下蹄，角之不齐者曰羦音轨，角有三觠音卷者曰羷音敛，绝有健力者曰奋。种类甚多，入药只以青色羖羊为胜，次则乌羊，其羦羺羊，及虏中无角羊，止可啖食乳髓，则肥好也。羖羊，亦有褐色、黑色、白色者，毛长尺余，亦谓之羖𦍩羊。北人驱引大羊，则以此羊为首，名曰羊头。河东亦有羖𦍩羊，性尤狠健，毛长而厚，入药亦佳。如羖𦍩驱至南方，则筋力自劳损，安能补益于人？今南方诸羊，多食野草、毒草，故味薄而易发疾，惟淮南州郡，或有佳者。可亚北羊，北羊至南日久，尚不中食，水土使然耳。生江南者为吴羊，头身相等，毛短肉瘦，供馔犹易发疾，入药更无效矣。羖羊之角，可以占灼，契丹谓之羊卜，其皮极薄，南番以书字，吴人以画彩为灯，毛可制笔，角作琉璃。蹄、骨、须、涎，咸成药用。独美在角专精者，牝羖之角也。盖兑为羊，兑，少女也，以柔包刚，物各从类，功力始备耳。兔丝为之使。焚角走虎狼，角灰能缩贺。贺，锡也。

【参】曰：羊性好抵，羊力在尾，此交任于间，会督于巅，是以抵突用角，精专之美在角也。离为火，为羊，为目，在天为热，在脏为心，心脏血脉之气也，故羊为火畜，功主青盲。诸脉属目，目得血而能视也。寒泄为对待，惊悸为体虚，痛痒疮疡，咸归心火耳。辟恶鬼，为生阳死死阴。走虎野狼，为火行烁金兽。久服者体用俱备，绝有力奋矣。

白茅《本经》中品

【气味】甘寒，无毒。

【主治】主劳伤虚羸，补中益气，除瘀血血闭，寒热，利小便。

【核】曰:出楚地山谷及田野,所在亦有。春生苗。布地如针,俗呼茅针。三、四月开花作穗,茸白如絮,随结细子。至秋乃枯,根名茹。《易》曰:拔茅连茹。以其汇,故其根牵连长冗,经寸成节,柔白如筋,甘甜如蔗,用以造饧,清滑可口也。根荄至秋,夜分时有青光,腐则化萤火,茅可苦盖,及供祭祀苞苴之用,名曰茅丝。《诗》云:昼尔于茅,宵尔索绹,言谷人日,力不足取茅于昼,而夜以继之,故以为丝事方息,而麻事寻兴,野功既讫,而宫功随至,藏蔬于其秋,以助不给之冬,索绹于其夜,以补不足之昼。《列子》云:因以为波流,因以为茅靡。茅靡,稊也。稊,茅之始生也。《诗》云:手如柔荑。荑、稊一也。《相经》云:筋不束体,血不华色,手无春荑之柔,发有寒蓬之悴,此盖形之下矣。故劲强短促者,另成他类。别有只生山谷。入秋放花如荻,实尖黑,长分许,粘衣刺人者,菅也。又有茎端开叶,茎上有粉,根头有毛者,黄菅也。又有生湖南及江淮间,叶脊三棱,臭如蒲草,可以包藉缩酒者,菁也。又有丛生如芦,叶大如蒲,高六七尺者,芒也。根都劲促,不堪药用。

【参】曰:茅之为物薄,而用可重也。体柔而性直,故先王用之以藉。《易》曰:藉用白毛,无咎。《象》曰:柔在下也。盖兑金在上,巽柔在下,而柔丽乎中,慎斯术也以往,其无所失矣。诚阳中之阴,入手太阴肺,中见阳明中治法,以行营卫阴阳者也。盖太阴肺,其始从中焦,明丽于内,慎斯于中,布气以往,斯无所失,是以补中,气乃益,劳乃复,伤乃续,虚乃实,羸乃充。以及除瘀血闭,寒热便利,咸成布往之功力休征尔。《别录》广利便及五淋,瘀血及崩中,劳伤虚羸及强筋坚骨,肥肌致膝。《大明广》血闭及月水不匀,血脉淋沥。《肘后》咀嚼茅根,辟谷不死,亦广补中益气尔。庞安常主温病伏热在内,令胸满呕哕,属大下协热所致。茅根建立中央,葛根起亟阴气,更广仲景先生葛根汤法,从中布气,从肌解散尔。《肘后》疗虚后水肿,为命门火衰,肾虚水泛,赤小豆主肾水之心谷,藉茅根之明丽,釜底燃薪,吸呼肺气,营卫乃将,水道乃行也。若黄疸、谷疸、劳疸、黄汗、石水、色变于色,标见于皮者,猪为水畜,君以茅根,亦广《肘后》治水方法,但前方偏于向右,此更兼于从左。若《千金》解中酒毒,恐烂脏腑者,饮茅根汁,以涤中焦,还须佐以葛花,想更神异。若卒中五尸,致损生阳之属,为腹痛胀急不得息,上冲心胸,旁攻两胁,若魂礧然,牵引涌动尸鬼为害者,利以坚金,烧以茅火,追穷寻逐,令生阳以死死阴,壮百骸以转中气,助中气以起百骸,饵食肤受,罔不有功,藉用白茅,何咎之有,慎之至也。

紫菀《本经》中品

【气味】苦温,无毒。

【主治】主咳逆上气,胸中寒热结气,去蛊毒、痿蹙,安五脏。

【核】曰:出汉中、房陵山谷及真定、邯郸,近道亦有。三、四月布地生苗,其叶二四相连,五、六月开黄白紫花,根极柔润,色紫作节,宛若蕤缨之下垂也。白色者,即女菀,一名白菀。今人多以车前及旋覆根,赤土染过伪充,不可不慎。修事:去须、头及土,东流水洗净,蜜浸一宿,至明,拴火上焙干。款冬花为之使。恶天雄、瞿麦、藁本、雷丸、远志,畏茵陈。

先人云:《诗》曰菀彼柔桑,盖言茂也,故治郁结。当有五色,取色紫、味苦者,以治胸中寒热结气。胸中,肺部也。肺中有火,外发而为痿躄,内郁而为咳喘,及肺热叶焦,致五脏不安者。用其色以行肺用,用其气以散肺结,用其味以顺火性,倘无结气而用之。过泄肺气矣。

【参】曰:菀,郁也。解肺金郁以成名也。胸为肺部,寒热气结在中,致蛊毒、脏不安。上见咳逆,下见痿躄,菀从结心。解即分散,表解便利为外征。经云:金郁则泄之,解表利小水也。观息奔,及小便卒不得出,其义自见。设中虚,或肺金体衰者,宜斟酌投之。

赤火刑金,紫则水火合璧,故转行金用,火金水三缘交会,同一支派矣。然太阴开,结则阖,非含火大种子者,亦不转阖仍会开耳。

解从结心,如表解为上为下之分散;便利为下为内之分散;息奔为上为外之分散;小便卒不得出,为下为内之结象也。当虚其实,毋虚其虚。

瞿麦
《本经》中品

【气味】苦寒,无毒。

【主治】主关格,诸癃结,小便不通,出刺,决痈肿,明目,去翳,破胎堕子,下闭血。

【核】曰:瞿麦,即洛阳花萼,云石竹,及剪秋罗者谬矣。所在有之。茎细有节,高一二尺,叶似石竹,又似地肤,稍巅开花,有红、紫、粉、蓝,斑斓数色,结实如燕麦,内子紫黑而扁,只用萼壳,不用茎叶,一时同使,令人气噎及小便不禁也。修事:以苦竹沥浸一伏时,取出晒干用。蘘草、牡丹为之使。恶螵蛸。伏丹砂。

【参】曰:瞿,戟属。四矛为瞿。又四达为瞿。亦鹰隼之视为瞿也。麦者,实囊形相似尔。主明目去翳者,取鹰隼之能视;去刺决痈肿,破胎堕子者,取戈矛之四出;治关格、诸癃结、小便失利、不闭血者,取四达之通瞿,通因塞用,急方之通剂也。但气味苦寒,设非火热为本因,反成箪瓢之瞿耳。

贝母 《本经》中品

【气味】辛平,无毒。

【主治】主伤寒烦热,淋沥,邪气,疝瘕,喉痹,乳难,金疮,风痉。

【核】曰:贝母,一名勤母、空草、苦菜、苦花。出晋地、润州者最佳。今河中、江陵、郢、寿、随、郑、蔡、滁诸州亦有之。二月生苗,叶随苗出,如荞麦状,茎叶并青。七月开花,碧绿色,形如百合,斜悬向下,上有红脉,若似人肺。八月采根,根有瓣子,黄白色,如聚贝子。一种叶如栝楼而细小,子在根下,如芋子,正白色,连累相着而可分解。一种叶如韭而花色白,根子亦作两瓣也。修治:先于柳木灰中炮黄,擘去口中米许大心,再拌糯米同炒,俟米黄,去米用。勿用独粒,不作两瓣者,号丹龙精,阴阳左右,各十有二,两边分解者,各得其平,丹龙精仅独粒,则左难右难矣。误服令人筋脉永不收,唯黄精、小蓝汁服之可立解。厚朴、白薇为之使。恶桃花。畏秦艽、莽草、矾石。反乌头。

先人云:形如聚贝,独贵其母,若用空解,肺肝可施。

【参】曰,虽有多种,但苗叶别异,萼悉上昂,花悉下垂,此开机互阖,阖机互开,少阳胆之枢药也。根形如贝,色白味辛,以金为用,肝之肺药,肺之肝药也。乙太阴肺主开,厥阴肝主阖,靡不取决于少阳胆主枢者。如伤寒烦热,喉痹风痉,乃开机反阖,不能转开;如淋沥,乃开机反折,不能互阖;如乳难,乃不能为开;如金疮,乃不能为阖;如疝瘕,乃不能为开为阖也。贝母功力,能使阖者开,开者阖,阖折不能互开者,能使之互开;开折不能互阖者,能使之互阖;不能阖者,能顺其阖;不能开者,能顺其开;不能为开为阖者,能顺其为开为阖也。盖开与阖,莫不取决于枢,以为开阖故尔。

萼主垂而昂,花主昂而垂,此阴阳颠倒象,金木互交机也。其使之互交,令之颠倒者,谁主之耶?

女菀《本经》中品

【气味】辛温,无毒。

【主治】主风寒洗洗,霍乱,泄痢,肠鸣,上下无常处,惊痫,寒热百疾。

【核】曰:女菀,即白菀,与紫菀同类。紫白虽异,生成则一也。畏卤咸。

【参】曰:白菀与紫菀功用似同而异。紫主寒热气结在中,致病上中及下;白主风寒寒热,气结在枢,亦病上中及下,兼见内外开阖之象,故上下无尝,内外不定,菀从结枢,解即分散,则呕逆自开,泄痢自阖,惊痫自平,寒热自除矣。并偏于从枢解表,从枢利小水也。虽非金郁,设舍假泄金郁之法,亦难以从枢分解耳。

黄芩《本经》中品

【气味】苦平,无毒。

【主治】主诸热黄疸,肠澼泄痢,逐水,下血闭,恶疮,疽蚀,火疡。

【核】曰:出川蜀及河东、陕西,近道亦有。二月生苗,茎干粗如箸子,中空外方,叶色黄赤,四四作丛而起,花色紫,实色黑,根色黄。一种独茎者,其叶细长而青,两两相对,花、实、根色则一也。曰子芩,根圆;曰条芩,即小根之内实者;破者曰宿芩、曰片芩,即大根之内虚者,其腹皆烂,故有腐肠、妒妇诸名,谓妒妇心黯,芩腹心黑也。山茱萸、龙骨为之使。恶葱实,畏丹砂、牡丹、藜芦。得厚朴、黄连止腹痛;得五味子、牡蛎令人有子;得黄耆、白敛、赤小豆疗鼠瘘。

先人云:病从内实为证,诸热为因者,对待能空之芩,则内无实。内无实,则无诸热之因矣。

【参】曰:黄芩一曰腐肠,一曰内虚,有黄离之象。柔得乎中,体虚而用实也。茎中腐,乃腐化耳。故主腹肠诸热,实满于中,为黄疸澼痢,水停血闭失于腐化,反现腐败者,对待治之。恶疮、疽蚀、火疡,实者虚之,热者平之。若厚肠腹,并厚肌肉矣。

萆薢《本经》中品

【气味】苦平,无毒。

【主治】主腰脊痛强,骨节风,寒湿周痹,恶疮不瘳,热气。

【核】曰:萆薢,一名赤节,一名百枝。出真定山谷及河、峡、汴东、荆、蜀诸郡。作蔓生,苗叶俱青。叶有三叉,似山薯叶,又似绿豆叶。花有红、黄、白数种,亦有无花结白子者。根黄白多节。三指许大。大者如商陆,茎有刺者,根白实;无刺者,根虚软,软者入药最胜。一种叶似荞麦,子作三棱,根如山薯而体硬。市肆皆以土茯苓为萆薢,又以萆薢为狗脊者,误矣。薏苡为之使。畏葵根、大黄、柴胡、前胡。

先人云:根多枝节,故一名赤节。主关节之疾,甚相当也。顾萆薢之名,更宜于身之下矣。

【参】曰:草,覆蔽也;薢,解脱也。风寒湿相合成周痹,覆蔽经脉骨节之外,致腰脊骨节强痛,及恶疮不瘳热气,力可使之解脱。与狗脊功力似同而异,狗脊主关机失利于内,致筋脉劲强于外;萆薢主经脉劲强于外,致关机失利于内。虽咸从脾生,内外之情迥别耳。

天地解而雷雨作,雷雨作而百果草木皆甲拆,萌蘖自内,解孚从外也。《雷公炮炙论》序:一名竹木,亦以其有节也。主治溺多,溺多即白浊。此风瘅客脬,下焦失于决渎耳,力能通而解之,宜身之下,于此可见。

猪苓《本经》中品

【气味】甘平,无毒。

【主治】主痎疟,解毒,蛊疰不祥,利水道。久服轻身耐老。

【核】曰:所在有之。枫树苓也,皮黑肉白,坚实者佳。修事:铜刀刮去粗黑皮,东流水浸一夜,至明取出,细切,再以升麻叶对蒸一日,去叶,晒干用。

先人云:通利水道,原当先开玄府,斯上下通调,水始有用。

【参】曰:木之有余于气与脂者,唯松与枫焉。松则兼气与脂而咸有余;枫则余

443

气为苓,不复余脂为香矣。余脂为香,不复余气为苓矣。顾苓与香,各禀气与脂之体与用也。苓曰猪苓,形相似耳,猪为水畜,苓即木令。自上而下者,使之自下而上;自下而上者,使之自上而下。疟则金郁,蛊痓则土郁,癃闭则水郁,水郁则折之,土郁则夺之,金郁则泄之,苓则兼而有之,转气化之机衡故尔。

世知行水,未知折水,并夺土泄金。

茈胡《本经》中品

【气味】苦平,无毒。

【主治】主心腹肠胃中结气,饮食积聚,寒热邪气,推陈致新。久服轻身,明目益精。

【核】曰:出弘农川谷及冤句,今关陕、江湖近道皆有,以银州者为胜。银州,今宁夏卫也。十一月根竹白蒻,香美可食。二月苗长,茎青紫,微有白线,颇坚硬,叶似竹叶而稍紧小,亦有似邪蒿者,亦有似麦门冬叶而短者。七月开黄花,根淡赤色,似前胡而强。唯丹州者,结青子,与他处不同。其根似芦,头有赤毛如鼠尾,独窠而长者佳。银州者,根长尺许,微白而软,不易得也。修治:去须及头,银刀削去赤色薄皮少许,粗布拭净,勿令犯火,力便无效。

先人云:茈胡禀少阳之气,动于子而发于寅,故得从坚凝闭密之地,正中直达,万化为之一新。

【参】曰:凝极阳复之时,而香孕柔苗,体用之元始具矣。根即茈胡,一曰地熏。雷公云:银州生处,多有绿鹤、白鹤于此飞翔,谓香气直上云霄,故曰地熏。盖生值一阳元始,及气用功力,当入少阳,宣甲胆气用,自下而上,以奉春升之发陈。发陈即所以致新也。是以能升则具出,能出则具平矣。故味禀夏火之苦,气兼长夏之平。虽曰一阳,实含全体,不独自下而上,且可自内而外。如不能自下而上,则不得从内而外者宜矣。如已能自下而上,不能从内而外者,非所宜也。如寒热邪气,及饮食结积心腹肠胃中者,此陈也。若胡之囊物,而非所以成酝酿宣布转输决渎之府器也。茈谐此,此为彼对,亦即对待法也。会此枢机,种种功力,可类推矣。

胃府曰器,三焦曰名,寄临于此,受盛、腐化、决溃三者,三焦所司之职乎?

地榆《本经》中品

【气味】辛苦微寒,无毒。

【主治】主妇人乳产痓痛,七伤,带下,五漏,止痛,止汗,除恶肉,疗金疮。

【核】曰:生平原川泽。三月宿根布地作苗,独茎直上,高三四尺,对分出青色叶,似榆叶稍狭,细而长,边有锯齿。七月开花如椹,根似柳,外黑内红。根可酿酒,道方以之烧灰煮石。得发良。恶麦门冬,伏丹砂、雄、硫。

【参】曰:地,坤道也,至柔而动也刚,煮石成糜,足征刚而动矣。榆从俞,俞者,空中木,若舟楫之利,以济不通,故主脉道壅塞,致营血不能分流经隧,而为带下,五漏,乳产,汗出,种种证形,若乘木之有功也。

不但作舟楫,亦可作车乘,咸乘木之有功也。

合欢《本经》中品

【气味】甘平,无毒。

【主治】主安五脏,和心志,令人欢乐无忧。久服轻身,明目,得所欲。

【核】曰:生豫州山谷及益州、汴洛,所在山谷亦有。植之庭除,令人不忿。嵇康《养生论》云:合欢蠲忿,萱草忘忧。《古今注》云:欲蠲人忿,赠以青裳。青裳,合欢也,越人谓之乌赖树,《金光明经》谓之尸利洒树,俗谓之萌葛树也。干似梧桐,枝甚柔弱。叶如皂角,细而繁密,互相交结,每一风来,辄自相解,了不相牵。五月发花红白,上有丝茸。秋实作荚,子极纤薄。收采皮叶,不拘时月。修治其皮,削去粗皮,缓火焙炒。

先人云:阳动而开,阴静而合,此至和,此至安也。动而能静,开而必合,此方至和,此方至安也。若动不能开,静不能合,与动不能静,开不能合,斯不和,斯不安矣。合欢昼而阳舒,夜而阴合,静时交结,动不相牵,开合动静,咸得所欲,是得阴阳之正,既安且和,人心如此,何忿不蠲?

【参】曰:昼开夜合,以昼夜为呼吸者也。当安心肺之阳、肾肝之阴,并安中州,滋培后天者钦。和心志欢乐无忧者,以脏安则神安,神安则志溢,志溢则无恐惧忧悲矣。俨似卫气之出入,亦可安卫气之昼出于阳,夜入于阴。更安营气之周行经隧,镇定中州故也。息同天地,故久服轻身明目,皆得所欲。

呼出心与肺,吸入肾与肝。呼吸之间,脾受谷味,其脉在中。脾者,中州也。

惟脏安心和,故欢乐无忧。惟欢乐无忧,久之自身轻目明,而欲得矣。盖气郁闷则重滞,乐则飞扬而轻也。肝屈抑则目昏,乐则开爽而明也。心愁虑,则不能如意,乐则从心所欲,无弗得也。

秦椒《本经》中品

【气味】辛温,无毒。

【主治】主除风邪气,温中,去寒痹,坚齿发,明目。久服轻身,好颜色,耐老,增年,通神。

【核】曰:秦椒,花椒也。始产于秦,今处处有之,极易繁衍。其叶对生,尖而有刺。四月生细花。五月结青实,熟则红赤,大于蜀椒,其目不及蜀椒之光且黑也。恶栝楼、防葵,畏雄黄。

【参】曰:椒分秦、蜀者,含蓄者,自然酝藉;发露者,自然浅薄。不惟方域异,大小、牝牡有别也。秦地者,开花结实、实大于牝;蜀地者,无花作实,实小于牝。其色馨气味,精胜实肤,与温中通痹,主司形气则一也。但无花者,性深邃,力从内骨。横遍肤表,主益气而归肺。有花者,性舒徐,力从中脏,横遍皮毛,明目窍,坚骨余,主通神而归心为别异耳。盖中脏通乎神,故久服轻身,好颜色,耐老增年,通神也。

蘗木《本经》中品

【气味】苦寒,无毒。

【主治】主五脏肠胃中积热,黄疸肠痔,止泄痢,女子漏下赤白,阴伤蚀疮。

【核】曰:出汉中山谷及永昌、邵陵、山东诸处,今唯蜀中者皮厚色深为佳。树高数丈,叶似吴茱萸,又似紫椿,经冬不凋。皮外黄白,其里正黄,其根结块如松下茯苓,故根名桓檀。修治:削去粗皮,生蜜浸半日,取出晒干,再以蜜涂,文武火炙,令蜜尽为度。每蘗皮五两,用蜜三两。恶干漆,伏硫黄。

先人云:黄本土色,可及五脏肠胃之科。苦寒相结,能解热结致疾之本。故《本经》主治,热结两字为因,疸痔诸疾为证,五脏肠胃,皆部署也。

【参】曰:树高根结,经冬不凋,味大苦,气大寒,禀太阳高广之象,得太阳寒水之化,以待极阴中见之热,此秉土制为用,所以防水也。如是则气专力备,解五藏肠胃中缘热为因,致疸痔泄漏,阴伤蚀疮,种种证形,热解则清而愈矣。设散漫流注之火热,所当避忌,如火实类结,亦可假用火空则发之义耳。

蘗木高,蘗根结,而专精者皮,则皮具全木之体与用矣。

厚朴《本经》中品

【气味】苦温,无毒。

【主治】主中风,伤寒,头痛,寒热,惊悸,气血痹,死肌,去三虫。

【核】曰:出交趾、冤句及雒阳、陕西、江淮、湖南,川蜀山谷亦有之。近以建平、宜都及梓州、龙州者为上。木高三四丈,径一二尺,叶似槲叶,四季不凋。五、六月开花红色,结实如冬青子,生青熟红,实中有核,味颇甘美。木皮鳞皱,以肉厚色紫多液者,入药最良。修治:刮去粗皮,每斤用生姜汁八两,炙尽为度。若入丸散,用乳酥四两炙之。干姜为之使,恶泽泻、消石、寒水石。忌豆,食之动气。

先人云:厚为坤土之德,赤有离明之象,名之曰朴,犹未离乎木也。又云:苦是心火之味,温是心火之性,紫是心火之色,使之以姜,通神明也。

【参】曰:朴,皮也。以皮表木者,谓专精在皮,若所爱在外,敦厚以从朴也。气味苦温,色性赤烈,备火木之体与用者,盖火自木袭,从内而外,以司夏出横遍之令。故主寒风劲敛向内,而为头痛寒热。若惊则风扬,致令气上,悸则寒抑,致令气冲。或寒风合痹气血,外现死肌,内伏三虫者,俾之使通,即从内而外,以行夏出横徧之令耳。

梅实《本经》中品

【气味】酸平,无毒。

【主治】主下气,除热烦满,安心,止肢体痛,偏枯不仁,死肌,去青黑痣、恶肉。

【核】曰:梅叶皆似杏,叶端有尖,先春而花,凌霜傲雪,清芬袭人。其子青赤者,其材坚;其子青白者,其材脆。品类极繁,江梅遗核野生,不经栽接者,名直脚梅,凡山谷水滨,及荒凉迥绝之处,皆此本也。花小而疏瘦有韵,香烈,实小而硬。早梅,冬至前开,故得早名,要非风土之正。消梅,其实圆小多液,惟堪青啖。古梅,枝干樛曲,苍藓鳞封,苔须缀枝,几长数寸,绿丝风扬,飘飘拂人。重叶梅,花瓣数层,如小白莲,花房独出,结实多双,尤为瑰异。又绿萼梅、朱梅、百叶缃梅、鸳鸯梅、檀香、玉蝶诸品,皆堪清玩。若大庾岭梅,南枝已落,北枝方开,寒燠异土,迟早顿殊。入药以野生,及未经就接者为贵。修事乌梅,取青梅篮盛,置于突上熏黑。若以稻灰淋汁润蒸,则肥泽不蠹。白梅,取青梅盐汁渍之,日晒夜浸,十日成矣,久乃生霜。

【参】曰:梅,昧也。爽旦微明,春生之象也。先春而华,吸冰雪以自濡。色青味酸,入厥阴肝,肝色青,肝味酸故也。故主呿泄肾液,以润筋膜。经云:味过于酸,肝气已津,谭说酢梅,口中酸出,呿泄之力可征矣。是以对待水液焦涸,致热烦满闷,及上气令心不安,与偏枯不仁,致肢体痛,及死肌恶肉,青黑痣者,咸可濡以润之,藉子母更相生耳。

吴茱萸《本经》中品

【气味】辛温,有小毒。

【主治】主温中,下气,止痛,除湿血痹,逐风邪,开腠理,咳逆,寒热,杀三虫。

【核】曰:所在有之,江浙、蜀汉尤多,闽中者最胜。木高丈许,皮色青绿,枝柔而肥,叶长而皱,似椿叶,阔厚色紫。三月梢头开红紫色花,七、八月结实,累累成簇而无核,嫩时微黄,熟则深赤。一种粒大,一种粒小,小者入药。修事:去叶梗,每十两,用盐二两,投四斗东流水中,分作百度洗之,自然无涎,日干之,入丸散者。每十两,用醋一镒,煮三十沸,后入茱萸,熬干用。蓼实为之使。恶丹参、硝石、白垩,畏紫石英。

【参】曰:茱者,火胎于木;萸者,乙胎于甲;吴,其产也。故主寒中,其进甚锐,除逐痹闭,其退甚速。开发上焦,宣五谷味,熏肤充身泽毛,若雾露之溉,阳生气分之良剂也。故气下者自上,咳逆者自平,痹闭成虫者自杀矣。设中热人所当避忌,形寒饮冷者,为效颇捷。佐以黄连,用治淡阴,两得之矣。

第六帙

海螵蛸《本经》中品

【气味】咸,微温,无毒。

【主治】主女子赤白漏下,经汁血闭,阴蚀肿痛,寒热,癥瘕,无子。

【核】曰:近海州郡皆有。九月寒乌入水所化,越小满,则形小矣。形若革囊,口在腹下,八足聚生口旁,无鳞有须,两须如带甚长,设遇风波,即以须下碇,或粘作缆,故名缆鱼。能吸波噀墨,令水混黑以自卫也。《南越志》云:性反嗜乌,每自浮水上,飞鸟见之,以为死而啄之,乃卷取入水而食之,因名乌贼,转为乌之贼害也。故腹中血及胆,正黑如墨,可以书字,但逾年则迹灭,惟存空纸尔。世言乌鲗怀墨而知礼,谓之海若白事小吏也。外皮亦黑,内肉则白,背上只有一骨,形如樗蒲子而稍长,两头尖,色洁白,质轻脆,重重有纹,宛如通草,纹顺者为真,纹横者沙鱼骨也。修事:以血卤作水浸之,并煮一伏时,取出,掘一土坑,烧通红色,入螵蛸在内,经宿取出,其效加倍也。恶白及、白蔹、附子,能淡盐,伏硇、缩银。

【参】曰:背骨奇而无枝节,名曰螵蛸,形相似耳。上表坚薄如介,里理轻脆而通,盖维持者督,阖辟者任也。其口以腹,则其息以胎矣。吸波噀墨以自卫者,此即藏精起亟,阳以阴为用,卫转营为卫耳。主女子赤白漏下经汁者,辟者阖之也。血闭阴蚀肿痛,寒热癥瘕无子者,阖者辟之也。《别录》诸家,用治男子惊痫、痎疟、吐衄、热中、疮脓、痘疹。《内经》用治血枯,得之少年时,有所大脱血,或醉以入房,致中气竭,肝血伤,月事衰少,不以时至者。当病胸胁支满,妨于食,病至则先闻腥臊臭,出清液,先唾血,四肢清,目眩,时时前后血,病名曰血枯。佐以芦茹,和以雀卵,饮以鲍鱼汁,所以利肠中,及益肝血也,悉属营任之变眚,故相宜耳。

月事衰少,在女子即月事不以时下,在男子即精气不以时溢泻矣。

海藻《本经》中品

【气味】苦咸寒,无毒。

【主治】主瘿瘤结气,散颈下硬核痛,痈肿,癥瘕坚气,腹中上下雷鸣,下十二水肿。生浅水者,叶细钟水液之气浅;生深水者,叶大钟水液之气深。

【核】曰:出东海海岛。有大小二种:小者,名马尾藻,生浅水中,宛如马尾;大者,名大叶藻,生深水中,叶大如藻。海人以绳系腰,投水取之。五月后,不可取,恐大鱼伤人也。修事:用生乌豆、紫背天葵,同煮一伏时,晒干用。反甘草。

【参】曰:海藻生海中,横陈于水,若藻濯然。一名蔛,海中之水藻也。一名罗,水草之有文也。一名纶,生浅水而叶细。一名组,生深水而叶大。《尔雅》云:纶似纶,组似组,东海有之,正谓二藻也。盖海,晦也。主承秽浊,水黑如晦也。藻善条畅,不以晦浊碍衍漾,故主经络肉理,有失次第浅深,致气结成瘿瘤,及颈下硬核,或气坚成癥瘕痈肿,及腹中上下雷鸣,亦咸以软之,坚结自释矣。十二经水,皆止而盈,海纳百川,止而不盈,尾闾泄之是也。

淫羊藿《本经》中品

【气味】辛寒,无毒。

【主治】主阴痿绝阳,茎中痛,利小便,益气力,强志。

【核】曰:出上郡阳山山谷,江东、陕西、泰山、汉中、湖湘间皆有。一根数茎,茎细颇坚,高二三尺,一茎三桠,一桠三叶,长二三寸,如豆藿,叶如杏叶,面光背淡,边有细齿,薄而有刺。四月开花白色,亦有紫色者。碎小独头,经冬不凋,根似黄连,色紫多须,即仙灵脾也。景曰:西川北部,有兽曰淫羊,与山羊无异,日群百遍,盖食此藿所致也。羊食之而淫,故曰淫羊,若以为川北有淫羊似乎曲为之解矣。又名仙灵脾,当是取其益气力,强志而名之耳。读此真可信,夫人死为羊,羊死为人,否则胡同业相感如此。修治:取生处不闻水声者乃良,以夹刀夹去叶之四畔花枝,每斤用羊脂四两拌炒,待脂尽为度。薯蓣、紫芝为之使。得酒良。

【参】曰:羊性善群,淫羊功力相似,藿则以形举也。茎高二三尺,细紧劲直,经冬不凋,可想见其作用矣。一茎三桠,一桠三叶,具巽木生成之数,助长厥阴之用,坚固淫业者也。但不可久服,以有余于用,不足于体,令人无子故也。两手相摩,中有暖出,淫为因火为果,理固然矣。

青蒿《本经》中品

【气味】苦寒,无毒。

【主治】主疥瘙痂痒恶疮,杀虱,治留热在骨节间,明目。

【核】曰:生华阴川泽,所在有之。得春最早,望春便发。茎如指肥,叶极纤细,色并青翠,似茵陈蒿而背不白。至夏渐高五六尺许,秋深开细淡黄花,花下结子如粟米,茎柔韧,根白硬,苗叶花实,并芬芳特胜,功力亦相若也。《笔谈》云:青蒿一类,自有二种:一黄色,一青色。青者入药,即《本经》所指青蒿,亦有所别。陕西银绥间,见青蒿丛中,时有一两窠,迥然特青如松桧,翠碧可观。至秋余蒿转黄,此蒿翠碧更倍,古人取深青者为胜,恐即此蒿,独得蒿力之专精者也。不然,诸蒿何尝不青,但青而色淡。雷公云:凡使,惟中为妙,到膝即仰,到腰即俯。使子勿使叶,使根勿使茎,四件若同使,翻然成痼疾。修事:其叶,或茎实,用七岁儿七个溺,浸七日七夜,取出,晒干用。

【参】曰:蒿青而高,纤柔整密,望春便发,少阳胆药,发陈致新之宣剂也。其味苦,已出乎阳,其气寒,未离乎阴。阴中之阳,阳中之枢象也。盖少阳胆主骨,故对待骨节间留热,若皮肤分理间,疥瘙痂痒恶疮,亦属留热所致,皆陈也。宣发发陈,陈发则新至矣。主明目者,以肝胆开窍于目,不唯发陈,且拂尘矣。君子蒿目,其斯之谓欤。

干姜《本经》中品

【气味】辛温,无毒。

【主治】主胸满咳逆上气,温中,止血,出汗,逐风湿痹,肠澼下痢。生者尤良。久服主臭气,通神明。

【核】曰:出汉、温、池州,江西、浙江诸处。宜原隰沙地。四月种种,五月生苗,如嫩芦,而叶稍阔,两两相对,恶湿洳,而畏日,故秋热则无姜。设一茎稍霉,则根病矣。社前后,新芽顿长,如列指状,一种可生百指,皆分歧而上,即宜取出种姜,否则子母俱败。母姜作种,子姜顿长,母姜便宜,取出即子母更相生长之意。秋分采芽,柔嫩可口;霜后,则老而多筋,干之,即曰干生姜。干姜者,即所取姜种,水淹三日,去皮,置流水中,漂浸六日,更刮去皮,然后晒干,入瓷缸中,覆酿三日乃成,以白净结实者为良。白净结实具金之色与形,乃能存金之味,尽金之用。故人呼为白姜,入药则宜炮用。

先人云:辛温夏长,色相微红,具火大之力。通心王之令,若降下之阴不及,酝藉之德稍逊者,所当避忌。点火成金,金复归火,循环之理,非拟议所到。又云:血病有二阳乘阴而血溢者,其治在阳,以寒待之。阴乘阳而血溢者,其治在阴,以温待之。

【参】曰:薑,疆也,界也。如营卫气血,阴阳表里,逾越疆界者,能使之各各旋归,有如捍御外侮之侵犯边疆者。味辛气温,宣发生阳之气,充益火大之源,以消阴翳冷气,寒酸木僵,设火毒炽盛,岂堪僭服。尽金之性,所以全火之用,乃能备暖热之火体,以火缘物以显用,因用以见体故也。

故治胸满咳逆之因肺气浮越;血衄妄行之因阴气乘阳;尝自汗出之因营弱卫强;风湿成痹之因气不宣通,肠澼下痢之因脾胃虚寒,致水谷失于游溢。生者宣发,干者温中,去臭气者,生阳能辟浊阴也,生阳宣发,即通神明之验耳。游溢水谷,正疆界所司之事。

金曰从革,从革作辛。姜以辛胜,禀庚辛之味独专。新秋前后,三庚曰三伏,正所以缓火刑也。秋热,则烁金殆甚,金且难于从革,从革更难作辛矣。故秋热则无姜,姜之畏曰,亦此意也。

苦参《本经》中品

【气味】苦寒,无毒。

【主治】主心腹结气,癥瘕,积聚,黄疸,溺有余沥,逐水,除痈肿,补中,明目止泪。

【核】曰:生汝南山谷及田野间,近道处处有之。苗高三四尺,叶青色细碎,极似槐叶,春生冬凋。花色黄白,七月结角,如莱菔荚,内有细子二三粒,如小豆而坚。根三五料并生,长五七寸,两指许大,色黄褐,味极苦。生河北者,无花无子,苗茎根叶,皆相若也。五、六、十月,采根曝干。修事:用糯米浓泔汁浸一宿,有腥秽气浮在水面上者,须重重淘过,即蒸之,从巳至申,晒干用。玄参为之使,恶贝母、菟丝子、漏芦,反藜芦。

【参】曰:苦者,言其味;参者,言其功力相参上下内外也。炎上作苦,故一名陵节,一名岑茎。苦性走下,故一名地槐,一名野槐,苦能入骨,故意名苦骨,一名虎林。复名水槐、菟槐、苦藨者,禀水曰润下之寒化尔。合从至阴,对待火热为因,积聚为证者也。更观根生三五并立,亦苦三相参,伍相伍,故得自参以上,明目止泪,自参以下,逐水余沥。自参以外,除痈肿黄疸。自参以内,破结气癥瘕,盖心腹居中,积聚火热,斯成众眚,对待火热,所以补中,方能参乘上下,以及内外,参之功用大矣。

知母《本经》中品

【气味】苦寒,无毒。

【主治】主消渴热中,除邪气,肢体浮肿,下水,补不足,益气。

【核】曰:出濒河、怀、卫、彰德、解州、滁州、彭城诸处。二月宿根再发,四月开花,色青如韭,八月结实,根至难死,掘出随生。修治:槐砧上剉细,木臼捣烂,勿犯铁器。

【参】曰:知母,天一所生,水德体用具备者也。故主濡润燥涸,对待热中,除邪气,肢体浮肿,润下水道者也。设舍肺金之母气,难以游溢转输矣。何也? 母气之藏真高于肺,以行营卫阴阳,乃能游溢通调,转输决渎耳。盖益气者,亦母益子气;补不足者,亦母能令子实也。原夫金为水母,知母者,如子知有母也。别名蝭母、蚳母者,依母彰名也。儿草、儿踵、昌支者,由母命名也。水浚、水参、水须者,离母立名也。连母者,正显子连母义。货母者,即子母递迁以成变化也。知此则立名之义,或远取物,近取身,可深长思矣。

白薇《本经》中品

【气味】苦咸平,无毒。

【主治】主暴中风,身热,支满,忽忽不知人,狂惑邪气,寒热酸疼,温疟洗洗,发作有时。

【核】曰:出陕西及舒、滁、润、辽诸州,近以山东沂、濮、莒、莱诸州者称胜。茎叶俱青,颇类柳叶。六、七月开红色花,遂结实。根似牛膝而细,长尺许。色黄微白,芳香袭人者,白薇也;色白微黄,折之易断者,白前也。修治:用糯米泔浸一宿,去髭,槐砧上锉细,蒸之,从申至巳,晒干用。恶黄耆、大黄、大戟、干姜、大枣、干漆、山茱萸。

【参】曰:白薇,别名白幕。白者,金色,坚刚之体也。微者,隐也,隐身而行。幕者,军行之幕,以隐身也。此指能治因所治证,以诠名耳。气平,味苦咸,平则不上不下,敦土德化,御所不胜也。炎上作苦,苦性走下,苦能入骨,润下作咸,咸性走血,咸能坚,从巅及踵,沦肤彻髓,靡不周到者也。谓所胜因,善行数变,亦靡不周遍故也。故主因于暴风,惟其卒暴,故不觉其所从来。隐身而为身热肢满,忽忽不知人,狂惑邪气,寒热酸疼,此风气留其处,故隐身而尝在也。或隐身而行,而为温疟洒洒,发作有时,此风并卫居,随卫气之昼行于阳,夜行于阴,沉以内薄,故发有期,而时作时休也。此皆暴风数变之证,金以制之,制所胜也。《别录》主淋露遗尿,即风隐膀胱也。若水气精损,即风隐于肾,致令肾虚精涸,肾虚水泛也。若忽如死人,即风隐于血,致令血厥也。若温病多眠,即风隐于脉道,致令卫气不得昼行于阳也。若痉则风隐于筋,惊则风行致令气上也。咸以暴风为因,寒则非所宜矣。

紫草《本经》中品

【气味】苦寒,无毒。

【主治】主心腹邪气,五疸,补中,益气,利九窍。

【核】曰:出砀山山谷及楚地,今出襄阳,多从南阳新野来。二月逐垄下子,苗似兰香,赤茎青节,紫花白实,其实秋月乃熟也。春社前后采根,头有白毛如茸,以石压扁,暴干,收时忌人溺及驴马粪,并烟气,能令根黄。如未花时采取,根色鲜明;如已作花,根色黯恶,染色亦不堪用也。修事:每斤用蜡二两,熔水拌蒸,水尽为度,去头,并两畔髭,细锉用。

先人云:紫草色胜,盖肝主色,而肝之色,又从风化。凡病变于色者相宜,然肝疏二便,饵之大小便利为外征也。

【参】曰:紫,间色,水乘火色也。气寒味苦,臭芳性洁,禀水气澄湛之体,捍格之用。主心腹浊邪热气,郁作五黄,损气闭窍者,力能捍格而澄湛之。《别录》广心腹邪气及肿胀满痛,利九窍,及通水道。若儿疮,即热浊于血;面皯,即热浊于气于色耳。蕲阳广儿疮及斑疹豆毒,活血凉血,以利大肠。《经验方》云:痘疮三日,隐隐将出,色赤便闭者相宜。曾世荣云:脾实协热者可用,脾虚协寒者不可用。慎之,慎之。

儿医用药尚新,无暇察色问证,详确病因,致死生存亡,莫之能测。曾世荣及《经验方》言简意尽,德庇后世。

葱茎白《本经》中品

【气味】辛平,无毒。

【主治】作汤,主伤寒寒热,中风,面目浮肿,能出汗。

【核】曰:所在有之。凡四种:山谷者,曰茖葱。陆地者,曰胡葱、冻葱、汉葱。汉葱,一名木葱,茎薄味淡,春时开花,作子卒黑而三瓣;冻葱,一名冬葱,又名慈葱,或名大官葱,茎柔而香,不结子,分茎栽莳,夏衰而冬盛;胡葱,茎叶粗硬;茖葱,似胡葱而稍细。茖葱疗病,冻葱入药最美也。

【参】曰:白根层理,绿茎空中,上达横遍,阳气前通之象也。臭腐中具大神奇,故种种功力不可思议。以能前通阳气,自然遍周四大,则心肝脾胃、爪生发长,筋转脉摇,诚合明了。方之奇方、急方,剂之宣剂、通剂也。故主阳气闭塞,致寒风外侮,作汤荡涤之,前通阳气,扬液为汗也。先人云:葱叶离白转大,去根气味更胜,故从根柢,直彻巅顶。仲景云:少阴病面赤者,四逆汤加葱白主之。先人云:阴经面赤,谓之戴阳。葱白不离于阴,以通阴中之阳也。蕲阳云:葱管吹盐入玉茎内,治小便不通及转胞。先人云:虽是吹入,实是透出;虽是下通,实是上达。《活人书》云:头痛如破者,连根葱白半斤,佐生姜二两,水煮温服。先人云:病头用根,欲从甲乙,直作丙丁,邪始净尽。《深师方》云:胎动下血,痛极抢心,葱白煮浓汁饮之,未死即安,已死即出。先人云:葱白虽通阴分之阳,其机轻捷,使邪遽出,无容留碍,故中气无损,妊娠为宜。宗奭云:葱主发散,多食昏神。先人云:发散心王之邪,其机数数,宁免自伤。又云:其气开出,当入太阴,其性通明,当入阳明,倘阳明阖机不及者,投之为害不浅。又云:卒中闷绝,多属阳气闭塞,葱力内开骨节,外达毫窍,下及趺踵,上彻巅顶,可使生阳遍周四大。若出入之神机废弛,无能为矣。

泽兰《本经》中品

【气味】苦微温,无毒。

【主治】主乳妇内衄,中风余疾,大腹水气,四肢浮肿,骨节中水,金疮,痈肿疮脓。

【核】曰:所在有之,多生水中。二月生苗,茎方节赤,四叶相值,叶似兰草,但不甚香,枝叶间微有白毛为异。七月作萼,色纯紫,开时色紫白。根色青紫,与兰草亦相类也。修治:细锉,以绢囊盛之,悬于屋之南畔角上,阴干取用。

【参】曰:泽兰生水中,乃水气所聚,澄洁水体,宣通水用者也。故主乳妇内衄,大腹水肿四肢浮肿,骨节中水,及金疮痈肿疮脓,悉属体失澄洁,用失宣通,其辟不祥,与中风余疾,皆体用功力耳。

白鲜根皮《本经》中品

【气味】苦寒,无毒。

【主治】主头风,黄疸,咳逆,淋沥,女子阴中肿痛,湿痹死肌,不可屈伸起止行步。

【核】曰:出河中、江宁、滁州、润州,而蜀中者为胜。苗茎都青,叶色稍白,如槐叶,亦如茱萸叶。四月开花淡紫色,似小蜀葵花。根似小蔓青,皮黄白而中实。气臭正似羊膻也,春采者坚白,夏采者虚恶。恶螵蛸、桔梗、茯苓、萆薢。

先人云:膻者肝之臭,当入肝,为肝之用药,从治风气者也。亦可入脾除湿,脾以肝为用耳。

【参】曰:白曰金,鲜曰腥,金之色与臭也。又不以寿终者曰鲜,欲以寿终,当首戒鲜。故唯春采者坚白,夏采者虚恶。以方生则力锐,形腐则气萎而力不专矣。味苦气寒,对待以热为病,以风为本,如风中头而标头风;郁肌层而标黄疸;入毫窍而标咳逆;客膀胱而标淋沥;侵阴中而标肿痛;更合湿曰痹,如痹肌而标死肌;痹筋而标不可屈伸及起止行步不正也。设合寒本,气味不相投矣。

山茱萸《本经》中品

【气味】酸平,无毒。

【主治】主心下邪气寒热,温中,逐寒湿痹,去三虫。久服轻身。

【核】曰:生汉中山谷及琅琊、冤句,今海州、兖州,近道诸山中亦有。木高一二丈,叶如梅而有刺。二月开花如杏。四月结实如酸枣,深赤色。一种叶干花实俱相似,但核有八棱,名雀儿苏,别是一种,不堪入药。修治:以酒润去核,缓火熬干,勿误食核,令人滑精。蓼实为之使。恶桔梗、防风、防己。

先人云:酸温津润,合从水藏之精液亦非自力所能致,必欲待人待时而兴者。木胎于火,与龙从火里得,别是一法,此正五行相袭,四时之序也。

【参】曰:茱谐朱,谓木胎火,含阳于内也;萸谐臾,谓冤曲从乙,木之性也。春半开花,夏半结实,色赤味酸,入肝之体,肝之心药也。心下为寒热所搏则火失暖热性,茱萸温中,对待治之。痹逐虫去而身轻矣。客曰:肝主疏泄,癃闭者当用茱萸。《别录》止小便利者,何也?颐曰:此肝用太过,茱萸补体,使体用均平耳。

赤小豆《本经》中品

【气味】甘酸平,无毒。

【主治】主下水肿,排痈肿脓血。

【核】曰:赤小豆,《广雅》称苔。苏恭单称赤豆。叶曰藿。近世咸用赤黑相间之草实为赤小豆者,谬甚矣。此豆以紧小而赤黯色者,入药最良,稍大而鲜红及淡红色者,仅堪供食,并不疗疾。俱于夏至后下种,苗科高尺许,枝叶似豇豆叶,微圆峭而小。至秋开花,亦似豇豆花,淡银褐色而有腐气。荚长二三寸,似绿豆荚而稍大,皮色微白带红。三青二黄时,收之可食。入药用者,必须老赤也。

【参】曰:豆为肾水之主谷,赤小者,又为肾之心物,水之用药矣。故主水用不行,致作水肿及痈脓尔。《别录》广之治寒热,热中消渴者,以寒本之气,入通于肾,而病热标之,亦肾气不周于胸,消渴引饮也。泄利癃闭,正水无用,腹满为枢机转阖,吐逆卒澼,为开阖两持。仲景用赤小豆汤疗伤寒瘀热在里,身必发黄之义,可默悟矣。

大豆黄卷《本经》中品

【气味】甘平,无毒。

【主治】主湿痹筋挛,膝痛不可屈伸。

【核】曰:造黄卷法:壬癸日,以井华水浸黑大豆,候芽长五寸,干之即为黄卷。用时熬过,服食所需也。

【参】曰:大豆作黄卷,比之区萌而达蘖者,长十数倍矣。从艮而震,震而巽矣。自癸而甲,甲而乙矣。始生之曰黄,黄而卷,曲直之木性备矣。木为肝脏,藏真通于肝,肝脏筋膜之气也。大筋聚于膝,膝属溪谷之府也。故主湿痹筋挛,膝痛不可屈伸。屈伸为曲直,象形从治法也。

水银《别录》中品

【气味】辛寒,有毒。

【主治】主疥瘘,痂疡白秃,杀皮肤中虱,堕胎,除热,伏金银铜锡毒。熔化还复为丹,久服神仙不死。

【核】曰:原名澒,一名汞,汞与澒同,《纲目》名灵液,《药性》名姹女,此丹灶家言也。古采符陵平土,今采秦州、商州、道州、邵武军者。《淮南子》言:弱土之气,御于白天生白礜,白礜生白澒。陶弘景言:是出朱砂腹中者佳,亦有别出沙地,色青白者,为之生澒,或朱砂粗末,或山石折裂,采其砂石,烧煅成者,色小白而浊,皆不及生澒之能应化无方也。陈霆《墨谈》云:拂林国,当日没处,有澒海,周匝七八十里,国人取之,近海十数里,掘坑堑数十方,乃使健夫骏马,遍体粘贴金箔,行近海隅,日光晃耀,澒则滚沸如潮,涌逐而至,若琥珀之遇芥,磁石之见铁,盖澒以金为食也。遂回马疾驰,俟涌逐之势渐缓,遇坑堑则溜积于中,否则人马亦为之裹没矣。取得此品,合香草煎制,便成白金,为丹家至宝。世用熟澒烧炼,经数十百世,曾未成丹者,以熟澒气去形存,名曰阴符,又曰死尸,徒消年岁,终不可得也。一种草澒,法用细叶马齿苋,先以槐木槌熟,向日东作架,曝二三日,经久更善,乃烧灰存性,置瓦瓮中,封固瓮口,埋土内四十九日,则澒成矣。每苋百斤,可得澒三两,或十两。胡演《丹药秘诀》云:取朱砂澒法,用瓷瓶盛朱砂,不拘多寡,以纸封瓶口,香草汤煮一伏时,先于地上,掘一土坑,置一铁盘于坑内,次以瓷瓶倒复盘内,遂用盐泥,封固近盘瓶口,更筑实以土,露瓶下节之半于土上,围以栗炭,煅二炷香,火息气冷,澒自流溢盘中矣。每朱砂末一斤,可得澒十两。旧坑明透好砂,可得澒十五两。邕州溪洞,烧取极易,以百两为一铫,铫之制似猪脬,外糊厚纸数重,贮之即不走漏。若散失在地,以川椒末,或茶末收之,或真金,及鍮石引之即上。嘉谟云:去澒之砂魄,名曰天琉,丹灶家用之。修事:勿用草澒,并旧朱漆中烧出者,或经别药制过者,或死尸中流者,误服为毒甚深,不可不辨。必取生澒,但不易得,唯砂末烧取者,乃可用之,用紫背天葵、夜交藤汁,同煮一伏时,以去其毒。修事十两,二汁各用七镒。宗奭云:澒得铅则凝,得硫黄则结,铜得之则明,灌尸中则后腐,以五金置其上则浮,得紫背天葵、紫河车则伏,得川椒则收。可以勾金,可以涌泉,匮盖藉死,澒气也。并枣肉研乳则散,别法制之,则成腻粉、粉霜。吐唾研之,可死虫虱也。土宿真君云:荷叶、松叶、松脂、谷精草、萱草、金星草、瓦松、夏枯草、忍冬、葲荢子、雁来红、马蹄香、独枝莲、水慈姑、万年青、苍耳草、陆六藤、白花充蔚,皆能制汞。龙从火里得,金向水中求,不须他方寻觅矣。

【参】曰:水银,似水如银也。原名澒,澒从水项声,音为水银澒,俗作水银汞者谬矣。澒者,天地鸿洞,未分之象也。故澒含水而流,含风而动,含火而镕,含地而坚,显诸木而色华青,显诸火而还丹赤,显诸土而峭粉黄,显诸金而凝霜白,显诸水而结砂玄。随合仍分随分仍合,遍周四大,攒簇五行,神仙不死药也。顾注留九窍,死且不朽,况饵服者乎? 故对待生欲速朽者,为疹瘘,为痂疡白秃,杀皮肤中虱,其功特著。有言气寒为阴金之属者,恐失体用相荡之为性矣。

石硫黄《本经》中品

【气味】酸温,无毒。

【主治】主妇人阴蚀,疽痔恶血,坚筋骨,除头秃,能化金银铜铁奇物。

【核】曰:出东海牧羊山谷及太行、河西山,今南海诸番、岭外州郡亦有,不及昆仑、雅州、舶上来者。此火石之精,矾石之液也。所在之处,必有温泉,作石硫黄气。

以颗块莹净,光腻色黄,嚼之无声者弥佳。夹土及石者,不堪入药。一种赤色者,曰石亭脂;青色者,曰冬结石;鹅黄色者,曰昆仑黄;半白半黑者,曰神惊石,并不堪用。又有一种水流黄,出广南及资州,从溪涧水中流出,以茅收取熬出者曰真珠黄,气极腥臭,堪入疮药。一种土硫黄,出闽漳,对海有山,名鸡笼头,刮取山边砂土,日中曝干,和牛脂煎研,去砂土,漉出清汁,干之,即土硫黄也,入药亦佳。修事:先以莱菔剜空,置硫黄于莱菔空内,合定,用稻糠火煨熟,去其臭气,再以紫背浮萍,同煮一日,消其火毒;更以皂荚煎汤淘之,去其黑浆。曾青为之使,畏细辛、飞廉、朴硝、铁、醋。

【参】曰:石硫黄,偏得山石剽悍之性,阳燧为体,动流为用者也。气禀火温,味兼木酸,盖木从火得,风自火出故尔。合入厥阴,从乎中治,故主阴蚀疽痔,及恶血为眚,无以奉发美毛,正骨柔筋者,悉属阴凝至坚,对待治之,阳生阴长,阳杀阴藏矣。化金银铜铁奇物,此火之精,矾之液耳。

厥阴之上,风气主之,中见少阳,少阳相火也。

白马阴茎《本经》中品

【气味】甘咸平,无毒。

【主治】主伤中脉绝,阴痿不起,强志,益气,长肌肉,肥健,生子。

【核】曰:马生云中,白者入药最良。云中,今大同府。东南者弱劣不堪用耳。孕十有二月而生,应阴以纪阳也。盖阴合于八,八合阳九,八九七十二,二主地,地主月,月精为马,月数十二,故十有二月而生。月度疾,故善走也。一岁曰𬳼音还,二岁曰驹,三岁曰𫘝,八岁曰𬴂,八岁一变,故从八也。欲知其岁,以齿别耳。种类虽多,咸以色取。如《尔雅》云:小领盗骊,绝有力骏,膝上皆白惟馵音志,四骹交膝下也皆白驓,四蹄皆白首,前足皆白騱,后足皆白翑,前右足白启,左白踦,后右足白骧,左白馵,骊𢾅䭹色黑马白腹騝,骊马白跨跨髀关騵,白州骣窍也,尾本白騝,尾白驉,豹额白颠,白达达鼻茎也素县,面颡皆白惟駹音庞,回毛在膺宜乘,在肘后减阳,在干干胁也弗方,在背阕黄,逆毛居驈,騥牝,骊牡,玄驹,裹駼。牡曰骘音质,牝曰骒,骊白驳,黄白騜。骊马黄脊骏,骊马黄脊驑。青骊骃,青骊驎驒,青骊繁鬣騥。骊白杂毛鸨音襃,黄白杂毛駓,阴阴浅色白杂毛駽,苍白杂毛雅,彤白杂毛駮。白马黑鬣骆,白马黑唇駩。黑喙騧,一目白瞯,二目白鱼。如宗庙齐毫,戎事齐力,田猎齐足,此言所尚,如騊駼,野马,駮如,锯牙,食虎豹,騉蹄趼善升甗,騉駼枝蹄趼善升甗,此属异品。凡相马者,先除三羸五驽,乃相其余,肝欲得小,耳小则肝小;肺欲得大,鼻大则肺大;脾欲得小,膁小则脾小;心欲得大,目大则心大。又云:眼欲得有紫艳,口欲得有红光,上唇欲得缓,下唇欲得急,上齿欲钩,钩则寿,下齿欲锯,锯则怒,脊欲大而抗,额欲方而平,喉欲曲而深,胸欲直而出,免间欲启,虎口欲开,升肉欲大而明,辅肉欲大而朗,耳欲如劈竹,睛欲如悬铃,头欲高如剥兔,项欲起如飞龙。又云:人眼鸟目,鹿背麟腹,虎胸龟尾,擎头如鹰,垂尾如彗。又云:望之大,就之小,筋马也。望之小,就之大,肉马也。前视见目,旁视见腹,后视见足,骏马也。毛束皮,皮束筋,筋束肉,肉束骨,五者兼备,天下之马也。又云:口中红白间色者寿,鼻中红色如朱点书者寿,眼中赤色如字形者寿,动则逸,静则殃。起先前足,卧先后足,尝卧则病,尝立则安。有肝无胆者,畜生于午,禀火气而生者马,火不能生木,故有肝无胆,胆者木之精,木脏不足,故食其肝者死。修事:取银色无病白马,春月游牝时,力势正强者,生取,阴干百日,用时以铜刀破作七片,将生羊血拌蒸半日,晒干,粗布拭去皮,及干血,锉碎用。

【参】曰:《本经》取马以白为良,故五畜以马为金也。盖十二辰午为马,谓阴始生于午,六阳之化,太阴之属也。是主手太阴肺,足太阴脾,藏真濡于脾,脾藏肌肉之气也。故主长肌肉而肥健,藏真高于肺,以行营卫阴阳也。故主伤中绝脉而益气,若强志有子,为水藏事,水以金为母,土为制,制则化生耳。若主阴痿不起,正阴始生于午,自强而不息,应阴以阳纪也。

牡狗阴茎《本经》中品

【气味】咸平,无毒。

【主治】主伤中,阴痿不起,令强热大,生子,女子带下十二疾。

【核】曰:狗有三,守狗、猎狗、豢狗也。在禽为娄,卦为艮,五行为木,十二子为戌,斗精所生也。七九六十三,阳气生,故狗三月而生也。三子曰猈音宗,二子曰狮,一子曰獥音祈,末成曰毫。《尔雅》云:狣音沼,尨音庞狗也;尨,犬多毛也。獢音献,犬吠不止也。猎,犬知人心所使也。犴音兴,健犬也。狄,赤犬也。猇,白犬也。狡,小犬也。獹,黑色,韩良犬。猣音鹊,黑白,宋良犬也。犿音弁,逐虎犬也。穷奇,驱妖神狗也。长喙曰猲音敛,短喙曰猲音歇。去势曰猗。高四尺曰獒。狂犬曰猘音折。善守者喙长,善猎者喙短,供馔者体肥,入药者守狗也。猎者搏食,守者苟食,性险而出,警吠止御,故艮为狗,艮阳在上故也。豺见之跪,虎食之醉,食木鳖则死。辽东有鹰背狗,产必三卵,一鹰,一雕,一犬,以禽乳兽,类化生也。又老木之精,状如狗,色黑无尾,烹之可食,无情化有情,精灵之变也。《荆楚记》云:鸡寒狗热。畏杏仁,反商陆。合蒜食损人,同菱食生癫。犬不炙食,令人消渴;妊妇食之,其子无声。热病后食之,卒杀人也。病犬、狂犬、自死犬,有大毒。悬蹄之犬,赤股而躁者,其气臊;犬目赤者有尸毒,不则欲狂而尾垂矣。

【参】曰:犬象形。孔子曰:视犬字如画。韩非云:蝇营狗苟。狗苟,故从苟也。

《埤雅》云:犬猎狗狩,狩以守之,猎以逐之。孔子曰:狗,叩也。叩气吠以守也,其群以时,言能守也。对待不知持满,以欲竭精,致伤中阴痿不起者。功能警御严守,令强热大,必持其精气满溢而写则生子矣。女子带下十二疾,可默会矣。

代赭石《本经》下品

【气味】苦寒,无毒。

【主治】主鬼疰贼风蛊毒,杀精物恶鬼,腹中毒邪气,女子赤沃漏下。

【核】曰:出代郡,及姑幕。《北山经》云:少阳之山,中多美赭。《西山经》云:石脆之山,灌水出焉,中有流赭。《管子》云:其山有赭,其下有铁。处处山中亦有之,西北者为良也。生山峡中者,赤红青色而有泽,上纹如浮沤,俗呼丁头赭。修事:细研,以腊水重重飞过,水上有赤色如薄云者去之。澄净去水,再以茗汁煮一伏时,取出,研万余匝用。铁铛烧赤,下白蜡一两,待化,投新汲水冲之,再煮一二十沸,取出,晒干用。

先人云:去浮赤,夺其先声;烹白蜡,培其根本;肝与血,大获保任矣。

【参】曰:《灵枢》称卫气为帅气。隐居称大赭为血师,则大赭当为营气之司命矣。帅气卫外,左右二十有四,而营队居中,设无血帅,谁主司命乎。经云:命曰营气,以奉生身,莫贵乎此。先人云:鬼疰三证,大为生气之害,然必伏匿阴血中,乃肆毒恶。赭色丹青,承宣君相火,为血帅保任,仍令就规矩,会尺寸,以合五十营,奉身生气如尝,营血安堵如故矣。

戎盐《本经》下品

【气味】咸寒,无毒。

【主治】主明目,目痛,益气,坚筋骨,去毒蛊。

【核】曰:戎盐即青盐,亦赤盐也。史书言房中盐有九种:曰白盐、食盐、黑盐、胡盐、柔盐、赤盐、驳盐、臭盐、马齿盐,而戎盐即胡盐。《日华》一名羌盐,《唐本》一名秃登盐,《大明》一名阴土盐。生河崖山之阴土石间也,大小不尝,形作块片,间有方棱,或如鸡卵,或如菱米,坚结似石,色玄紫白,味不甚咸,臭若鰕鸡之气,烧之不鸣诧者是也。《凉州异物志》云:姜赖之墟,今称龙城。刚卤千里,蒺藜之形。其下有盐,累棋而生。又云:盐山二岳,二色为质,赤者如丹,黑者如漆。小大从意,镂之为物。作兽辟恶,佩之为吉。咸称戎盐,可以疗疾。张果云:赤戎盐,生西戎,禀自然水土之气,结而成质。其地水土之气黄赤,故盐南者赤如丹。赤则水劣火势,黑则火势劣水,烧之最久,黑者赤,赤者黑矣。以缘水火为性,色益赤者为真。再烧之最久,赤转为青矣。故一名绛盐。《西京记》云:有青盐池,出青盐,正方寸半,其形如石,味甚甘美。《真腊记》云:山间有石,味胜于盐,可琢为器。梁杰公传云:交河之间,掘碛下数尺有紫盐,如红如紫,色鲜而甘。其下丈许,必有璧珀。《北户录》云:张掖池中生桃花盐,色如桃花,随月盈缩。今宁夏近凉州地,盐井所出青盐,四方皎洁如石。山丹卫,即张掖地,有池产盐红色。此二盐者,即戎盐之青、赤二盐也。今方书但用青盐,不用赤盐,并目赤盐为异物矣。本草云:北海产青盐,南海产赤盐,总从西戎来。所谓南北者,指西海之南北耳。岭南一种红盐,用色染成,非真赤盐也,烧之出白汁,凝定仍转白色矣。《丹房鉴源》云:蛮盐可伏雌雄,唯赤盐为上。独孤滔云:戎盐累卵,干涴,制土砂。

【参】曰:煮海为盐。若戎盐者,钟海水自然之精气,不假人力为也。生海北者黑如漆,海亦随土气而生。味淡于石盐。力伏阳精。火中烧之,汁仍红赤,凝定时,不越水火为色,递以水火为胜劣,亦递以水火为功用也。故主精明眼识为缘,生于眼识,盖识精缘水为根,缘明为尘,尘为火用,根为火体故尔。若益气、坚筋骨、去毒蛊,此宝明、澄湛之休征耳。

宝明即火,澄湛即水。经云:宝明生润,水从火出矣。

贯众《本经》下品

【气味】苦,微寒,有毒。

【主治】主腹中邪热气,诸毒,杀三虫。

【核】曰:出玄山山谷及冤句少室山,今陕西、河东州郡,及荆、襄间多有之。生山阴近水处。冬夏不死,数根丛生,每根必有多茎贯之,茎作三棱如蕨状,有黑色汁,颇涎滑也。其叶两两对生,如鸡翎及凤尾,又似狗脊叶而无锯齿。色青黄,面深背淡。四月花白,七月实黑,相聚连卷,而旁生其根,曲而有尖嘴,黑须丛族,亦似狗脊根状及伏鸥,皮黑肉赤,直而多枝,若百头也。藋菌、赤小豆为之使,伏石钟乳。

先人云:百头而以一贯,故名贯众。连卷有夏脉如钩之象,是心物无疑矣。腹中邪热,是夏气在脏之病,从血脉流入心腹之部者,当须此品。

【参】曰:根具百头,独茎叶两两相对,若偶贯群阴也,因名贯众。多生山阴近水处,故禀苦寒气味,对待阳不贯阴而成邪热,理不贯经而成诸毒。生阳不贯四大而成三虫,亦地以阳杀阴藏之象欤?

既连卷有夏脉如钩之象,则百头一贯,有心主百脉宗主之象矣。假以治百合病者颇象形百合病者,百脉一宗悉致其病故也。

白及《本经》下品

【气味】苦平,无毒。

【主治】主痈肿恶疮败疽,伤阴,死肌,胃中邪气,贼风,鬼击,痱缓不收。

【核】曰:出北山山谷及冤句、越山,江淮、河、陕、汉、黔诸州。春生苗,长尺许。

叶如初生棕苗及藜芦,两指许大,色青翠。三、四月叶中出条,开紫花,宛如草兰,即箬兰也。结黄黑实,根色白,似菱,有三角,角头生芽,节间有毛,质极粘腻,可作糊也。紫石英为之使,恶理石,畏李核仁、杏核仁,反乌头。

【参】曰:白,金;及,至也。金至斯坚,故主痈肿疮疡、死肌痹缓,不但坚形,亦可坚脏。填肺生叶,填脉生血,坚固归金,金归地大故也。

杭郡狱中,有犯大辟者,生肺痈,脓成欲死,得单方服白及末,遂获生全。越十年临刑,其肺已损三叶,所损处,皆白及末填补,其间形色,犹未变也。

连翘《本经》下品

【气味】苦平,无毒。

【主治】主寒热,鼠瘘瘰疬,痈肿恶疮,瘿瘤结热,蛊毒。

【核】曰:出太山山谷,今汴京,及河中、江宁、润、淄、泽、兖、鼎、岳、利诸州皆有之,独蜀中者为胜。有大翘、小翘两种:大翘生下湿地,或山冈上,叶青翠如榆叶、水苏辈,茎高三四尺而色稍赤,独茎梢开花,黄色可爱,三秋着子,似莲实之房,亦若椿实之未开者,翘出众草,壳小坚外完,无跗萼,剖之中解,气甚芳馥,实才干,振之即落。若不着茎,根如青蒿之白硬也。小翘生冈原之上,茎叶花实,皆似大翘,但细小耳。古者茎、叶、花、实并用,今惟用实,未见茎、叶也。南方一种,茎短叶小,惟实黄黑,子如粟粒,乃旱莲。又一种如菡萏,壳柔软,外有附萼,抱之且无解脉,亦不芳香,干之不落,久着茎上,功用殊别也。

【参】曰:《内经》尝以车盖喻脉状,曰蔼蔼如车盖者,阳结也,亦阳盛也。《本经》乃以连翘名药,《左传》云翘翘车乘,连连翘翘如车乘尔。此形相似,亦病相类也。其主热结,俨若阳结阳盛乎? 一名连轺,轺亦小车也;盖车者,引重致远,以济不通。《周礼》云车有天地之象,是合阴阳内外而言,诚开阖之枢键也。故主热结在中,为寒热鼠瘘瘰疬,其本在脏,其末在颈腋间也。若蛊毒,此但沉于脏;瘿瘤痈肿,此但浮于脉,咸属寒热为病因,热结为形证者也。其功力与夏枯相等,但夏枯偏于从本,秉寒水化令,故上彻巅顶,下及跌踵;连翘偏于从末,秉容平气味,故外弥肤腠,内偏五中,至于解从结心,理则一矣。先人云:连翘治鼠瘘痈肿疮瘤,咸从结气所生,取其象形易落,而能自散也。《纲目》谓状似人心,故入心,以痛痒疮疡,皆属心火也。东垣谓十二经疮药中,不可无此,何必似人心状乎? 顾独茎赤色及结实在上,原具心象。又云:散血结气聚,此以结治结,当用上声之散,不当用去声之散,散则自散而省力,散则分散而有为。此先人备言所治之证,颐但略言能治之因,合能所生成,则命名之义了然矣。

白敛《本经》下品

【气味】苦平,无毒。

【主治】主痈肿疽疮,散结气,止痛,除热,目中赤,小儿惊痫,温疟,女子阴中肿痛,带下赤白。

【核】曰:生衡山山谷及江淮、荆、襄、怀、孟、商、齐诸州。二月生苗,多在林中,作蔓赤节,叶小如桑。五月开花,七月结实。根如鸡鸭卵而稍长,三五同窠,皮黑肉白。一种赤敛,花实功用少别,表里都赤也。代赭为之使,反乌头。

【参】曰:敛从欠,音酓,平声;与敛从攴、音廉、上声者迥别。有以敛训聚敛之敛谬矣。盖敛,欲也,遂也,金也,洁也,坚洁遂欲,以功用证名也。故与白及相,古方多并用之。但白及因风致动,而金至斯坚;白敛因热致结,而金遂斯解,良由金坏为形证,此更坚形坚脏,平定阴阳内外上下,以及血气之倾移者也。

四大,地大曰金,与五行金行,少有异同。五行之金,在脏归肺,在形归皮毛;四大之金,凡属坚固有形,统归地大,合五行中土金而言也。

乌头《本经》下品

【气味】辛温,有大毒。

【主治】主中风恶风,洗洗汗出,除寒湿痹,咳逆上气,破积聚寒热。其汁煎之名射罔,杀禽兽。

【核】曰:乌头与附子同种,盖初化之形物也。近取野生者,别无酿造之法。唯多历年月,则气力勇悍,其毒转甚。处处有之,苗、叶、花、实并类川乌,根外黑内白,皱而枯燥。《酉阳杂俎》云:雀芋,状如雀头,置干地地反湿,湿地地反干,飞鸟触之堕,走兽遇之僵。一曰乌草,即乌头之野生者。修事:用文武火中炮令皱折,劈破用。莽草为之使,反半夏、栝楼、贝母、白敛、白及。恶藜芦。

【参】曰:乌,日魄也。兼天雄附侧之阳而首出之,命曰乌头。经云:阳气者,若天与日,是故阳因而上卫外者也。故主中风恶风,汗出洗洗,致卫气散解者,力堪卫外而为固者也。寒湿合痹,致咳逆上气;积聚寒热,致内闭不通,外壅肌肉者,力主俾通而起亟之。乌头功力,能生死人。非以生气通之者,孰能与此? 先人云:人病有四,曰痹、风、痿、厥,乌力唯宣痹、风。阳行有四,曰升、降、出、入,乌力唯从升、出。但阳喜独行,而专操杀业,在刚愎人所当禁忌。又云:有家莳,有野生。野生无人气,无理法,与生人反,鸟兽不可与同群,一味草乌而已。

附子《本经》下品

【气味】辛温,有大毒。

【主治】主风寒咳逆邪气,寒湿踒躄拘挛,膝痛不能行步,破癥坚积聚血瘕,金疮。

【核】曰：出犍为山谷及少室。近以蜀道绵州、龙州者良，他处虽有，力薄不堪用也。绵州即故广汉，领县凡八。唯彰明出附子，彰明领乡凡二十，唯赤水、廉水、昌明、会昌出附子，而赤水为多。每岁以上田熟在农地工作垄。取种于龙安、龙州、齐归、木门、青堆、小坪诸处。十一月播种，春月生苗。茎类野艾而泽，叶类地麻而厚。花则瓣紫蕤黄，苞长而圆。实类桑椹子，细且黑。七月采根，谓之旱水，拳缩而小，盖未长成耳。九月采者佳。其品凡七，本同而末异也。初种之小者为乌头；少有旁尖，身长而乌，附乌头而旁生，虽相须，实不相连者曰附子；左右附而偶生者曰鬲子；种而独生无附，长三四寸者曰天雄；附而尖者曰天锥；附而上出者曰侧子；附而散生者曰漏蓝子；皆脉络连实，如子附母，而附子以贵，故专附名也。凡种一而子六七以上则皆小；种一而子二三则稍大；种一而子特生则特大。而附子之形，以蹲坐正节、角少者为上，有节多鼠乳者次之，形不正而伤缺风皱者为下矣。又附子之色，花白者为上，铁色者次之，青绿者为下。天雄、乌头、天锥，皆以丰实盈握者为胜。漏篮、侧子，如园人乞役，卑卑不数也。漏篮，即雷公所谓木鳖子，《大明》所谓虎掌。鬲子即乌喙，天锥即天雄类，方书并无此名，功用当相同尔。然而易植难成，功疏质变，或种美而苗不茂，或苗秀而根不充，或已酿而腐，或已曝而挛，原属气化，又复化气成消，若有神物阴为之者，故园人尝祷于神，目为药妖者以此。修事：入柳木灰火中，炮令皱折，竹刀刮去孕子，并底，劈破，于屋下平地，掘一土坑安之，至明取出，焙干。若阴制者，生去皮尖，及底，薄切作片，用东流水，及黑豆浸五日夜，取出，日中晒干。地胆为之使。恶蜈蚣。畏防风、黑豆、甘草、人参、黄耆。

【参】曰：附子、天雄、侧子，即乌头种子，奇生无偶者曰天雄，偶生旁立者曰附子，旁生支出者曰侧子。侧子青阳，附子显明，天雄巨阳耳。故附子司显明，主润宗筋，束骨而利机关也。显明阳虚，则宗筋纵，致蹔躄拘挛，膝痛不能行步矣。并司宗气不会呼吸，为咳逆，及血失气响，为瘕坚积聚者，莫不由风寒寒湿为痹因，不能则为病热之为形证者也。设肺热叶焦，发为蹔躄者，所当避忌。先人云：咳逆邪深，寒湿气死，机关已弛，坚凝固结者，匪此真火点化，未易开通耳。

青阳，少阳也；显明，阳明也；巨阳，太阳也。显明阳虚之蹔躄，太阴阴虚之蹔躄，差之毫厘，缪之千里。

天雄《本经》下品

【气味】辛温，有大毒。

【主治】主大风寒，湿痹，历节痛，拘挛缓急，破积聚邪气，金疮，强筋骨，轻身，健行。

【核】曰：不生附侧，经年独长而大者，天雄也。生成已具附子条内。修事如附子法。远志为之使。恶腐婢。忌豉汁。

先人云:合名与形,当属阳中之阳,只能助长,不能化育,命门之用药也。

【参】曰:天以体言,雄以用言,不杂于阴柔,不惑于邪乱者也。一名白幕,幕者,军旅行舍,喻天行健,自强不息之象也。主轻身健行,望见其雄武矣。若大风、寒湿痹证,及积聚邪气、金疮,嫌于无阳者,乃得行险而不失其正。

半夏《本经》下品

【气味】辛平,有毒。

【主治】主伤寒寒热,心下坚,胸胀,咳逆,头眩,咽喉肿痛,肠鸣,下气,止汗。

【核】曰:出槐里川谷,槐里属扶风。今青州、齐州、吴中、渐中亦有之。生丘泽田野间,二月发苗,一茎,或三茎高八九寸,茎端叶三,浅绿色。夏至半夏生,连缀茎下也。形似羊眼,圆白者为胜。江南一种大径寸,南人特重之,乃由跋误作半夏也。又一种绝似半夏,但咬着微酸者,名白傍芷子,并不入药用。修事:每半夏四两,用白芥子末三两,以酽醋先调芥子末,次将半夏投入洗之,涎尽为度,否则令人气逆怒满也。射干为之使。恶皂荚。畏雄黄、生姜、干姜、秦皮、龟甲、乌头。

【参】曰:《月令》:半夏生,盖当夏之半也。天地相遇,品物咸章之时矣。以纯乾决尽,至姤而一阴见,故主阴阳开阖之半,关键之枢,如半欲开,半欲阖,半欲开阖者,莫不从令。训释主治,先人详悉《题药》矣。

从半欲开处居多,如伤寒寒热头眩,少阳之枢半欲开也;咽喉肿痛,少阴之枢半欲开也;心下坚胸满咳逆,身形之半欲开也。肠鸣亦身形之半欲开半欲阖也。下气及汗出,此则身形之中欲阖、外欲阖也。

虎掌《本经》下品

【气味】苦温,有大毒。

【主治】主心腹寒热结气,积聚伏梁,伤筋痿拘挛,利水道。

【核】曰:出汉中山谷及冤句、安东、河北州郡,近道亦有之。四月生苗,高尺余。独茎上有叶如爪,一窠生八九茎,时出一茎作穗,直上如鼠尾。中生一叶如匙,裹茎作房,旁开一口,上下尖。中有花,青褐色。结实如麻子,熟便白色,自落布地,一子只一窠。九月叶残取根。但初孕之根,仅如豆大,渐长者似半夏而扁,年久者始圆及寸,大如鸡卵。周匝生芽,三四枝,或五六枝,圆如指顶,宛若虎掌。冀州一种,呼天南星,二月生苗,高一二尺,茎似荷梗,叶似蒟蒻,两枝相抱。五月开花黄色,似蛇首。七月结实作穗,似石榴子。二、八月采根,似芋而扁,与蒟蒻相类,人多误采,了不可辨。但蒟蒻茎斑花紫,南星根小肌腻,炮之易裂为别。然南星即虎掌,同类而异种。其根大者,周匝亦有圆芽,但不若虎掌茎叶似爪,五出分列也。江州一种,草虎掌,叶大如掌,面青背紫,三四叶为一本,经冬不凋,不结花实,根之四畔,亦有圆芽,名象虽同,治疗迥别。修事:取重一两者,气专力倍。用治风痰,生用须温汤洗净,再以白矾作汤,或皂角煎汁,浸二三日,每日一换,浸足暴干。熟用,择黄土地上,掘一小坑,深五六寸,先以炭火烧红,次用好酒沃之,乃安虎掌于坑内,上以瓦盆覆定,灰泥固济,过夜取用。设急用,用湿纸包裹,埋糠灰火中,周匝绽裂,便可用矣。一法:以酒浸一宿,用桑柴火蒸之,尝令洒洒入甑内,令气猛。一伏时取出,竹刀剖开,味不麻舌为度。一法:以生姜杵碎,和黄泥包虎掌煨熟,去泥焙用。若造曲,用生姜汁及矾作汤,和虎掌末作小饼子,安篮内,楮叶包盖,俟上有黄衣生,取晒收之。造胆星法:将虎掌研末,腊月取黄牯牛胆汁和匀,纳胆囊内,悬系有风处,干之,年久弥佳。蜀漆为之使。恶莽草。

先人云:名色性气,合属燥金;味苦气温又得火化,为肺金之用药也。与《易》称燥万物令燥者合其德。当治风,第可平诸疾生风,不可平风生诸疾,以非真实燥故。其治诸暴强直,支痛里急,筋缩缓庆,平以虎掌,风从燥已矣。

【参】曰:命名虎掌,不独茎叶根荄形相似也。虎力在掌,故主寒热气结,积聚伏梁,以及心腹,若探囊耳。盖掌用在筋,且风生从虎,故主厥阴风木,变生筋主为病,以致筋痿挛拘也。风行水涣,故并利水道。

厥阴变眚,则风木之化不行焉。虎啸风生,从其类也。风感水受,水道乃行,故利水道。歘

常山《本经》下品

【气味】苦寒,有毒。

【主治】主伤寒寒热,发热温疟,鬼毒,胸中痰结吐逆。

蜀漆《本经》下品

【气味】辛平,有毒。

【主治】主疟及咳逆寒热,腹中癥坚积聚,邪气,蛊毒,鬼疰。

【核】曰:出益州川谷及汉中,今宜都、建平、海州、汴西、淮、浙、湖南并有之。生山谷间,茎圆有节,高三四尺。叶似茗,两两相当,二月作白花,青萼。五月结实青圆,三子为房。根似荆根,色黄而皱,苗即蜀漆也。采时须连根苗收用,气力始备,性颇恶湿,采即暴燥,青白堪用,否则黑烂郁坏矣。宜都、建平者,根形细实,宛如鸡骨,取用最胜。海州者,叶似楸叶,八月开花红白,似山楝而小。又天台一种土常山,苗叶并甘而凉,颇适口,非同类也。修事:如用蜀漆,临时去根,同甘草相拌,水润蒸之。去甘草,细锉,再以甘草汁拌蒸,晒干取用。如用常山,临时去苗,用酒浸一宿,取出,晒干熬捣用。常山,畏玉札。蜀漆,恶贯众。栝楼为之使。

【参】曰:经久不迁之谓常,宣气散生之谓山。盖以止行行止为体用,故一名互草。从治伤寒、温疟之体似止,显寒热往来之用似行,及鬼毒与胸中结痰吐逆之似止而行,似行而止者。苗曰蜀漆,山独之谓蜀,水泻欲留之谓漆,故功用相同,略分

内外上下之异耳。

合石膏看,便知彼此功力差别:石膏之止,止有凝义,行有散义;常山之止,止有停义,行有流义。

芫花《本经》下品

【气味】辛温,有小毒。

【主治】主咳逆上气,喉鸣喘,咽肿,短气,蛊毒,鬼疟,疝瘕,痈肿,杀虫鱼。

【核】曰:出邯郸及绛州,所在亦有。茎干不全类木,亦非草本,草中木,木中草也。本高二三尺,正二月旧枝抽苗作花,有紫、赤、黄、白四种。紫、赤者多,白色者时有,黄色者,绛州所产也。三月花落尽,叶乃生,叶似白前及柳叶而青,渐加厚,则转黑矣。根似桑,三月采花,五月采叶,八、九月采根。有争斗者,以叶挼擦皮肤,辄作赤肿,和盐擦卵,则染外若赭色也。修事:取陈久者佳,用米醋煮十余沸,去醋,水浸一宿。晒干,则毒减。决明为之使。反甘草。

【参】曰:芫谐元,元,首也。《山海经》云:首山多芫,亦苗首出,萼即随之,花落尽,叶乃苗也。形色气味,具火大虚中之体,虚中者,转能善开茅塞;茅塞者,当号毒鱼。从内而外,以张横遍之用者也。是主蛊毒、鬼疟、疝瘕,为阴凝之属,满实在中,致令气短,用失横遍,遂上逆而咳气喉鸣喘及咽肿者,对待治之。若痈肿,亦中气不达,不能横遍肉理故也。若杀虫鱼,以功能彻水,则鱼失所夫矣。故一名去水,一名毒鱼,行水之功,于此可见。

大黄《本经》下品

【气味】苦寒,无毒。

【主治】主下瘀血,血闭,寒热,破癥瘕积聚,留饮宿食,荡涤肠胃,推陈致新,通利水谷,调中化食,安和五脏。

【核】曰:出河西山谷及陇西者为胜。益州北部汶山、西山者次之。二月卷生黄赤,放叶时,四四相当,宛似羊蹄叶,粗长而厚。茎高三尺许,味酸而脆,颇堪啖也。三月花黄,五月实黑,八月采根。根形亦似羊蹄根,大者如碗,长二尺许。切片阴干,理文如锦,质色深紫。修事:切作薄片,以文如纹,紧厚者佳。锉细蒸之,从巳至未,取出晒干,又以腊水润透,蒸之,从未至亥,凡七遍。晒干,更以淡蜜水拌蒸一伏时,色如乌膏为度,乃晒干收用。黄芩为之使。

先人云:大黄称将军,将军者,所以行君令,戡祸乱,拓土地者也。味大苦,气大寒,似得寒水正化,而炎上作苦,苦性走下,不与炎上者反乎?《参同》云:五行相克,更为父母。《素问》云:承乃制,制则生化。是故五行之体以克为用,其润下者正炎上之用乎?则凡心用有所不行,变生疢难者,舍同类之苦巽以入之,不能彰其用矣。盖心主夏,主热火,主神,主血脉,主病在五脏,主心腹部位,若肠胃之间,心腹之分,夏气热火之郁,神情血脉之结,瘀闭宿留,致成癥瘕积聚,变生寒热胀满者,皆心用不行。大黄能荡涤之,是谓推陈;推陈者,正所以行君之令。辟土地,安民众,阜生物,是谓致新。致新者,即所以调中化食,安和五脏者也。客曰:开土地,涤肠胃,利水谷,皆脾所司。何为行火用也? 曰:火有用而灵,正当生土,火无用而息,正当泻土。顾其名,自得之矣。

【参】曰:大黄称将军,转危为安、亡为存故也。具地体用,大其用,黄其体,故其动也辟,应地无疆,含弘光大也。其为方也,为大方,为急方;其为剂也,为通剂,为泻剂。积着留碍者,极物之情,通乎理而已。

蚤休《本经》下品

【气味】苦微寒,有毒。

【主治】主惊痫,摇头弄舌,热气在腹中。

【核】曰:出山阳川谷及冤句。今河中、河阳、华、凤、文州及江淮间亦有之。生深山阴湿地,即紫河车、重楼金线、七叶一枝花也。一茎独上,茎当叶心。似王孙、鬼臼、芍药、蓖麻辈叶。凡一茎三层,独王屋山产者,至五七层,每层七叶,叶色碧绿。夏月茎头作花,一花七瓣,上有金丝下垂,蕊长三四寸,秋结红子,根如鬼臼及紫参、苍术、菖蒲等状,外紫中白,理细质脆,有粳、糯两种。修治:洗切焙用。丹家采制三黄、砂、汞。

【参】曰:蚤休,阳草也。以生成功用诠名。《礼记》云发扬蹈厉之已蚤,使之休止休息尔。一茎独上,茎当叶心,叶必七,花瓣亦七,重台或一或三,或五或七,正阳数之生,火数之成也。味苦气寒,生深山阴湿处,是阳以阴为用矣。对待阴以阳用,致热在中,若风自火出,而弄舌摇头,及阳蹈阴中而痫,阴越阳中而惊,此皆阴阳舛错,越动静之尝故尔。所谓发扬蹈厉之已蚤,使之休止休息也。

头为诸阳之首,舌乃心火之苗,盖动摇名风,若风之自火出也。

鬼臼《本经》下品

【气味】辛温,有毒。

【主治】主杀蛊毒鬼疰精物,辟恶气不祥,逐邪,解百毒。

【核】曰:出九真山谷及冤句、荆州、峡州、襄州,近以钱唐、余杭径山者为上。生深山岩石之阴,即独脚莲、唐婆镜、马目毒公、羞天花、八角盘也。二、三月挺生一茎,中空独上,茎当叶心,叶居茎上,如初生荷叶,边сти八角,面青背紫,丛生细毛,揉之作瓜李香。旦则东向,暮则西倾,犹葵之卫足也。花开叶下,连缀茎间,未尝见日,故曰羞天。风来不动,风去自摇,能不为风力所转矣。其叶,或二三层叠,总一茎当心直上,或旁生岐出,必另贯叶心,不与本茎相联系也。年生一茎,茎枯根作一臼,新臼次年另生,则旧臼中腐,此陈新相易,九年乃作九臼。九臼者有神,根形如苍术,及黄精之岐曲,以连生臼窍为别也。辟谷,伏汞,畏垣衣。

【参】曰:独茎八角,独根九臼,阳以阴为体,阴以阳为用也。茎生叶心,花蔽叶下,阴阳互为根蒂也。花如铃铎,风来不动,风去自摇,见阴阳之体能立、用能行也。旦则东向,暮则西倾,与阴阳浮沉于升降也。伏汞成丹,辟谷不饥,操阴阳造化之权衡也。此尽阴阳造化之变,鬼物唯阴,宁不敛掬。许氏云:望之敛掬曰臼,臼音菊,与掬同。两手曰掬,与下画相连之去声者不同。

巴豆《本经》下品

【气味】辛温,有毒。

【主治】主伤寒,温疟寒热,破癥瘕结聚坚积,留饮痰癖,大腹,荡练五脏六腑,开通闭塞,利水谷道,去恶肉,除鬼毒蛊疰邪物,杀虫鱼。

【核】曰:出巴郡川谷。今嘉州、眉州、戎州皆有之。木高一二丈。叶如樱桃而厚大,初生青色,久渐黄赤,季冬渐凋,仲春渐发,仲夏旧叶落尽,新叶齐生,即开花成穗,其色微黄。五、六月结实作房,七、八月成熟,渐渐自落。一房二瓣,一瓣一子,或三子。子仍有壳,独戎州出者,壳上有纵文,隐起如线,或一道,或两道、三道。土人呼为金线巴豆,最为上品。他处鲜有。修治:去壳敲碎,每两用麻油,并酒各七合,煮干,研膏用。芫花为之使。畏大黄、黄连、芦笋、菰笋、藜芦、酱、豉、冷水,得火良,恶蘘草,与牵牛相反。中其毒者,冷水、黄连、大豆汁解之。

【参】曰:巴,蛇名。许氏云:巴蛇吞象,捷取巧嗜,糜溃有形,性之至毒者也。毒药攻病,不得不下毒手,亦不得轻下毒手。谓巴豆之荡练脏腑,开通闭塞,毒烈之性相类尔。故可对待阴凝至坚,结聚留癖。先人《博议》云:荡则龆龀不存,练则瑕疵尽净,苟非阳气消沮,形如死灰者,未免流毒不辜,慎之。

大戟《本经》下品

【气味】苦寒,有小毒。

【主治】主蛊毒十二水,腹满急痛积聚,中风,皮肤疼痛,吐逆。

【核】曰:出尝山。近道亦有,多生平泽。二、三月抽芽红色,渐长丛高,茎直中空,折之有白浆。叶狭长似柳,梢头叶攒密而上。三、四月开黄紫色花,如杏及芜荑。根如苦参而细。出淮甸者,苗似百合而叶黄。江南者,叶似芍药而苗短。杭州一种色紫而柔,为上品;江南一种土大戟为下品。北方一种绵大戟,皮韧如绵而色白,气味峻利,弱人误服吐血。修事:勿用附生者,误服令人气泄不禁,即煎荠苧汤解之,采得即于槐砧上细锉,与海芋叶拌蒸,从巳至申,去芋药,晒干用。反甘草,菖蒲能解之。

先人云：双枝为戟，所用为门，我军彼敌，咽喉之地，疆界之域也。出入生死，莫不由之，其为用大矣。盖蛊毒唯入，十二水唯不出，风中欲入，吐逆欲出，四者之门能无枢要乎？然人身枢要主心，犹三军之命在将，大戟花苗色味，悉属心象，诚急方之宣剂、通剂，上下表里，谁能不由其门，以为出入者？今人唯知逐水，尚可扩充治痘澄饮，以其咸从水类也。客曰：人身以九窍为门，越人别立七冲为衢，大戟惟堪下泄，何有疆界门户？答曰：九窍者，身形之门户，七冲者，六腑之衢路，如五脏十二经，及骨空腠理，亦莫不有疆界衢路门户者。经云八万四千毛孔，孔孔作大壑流，非寓言也。大戟苦寒，行心之用，于时为夏，设人身有一毛孔于时不大，便非灵活之身。唯其莫不夏大，乃成至大之用。大戟张大夏令，为门为衢，则邪去有路，自外自中而汗而下矣。且心之表气为阳，而苦寒又得太阳寒水之化，故为心之用，宣发太阳之开药也。以太阳经主开，开处为衢为门，可无惑矣。

【参】曰：大以用言，戟者支兵也。《周礼·掌舍》棘门注云，以戟为门。主持开阖，且御侮也。如治吐逆，此但从开；如治蛊毒十二水，以及腹满急痛积聚，与中风皮肤疼痛，此但从阖。阖者持以开，开者持以阖，亦若拔戟以逐之，以灭不格也。

第七帙

商陆《本经》下品

【气味】辛平,有毒。

【主治】主水肿,疝瘕,痹,熨除痈肿,杀鬼精物。

【核】曰:出咸阳山谷,所在亦有。春生苗,高三四尺,茎青赤,极柔脆。枝枝相值,叶叶相当,叶如牛舌而长。夏秋白花作朵,亦有赤花者。赤者根赤,白者根白。白者入药,赤者见鬼神,甚有毒也。根如莱菔,似人形者有神,《尔雅》谓之蓫薚,《广雅》谓之马尾,《周易》谓之莧陆。修事:取白花之根,铜刀刮去皮,薄切作片,东流水浸两宿,取出,以黑豆叶重重间隔,入甑蒸之,从午至亥,俟冷去,豆叶,暴干锉用。无豆叶,以黑豆代之。

【参】曰:金音曰商,从外知内,以内知外也。高平曰陆,四时日月所行之路也。盖天有四陆,人有四街,营卫血气所行之道也。故主水停为肿,气痹为疝,为瘕,失其尝陆之唯内无外;更假火力,熨除痈肿之唯外无内也。若杀鬼精物,以金气遒劲,雕落非其类尔。

甘遂《本经》下品

【气味】苦寒,有毒。

【主治】主大腹疝瘕,腹满,面目浮肿,留饮宿食,破癥坚积聚,利水谷道。

【核】曰:出中山山谷,唯太山、江东者良。比来用京口者为胜,江东者称次矣。苗似泽漆,茎短小而叶有汁,根皮色赤,肉色白,作连珠状,实重者方堪入药。修治:去茎,槐砧上锉细用,生甘草汤及荠苨自然汁,搅浸三日,水如黑汁,乃漉出,用东流水淘六七次,水清为度。取出晒干,纳土器中,熬脆用。瓜蒂为之使,恶远志,反甘草。

【参】曰:味大苦而名甘遂者,左氏所谓请受而甘心快意焉。以甘于遂其力用也。其为方也,为大为急;其为剂也,为通为泄。甘属中土,惟其能遂土欲也。故为癥坚积聚疝瘕,及留饮宿食,致无能利水谷道,外溢而成大腹满胀,及面目浮肿者,皆通之泄之,所以从其欲也。但气味苦寒,偏于以热为因,寒则非所宜矣。

狼毒《本经》下品

【气味】辛平,有大毒。

【主治】主咳逆上气,破积聚饮食,寒热水气,恶疮鼠瘘疽蚀,鬼精蛊毒,杀飞鸟走兽。

【核】曰:出秦亭山谷及奉高、宕昌、建平诸处。今陕西州郡及辽、石州亦有之。茎叶并似商陆及大黄,茎叶之上,都有白毛,根皮色黄,肉色白,形似防葵,沉重者为贵。但蝮蛇喜食其根,最为难得。今人多以草蔺茹伪之,不可不辨。大豆为之使。宜醋。恶句姜。畏占斯、密陀僧。

【参】曰:取狼为名者,谓狼善逐也。《尔雅翼》云:狼之将远逐食,必先倒地以卜所向,设所卜非其向,恐野狼鸣肠断矣。以毒药攻病者,顾言珍重。故猎师遇野狼辄喜,盖狼之所向,即兽之所在也。故主杀飞鸟走兽,并主水谷积聚,而为咳逆上气,以及寒热蛊毒,与水谷无以转输皮毛,致生恶疮鼠瘘疽蚀者。狼毒逐而输之,此但似狼性之贪饕,非若狼肠之直而辄出也。先人云:非我族类,鲜不灭除,不存诸有,不害诸无。不存诸有,即有故而陨;不害诸无,即亦无陨也。

葶苈《本经》下品

【气味】辛寒,无毒。

【主治】主癥瘕积聚结气,饮食寒热,破坚,逐邪,通利水道。

【核】曰:出藁城平泽田野间,汴东、陕西、河北州郡亦有之。近以彭城、曹州者为胜,他处者不堪用也。春生苗叶,高六七寸,似荠根而色白,枝茎俱青。三月开花,微黄色,遂结角,列子亭亭,扁小如黍粒,微长而黄,味苦入顶,微甘者狗荠也。《月令》:孟夏靡草死。注云:狗荠,葶苈之属是也。一种单茎向上,叶端出角,其实肥大而短;一种叶近根下,作奇生,如芥叶,其角细长者,此皆异种,不可不辨。修事:以糯米合置爈上微焙,俟米熟,去米,捣碎用。榆皮为之使,得酒良,恶白僵蚕、石龙芮。

【参】曰:水止曰亭,行止曰历。亭亭能历历,便非止于亭者。《史记》云决河亭水而注之海,盖以功用为名。故决渎水道,诚急方之泄剂也。若气结为癥瘕,为积聚,为饮食寒热,皆止固不迁,决而泄之。《十剂》云:泄可去闭,葶苈之属是矣。

桔梗《本经》下品

【气味】辛,微温,有小毒。

【主治】主胸胁痛如刀刺,腹满,肠鸣幽幽,惊恐悸气。

【核】曰:出嵩山山谷,及冤句,今在处有之。二三月生苗,茎如笔管,高尺余,紫赤色,叶如杏及人参、荠苨辈,但杏叶圆,桔梗叶长,人参叶两两相对,桔梗叶三四相对,亦有不对者。荠苨叶下光明,滑泽无毛;桔梗叶下暗涩,有毛为异。夏开小花,紫碧色,颇似牵牛花。秋后结实,根外白中黄,有心味苦。若无心味甜者,荠苨也。关中一种,茎细色青,叶小似菊,根黄似蜀葵根者,亦可入药。又一种木桔梗,根形真相似,只是咬之腥涩不堪啖,不为药用。修事:去头上硬尖二三分,并两畔附枝。槐砧上细锉,用生百合捣膏,投水中浸一伏时,取出,缓火熬干。每桔梗四两,用百合二两五钱。节皮为之使。畏白及、龙胆草,忌猪肉。得牡蛎、远志,疗恚怒。和硝石、石膏,解伤寒。其荽味,白粥解之。但节皮不知为何物也。

【参】曰:桔梗,如桔槔之梗,倾则仆,满则立,载上载下,其冯以枢,合入少阳少阴枢药也。雷公制以百合,此筑梗基;玉涵佐以甘草,此炼梗已,基筑已炼,上下乃察也。胸胁为少阳部署,故主胸胁痛如刀刺,若腹满肠鸣幽幽悸气,此上下不察,惊则载上不下,恐则载下不上,皆枢象也。《千金》用治喉痹咽痛,此则少阴部署,亦少阴枢象耳。

夏枯草《本经》下品

【气味】辛寒,无毒。

【主治】主寒热瘰疬,鼠瘘,头疮,破癥,散瘿结气,脚肿湿痹,轻身。

【核】曰:出蜀郡川谷,所在亦有,生平泽原野间。冬至后生苗,渐高至一二尺许。茎微方,叶对节生,似旋覆叶而长大,边有细齿而背白。三、四月茎端作穗,长一二寸,穗中开淡紫碎花,似丹参花,结子亦作穗,一穗四子。五月便枯,宜四月收采。土瓜为之使。伏汞砂。

【参】曰:冬至生,夏至枯,具三阳之正体,寒水之正化,故从内达外,自下彻上,以去寒热气结,及合湿成痹也。瘰疬曰寒热病。经云:瘰疬者,皆鼠瘘寒热毒气,留于脉而不去也。其本在于脏,其末出于颈腋之间,浮于脉中而未内,与着于肌肉,而外为脓血者易去也。治之奈何? 请从其本,引其末,可使衰去,而绝其寒热,审按其道以予之,徐往徐来以去之。决其死生,反其目视之,中有赤脉上下贯瞳子者,见一脉,一岁死;见一脉半,岁半死;见二脉,二岁死;见二脉半,二岁半死;见三脉,三岁而死;见赤脉不下贯瞳子者,可治也。若瘿则但浮于脉,癥则但着于脏,脚肿唯下,头疮唯上,虽非本末,统名寒热病也。楼全善用治目珠疼,《简要济众方》用治目睛痛,此得《灵枢》意旨。有赤脉贯瞳子者相宜,否则涉寒,非对待法也。

具寒水之正化,可从在内之脏本;具三阳之正体,可从在外脉中之支末。瘰疬曰寒热病者,以本于脏,其末出于颈腋之间,内外相从,故名寒热,言针法也。

浮脉着脏,唯上唯下,尽寒热之变。

旋覆花《本经》下品

【气味】咸温,有小毒。

【主治】主结气,胁下满,惊悸,除水,去五脏间寒热,补中,下气。

【核】曰:所在有之,生平泽川谷,及下湿地。二月生苗,长一二尺,茎柔细,似红兰而无刺。叶如大菊,及水苏、蒿艾辈。花亦如菊,六月开黄金色,香亦胜菊,故别名夏菊、盗庚、滴滴金、金钱花也。根细而白,极易繁衍。修事:去蕊并壳皮及蒂子,蒸之,从巳至午,熬干用。

【参】曰:旋者周旋,旌旗之指麾;覆者伏兵,奉旌旗之指麾者也。故主气无师帅,则搏结不行,致形层之胁,满闭从阆矣。若惊惶悸动,即君主位次,有失奠安,并可定神脏往来之寒热,与主决渎水液之向道,设非补中气司命,安能使诸气下伏从令乎?顾气味咸温,亦可为营血之师帅,咸能走血,温行经隧故也。

青葙《本经》下品

【气味】苦,微寒,无毒。

【主治】主邪气,皮肤中热,风瘙身痒,杀三虫。

【核】曰:出江淮州郡,近道亦有之。生平谷道旁及田野下湿处。二月抽青色苗,渐长至三四尺。茎色青红若蒿状,叶阔似柳而软。六、七月生花,上红下白。作实有角,子黑而扁,大于苋实而光。根似葨茸根而白,直下独茎生根,襄人呼为昆仑草。近时指鸡冠子为青葙者,误矣。修事:先烧铁杵臼,乃捣用之。

【参】曰:青,东方色也。从生、从丹,木生火象也。葙,从相,相亦木相火行也。味苦气寒,逆从以风为因,以热为证,不能升出,赖宣扬横遍之令者相宜。顾皮肤部署,正木火升出授受之境耳,故主皮肤中,标见邪热热气为因证,而作风瘙身痒,及伏匿身中,而作三虫与痔蚀䘌痛者,皆木不授火,反乘脾土,致外见唇口青色者,亦相宜也。然则青葙功力,形气咸调,参合诸家附列形证,自得之矣。

不曰皮肤间,而曰皮肤中,即此可见木火授受之地。

木生火象,木相火行。《内经》所谓神转不回乃得其机。言四时之序,顺行之道也。如木不授火,反乘脾土,即所谓回则不转。乃失其机,言四时之序,逆行之次也。而授受之机,真莫之为而为,莫之致而至。

瓜蒂《本经》下品

【气味】苦寒,有毒。

【主治】主大水,身面四肢浮肿,下水,杀蛊毒,咳逆上气,及食诸果病在胸腹中,皆吐下之。

【核】曰:所在有之,生嵩高平泽间。即甜瓜之蒂也。三月下种,延蔓而生,叶大数寸,五、六月开花黄色,六、七月瓜熟,有圆,有长,有尖,有扁。大或径尺,小或一捻。或有棱,或无棱,其色或青,或绿,或黄而斑,或糁而斑,或白路,或黄路。其瓤或白,或红,其子或黄,或赤,或白,或黑。农书云:瓜品甚多,不可枚举。以状得名者,有龙肝、虎掌、兔头、狸首、羊髓、蜜筒之称;以色得名者,有乌瓜、白团、黄觚、白觚、小青、大斑之别。然其味,不出乎浓淡甘香而已。《广志》云:惟以辽东、敦煌、庐江之瓜为胜。然瓜州之大瓜,扬州之御瓜,西蜀之温瓜,永嘉之寒瓜,未可以优劣论也。甘肃甜瓜,皮、瓤皆甘,甘胜糖蜜,即瓜皮曝干,犹甘美可口。浙中一种阴瓜,种植阴处,熟则色黄如金,肤皮稍厚,藏至来春,食之如新。此皆种艺之巧,不必拘以土地也。修事:勿用白瓜蒂,取青绿色瓜,气足时,其蒂自落在蔓上者。采得,系屋东角有风处,吹干用。

【参】曰:瓜象形,象实在须蔓间也,当曰蒂,蒂瓜之缀蔓处也。性偏延蔓,末繁于本,故少延辄腐。《尔雅》云:其绍瓞。疏云:继本曰绍,形小曰瓞。故近本之瓜尝小,近末之瓜转大也。凡实之吮抽水液,唯瓜称最,而吮抽之枢抵当,唯蒂而已。是以蒂具彻下炎上之用,故蒂味苦而瓜本甘,以见中枢之别于上下内外,诚涌泄之宣剂通剂也。故主大水在胸腹中,外溢而为身面四肢浮肿,或蛊毒,或咳逆上气,或食诸果病在胸腹中者,皆可涌而吐之,泄而下之。涌者近中以上,泄者近中以下,谓其从枢,故涌泄咸宜。经云:酸苦涌泄为阴。故其气寒,其味苦。

世知瓜蒂作吐剂,不知瓜蒂作下剂。以吐剂中有瓜蒂散,下剂中方少有用瓜蒂者,遂致减却泄下功力,亦并将泄字训作上进之涌,转展传讹,而诸书引用泄字者,亦无暇分别矣。

羊蹄《本经》下品

【气味】苦寒,无毒。

【主治】主秃疮疥瘙,除热,女子阴蚀。

【核】曰:出陈留川泽,所在亦有。秋深始生,凌冬不死。春生苗,高三四尺。茎节紫赤,叶长尺许,状如牛舌及莴苣叶而青碧。入夏起台,花青白,成穗结实,有三棱,夏至而枯。根长近尺,赤黄色,似大黄,及牛蒡、胡萝卜辈。

【参】曰:秋分始生,夏至乃枯,以降入为升出、升出为降入者也。具充金丽泽之用,故名羊,即以形似表功力也。广八卦云:为羊,为毁折,为附决,所谓商兑未宁,介疾有喜者也。味苦气寒,故主火热刑金,为疥瘙秃疮,女子阴蚀。经云:痛痒疮疡,皆属心火。浸淫肺金形脏故尔。

藜芦《本经》下品

【气味】辛寒,有毒。

【主治】主蛊毒咳逆,泄利肠澼,头疡疥瘙恶疮,杀诸蛊毒,去死肌。

【核】曰:出太山山谷,高山者乃佳。今陕西、辽州、均州、解州亦有之。四月生苗,高五六寸,茎似葱白,色青紫多毛,外有黑皮裹茎,宛似棕榈,故初生之叶,亦若棕心。经久渐放,与郁金、秦艽、蘘荷等叶相类也。六、七月开花,肉红色,立冬便凋。根似龙胆及马肠根,长四五寸。一本二三十科,若百余科者,水藜芦也。水藜芦生近水溪涧石上,茎叶都相同,独不为药用。修事:去头,用糯米泔汁煮之,从巳至未,晒干用。黄连为之使。反细辛、芍药、人参、沙参、紫参、苦参。恶大黄。

先人云:辛生在夏,犹金生在巳也。故入肺及大肠,而治咳逆肠澼。盖肠澼虽属下焦,其因有干上焦与肺。受火郁者,用此辛散,可使上焦开发,宣五谷味,则心肺之阳自舒,肠澼之痰自愈矣。单属上焦,亦是一法。

【参】曰:藜茨属,亦利器也,芦、苇属,亦食器也。然其形两相似矣。合入太阴肺、阳明大肠,以互相循属盘络而为雌雄腑脏者也。故主肺为是动,则病咳逆之脏气,与肺为所生,则病头疡、疥瘙、恶疮、死肌之藏形。若泄利肠澼,蛊毒虫毒,此病大肠腑气之与形也。气味辛寒,施之风热,颇相宜耳。

手太阴肺脏之经脉,下络大肠,上膈,属肺;手阳明大肠腑之经脉,络肺,下膈,属大肠;彼此互相盘络,以为腑脏雌雄。内外表里,则手与手为腑脏之雌雄,足与足为腑脏之雌雄,非其腑脏雌雄,则彼此不相盘络。人多习而不察,竟不知手足腑脏雌雄之故。

射干《本经》下品

【气味】苦平,无毒。

【主治】主咳逆上气,喉痹咽痛,不得消息,散结气,腹中邪逆,食饮大热。

【核】曰:出南阳山谷及田野间,今在处皆有,园圃庭台多种之。冬至后宿根生芽,至二、三月始抽苗,高二三尺,近根之茎,有节若竹。离根三四寸,横铺翠叶,狭长疏整,宛如翅羽,故名乌翣,又名凤翼。六、七月叶中抽茎,似萱而强硬,出淡红萼,开红赭花,亦有蜜色者,瓣有细文,间黄紫黑斑点。次蚤互相交纽如结,结落作房,中子黑褐。另有一种,名鸢尾者,叶阔而短,根密而稠。花小者,即蝴蝶草;花大色紫者,即紫罗襕。俱春末作花,与射干迥别也。修事:以米泔水浸一宿,取出,再同篁竹叶煮之,从午至亥,日干用。

【参】曰:冬至射干生,为阳气始生,律名射出也。《药对》云:立春射干、木兰先生。为柴胡、半夏使,合入足少阴、少阳、枢机之气分药也。故主咳逆上气,喉痹咽痛,及不得消息,此少阴不能转阖与开也。主结气腹中邪逆,及食饮大热,此少阳不能转开与阖也。但气味苦平,君相二火为化者,莫不相宜,以苦待化,以平从枢故也。

立春射干先生,为柴胡、半夏使,谓柴胡生当冬半,半夏生当夏半,咸从枢象,以从其类,但射干为始生之首,易于兴起而为介绍。

少阴枢化曰君火,少阳枢化曰相火,平固从枢,苦则待化。

萹蓄《本经》下品

【气味】苦平,无毒。

【主治】主浸淫疥瘙疽痔,杀三虫。

【核】曰:出东莱山谷,所在有之。春仲蔓延布地,好生道旁,苗似瞿麦,弱茎促节,节紫赤似钗股,叶细绿似董竹,节间出花甚细,微青黄,或淡红色,似蓼蓝花状,遂结细实,根似蒿,《尔雅》所谓王刍也。

【参】曰:《景福殿赋》云:爰有禁扁。徐云:门户封署也,以所治形证诠名耳。盖八万四千毛孔,孔孔应开阖为门户,如浸淫疥瘙诸形证,此毛孔唯封,萹蓄引蔓促节,节节开花,若封而辟,辟而封,虽象形从治法,亦象形对待法也。

火热刑金,成浸淫疥瘙者相宜,若痘疹痤疿,隐显欲出者,与毛孔闭实,欲扬液为汗者亦宜。但气味苦平,施之严寒为本气者,功力少逊;若病反其本,得标之阳,或已成则为病热,表邪尚未入里,仍欲从枢解散者,为效颇速。

雷丸《本经》下品

【气味】苦寒,有小毒。

【主治】主杀三虫,逐毒气,胃中热,利丈夫,不利女子。

【核】曰:出石城山谷及汉中、建平、宜都、房州、金州诸处。生竹林土中,乃竹之余气零落所成也。无苗蔓,不相连,状如粟,又如猪苓而圆,皮黑肉白,甚坚实。修事:用甘草水浸一宿,取出,蒸之,从巳至未,日干。酒拌润,再蒸之,日干用。荔实、厚朴、蒿根、芫花为之使,恶葛根。

【参】曰:雷丸,竹苓也。具节候之灵气,零落复震,故名雷丸。盖雷之发声,物无不同时而应,故与三虫毒气向晦者反。其味苦,其气寒,对待胃热为因,诸热若伏若匿,亦相宜矣。利丈夫,不利女子者,震为雷,长男也。所谓方以类聚,物以群分,刚柔断而吉凶生矣。

凡物有质成,有气结,如茯苓之本乎松,雷丸之因乎竹是也。木之耐岁寒,实而坚多节者,唯松性善隐伏,故遗苓名之;草之能冬生,虚而箬箦色者唯竹,象切震雷,故转丸名之,其气类所感,一静一动,一秉大夫贞洁之操,一展君子奋杨之力,其功用各有致也。

郁李仁《本经》下品

【气味】酸平,无毒。

【主治】主大腹水肿,头面、四肢浮肿,利小便水道。

【核】曰:郁李,即棠棣。《诗》云唐棣、棠棣。《山海经》作栒。所在有之,树高六七尺,花叶枝干并似李,惟子小若樱桃,味甘酸,臭香而少涩。一种赤郁李,叶如刺榆,其子正赤而小,五月始熟,关西、天水、陇西多有之。汴洛一种,枝茎作长条,花极繁密而多叶,亦谓之郁李,不堪入药也。修事:汤浸去皮尖,用生蜜浸一宿,取出阴干,研如膏用。

【参】曰:郁李花极繁,文之盛者似之。其香颇浓,故芬芳之气,通称馥郁也。凡木之花,既开不阖,此独不然。《诗》云:唐棣之花,偏其反而,反而从阖也;又尝棣之花,鄂不韡韡,鄂萼,不附也,萼附相承,最相亲尔,故又曰彼尔维何。维尝之花,其义见矣。《诗疏》云:唐棣,薁李也。一名雀梅,一名夫移,又云车下李,其叶或赤或白,六月中熟,大如李子。《花品序》云:雒阳人不甚惜,谓之果子花,大略俗情以少贵,不足较也。郁李味酸气平,其花反而后阖,此阖用仍开,呈开仍阖之象也。当入厥阴肝,盖肝主疏泄前后阴,如失疏泄,则阖用之开机废,以致水肿大腹,及面目四肢浮肿。郁李功利水道小便,使阖用呈开,则疏泄仍如令矣。

楝实《本经》下品

【气味】苦寒,有小毒。

【主治】主温病伤寒,大热烦狂,杀三虫疥疡,利小便水道。

【核】曰:出荆山山谷及蜀中,所在有之,蜀中者胜。木高数丈,向长甚速,叶密如槐而长。三、四月开花红紫色,芬芳满境。实如金丸,生青熟黄。叶可浣衣,蛟龙畏之,獬豸食之。修治:熬干,酒拌令透,蒸之,俟实皮软,去皮取肉。凡使核不使肉,使肉不使核。如使核,捶碎,浆水煮一伏时,晒干用。

【参】曰:楝可浣衣,具清肃之金用。气寒味苦,具澄湛之水体。獬豸食之,火兽也,喜其洁。蛟龙畏之,木虫也,激其怒。怒则飞云弄雨,以消溽暑,此其功力。如三虫疝瘕,从蛰伏中,激之杀之,反其性耳。

蜀椒《本经》下品

【气味】辛温,有毒。

【主治】主邪气咳逆,温中,逐骨节皮肤死肌,寒热痹痛,下气。久服头不白,轻身增年。

【核】曰:出武都山谷及巴郡。近以全州西域者称最,江阳及晋康、建平者次之。木高五六尺,似茱萸而小,有针刺,叶坚滑。无花结实,但生于枝叶间,颗如小豆而圆,实子光黑,宛如人瞳,谓之椒目。八月采实,肉肥皮皱,气味浓厚芳烈也。修事:去目及闭口者,好酒拌润,蒸之,从巳至午,以盆覆盖,俟冷无气,乃可取出,即入磁器中封固无伤风。杏仁为之使,得盐味佳。畏款冬花、防风、附子、雄黄。可收水银。有中椒毒者,凉水、麻仁浆水解之。

【参】曰:色香气味,精胜在肤,独无花而实,所含蓄力,幽且深矣。故主温中,自下而上,从内而外,宣达横遍者也。对待寒中,致令形气受病也。气则咳逆上气之因邪薄,形则骨节肌肤之因痹闭。久服形气咸调,故头不白,轻身增年耳。

皂荚《本经》下品

【气味】辛咸温,有小毒。

【主治】主风痹死肌邪气,风头泪出,利九窍,杀精物。

【核】曰:出雍州山谷及鲁邹县,近以怀、孟者为胜,所在有之。树极高硕,叶似槐,瘦长而尖。枝间多刺。夏作细花黄色。结实有三种:一种短小,形似猪牙;一种长大肥厚,多脂而粘手;一种细长瘦薄,枯燥而不粘手。入药,肥厚多脂者佳。但树多丛刺,难于采取,用竹篾箍树本,其荚过夜尽落,亦一异也。有不结实者,将树本凿一大孔,入生铁三五斤,遂用泥封孔口,次年即结实,且倍往昔。有人以铁砧捶皂荚,砧即自损;或以铁碾之,碾即成孔;或以铁锅爨之,锅即暴片自落。岂皂荚与铁,有感召之情耶? 修事:取赤色脂厚不蛀者,新汲水浸一宿,铜刀刮去粗皮,用乳酥反复炙透,捶去子、弦。每荚一两,用酥五钱。柏实为之使。恶麦门冬,畏空青、人参、苦参。

【参】曰:皂,水色;咸,水味。当为五木之水矣。灌铁木中,皂荚始茂,不为金所刑,转以铁为生者,即母令子实,递成生化,木藉金为用也。独辛金味胜,故主风痹死肌,风头泪出;以辛泻之,泻之者泻外身之外风也;亦以辛补之,补之者,补内身之风大也。若窍闭即风大不及,精物即外风太过,咸可补之泻之。顾补泻在病主之苦欲,随病主之苦欲,因名药物之补泻耳。

夜明砂《本经》下品

【气味】咸平,无毒。

【主治】主目瞑痒痛,明目,夜视有精光。久服令人喜乐媚好无忧。

【核】曰:夜明砂,伏翼粪也。伏翼形似鼠,灰黑色,胁间肉翅,连合四足及尾,伏则倒悬,食则蚊蚋,多处深山崖穴中,及僻暗处,乃鼍虱与鼠所化,而复转化魁蛤。冬蛰夏出,日伏夜翼,避庚申日。一种食钟乳者寿千岁,纯白如雪,首有冠,大如鸠鹊,此品所遗之粪,功力殊胜。修事:先以大眼筛筛过数次,次用水澄去沙土,入苎布囊内,溪水中提濯,约减十之七,易细苎囊再濯,每斗可两许,光芒焕耀,质圆成粒者乃佳。扁薄者蚊蚋肤也。若得食钟乳者,亦如前法,取光明如宝珠者最佳。用缓火隔纸焙燥,研极细入药。芡实、云实为之使。

【参】曰:玄晖不夜,因名夜明;以蚊蚋为食,蚊蚋伏翼;夏出冬蛰,顺时序为浮沉;夜翼昼伏,互昼夜为吸呼;伏则倒悬,具阴阳颠倒之象耳。食石钟乳者,朱冠雪体,即肉芝类,故功用与钟乳、六芝等。芝以夏现,乳以夏溢,化相感,性相近也。

唯能顺时序为浮沉者,乃得互呼吸之出入入出,与会阴阳之阳阴阴阳,方成颠倒倒颠。

猪悬蹄甲《本经》下品

【气味】咸平,无毒。

【主治】主五痔,伏热在腹中,肠痈内蚀。

【核】曰:前后四足,各有悬蹄。悬蹄之甲,尖而小;践蹄之甲,大而圆。修事:酒浸半日,柳木火炙松脆用。

【参】曰:观豕蹢之黑白,见豕性之躁甚,黑固躁,白尤躁之甚者,则知豕力在蹢,精专在甲矣。悬蹄甲者,豕蹄似鹿而爪四,二践地,二上悬,上悬之甲,悬蹄甲也。有以左蹄后蹄为悬蹄甲者,谬矣。盖豕行不举足而曳踵,象水性之趋下为水畜也。四足皆垂,未见左后悬者。玉藻云:圈豚行不举足,齐如流,端行颐霤如矢,弁行剡剡起屦,执圭玉,举前曳踵,蹜蹜如也。《埤雅》云:畜养之闲曰圈,豕子曰豚,端读端弁之端,弁读弁冕之弁,则行不举足,齐如流,冕行之容也。颐霤如矢,端行之容也。剡剡起屦,弁行之容也。礼之以物以服,记其行容者,互相挟也。是故水畜性偏趋下,对待伏热之在腹中,为肠痈,为内蚀,为五痔。经云:热气所聚,则为痈脓。必择精专之所在,乃得内外敌应尔。

豚卵《本经》中品

【气味】甘温,无毒。

【主治】主惊痫癫疾,鬼疰蛊毒,除寒热,贲豚,五癃,邪气,挛缩。

【核】曰:豚卵,牡猪之卵子也。小猪多犗去卵,故曰豚卵。阴干藏之,勿令败。

【参】曰:豚,豕子。豕,总名。《易·系》:坎为豕。性趋下,故俯首喜卑秽,天将雨,则进涉水波为水畜也。《诗》云:有豕白蹢,烝涉波矣。月离于毕,俾滂沱矣。《尔雅翼》云:白蹢者豥。豥,豕之躁者。豕进而涉水波,白蹢尤其躁进者,故先进焉。然则纯黑者,豕之少驯者矣。《说文》云:十二子,亥为豕。故亥象豕形,以一阴生于午,至亥而六阴备,谓其嫌于无阳也。是以豥之在物以从豕,在气以从亥,其应水也为能充其类焉。牝曰豝,曰彘。《诗》云:一发五豝。牡曰豵,曰豭。《诗》云一发五豵,《礼》云衅之以豭豚,然则豚卵,即豭豚卵囊之卵,豭豚去卵,斯外肉内好,否则颠乱耽群。一名豚颠者以此,世弃勿用,指豕子之豚儿、膀胱之脬胞、两肾之腰子、外肾之阴茎为豚卵者,谬矣。卵者阴器,厥阴经脉之所聚,抵小腹,系舌本,正肾水之宫位耳。设肾躁,则从流而上,协厥阴厥逆而冲心,病名曰贲豚。贲豚者,肾之积,肝之逆也。甚则重阴者癫,番阴者痫,阴阳厥者寒热,或肾不司阴窍,肝不泄前阴者五癃,或失主润宗筋而挛,失主利关机而缩,咸属肾肝先为是动而后所生,犹未离其类者以辅之,其唯豚卵乎?

茗《神农食经》

【气味】苦甘,微寒,无毒。

【主治】主悦志有力,令人少睡,止渴,利小便,去痰热,治瘘疮。

苦茗华佗《食论》

苦茗，久食益意思。

茶陆羽《茶传》

茶之为用，味至寒，为饮，最宜精行俭德之人。若热渴凝闷，脑痛目涩，四肢烦，百节不舒，聊四五啜，与醍醐甘露抗衡也。

【核】曰：茗为世所称尚，颐虽未能知味，然亦未能忘情。每读治茗诸书，不啻数十种，俱各载稿集，卒难汇考，不揣条录核左，以备博采云。神农氏前有《食经》，遵之为首。陆羽《茶经》，例应为传。后代诸书，递相为疏为注矣。传本不妄去取，余则采其隽永者，人各为政，不相沿袭。彼创一义，而此释之；甲送一难，而乙驳之，奇奇正正，靡所不有，政如《春秋》为经而案之，左氏、公、谷为传，而断之是非，末则间有所评，小子不敏，奚敢多让矣。然书以笔札简当为工，词华丽则为尚，而器用之精良，赏鉴之贵重，我则未之或暇也。盖有含英吐花，收奇觅秘者，在编凡十有六，而茶事尽矣。

一、溯源

茶者，南方之嘉木。其树如瓜芦，叶如厄子，花如白蔷薇，实如棕榈，蕊如丁香，根如胡桃。其名一曰茶，二曰槚，三曰蔎，四曰茗，五曰荈。山南以陕州上，襄州、荆州次，衡南以光州上，义阳郡舒州次，寿州下，蕲州黄州又下；浙西以湖州上，常州次，宣州、睦州、歙州下，润州、苏州又下；剑南以彭州上，绵州、蜀州、邛州次，雅州、泸州下，眉州、汉州又下；浙东以越州上，明州、婺州次，台州下。黔中生恩州、播州、费州、夷州；江南生鄂州、袁州、吉州；岭南生建州、福州、韶州、象州，其恩、播、费、夷、鄂、袁、吉、建、福、韶、象，十一州未详。往往得之，其味极佳。《茶传》，陆羽，字鸿渐，一名疾，字季疵，号桑苎翁著。按唐时产茶地，仅仅如季疵所称。而今之虎丘、罗岕、天池、顾渚、松萝、龙井、雁宕、武夷、灵山、大盘、日铸、朱溪诸名茶，无一与焉。乃知灵草在在有之，但培植不嘉，或疏采制耳。《茶解》，罗廪，字高君著。

吴楚山谷间，气清地灵，草木颖挺，多孕茶荈。大率右于武夷者为白乳；甲于吴兴者为紫笋。产禹穴者以天章显；茂钱唐者以径山稀。至于续卢之岩，云衡之麓，雅山着于无歙，蒙顶传于岷蜀，角立差胜，毛举实繁。《煮茶泉品》，叶清臣著。唐人首称阳羡，宋人最重建州。于今贡茶，两地独多，阳羡仅有其名，建州亦非上品，唯武夷雨前最胜。近日所尚者，为长兴之罗岕，疑即古顾渚紫笋。然岕有数处，今唯洞山最重。姚伯道云：明月之峡，厥有佳茗，韵致清远，滋味甘香，足称仙品。其在顾渚，亦有佳者，今但以水口茶名之，全与岕别矣。若歙之松萝，吴之虎丘，杭之龙井，并可与岕颉颃。郭次甫极称黄山，黄山亦在歙，去松萝远甚。往时士人皆重天池，然饮之略多，令人胀满。浙之产曰雁宕、大盘、金华、日铸，皆与武夷相伯仲。钱唐诸山，产茶甚多，南山尽佳，北山稍劣。武夷之外，有泉州之清源，倘以好手制之，亦是武夷亚匹，惜多焦枯，令人意尽。楚之产曰宝庆，滇之产曰五华，皆表表有名，在雁茶之上。其他名山所产，当不止此，或余未知，或名未着，故不及论。《茶疏》，许次杼，字然明著。

【评】曰：昔人以陆羽饮茶，比于后稷树谷然哉，及观韩翃《谢赐茶启》云：吴主礼贤，方闻置茗，晋人爱客，才有分茶，则知开创之功，虽不始于桑苎，而制茶自出至季疵而始备矣。嗣后名山之产，灵草渐繁，人工之巧，佳茗日著，皆以季疵为墨守，即谓开山之祖可也。其蔡君谟而下为传灯之士。又曰：茶系生人后天，随身衣报，盖地灵钟秀，或古之所产，今无取焉者，谓冰土频移，山川性易，灵从何来？秀从何起？生人依报，宁复居恒，人苦不思本耳。以上溯其源也。

二、得地

上者生烂石，中者生砾壤，下者生黄土。野者上，园者次。阴山坡谷者，不堪采啜。《茶传》。

产茶处，山之夕阳，胜于朝阳；庙后山西向，故称佳，总不如洞山南向，受阳气特专，称仙品。《山茶记》，熊明道著。

茶地南向为佳，向阴者遂劣。故一山之中，美恶相悬。《茶解》。

茶产平地，受土气多，故其质浊；芥茶产于高山，浑是风露清虚之气，故可尚。《芥山茶记》。

茶固不宜杂以恶木，唯桂、梅、辛夷、玉兰、玫瑰、苍松、翠竹，与之间植，足以蔽覆霜雪，掩映秋阳；其下可植芳兰幽菊清芳之物，最忌菜畦相逼，不免渗漉，滓厥清真。《茶解》。

【评】曰：疆理天下，物其土宜；广谷大川异制，人居其间异形；瘠土民，沃土民厚；坚土民刚，坉土民丑。城市民嚣而漓，山乡民朴而陋。齿居晋而黄，项处齐而瘿。皆象其气，悉效其形，知其利害，达其志欲，定其山川，分其圻界，条其物产，辨其贡赋，斯为得地。人犹如此，奚惟茗乎？

三、乘时

采茶在二月、三月、四月之间。茶之笋者，生烂石沃土，长四五寸，若薇蕨始抽，凌露采焉。茶之芽者，发于丛薄之上，有三枝、四枝、五枝者，选其中枝颖拔者采焉。《茶传》。清明太早，去夏太迟，谷雨前后，其时适中。若再迟一二日，待其气力完足，香烈犹倍，易于收藏。《茶疏》。

茶以初出雨前者佳。唯罗岕立夏开园，吴中所贵，梗桶叶厚，便有萧箸之气，还是夏前六七日,如雀舌者佳,芥片亦好。《岕茶记》。

芥非夏前不摘,初试摘者,谓之开园;采自正夏,谓之春茶。其地稍寒,故须得此,又不当乙太迟病之。往时无秋日摘者,近乃有之,七八月重摘一番,谓之早春,其品甚佳。不嫌少薄,他山射利,多摘梅茶。梅茶苦涩,且伤秋摘,佳产戒之。《茶疏》。

双径两天目茶,立夏后,小满前,仅摘一次,断不复采。唯餐雨露,绝禁肥壤,故收藏岁久。色香味转胜,凌露无云。采候之上,霁日融和;采候之次,积雨重阴,不知其可。《茶说》,刑士襄,宁三若著。

【评】曰:时不可违,候不可失,桑苎翁时中之圣者欤。千载而下,采制之期,无能逾其时日,罗高君少有更变者,更体山川之寒暄,察草木之含吐,待时而兴,应时而起,不妄作劳,不伤物力。

四、揉制

其日有雨不采,晴有云不采。晴采之,蒸之,捣之,拍之,焙之,穿之,封之,茶之干矣。《茶传》。

断茶以甲,不以指,以甲则速断不柔,以指则多湿易损。《东坡试茶录》,宋子安著。

其茶初摘,香气未透,必借火力以发其香。然茶性不耐劳,炒不宜久,多取入铛,则手力不匀,久于铛中,过热而香散矣。炒茶之铛,最嫌新铁,须预取一铛,毋得别作他用。炒茶之薪,仅可树皮,不用干、叶。干则火力猛炽,叶则易焰易灭。铛必磨洗莹洁,旋摘旋炒。一铛之内,仅用四两,先用文火炒,次加武火催之。手加木指,急急抄转,以半熟为度,微俟香发,是其候也。《茶疏》。

茶初摘时,须拣去枝梗老叶,惟取嫩叶,又须去尖与柄与筋,恐其易焦,此松萝法也。炒时须一人从旁扇之,以祛热气,否则黄色,香味俱减。余所亲试,扇者色翠,不扇色黄。炒起出铛时,置大磁盘中,仍须急扇,令热气消退,以手重揉之,再散入铛,文火炒干,入焙,盖揉则其津上浮,点时香味易出。田子艺以生晒、不炒、不揉者为佳。偶试之,但作热汤,并日腥草气,殊无佳韵也。《茶笺》,闻龙,字隐鳞,初字仲达著。

火烈香清,铛寒神倦;火烈生焦,柴疏失翠;久延则过熟,速起却还生;熟则犯黄,生则着黑;带白点者无妨,绝焦点者最胜。《茶录》,张源,字伯渊著。

经云:焙,凿池深二尺,阔一尺五寸,长一丈。上作短墙,高二尺,泥之以木,构于焙上。编木两层,高一尺以焙茶。茶之半干,升下棚,全干升上棚。愚谓今人不必全用此法,予尝构小焙室,高不逾寻,方不及丈,纵广正等,四围及顶,绵纸密糊,无小罅隙。置三四火缸于中,安新竹筛于缸内,预先洗新麻布一片以亲之,散所炒茶于筛上,阖户而焙,上向不可覆盖。盖茶叶尚润,一覆则气闷罨黄,须焙二三时,俟润气尽,然覆以竹箕,焙极干,出缸待冷,入器收藏。后再焙,亦用此法。色香与味,不致太减。《茶笺》。

茶之妙,在乎始造之精,藏之得法,点之得宜。优劣定乎始锅,清浊系乎末火。《茶录》。

诸名茶,法多用炒。唯罗岕专于蒸焙,味真蕴藉,世竞珍之。即顾渚、阳羡、密迩洞山,不复仿此。想此法偏宜于岕,未可概施他茗。而经已云蒸之焙之,则所从来远矣。《茶笺》。

必得色全,唯须用扇,必全香味,当时焙炒,此制茶之准绳,传茶之衣钵。《茗笺》。

【评】曰:溯源、得地、乘时,尽物之性矣。揉制失节,仍同草芥。能尽人之性,则能尽物之性。

五、藏茗

育以木制之,以竹编之,以纸糊之,中有楠,上有覆,下有床,傍有门,掩一扇,一器贮煻煨火,令煴煴然。江南梅雨,焚之以火。《茶传》。

藏茶宜箬叶而畏香,茶喜温燥而忌冷湿。收藏时先用青箬,以竹丝编之,置罂四周,焙茶俟冷,贮器中,以生炭火煅过,烈日中曝之令灭,乱插茶中,封固罂口,覆以新砖,置高爽近人处,霉天雨候,切忌发覆。取用须于晴明时,取少许,别贮小瓶,空缺处,即以箬填满,封置如故,方为可久。或夏至后一焙,或秋分后一焙。《岕山茶记》。

切勿临风近火,临风易冷,近火先黄。《茶录》。

凡贮茶之器,始终贮茶,不得移为他用。《茶解》。

吴人绝重岕茶,往往杂以黄黑箬,大是缺事。余每藏茶,必令樵青,入山采竹箭箬,拭净烘干,护罂四周,半用剪碎,拌入茶中,经年发覆,青翠如新。《茶笺》。

置顿之所,须在时时坐卧之处,逼近人气,则常温不寒。必在板房,不宜土室;板房燥,上室易蒸;又要透风,勿置幽隐之处,尤易蒸湿。《茶录》。

罗生言茶酒二事,至今日可称精绝,前无古人,止可与深知者道耳。夫茶酒超前代稀有之精品,罗生创前人未发之玄谈,吾尤诧夫卮谈名酒者十九,清谈佳茗者十一。《茗笺》。

【评】曰:治茗如创业,藏茗如守业。创业易,守业难。守之难,又不如用之者更难。如保赤子,几微是防。

六、品泉

山水上,江水中,井水下。山水择乳泉、石池、漫流者上,其瀑涌湍漱勿食,久食令人有颈之以流其恶,使新泉涓涓然酌之。其江水,取去人远者。《茶传》。

山宣气以养万物,气宣则脉长,故曰山水上;泉不难于清,而难于寒,其濑峻流驶而清,嵓奥积阴而寒者,亦非佳品。《煮泉小品》,田崇衡,字子薮著。

江,公也。众水共入其中也。水共则味杂,故曰江水次之;其水取去人远者,盖去人远,则澄清深而无荡漾之漓耳。《小品》。

余少得温氏所著《茶说》,尝试其水泉之目,有二十焉。会西走巴峡,经虾蟆窟,北憩芜城,汲蜀冈井,东游故都,绝杨子江,留丹阳,酌观音泉,过无锡,斟惠山泉水,粉枪末旗,苏兰薪桂,且鼎且缶,以饮以啜,莫不瀹气涤虑,蠲病析酲,祛鄙吝之生心,招神明而还观。信乎物类之得宜,臭味之所感,幽人之嘉尚,前贤之精鉴不可及矣。《煮茶泉品》。

山顶泉清而轻,山下泉清而重。石中泉清而甘,砂中泉清而冽。土中泉清而白,流于黄石、紫石为佳,泻出青石、黑石无用。流动愈于安静,负阴胜于向阳。《茶录》。

山厚者泉厚,山奇者泉奇;山清者泉清,山幽者泉幽,皆佳品也。不厚则薄,不奇则蠢;不清则浊,不幽则喧,必无用矣。《小品》。

泉不甘,则损茶味。前代之论水品者以此。《茶谱》,蔡襄,字君谟著。

吾乡四陲皆山,泉水在在有之。然皆淡而不甘,独所谓它泉者。其源出自四明潺洞,历大兰、小皎诸名岫,迥溪百折,幽涧千支,沿洄漫衍,不舍昼夜。唐鄞令王公元伟,筑塓它山,以分注江河,自洞抵塓,不下三数里。水色蔚蓝,素砂白石,粼粼见底。清寒甘滑,甲于郡中。余愧不能为浮家泛宅,送老于斯。每一临泛,浃旬忘返,携茗就烹,珍鲜特甚。洵源泉之最胜,瓯牺之上味矣。以僻在海陬,图经是漏,故又新之记罔闻。季疵之杓莫及,遂不得与谷帘诸泉齿,譬犹飞遁吉人,灭影贞士,直将逃名世外,亦且永托知稀矣。《茶笺》。

山泉稍远,接竹引之,承之以奇石,贮之以净缸,其声琮琮可爱,移水取石子,虽养其味,亦可澄水。《小品》。

甘泉旋汲,用之斯良。丙舍在城,夫岂易得。故宜多汲,贮以大瓮,但忌新器,为其火气未退,易于败水,亦易生虫,久用则善,最嫌他用。水性忌木,松杉为甚,木桶贮水,其害滋甚,挈瓶为佳耳。《茶疏》。

烹茶须甘泉,次梅水。梅雨如膏,万物赖以滋养,其味独甘,梅后便不堪饮。大瓮满贮,投伏龙肝一块,即灶中心赤土也,乘热收之。《茶解》。

烹茶水之功居六,无泉则用天水,秋雨为上,梅雨次之。秋雨冽而白,梅雨醇而白;雪水,五谷之精也,但色不能白;养水须置石子于瓮,不唯益水,而白石清泉,会心亦不在远。

壬寅腊八,过南屏,僧碧婆煮茶,不拘老嫩,皆可人口。又不在茶具,虽饭镬中,亦称其旨,时与之游,遂成茶癖。每令长须远汲虎跑泉,葛仙翁井,或索友人携来惠山泉水,以茶之妙在水发也。每值梅雨,托布承接,或荷叶,或磁盘,或以锡作板,溜积瓮中,试烹都有雾气,远不及泉水之清且洁也。一日偶取所蓄梅雨,见孑孓乌虫数十百,跳跃碗内,遂弃之,拟倾未果。月余后,好水吃尽,奴子误取前水就烹,色味俱全,气香特盛。乃知天水都好,但未可就用,须置器日久,俟其色变虫去,色香味始妙,不似山泉,但可留数日,久即味变也。此后不烦远役奴子,亦不颟取梅雨,唯待久雨时,向急溜中,大缸承贮。月余后,另移瓮内,百日始佳,半年更妙。四时皆用此法。春雨味更鲜厚,雪色尤为洁白,居卤斥之地,阛阓之东,日日天泉作供,不但自受用,亦不但供宾客,并及其妻孥,真无量快活也。《芷园日记》。

天气上为云,地气下为雨;雨出天气,云出地气,色变虫生,正所以攘地浊,以现天清也。诸泉日久作变,变则化,化则去泥纯水,本色本味,和盘托出,毋自倾弃,以失性真。《月枢笔记》。

贮水瓮,须置阴庭,覆以纱帛,使承星露,则英华不散,灵气常存。假令压以木石,封以纸箬,暴以日中,则外耗其神,内闭其气,水神敝矣。《茶解》。

《茶记》言养水,置石子于瓮,不惟益水,而白石清泉,会心不远。然石子须取深溪水中,表里莹彻者佳。要白如截肪、赤石鸡冠,青如螺黛,黄如蒸粟,黑如重漆,锦纹五彩,辉映瓮中,徙倚其侧,应接不暇,非但益水,亦且娱神。《茗笈》。

仁智者性,山水乐深,载斛清泚,以涤烦襟。《茗笈》。

【评】曰:得泉寻茗,得茗寻泉,如选侪觅偶,事主相夫,两家仔细,万一失所,此身已矣。

七、候火

其火用炭,曾经燔炙为腻脂所及,及膏木败器不用,古人识劳新之味,信哉。《茶传》。

火必以坚木炭为上,然本性未尽,尚有余烟,烟气入汤,汤必无用。故先烧令红,去其烟焰,兼取性力猛识,水乃易沸,既红之后,方授水器,乃急扇之,愈速愈妙,毋令手停。停过之汤,宁弃而再烹也。《茶疏》。

炉火通红,茶铫始上。扇起要轻疾,待汤有声,稍稍疾重,斯则文武火候也。若过乎文,则水性柔,柔则水为茶降,若过于武,则水性烈,烈则茶为水制,皆不足于中和,非茶家之要旨。《茶录》。

苏廙《仙芽传》载汤十六;云调茶在汤之淑慝。而汤最忌烟,燃柴一枝,浓烟满室,安有汤耶?又安有茶耶?可谓确论。田子薪以松实、松枝为雅者,乃一时兴到之语,不知大谬茶政。《茗笈》。

【评】曰：好茶好水，固不容易，火候一着，更是烦难，如媒妁一般，谋合二姓，济则皆同其利，败则咸受其害。《李陵传》云：媒蘖其短。孟康曰：媒酒酵也。蘖，酒曲也。谓酿成其罪也。师古曰：齐人名曲饼，亦曰媒妁，君子司火，有要有伦，得心应手，存乎其人。

八、定汤

其沸如鱼目，微有声，为一沸。缘边如涌泉连珠，为二沸。腾波鼓浪，为三沸。已上水老，不可食也。凡酌置诸碗，令沫饽。沫饽，汤之花也。花之薄者为沫，厚者为饽，细轻者为华，如枣花漂漂然于环池之上；又如回潭曲渚，青萍之始生；又如晴天爽朗，有浮云鳞然。其沫者，若绿钱浮于渭水；又如菊英堕于尊俎之中。饽者，以滓煮之及沸，则重华累沫，皓皓然若积雪耳。《茶传》。

水入铫，便须急煮，候有松声，即去盖，以消息其老嫩。蟹眼之后，水有微涛，是为当时。大涛鼎沸，旋至无声，是为过时。过时老汤，决不堪用。《茶疏》。

沸速则鲜嫩，风逸沸迟，即老熟昏钝。《茶疏》。

汤有三大辩：一曰形辩，二曰声辩，三曰捷辩。形为内辩，声为外辩，气为捷辩。如虾眼蟹眼，鱼目连珠，皆为萌汤。直至涌沸，如腾波鼓浪，水气全消，方是纯熟。如初声、转声、振声、骇声，皆为萌汤。直至无声，方为纯熟。如气浮一缕、二缕、三缕及缕乱不分，氤氲乱绕，皆为萌汤。直至气直冲贯，方是纯熟。蔡君谟因古人制茶，碾磨作饼，则见沸而茶神便发，此用嫩而不用老也。今时制茶，不暇罗碾，仍俱全体，汤须纯熟，元神始发也。《茶录》。

余友李南金云：《茶经》以鱼目涌泉连珠，为煮水之节。然近世瀹茶，鲜以鼎镬，用瓶煮水，难以候视，则当以声辩一沸、二沸、三沸之节。又陆氏之法，以未就茶镬，故以第二沸为合量而下，未若以令汤就茶瓯瀹之，则当用背二涉三之际为合量，乃为声辩之。诗云：砌虫唧唧万蝉催，忽有千车捆载来，听得松风并涧水，急呼缥色绿磁杯。其论固已精矣。然瀹茶之法，汤欲嫩而不欲老，盖汤嫩则茶味甘，老则过苦矣。若声如松风涧水而遽瀹之，岂不过于老而苦哉？惟移瓶去火，少待其沸止而瀹之，然后汤适中而茶味甘，此南金之所以未讲者也。因补一诗云：松风桂雨到来初，急引铜瓶离竹炉；待得声闻俱寂后，一瓶春雪胜醍醐。《崔林玉露》，罗硕，字大经著。

李南金谓当用背二涉三之际为合量，此真赏鉴家言。而罗林惧汤老，欲于松风涧水后，移瓶去火，少待沸止而瀹之，此语亦未中窾。殊不知汤既老矣，去火何救哉？《茶解》。

【评】曰：《茶经》定汤三沸；《茶录》酌沸三辩。通人尚嫩，伯渊贵老，林别出手眼，高君因以驳之，各有同异。各取死机，三沸而往，三辩随之，老去嫩来，无有终时。

又评:定汤谈说似易,措制便难。急即鼎沸,怠则瓦解。须具爕阴阳,调鼎鼐,山心水味始得。三至七教,待汤建勋,谁其秉衡,跂石眠云。

九、点瀹

未曾汲水,先备茶具。必洁必燥,瀹时壶盖必仰,置磁盂,勿覆案上,漆气食气,皆能败茶。《茶疏》。

茶注宜小不宜大,小则香气氤氲,大则易于散漫。若自斟酌,愈小愈佳,容水半升者,量投茶五分,其余以是增减。《茶疏》。

投茶有序,无失其宜。先茶后汤曰下投;汤半下茶,复以汤满曰中投;先汤后茶曰上投。春秋中投,夏上投,冬下投。《茶录》。

握茶手中,俟汤入壶,随手投茶,定其浮沉。然后泻以供客,则乳嫩清滑,馥郁鼻端,病可令起,疲可令爽。《茶疏》。

醧不宜早,饮不宜迟。醧早则茶神未发,饮迟则妙馥先消。《茶录》。

一壶之茶,只堪再巡。初巡鲜美,再巡甘醇,三巡意欲尽矣。余尝与客戏论,初巡为婷婷袅袅十三余;再巡为碧玉破瓜年;三巡以来,绿叶成阴矣。所以茶注宜小,小则再巡已终。宁使余芬剩馥,尚留叶中,犹堪饭后供啜嗽之用。《茶录》。

终南僧亮公,从天池来,饷余佳茗,授余烹点法甚细。余尝受法于阳羡士人,大率先火候,次汤候,所谓蟹眼鱼目,参沸沫浮沉法皆同。而僧所烹点,绝味清乳,是具入清净味中三昧者。要之此一味,非眠云跂石人,未易领略。余方避俗,雅意栖禅,安知不因是悟入赵州耶。《茶寮记》,陆树声,字与吉著。

凡事俱可委人,第责成效而已。惟瀹茗须躬自执劳,瀹茗而不躬执,欲汤之良,无有是处。《茗笈》。

【评】曰:法四气三投,度众寡器宇,此点瀹之尝则。因人以节缓急,随时而制适宜,此又点瀹之变通。还得具有独闻之聪,独见之断,乃可以尽人之性,尽茗之性,尽水火之性,正不在守已陈之迹,而胶不变之柱。

十、辩器

镀以生铁为之,洪州以磁,莱州以石。瓷与石皆雅器也,性非坚实,难可持久。用银为之至洁,但涉于侈丽,雅则雅矣,洁亦洁矣,若用之恒,而卒归于银也。《茶传》。

山林逸士,水铫用银,尚不易得,何况镀乎?若用之恒,而卒归于铁也。《茶笺》。

贵则金银,贱恶铜铁,则磁瓶有足取焉。幽人逸士,品色尤宜,然慎勿与夸珍炫豪者道。《仙牙传》,苏廙。

金乃水母,锡备刚柔,味不咸涩,作铫最良。制必穿心,令火易透。《茶录》。

茶壶往时尚龚春,近日时大彬所制,大为时人所重,盖是粗砂,正取砂无土气耳。《茶疏》。

茶注、茶铫、茶瓯,最宜荡涤燥洁。修事甫毕,余沥残叶,必尽去之。如或少存,夺香败味,每日晨兴,必以沸汤涤过,用极热麻布,向内拭干,以竹编架,覆而庋之燥处,烹时取用。《茶疏》。

茶具涤毕,覆于竹架,俟其自干为佳。其拭巾只宜拭外,切忌拭内,盖布虽洁,一经人手,极易作气,纵器不干,亦无大害。《茶录》。

茶瓯以白磁为上,蓝者次之。《茶录》。

人各手执一瓯,毋劳传送,再巡之后,清水涤之。《茶疏》。

茶盒以贮茶,用锡为之,从大坛中分出,若用尽时再取。《茶录》。

茶炉或瓦或竹,大小与汤铫称。《茶解》。

镀宜铁,炉宜铜,瓦竹易坏,汤铫宜锡与砂,瓯则但取圆洁白磁而已。然宜小,必用柴、汝、宣、成,贫士何所取办哉?《茶笺》。

【评】曰:付授当器,区别得宜,各称其用,各适其性而已。亦不必强以务饰,亦不必矫以异俗。

十一、申忌

采茶制茶,最忌手污膻气,口臭涕唾,及妇女月信、痴蠢酒徒。盖酒与茶,性不相入,故制茶时,少有沾染,便无用矣。《茶解》。

茶之性淫,易于染着,无论腥秽,及有气息之物不宜近,即名花异香,亦不宜近。

茶性畏纸,纸于水中成,受水气多,纸裹一夕,随纸作气尽矣。虽再焙之,少顷即润。雁宕诸山,首坐此病,纸帖贻远,安得复佳?《茶疏》。

吴兴姚叔度言茶叶多焙一次,则香味随减一次,余验之良然。但于始焙极燥,多用炭箬,如法封固,即梅雨连旬,燥固自若,唯开坛频取,所以生润,不得不再焙耳。自四、五月至八月,极宜致谨。九月以后,天气渐肃,便可解严矣。虽然,能不弛懈,尤妙尤妙。《茶笺》。

不宜用恶木敝器,铜匙铜铫,木桶柴薪麸炭,粗童恶婢,不洁巾,及各色果实香药。《茶录》。

不宜近阴室、厨房、市喧、小子啼、野性人、童奴相哄、酷热斋头。《茶疏》。

【评】曰:茗犹人也。超然物外者,不为习所染,否则习于善则善,习于恶则恶矣。圣人致严于习染者,有以也。墨子悲丝,在所染之。

十二、防滥

茶性俭,不宜广,则其味黯淡,且如一满碗,啜半而味寡,况其广乎?夫珍鲜馥烈者,其碗数三;次之者,碗数五;若坐客数至五行三碗,至七行五碗;若六人以下,不约碗数,但阙一人而已,其隽永补所阙人。《茶传》。

按经云:第二沸,留热以贮之,以备育华救沸之用者,名曰隽永。五人则行三碗,七人则行五碗,若遇六人,但阙其一,正得五人,即行三碗,以隽永补所阙人,故不必别约碗数也。《茶笺》。

饮茶以客少为贵,客众则喧,喧则雅趣乏矣。独啜曰幽,二客曰胜,三四曰趣,五六曰泛,七八曰施。《茶录》。

煎茶烧香,总是清事。不妨躬自执劳,对客谈谐,岂能亲莅,宜两童司之,器必晨涤,手令时盥,爪须净剔,火宜尝宿。《茶疏》。

三人以上,止爇一炉;如五六人,盒饭两鼎;炉用一童,汤方调适,若令兼作,恐有参差。《茶疏》。

煮茶而饮非其人,犹汲乳泉,以灌蒿莸。饮者一吸而尽,不暇辩味,俗莫甚焉。《小品》。

若巨器屡巡,满中泻饮,待停少温,或求浓苦,何异农匠作劳,但资口腹,何论品赏,何知风味乎?《茶疏》。

【评】曰:客有霞气,人如玉姿,不泛不施,我辈是宜。其或客乍倾盖,朋偶消烦,窭待解酲,则玄赏之外,别有攸施。此皆排当于阃政,请勿弁髦乎茶榜。

十三、戒淆

茶有九难:一曰造,二曰别,三曰器,四曰火,五曰水,六曰炙,七曰末,八曰煮,九曰饮。阴采夜焙,非造也;嚼味嗅香,非别也;膻鼎腥瓯,非器也;膏薪庖炭,非火也;飞湍壅潦,非水也;外熟内生,非炙也;碧粉漂尘,非末也;操艰扰遽,非煮也;夏兴冬废,非饮也。《茶传》。

茶用葱、姜、枣、橘皮、茱萸、薄荷等,煮之百沸,或扬令滑,或煮去沫,斯沟渎间弃水耳。《茶传》。

茶有真香,而入贡者,微以龙脑和膏,欲助其香;建安民间试茶,皆不入香,恐夺其真。若烹点之际,又杂珍果香草,其夺益甚,正当不用,更杂蔗霜椒桂,鞾鞴酥酪,真不啻一鼓而牛饮矣。《茶谱》。

茶中着料,碗中着果,譬如玉貌加脂,蛾眉着黛,翻累本色。《茶说》。

花之拌茶也,果之投茗也,为累已久。唯其相沿,似须斟酌,有难概施矣。今署约曰:不解点茶之傅,而缺花果之供者。厥咎悭,久参玄赏之科,而瞆老嫩之沸者。厥咎怠,悭与怠,于汝乎有谴。《茗笈》。

【评】曰:茗犹目也,一些子尘砂着不得,即掌中珍果,眼底名花,终非族伴,亟宜屏置,敢告司存。

十四、相宜

煎茶非漫浪，要须人品与茶相得，故其法往往传于高流隐逸，有烟霞泉石，磊块胸次者。《煎茶七类》，陆树声著。

茶候凉台净室，曲几名窗，僧寮道院，松风竹月，晏坐行吟，清谈把卷。《七类》。

山堂夜坐，汲泉煮茗，至水火相战，如听松涛，倾泻入杯，云光潋潋。此时幽趣，故难与俗人言矣。《茶解》。

凡士人登临山水，必命壶觞。若茗碗薰炉，置而不问，是徒豪举耳。余特置游装，精茗名香，同行异室，茶罂铫铫，瓯洗盆巾，附以香奁、小炉、香囊、匙筋。《茶疏》。

茶熟香清，有客到门可喜。鸟啼花落，无人亦自悠然。可想其致。《茗笈》。

宜寒宜暑，既游既处，伴我独醒，为君数举。《茗笈》。

【评】曰：人由意合，物以类从，同异之门绝，偏倚之形化矣。大凡攻守依乎区域，向背视乎盛衰，若无畛可分，谁附坚瑕之敌？无膻可逐，谁开去就之场？任曲直于飘瓦虚舟，藩篱何妨孔道；等爱憎于浮烟飞沫，渣滓不碍太虚；转从前执滞之枢，于人何所不容；留尺寸安闲之地，于力何所不有。吾宁降心以循物，物或适理以从类矣。

十五、衡鉴

茶有千万状，如胡人靴者蹙缩然。帮牛臆者兼襜然，浮云出山者轮菌然，轻飚出水者涵澹然。有如陶家之子，罗膏土以水澄之。又如新治地者，遇豪雨流潦之所经。此皆茶之精腴。有如竹箨者，枝干坚实，艰于蒸捣，故其形籭簁然；有如霜荷者，茎叶凋阻，易其状貌，故厥状萎萃然，此皆茶之瘠老者也。阳崖阴林，紫者上，绿者次；笋者上，芽者次；叶卷者上，叶舒者次。《茶传》。

茶通仙灵，然有妙理。《茶解》。

其旨归于色香味，其道归于精燥洁。《茶录》。

茶之色重、香重、味重者，俱非上品。松萝香重，六安味苦，而香与松萝同。天池亦有草莱气，龙井如之，至云雾则色重而味浓矣。尝啜虎丘茶，色白而香，似婴儿肉，真精绝。《茶记》。

茶色白，味甘鲜，香气扑鼻，乃为精品。茶之精者，淡亦白，浓亦白，久贮亦白，味甘色白，其香自溢，三者得，则俱得矣。近来好事者，或虑其色重，一注之水，投茶数片，味固不足，香亦然。终不免水厄之诮，虽然，尤贵择水。香似兰花上，蚕豆花次。《茶解》。

茶色贵白，然白亦不难。泉清瓶洁，叶少水洗，旋烹旋啜，其色自白。然真味抑郁，徒为目食耳。若取青绿，则天池、松萝及岕之最下者。虽冬月，色亦如苔衣，何足为妙？莫若余所收洞山茶,自谷雨后五日者,以汤薄浣,贮壶良久,其色如玉,至冬则嫩绿？味甘色淡,韵清气醇,亦作婴儿肉香,而芝芬浮荡,则虚丘所无也。《岕山记》。

熊君品茶,旨在言外。如释氏所谓水中盐味,非无非有,非深于茶者不能道。当今非但能言人不可得,正索解人亦不可得。《茶笺》。

肉食者鄙,藿食者躁。色味香品,衡鉴三妙。

【评】曰:蹙缩者靴,牛臆者帮,昔之精腴,今之瘠老矣。宁复能礼明月当空,睨芝芬浮荡者哉?

十六、玄赏

其色缃也;其馨歈也;其味甘,槚也;啜苦咽甘,茶也。《茶传》。

《试茶歌》云:木兰坠露香微似,瑶草临波色不如。又云:欲知花乳清冷味,须是眠云跋石人。_{谢禹锡}谢禹锡。

饮茶觉爽,啜茗忘喧,谓非膏粱纨可语,爰著《煮泉小品》,与枕石漱流者商焉。《小品》。

茶似翰卿墨客,缁衣羽士,逸老散人,或轩冕中超轶世味者。《七类》。

茶如佳人,此论甚妙。但恐不宜山林间耳。苏子瞻诗云从来佳茗是佳人是也。若欲称之山林,当如毛女麻姑,自然仙丰道骨,不浼烟霞;若夫桃脸柳腰,亟宜屏诸销金帐中,毋令污我泉石。《小品》。

竟陵大师积公嗜茶,非羽供事不乡口,羽出游江湖四五载,师绝于茶味,代宗闻之,召入内供奉,命宫人善茶者,烹以饷师。师一啜而罢,帝疑其诈,私访羽召入,翼日赐师斋,密令羽供茶。师捧瓯,喜动颜色,且赏且啜曰:此茶有若渐儿所为者。帝由是叹师知茶,出羽相见。_{薰迺《跋陆羽点茶图》}薰迺《跋陆羽点茶图》。

建安能仁院,有茶生石缝间。僧采造得八饼,号石岩白,以四饼遗蔡君谟,以四饼遣人走京师,遗王禹玉。岁余蔡被召还阙,访禹玉,禹玉命子弟于茶笥中,选精品饷蔡。蔡持杯未尝,辄曰:此绝似能仁石岩白,公何以得之? 禹玉未信,索贴验之,始服。《类林》。

东坡云:蔡君谟嗜茶,老病不能饮,日烹而玩之,可发来者之一笑也。孰知千载之下,有同病焉。余尝有诗云:年老耽弥甚,脾寒量不胜。去烹而玩之,几希矣。因忆老友周文甫,自少至老,茗碗薰炉,无时蹔废,饮茶日有定期,旦明、晏食、禺中、餔时、下舂、黄昏,凡六举,而客至烹点不与焉。寿八十五,无疾而卒。非宿植清福者,乌能毕世安享? 视好而不能饮者,所得不既多乎? 尝畜一龚春壶,摩挲宝爱,不啻掌珠,用之既久,外类紫玉,内如碧云,真奇物也。《茶笺》。

人知茶叶之香,未识茶花之香。余往岁过友大雷山中,正值花开,童子摘以为供,幽香馥郁,绝自可人。惜非瓶中物耳,乃余著《瓶史月表》,插茗花为斋头清供,而高廉《瓶史》,亦载茗花,足以助吾玄赏。《茗笈》。

茗花点茶,绝有风致。人未之试耳。《茗笈》。

【评】曰:人莫不饮食,鲜能知味矣。诗云:人生几见月当头,不在愁中即病中。明月非无,佳茗时有,但少闲情,领此真味。公案云:吃茶去,唯味道者,乃能味茗。

【参】曰:茗谐名。名,自命也。从夕从口。夕者,冥也。冥行无见,从口自名,失自明矣。茗晰而瘤,与热脑肥膻反,故尝食令人瘦,去人脂,倍人力,悦人志,益人意思,开人聋瞽,畅人四肢,舒人百节,消人烦闷,使人能诵无忘,不寐而惺寂也。聊四五啜,真堪与醍醐抗衡矣。神农氏主瘰疮,瘰疮本在脏,末在颈腋间,膏粱味肥膻变也。亟返其本,逐其末,涤其肥膻,消其疣赘。顾諟其名义,克明其茗德,明行有见,从口自名,皆自明也。

茗谱题辞

仆少而习茗,亦止谓涤烦止渴,醒睡明目,非此君不能策勋耳。至天台所记,乃云服之可生羽翰,则又未敢轻信也。今读子由核评语,而以六义之比体求之,则台记所云,与陶弘景轻身换骨之说,大相符合。盖人方在大梦中,令旁一人,沃以佳茗,果能清其神魂否?故知子由之意,正欲先使人涤净烦恼,蠲除心渴,扫却黑暗,远离颠倒。然后如法点瀹,领略瓯牺,两腋生风,岂非羽翰,实以形骸中既空一切,原是轻身换骨之人,茗碗策勋,理实可信。读子由茶谱者,当作如是观。

丁亥夏五李玄晖漫笔

第八帙

黄精《别录》上品

【气味】甘平,无毒。

【主治】主补中益气,除风湿,安五脏。久服轻身,延年不饥。

【核】曰:隋羊公云:黄精,芝草之精也。《五符经》云:黄精获天地之纯精,故一名戊己芝。黄精一名戊己芝,当与黄芝交相匹配。南北皆有,以嵩山、茅山者佳。三月生苗,高一二尺。一根只一茎,茎梗柔脆,本黄末赤。叶如竹,不尖而短,或两叶三叶,四、五、六叶,俱两两相对,若偏生不对者,偏精也。四月开花青白,状如小豆花。结子白色如黍粒,即名垂珠,言象形也。根如嫩姜而色黄,亦如鬼臼、黄连辈。一年一节,节大不平,大者如拳,小者如拇指。一种茎叶根形俱相似,但茎不紫赤,叶尖有毛钩二枚者,钩吻也,误服杀人。《博物志》云:黄帝问于天老曰:天地所生,有食之令人不死者乎? 对曰:太阳之草名黄精,食之可以长生;太阴之之精名钩吻,不可食,令人立死。今人但信钩吻杀人,不信黄精益寿,不亦惑乎? 修治:以溪水洗净,蒸之,从巳至子,薄切曝干,可入药用。服食宜生,初时只可食一寸半,多则刺人咽喉,渐渐增之,十日不食,服止三尺五寸。三百日后,尽见鬼神,久则轻身飞行矣。忌梅实。

【参】曰:无缘自生,独得土大之体用,故名黄精。一名戊己芝也。土位乎中,故补中而益中气。为风所侵而土体失,濡湿泥泞而土用废者,黄精补土之体,充土之用,充九土之精,以御八风之侮。即居中腑脏,亦借以咸安矣。形骸躯壳,悉土所摄,轻身延年不饥,总属土事耳。

升麻《别录》上品

【气味】苦平,微寒,无毒。

【主治】主解百毒,杀百精老物殃鬼,辟瘟疫瘴气,邪气蛊毒,入口皆吐出,中恶腹痛,时气毒疠,头痛寒热,风肿诸毒,喉痛口痛。久服不夭,轻身长年。

【核】曰:出蜀汉、陕西、淮南州郡,蜀川者佳。春生苗,高三尺。叶似麻,并青色。四月着花似粟，穗白色。六月结实黑色。根如蒿，多须，紫黑色。细小极坚，削去皮，青绿色者，谓之鸡骨升麻，功力殊胜也。虚大、黄白色者不堪用。一种外黑里白，质虽紧实，谓之鬼脸升麻。蒿高一种纯青色，质亦坚，功力俱不如蜀川青绿色者为重也。一种落新妇根，形似色非，今人呼为小升麻，亦能解毒，取其叶，捣作小儿浴汤，主惊忤。其他用力则殊，大小亦别，不可不辨也。修事：刮去粗皮，黄精自然汁浸一宿，曝干锉蒸，再曝用。

先人云：人身气机，升出降入，谓之一周。能升则气机无不周矣。又云：生阳之气发扬，邪僻之阴自死。入口皆吐出，此其外征。又云：长升即是长生，下者举之，此为要药。从混浊散漫之中，拔其精微之妙，的是枢机之剂。但上行须有真气在，否则是煮没米粥矣。上行即将来之生之升；真气即成功之藏之入。又云：雷公炮制，用黄精自然汁浸一宿，即炼己筑基，大裨体用，上行者有根可据矣。

【参】曰：升即四气之先机，时令之首兆也。经云春三月，此谓发陈者是矣。设无成功之藏之入，亦无将来之生之升矣。所谓柔以时升，积小以高硕，实非决骤之比。故十龠曰升，登合之量也；大麕曰麻，群阴之长也。是以允升，天地俱生，万物以荣。生勿杀，予勿夺，赏勿罚，此春气之应，养生之道也。主治百疾，以及变迁，皆向晦入宴息而冥升。功能用晦而明，仍利于不息之贞。

世以顿为升，此以升为渐，顿渐殊途，各宜体认。升麻禀天地清阳之气以生，故能升阳气于至阴之下，显明灭暗，致新推陈，升麻两得之矣。

豆蔻《别录》上品

【气味】辛温涩，无毒。

【主治】主温中，心腹痛，呕吐，去口臭气。

【核】曰：豆蔻生南海及交址，今岭南、八闽亦有，生成已详参内。南人采花作果，尤贵嫩者。并穗入盐淹治，叠叠作朵不散。更以木槿花合浸之，欲其色红耳。广中人，入梅盐汁浸令红，曝干荐酒，名红盐草果。初结小者名鹦哥舌。元朝饮膳，皆以草果为上供；南人用火杨梅，伪充豆蔻，形圆而粗，气辛而猛，山姜也，入药不可不辨。修事：须去蒂，取向里子及皮，用茱萸，同于鏊上缓炒，待茱萸色微黄黑，即去茱萸，取豆蔻皮，及子用之。

【参】曰：草实之中，名豆蔻者凡三，形色功能，各有同异。入足太阴、阳明腑脏、手少阳三焦则一也。形似芭蕉，叶似杜若，高八九尺，冬夏不凋，开花浅黄色，缀实作朵似葡萄。初生微青，熟则转白，孚圆似白牵牛，仁粒似缩砂蔤。气味辛大温，充肾间生阳，鼓肺气呼吸，宣五谷味，主纳主出者，白豆蔻也。初春抽苗，入夏作茎，开花结实似豆蔻，实圆微长，表有皱纹，里肉斑缬似槟榔，无仁有肉，气味辛温，秉刚燥之用，温中化食，宣五谷五畜味，为养为充者，肉豆蔻也。苗似荻芦，叶似杜若，根似高良姜，二月开花作穗，房缀茎下，嫩叶卷之，初出似芙蓉，微红色，穗头色深，其叶渐开，花渐出，色渐淡矣。亦有黄白二色者，实似龙眼而锐，皮色黄白，表无鳞甲，壳薄有棱峭，仁粒似缩砂蜜而稍壮，气味辛涩温，宣摄中气，温中，益上焦，受纳水谷，治心腹痛，呕吐，去臭气，宣五谷、五果、五菜味，为养、为助、为益者，豆蔻也。《开宝》名草豆蔻，《草物志》名漏蔻，《金光明经》名苏乞迷罗细，郑樵《通志》名草果。虽非果类，用充茶食，故有草果之称。

豆蔻，辅中益上，以宣为体，以摄为用。缀实在茎下，亦具有密义，虽与缩砂蜜同归于退藏，至体用则迥别矣。缩砂蜜，以摄为体，以宣为用，顺时序之升沉，故用舍自由。豆蔻，效降肃之聚敛，终属勉强，设久服尽剂，恐反呕夺其生阳，有余于用，不足于体。故尔，唯白豆蔻三缘合和，体用平均，堪为匹配。但缩砂蜜专司于下，遍及上中；白豆蔻专司于中，遍及上下。用之者，果能各加料简，不唯四种功力判然，即五谷糵，及饴曲楂蘗之属，亦可比量条分，不致溷乱妄投矣。

忍冬《别录》上品

【气味】甘温，无毒。

【主治】主寒热身肿。久服轻身，长年益寿。

【核】曰：在处有之。藤蔓左缠，绕覆草木上或篱落间。茎色微紫，对节生叶。叶似薜荔而青，有涩毛。三、四月开花长寸许，垂须倍之，一蒂二花两瓣，大小不齐，若半朵状。初开蕊瓣俱白；经三日，渐变金黄。新旧交参，黄白掩映，幽香袭人，燥湿不变。花名金银花、金钗股、老翁须；藤名鸳鸯、鹭鸶、左缠、蜜桶；统名忍冬、通灵草。功相并，形相肖，色相同也。夏采花，秋采叶，冬采藤。

【参】曰：藤蔓左旋，两花一蒂，两瓣一花，效一阳始于二阴下，震象也。唯能忍冬，乃得震虩，故主飞尸、遁尸、风尸、沉尸、尸疰。坏我形脏者，振肃而启。若寒热身肿以及风湿痹气，鬼击痈疡，失承左道者，使之仍须乎天施。所谓神转不回，回则不转，乃得其机。此盖益其寿命而强者也。

芥《别录》上品

芥茎叶

【气味】辛温，无毒。

【主治】主归鼻，除肾经邪气，利九窍，明耳目，安中。久食温中。

芥子

【气味】辛温，无毒。

【主治】主归鼻，去一切邪恶疰气，喉痹。

白芥子

【气味】辛温，无毒。

【主治】主发汗，胸膈痰冷，上气，面目黄赤。醋研，傅射工毒。

【核】曰：南地多芥。相传岭南无芜菁，土人移种种之，尽变为芥，地土使然耳。今北地亦多芥，南地亦有芜菁矣。八月布种，冬茂者曰冬芥，春茂者曰春芥，夏尤可食者曰夏芥，春味极辛，研调作浆，以侑蔬品，香辣爽人。白芥子稍肥大，色黄白，入药充啖，臭味转胜也。种类亦多：有青芥，似菘而毛，色青绿，一名刺芥，味极辛；有大芥，叶大而皱，色深绿，味更辣，俱为药用；有马芥，叶如青芥而无毛；有花芥，叶多缺刻而如菘；有紫芥，茎叶俱紫而如苏；有石芥，茎繁细碎而低小；有旋芥，叶纹旋绕如大芥；有南芥，高五六尺，子大如鸡卵。刘恂《异物志》云：出岭南，多此芥。此又芥之持异者。白芥，一名胡芥，原从大原河东来，今近道亦有。但种莳者少。六、八月布种，冬月可食。春末起苔，高三四尺，叶花有叉如花芥，色青白。茎中虚，质极脆，疾风大雪，须谨获之，否则易于损折。三月黄花，香郁可爱，角子亦如芥，但少肥壮，色黄白耳。又有一种，茎大而中实，子粒更大，虽属芥类，形色迥别，入药则胜于诸芥也。孙思邈曰：同兔食，发恶疾；同鲫鱼食，发水肿。大叶者良，细叶有毛者，食之有损无益耳。

【参】曰：《农书》云：气味辛烈，菜中之介然者。食之令人刚介，故字从介。《说文》云：芥者，界也。发汗散气，盼我者也。《左传》曰：介人之宠。《楚辞》云：悲江介之遗风。盖人身，一皮，二肤，三肌，四胁，五胸，六腹，七胃，各有定界，邪气入经，漫然难以分裂者，芥义可以界矣。顾食芥堕泪，望梅生津，此五液之自外至也。愧而汗发，慕而涎垂，此五液之自内至也。是以芥气归鼻，涕泪交注。经言清阳走上窍，浊阴归下窍，芥则两得之矣。主治证形，正诸阳之不走上窍，致浊阴之不归下窍耳。所谓阳无界然，我不立而眸睫失矣。

激朗清厉，随光之介也。牢剌拂戾，诸贲之气也。为此春酒，以介眉寿，神之听之，介尔景福，轴轳千里，名卒亿计。运兹威以赫怒，清海隅之蒂芥。

饴糖《别录》上品

【气味】甘，大温，无毒。

【主治】主补虚乏，止渴，去血。

【核】曰：饴，软糖也。稻、秫、秫、粟、蜀秫、大麻子、枳子、黄精、白术，并堪熬造。惟以稻作者入药，秫、粟者次之，余供食物耳。稻即糯，秫即粳，秫即粟之糯而黄者。近世用麦蘖、谷芽及诸米煎熬而成，医方亦有采用者。

先人云：蘖米造饴，宛似水谷入胃，酝酿作汁，出入未定之时也，可以澄饮，可以成血。然甘能缓中，投之不当，反致濡滞。

【参】曰：稻、秫、粟、麦、秫，皆可萌蘖造饴。《释名》云：糖之濡弱者饴，其形怡怡然。饵之怡怡和悦也。盖物之成终而成始者艮;帝之所出,物即乘气以出者震;由微而著,鲜洁均齐者巽;向明而治,形色并昭者离。受前此之火,生后此之金,致役者坤,理气充足,欢然交适者兑也。然则稻、秔、粟、麦、秫之为艮,其始乎震,及悦乎兑,而怡怡然,不唯具土之体,复具土之用矣。诚土爱稼穑,藉离丽之火而稼穑甘,成坤之至,兑之悦矣。缘土以能生为用,稼穑即所生之形物耳。是以谷入于胃,赖土用以宣五行五气之与味,乃得奉火归赤,独行经隧,溉灌形脏,以成化育。若物战乎乾,慰劳乎坎,为形气宁定归宿之所也。复若至此自有而无,从前生意,此成其终,亦自无而有,嗣后生意,此成其始。此则帝气之成言乎艮者,自震而递相化育者也。设土大顽颓,则体用废。致物不能乘帝气以出,而递相化育者,不致役乎坤故尔。《别录》主补虚乏,即补土大体用之虚乏也。致失于溉灌而消渴,失行经隧而血溢,谷府上窍不纳而咽痛,下窍不决而肠鸣,与游溢转输,无以上注于肺,而为嗽为涸者,饴糖辅土之体,宣土之用。且也自震而兑,谷味因之以化育。何患其不战乎乾,劳乎坎,成言乎艮,其所以致役者坤,亦即土体之与用欤?

麦蘖功力,不能成始者,始而终之;饴糖功力,不能成终者,终而始之。始终终始,大须体认。

沉香《别录》上品

【气味】辛,微温,无毒。

【主治】主风水毒肿,去恶气。

【核】曰:出天竺及海南诸国,今岭南州郡悉有,傍海处尤多。奇干连枝,岗岭相接。材理虚柔,凌冬不凋。皮膜作纸,沾水易烂。小者拱抱,大者数围。体如白杨,叶如橘柚,花如穗,实如小槟。未经斧斤者,虽百岁之本,亦不孕香。若半老之木,其斜枝曲干,斫凿成坎,雨露浸渍,斯膏脉凝聚,渐积成香。凡三等:其一,即斫凿之坎,气聚色变,木端棕透,切而取之,入水轻浮者为黄熟。其二,津沫营注,木理坚实,剥而取之,入水或浮,或半浮者为栈香,栈香,速香也。其三,脂液所钟,酝结成魄,或自脱,或解取,入水沉底者为沉香。品亦凡四:曰熟结,曰生结,曰脱落,曰虫漏。虫漏者,因蠹隙而结也;脱落者,因水朽而结也;生结者,因斫凿而结也;熟结者,因自腐而结也,故熟结一名死结。死结,则全体膏脉,凝聚成香,此等之至上、品之至贵者也。顾四结总属一木,奇状甚多,凡四十有二。如角沉、革沉、黄沉、乌沉、水碗、承露、青桂、黄蜡、茧栗、菌芝、金络、叶子、麻叶、竹篾、机梭、附子、马蹄、牛头、燕口、猬刺、龙鳞、乌刺、虎胫、鸡骨、蓬莱、虎班、弄水、鹧鸪斑、仙人杖,及为杵,为臼,为肘,为拳,为山石,为槎枒,为凤雀龟蛇,云气人物,种种肖象,既所禀不侔,亦复优劣有异。各俟其形全气足而后采取,功力始备。今岭南人不耐其成,每多趋利伐贼之害,唯璃管黎人,非时不妄剪凿,故屡获异香。虽纤薄如纸,入水亦沉。万安黎母山东峒者,更冠绝天下,一片尝值万钱。以东峒日钟朝阳之气,其香更幽酝于他产耳。若舶上来者,臭多腥烈,尾烟必焦,交址、海北者更甚,故南人不甚重之。此皆沉香等品奇状也。而奇南一香,原属同类,因树分牝牡,则阴阳形质,臭味情性,各各差别。其成沉之本,为牝,为阴,故味苦厚,性通利,臭含藏,燃之臭转胜,阴体而阳用,藏精而起亟也。成南之本,为牡,为阳,故味辛辣,臭显发,性禁止,系之闭二便,阳体而阴用,卫外而为固也。至若等分黄栈,品成四结,状肖四十有二则一矣。第牝多牡少,独奇南世称至贵。即黄栈二等,亦得因之以沦高下。沉本黄熟,固坎端棕透,浅而材白,臭亦易散;奇本黄熟,不唯棕透,而黄质邃理,犹如熟色,远胜生香,热炙经旬,尚袭袭难过也。栈即奇南,液重者,曰金丝。其熟结、生结、虫漏、脱落四品,虽统称奇南结,而四品之中,又各分别油结、糖结、蜜结、绿结、金丝结,为熟、为生、为漏、为落,井然成秩耳。大都沉香所重在质,故通体作香,入水便沉,奇南虽结同四品,不唯味极辛辣,着舌便木。顾四结之中,每必抱木,曰油、曰糖、曰蜜、曰绿、曰金丝,色相生成,亦迥别也。凡使沉香,须要不枯,如觜角硬重,沉没水下者为上。用纸裹怀中,候暖,乳研易于成粉。

【参】曰:沉,质;香,臭也。盖土爱稼穑,稼穑作甘,黍甘而香,故香从甘黍,宜入脾。脾味甘,脾臭香,脾谷黍故也。设土失黄中体,通理用者,咸可夺之,诚脾土之阳分药,方剂之对待法也。上列证名,不待诠释,当判然矣。主清入喉,益人心,即子令母实。若上实下虚,下寒上热,又当顾名思义。如骨节不任,便淋肠闭,亦属具体亡用,第加一转语耳。其奇南一品,本草失载,后人仅施房术及佩围紧握之供。取其气臭,尚而希奇,用其形味,想更特异。沉以力行行止为用,奇以力行止行为体。体中设用,用中具体,牝牡阴阳,互呈先后,可默会矣。

鸡舌香《别录》上品

【气味】辛温,无毒。

【主治】主风水毒肿,霍乱,心痛,去恶热。

丁香宋《开宝》

【气味】辛温,无毒。

【主治】主温脾胃,止霍乱拥胀,风毒诸肿,齿疳上匿下虫。能发诸香。

【核】曰:出东海及昆仑国,交、广、南番亦有。其树并高丈余,凌冬不凋,似栗似桂,叶似栎,花似梅,实似山茱萸者鸡舌也,一名母丁。其实出枝,实盖如丁,长三四分者丁香也,一名子丁。并紫色,既实称母子,当遵《别录》《开宝》为正,安可妄别雌雄?不知另有雄树,开花不实,花酿成粉,香馥之臭,经久不散,出昆仑、交、爱以南。修事:唯母丁力大,入药最胜。用子丁,须去实盖乳子,否则发人痈背。忌火,畏郁金。

先人云:鸡舌虽象形,然舌乃心苗,内藏丁火,暗相合也。又云:辛温即心火气味,主臭亦心所摄持。香即脾之臭也,有火土相袭之机,丁干就戊之道。

【参】曰:鸡,羽禽,徵之音,丙干也。丁位丙次,舌者心苗,心亦火脏也。故丁香曰丁,鸡舌曰母。盖丙为辛之刚,丁为壬之柔,是知丙合辛而水润下,丁合壬而木曲直也。设木忘水源者,应病风水毒肿,为悖逆阴阳而霍乱作。自反而缩而心卒痛,皆恶热所酿,非朝夕之故,由之不早辨也。要知辛当归丙,壬当归丁,丙丁植而火炎上,火炎上而稼穑甘,阴凝至而至坚冰者,泮然释矣。《开宝》主温脾胃,正所谓虚则补其母而土体充,宣五谷味而土用足也。

熏陆香《别录》上品

【气味】苦辛,微温,无毒。

【主治】主风水毒肿,去恶气伏尸,瘾疹痒毒。乳香同功。

【核】曰:熏陆香,西出天竺,南出波斯等国。生沙碛中,树类古松,叶类棠梨。盛夏脂溢皮表,并皮鳞甲剥之为熏陆;溢脂之处,垂滴乳头为乳香;斫凿其树,脂流成块为拣香;用瓶接贮为瓶香;淋沥根底,杂砂石为乳塌;色黑为黑塌;水浸色败气变为水湿塌;斫削杂屑为杂末;播扬成尘为缠末。熏陆一种,近不易得,得原采垂滴乳头,圆明润泽者为贵。故内典谓之天泽香,言其温润丽泽也。天竺国者色黄白,波斯国者色紫赤。日久者溢脂重叠,累累然,不成乳头者,即拣香也。修事:置缯囊内,挂窗隙良久,取研则不粘易碾;或同酒研如泥,水飞晒干;或糯米数粒,或灯心草数茎,或人指爪甲二三片,并研之亦易细。

【参】曰:火烟上出曰熏;四时日月经行之地曰陆。合生成功用,命名熏陆。顾盛夏脂溢皮表,效机衡之夏日在肤,泛泛乎若万物之有余,所爱在外也。故主逆机衡之自下而上,从内而外,致交通不表,恶气不发,风雨不节,菀槁不荣者,仍使与万物顺浮沉于生长之门,功用颇捷。

龙脑香《别录》上品

【气味】苦,微寒,无毒。

【主治】主妇人产难,研末少许,新汲水服立下。

【核】曰:龙脑香,取俗称冰片、梅花脑。出婆律、抹罗短叱诸国,南海深山穷谷亦有之。树名波律,又名固不婆律。高七八丈,大六七围,如积年杉木状,但旁挺劲枝。叶正圆,面青背白,作花结实,外皮甲错,仁粒如缩砂蜜者其木肥。肥者生脂为婆律膏,断其树,脂流根下,截其上,脂溢木端,其枝干未经损动则有,否则气泄无之矣。无花实者其木瘦,瘦者生香为龙脑香。多历年岁者,风清月朗,或喷香若霏雪,缤纷木上,先其时,布帛树底,惊之令堕,形如蜂蝶,此属无上乘。顷则仍吸香入木理,不易得也。断其树,湿时无香,干之循理而析,状类云母,莹若冰霜,或解木作板,香溢缝间。劈而取之,大者成片如花瓣,小者成粒,为米脑,为速脑,为瑞脑,为金脚脑,为苍龙脑。因其形色以名,总不及成片者气全力备也。湿者为脑油,清者为脑浆。南唐保大中,贡龙脑浆,贮之缣囊,悬琉璃瓶内,少顷滴沥成水,香气馥烈,大有益也。近时多用火成片,更以樟脑、升打乱之,不可不辨。收贮,烧杉木炭合养之,或糯米炭、相思子,并贮之则不耗。修事:入旧瓷钵,轻展徐研,务令尘细。展急则捶钵生热,便随香窜耗,欲藉透肌走窍,用平底小铛,以青布剪如底式,一面喷润净水,拈贴铛底,置龙脑于布上,覆以碗,碗沿外余布数分,水搅麦面,固济碗布周沿,毋使气泄,隔铛底寸许,燃烧文火,候麦面色熟,略觉焦黄,即便住火,候冷开视。火法合宜,龙脑尽升碗上,轻盈洁白,香馥百倍于昔。

先人云:《宋史》熙宁九年,英州雷震,一山梓木尽枯,中皆化为龙脑,树王震绝,尚有遗馨。

【参】曰:时乘御天曰龙,首出庶物曰脑。故资胚胎之首出,迅速立下,唐本诸家,陈列证形,亦属失于飞潜惕跃之宜,安望黄中通理,应地无疆者哉? 多服立殂者,盈不可久也。知进而不知退,知存而不知亡,知得而不知丧矣。

枇杷叶《别录》上品

【气味】甘苦平,无毒。

【主治】主卒畹不止,下气,煮汁服。

【核】曰:襄、汉、吴、蜀、闽、浙、江右,南北皆产。木高丈许,四时不凋,肥枝长叶,阴密青整,叶底白毛如茸,盛冬作花白色,仲夏缀实如弹。杨万里诗云:大叶耸长耳,一枝堪满盘;荔枝分与核,金橘却无酸。颇尽其状。修治:每叶湿时重一两者堪用,粗布拭去白毛,务令极净,否则射人肺,令人咳。以甘草汤洗一遍,用绵再拭。俟干,每一两,用酥二钱半,涂上炙过用。治胃以姜汁涂炙,治肺以蜜水涂炙亦良。

先人云:枇杷核下地即生,亦易长,近十年开花结果。性喜高疏,最便山土,秋英冬花,春实夏熟,核多于肉,叶盛于枝,花繁成蓓。一丛约三五十枚,春半删除十之七,则果大肉肥。否则无肉且小矣。青时有毛而酸,发白转黄,甘滑可口,望夏布叶,末倍于本,虽并列园林,同登樽荐,而生荣成美,迥异时芳。处天地闭藏,独露英花,值万物蕃茂,阴森肥遁。世知叶充药物,未知核仁两瓣,即将成两叶,木之胞阆也。然核与叶较,尤多酝畜,枝茎皮肉,各有所施,统体专精,他果所不及也。

【参】曰:收麦之器曰枇杷;仓廪之官曰胃府。象其能入能出也。麦冬茂夏实,枇杷亦冬花夏果,与玑衡冬入夏出反,谓其能阖能辟也。故入胃府,主卒畹呕哕不止。兼走肺,疗咳唾气窒者,此即畹呕哕浊之饮,从肺脉上至于肺,则肺嗔肺胀,上下合邪,相击成咳,而为唾为窒矣。固受盛属胃,其腐化敷布,必藉肺气之吸呼,互为关键终始故也。力主脚气,即饮浊下流;疮疡,即饮浊外溢。种种因证,咸从胃生。至若肃肺金,滋肾水,益脾土,清心镇肝,此即转出为入。解暑暍,消热烦,止消渴,除温辟疫,此即转入为出。总不出者使之出,不入者使之入,不开阖者使之开阖,形气咸调之良品也。经云:阴之五宫,生在五味,阴之五宫,伤在五味。然则枇杷不独入胃与肺,并入心肝脾肾五腑矣。以胃为五脏六腑经气之始,复为五脏六腑经气之终故尔。

琥珀《别录》上品

【气味】甘平,无毒。

【主治】主安五脏,定魂魄,杀精魅邪鬼,消瘀血,通五淋。

【核】曰:出永昌、舶上、西戎、高丽、倭国者良。即松树荣盛时,流脂入土,千岁后,沦结所成也。一种象物珀,内有物形;一种血珀,殷红如血色;一种赤松脂,形如琥珀,浊大而脆,文理皆横;一种水珀,浅黄色,多皱文;一种石珀、深黄色,重如砂石;一种花珀,文如马尾松,而黄白相间者次之;别有一种蜜蜡珀,臭之作蜜蜡香,色黄白,即蜂蜜所化;一种枫脂珀,烧之不作松脂臭,即枫脂所化也。入药唯松脂血珀最良。修治:用水调侧柏子末,安瓷锅中,置琥珀于内煮之,从巳至申,当有异光,研粉筛用。

【参】曰:虎魄入土化石,松脂入土化珀,同成坚固,因名琥珀。况膏释脂凝,则松脂原具坚固相矣。入土沦结,自然莹光特异。虽与松脂偕安五脏,不若琥珀之能奠安神室也。魂游于天,对待治之;魄降于地,想更亲切。故定魂魄之功,昭著特甚。瘀血五淋,腐秽所成。松脂琥珀,精英所聚。杀精魅邪鬼者,以异光璧照,则鬼魅遁形,如神明在躬,死阴自当潜消默化矣。

猛虎非寿兽,其魄入土化石者,嗔业所致也。松木耐岁寒,其脂入土化珀者,净业所成也。

真珠《别录》上品

【气味】甘温,无毒。

【主治】主镇心,安魂魄,去肤翳障膜。涂面,令人润泽好颜色。涂手足,去皮肤逆胪。绵裹塞耳,主聋。

【核】曰:《禹贡》淮夷蠙珠,后世乃出南北海、川蜀西路、女瓜、河北溏泺、江南湖泖间亦时有之。《岭表录异》云:广州边海中有洲岛,岛上有大池,池水淡洁,谓之珠池。每岁刺史亲监珠户入池,采老蚌剥珠以充贡。《广州志》云:合浦县海中有梅、青、婴三池。蜑人每以长绳系腰,携篮入水,拾珠母纳其中,即振绳,令舟人急起之。设有线血浮水上,其人即葬鱼腹矣。熊太古《冀越集》云:余尝见蜑人入海,取得珠子树数担,状如柳枝,蚌生于树,树生于石,凿石得树以求蚌,甚可异也。李珣云:南海之珠,多产石决明;女瓜者,则蚌蛤耳。《录异》云:北海之蚌,种类小别。其中一种似江珧者,腹亦有珠,咸不及海南者,奇幻且多也。宗奭云:河北溏泺中,珠围及寸,色微红,其珠母亦与广州者不相类。但清流水处者,色光白;止浊水处者,色黑暗;南珠色红,西洋珠色白,北海珠色微青,各随方色也。《格古论》云:南番珠,色白圆耀者为上,广以西者次之,北海珠,色微青者为上,粉白、油黄者下矣;西番马价珠为上,色青如翠,老色夹石,粉青油烟者下矣。《南越志》云:珠品之上者有九,以五分至寸八分者为大品,有光彩;一边似度金者,名珰珠;次则走珠、滑珠、璅珠、肖象珠、子母珠、浮屠珠、北帝子珠等品也。《埤雅》云:鳖孚乳以夏,蚌孚乳以秋,闻雷声则瘶,其孕珠若怀妊然,故谓之珠胎,与月盈亏。《淮南子》所谓日至而麋角解,月死而螺蚌膲,蚌一名蜃。《墨子》云:周之灵圭,出于上石;楚之明月,生于蚌蜃。由是观之,士之贤不肖,岂有种哉?盖物有非其类而化者,若牡蛎、蚌蛤,无阴阳牝牡,须雀鸽以化,故蚌之久者能生珠焉,一于阴也。《易》曰:离为蚌,为螺。盖螺之形锐,蚌之形剡,且皆外刚内柔,而性又善丽故也。《荀子》云:鸟无胃肺,蛤蜃无脏,蛭以空中而生,蚕以无胃而育。陆佃云:龙珠在颔,蛇珠在口,鱼珠在眼,鲛珠在皮,鳖珠在足,蚌珠在腹。《抱朴子》云:真珠径寸以上,服之令人长生;以酪浆渍之,皆化如永;以浮石、蜂巢、蛇黄等物合之,可引长三四尺,为丸以噉之。雷敩云:凡用以新采未经钻缀者,绢囊盛之,置牡蛎四两,于平底铛中,将物四向支稳,然后着珠于上。乃下地榆、五花皮、五方草各四两,笼住,用浆水不住火煮三日夜。取出,甘草汤淘净,石臼中捣细,重筛,复研二万下。时珍云:一法用人乳浸三日,煮过,如上捣研;又法贮之缯袋,入豆腐腹里,煮一炷香,云不伤珠。忌用曾作首饰及见尸气者。

【参】曰:真者,仙化通乎天;珠者,木一在中,胞胎之象,指生成功行为名耳。故中秋月满,海蚌食其光而孕珠。盖月各有望,唯中秋主维四气之枢键,处三秋之正中,交两弦之嘘噢,烹金水之华藏,时也。食其光而柔丽乎中者,此以坎填离,神丹金液耳。是故神室根身,因形而易,点饵涂塞,咸归化成。所谓神用无方,不与觉时同也。

酥《别录》上品

【气味】甘,微寒,无毒。

【主治】主补五脏,利大小肠,治口疮。

【核】曰:酥出外国,房名马思哥者是也。随地亦可为,其法用牛乳生汁一斗,入砂锅内,煎五七沸,滤去滓,倾磁盆内,次早汁面有凝衣,遂撇取之,熬去水气,酥成矣。宜腊月造,他时者色味易变。有用马、羊乳造者,功用有别,不可不辨也。

先人云:乳分五味,从乳生酪,从酪生酥。钻摇取者曰生酥,经火取者曰熟酥。酥中之精曰醍醐,乳一斤,可得酥一两;酥十斤,可得醍醐一两。得醍醐,则酪不可食;得酥,则酪不可食。谓精粹已出,余皆渣魄耳。

【参】曰:牛,土畜也。土缓而和,故《易》坤为牛。牛,胃也,地虽冻,能胃而生也。《诗》云:尔牛来斯,其耳湿湿。湿湿,言润泽也。盖牛之为物,病则耳燥,安则温润而泽,故古之视牛者以耳。乳者,胃府之别汁,水食之精粹。乳而酪,酪而酥,酥又奶酪之纯粹精也。故可待腑脏之决而躁,形气之瘁而臞。经云:腑脏形气,皆禀气于胃。胃者,腑脏形气之本也。若客热咳逆,以及诸疾,咸从燥生。其耳湿湿,力能温润而泽也。坤,阴物也。牛故蹄拆,病阴,则阳胜,故牛病则立,足太阴病有强立一条,宜为对证,顺其性耳。牛,阴物也。故起先后足,卧先前足。又不独治强立,并可治四肢拘挛,膝痛不可屈伸矣。顾草本之荄,尚假牛膝为名,功力较之牛酥,若合符节,比量推度,则得之矣。

牛尝卧,牛病则立;马尝立,马病则卧。是以牛走喜风顺,马走喜风逆,则凡形骸气血,经脉支络,溯流而上,与不得顺流而下者,当百倍其力。

莎草《别录》中品

【气味】甘微寒,无毒。

【主治】主胸中热,充皮毛,久服令人益气,长须眉。

【核】曰:《别录》莎草,不别根苗。后世仅用其根,名香附子,并不知莎草名矣。生田野下湿地,所在都有,唯陇西、涪都、两浙最饶。苗似草兰而柔,又似细萱而劲。叶心有脊似剑,又似菖蒲、吉祥草辈。光泽亦同,嫩绿萧疏,小别异耳。五、六月中抽一茎,三棱中空,茎端复出数叶。开青色花,成穗似黍,中有细子,似葶苈、车前子状。根多白须,须下另结子一二枚,转相延生,外裹细黑茸毛,大者似羊枣,两头尖。耐水旱,虽分劈亦不知死。

先人云:多属蝼蝈化生。土人每从沙地荒圃,或麦门冬地上,锄得香附,半存蝼蝈形者,两足为根,头作苗叶,身成香附子。缘缘而生,延蔓可厌。土人患之,其地即改种络麻。麻盛不得雨露,方才闷绝,呼为狗姜,蝼蝈俗名地狗,即以狗姜呼之。或麦冬余气,幻结所成;或蝼蝈嗜唼麦冬,化生所致。故香附子,气臭颇似麦冬,其非麦冬地者,则不可知,然的是蝼蝈化生为始。《楞严经》云:化以离应即此类也。修事阴干,石臼捣之,忌铁器。

先人云:胸为肺金之部分,气为肺金之所司,皮毛为肺金之所主。部署形层宫城位次,靡不周到。香附子功能解表利水,所以泄金之郁。经云:金郁则泄之,解表利小水也。

【参】曰：莎品凡三，台、蕡、藱也。《尔雅》载藱，《埤雅》载台，《子虚赋》载蕡，《尔雅翼》载台、藱而兼言蕡。《本草》混台、蕡、藱为一物。由辨之当早辨也。蕡即青蕡，一名大莎。《说文》以为青蕡似藱，但大小有异，生江湖，为雁所食。台即夫须，一名莎草，《子虚赋》所为薜，《汉书音义》所谓藕，可以为衣，疏而无温，编之若甲状，毵毵而垂，使雨顺流而下，匹夫所须也。藱即镐侯，一名侯莎，《尔雅翼》所谓莎，《广成颂》所谓绿莎，颜师古所谓青莎，晏元献公有《庭莎记》，言此草耐水旱，乐延蔓，虽技心陨叶，亦弗之绝，茎叶都似三棱。《图经》所谓水香棱，又名水莎、水巴戟。《广雅》所谓地毛，《记事珠》所谓抱灵居士，此皆指藱苗茎叶为名也。根若附子，相附连续，周匝有毛，大者如羊枣，乃子也。另有细根如白发，根上结子二三枚，或有或无，有则转相延蔓者为牝。《别录》所谓香附子；《图经》所谓草附子，又名莎结、续草根；《金光明经》所谓日萃哆；《唐本》所谓雀头香，魏文帝于吴求雀头香，即藱根香附子也。用合众香，能发众香臭，是以性专捭阖，开发上焦，宣五谷味，熏肤充身泽毛，若雾露之溉。中焦亦得藉之以宣化，下焦亦得藉之以宣渎。又不独仅宣五谷味，并宣诸药味，而为诸药之先聘通使。如上焦闶阊，诸阳之气起于胸中，闶阊则遏逆而不舒。则诸阳之气逆于胸中，致胸中热，尝曰忧愁不乐，心忪少气者，捭阖从开，既顺乃宣矣。则胸热自除，忧愁自释，心忪自平，少气自益，充皮毛，长须眉，诚若雾若露灌溉之休征也。若食饮积，痞满坚，或霍乱呕逆，或月事不以时下者，此正中焦失于宣化。若膀胱气妨，或崩漏带下，或下血尿血者，此正下焦失于宣渎。若肌肉消削，或疹瘹瘙痒，或皮聚毛折者，此正上焦失于宣发，不熏肤，不充身，不泽毛，熏充灌溉之为用矣。频湖云：得盐入血；得青盐入肾；得酒行经络；得苦酒消积聚；得姜化痰饮；得参、术益气；得归、芎补营；得木香疏滞；得檀香醒脾；得沉香升降诸气；得芎、术总解六郁；得茯苓交心肾；得茴香、补骨脂，引气归元；得厚朴、半夏，决痈消胀；得葱、苏发越六淫；得棱、莪释磨瘕癖；得艾调暖子宫。及作种种药石之聘使，捭阖揣摩之为用大矣。

香薷《别录》中品

【气味】辛微温，无毒。

【主治】主霍乱，腹痛吐下，散水肿。

【核】曰：生山野间，荆湖南北、二川皆有，中州人作圃种之，呼为香菜，用充蔬品。四月生苗，叶似茵陈，穗似荆芥，花似水苏，气味则迥别也。一种叶大茎方，似牡荆叶而尖小；一种叶最细，仅高数寸，叶似落帚，芬芳转胜，乃石香薷也。九月开花着穗时，采之弥佳。去根，取茎叶曝干。修事各随方制，勿令犯火，服至十两，一生不得食白仙桃矣。

【参】曰：香臭也，薷柔也。亦工于区别解释也。以言其臭香，其质柔，其功力工于区别解释也。世固熟知其功力工于治暑，第未暇诘其能治之因，所治之证，谨守水中顿冷冻饮料法，亦未暇诘其饮法之宜忌，失却香薷几多功绩矣。盖暑气流行曰暑淫，肺金受邪曰金郁；暑淫则胜己所胜之金，金郁则必待己所生之水，为母复所不胜之暑，暑自降心而退舍焉。然则香薷功力，既属解释肺金之助品，宜乎全具区别水大之体用者也。是故别水之体，区水之用，其功独著。经云：饮入于胃，游溢精气，上输于肺，通调水道，下输膀胱。顾精气之不游不溢，水道之不通不调，亦令金受其郁，则郁金之因，不独暑气而已。香薷功力，亦不独仅逆暑气而已。即游溢精气，通调水道，亦即所以稣金之郁，设舍游溢其精气，上输于肺，亦无由通调其水道，下输于膀胱。香薷功力，又属精气之助品矣。经云：金郁则泄之。疏云：解表利小水也。顾玄府闭，则表气拒，幽门阖，则膀胱癃。亦令金受其郁，即开提玄府，启辟幽门，亦即所以稣金之郁。设舍开提其玄府，亦无由启辟其幽门。香薷功力，又属玄府之助品矣。_{玄府毛孔，幽门浊道也。}经云：藏真高于肺，以行营卫阴阳也。顾营泣脉中，卫弛脉外，_{泣则势乱难支，弛则斫废无度。}阳失卫固，阴亡起亟，亦令金受其郁。即整营于脉中，肃卫于脉外，固阳之守，起阴之使，亦即所以稣金之郁。设舍高源之藏真，营卫阴阳，亦无由将行其形脏。香薷功力，又属藏真之助品矣。至于肺主气，气壅亦令金郁；肺窍鼻，鼻窒亦令金郁；肺为开，开折亦令金郁；肺司声，声嘶声喑，亦令金郁；肺通朝使，朝使废，亦令金郁；肺行呼吸，呼吸贲，呼吸弛，亦令金郁；肺华皮毛，毛落皮聚，亦令金郁。乃若悲伤肺，忧愁亦伤肺，_{阴者藏精而起亟，阳者卫外而为固；阳在外阴之使也，阴在肺者朝使之官，治节出焉。}魄失奠安亦伤肺，形寒饮冷亦伤肺，治节不出亦伤肺，与逆秋气则太阴不收，肺气焦满，均名之曰金郁。以及种种郁金之因，变生种种金郁之证。咸可稣之，稣之即所以泄之。经言金郁则泄之，泄之之义，又不独疏言解表利小水而已矣。《别录》主治霍乱。霍乱者，阴阳舛错，固属藏真失于将行，第水谷不泌，亦失于区别。率尔吐下，宁非土郁乎；土郁则夺之，香薷功力，又工于夺土之郁矣。即治五水暴聚成肿，固属精气失于游溢转输，第水以润为体，溉为用，聚则具体无用，宁非水郁乎？水郁则折之，香薷功力，原工于折水之郁。今更昭然显著矣。谛观致病霍乱五水之因，又宁独暑气为本？本风亦可，本寒亦可，本湿亦可，本虚亦可，本实亦可，本营卫不调亦可，本饮食失节亦可。香薷功力，不独仅逆暑气，亦昭然显著矣。《简易方》主四时伤寒不正之气，斯足征矣。即《局方》香薷饮，陈列因证，治暑月卧湿当风，生冷不禁，以致真邪相干，遂成吐逆，或发热头痛体痛，或心腹痛，或转筋干呕，或四肢逆冷，烦闷欲死者，佐以扁豆、厚朴，锉末作散，以酒以水，煮之成饮，更足征矣。设仅逆暑气，《大明》亦胡以主疗呕逆冷气，而反从治其本寒，与标阴之因证者乎？濒湖有云：夏月之用香薷，犹若冬月之用麻黄，又足征矣。《肘后方》治舌上出血如钻孔，《圣惠方》治鼻中衄血不止，《外台秘要方》治吐血如涌泉。《永类钤方》治小儿发迟，发即血之余也。诵此四方，则知藏真高于肺，以行营卫阴阳之机彀矣。《局方》煎之以酒以水，水中顿冷饮，胡洽居土水熬作圆，《深师方》取汁炼膏，《简易方》捣筛成末，酒调热服取汗，此各因其势而利导之。又宁独水中顿冷饮，反佐以取之之一法乎？更观古人称香薷曰膳膏，则得之矣。颐偶有所得，不避讥嫌，推展如此。或借此寻求五郁之因证，比量药石之功力，不致为耳食所束缚，则草木疾疢之幸大矣。

蘖米《别录》中品

檽麦蘖

【气味】咸温，无毒。

【主】消食和中。

粟蘖

【气味】苦温，无毒。

【主】寒中，下气，除热。

【核】曰：诸蘖米，各以其谷，日用水润，候其芽生，曝干去须，取其中米，研面用。

【参】曰：稻、黍、稷、麦、菽曰五谷，皆可区萌达蘖也。蘖者，生不以时，人力可为耳。此从艮而震，自癸而甲，由终而始矣。经云：五谷为养，各有专司。当别五谷蘖，合五脏神，物各从其类也。《别录》只列檽麦蘖，旁收粟蘖。时珍续补稻蘖，失采黍蘖、稷蘖、菽蘖。粟，即黍类。《尔雅翼》云：古不以粟为谷之名，但米之有孚壳者皆称粟。今人以谷之最细而圆者为粟。孔子曰：粟之为言续也。为陆种之首，此指细圆者之为粟矣。既以粟为蘖，不若黍为蘖，黍承帝气南火之正令，专司心脏故也。近世仅用檽麦蘖，并黍、稷、稻、菽四蘖而弃置之。更称檽麦蘖曰麦芽，檽麦蘖名号，世亦不复见闻矣。麦者，东南木藏之谷也。接绝续乏之曰麦，虽承帝气出而达蘖，为五行五气之先。盖即所以成其始，亦即所以成其终。第各有专司，不无各有专向之为性矣。然谷府之受盛五谷，本具木火土金水之五行，升出中降入之五气，乃能敷布化育，宣五谷味，开发上焦，与上焦开发，宣五谷味，事同而理则异矣。然则木水金水，当建土为本。土者行之长也，升出降入，当标中为枢；中者气之机也，其所以为本为枢，主宰阳出阴入者，吾身中黄之生气也。与天枢八方之帝气，揆度万物之出为震，入为艮，同一机衡耳。诸家易释，仅解万物之生曰帝出乎震，未解帝出乎震，万物承帝气以生之为震也。帝出乎震，莫看呆了万物，各承帝气以生之为震，则无物不予，无时不然，此自强不息之机焉。能作如是观，转观万物之生，曰帝出乎震，亦何等活泼。举一该五，摄五归一，六根互用,敌应不穷。东垣《脾胃论》仅解胃具木火金水之四行,升出降入之四气,未解四行之以土为本,四气之以中为枢,及所以为本为枢,主宰阳出阴入者,即吾身中黄之生气也。是以中黄之生气出,则谷味宜,宜则开发上焦,熏肤充身泽毛若雾露之溉矣。中黄之生气入,则谷味成;成则淫气于五脏而五脏安,散精于五形而五形驻;斯腑精神明,留于四脏,气归权衡;权衡以平,气口成寸矣。盖中黄生气,固为五行五气之主,亦须行气均平,始得承生气之出以出,生气之入以入,互为关键尔。设行气有少废,生气亦即为之少息。是必察何行何气之缺陷,而以专司之谷蘖,养之充之。即以成其所自始,亦即以成其所自终也。如麦实有孚甲,肝之谷也;黍莠善舒散,心之谷也;稷为五谷长,脾之谷也;稻粒如秋霜,肺之谷也;菽实孚甲坚,肾之谷也。故五谷为五脏养,五蘖为形气充。充之养之,所以承吾身中黄之生气,以出以入,效天枢八方之帝气,揆度万物之出为震,入为艮耳。至于主疗疾疢,此其末务,详主治形证,则得之矣。更能推展五谷五蘖之功力,为用真无尽藏矣。设少阳不生,肝气内变者生之,逆之则伤肝;夏为寒变者顺之;生之顺之,宜麦蘖也。太阳不长,心气内洞者长之,逆之则伤心;秋为痎疟者顺之;长之顺之,宜黍蘖也。至阴不平,张精乃绝者续之,逆之则伤脾;四维相代者顺之;续之顺之,宜稷蘖也。太阴不收,肺气焦满者收之,逆之则伤肺;冬为飧泄者顺之;收之顺之,宜稻蘖也。少阴不藏,肾气独沉者藏之,逆之则伤肾;春为痿厥者顺之;藏之顺之,宜菽蘖也。然则五谷功力,岂独快脾健胃,消食化积而已。《别录》以粟蘖主寒中。寒中即内洞,此得五行之火五气之出之机矣。粟即黍类,南方火脏之谷故也。时珍以稻蘖主下气。气下即容平,此得五行之金,五气之降之机矣。稻者西方金脏之谷故也。《别录》以麦蘖主和中。和中即发陈,此得五行之木,五气之升之机矣。麦者东方木脏之谷故也。菽、稷二蘖,理可类推。若五谷蘖,舍充养吾身中黄之生气,亦不能具五行、具五气,安望其为本为枢,为本之长、为枢之机者乎。

大豆豉《别录》中品

【气味】苦寒,无毒。

【主治】主寒热,伤寒头痛,瘴气恶毒,烦躁满闷,虚劳喘吸,两脚疼冷。杀六畜胎子诸毒。

【核】曰:诸大豆皆可造豉,以黑大豆者入药。有咸豉、淡豉两种,入药只宜淡豉。其法:六月内,用黑大豆二三斗,水淘净,浸一宿,沥干蒸熟,取出摊席上,俟微温,即以蒿覆之。每三日一看,候黄衣上遍,即取曝干。筛簸极净,再以水拌,干湿得所,以汁出指间为准。即置瓮中,筑极实,干桑叶覆盖,厚三寸许,泥封瓮口,勿令泄气,晒七日,取出曝一时,又以水拌入瓮。凡七次,取出蒸过,摊去气,瓮收之,封筑日久,则豉成矣。

先人云:菽者,水藏之主谷也。用蒸罯霉晒之法,使之变水作火,故可从治温暑万端,原从寒本作始者,莫不精良。

【参】曰:肾谷曰菽。菽者,众豆之总名。色黑者曰大豆,禀润下水大之专精,为肾水藏之主谷也。嵇康《养生论》云:豆令人重,说者以为啖豆三年,则身重而行止难,故五谷形大而质重者唯豆。郁之成豉曰淡豉,配盐者曰盐豉。豉者幽豉。幽,谓造之幽暗也。盐豉,食品;淡豉,药物也。其质轻扬而臭香美,其味浓厚而性爽朗。此以润下沉重之水体,转作炎上轻扬之火用,复为肾火藏之主谷也。故秉火味之苦,水气之寒,从治冬气伤寒之寒气;转以火味之苦,佐治伤寒标阳之阳化者也。以冬气通于肾,肾主冬三月,此谓闭藏;设冬气化薄,或寒威凛冽,以致中伤天气者,如寒本专令则火灭,标阳炽盛则水消,故必从之以水,佐之以火。火炎水下,本寒自却,标阳自息矣。始于气伤化者,藉气胜之药物,从标以逆本,扬心液而为汗,后为气伤形者,仗味胜之主谷,从本以佐标,扬谷精而为汗。所谓汗生于谷,谷生于精,精胜则邪却矣。盖藏真通于肾,肾藏精血之气也。豉者肾之谷,大豆郁之以成豉。故从佐两肾水火以坚形,乃得驱冬气之寒风,从外而内者,还复自内而外;若寒本专令,与气伤气化,或标阳炽盛,虽气伤形层,而已成痞满燥实坚者,皆当逊而谢之。否则转致陷入,变生不测矣。读仲景先生栀子豉汤,则知虽涉形层之胸,而未成陷入之实。其证曰虚烦、心中懊憹、反复颠倒不得眠、身热不去者主之,则得之矣。顾俾重从轻,重为轻根故也。用药施治,全藉使佐之指挥,乃可下之上,上之下,内之外,外之内,阴之阳,阳之阴,附诸方之为义,亦得之矣。

天气为本,阴阳为标。因标始识本,因本始病标也。本与标合,则互有胜负,故有从本而得者,有从标而得者,有从标本而得者。有病反其本,得标之病,治反其本,得标之方者。唯太阳少阴,从本从标;少阳太阴从本,阳明厥阴,不从标本,从乎中治。中者标之下,中之见也。在三阳,宜从标而忌本;在三阴,忌本亦忌标。标本之旨难言矣。

龙眼《别录》中品

【气味】甘平,无毒。

【主治】主五脏邪气,安志,厌食。除蛊毒,去三虫。久服强魂,聪明,轻身不老,通神明。

【核】曰:龙眼,别名益志。又名龙目、比目、骊珠、燕卵、鲛泪、蜜脾、川弹子、亚荔枝、荔枝奴,俗名圆眼,皆形相似也。生海南山谷,今闽、广、蜀道,出荔枝处皆有。性畏寒,故与荔枝并生暖地。《蜀都赋》云:旁挺龙目,侧生荔枝。苏颂云:荔枝才过,龙眼即熟。木高一二丈,似荔枝而枝叶微小,凌冬不凋。春末夏初,开花细白,似林檎。七月果熟,果极繁,每枝三四十颗,作穗类葡萄,壳色青黄,文成鳞甲,形如弹丸,核若木梡子而不坚,肉白有浆,味甘如蜜。白露采摘,晒焙令干,黄土拌挹,鲜黄可观也。

【参】曰:鳞虫木属为龙,肝木根窍为眼。久服强魂。魂者,肝脏之神识也。魂强,肝木之体具;体具,肝木之用行;用行,升出中降入之五气;行各有次而五志安,五邪治,三虫去,蛊毒除,身轻根净,皆得所欲。

心藏神,脾藏意与志。志为脾土之专藏矣。《四气调神》:春三月,以使志生;夏三月,无怒其志;秋三月,无外其志;冬三月,使志若伏,若匿,若有私意,若已有得,则脏各有志,神亦不专心所藏矣。

柿《别录》中品

【气味】甘涩寒,无毒。

【主治】主安五脏。通耳鼻气,治肠胃不足,解酒毒,压胃间热,止口干。干者尤良。蒂主哕逆久咳。

【核】曰:南北皆有,树极高丈,亦有小株者。接则易茂,本生者,果稀味涩,唯堪造漆。叶圆光泽,花小黄白。五月缀实,八月果熟,生时青绿,熟则丹红。种类亦多,唯红柿所在皆有;黄柿出汴、雒;朱柿出华山;珍椑柿,色青可生啖;著盖柿,蒂下别有一重,如覆瓶之盖;更有鹿心、牛奶、鸡卵、猴枣、蒸饼、镜面、丁香、福孙、多宝、团花,及白柿、乌柿、椑柿、庄柿、碧柿、火柿、水柿之别。其蒂有方、有元、有薄、有厚、有覆、有仰。其核有正、有侧、有圆、有偏、有长、有短、有软、有坚、有本尖、有末锐、有有棱、有无棱、有有核、有无核,核少者佳,无核者,食之至美而益人者也。初采颇涩,或灰、或米、或温水,覆养旬日,涩味去,甘滑可口矣。或置木瓜、酥梨、橘叶于中,更易熟而臭香。唯水浸可以久藏,谓之醂柿。乘半熟去皮,先熏后曝,或悬有风处,俟干纳器中,久之遍体生霜,均名曰柿饼。更有柿切、柿心,及禽鱼鸟兽之名,此各随赋形之小大,造制之相肖耳。《事类合璧》云:柿,朱果也,大者如楪,八棱稍扁,其次如拳,如卵,如心。一种小而如折二钱者,谓之猴枣。其根甚固,谓之柿盘。世传柿有七绝:一多寿;二多阴;三无鸟窠;四无虫蠹;五霜叶可玩;六嘉实;七落叶肥滑,可以临书也。柿同蟹食,令人腹痛;饮酒食柿,令人易醉。

先人云:多肉多络,具经脉之形;味甘性滑,有养窍之利。晚熟禀秋金之化,落叶得肥火之暄。又云:蒂有主义、吸义、降义、转输义、顺行义,故可对待逆上之气,呼出不得自主。亦非专主于降,力能专主于不逆也。

【参】曰:柿,赤实果也。青黑者,所谓梁侯乌之柿是也。《尔雅翼》云:柿于经乃复罕见,唯《内则》所加庶羞三十一物中有之。其实利以作漆,蟹化之成水也。蟹以膏胜,漆以脂胜,膏释脂凝,昭然可征矣。柿本涩而熟则甘,蒂则仍含本有之涩而不迁。涩者,酸收之甚耳。宜入太阴肺,为肺经之体用药也。如肺所生病,为上气咳逆,烦心胸满。其不足则病哕诸气,缘体失从革之坚,致用失敌应之变,涩本从体,滑本从用,柿则两得之矣。

> 柿本甘而蒂涩,如瓜本甘而蒂苦,吮抽水液,抵当唯蒂,所以见中枢之别于开阖也。苦则涌泄以待涩,自下而上,还复自上而下以从开;涩则降肃以待脱,从上而下,更复从下而上以从阖。涩开脱阖,各宜体会,不独尽二蒂之主治,并尽方剂之作用矣。

楮实《别录》中品

【气味】甘寒,无毒。

【主治】主阴痿,水肿,益气,充肌,明目。久服不饥,不老轻身。

【核】曰:生少室山,所在亦有之。雌雄两种,雄者皮有斑文,叶无叉桠,三月开花成穗,若柳絮状,遂谢不实;雌者皮无斑点,叶有桠叉,四月开花成穗,若杨梅半熟时状,初夏色青绿,六、七月渐深红乃熟也,水澡去子,蜜煎充果,叶苗花蕊,并堪作茹。皮膜为冠、造纸、练布、撚毡,咸有用也。修事:水浸三日,搅旋投水,浮者即拣去之。漉出晒干,酒润一伏时,蒸之,从巳至亥,焙燥用。

【参】曰:恶木之中,有名曰楮、曰榖、曰构。叶无瓣者构,有瓣者楮。皮白者榖,皮斑者楮也。《相感志》云:楮浆可以团丹砂。语云楮胶作金石之漆者是也。江南人绩其皮为布,捣其皮为纸,楮则专精于皮于浆矣。故营卫阴阳咸相宜耳。何则?阳者卫外而为固,阴者营精而起亟。阴阳者,营卫外内之体用,故主阴痿水肿者,起亟之功用尔。不饥不老轻身者,卫固之休征尔。明目者,亦卫从目出,协营上注,识精根识尔。实则包酝全体,叶唯偏向于卫,故专司身热,若食不生肌,肥肌充腠,亦属卫所司尔。

大青《别录》中品

【气味】苦大寒,无毒。

【主治】主时气头痛,大热,口疮。

【核】曰:出东境边道及江东州郡,今荆南、眉、蜀、濠州,所在亦有之矣。春生青紫茎,高二三尺,对节作叶,长三四寸,面青背淡,放花如蓼,色红紫,亦似芫花状。结实青碧,大若椒粒,霜降则红。三、四月,采茎叶阴干用。

【参】曰:东方生风,入通于肝,其主木也,其色青也。言能宣大风木之用,因名大青。味大苦,气大寒,虽待阳为标,热为本,亦非阴凝走下之比。力使自外而内者,仍从自内而外也。读仲景先生大青龙汤两法,一主标阳本风之从化,一发标阳本寒之将陷,则得之矣。

高良姜《别录》中品

【气味】辛大温,无毒。

【主治】主暴冷,胃中冷逆,霍乱腹痛。

【核】曰:唐诗云:豆蔻稍头二月初。《桂海虞衡志》云:红豆蔻花丛生,叶瘦如碧芦,春末始发。未开花时,先抽一干,有大箨包之,箨解花见。一穗数十蕊,淡红鲜妍如桃杏。蕊重则垂如葡萄,又如火齐璎珞,及剪彩鸾枝之状。有花无实,不与草豆蔻同种,每蕊心有两瓣相并,词入托兴,如比目、连理云。《资暇集》云:豆有圆而红,其首乌者,举世呼为相思子,即红豆蔻之异名。其木斜斫之则有文,可为弹博局及琵琶槽;其树大株而白;枝叶似槐;其花与皂荚花无殊;其子若稆豆,处于甲中,通体皆红。李善云:其实赤如珊瑚。《徐氏笔精》云:岭南、闽中有相思木,岁久结子,色红如大豆,故名相思子。每一树结子数斫,非红豆也。《笔丛》谓温廷筠诗:玲珑骰子安红豆,入骨相思知也无。相思子即红豆者,亦谬矣。《方物略记》云:红豆花白色,实若大豆而红,以似得名,叶如冬青。

【参】曰:高,崇也,仓舍同;良,善也;姜,界也。气味辛大温,对待暴冷为因,胃中冷逆,霍乱腹痛为证。经云:脾胃者,仓廪之官。使道闭塞而不通,形乃大伤,闵闵之当,孰者为良?

具豆蔻之宣摄,肉蔻之刚熠,白蔻之开发,三皆草实。此独草荄,下焦亦得借此以成决渎矣。冥冥之当,舍此孰良?

黍《别录》中品

【气味】甘平,无毒。

【主治】主补中,益气。

【核】曰:出荆、郢州及汴、雒、河、陕间。待暑而种,与植谷同时,覆土锄治,皆如禾法,但早登为别异也。《月令》仲夏之月,农既登黍矣。天子以雏尝黍羞与含桃,先荐寝庙。其晚种而晚熟者,庶人始荐,故庶人秋乃荐黍。若天子之礼,自重其所先熟者,而尝荐之耳。其苗大体似稷,故《诗》云:彼黍离离,彼稷之苗。其秀成枝而舒散,一稃二米,两粒并均,虽地有肥瘠,岁有凶穰,大小轻重,略无差等。色玄者秬,色黄者秠,故累秠定律,秬郁成鬯,此嘉谷也。

【参】曰:黍者百谷之精,禀天地中和之气以生,故一稃二米,均无差等。象太极之两仪,是以之定律,为阴阳衡量之始,他谷所不及也。主补中益气者,盖音始于宫。宫,土音也。其数八十一,其声最大而中,声出于脾,合口而通之,四体百骸,动皆中节。

稷《别录》中品

【气味】甘寒,无毒。

【主治】主益气,补不足。

【核】曰:稷与黍同类而异种。故其苗俱似粟而低小有毛,秀特舒散,米粒悦泽。一稃一米,米粒稍肥者稷也;一稃二米,米粒稍细者黍也。但稷刈欲早,植黍欲晚,故古者号稷为首种,成熟亦早,作饣则疏爽而香,贵而为五谷之长,尊而配大社之神。陶唐之世,名农官为后稷者此。《吕氏春秋》云:饣之美者,有阳山之穄。高诱注云:关西谓之糜音糜,冀州谓之䃺音牵。《广雅》云:䃺,穄也。《礼记》云:稷曰明粢。《尔雅》云:粢,稷也。故《本草》有稷,不载穄耳。

【参】曰:稷为脾谷,五谷之长也。五行土为尊,故五谷稷为长,遍历四气,土大季旺故尔。是能宜脾利胃,安中益气,补诸不足也。至若解暑,以将来者进,成功者退,凉血故宜。

大麦《别录》中品

【气味】咸,微温,无毒。

【主治】主消渴,除热解烦,益气和中。久服头不白。

【核】曰:《诗》云:贻我来牟。牟,大麦;来,小麦也。䴾生于桃二百四十日秀,秀后六十日成;䴬生杏二百日秀,秀后五十日成。《孟子》曰:䴬麦,播种而耰之,其地同,树之时又同,勃然而生,至于日至之时皆熟矣。䴬有孚甲,䴬大于䴾,因名大麦。

【参】曰:䴾䴬之始自天降,皆以和致和,贻我形脏者也。䴾辅肝体,为营血之守;䴬宣肝用,为藏阴之使。故和中益气,奉发美毛,有诸内而形诸外也。至若解厥阴风动之成烦,除少阳标盛之为热,从逆反佐,两无异矣。

小麦《别录》中品

【气味】甘,微寒,无毒。

【主治】主除客热,止烦渴咽燥,利小便,养肝气,止漏血、唾血。令女子易孕。

【核】曰:小麦,即天所降瑞麦之䴾也。秋种冬长,春秀夏实。方夏之时,旧谷已绝,新谷未登,民于时乏食,而麦熟最先,故《春秋》他谷不书,至麦禾不成则书之。以此见圣人于五谷,最重麦禾也。按武帝劝关中种麦。明堂《月令》亦有仲秋劝种麦文,其有失时者,行罪无疑,凡以接绝所赖,惧民不以为意耳。每本根科一十有二,月闰之岁科增其一。麦秋将至,根藁一科,本黄一节,根本皆黄藁,则实成矣。性恶湿,江北地燥,天尝晴,皮薄面多为上品;江南地湿,天尝雨,皮厚面少为下品。故久雨水潦,即色黑而砂,甚则朽败不实。春种者夏亦熟,中含有毒,莱菔制之。

【参】曰:麦先五谷成,肝木腑脏之主谷也。遍历四气者,开阖互呈,体用始备,乃能养育肝气;令女子易孕,为接绝之所赖,缘厥阴为胚胎之本,少阳为甲拆之枢,身前身后,靡不以肝胆为终始。经云:留爱为种,纳想成胎,梦有青气入母腹而母思酸,此亦肝木之色与味也。至若体失藏血之守,为漏为唾;用失疏泄之令,为约为癃；及厥阴风动而烦；少阳火炽而燥，取效颇捷。人莫不饮食，鲜能知此功行矣。春种夏实者，仅历四气之半，全缺降入之终，致枢机促发，适所以逢肝之怒耳。

粱 《别录》中品

【气味】甘平，无毒。

【主治】主益气，和中止泄。

【核】曰：粱似粟大，茎叶皆香，芽头色异为别也。出荆、扬、青、冀之间。其类有三：青粱，壳穗有毛，粒青，米亦微青，而细于黄、白米也。夏月食之，极为清凉，但以味短色恶，不如黄、白粱，故人少种之；亦早熟而收少，作饧青白，则胜余米耳。黄粱穗大毛长，谷米俱粗于白粱而收子少，不耐水旱；食之香味，逾于诸粱；人号竹根黄也。白粱穗亦大，毛多而长，谷粗扁长，不似粟圆；米亦白而大，其香美为黄粱之亚。

【参】曰：青粱，夏月食之，极为清凉；黄粱，香味逾于诸粱；白粱，香美为黄粱之亚。古天子之馈，有白粱、黄粱者，明取黄、白二种，则青粱当是药物矣。故诸粱比之他谷，最为益胃，但气微寒，其声为凉，盖是亦借凉音，如黍大暑而种，则以黍从暑，粱从凉，其义一也。清凉对待热恼更为亲切，暑伤气，气损中虚，中虚洞泄，以暑为本者相宜，或夏暑未尽，秋凉骤敛者，在所当忌。

粟 《别录》中品

【气味】咸，微寒，无毒。

【主治】主养肾气，去脾胃中热，益气。陈者苦寒，治胃热消渴，利小便。

【核】曰：粟字，本义作桌，象穗在禾之上。《春秋题辞》云：粟乃金所立，米为阳之精，西叶米而粟成矣。古者粟为黍、稷、粱、秫之总称。即今之粟，在古但称为粱。粱与粟，亦有别，穗大毛长，粒粗者粱也；穗小毛短，粒细者粟也。南北皆有，北田尤多。苗都似茅。色有青、赤、黄、白、黑、褐之殊，或因姓氏地名，或因形似时令，随义赋名，不啻十数种矣。如早有赶麦黄、百日粮之类；中有八月黄、老军头之类；晚有雁头青、寒露粟之类。《齐民要术》云：粟之成熟有早晚，苗秆有高下，山泽有宜异，收实有息耗，质性有强弱，气味有美恶。顺天时，量地利，则用力少而成功多；任性返道，劳而无获。大抵早粟皮薄而米充，晚粟皮厚而米稀。大而黏者粱，细而粳者粟，故一名秈粟。

【参】曰：粱、粟不独大小有别，粱之味甘，粟之味咸。甘入脾，咸入肾，亦自有辨也。故粟益肾气，开窍于二阴。设肾苦燥，致脾胃中热，则消渴引饮以自救矣。陈者尤良，谓以咸转苦，则自下者上，从内者外，辅水之体，复具水之用矣。

艾叶 《别录》中品

【气味】苦微温，无毒。

【主治】主灸百病。作煎,止吐血下利,下部𧏾疮,妇人漏血,利阴气,生肌肉,辟风寒,使人有子。作煎,勿令见风。

【核】曰:生山谷田野间,蕲州者最贵,四明者亦佳。春时宿根再发,布地生苗,如蒿作丛,茎直上,高四五尺。叶四布,具五尖、九尖者胜,桠上复有小尖,面青背白。八月叶间复出穗,细花结实,累累盈枝,中有细子,霜后始枯,蓍草类也。修治:拣摘净叶,扬去尘屑,入石臼内,木杵捣熟,罗去渣滓,再捣如绵,则灸火得力;如入丸散,将茯苓作片同碾,实时可作细末,亦一异也。苦酒、香附为之使。_{蕲州贡艾叶,叶九尖,长盈五七寸,厚约一分许,岂唯力胜,堪称美艾。}

【参】曰:蓍艾同类,但分老少耳。五十曰艾,千百曰蓍。艾即少艾,有生息、止息二义。霜后始枯,所谓大劳已艾,言其止也;望春再发,所谓更历美艾,言其生也。蓍则更历年久,气味和平;艾则方生锐气,气味宣发。灸百病者,陷下则灸之,火郁则发之也。_{水台用以为灼,谓之一壮。}所陈诸证,悉属火郁于下,而无散大之令,及阴气承阳,致血衈妄行也。生肌肉者,艾以气胜。使有子者,亦生息之义也。勿令见风,恐气散耳。

槟榔《别录》中品

【气味】苦辛涩温,无毒。

【主治】主消谷逐水,除痰,杀三虫、伏尸、寸白。

【核】曰:出南海、交州、广州及昆仑,今领外州郡皆有。子状非凡,木亦特异。初生似笋,渐积老成,引茎直上,旁无枝柯,本末若一,其中虚,其外坚,皮似青桐而厚,节似菌竹而概。大者三围,高者九丈。叶生木端,似甘蕉、棕榈辈。条分岐破,三月叶中起房,猬刺若棘,遂自折裂。擢穗缀实,凡数百枚,大似桃李,至夏乃熟,连壳收贮。入北者,灰煮焙干,否则易于腐败。真罗山疏云:一种山槟榔,名蒳子,生日南,木似棕榈而小,与槟榔同状。一丛十余干,一干十余房,一房数百子。子长寸许。五月采之,味近甘苦。一种猪槟榔,大而味涩,核亦大,即大腹子也。修事:用白槟,存坐稳正、心坚锦文者最佳。刮去底,细切之,经火则无力。雷公云:生用为良,熟使绝无用矣。《《南方草木状》》云:交广人,凡贵胜族客,必先呈此果,用扶留藤、古贲灰,相合嚼之,吐去红水一口,方滑美不涩,言能有洗瘴也。

先人云:无枝直上,此从甲而乙,从乙而丙,生长炎方,色白味涩,谓有金气杂之,西南偏隅故也。故其气前往,有右迁之象焉。_{右迁环位,槟榔两得之矣。}又云:气胜机速,四气咸宜。然于脾土为最亲切,运用迭行,尸虫何地安立耶?又云:性与物反,上者能使之下,下者能使之上;又不是径上,亦不是径下。

【参】曰:《说文》云:向阳者槟;向阴者榔。雷公云:头圆矮毗者榔;形尖紫文者槟。则槟与榔，各以其形而为向道矣。盖槟谐宾。书云：寅宾日出，道阳使丽养万物也。志云：蕤宾律名，岁次玄枵，月旅蕤宾，五月律也。道阴使续养万物也。是槟独为升阳之兆，升阴之始矣。而榔谐郎，郎者亭署，言花秀房中，子结房外，其擢穗似黍，其缀实似谷，亭亭若署列之犹郎耳。顾本大者三围，干高者九丈，末不小，本不大，下不倚，上不倾，稠直槪节，外劲中空，叶丛木上，房系叶下，步其林则寥朗，芘其阴则萧疏，与竟直上行者不同类。谓其槪节如候，渐积而成允升者也。故高者抑之，如奔豚之上逆，脚气之冲心，忽忽眩冒而巅疾也。下者举之，如泻利之后重，清气之下沉，胸痛引背，下则两胁胠满也。有余者平之，如水饮之留癖，癥瘕之坚积，胸腹痞满燥实也。不足者辅之，如脏形之劳极，三焦之闉阇，脾土萎黄，饮食不能为肌肤也。阇者开之，如脏腑之壅滞，窍节之窒塞，五膈反胃，水谷不纳也。开者阇之，如飧泄之肠澼，吐呕之涌逆，霍乱自汗，烦闷欲死也。醉者醒之，惺然顿释也。醒者醉之，熏然颊赤也。饥者饱之，充然气盛也。饱者饥之，豁然气散也。乃若杀三虫，驱伏尸，灭寸白，逐诸虫伏匿百骸，致病久不瘥，变生惊奇形证者，道以丽继万物之生阳，反乎向晦幽深之死阴耳。

乳汁《别录》中品

【气味】甘咸平，无毒。

【主治】主补五脏，令人肥白悦泽，疗目赤痛多泪。解独肝牛肉毒，合浓豉汁服之神效。

【核】曰：乳者，化之信，故从孚从化，省作匕尔。方家隐其名，谓之仙人酒、白朱砂。乃阴血所成，生于脾胃，摄于冲任；未妊则下为月水，既妊则留以养胎；已产则上为乳汁。凡入药用，并取首生男儿，无病妇之乳，色白汁稠，无臭者佳。有孕之乳，谓之忌奶，小儿饮之，或作吐泻，或成疳魃，最为有毒。时珍云：人乳无定性，其人和平，食饮有节，其乳必纯，其人躁暴，食饮不节，其乳必热。凡服食须热饮，晒曝成粉，入药尤佳。

【参】曰：阳明别汁曰乳，水谷之精粹也。脏腑倾颓者，饵之奠安；百骸槁瘁者，饵之悦泽。盖脏腑百骸，皆禀气于胃，胃者。水谷之本也，水谷尚有神奇，况水谷之纯粹精乎？

虎骨《别录》中品

【气味】辛，微热，无毒。

【主治】主邪恶气，杀鬼疰毒，止惊悸，治恶疮鼠瘘，头骨尤良。

【核】曰：虎，百兽之长，山兽之君也。陈魏谓之李父；江淮、南楚谓之李耳，或谓之虓音虓，或谓之麔音乌麔音徒；自关东西谓之伯都。《汉书》云于檡也。浅毛曰虩音潡,白曰魋音寒,黑曰䑛音叔,黄黑曰虪音磊,苍白曰貙似虎而五指曰貚音区,似虎而非真曰彪,似虎而有角曰虒音斯也。形如猫,巨如牛,黄质黑章,锯牙钩爪,项短鼻䶊,须健而锐,舌大而刺,声吼若雷,风从以生,百兽震恐。七月始啸,啸而风生,风生而万籁皆作;伏而风止,风止而万籁皆息,故止乐用虎尔。风,木也;虎,金也。木受金制,故风从虎,虎啸风生,自然之理也。今虎所在,麂必鸣以告。人死于虎则为伥,导虎而行也。其出有时,犹龙见有期也。阴物以冬见,阳虫以夏出。出应其气,气动其类,参伐以冬出,心尾以夏见,参伐则虎星,心尾则龙象也。奋则冲破,行则圻地。今人画地观奇偶者,谓之虎卜云。性至猛裂,虽遭逐,犹复徘徊顾步。其伤重者,辄呴哮作声而去,听其声之多少,以知去之远近。率鸣一声者为一里,靠岩而坐,倚木而死,终不僵仆也。其搏物不过三跃,不中则舍之,食物值耳则止,以为触其名,名耳故也。故尝伤人者,耳辄有缺若锯。夜视以一目放光,一目看物,宛然灯火,猎人候而射之,目光堕地,得之如白石,或曰即其魄也。仲冬始交,交而月晕。七月而乳,三九二十七数,其主星,星主虎,故敌为虎形。二十七,龃龉也。三九阳气成,阳主七,故首尾长七尺。般般文者,阴阳杂也。子生三日,即有食牛之气,其不能搏噬者辄杀之,为堕武也。一世一乳,一乳必双;三则一子豹。豹小于虎,尾赤而黄,花文如钱,比比相次而中空。质赤文黑曰赤豹;质白文黑曰白豹。悬其鼻于户,令人生子,故古者胎教,欲见虎豹勇击之物耳。食狗则醉,闻羊角烟则走,虎害人兽,猬鼠能制之,智无小大也。狮、駮、犹耳、黄腰、渠搜,能食虎,势无强弱也。古有貙虎变人,貙人变虎,海有鲨亦能变虎,自有是理矣。修事:用虎头及颈骨,色黄白者佳。前掌腕中之骨,形圆扁似棋子者力最胜,虎力在掌故也。凡虎身数物,俱用雄虎者良。药箭毒死者不堪用,其毒侵渍骨血间,能伤人也。并槌碎涂酥,或酒或醋,各随方法。柳炭火炙黄脆,研如飞尘,否则粘着肠间为痞积也。

先人云:气钟肃杀,天地间阴厉之物也。吼则撼物,动则风生,若随身宫殿然。毒死者不可用,固各随法制,还须用狗肉包裹一夜,法雷公炮制,投其所嗜以回其灵。又云:虎之所在,风必从之,故主风木不及,风大太过,咸相宜耳。

【参】曰:一阳刚长而始交,纯阴厥尽而始生,以言武也。武,止戈也。莫之敢撄而戈止矣。客曰:主疗诸疾,若形若脏,若腑若经,若内所因,若外所因,转致变生不测,而乃咸从肝胆。夫西方金兽,而反司东方甲胆乙肝者,何也?曰:此所谓制则化也。无制则亢,亢则害矣。顾其奋冲破,画地卜食,爪圻奇偶者,不独专决断,且专谋虑矣。是以肝生风,其啸风生;肝窍目,其目夜光;肝藏筋,其筋独异于众类,死犹屹立不仆也。肝志怒,故养之者,不敢以物之生,及全者与之,为其杀之决之之怒也。盖不处中和,势极则反,必然之数耳。斯其主肝胆失处中和,致势极则反者,仍使之决断出自中正,谋虑出自将军也。<small>胆者中正之官,决断生焉;肝者将军之官,谋虑出焉。</small>客曰:无制则亢,敬闻命矣。乃厥肖惟寅而居艮,何也?曰:天以南为阳,北为阴;地以北为阳,南为阴,对待之理也。故其垣寅而宫尾,若艮则所以象其止也。于以表其神武而不杀也。夫是之为谋虑,是之为决断。客更进曰:胎于子而剖于巳,固矣。乃纪载稗官所传,多属化生者,何也?曰:此义幽玄,备在释典,情想密移,总归业报。凡属有生,事殊理一,故曰惟心所现,诚不可不慎所发也。

第九帙

鲮鲤甲《别录》下品

【气味】咸，微寒，有毒。

【主治】主五邪惊啼悲伤，烧灰，服方寸匕。

【核】曰：鲮鲤，即龙鲤、石鲮鱼、穿山甲也。形似鼍而小，背似鲤而阔，首似鼠而大，胸腹有毛，口中无齿，尖喙长舌，四足五爪，尾与身等。腑脏俱全，其胃独厚。穴陵而居，以蚁为食，日中张甲若死状，漏气最腥，诱蚁入其中。函甲没水，出而唼之。肉理美好，闽人用以供馔。《永州记》云：杀之勿近堤岸，恐血入土，遂令渗漏。《多能鄙事》云：凡油笼渗漏，剥甲里肉靥投之，自至漏处补住。修事：烧灰，或炙以酥，以醋，以便，或煎以油，或炒以土，以蛤，各随方制。取用尾甲，尾甲三棱，力最胜也。

【参】曰：皮表甲胄如菠，脊中介道如鲤，因名鲮鲤。似兽穴居，山陵可穿，江河可越，介甲之有神者。别有吞舟之鲮为鳞属焉。肺虫曰介，介者肝之荣，筋之余。此木秉金制，金互木交，是以劲毛坚甲，专箸皮表。皮表者肺之合也，当入手太阴肺，足厥阴肝；乙太阴肺为注经之始，厥阴肝为环经之终。故可出阴入阳，穿经络、入脏腑，达病舍之所在。闭塞者泻之，渗漏者补之。如利，如泣，如漏，如崩中，渗漏之为患也；如痹，如痛，如瘘，如乳汁不通，闭塞之为患也；如五邪惊啼悲伤，此属肺输化薄，致金声妄泄，肝无乘制，致魂失奠安，在形脏归渗漏，在五邪属闭塞，泻之以补之，补之以泻之，有故而施者，交互乘制，两无碍矣。

五灵脂《别录》下品

【气味】甘温，无毒。

【主治】主心腹冷气，小儿五疳，辟疫气，治肠风，通和气脉，疗女子血闭。

【核】曰：五灵脂，寒号虫所遗也。古者称粪为遗。寒冬号呼，因名寒号。《说文》云：有足之谓虫，裸、毛、羽、鳞、介之总称，故曰五灵。脂则以形举也。一名鹖鴡。生北地极寒处，五台山中最多。状似小鸡，肉翅四足，夏月毛羽五采，自鸣曰：凤凰不如我。初冬毛羽脱落，裸形如雏，忍冬而号。夜鸣曰：来朝造个窠。旦鸣曰：得过且过,日出暖和。趋势附炎,暂假冠裳,不得不自先喝彩。附炎未几,冷落遂至,如此自道,恰象审时,恰象知止。餐以柏实,何等芳洁。遗复可餐,何等本分。此辈亦有热肠,唯真小人,做得假君子。《月令》云:仲冬鹖鴠不鸣,夜不号矣。故寒号而阴剥,号息而阳复,夜号以待日出之为旦也。餐以柏实,先冬噙集,穴居南向;餐已而遗,遗已而餐,转展化道,形若凝脂,气甚臊恶。修事:取中心黑润者佳,杂砂石,及未化者不堪入药。用酒研细,仍用酒飞去砂土,晒干收用。主治功力,先人《博议》甚详,颐不更参,谨录于左。

先人《博议》云:阳出阴入,夏长冬藏,寒号毛羽似之,冬既无表,旋归于内,裸不能飞,用遗作食,出入数数,实彼脂膏。又云:顾毛之有无,为鸣之谦傲,求明处秒,自所不知,固候时之物,实警世之鉴。又云:裸形可冬,腹心无冷矣。瘠是食气所积,疫乃天时所致,五灵出入化导,形与时违,唯知通利,宁从闭塞乎?

人尿《别录》下品

【气味】咸寒,无毒。

【主治】主寒热,头痛,温气。童男者尤良。

【核】曰:择无病洁净童子,先饮米饮数碗,去其浊秒,俟清白无臭者取用之。自溺亦可久服,形脏大受其益,故一名还元汤,一名轮回酒。

【参】曰:饮入于胃,游溢精气,上输于脾;脾气散精,上归于肺;通调水道,下输膀胱。膀胱者,州都之官,津液藏焉,气化则能出矣。固属遗物,仍可本其所自有,益其所自无也。必择阴平阳秘之童,乃得必清必静,不则难转清凉地,反作热脑场矣。

木瓜《别录》下品

【气味】酸温,无毒。

【主治】主湿痹脚气,霍乱大吐下,转筋不止。

【核】曰:木瓜处处有之,西雒者最胜,宣城者亦佳,山阴兰亭尤多也。可种可接可就,亦可枝压,木类之易生者。状似奈而材极坚。《广志》云:枝一尺有百二十节,可为数号。叶厚而光,春末开花深红色。入夏缀实,如小瓜而有鼻,乃花脱处,非脐蒂也。黄赤薄皮,如着脂粉,香松津润,甘酸不涩。实中之子,向里头锐而面方者,木瓜也。形圆而小,味木酸涩者,木桃也。大于木桃,似木瓜而无鼻,蒂粗味苦涩者木李,亦曰木梨,即榠楂及和圆子也。一种颗小微长,味极涩者曰蔓子。一种实中之子如大麻,味绝苦涩者曰土伏子,饵之令人目赤筋痛,不可不辨。故宣城人种莳尤谨,始成实时,剪镂纸花粘贴其上,霜后摘取,花纹如生,以充土贡,因有花木瓜之称焉。修事:勿犯铁器,铜刀削去硬皮并子,切片晒干,黄牛乳汁拌蒸,从巳至未,俟如膏煎,乃晒用也。今唯切片晒干,力少味不全矣。按《大明会典》,宣城岁贡乌烂虫蛀木瓜，入御药局。或取其陈久无木气耳。

缪仲淳先生云：木瓜得春生之气，禀曲直之化，味酸气温，气薄味厚。降多于升，阳中之阴，为足太阴、阳明、足厥阴肝经之体用药也。通行互敛，有并行不悖之功焉。

先人云：木实曰果，草实曰蓏，木瓜类蓏，禀草木之全气者也。性专甲拆，而真气从之，故主诸痹脚气，湿伤于下者，取效甚捷。

【参】曰：木瓜，果蓏也。缀本之瓜曰蓏。蓏，小瓜也。《释木》云：叶似柰，实似蓏，其枝可数，一尺百二十节，味酢，善疗筋转。陶隐居云：如转筋时，但呼木瓜名，或指画作木瓜字，病辄愈。《尔雅翼》云：枝坚可作杖策，颇利筋膝，根茎煎汤淋足胫，可以已蹶。盖望说酢梅而龃渴，呼灌木瓜而缓筋，理固有相感，则心之所向，气即交通矣。如磁运铁、珀拾芥，虽凌空物障，犹互为嘘焫，况无情及诸有情者乎？经云：东方生风，风生木；木生酸，酸生肝，肝生筋也。木瓜枝节比筋，酸津肝木，达春升之自下而上。行痹闭，下脚气，定霍乱，止筋转，为象形从治法也。《系》云艮为山，为果蓏，其于木也，为坚多节。

《尔雅》名楙。郭璞云：木实如小瓜，酢而可食。得木气之正者，故名楙。从林从矛，谐声也。继本之瓜，亦曰蓏。《尔雅》云：其绍瓞。郭璞云：继本曰绍，形小曰瓞，亦曰蓏。故近本之瓜尝小，近末之瓜转大也。

棕榈《别录》下品

【气味】苦涩平，无毒。

【主治】主涩肠，止泻痢，肠风，崩中带下，及养血。

【核】曰：川广甚多，江南亦有。初生时叶如白及，高三四尺，干直无枝，其端数叶，四散岐裂，叶色长青不凋。每长一节，即作一层，筋络丝毛，错综如织。可作索绚及胡床之藉，经久不烂。然岁必三剥，否则不长。三月木端出黄色重苞，此花之孕也，俗曰棕鱼，亦曰棕笋。五月出苞，便成花穗，色黄白，结实累累然，生青熟黑，甚坚韧也。

【参】曰：棕榈，草木之属，而非草非木，亦草亦木，草中之木，木中之草也。主治功力与庵䕡相反，庵䕡能使留者泄，棕榈能使泄者留，故名榈。榈，门榈也。榈门以成阖象者也。

筋络丝毛，错综如织，何等整密，反使留者泄，何也？以所留之物，不能条分缕析，错综如织耳。更观木端数叶，四散岐裂，每长一层，即作一节，界域井然，支分得所，不与混淆留碍者反乎？

钩藤《别录》下品

【气味】甘微寒，无毒。

【主治】主小儿寒热，十二惊痫。

【核】曰：出建平、秦中、湖南、湖北、江南、江西，山中皆有之。状似葡萄藤，长八九尺,或一二丈,大如拇指而中空,折致酒瓮中,以气吸之,涓涓不断。茎间有刺,宛如钓钩,色并紫赤。古方多用皮,今人多用钩,取其力锐耳。

【参】曰:藤棘如钩,中虚而通,离明之象,借形以指事也。经云:夏脉如钩,南方火也。入通于心,心藏血脉之气也。则凡血脉之气,布队十二经中,或左或右,或上或下,或支别络属、交循舛错,致十二惊痫为寒热病者,咸可通之整之,仍转如环之无端耳。更能以法广之释之,功力真无尽藏,若仅疗小儿,是系小子,失丈夫矣。

置酒瓮中,以气吸之,涓涓不断者,俗名过山龙。不独能通十二经气,并行十二经水矣。广之以及支别络属、肉理筋膜,为用真无尽藏。

马勃《别录》下品

【气味】辛平,无毒。

【主治】主喉痹重舌,失声久嗽,头面卒肿,崩淋吐衄,除侵淫马疥,疗痈疽,久败疮疡。

【核】曰:生湿地及腐木上。五、六月卒然而发,紫褐虚浮,宛如丸鞠,大者如斗,重不过钱许,弹之即有尘出。一名灰菰。修事:密室中,置筐帉纸,如洒金箱式,张布衬盘,缓缓摩擦,俟定收取,否则扬尘飞去矣。

【参】曰:马勃之生也奇甚,宛若野马尘埃,生物之以息相吹也。如暗乱晦蒙之眚,字字有所妨蔽者。如泡亦如幻,如影亦如电。卒然怒作而旋放之,旋放卒旋卷,故旋开卒阖矣。

牵牛子《别录》

【气味】苦寒,有毒。

【主治】主下气,疗脚满水肿,除风毒,利小便。

【核】曰:处处有之。黑白两种,黑多野生,白多种莳。二月生苗引蔓,缠绕篱落,高二三丈。黑蔓有白毛,断之出白汁;叶作三棱,如枫树叶;花不成瓣,微红带碧,如旋覆、鼓子花状,日出则开,日西则萎;实有蒂裹,生青枯白;核与棠梂子核一样,但色深黑耳。白蔓无毛,有柔刺,微红色,断之出浓汁;叶圆无棱,有斜尖,如薯蓣、何首乌叶;花小于黑,浅碧带红,开萎亦同;实蒂长寸许,生青枯白;核大色白耳。其实嫩时,蜜煎为果,呼作天茄,谓其蒂如茄也。多食损人脾,泄人气。修事:晒干,淘去枯浮者;再晒干,酒润蒸之,从巳至未,缓火焙燥,舂去皮用。

缪仲淳先生云:黑白牵牛子,自宋以后,北人尝以取快。李明之著有传,极力辟除。若果水气射肺,致喘满大腹,及大肠风秘,下焦郁遏者,卓有殊功。倘属血分,或脾胃薄弱,虽有痞积,切勿取快一时也。

【参】曰:牵牛子,星名也。何鼓谓之牵牛。何鼓,儋荷也。故楚人呼牵牛曰儋鼓。又星纪,斗牵牛也。牵牛斗者,日月五星之所终始,故曰星纪。牵牛子者,十二子丑为牛,牛隐语也。盖天开子,地辟丑,黑白气分为两,人生寅而三才具。然则牵牛子者,以开以辟,以生之为功用也。故祭星曰布,布者,取其象之布散。经云:阳气者,若天与日,失其所,则因于气为肿,四维相代,形气乃绝。是以气上则升不布,气下则布不升。牵牛子儋荷布散以为功,故可待越升以为告。第性偏陨堕,但可施于形气之阳有余。不可加诸藏神之阴不足,为用不可不慎也。

花萼日出开,日西萎,即日散为星之为象。昼呼夜吸之为用。四维相代,形气乃绝。为水为肿者,此以风毒为因,水亦风水为水矣。仍使之升而布,布而升,互为制节,无偏废矣。

昆布《别录》下品

【气味】咸寒滑,无毒。

【主治】主十二种水肿,瘿瘤积聚,结气瘘疮。顺流而生,能使十二水顺流而去。

【核】曰:出南海,及高丽、新罗。顺流而生,如手大,似薄韦,紫赤色,干之搓如绳索,柔韧可食也。修事:每斤用甑箅十个,同锉细,以东流水煮之,从巳至亥,待咸味去,晒干用。

【参】曰:昆布,即海藻之如纶者,故一名纶布。气味功能,与海藻无别。稍分浅深者,随所生浅深之异尔。

鼠耳《别录》下品

【气味】甘酸平,无毒。

【主治】主痹寒,寒热,止喘咳,疗耳聋,明目。

【核】曰:鼠耳,即茸母、黄蒿、香茅、米曲、无心草、绵絮头、鼠曲草也。生平岗田间熟地。二月生苗,高尺余,茎肥叶浓,柔软如绵,表里白毛,茸蒙如鼠耳。捣汁蜜和为粉,香美可口,谓之龙舌料,以压时气。北方寒食亦用之,功胜白茅。宋高宗诗云:茸母初生认禁烟。自看茸母北方去,谁识上皇南渡来,若道当时臣有礼,禁烟今日未曾开。三月成穗,作花碎小,黄绿如曲,杂撅染衣,虽敝犹鲜。《月令》云:衣曲黄衣之色。四月结子如粟,楚人呼为米曲。修事:采苗叶阴干,花实亦可用,款冬花为之使。

【参】曰:十二子为鼠,性多疑而窃视听,转窃视听以为视听矣。出穴每不果,故持两端者曰首鼠。耳者,肺之候,肾之窍也。故主肾不司窍为聋,或精不贯瞳为瞽,或痹闭不通为痹寒,或肺先是动为喘咳,或后所生为寒热。盖所生、是动,肺高肾下,犹持两端,间甚不果,不独以形肖,并称功用矣。

先为是动,是动者,气先病也。后为所生,所生者,血后病也。肺高象天,肾下象水,间则乍轻,甚则乍重。

白前《别录》下品

【气味】甘微温,无毒。

【主治】主胸胁逆气，咳嗽上气，呼吸欲绝。

【核】曰：生州渚沙碛上，苗高尺许，叶似柳，或似芫。根似白薇，或似细辛。粗长坚直，色白微黄，折之易断者白前也；细短柔韧，色黄微白，折之不断者白薇也。修事：用生甘草水浸一伏时；漉出，去头须了，焙干收用。

【参】曰：在色为白，在脏归肺矣。前者坐而至，不行而进也，当入手太阴、阳明，足阳明，为治咳之君主药。经云：咳嗽上气，厥在胸中，过在手太阴、阳明。又云：白脉之至也，喘而浮，上虚下实，惊，有积气在胸中，得之酒使内也。又云：藏真高于肺，以行营卫阴阳也；不行焉，则为厥为积矣。《大明》主奔豚及肾气，亦即下实上虚之象乎？然则白薇功力，三因并施，脏腑咸入，腠理皮毛，靡不前至，盖以功用为名也。

黄帝问曰：肺之令人咳，何也？岐伯对曰：五脏六腑皆令人咳，非独肺也。帝曰：愿闻其状。岐伯曰：皮毛者，肺之合也，皮毛先受邪气，邪气以从其合也。其寒饮食入胃，从肺脉上至于肺则肺寒，肺寒则外内合邪，因而客之，则为肺咳，五脏各以其时受病，非其时，各传以与之。人与天地相参，故五脏各以时治。时感于寒，则受病。微，则为咳；甚，则为泄、为痛。乘秋，则肺先受之；乘春，则肝先受之；乘夏，则心先受之；乘至阴，则脾先受之；乘冬，则肾先受之。帝曰：何以异？岐伯曰：肺咳之状，咳而喘息有音，甚则唾血；心咳之状，咳则心痛，喉中介介如梗，甚则咽肿喉痹；肝咳之状，咳则两胁下痛，甚则不可以转。转则两下满；脾咳之状，咳则右下痛，阴阴引肩背，甚则不可以动，动则咳剧；肾咳之状，咳则腰背相引而痛，甚则咳涎。帝曰：六腑之咳奈何？安所受病？岐伯曰：五脏之久咳，乃移于六腑；脾咳不已，则胃受之；胃咳之状，咳而呕，呕甚则长虫出；肝咳不已，则胆受之；胆咳之状，咳呕胆汁；肺咳不已，则大肠受之；大肠咳状，咳而遗矢；心咳不已，则小肠受之；小肠咳状，咳而失气，气与咳俱失；肾咳不已，则膀胱受之；膀胱咳状，咳而遗溺；久咳不已，则三焦受之；三焦咳状，咳而腹满，不欲食饮。此皆聚于胃，关于肺，使人多涕唾，而面浮肿气逆也。右录《咳论》，以备参考。

扁豆《别录》下品

【气味】甘微寒，无毒。

【主治】主和中，下气。

【核】曰：二月下种，延缠篱垣间。叶大如杯，圆而有尖，花具紫白二色，状如小蛾，有翅尾。荚生花下，凡十余样，或长或圆，或如龙爪、虎爪，或如猪耳、刀镰，种种不同，皆累累成枝。白露后，实更繁衍，秋热便不易生，故一名雪眉同气，一名凉衍豆，俗讹为羊眼豆，亦形相似也。嫩时可充菜蔬茶料，老则收子煮食。子有黑、白、赤、斑四色。入药只取色白者，荚壳虽厚，子粒粗圆为胜耳。

先人云：菽，水谷也，秋成色白，臭味甘芳。有土金水，贯连三脏之义。故为和中下气之品。又云：右迁而降，自然暑息热消，渴除痢止矣。

【参】曰：藊谐扁，门户之文也。若夏日在肤，蛰虫将去，坏户之象也。谐禾，嘉禾之菽，水藏之谷也。若冬日在骨，蛰虫墐户，夏日在肤脉如钩，冬日在骨脉如营。君子居室之象也。观《永类钤方》，立固将堕将破之胞胎，则坏户、墐户之义，真不待言语形容矣。至化炎敝成清肃,转摧拉就容平,更不待言语形容矣。若秋伤于湿,此即秋金骤敛,致中含濡湿耳。仍顺以时降,从微至着,肺气乃清,此秋气之应,养收之道也。《别录》主和中,即和中央长夏之土,藉火土授受之际,斯金火亡刑,乃得出而降,降而入,入复升,升复出,五行均等,运迭不竭,又不待言语形容矣。

转夏成秋,化炎敝成清肃,此即点火成金,不烦另觅种子。

稻《别录》下品

【气味】苦温,无毒。

【主治】主作饭温中,令人多热,大便坚。

【核】曰:《尔雅》云:稻者,太阴之精,含水沮茹,乃能化也。故米粒如霜,性尤宜水,是以周人别设稻人之官,掌稼下地,以猪畜水,以防止水,以沟荡水,以遂均水,以列舍水,以浍泻水,以涉扬其芟作田。而汉世亦置稻田使者,以其均水利故也。《尔雅翼》云:稻,一名稌,然有黏有不黏者。今人以黏者为糯,不黏为秔。然在古则通得稻之名。《说文》云:稻,稌也。沛国曰:秔秫稻属,或作稉,是则直以稉为稻耳。若郑康成注《周礼》云:稌,稉也。则稻是稉,然要之二者皆稻也。故氾胜之云:三月种秔稻,四月种秫稻。《字林》云:糯,黏稻也;粳,稻不黏者。今人亦皆以二谷为稻。若诗书之文,自依所用而解之。如《论语》食夫稻,则稻是秔。《月令》秫稻必齐,则稻是糯。《周礼》牛宜稌,则稌是秔。《丰年》多黍多稌,为酒为醴,则稌是糯。又稻人之职掌稼下地,至泽草所生,而种之芒种,是明稻有芒不芒者。今之秔则有芒,至糯则无是,通得称稌稻之明验也。然《说文》所谓沛国谓稻曰秫,至郭氏解《雅》,稌稻,乃云今沛国称秫,不知《说文》亦岂谓此讹为秫也,将与郭自异义与?又有一种曰籼,比于稉小而尤不黏。其种甚早,今人号为早稻,稉为晚稻。苏氏云:稉亦曰籼,亦未尽也。又今江浙间,有稻粒稍细,耐水旱,而成实早,作饭更硬,士人谓之占城稻,云始自占城有此种。宋真宗闻其耐旱,遣以珍宝求其种,始植于后苑,后在处播之,按国朝《会要》,大中祥符五年,遣使福建,取占城禾,分给江淮两浙漕,并出种法,合择民田之高者,分给种之,则又在前矣。

【参】曰:稻为肺金之主谷,生人之后天也。顾性尤宜水,金胎水母也。故五谷外别设稻人之官,以掌稼下地。汉世亦置稻田使者,以其均水利也。盖稻有二:曰稌,曰秫。秫者糯,稌者秔,秔不黏而糯粘,比之秔小,而尤不黏者籼耳。秫糯为酒,秔籼为饭,秔益殊多,籼少逊之。故古者入药之以秋秔耳。是以秔主肺气,至若止烦渴霍乱,解毒消暑者,盖秔谷秋成,已化炎为清肃,成功者宁不降心而退舍焉。

大蓟《别录》下品

【气味】甘温,无毒。

527

【主治】主女子赤白沃,安胎,止吐血鼻衄,令人肥健。

【核】曰:生山谷,即虎蓟也。二月生苗,高二三尺,叶皱,中心出花,其花如髻。

小蓟《别录》下品

【气味】甘温,无毒。

【主治】主养精保血。

【核】曰:生平泽,处处有之,即猫蓟也,俗名青刺蓟。二月生苗,仅一二寸,作菜甚美。四月发高尺余而多刺,中心出花如髻,亦如红兰花,色青紫,与大蓟根苗相似,但不若大蓟之肥大耳。

红兰花

【气味】辛温,无毒。

【主治】主产后血晕,口噤,腹内恶血不尽,绞痛,胎死腹中,酒煎服。主蛊毒。多用破留血,少用养新血。《开宝》

【核】曰:出汉、梁及西域。今人家圃种矣。冬月雨后,布子于熟地,至春生苗,脆嫩可食。二月作叶色青绿,形如小蓟。五月开花,色深红,形如大蓟。花下作梂,汇生多刺,花出梂上,乘露采之,采已复出,至尽而罢。梂中结实如橘核,捣煎其汁,入醋拌蔬,极肥而美。修治:捣揉片刻,入水再揉,用布袋绞去黄汁,又捣,更以酸粟米泔,淘绞令干,用青蒿覆一宿,阴干收之。

泊夫蓝

【气味】甘平,无毒。

【主治】主心忧郁积,气闷不散,活血。久服令人心喜,治惊悸。

【核】曰:出西番回回国、天花国,即番红花也。元时入食馔用。张骞得种即此,今地性异,则形质亦异矣。

【参】曰:大蓟与续断同类,同类也,而功用别;此非别中异,乃同中异耳。续断生西川,大蓟生南地,形质功用,因方土而有差别。西方金位,入通于肺,肺主气,续主益气,以续经脉筋骨,脏真高于肺,以行营卫阴阳也。南方火位,入通于心,心藏血,蓟主益血,以续经脉肉理,脏真通于心,心藏血脉之气也。顾续有继义,致新推陈;蓟有解义,推陈致新。小蓟与大蓟同种,小主益精保血,功惟致新。红兰花兼气与血,推陈致新,气主嘘之,血主濡之故尔。泊夫蓝偏通心脏,以续营气,致新推陈,故主心忧郁积,气闷不散,以及惊悸,久服令人心喜。

郁金《唐本草》

【气味】辛苦寒,无毒。

【主治】主血积,下气,生肌,止血,破恶血,血淋,尿血,金疮。

【核】曰：原从大秦国及西戎来，今蜀地、广南、江西州郡亦有，不及蜀中者佳。四月生苗，茎叶都似姜黄，末秋复从茎心抽茎，黄花红质，不结实，根如指顶，长寸许，体圆无枝，芳香色黄，横纹宛如蝉腹也。古者合玄秬以酿酒，名之曰鬯。《周礼》：郁人掌器，凡祭祀宾客之裸事，和郁鬯以实彝而陈之。浸水染衣，色极鲜丽，经久不变，炙之微有郁气也。

先人云：金本克木，反为木用，故名郁金。其轻达有金象，其高远似春暄。

【参】曰：以郁合，酿之成鬯，则酒色香而黄，在器流动，《诗》所谓黄流在中者是矣。周人尚臭，灌用鬯，阴达于九渊，阳彻于九天，故曰条畅于上下，致气于高远，所以降神也。经云：脏真高于肺，以行营卫阴阳也。设遏逆于中，则萎畅于四肢，为结、为积、为宿、为淋矣。与香薷合其德，略有异同。香薷偏于卫与阳，郁金偏于营与阴。将形脏，弥玄府，敷幽门则一耳。

秬者，百谷之本；郁者，百草之华。合以成鬯，上畅于天，下畅于地，无所不畅，故天子以鬯为赞。

姜黄《唐本草》

【气味】苦温，无毒。

【主治】主心腹结积痓忤，下气，破血、除风热，消痈肿。功烈于郁金。

【核】曰：出西番及海南，今江、广、川蜀亦有。根茎都类郁金，其花春生，与苗并出，即缀根际，色红白，入夏即烂，亦不生子，叶如红蕉，长一二尺，阔三四寸，上有斜文，色亦青绿。枝茎坚硬，根盘圆扁，似姜而小，色黄有节，味苦臭重，为别异也。郁金根形唯圆，无旁枝，纹状蝉腹，黄赤转深，浸水并堪染色。莪术色白肉明，亦无气臭，言与同种者，谬矣。

【参】曰：花苗并出，黄流在中，宣木火之用，夺土大之郁者也。盖风为土所不胜，木乘土中，则黄中废，诸眚成。姜黄力行升出之机，内风宣而外风息，土用行而黄中理，所谓吐生万物而土郁夺矣。固功力烈于郁金，郁金泄金郁，姜黄夺土郁，为别异耳。

蘹香《唐本草》

【气味】辛平，无毒。

【主治】主诸瘘霍乱，及蛇伤。

【核】曰：深冬宿根再发，丛生似蒿，细叶整密，嫩绿似藻。五、六月开花，花头如盖，似蛇床花而色黄，结子似麦粒，粒有细棱，质颇轻浮，俗呼小茴香。所在虽有，宁夏者称第一。番舶者，子大似柏实，裂成八瓣，一瓣一核，核似豆，黄褐色，臭转芳，味转甘，俗呼八角茴香，广西左右江峒中亦有之，形与中原者迥别，第气味相同。北人得之咀嚼荐酒，入药最良。修事：隔纸焙燥，研极细。八角者，去梗及子，修事同。

先人云：深冬生苗，有来复义。叶丝整密，有肌腠义。合入心脾，为心脾用药也。然以冬藏之生物，禀辛温之气味，并可入肾，宜乎偏向于右。右为命门火，壬干之阳也。

【参】曰：长至宿根再发，效纯乾剥落，至复而一阳始生，因名香。《说文》云本有去意，回来就已也，故主阳消而阴剥者。归乎归乎，盈吾怀乎。

大海洋洋水所归，高贤愉愉民所怀。

薄荷《唐本草》

【气味】辛温，无毒。

【主治】主贼风，伤寒发汗，恶风，心腹胀满，霍乱，宿食不消，下气。煮汁服之，发汗，大解劳乏，亦堪生食。

【核】曰：薄荷多栽莳，亦有野生者。茎叶气味，皆相似也。经冬根不死，二月抽苗，清明分株排种，方茎赤节，绿叶对生，初则圆长，久则叶端渐锐，似荏苏、莳宁辈。夏秋采取，日曝令干，先期灌以粪壤，雨后方可刈收。不尔，气味亦不辛凉矣。吴越川湖以之代茗，唯吴地者茎小叶细，臭胜诸方，宛如龙脑，即称龙脑薄荷；江右者茎肥；蜀汉者更肥，入药俱不及吴地者良。陈士良《食性本草》称菝蘭；杨雄《甘泉赋》称茇葀；吕忱《字林》称茇苦；孙思邈《千金方》称蕃荷。名虽广，当遵《唐本》薄荷为正。《纲目》言薄荷系俗称，此未解释名之意耳。一种叶圆小如钱，称金钱薄荷；一种叶微小，耐霜雪，至冬茎叶纯紫，生江南山石间，称石薄荷；一种胡薄荷，形状与薄荷无异，但味小甜，多生江浙，俗称新罗薄荷，今汴雒僧寺多值之，《天宝单方》称金钱草者是也。同蘘作齑，清爽可口，瘦弱人久食之动消渴，新病瘥人勿食之，令虚汗不止，猫食之醉，陆农师云：薄荷，猫酒也。

先人云：气温性凉，具转夏成秋，为高爽清明之象，则气有余，自与薄弱虚寒，阴营不足者不相类也。第气象燥金，愰阳明之上为病，并在所忌。

【参】曰：木曰林，草曰薄。薄者，疾驱；荷者，负荷而驱也。《诗》言载驱薄薄，顾名思义。方之奇方、急方也。味辛气温，禀辛金用，驱贼风，表汗出，开上焦，宣谷味，于是宿食消，胀满解，霍乱定，烦劳之张精续，剂之宣剂轻剂也。通关格，历关节，去愤气，却肾气，彻风涎，疗阴阳毒，破血止痢，利咽喉口齿头目，治瘰疬瘾疹疮疡，皆生于风者，取效甚捷，更详奇急宣轻之义，靡投不善矣。功利咽喉，故异名冰喉尉。

烦劳则张精绝，仍使之相续不断。《唐本》曰劳乏，省却四字矣。晋注破句读之，烦劳则张作句，精絶作句。徒务多闻，每有立言之失。

三白草《唐本草》

【气味】甘辛寒，有小毒。

【主治】主水肿脚气，利大小便，消痰，破癖，除积聚，消疔肿。

【核】曰：出荆、襄，所在亦有，生田泽池畔间。高数尺，六、七月茎间三叶，先白后绿。一叶白，其旁遂开花成穗，如蓼花状，色白微香，结子细小。根长而白，虚软有节，根间白须，宛如蒲根。根汁酒搜麦面，造曲酿酒，已湿消暑，色香味殊胜也。制雄黄，伏南铅，干砂汞。

【参】曰：弘景云，叶上有三白点，因名三白。苏恭云，叶上有三黑点，非白也，古人秘之，隐黑为白耳。藏器云，初生无白，入夏叶半白如粉。农人候之莳田，三叶皆半白，则草便莠，故谓之三白。时珍云：八月生苗，四月其巅三叶面白，三青变，三白变，余则仍青而不变也。故叶初白食小麦，再白食梅杏，三白食黍子，此皆未识三白形色者也。颐家植此草于庭前者，二十余载，每见三月生苗，叶如薯叶而对生，小暑后，茎端发叶，纯白如粉，背面一如，初小渐大，大则叶根先青，延至叶尖，则尽青矣；如是发叶者三，不再叶而三莠，花穗亦白，根须亦白，为三白也。设草未莠，而削除之，或六、七月，或八、九月，虽重生苗叶，亦必待时而叶始白。《月令》小暑后，逢三庚，则三伏，所以避火刑，以全容平之金德。三白草，不三伏白而三显白，转以火金相袭之际，化炎歊为清肃，此即点火成金，不烦另觅种子者是也。故主夏伤于暑，而出机未尽；秋伤于湿，而降令过急者，两相宜耳。

刘寄奴草《唐本草》

【气味】苦温，无毒。

【主治】主破血，下胀，止痛，治产乳余疾，止金疮出血极效。

【核】曰：出河中、孟州、汉中、滁州、江南、越州，所在亦有。春生苗，高二三尺。一茎直上，叶似苍术叶，尖长糙涩，面青背白。九月茎端岐分雊穗，每雊攒簇小花十数朵，黄包白瓣，宛如秋菊，经三四日，花心拆裂如絮。随结实，絮实都如苦荬也。修事：拣去茎叶，只用子。粗布拭去薄壳，酒拌蒸，从巳至申，曝干用。

【参】曰：刘寄奴，古方罕用。《唐本草》始附隰草部。按李延寿《南史》载，宋高祖刘氏，小字寄奴，少未遇，伐荻新州，见大蛇，射中遂返。次朝再往，闻榛林中作杵臼声。寻之，有青衣童子，拥众捣药。讯其故。曰：我主为刘寄奴所中，捣此以疗之。曰：胡不见杀？曰：寄奴王者，不可杀也。叱之尽散。遂收其药。每涂金疮辄愈。因称此草为刘寄奴。郑樵《通志》云：江南人，因汉时谓刘为卯金刀，乃呼刘为金。又称此草为金寄奴。《字说》云：刘，诛杀也；寄，附托也；奴，执事也。顾主治证形，似悉假血气，附托以为执事者。功能剖裂而入破之，即所以诛杀之矣。命名之义，或取诸此。

蓖麻《唐本草》

【气味】甘辛平，有小毒。

【主治】主治水癥。以水研二十枚,服之吐恶沫,加至三十枚,三日一服,瘕即止。风虚寒热,身体疮痒,浮肿,尸疰恶气,取油涂之。

【核】曰:原从胡中来,今在处有之,北地尤多。夏月生苗,有赤有白。一茎直上,高丈余,间节如甘蔗,中空如赤箭。叶似蓖草及瓠叶辈,肥厚而大,一叶五尖。夏秋之间,丫中抽穗,黄花累累。每穗作子数十颗,柔刺如蝟。凡三四子,合成一颗,枯时劈开,状类巴豆,又类牛蜱,青黄斑褐,间杂可观。壳中有仁,娇白如续随子,仁中之油,可调印色。每用去壳净仁五升,捣极细,以水一斗煮之,有沫撇起,沫尽乃止。遂用文火,煮熬其沫,水去澄清,上无气升,油即成矣。倾磁器中,冷定,则凝结如脂,经久不变。修事:勿用黑夭赤利子,颗外无刺,两头尖,子无斑点,误服有大毒。凡使蓖麻子,盐汤煮半日,去壳及衣,取中仁研细用。有啖蓖麻,一生不得食炒豆者,犯之作胀而死。豆为肾谷,蓖通胎息,天真不足者,转致气泄耳。伏丹砂、霜粉,死铅汞成金。

绍隆王先生云:蓖麻力长收吸,故能拔病气,夺有形,多从外取,不由饵服,良有见也。

先人云:蓖麻胚兆,先一阴而始生,以阴为内气之主,转阳为形外之固,赋形唯二至之间,生长在蕃秀之季,缀子于来复之初,故饵之何处非生阳之地? 何形非生阳之物? 内有阳气人,不须入腹,磕着撞着,生阳遂聚,死阴立消,迅速敏捷,如鼓应枹。

【参】曰:命名之意亦奇,主治功力亦异。着囟起痔,握掌催生。左风头置之右,右风头置之左,摩顶天柱竖,傅踵胞孚下,至若纳舌辟窍,解喉疏肌,收子肠,消脚气,及主剩骨留血,物滞水瘕,疽疡膜肿,尸疰丹瘤,与夫㖞斜偏痪,舛错关机,宜饵宜涂,宜熏宜窒者,莫不如鼓应枹,捷于影响。故蓖者人脐,上从囟,囟取通气,会奇脉于巅;下从比,比取辅气,交偶脉于踵。麻者大麷,群阴之长也,夏有足鼓,置鼓于跗,殷有楹鼓,贯中于柱。周有县鼓,植簨簴而悬之上,皆麷也。顾名思义,则知声气相通,左右逢源之为用矣。

蓖者人脐,胎儿之息以脐也。囟取通气,会奇脉于巅,至人之息以囟也,比取辅气,交偶脉于踵,真人之息以踵也。楹鼓以喻蓖,县鼓以喻,足鼓以喻踵,三息并行,三麷齐击,是真以鼓应枹,捷于影响。

莱菔《唐本草》

【气味】辛甘平,无毒。

【主治】主下气,消谷,和中,去痰癖,肥健人,根汁尤良。

【核】曰:莱菔,葑菜也。似蔓荆而稍大,旧说北种葑菜,初年半为蔓荆,二年葑种都绝,蔓荆南种亦然。盖葑之不宜于北,犹橘之不逾于淮,今则南北俱有矣。《尔雅》云：苣突，芦菔。孙炎注云：紫花菘也。南人呼秦菘；吴人呼楚菘；鲁人呼菈薘音拉答；秦人呼温菘；北人四呼之。春曰破地锥，夏曰夏里生，秋曰萝卜，冬曰地酥。杜诗曰土酥；蒙古曰笃鲁马；《唐本》曰莱菔。莱菔者，欸斃之所服，此亦就文取义耳。今遵《唐本》为正。性喜烧土，随地可植。夏末布种，秋末刈苗，冬末采根，春末抽薹。高五七尺，开紫碧色花。夏初结角子，如大麻实，圆长不等，色黄而赤，遂可布种。叶大者如蔓荆，细者如花芥，表里有茸毛。根色有红白，根形有大小长短、圆扁粗滑、上锐下尖、细腰巨腹、岐尾叉头、有须无须之别。小者如拇指，大者满一秤，重者十百斤。或因种变，或随水土，大率沙壤者，肥甘而脆，瘠地者，坚苦而辣。可生可熟，可菹可酱，可豉可醋，可磖可腊，可飰可羹，菜蔬之最有益者。与地黄同食，令人发白。多啖动气，姜能制之。伏砂、干铅汞。

【参】曰：遍历四时，具备五气，有松之操，有芥之烈。三焦咸辅，五液并行，气中之用，血中之气也。其根白，其味辛，其皮革，禀从革之金象，故力服欸斃。

前人只说得个有松之操，更参出个有芥之烈，何等亲切。唐本只阐得个上焦开发，宣五谷味，熏肤充身泽毛若雾露之溉；更参出个三焦咸辅，五液并行，气中之用，血中之气，方才尽得个命名气味，主治功能的大意。古人用汁，今人用实，由此观之，汁胜实矣。

薰草《唐本草》

【气味】甘平，无毒。

【主治】主明目，止泪，疗泄精，去臭恶气，伤寒头痛，上气。

【核】曰：薰，香草，一名蕙，与莸反。南越人谓之燕草。宋《开宝》谓之零陵香。出零陵山谷，湖、广诸州皆有，多生下湿地。入春宿根再发，叶如罗勒，又似麻叶，两两相对。七月开花，八月收刈，可挼可佩，可荐可熏。虽至枯槁，香犹芬馥。《山海经》云：浮山有草，麻叶而方茎，赤华而黑实，气如蘼芜，可以已疠。《尔雅翼》云：盖能去恶臭，令身香，故古之袚除，以此草熏之，所以降神也。《埤雅》云：凡气熏则惠和，曝则酷烈。故于文蕙草为惠，近世皆指菅茅一干数花者为蕙，一干一花者为兰。即诗书家亦多引用，竟不知是为何草，徒尚其名而迷其实，皆此类也。《离骚辨证》云：古之兰蕙，花叶俱香，燥湿不变；今之兰蕙，花萼虽香，干则腐臭，兰唐蕙圃，受诬久矣。

先人云：赤华有通神之德。黑实具幽隐之情。肾药而得心用者也。乃能交精神，散寒风，达生气耳。

【参】曰：天子曾，诸侯薰。曾用灌，薰以香自烧。故薰谐熏，熏者火烟上出也。顾藏真之自下而上者，肝木春生之气耳。是主春气者病在头，不能积续以升，致上下失于敌应者相宜。观鱼涉负水，则知下上之为义矣。

绍隆王先生,尝言少阳之始生,如香烟之始发,轻虚而浮,端直以长,故立春初候,曰鱼涉负冰,鱼随阳气而上涉,至背负冰而乃止。

苏方木《唐本草》

【气味】甘咸平,无毒。

【主治】主破血。产后血胀,闷绝欲死者,水煮五两,取浓汁服。

【核】曰:出南海、昆仑。树似青槐,材似赤降,中心有横纹似紫角者,号木中尊,功力倍尝百倍也。修事:去粗皮并节,锉极细,梅枝捣烂,同拌蒸之,从巳至申,阴干用。用染绛色,见铁器则色黯不鲜。

先人云:苏有疏畅义;方有不动义,具厥阴风木之才,非分崩离坼之比。

【参】曰:死而更生曰苏;赋形有尝曰方;东方之行曰木。木以色胜,当判入肝,肝之心药,肝之血分气药也。肝主色,自入为青,入心为赤,肝藏血,心藏血脉之气也。故主血中诸眚,闷绝欲死者,功能屠绝鬼气,苏醒人魂,一名屠苏者以此。震苏苏震行无眚,方其义也义以方外直方,大不习无不利。

椿樗《唐本草》

【气味】苦温,无毒。

【主治】主疮疥,风疽,疳䘌,煮汁饮之,樗木根叶尤良。

【核】曰:椿、樗二树,南北皆有,形并相似。但椿木皮细,肌实而赤,嫩叶香甘可茹;樗木皮粗,肌疏而白,茎叶臭恶不可茹。二、三月木端作叶,嫩红,老绿。有花无荚者椿;有荚无花者樗。干枝端直者椿;迂矮者樗。庄周所谓"其木拥肿,不中绳墨,其枝拳曲,不中规矩"者樗也。秋深落叶,脱处有痕如虎眼。樗有小毒,椿叶无之。修事:椿根,以不近西头者为上。采出,拌生葱蒸半日,锉细,盛桂屋角南畔,阴干用。

【参】曰:椿、樗同种,材臭异形者,牝牡有别耳。樗孕荚者牝,椿无荚者牡,故椿体木性之直,樗体木性之曲,曲直仆伛,木体之全性现矣。故始区芽蘖,直拆者萌,曲生者句,枝干已成,曲直仆伛,四体始备,直无仆伛,曲则兼有,是以椿木体直,精专枝叶,樗木体曲,精专根皮,诚肝木之体用药也。椿益皮肤毛发,正肝以能生为体,荣华为用;樗益血气阴窍,正肝以藏血为体,疏泄为用。内而肠风已,崩带除,滞痢行,癃闭利,遗浊清,神安志悦;外而疮疡净,斑疹消,丁毒解,好颜媚色,以及四体百骸,不言而喻。至若疳䘌蛊毒,传尸鬼注,而与物为春,杀厉之气,暖然齐春仁之洁,椿樗之为用溥矣。

山楂《唐本草》

【气味】酸苦甘,微寒,无毒。

【主治】主瘘疮,利小便,去痰热,止渴,令人少睡,有力,悦志。

【核】曰:出南山高原,所在亦有。树高数尺,古拙可爱,枝有丛刺,叶有五尖。三月开花五出,碎小色白,缀实似林擒而小,有黄赤二种。霜后乃熟,核似牵牛子,色褐而坚。一种实大而赤,甘酸可口,名曰棠梂,唯供食料。修事:蒸过晒干,临用再蒸去核,焙燥,研细用。

先人云:味酸似甲,便能下行,故得止痢定疝,然去发陈未远,激之立转生荣。

【参】曰:宣气散生曰山;虎之不柔,虎食剩残曰楂。危氏曰猴楂,《唐本》曰赤爪。可名赤爪,亦可名虎掌,功用相符若探囊耳。各以功力形状为名也。疮瘘疹痘,痞满癥瘕,血凝结固,皆血中痹,乃以柔承刚。饮澼食宿,狐瘕疝蛊,气壅留僻,皆气中痹,乃以刚承柔。皆非所据而据之。第木实而酸,宜辅肝体,宣气散生,则偏有余于用矣。用行必气上而忘返,令人不寐而尝惺。经云:谭说醋梅,口中酸出,味过于酸,肝气已津,需渴倍力,则志悦矣。

诃黎勒《唐本草》

【气味】苦温,无毒。

【主治】主冷气心腹胀满,下食。

【核】曰:出波斯,今岭南、广州亦有之。本似木梡,开白花。作实似卮子、橄榄状,色青黄,皮与肉相着。七、八月成熟,具六路,肉厚者佳。修事:勿用毗黎勒,个个毗头者是也。若诃黎勒实,棱只有六路。或多或少者,并是杂路勒,圆而文露,或八路,至十二三路,号榔精勒,涩不堪用,为害殊甚也。凡使,酒浸六时,蒸六时,刀削去路,用肉则去核,用核则去肉,并剉焙用。

【参】曰:诃,谴也;黎,众也;勒坚柔难断也。味大苦,气大温,对待冷气在心腹,致胀满食卒不得下,变生肠澼喘急,肠风崩带,奔豚霍乱,痰涎胶固,坚柔难断者,谴之断之,少阳胆腑决断药也。

无食子《唐本草》

【气味】苦温,无毒。

【主治】主赤白痢,肠滑,生肌肉,充血气,安神,长须发,生精,长年。

【核】曰:无食子,即没石子。生西戎沙碛间,树似柽,波斯国呼为摩泽树。高六七丈,围八九尺。叶似桃而长。三月开花白色,花心微红。子如金弹,虫食成孔者,入药最良。但其树一年生拔屡子,大如指,长三寸,中仁如栗。大食国者,一年生蒲卢子,圆扁亦如栗,大寸许,中仁俱可食。次年生无食子,彼国呼为麻荼泽。间岁互生,一根异产,如十干之合化,刚柔之往随也。修事:毋犯铁器,并被火惊。用颗小无枕米者炒,以浆水砂盆研令尽,焙干再研,如乌犀色为度。

【参】曰：食宿饮留，乃成痢滑，无其食，滑痢已矣。味苦气温，对待治之，推陈致新物也。新至气斯充，肌肉满，七神安，奉发美毛，精生形驻矣。所谓有余而往，不足随之，不足而往，有余随之，太过不及，于斯见矣。虫食有孔者良，具体无窍者，所当佩服。

骐驎竭《唐本草》

【气味】咸平，无毒。

【主治】主心腹卒痛，金疮血出，破积血，止痛，生肉，去五脏邪气。

【核】曰：生西胡、大仓诸国，今广州亦有。树名渴留，高数丈，略似没药树，婆娑可爱。皮木俱赤而坚，叶亦略似樱桃叶而黄赤。木中有液，流出如松脂，久则坚凝成竭，色赤如血。一名红竭，以火烧之，赤汁涌出，灰不色变者为真。一种海母血，形真相似，只是味咸腥臭，骐驎味咸微甘，臭似栀子为别也。修事：另研如尘，筛过用，若同别药捣，化作尘飞矣。

先人云：血乃精专之物，竭为迭运之称，有起亟义，有坚固义，有更始不穷义。河间称为血中之圣，真不虚矣。

【参】曰：畜生午，禀火气而生者马，其举负捷驱，运送不竭者，骐驎也。故良马之贞，比取而行止失矣。此转释假喻以诠名表功力耳。当入心，为心之体药用药。心乃火脏也，经云：脏真通于心，心藏血脉之气，如环无端，终而复始。则凡血脉之气，失于捷驱，竭于运送，行越规，止逾矩者，仍使之行循规，止蹈距，犹夫骐驎之举负捷驱，运送不竭也。

木之有脂，如人之有血，渴留专精惟脂，厥色惟赤，烧之灰色尤赤，可为至死不变矣。乃得奉心化赤，独行经隧，莫贵乎此。

紫铆《唐本草》

【气味】甘咸平，有小毒。

【主治】主五脏邪气，金疮，带下，破积血，生肌，止痛，出痘毒，与骐驎竭大同小异。

【核】曰：段成式《酉阳杂俎》云：紫铆树，出真蜡国，彼人呼为渴禀，又名勒佉。亦生波斯国，树高盈丈。枝叶郁茂，宛如橘柚，木液都赤。经冬不凋，三、四月开花白色，不结实。天有雾露，及雨沾濡，则枝条出铆，状如糖霜，累累紫赤，破则鲜红，用造褌赦，作妇女面饰。

先人云：色赤味咸而如液，入血分无疑矣。还可坚充其类，第属形外物，施于痘不作浆，或皮薄欲损，血溢于外者，象形从治之。

绍隆王先生，尝与颐言，男女媾精，淫欲之毒，遂舍胞胎，伏藏两肾。及痘之始发也,如春气之升;行浆也,如夏气之出;回合也,如秋气之降;剥落也,如冬气之入。举世但知始发之欲透,未知毒化之成浆犹为切要,何也?如去滓纯水,必清必静,全赖此耳。否则仍含毒种,复归两肾,生死存亡,变生不测矣。紫铆固为解毒之要品,但可用于化毒之际,不可施于始发之期。更有毒未化而浆不行,反舍铁液之横遍,预投保元之降藏,虽罔顾淫毒之不攘,独不念六淫之未散乎,愿言珍重珍重。

【参】曰:紫铆,渴禀木液也。承雾露之阴液,液溢叶表而钟铆,若垂枝布叶,万物之所以盛长,南方火象耳。故渴者尽其所需,禀者受命自天。紫者木液之赤,呈阴而水色间之;铆者金肤,效三阳沦肤而至极,三阴肤受而容平,流于四脏而邪逐,五经并行而带已,血积破,肌生而痘毒出矣。盖毛肤者,金肺之形脏也。因于邪,使人毫毛毕直,皮肤闭而受之。以次相传递侵四形,始必由于肤,终必从于肤耳。固与麒麟竭大同而小异,较其所自始,小同而大异。铆属液溢叶表;竭属液流跌踵,为迥别也。

合骐骥竭,功力始备;竭则行中止,铆则止中行。行止止行,大须料简。

阿魏《唐本草》

【气味】辛平,无毒。

【主治】主杀诸小虫,去臭气,破癥积,下恶气,除邪鬼蛊毒。

【核】曰:出西番及昆仑,今云南长河中亦有。与舶上者气味虽相似,只无黄色耳。苗叶根茎,酷似白芷,或如草,或如木,此风土不同,禀质则异,咸属草类,非有草木两种也。同根捣汁,暴令干者次之。体气极臭,婆罗门谓之薰渠,又谓之哈昔泥。故西国持咒人则禁食。戎人则尝啖,谓能止臭,犹巴人之重负矾也。元时用充食料。根名稳展,用淹羊肉,转更香美,盛暑也不色变。修事:乳研极细,热酒器上裛过用。

【参】曰:谚云阿魏无真,言多伪也。雷公验法有三:一以半铢置熟铜器中,经宿着处永如银色;一以一铢入五斗草自然汁内,次早尽作鲜血色;以一铢致柚子树上,其树立干。验此三法,不唯真伪判然,功能亦昭然显著矣。谥法称克威健行曰魏,亦巍然独立貌也。阿,倚也,衡也,上倚下以取平,权轻重,度长短,故主诸疾,倚之各取其平,偏于幽独撑昧者,功能捷如影响。第臭恶特甚,巍然独立而世无偶,故君子必慎其独。

极臭之物,当与极香同旨,故得以臭止臭,如入五浊恶世,转作香积国土。

醍醐《唐本草》

【气味】甘冷利,无毒。

【主治】主风邪痹气,通润骨髓。可为摩药,功胜于酥。

【核】曰:用酥一石,炼贮器中,待凝定,穿中至底,久之则津津溢出,冬不凝,夏不融者是也。第性滑易走,惟贮壶芦、鸡子壳内,方不透出。但不易得,一石仅取十合耳。

【参】曰:乳出酪,酪出酥,酥出醍醐。醍醐,上味也。功力与牦酥等,用牦酥出醍醐,当成无上味。醍醐力透贮器,牦酥追逐风毒,发出毛孔间,似同而力更胜。盖坤为牛,即此可征至柔而动也刚,主治功力,不必更加注脚矣。

释典尝以醍醐喻无上道,服食者,当成希有功力矣。

溺白垽《唐本草》

【气味】咸平,无毒。

【主治】主鼻衄,汤火灼疮,传尸,肺痿。

【核】曰:滓淀为垽,人溺澄结所成也。岁久之器,有厚寸余者,取置瓷盘内,露高洁处,越一二载,中外皆白,绝无气臭者乃可用。研极细,水飞数过,再研万匝,如仍有恶臭,随泡随飞,约数百遍,以无臭为度。煅淬者,精粹尽失,转增火毒,不堪用也。

【参】曰:溺白曰垽,藉尘埃没溺所集也。故物入阴中,色剥为白,阴中之阴矣。入手太阴肺、足太阴脾。缘精与气,原从脾肺气化之中,游溢转输,是以仍归脾肺尔。力倍于溺者,白作润下咸,还可水济火;垽集尘埃土,复可土承水。亢则害,承乃制,制则化生矣。

硇砂《唐本草》

【气味】咸苦辛温,有毒。

【主治】主积聚,破结血,止痛,下气,疗咳嗽,宿冷,去恶肉,生好肌,烂胎。亦入驴马药用。

【核】曰:出西戎,今西凉夏国及河东、陕西,近边州郡亦有。然西戎来者,颗块光明,大者如拳,重三五两,小者如指面,入药最紧。边界者,杂碎如麻豆粒,颇夹砂石,虽可水飞澄去,入药则无力矣。修事:水飞去尘秽,入瓷器中,重汤煮干,以杀其毒。或用黄丹、石灰作柜,煅赤使用,亦无毒矣。敩云:硇遇赤须,顽留金鼎。权云:柔五金,消八石,可作铧药。《抱朴子》云:牡蛎、海螵蛸、晚蚕砂、羊胴骨、河豚、鱼胶、鱼腥草、莱菔、独帚、卷柏、羊蹄、商陆、冬瓜、羊踯躅、苍耳、乌梅,皆可伏硇。设中硇毒,生绿豆研汁,饮一二升可立解。畏酸及浆水,忌羊血。

缪仲淳先生云:硇砂禀阴毒之气,阳毒之精,腐人肠胃,化人心血,其毒之猛烈如此,诚可畏也。

【参】曰:硇从囟石声,取通气以为量。一名气砂,其为性至透,湿即水化渗泄而走矣。一名透骨将军。张匡邺《行程记》云：高昌北庭山，尝有烟涌，而无云雾，夕则光焰若炬火，照见禽鼠尽赤，谓之火焰山。中有硇砂，土人乘屐采之，若屐底为皮革者，即焦败矣。一名火砂，故性秉火毒，对待宿冷，糜化有形者也。时珍云：硇砂亦硝石之类，乃卤液所结，出于青海，与月华相射而生，附盐而成质者。故可投诸藏阴之属，若止痛下气，疗咳嗽，谓其气结则痛，积聚则气不下矣。经云：咳逆上气，有积气在胸中也。倘属虚无，为害弥笃，慎勿以药试病耳。

牦牛酥孙思邈

【气味】甘平，无毒。

【主治】主去诸风湿痹，除热，利大便，去宿食。

【核】曰：制造之法，一同牛酥。

【参】曰：牦酥功胜牛酥者，谓牦毛长而尾尤佳。用以作纛，旌旗奉为指麾也。天子乘舆，以纛大如斗，注车衡之左方。故主气无师帅，致风湿合闭成痹，与蘗饪滞利之邪，留癖肠腹间者，非此开辟，未易陨涤耳。亦可作营血司命，整肃经隧，以御外侮。并可定腑脏之决躁，形气之臞瘁。《生生编》云：主腹内尘垢，追逐毒气发出毛孔间。此剪灭不格之非我族类也。

土茯苓《药性论》

【气味】甘淡平，无毒。

【主治】主食之当谷不饥，调中止泄，健行不睡。健脾胃，强筋骨，去风湿，利关节，止泄泻，治拘挛骨痛，恶疮痈肿。解汞粉、银朱毒。

【核】曰：生楚、蜀、闽、浙山箐及海畔山谷中。蔓生如薯，茎有细点。叶类竹，阔大厚滑，长五六寸。根如菝葜而圆，小者似卵，大者似拳，连缀而生，远不及尺。皮似茯苓，色有赤白，肉似芋薯，味兼甘涩，亦可生啖。入药以白色者为良。《东山经》云：鼓证之山有草焉，名曰荣莫。其叶如柳如竹，其本如卵如拳，食之已风，恐即此也。一名禹余粮，一名石余粮、冷饭块。忌茗及豆。

【参】曰：土茯苓者，九土之精气所钟也。一名石，石以量言；一名禹，绩平水土，有如神禹；言余粮者，食之当谷不饥耳。味甘淡，气平和，性无毒。故主调中止泄，黄中通理之为用乎？若健行不睡，强筋骨，治拘挛，利关节，此阴以阳为用，应地无疆，自强不息矣。若淫疮痈肿，侵淫筋骨，以耽淫人，火炽水涸，水位之下，藉土承之，承则化，化则肾火归，而肾水溢矣。

神曲《药性论》

【气味】甘辛温，无毒。

【主治】主化水谷宿食，癥结积滞，健脾暖胃。

【核】曰:叶氏水云录云:五月五日,或六月六日,或三伏日,用白面百斤,青蒿汁三斤,苍耳草汁、野蓼汁各三斤,赤豆末、杏仁泥各三升,用汁和面、豆、杏末作饼,麻叶、楮叶包罯,如造酱黄法,布帛密覆俟冷,黄衣生,取出日晒燥之。陈久者良。

【参】曰:候八神置会之期,集七神司生之物,郁之造曲,使衣生朽败,尘华青黄色也。《周礼》所谓曲衣,《月令》所谓衣曲桑黄之服也。《易通卦验》云:八神者,树杙于地,四维四中,引绳以正之。故欲置八神者,冬至阳生之日,树八尺之表于地中。盖以阳为神,阴为鬼,亦气之伸者为神,气之屈者为鬼也。人身五脏有七神,藉中黄生阳之气为奠安,乃得神与形俱。七情发而皆中节,斯阴屈遁藏,根尘洞彻,济弱扶倾,运选枢机,如环之无端耳。设生阳少息,不惟神失奠安,且变生不测矣。神曲藉神木所司之谷曰麦,谓木即生阳之首兆;麦即五气之先机,佐以七神司生之物,郁之成恖,伸之畅之,鼓中黄之生阳,安五脏之七神。正所以成其始,即所以成其终,其所以成其始,即所以成其终者。以一神而会七神,一藏而叶五藏,乃得成其始,复得成其终,否则偏废而离败矣。诸家陈列功力,即藉中黄生阳之气,敷布化育,宣五谷味,开发上焦,成阳出阴入之为体为用耳。倪维德以之主疗目疾,即洞彻六根六尘之一尘一根耳。又云:生用能发其生气者,即肝得水而沉;熟用能敛其暴气者,即肝得煮而浮。以麦即肝脏之主谷,肝主开窍于目故也。顾浮沉互用之枢机,即生杀敌应之关键耳。

贻我麳麰,帝命率育,继绝续乏之谷也。必候八神置会,集七神司生,诚济弱扶倾,运选枢机之良剂也。

藿香宋《嘉祐》

【气味】辛,微温,无毒。

【主治】主风水毒肿,去恶气,止霍乱心腹痛。

【核】曰:藿香出交阯、九真、武平、兴古诸国,吏民多种之。今岭南颇饶,所在亦有。二月宿根再发,亦可子种。苗似都梁。方茎业生,中虚外节。叶似荏苏,边有锯齿。七月擢穗,作花似蓼。房似假苏,子似茺蔚。五、六月未擢穗时,采茎叶曝干。可着衣中,用充香草,逾时则性缓无力矣。洁古、东垣惟用藿叶,为能敷布宣发,后世因藿叶多伪,并枝茎用之,今枝茎尤多伪耳。《唐史》云:顿逊国出藿香,插枝便生,叶如都梁。范晔云:零藿虚燥,芬芳之气,经久不变。

先人云:气乱于肠,遂作霍乱。致乱止气者,恶气耳。藿虚燥芬馥,具不逆不挠,入群不乱义,乃可立定其乱,因名曰藿;方之奇方、急方,剂之宣剂、轻剂、燥剂也。

【参】曰:南岳曰霍,假之标方域,表功能也。本草列释典名相,如《楞严》之兜娄婆香、《法华》之多摩罗跋香、《金光明》之钵怛罗香、涅槃之迦算香,皆藿分名。木本也,即扶南国所言,五香共一木,根旃檀、节沉香、胶熏陆、花鸡舌,叶藿香者是矣。正旦所须,草本也。即《南方草木状》所载之生成,而岭南尤多有之。《诗》云食我场藿,香草也。盖草木至南曰任,任化育,而于时为夏,域其方者,功能更忽霍而迅疾矣。是主霍疾乱作于俄顷,挥霍纷纭,其如摇反诸手。若去恶气为对待,治风水毒肿为达木,止心腹痛,及壅肿为发火;定吐逆,稣脾胃为夺土;土郁夺之,火郁发之,木郁达之,正所以任化育而于时为夏,为正位四气主,命曰藿香正气者以此。

应劭《风俗通》云:南方衡山,一名曰霍。霍者,万物盛长,垂枝布叶,霍然而大。诚所谓任化育而于时为夏为大。草木至南曰任,相见乎离也,大人以继明照于四方,宜为正位四气主。

萱草宋《嘉祐》

【气味】甘凉,无毒。

【主治】煮食治小便赤涩,身体烦热,阴热,酒疸。

【核】曰:萱宜下湿地,处处田野有之。初春丛生,可作荐菹。叶如蒲、蒜而柔弱,新旧相代,四时长青。五月抽茎开花,六出四垂,朝放暮蔫,秋深乃尽,花有红黄紫三色。结实三角,子如梧子,黑而光泽。

【参】曰:《尔雅翼》云:《诗》曰:焉得谖草,言植之背。谖,忘也。卫之君子,行役为王前驱,过时不及,其妇人思之,则心痗首疾,思欲暂忘之而不可得,故愿得忘忧之草而植之,庶几漠然而无所思,然世岂有此物也哉?盖亦极言其情耳,说者因萱音之与谖同也,遂命萱为忘忧之草。盖以萱合其音,以忘合其义耳。然忘草可也,而所谓忘忧,忧之一字,何从出哉?此亦诸儒傅会之语也。颐谓忧出于肺,情之所钟,志之所悲,神之所伤也。是以忧悲,则魄藏之金郁。经云金郁则泄之,所以忘其忧也。而萱谐宣。宣,布也,散也,通也,遍也。风回宣而所以宣阴阳也。宣之即所以泄之,泄之即所以畅之,畅之即所以忘之。忘之则既顺乃宣,而忧可释矣。顾煮食主小便赤涩,身体烦热。即疏云:金郁则泄之,解表利小水也。然则草木之情,布在方策人未之思尔。

木贼宋《嘉祐》

【气味】甘微苦,无毒。

【主治】主目疾,退翳膜,消积块癥瘕,益肝胆,疗肠风,止痢,及妇人月水不断,崩中赤白。

【核】曰:出秦、陇、华、成诸郡,所在近水地亦有之。苗长尺许,丛生直上,一根只一干,无花叶,状似凫茈苗及粽心草,寸节中空,又似麻黄茎而稍粗,凌冬不凋。四月采之,茎干糙涩,治木骨者,以之磋擦。

【参】曰:木以金为贼,金淫则木郁矣。木贼草独干寸节,具积龠以成升,中虚凌冬，合两明而作离，升木南征之象也。盖火为木子，刑所胜之金，复母所不胜之仇。斯木用行，肝胆益，根窍开，目眚除，前阴疏，月水调，崩带止，后阴泄，滞利行，肠风已矣。至若积块癥瘕，此以坚固归金，正所以驱木贼也。然则翳膜之属，亦即坚固之金欤？

山慈姑 宋《嘉祐》

【气味】甘辛，微温，有小毒。

【主治】主痈肿疮瘘，瘰疬结核，醋摩敷之。剥人面皮，去皯黵。

【核】曰：生山中湿地，唯处州遂昌县者良。冬月生苗，如秋叶而稍小，二月中抽一茎，高尺许。茎端作花，有白色、黄色、红色三种，瓣上俱有黑点间杂，众萼攒簇成朵，如丝绒纽结状，甚可爱也。三月缀实，子有三棱。四月采根，形似慈姑而小，又似小蒜而毛，迟则苗腐难觅矣。一种叶如车前草，茎干花实则一也。《酉阳杂俎》云：花与叶不相见，谓之无义草。今人多以金灯花、老鸦蒜根伪充之。但此根无毛而光，山慈姑茸毛固壳为异也。采得曝干，修事去毛壳用。

【参】曰：山慈姑，剥人面皮，化人疣赘，其严命威毅，而言慈者何？然皯颜黵色，痈瘘痞瘰之人，面目可憎，厥形原无生人理矣。此以中藏憭憟，乃复现诸形色。山慈姑，慈悯姑恤，亭毒藏阴，既欲品成其形色，宁惜剥化之劳乎？一名无义草，爰彼无义，启我哀矜。宋玉《九辩》云：廓落兮羁旅而无友生，惆怅兮而私自怜，燕翩翩其辞归兮，蝉寂寞而无声。《本草》言叶如水仙花叶，正误指金灯花、老鸦蒜为山慈姑矣。鬼臼一名马目毒公，花不见天，为羞天山慈姑；叶不见花，为无义未忘本乎？本叶末乎？慈悯姑恤，何等思忆，何等悲心，犹言剥人面皮则恩称怨，怨称恩，所厚薄，所薄厚，信有之矣。果是没良心，还是要出丑。

胡卢巴 宋《嘉祐》

【气味】苦，大温，无毒。

【主治】主元脏虚冷气。得附子、石硫黄，主肾虚冷，腹胁胀满，面色青黑。得蘹香子、桃核仁，主膀胱气甚效。

【核】曰：胡卢巴，一名肾曹都护。生海南诸番，今广州、黔州俱有，不及舶上者佳。春生苗，夏结实，秋采荚。淘净，酒浸，晒干，蒸熟，炒过用。

【参】曰：胡者，敛互；卢者，火器；巴者，曲折三迴，阆白水流也。言能敛互水火两肾之元阳，盖以功力为名矣。故主元脏虚冷，命门火衰，不能敛互归元者，对待治之。益右肾，即所以暖丹田也。若肾虚冷，面青黧黑，不唯火衰，更属卒灭，必协附子、石硫黄，阳毒并行，乃克有济。若膀胱气上，只须蘹香子、桃核仁之回互，引之易于归纳耳。

具《金匮》济生以为体，必藉臣使之佐以为用，亦可并行，亦堪独往。

海金砂宋《嘉祐》

【气味】甘寒，无毒。

【主治】主通利小肠。得厄子、马牙硝、硼砂，疗伤寒热狂。或丸或散。

【核】曰：出黔中，江浙、湖湘、川陕皆有，生山林下。茎细如线，引竹而上，高尺许。叶如园荽，花细而薄，面背俱青，皱纹紧簇，纹中有沙，状似蒲黄，不作花实，根细坚强。沙及茎叶，皆入药用。七月采其全料，日中曝之小干，用纸承衬，以杖击之，有沙落纸，且暴且击，沙尽为度。摘叶捣汁，煮砂缩汞。

先人云：似金而体轻，似沙而质滑。草气之生沙，犹水体之成冰，合入足少阴肾、足太阳膀胱，主溺沙石者隙当。

【参】曰：天池以纳百川者海，止而不盈，尾闾泄之，盖言量也。金者色，沙者象，形似蒲黄。蒲黄四布花上，黄金经久不变，金沙四布叶下，垂枝布叶，下曲如钩，若夏火吐英之荣极时也。第草木绽萼吐英，黄布花心，独蒲布花上，金沙布叶下者，正所以表专精之在黄，别百花之随显随灭尔。宜入心之府，小肠经药也。小肠者，泌糟粕传大肠，泌水道输膀胱，止而不盈，决渎以为量也。

栀子六出之冰花，对待热恼为清凉。硼砂蓬转如轮，枢机迅捷。牙硝缘水火以为性，可从之以水逆之以火，亦可逆之以水，从之以火，所谓奇之不去则偶之，偶之不去，反佐以取之。

礞石宋《嘉祐》

【气味】甘咸平，无毒。

【主治】主食积不消，留滞脏腑，宿食癥块久不瘥。小儿食积赢瘦，妇人积年食痕，攻刺心腹。

【核】曰：出江北诸山。有青、白、赭三色，以青色坚细，击开有白星点点者为贵。修治：以大坩锅一个，用礞石四两，杵碎，入硝石等分拌均，炭火十五斤簇定，煅至消尽，星黄如麸金，取出研极细，水飞过，晒干，再乳万匝。

【参】曰：石以量言。《尔雅》云：日入为大蒙。庄周云：鸿蒙元气。相如云：蔻蒙踊跃也。盖水谷入胃，受盛转输者，量也。设仅受不输，致阴凝至坚，及营卫阴阳、血气津沫咸泣不流矣。所谓馨饪之邪，从口入者宿食也，即惊、痫、咳喘，亦从口受，经云：咳嗽喘急、惊。又云：白，脉之至也，喘而浮。厥、痫，有积气在胸中也。礞石功力，发蒙腑脏之元气，使之踊跃而出。

花乳石宋《嘉祐》

【气味】酸涩平，无毒。

【主治】主金疮出血，刮末敷之即合，仍不作脓。又疗妇人血运恶血。

【核】曰：出陕州阌乡。体坚重，色正黄，如石硫黄色，间有淡白点，一名花蕊石。

采无时,大小间出,方圆错杂,大者可以为器。《玉册》云:阴石也。代州山谷有五色者,可作丹砂匮室。蜀中汶山、彭县亦有。修事:作釜固济,顶火煅过,埋土中过宿,取研如尘,水飞三五度,晒干用。

【参】曰:花者山之英,乳者山之液,石者山之骨也。经云:水势劣火,结为高山。缘水火为因,即缘水火为体用矣。英即火用,液即水体,用行而体至之,阴因阳为用也。故主诸血为眚,正体虽至而用失先之,花乳先之以用,佐之以体,巽入自中,营周经隧,自强不息矣。

水势劣火,结为高山。是故山石,击则成焰,融则成水。势劣以少言,非下劣也。血者,少阴君火之所主;少阴者,因阴以为体。缘阳以为用,是故君火以明,非相火以位。

水银粉宋《嘉祐》

【气味】辛冷,无毒。

【主治】主通大肠转,小儿疳痹,瘰疬,杀疥癣虫,及鼻上酒皶,风疮瘙痒。

【核】曰:升炼水银粉法,分红白两种。白者用水银一两,白矾二两,海盐一两,皂矾一两,焰硝二两,同研不见星。贮罐内,先以滑石九两,研极细,水飞过,晒干再研;更以黑铅四两,分作数块,打成薄片;一层滑石,一层铅片,铺置药上,筑极实,上余空数寸,使药气易转。以盏盖罐口,先于灰火中,徐煨罐底,听罐里无声,乃扎定之,用盐泥封固罐口。先用底火一炷香,次用二寸火,渐加至三寸火二炷香。用火时,以凉水尝擦盏内。火足,去火冷定,药升盏上及空处矣。红者只用水银一两,焰硝二两,白矾二两,同研极细。升炼之法,悉与白同。即釜碗之内,亦可升取,并不必水擦釜顶,为甚便也,并不必沐浴以损药力。既用滑石、黑铅为匮,则盐、矾咸涩之味,俱从铅石拔尽,功力转更神异。但火候以缓为贵,取药以少为良。此法为丹家不传之秘,颐不自私,公之海内。

粉霜《纲目》

【气味】辛温,有毒。

【主治】主下痰涎,消积滞,利水。

【核】曰:升炼之法,用真颓粉一两,入瓦罐内,以铁盏仰盖罐口,盐泥封固。先以小炭火铺罐底,及四围,约香炷半,尝用水擦盏,勿令间断。遂渐加火至罐颈,约香一炷,去火冷定,霜即成矣。

【参】曰:《嘉祐》所谓水银粉,今之所谓粉霜者是也。《纲目》所谓粉霜,今之所谓轻粉者是也。第轻粉轻盈如雪,腻滑如粉,色纯白无间,不假外物,升结釜顶,所谓清秋月转霜轮也。盖龙从火得,金向水求,正指此耳。以颓木也龙,丹之化也。丹即丹砂火,颓为习坎水,转作西白金,离沉重,化轻盈,所谓显诸金而凝霜白也。

故可入肺,下痰涎,消积滞,利水道以除肺眚,此藉轻盈以化沉重耳。近世用点淫疮,致毒入浸骨髓,或骨析筋焦,肌糜肤剥,死不药救者。以淫疮从骨髓受,还从骨髓出。是转沉重为轻盈,用作点饵;是转轻盈为沉重,仍从外入之内也。若水银粉者,合皂白二矾石、海盐、火硝而升者,嫩色黄,老色白,取用贵黄不贵白也。仅合白矾、硝石而升者,嫩色赤,老色紫,取用贵嫩不贵老也。顾所升之质,即本有能升之颃;所显之色,与味之醇烈,即缘盐、矾、硝石,合化以成黄白紫赤耳。故味醇则气清而色黄赤;味烈则气浊而色紫白。黄赤点饵咸宜,紫白必藉退却阴符为沐浴,不若铅关寒水为匮之纯粹精也。所谓鸿洞未分之气,显诸土而峭粉黄,显诸火而还丹赤,从水觅金,金从水得也。故通肺腑之大肠,杀肺形皮毛之疮疥癣虫,及肩项肺部之瘰疬,鼻根肺窍之酒皶风疮瘙痒也。近世以味醇黄嫩者,点疮毒顽肉;赤嫩者,弥诸疮毒肤皮,捷如影响。亦可饵服,净洁淫疮,取效固速。第骨髓与形脏之至毒,从经气会归于胃,循胃上口而出,多致口烂舌断,人多畏之,罔敢轻试。盖毒从口出,已达空窍,而反口舌断烂者,谓人卧气归于脏,而会于胃,胃气上熏,毒不得泄,故并发口舌耳。丹家秘诀,卧时衔管,则毒气从管外泄,斯无糜烂之为患矣。

妇人月水宋《嘉祐》

【气味】咸平,无毒。

【主治】主解毒箭,并女劳复。

【核】曰:月水,《素问》谓之月经,又谓之天癸。丹家谓之月信,又谓之红铅。采取合法,成服食上丹,否则非徒无益,而又害之矣。女子二七,月事始以时下而有子。经行三日,时日不移者,为经,为尝;或先,或后,或通,或塞者,为病,为变。三月一行者,谓之居经;一年一行者,谓之避年;一生不行而孕者,谓之暗经;受孕仍以时下者,谓之盛胎;受孕数月,经忽大下者,谓之漏胎;每月数至,或至无休息,或大下崩决者,谓之病经;十二而孕,六十尤乳者,谓之变生,皆非嘉品。采取上药,须择首经。一法,即收经水绵帛,或纸,用童溺漂洗即落,乌梅煮汁点之,铅即澄淀于底,泌去黄水,淡灰裹干,此属下乘。一法,用黑铅作偃月,囊篰,经至系之,满则倾置盘内,以上乘秋石,少筛经水之上,即作薄衣,浮结于上,轻轻取起,随筛随结,以尽为度,此属中乘。其最上乘者,俟女子二七,天癸将至,眉心先有红气,光艳夺目,丹家所谓上应星,下应潮者是也。其法亦用偃月囊篰,先以头生男乳,晒取成粉,轻抹囊之内,次筛上乘秋石于乳粉之上,经至则系之,经下遂结药于囊篰之内矣。倾去黄水,随筛随系,以竟为度。首经者,中结枚子,或一或二或三;次行者,仅有散砂,即无枚子。采得枚子,先炼五气上丹,制一金丸,径大九分,丸分两开,中作子口;上下俱实五气上丹。子口处,须令均平,次以极圆青豆,置于金丸之中,上下合成,则中有圆窍，即藏枚子于丹窍之内，以蜂蜡封固，子半之后，午半之前，护系童女脐上；午半之后，子半之前，护系童男脐上。满四十九日，枚子遂长满其窍，用时如法服食。不则仍如前法护系，此得之异授，不敢自私，用公海内。

　　先人云：濒湖未见神奇，徒自妄诋，若得童女首经，内含至药。如不可得，即未经残破女子者，亦堪服食。以天癸为生身之基，两精相搏，便生一人，亦奇异矣。一法用红铅三两，先以阳起石四两，乳细，置银釜之底，次置红铅于阳起之上，封固温养。七日后，丹生其中，色如桃花，仅得百厘，每用一厘，重绵裹护，子寅二时，纳左鼻孔，行数百息，即随息入脑。尽此百厘，为返老还童，长生不死之至实也。欲识神异，以死人胫骨，镂一小孔，置数厘于孔内，仍埋土中过宿，至明起视，枯骨如生；或置分许于磁盘内，覆磁杯于丹上，水和麦面，封固其口四围，缓火炙之，麦面焦黑，俟冷开视，其丹尽渗杯内，击碎其砭，都成丹色，仍以杯砭乳细，入釜温养，丹复提出，毫末不减，此亦异术也。

　　【参】曰：服食家，择处子相好端洁，生辰在仲秋者，禀太阴金水之一气，作鼎甚良，俟其蒸变已足，黄道已归，上应星，下应潮，天癸至，任脉通，太冲脉盛，月事以时下矣。《丹诀》云：三十时中两日半，二十八九君当算，落红满地是佳期，金水过时空涸乱，故必三缘会合，采取合宜，时中月望，乃结枚子如芥粒，不假人力为也，更炼龙虎两弦，退却阴符，进添阳火，候七七光生，食之接延寿命。即女子未经破残，或生辰在四季余月者，如法采取，亦可却病，岂小补云乎哉。近所尚者，先天一气已失，仅取糟粕剩余，不唯无补于形神，反致燎炎其焦府，既失授受之源，亦且择非其鼎，宜乎见者闻者，弃之勿顾。

第十帙

金樱子《蜀本草》

【气味】酸涩平，无毒。

【主治】主脾泄下痢，止小便利，涩精气。久服令人耐寒轻身。

【核】曰：丛生郊野，山林尤多，唯江西，剑南、岭外者最胜。茎叶都似蔷薇而多刺。四月开花白腻。夏秋结实，实亦有刺，大似指顶，形如石榴而稍长。核似大营子核而有毛。

【参】曰：含桃曰樱，金樱子色金色而形相肖也。气味酸涩平，对待以治之。经云：涩可去脱。开肠洞泄，便溺遗失，精气溢泻，以及血液妄行，寝汗不禁，皆脱也。倘涩因涩用，亦莫之敢撄。

滑者涩之，脱者收之，对待法也。涩因涩用为从治；从治则反实其实矣。虽然，涩可待滑，收可待脱，还须裁其本，度其标，评其后先，定其缓急。不独可以待诸标本，亦可以顺诸流行矣。

人胞《拾遗》

【气味】甘咸温，无毒。

【主治】主血气羸瘦，妇人劳损，面皮䵟黑，腹中诸病，渐瘦者。治净，以五味和之，如馄饨法，与食之，勿令妇知。

【核】曰：古方不分男女，近世男用男胞，女用女胞，物各从其类。又云：男病用女，女病用男。欲其以阳与阴，以阴与阳则解也。首胎者，正中甲拆，解孚之胞，胞蒂居中。次胎者，侧生旁拆，便偏倚不正。欲试男女，投水频搅，顷之水定，男覆女仰，仰以象地，覆以象天，亦阳抱阴者覆，阴抱阳者仰，诚阴阳自然之形体也。修事：须择首胎者佳，次则健壮妇人者亦可。先以米泔水摆净，贮竹器内，注长流水中，漂去恶血，以近世耽淫，胎尝有毒，恶血净，毒乃去也。再以乳香酒洗过，筬笼盛之，烘干研末，蒸捣尤良，第蒸时勿令气走。

先人云：精气之括囊，身形之刍狗，同体之别，别录之首。

【参】曰：人胞，一名混天母。留爱为种，纳想成胎，便裹胞衣，范围神室，所谓天地之先,阴阳之祖,乾坤之橐籥,铅汞之括囊,胚胎将兆,我则乘而载之,胞系系脐,中有枚子,名曰河车。主吸呼胎息,辘轳任督,所谓龙虎两弦,嘘吹盈望,位育婴儿之一气也。合而言之,实先天之郛廓,主培后天之形脏,非草木金石之比。盖本其所自出,以从其类也。脏器所陈诸证,皆属形脏化薄;吴球用治癫痫,为表气逆脏。脏气越表,阴阳舛错,形神不俱故尔。身前身后事茫茫、欲诘因缘恐断肠,已有着脚处了。

硼砂日华

【气味】辛暖,无毒。

【主治】主消痰、止嗽、破癥结、喉痹。

【核】曰:出南番、西戎。状甚光莹,有黄白二种:南番者,其色褐,其味和,其效速;西戎者,其色白,其味焦,其效缓。皆是炼结所成,如硇砂类。柔物去垢,制汞哑铜,知母、鹅不食草、芸苔、紫苏、瓢带、何首乌,皆能伏之。同砒石煅过,大有变化。

【参】曰:命名曰蓬,借喻以比量也。蓬,草之不理者,遇风辄拔而旋,故古者观转蓬为车,轮之所由始也。而身亦有轮:喉即呼吸之轮,机废则为痹;咽即水谷之轮,机废则为;舌即发声之轮,机废则为木、为强;目即根识之轮,机废则为暗、为障;肺即游溢朝使之轮,机废则为嗽、为痿;上焦即开发宣味之轮,机废则为噎、为膈;胃腑即腐化敷布之轮,机废则为吐、为呕、为反胃;阴器即转输决渎之轮,机废则为癃、为闭、为诸淋、为肿瘴。虽气亦有轮,机废则壅而痰结;血亦有轮,机废则濡而瘕结。整之以硼砂,使旋转如轮,则形骸气血,凡废弛者,无所不运送而捷行矣。

运送捷行,即机转不回。回则不转,乃失其机。

卢会宋《开宝》

【气味】苦寒,无毒。

【主治】主热风烦闷,胸膈间热气,明目、镇心,小儿癫痫惊风,疗五疳,杀三虫,及痔病疮瘘,解巴豆毒。

【核】曰:出波斯国,今惟广州来。生山野,滴脂成泪,状似黑锡,木脂也。采不拘时。《一统志》曰:爪哇、三佛齐诸国者,状似鲨尾,草属也,采得以玉器捣成膏。《方言》黑为卢,《书》云下土坟卢,宜乎状似黑锡也。

先人云:有木、草二种,或国异形别,无定准尔。味极苦,无出其右者。对治以热为因及热聚所生之虫类,莫不精良。

【参】曰:卢,饮区也,饭器也,腹前也。会,总合也,终始大计也。宜入足阳明胃。胃,饮腑也,谷委也,行身之前也,精气之总合也,经脉终始之大计也。味大苦,气大寒,主濡阳明燥化,待标盛二阳,陨胃家邪实虫结者也。故治五疳惊风,先因于风也。经云:风为阳邪。又云:风者,百病之始也。致阳明失于游溢,遂成谷郁饮留,为燥为标,为实为结耳。经云:风中于前,阳明受之。故逐阳明之风,其力转胜。若小儿惊痫,多从胎受,胎系腹前故也。五痔疮瘘,亦生于风。经云:劳汗当风,陷脉为瘘。又云:风客淫气,精乃亡,邪伤肝也。因而饱食,筋脉横解,肠澼为痔。至主镇心黄汗,此属心脾,并可绝其上源。经云:二阳之病发心脾,有不得隐曲,女子不月,其传为风消,其传为息贲者,死不治。

父执沈启翁,庚申仲春,同先人结社紫芝禅院,诵华严大乘,颐往随喜,夜坐与颐曰:疗小儿诸疳,予家世授。疳非疳,干也,燥也,宜从润剂,勿辅心脾。否则转病肺,便难治矣。越三日,读《阴阳别论》,始解致病之因,变生之证,遂拟方说数十则,呈正启翁,与所藏方,强半相合。大率诸疳皆本于风,内薄心脾,心脾不受,因转属二阳。二阳,阳明也。阳明居中,土也,无所复转,即病阳明经矣。盖阳明行身之前,维蒸持变,为形骸、脏腑、营卫、脉络之本,病则蒸休变息,黄道不归,女月不下,男精不写,喜正坐俯卧,有不得隐几而身曲。有不得隐曲,晋注谓不得作隐蔽委曲之事谬甚矣。甚则腑传传脏而风消,气转成金而戕肺者,死不治也。勿辅心脾者,当绝其上源,宜从润剂者,法主乎中治,谓阳明之上,燥气主之,不从标本,从乎中治。中治者,中见太阴湿土之化令,燥化待令,湿化待之,寒热温凉则逆也。至于气运迭迁,脏腑乘变,其旨幽玄,卒难阐发。颐念启翁一夕之诲,永矢勿谖,略言大端,不敢妄泄其秘耳。

没药宋《开宝》

【气味】苦平,无毒。

【主治】主破血,止痛,疗金疮,杖疮,诸恶疮,痔漏,卒下血,目中翳晕肤赤痛。久服舒筋膜,通血脉,固齿牙,长须发。

【核】曰:出波斯及海南,今广州亦有之。其木根株,俱似橄榄,叶青茂密。岁久者,脂溢下地,凝结成块,色黑而香,状似安息。市肆多用松脂、沥清,伪造入药,殊为患也。

【参】曰:没药,谐声也。水中有所取,曰没。屈伸俯仰,缀兆舒疾之文;出于中,散于外,曰乐。盖人身精血膏液,涕唾汗溺之属,皆归于水,如水中有眚,则灌溉之用不行,致筋不转,脉不摇,齿不生,发不长矣。亦即屈伸俯仰,缀兆舒疾之文,不出于中,不散于外矣。没药功力,能入水有取,若眚翳除,而筋转,而脉摇,而齿生发长,成合自由。岂复有罔发于中,失散于外,为癥瘕,为疮疡,为痔漏,为恶血,为翳膜肤赤之患。

竹黄宋《开宝》

【气味】甘寒,无毒。

【主治】主小儿惊风天吊,去诸风热,镇心明目,疗金疮,滋养五脏。

【核】曰:竹黄,生天竺国及南海镛竹中。一名天竹,其内有黄,如黄土,着竹成片。等竹亦有之,今大竹内往往亦得之矣。今人多烧诸骨及葛粉伪造者,宜辨也。

先人云:植物之灵,凝结在中,故可入脏以治其结。性本空达,风火自平。

【参】曰:竹具奇偶候节,已言乎篁竹矣。六年而成疃,周甲而再易。若天以六为节,因名曰天竹。天竹者,巨竹也。津气钟而黄中作,复若地以五为制,五六相感,太过不及,于斯见矣。故主风木太过,致诸风热炽,惊风天吊,邪薄癫狂;风木不及,致肝窍盲瞽,失音不语,客忤痫痉。黄中废矣,竹黄功力,使气适至而阳生,适应而扬声,揆度节制,无过不及矣。

荔枝宋《开宝》

【气味】甘平,无毒。

【主治】主止渴,益人颜色。

【核】曰:荔枝,一名离枝、丹荔。始传于汉世,初出岭南,后生巴蜀,今称闽中者为第一;广蜀者早熟而肉薄,味甘酸,不及闽之下等者。闽惟四郡有,福州最多,兴化最奇,漳泉次之,延亘原野,一家甚至万株,大者子盈百斛,夏至将中,则翕然丹赤可食矣。以甘为味,虽千百树,莫有同者。性禀畏寒,偏生暖地,易植根浮,材坚理密,自径尺至合抱,经数百年,犹结实累累。结实时,枝弱而蒂牢不可摘,采必以刀斧劙取其枝。白乐天《图序》云:形状团团如帷盖,叶如桂,冬青,花如橘,春荣,实如丹,夏熟。朵如葡桃,核如枇杷,壳如红缯,膜如紫绡,瓤肉洁白如冰雪,浆液甘酸如醴酪。大略如彼,其实过之,如离本枝,一日色变,二日香变,三日味变,四五日外,色香味尽去也。欧阳词云:绛纱囊里水晶丸。曾吉甫《六言》二首:其一,蕉子定成呤伍,梅丸应愧卢前。金谷危楼魂断,白州旧井名传。其二,红皱解罗襦处,清香开玉肌时。绣岭堪怜妃子,苎萝不数西施。沐继轩诗云:建水夫何如,厥土早而热。蛮花开佛桑,候禽罢鹍鸠,莽云覆溟濛,梅雨滋霶霈。接地茂细枝,遮空舒黛叶。翠保霞焜煌,锦握风掀揭。香麝忌经过,飞鹝防盗窃。劲雏赤肤脱,肥奢琼瓤凸。明珰怪可餐,冰丸讶许咄。真珠堆绿云,玟瑰乘彩缬。凤爪天下奇,龙牙众中杰。饱食惭素餐,长吟望林樾。曾子固《荔枝状》:有中元红、孟家红、法石白、钗头颗、一品红、状元红、陈紫、方红、绿竹、丁香、牛心、虎皮、玟瑰、龙牙、蚶壳、真珠、双髻、朱柿、葡萄、十八娘等,凡三十四种。十八娘,深红而细长,以闽王女,好食此而得名;或云物之少美者,为十八娘,闽人语也。故元人诗有青铜三百一斗酒,荔枝十八谁家娘之句。蔡君谟《荔枝谱》:陈紫,出兴化军,秘书省著作佐郎陈琦家。于品为第一,其树晚熟,其实广上而圆下,大可径寸有五分,香气清远,色泽鲜紫,壳薄而平,瓤厚而莹,膜如桃花红,核如丁香母,剥之凝如水晶,食之消如绛雪,其味之至,不可得而状也。江绿,出福州,类陈紫而差大,独香薄而味少淡。方红,出兴化军,尚书屯田郎方蓁家,可径二寸,色味俱美,荔枝之大无出此者,岁生一二百颗而已。游家红,种出陈紫,实大过之。宋公荔枝,实如陈紫而小,甘美无异,出兴化军,宋氏世传,其木已三百岁。蓝家红,泉州为第一,出尚书都官员外郎蓝丞家。周家红,初于兴化军称第一,及陈紫方红出,而周家红为次。何家红,出漳州何氏家。法石白,出泉州法石院,色青白,其大次于蓝家红。绿核,出福州,颇类江绿,色红而小,凡荔枝皆紫核,此以绿见异。圆丁香,荔蒂皆旁大而下锐,此独圆而味尤胜。虎皮,色红绝大,绕腹有青斑如虎文。牛心,以状名,长二寸余,皮厚肉涩。玳瑁,实间黑点如玳瑁。琉璜,色正黄,刺微红。朱柿,色如柿。蒲萄,穗生朵集。蚶壳,形相似也。蜜荔枝,味过于甘。水荔枝,浆多而淡。双髻,每朵数十枚,并蒂而双实。真珠,剖之纯瓤,圆白如珠。故莆田荔枝名品,皆出天成,虽以其核种之,终与其本不相肖。宋香之后无宋香,所存者孙枝耳。陈紫之后无陈紫,过墙则为小陈紫矣。《笔谈》谓焦核荔枝,有言取其根,火燔令焦,复植于土,以石压之,令勿生旁根,其核自小,里人谓不然,此果形状变态,不可以理求,或似龙牙,或似凤爪。钗头红之可簪,绿珠子之旁缀,是岂人力所能为哉?方红之始作也,欲重其名,以二百颗馈蔡忠惠公,诘以尝岁所产仅此。公曰:方红特异,宜著于谱,此后华实虽极繁,迨至成熟,所存未尝越二百,遂成定谳。宋福清翁,昭文先儒亢从子也。圃中非时生荔枝,其母曰:岂有嘉客踵门耶?顷之,莆田林光朝至,因名嘉客红。王十朋为泉州守,有荔枝诗八章,曰陈紫,曰江绿,曰皱玉,曰大将军,曰玉堂红,曰夺先红;曰七夕红,曰白蜜。《福州志》称一品红为极品。又有状元红,颗极大,味甘清,颗极小,肉厚核细,味极甘,亦称状元红。桂林,皮粗厚,大如鸡卵而味甘。中冠,体圆核小,皮光薄,味清甘。金钟,形如钟,皮略粗厚,色如朱砂。胜画,皮厚刺尖,味甘肉丰。鸡母,引子朵数十枚,大小错生。凤池超,实圆味甘。驼蹄,长大甘柔。金棕,上锐下方,有金线界错其中。矿玉,皮粗厚,味甘浓。红绣鞋,实小而尖,形如角黍,味极香美。龙牙,色红,长二寸许,上下俱方。满林香,甘香倍于众品。鹅卵,皮光无刺,色正红。蜜丸,味甘,肉厚而颗圆。白蜜,皮色粉红,其甘如蜜。鸡肝,实扁味甘,色红无核。绿珠,一名结绿,俗呼绿荔枝,实如山榛,其味至清,熟时实与叶无辨。天柱,树高挺直如柱也。其中品,有馒头、磨盘、醋瓮、马先白、柏叶蒿、将军帽、星球红。近时徐兴公谱,复载有洞中红、净江瓶、陈山栗、玉胜、江萍。兴化有皱玉郎、官红、游丁香、紫璃、百步兰、寿香、西紫、黄香、瑞堂红、麝囊红、百步香、黄玉、玉堂红、绿纱、青甜、蜡色、霞墩、黄石、红水、留松蕾。泉州有张官人、马家绿、火烟、柳棕、绿衣郎。漳州有大绿、小绿、余家绿、冰团、陈红、黑叶等名。变迁速计,因象赋名,百果之盛,皆不及此。

【参】曰:实缀枝头,牢不可摘,荔力在枝,因名荔枝。去寒就温,丹实成夏,垂枝布叶,离火之象。又名离枝,又名丹荔,色力咸胜,体阴用阳,驻颜久视之异果也。合入手足少阴厥阴,宣风木,辅君火,若经、若腑、若脏、体用形气、是动所生,靡不相应。

何首乌宋《开宝》

【气味】苦涩微温,无毒。

【主治】主瘰疬,消痈肿,疗头面风,治五痔,止心痛,益血气,黑髭须。悦颜色。久服长筋骨,益精髓,延年不老。治妇人产后及带下诸疾。

【核】曰:本生顺州南河县,今在处有之,岭外、江南诸州都有,以西雒、嵩山、河南柏城县者为胜。唐元和七年,僧文象遇茅山老人,始传其事。李翱乃著《何首乌传》云:何首乌者,顺州南河县人。祖名能嗣,父名延秀。能嗣本名田儿,生而奄弱,年五十有八,无妻嗣,尝慕道在山。一日醉卧山野间,忽见有藤二株,相隔数武,苗蔓互相交结,久之方解,解之又交。田儿讶其异,至旦遂发其根,无有识者。后有山老来,出而示之。曰:子既无嗣,其藤乃异,或属仙草,何不服之!遂杵为末,空心酒服一钱。七日遂思人道,数月强健倍尝,因而尝服,倍至二钱。经年夙疾皆痊,发乌容少。十年内,连举数子,更名能嗣。子延秀,服之皆寿百有六十;孙首乌,亦多子,年百有三十,发犹乌也,因名首乌。有李安期者,与首乌同里,得授其方,遂叙其事而传之。春生苗蔓,延竹木墙壁间,如木藁状,雌雄共生其地。药有雌雄,指花实之有无,或形色之相肖。唯何首乌色分赤白,雌雄共生其地,两藤互为交解,如天上夫妻,目视执手,以为淫事者也。雄者茎色黄白,雌者茎色黄赤,苗蔓时交结,或隐化不见也。叶似薯蓣叶而不光泽,夜合昼疏。又似合欢叶之昼开夜合也。夏秋开黄白色花,似葛勒花。结子有棱似荞麦,杂小如粟粒。根有五棱,瓣似甜瓜,形似连珠,色分赤白,白雌赤雄也。在地五十年者似拳大,号山奴,服之一年发髭青黑;一百年者似碗大,号山哥,服之一年,颜色红悦;一百五十年者似盆大,号山伯,服之一年,齿落更生;二百年者似一斗栲栳大,号山翁,服之一年,颜如童子,行及奔马;三百年者,似三斗栲栳大,号山精,或似鸟兽山岳之状。此纯阳之体,服之成地行仙也。修事:春末、夏中、秋初三时,候晴明日,兼雌雄采之,布帛拭去泥土,生时勿损其皮,烈日曝干。密器收贮,一月一曝,临用去皮,杵末,酒下最良。有疾者,茯苓汤下,以为使也。凡服用偶日,服讫,温覆,取微似有汗,不可令如水流滴。导引尤良,别用他制者无效也。忌铁器、猪肉、羊血、无鳞鱼、莱菔、葱、蒜、触药则无力矣。

先人云:读《开宝》主治,属内益精血经脉,外荣须眉容色者也。故根虽绝小,藤蔓乐延,乃得偏多外向,以作春花之丽。又云:取雌雄之交,全阴阳之真,成有形之识,非飞行之神。

【参】曰:何首乌,原名交藤,以言象也。缘唐李翱有《何氏首乌传》;宋《开宝》采附蔓草部,遂拈何首乌为正。据李《传》,此指事兼转注为名矣。盖何即担荷,首上从髻,乌为日魄,以言担荷元阳,标髻以表法也。观夫赤白交结,则金火亡刑,火金合璧矣。更观夜合昼疏，则通乎昼阳之辟则辟，夜阴之阖则阖矣。故饵食者，全纯阳之体，成地行仙。修事：用大如三斗栲栳，形似连珠鸟兽山岳者良。第近世所采，仅大如拳如碗，不易获此奇珍者。谓此钟地灵，转钟人杰，必待人杰，乃获地灵耳。即如拳如碗者，虽无若大异功，亦可维持四大，却病延年。设地大失其坚固，为痈、为痔、为瘰疬、为疠风；设水大失其润湿，为带、为淋、为精竭、为髓涸、为血液枯；设火大失其暖热，为冷、为厥、为卒中、为心痛；设风大失其动摇，为挛、为痿、为身半不遂、为行步不正。仍可使风归动摇，火归暖热，水归润湿，地归坚固，而众眚除。驻五形，充五脏，美毛发，悦颜色，此盖益其寿命而强者也。《楞严经》云：坚固草木而不休息，名地行仙形随物化矣。还须外息诸缘，内心无喘，坚固服食而不休息，乃得形随物外。

缩砂蔤宋《开宝》

【气味】辛温涩，无毒。

【主治】主虚劳冷泻，宿食不消，赤白泄痢，腹中虚痛，下气。

【核】曰：生西海、西戎、波斯诸国。今从东安道来，岭南山泽亦有。苗茎并似高良姜，高三四尺。叶长八九寸，阔半寸许。三、四月花开在根下，五月成实，五七十枚作一穗，似益志而圆，皮紧厚而皱，有粟纹，外刺黄赤。一团八隔，可四五十粒，形似黍稷，表黑里白，辛香似白豆蔻仁。八月采取，气味完固也。修事：去壳，焙燥，研细用。

【参】曰：花实在根，若芙蕖之本，敛缩退藏之谓蔤矣。唯能若伏若匿，乃得能升能出。固甲函孚，界列八隔，仁粒比砂，攒簇实里，可谓至密也已。疏漏者曰砂鸣，则亟夺其气味而力不充，犹夫之息以踵，孕毓元阳，保任冲举者也。是故升出降入，靡不合宜，宁独对待阴凝，开发上焦，宣五谷味，苏胃醒脾而已？即虚可补，胎可安，崩可填，惊可镇，痛可定，滑可涩，脱可收，渗可弥，奔豚可下；以一物之奇，具金匮济生之用。及秋不能从外而内，冬不能自上而下，与命门火衰，不能纳气归元者，亦可使之从降从入矣。并命门火衰，不能生土，及春不能自下而上，夏不能从内而外者，亦可使之从升从出矣。乃若解毒散滞，伸筋舒郁，化痞却痛，彻饮调中，开噎膈，摄吐逆，此正开发上焦，宜五谷味，苏胃醒脾之功力也。毋仅瞻其升出，失却其降入，顾名思义，俯循垂象，则得之矣。

骨碎补宋《开宝》

【气味】苦温，无毒。

【主治】主破血，止血，补伤折。

【核】曰：出岭南虔、吉州，今淮、浙、陕西、夔路州郡皆有。寄生石上，或木上，多在背阴处。引根成条，上有黄白赤毛，及短叶附之。又抽大叶成枝。叶长有缺，颇似贯众,面色青绿,有青黄点;背色青白,有赤紫点。每一大叶,两旁各有小叶叉牙,两两相对。至春作叶,冬则干黄无花实。根扁而长,略似姜形。《拾遗》呼为猴姜,江右人呼为胡狲姜,日华呼为石毛姜。皆形相似也。修事其根,用铜刀刮去黄赤毛,细切,蜜润,柳木甑蒸一日夜,晒干。急用只焙干,不蒸亦得也。

先人云:味苦走骨,气温暖骨,有火性者,恐生懊憹。

【参】曰:骨碎可补,功胜补骨脂矣。不唯胜负有别,即顿渐有殊,形脏亦有宜忌也。补骨脂渐而烈,骨碎补顿而圆,左右平均,转无峻暴之失矣。渐而烈,则渐中有顿,顿而圆,则顿中有渐。理应顿悟,事以渐消,则么生理会。故温归于右,此生气之本也。协苦性以走骨,自内及外而皮毛。皮毛者,肺之合。自外及内而两肾,功力到时,莫不森荣,互为变化,则五脏之劳可充,五形之极可裨。毋虑气血之不流,伤折之难续,与上热下冷之藏宛形槁,不充不裨者矣。

补骨脂宋《开宝》

【气味】辛大温,无毒。

【主治】主五劳七伤,风虚冷,骨髓伤败,肾冷精流,及妇人血气坠胎。

【核】曰:补骨脂,即婆固脂,俗讹为破故纸者是也。出波斯国及岭南诸州,今岭外山间亦有之。茎高三四尺,叶尖小似薄荷,花色微紫,实似麻粒,圆扁而黑,宜九月采。修事:酒浸一宿,洒出,再用东流水浸三日夜,蒸之,从巳至申,日干用。

【参】曰:骨者形之一,肾之合也。盖形之所由生,必先骨髓始,次及筋、肉、血脉、皮毛,曰五形。即藏之所由生,亦必先肾之肝,肝之脾,脾之心,心之肺,曰五脏。脏藏神,形载气也。肝者筋之合;脾者肉之合;血脉者心之合;皮毛者肺之合。合则神与藏俱,气与形俱矣。第肾独有两,左曰水,右曰命门火;水即髓之源,火即生之本。本于阴阳,其气五脏五形,皆通乎生气。失其所,则折寿而不彰,此寿命之本也。固色黑从肾,宜归于左;辛温从火,又当偏向于右矣。是以两藏咸交,驱水火之精气,补裨骨髓。髓者,骨之脂也。复从骨髓,淫气于骨,散精于肾,次第森荣,互为变化,则凡五脏化薄,致五形离决,而为劳为伤;五形化薄,致五气消亡,而为极为痹,仍可使之次第森荣,互为变化。所谓骨气以精,谨道如法,长有天命。

益智子宋《开宝》

【气味】辛温,无毒。

【主治】主遗精虚漏,小便余沥,益气,安神,补不足,利三焦,调诸气。夜多小便者,取二十四枚,碎,入盐同煎服,有奇验。

【核】曰:出昆仑国及交址,今岭南州郡,往往有之。顾微《广州记》云:叶似荷,长丈余;根上有小枝,高七八寸;无花萼;另作叶如竹箭,子从心出。一枝有十子丛生,大如小枣。核黑皮白,核小者佳,含之能摄涎秽;或四破去核,取外皮蜜煮为粽,味极辛美。晋卢循遗刘裕益智粽,即此是矣。嵇康《草木状》云:益智子,二月连花着实,五、六月方熟,子如笔头,两头尖,长七八分,杂五味中,饮酒芬芳,亦可盐曝,及作粽食。顾微言无华者误矣。今之益智子,形如枣核,皮及仁,皆如草豆蔻云。

【参】曰:苏长公《益智子记》:言海南产益智,花实皆长穗,而分为三节。观其上中下节,以候早中晚禾之丰凶。大丰则皆实,大凶皆不实,罕有三节并熟者。其为药只治水,而无益于智,其得此名,岂其知岁耶?智者心有所知,知必有言,岂不知岁耶。频湖备录其记,嫌其终近穿凿耳。盖不知五脏有七神,脾土舍其两,曰意与智。意者,脾土之体;智者,脾土之用。益智子,益脾智之土用,因名益智耳。顾茎发中央,缀子十粒,具土体之位育,土用之成数,昭然可征矣。《尚书》曰:土爱稼穑。缘土以生物为用,而爱生稼穑。最得土气之真,即拈以征土体之肥瘠淳暴,寒暖优劣之为性也。是知益智,既益土用之智,应与上中晚禾,互为丰凶者以此。其为药以治水,亦有故焉。盖水体润湿,水用动流,所赖挟持,不致泛滥者,维土体用,用作堤防。堤防疏泄,则为漏为沥,为遗为滑,甚则为崩为溃,为泛为滥矣。味辛气温,功齐火热者,脾以阳为用也。于是上中下焦,亦得藉之以验丰凶。此非益于智,奚得此名?岂唯知岁,毋嫌穿凿。

仙茅宋《开宝》

【气味】辛温,有毒。

【主治】主心腹冷气,腰脚风冷挛痹不能行,丈夫虚劳,老人失溺无子,益阳道。久服通神强记,助筋骨,益肌肤,长精神,耳目聪明。

【核】曰:生西域及大庾岭,川蜀、两浙亦有。叶青如茅而软,略阔于茅,面有纵纹,似初生棕榈状。夏抽劲茎,秋高尺许,冬至尽枯,春初乃生也。三四月开花深黄色,似卮子瓣,不结实。根独竖而直,大如小指,下有短细肉跶相附,外皮稍粗褐,内肉只黄白。二八月采根,曝干。衡山者花翠碧,结黑子;亦有白花似卮子者。修事:东流水洗刮去皮,槐砧上以铜刀切作豆粒大,乌大豆水中浸一宿,醇酒拌挹,蒸之,从巳至亥,曝晒用。勿犯铁及牛乳,恐班人发也。

【参】曰:仙茅阳草,足厥阴中治,足阳明气化药也。阳明之上,燥气主之,厥阴之中,相火治之。设阳明标虚,厥阴中失者,则宗筋纵,挛痹不能行,及心腹冷气,腰脚风冷,丈夫虚劳,老人失溺无子矣。仙茅主益阳道,润宗筋、刺骨而利关机,为力甚易。阴平阳秘人,久服助筋骨,益肌肤,长精神,耳目聪明,通神强记,诚驻形久视所必需物耳。倘壮火炽然,少火食气者,不堪僭服。以功齐雄附,而雄附但起贞下之元,此更长淫业之毒,慎之!慎之!

白花蛇宋《开宝》

【气味】甘咸温，有毒。

【主治】主中风、湿痹不仁，筋脉拘急，口面㖞斜，半身不遂，骨节疼痛，脚弱不能久立，暴风瘙痒，大风疥癣。

【核】曰：原出南地及蜀郡诸山中，今唯蕲蛇擅名，即蕲地亦不易得。市肆与官司所取，多以江南兴国州者伪充之。蕲产者，龙头虎口，黑质白花，胁有二十四方胜，腹有十点念珠子，口有四长牙，尾上有一佛指甲，肠形如连珠，脊中有两肾。宗奭云：诸蛇鼻向下，此独鼻向上。《埤雅》云：蛇以眼听，捕蛇者言，稍大者则易禁，以其耳目开疾，习于禁架也；小者蠢然，则往往难禁矣。种类至多，唯乌蛇性善不噬物，白花者噬人有大毒。元稹《长庆集》云：白花蛇毒人，毛发竖立，饮于溪水，则泥沙尽沸。唯蕲州白花蛇性少善，故入药取蕲产者为贵。时珍云：喜嗜石楠花叶，尝从藤上获之，先撒沙土一把，则蟠曲不动，遂以报伏鸡藤，系首悬挂，劙刀破腹，去其肠肚，下置水一盂，则反尾自涤其腹。盖护创耳。乃以竹枝随其蟠曲，签定盘系，炕上焙干。《尔雅翼》云：蛇死目皆闭，唯蕲州者目开，如生舒蕲、两界者，则一开一闭，此理之不可晓者。土人云：欲识真伪，悬蛇于酒瓮，或缸上，注酒数斗，酒即沸涌流动，沸涌流动，宛如风行水上之涣象。若磁石之㶳铁，琥珀之拾芥然。否则形色虽备，亦无力也。土人仅饮此酒，亦获大益，得此品用供药物，功力真无限量矣。雷公云：蛇性窜，能引药至于有风疾处。故能治风。时珍云：风善行数变，蛇亦善行数变，白花蛇，又喜食石楠，所以能透骨搜风，截惊定搐，为风痹要药。取其内定脏腑，外彻皮肤，无处不到也。觉明空昧相待成摇，故有风轮执持世界。修事：去头尾，春秋酒浸三宿，夏一宿，冬五宿，炭火焙燥，如此三次。用砂罐盛贮，埋地中一宿，取出去皮骨，取肉用即用此修事法，密封收贮，可经久不坏；若连皮骨，或着湿霉，则易蛀朽败矣。

【参】曰：蛇字，古但作它耳。从虫而长，象冤曲垂尾形。古草居患蛇，故相问无它乎？今之字旁加虫，而变其音。《考工记》以为纤行之属，故退食委蛇，亦用蛇字。蛇性窜疾，独居处隐僻，禀随风重巽之体用，风大动静之本性，故身形端直而象甲，尾甲纤行而象乙。虽标甲胆乙肝之木行，复具时四、干十、枚十二、节二十四之全数者也。《埤雅》言：蛇以眼听。《尔雅翼》言蛇死目皆闭，蕲产者目开，如生舒、蕲两界者一开一闭，此理之不可晓者。然肝开窍于目。庄周云：蛇怜风，风怜目，故蛇听以眼。精专于目，蕲，东南也，具异位之生成，故至死不变耳。《埤雅》言蛇盘向壬，壬，北方也。又言十二子辰为龙，巳为蛇，巳六阳具，不为龙而为蛇者，龙至此而亢，宜为蛇而已？然壬固位北，而蛇不归坎，此以丁向壬，丁壬合而化干之风木；亥向巳，巳亥对而待枝之风木；岂能至此而亢，宜为蛇而已？故蛇有两肾，左曰水脏，亥枝之阴水;右曰火脏,壬干之阳水。有壬巳,则有丁亥;有流行,则有对待;有干木,则有枝木矣。又不独精专胆窍,且精专胆腑。观蚺蛇胆随日转,上旬在头,中旬在心,下旬在尾。更有应胆,击首则应首,击尾则应尾,击左右则应左右,取而还生者应胆也。精专肝胆,斯足征矣。更观蛇雄鸣上风,雌鸣下风而化成形,游于雾露,乘于风雨,行非千里不止。禀随风重巽之体用,风大动静之本性,亦足征矣。先人云:蛇禀风性,白花者更秉金制,则凡风力有所不逮动摇失矣。用益风大之力,仍相待成摇,互持四大中者,莫良于此。是以力主中风,微则痹闭不仁,或瘙痒,或疥癣,甚则暴风、大风,或筋脉拘急,骨节疼痛,或口面㖞斜,半身不遂,或脚弱不能久立。此皆风气通于肝,肝脏筋膜之气也。大筋聚于节,筋骨相亲着也。所谓微则侮己所胜之土,埃土飘扬,丘陵崩溃,甚则病已所赋之形,草木摇落,摧拉倾仆者是也。

柽柳宋《开宝》

【气味】咸温,无毒。

【主治】主剥驴马血入肉毒,取木片火炙熨之,并煮汁浸之。

【核】曰:出河西,所在亦有。喜生沙地水旁,插之便生。干小枝弱,皮赤如绛,叶整如丝。一日三眠起,一岁三秀实,穗长三五寸,如蓼花,水红色,婀娜可爱。《尔雅翼》云:柽,河柳也。郭璞以为河旁赤茎小杨也,天之将雨,柽先起气以应之,故一名雨师。字从圣,《字说》云:知雨而应,与于天道,木性虽仁圣矣,犹未离夫木也。小木既圣矣。仁不足以明之,当音赪,为赤之贞。神降而为赤,曰柽也。庄周以松柏独受命于地,冬夏青青比舜之受命于天,柽之从圣,亦以此欤。非独知雨,亦负霜雪,有异余柳。段成式云:赤白柽,出凉州。大者为炭,入灰汁中,可以煮铜。则柽又有白色者矣。《农书》云:山柳白而明,河柳赤而脆。《南都赋》注云:柽似柏而香,柽中有脂,称柽乳云。

先人云:柽柳不与生长收藏相流通,超五行,纯二气,无杀罚,唯生予。顾阴阳气和而雨,先知之应,可类推矣。当匹阴阳和平之人,启阴阳自和之汗。

【参】曰:《诗疏》称柽柳曰雨师,谓其具通而先识也。故天将雨,必先起气以应之。经云:地气上为云,天气下为雨,雨出地气,云出天气。亦可称柽柳曰云母矣。《尔雅》一名西河。河者水之源,水之伯也。一岁三花,一日三眠三起,即其气三,三而三之,合为九野;九野为九藏,九藏者,神藏五,形藏四也。然则柽柳功力,不独仅通假气为痞,剥驴马血入肉毒而已。缪仲淳先生《本草经疏》广之以治沙疹,此不独取其能通,又取其象形。疹亦三显三隐,三而三之,合为九烹,以应九藏。人能于此从指事会意,假借转注,观色身无病不可治,世界无物不是药矣。

《诗》云:启之辟之,其柽其椐。然则柽亦良木矣。

使君子宋《开宝》

【气味】甘温，无毒。

【主治】主小儿五疳，小便白浊，杀虫，疗泻痢。

【核】曰：出岭南，今闽之邵武、蜀之眉州皆有。生山野及水岸，藤蔓如葛，绕树而上。叶青绿，如两指头，长二寸许。四五月开花，一簇一二十葩，淡红，轻盈如海棠。作实先黄，老则紫黑，大类厄子，壳有五棱，中仁如榧，色味如栗，七月采取。久则油黑，不堪用矣。

【参】曰：华瓣五出，实介五棱，中仁软美，甘润温暄，诚脾脏之委任，具脾腑之体用者也。故主脾失委任而致五疳，水无承制而作溺浊，胃废体用而生虫蠹及泻痢者。使君子躬行克尽，执扬苦欲，绥柔脏腑，因以命名。与协味之辛烈而威刑者不相侔也。

乌药宋《开宝》

【气味】辛温，无毒。

【主治】主中恶，心腹蛊毒，疰忤鬼气，宿食不消，天行疫瘴，膀胱肾间冷气，攻冲背膂，妇人血气，小儿腹中诸虫。

【核】曰：生岭南邕州、容州，今台州、雷州、衡州皆有，以天台者为胜。本似茶而高，又似樟而矮，皮木亦作樟气，叶微圆而尖，面青背白，状类鳑鲏。四、五月开花细碎，淡黄灰白。六、七月结实似冬青子，生青熟紫，核壳极薄，仁香微苦。根似山芍药及乌蹄根，色黑褐。中心作车毂纹，形如连珠者佳。

【参】曰：乌药气秉阳暄，中纹似毂，而日魄为乌，堪天行，舆地道，诚扶轮佳气也。故主根身之中，或气或血，或内所因，或外所因，或馨饪之邪，或死厉之属，阴凝留碍，有妨生气者，仗此阳暄，以之救药。

五倍子宋《开宝》

【气味】酸平，无毒。

【主治】主齿宣疳䘌，肺脏风毒，流溢皮肤，作风湿癣，瘙痒脓水，五痔，下血不止，小儿面鼻疳疮。

【核】曰：五倍子，在处都有，蜀中者为胜。树名肤木，生丛林中，本末俱青，六、七月无花作子，子生叶底，初起甚小，渐大如菱，嫩时翠绿，老则黄褐。介甲中虚，坚结颇脆，内有白膜，霜降采子曝干，用染重玄，迟则壳薄易腐。

【参】曰：木以肤名，精专皮外之肤矣。经云：夏日在肤，泛泛乎若万物之有余。又云：五六月阳气在表，垂枝布叶，皆下曲如钩，为太阳沦肤之尽，太阴肤受之始，效象阴阳，累球叶底，小则如黍如粟，大则如菱如栗，名五倍子者此。假木气以赋形,中有白膜如蠓蠓,缘湿以合感而应生,木害自成,非关外物耳。故主肺脏风毒,流溢皮肤面鼻。正皮肤者肺之合,面鼻者肺之候也。若五痔下血,为肺脏之邪,出授大肠腑器;若齿宣疳䘌,为燥金上病,假合清肃以濡之;至于清暑止渴,疗咳嗽,通喉痹,化痰癖,逐淡阴,主泄痢,收肛脱,此属肺金腑脏之变眚。若小儿尿血,又属游溢精气,通调水导,下输膀胱,用泄金气之郁矣。

木命在皮,各有专精。或果,或仁,或枝叶,或根干,各备全木之体用。此独精专于皮。皮复精专于肤,肤更精专于叶肤之肤子,若侵淫肤眚,用主侵淫肤疮,功必胜于胡粉。不属虫卵,不属果实,此属假木气以赋形。又生成叶肤之肤子,湿生亦可,化生亦可。

荜茇宋《开宝》

【气味】辛大温,无毒。

【主治】主温中,下气,补腰脚,杀腥气,消食,除胃冷,阴疝癖。

【核】曰:荜茇,番语也。陈藏器《本草》作毕勃,《扶南》传作逼拨,《大明会典》作毕茇,摩伽陀国作荜拨梨,拂菻国作阿梨诃陀,近世作荜拨,不知荜茇名矣。原出波斯国,今岭南特有之。多生竹林内,二月抽苗作丛,高三四尺茎如箸。叶如蕺,色青形圆,阔二三寸,亦如桑,面光且厚。三月开花,白色在表。七月结子,如小指大,长二寸许,色青黑,类椹子而长。根如茈葫,但黑硬耳。九月采实曝干,南人爱其辛芳,取叶生茹之。舶上来者,色臭更胜也。段成式言:青州防风子,可乱荜茇,但形短耳。修事:去挺用头,醋浸一宿,焙干,刮去皮粟子令净,否则伤人肺,令人上气也。

【参】曰:毕者用以掩兔,《羽猎赋》云荷垂天之毕也。茇者走犬,曳其足则茇矣。味大辛,气大温,故主温中,对待冷阴至坚,下气其验也。杀腥气者,秋金气,肺主气,肺臭腥故也。攻而举之,若网罗之殆尽,盖以功力为名也。

嫌于无阳者,乃可攻而举之。否则略开一面,庶不至网罗殆尽。

南烛宋《开宝》

【气味】苦平,无毒。

【主治】主止泄,除睡,强筋,益气力。久服轻身长年,令人不饥,变白却老。

【核】曰:生嵩高、少室,今江左、吴楚山中皆有,亦可植之庭除。《图经》名南天烛。《古今诗话》云即杨桐也。其种似木而类草,故又名南烛草木,男续、后草、猴药、维那木、草木之王,凡六,各从邦域所称,正名则南烛也。本至难长,初生似菘菜,一纪后渐长成株,高三四尺,亦有盈丈者。茎似蒴藋,枝节微紫,质极柔脆,易于摧折。叶似山矾,光泽圆厚,冬夏尝青,其味少酢。七月开花结实,生青熟紫,得霜则绛赤如丹,酸美可食也。

先人云:临水者尤茂,寒食采其叶,渍水染饭,色青而光,能资阳气,大获嘉美。

【参】曰:具木体用,而曰南烛者,地中有木,南征吉也。烛者庭燎,与贞明不息也。观主除睡,则得之矣。肝主色,肝色青,筋者肝之合也。故主强筋,变白却老,亦若食气入胃,散精于肝,淫气于筋也。故久服不饥,益气力,轻身长年。一名男续,一名后草。又不独培色身之形脏,并可令精气溢泻而有子。一名草木之王,王读旺,谓其偏于升出,各旺百八十日以成岁,不雕之义见矣。

服草木之王,气与神通,食青烛之精,命不复殒。岂属寓言,徒供观听。

马兜铃宋《开宝》

【气味】苦寒,无毒。

【主治】主肺热咳嗽,痰结喘促,血痔瘘疮。

【核】曰:出关中及河东、河北、江、淮、夔、浙,诸平泽丛林间。春时蔓生,附木而上;叶似罗摩叶,圆厚且涩。入夏作花,色青白。结实似桃李而长,霜降叶脱,垂垂似铃,枯则四裂,中仁似榆。根色黄赤似防己,稍小而扁,作葛根及木香气。修事:采实去叶蔓,置绢囊中,悬东屋角畔,俟干,劈开,去革膜,只取净子,焙干用。

【参】曰:形似马兜之铃,高悬四裂,肺金之象也。气味苦寒,对待肺热叶焦,为咳、为喘、为痰结;或移热于腑,为痔、为漏、为肠痈;或发于广颡,为瘘、为疮、为瘰疬;或失于游溢,为癃、为淋、为水肿;或横乘火位,为哕、为踠、为心痛。莫不以热为本,以肺为标,宜虚其实,毋虚其虚。

《肘后》名都淋藤,《大明》名云南枝,《蜀本》名独行根,《事物异》名名玉皇瓜,《唐本》名土青木香,各随根茎花实以肖形也。《纲目》名三百两银药,此理数之不可晓者。

荆三棱宋《开宝》

【气味】苦平,无毒。

【主治】主老癖癥瘕,积聚结块,产后恶血,血结,通月水,破胎,止痛,利气。

【核】曰:旧不注所产土地,今荆襄、江淮、河陕皆有之。多在浅水旁,或荒废陂池湿地间。春时丛生,夏秋抽茎,茎端复出数叶,开花六七枝,色黄紫。作穗细碎,列子如粟。茎叶花实,俱有三棱,并与莎草一样,但极长大。其本光滑,中有白瓤,剖之织物,柔韧如藤。本下有魁初生成块,如子附子;亦有扁形者。从旁横贯一根,复连数魁,或作苗叶,但都长扁,须皮黄褐,削去须皮,宛如鲫状,体重者,荆三棱。圆小如梅者,黑三棱。钩曲如爪者,鸡爪三棱。因状赋名,各适其用,本非两物也。

【参】曰:固以形地举,亦以功用言。《李广传》云威棱乎邻国,故主老癖积恶,匪此破敌,不灭不格矣。

谷精草宋《开宝》

【气味】辛温,无毒。

【主治】主喉痹,齿风痛,诸疮疥。

【核】曰:江湖南北都有,春时丛生荒谷田中。茎叶都似谷秧,高五七寸,柔嫩青绿。八、九月,茎端开花白色,点点如乱星。饲马令肥,并主虫颡、毛焦之疾。一种茎长有节,根微赤者,出秦陇,亦入药用。

先人云:谷,金属也,交草谷之精而化生。轻浮洁白,秋成得辛,清肃之象也。喉齿头目之疾本乎风木,标见阳明之上者,从治其标,逆治其本。并治小儿诸疳雀目,佐以禽畜之专藏,用开窍穴,特易易耳。

【参】曰谷之言续,精之言神观而凿凿者,阳之睛也。一名戴星、文星、流星。《说文》云:星之言精也,阳之荣也。故白花点点犹星星也。《天文志》云:金之散气为星,其本曰人。孟康云:星,石也。金石相生,人与星气相应而成睛也。是故力平肝木之风,以通喉痹,布散翳膜之障,以开盲瞽。谓其不谷,仍续神观凿凿之以阳为睛也。若疮疥淫疮,为火刑金地,致金不谷,仍可续之;若鼻衄不止,为木用太过,而血菀于上,亦属金之不谷,无以乘气于木下也。谷精草,布散以金气,火自安其位,木亦退其舍矣。

金位之下,火气乘之;火位之下,阴精乘之。亢则害,乘乃制,制则化生矣。星者,散也,位布散也。宿者,宿也,星各止宿其处也。

延胡索 宋《开宝》

【气味】辛温,无毒。

【主治】主破血,妇人经水不调,腹中结块,崩中淋露,产后诸血病,血运,暴血冲上,因损下血。煮酒,或酒磨服。

【核】曰:原名玄胡索,避宋真宗讳,易玄为延也。出奚国,从安东来。奚即东北夷。今茅山上龙洞、仁和笕桥亦种之。寒露前栽种,立春后生苗,高三四寸,延蔓布地,叶必三之,宛如竹叶,片片成个,细小嫩绿,边色微红。作花黄色,亦有紫色者。根丛生,乐蔓延,状似半夏,但黄色耳。立夏掘起,阴干者良;石灰煮曝者,性烈不堪入药也。修事:酒润,或醋润,蒸之,从巳至亥,俟冷取出,焙干,研细用。

先人云:名玄而色黄,酝全气也。气温而味辛,秉金制也。以一春而备四气,叶必三之,具木生数,象形对待肝血之非其所藏,而玄为破坚之线索无疑矣。

【参】曰:玄者,象幽而入覆之也。《荀子》云:周密则下疑玄矣。胡者,牛领垂也,野狼亦有之。《豳风》云:狼跋其胡,载疐其尾。又云:狼疐其尾,载跋其胡。索者,尽也,散也。《骚》云:凭不厌乎求索。《檀弓》云:吾离群而索居。以言疾疢之证因,以言主治之功力,判属血中之气药,气中之用药也。盖气主嘘之,血主濡之,气之所不嘘,即血之所不濡矣。如腹中结块,募络癥瘕之为证,即血留营实之为因。

561

如胪腹气块,盘绕疝癥之为证,即气滞卫实之为因。如崩中淋露,运衄冲暴之为证,即血菀营泣之为因。如奔豚逆厥,百体疼烦之为证,即气弛卫薄之为因。玄胡立鼓血中之气,震行气中之用,虚则补,实则平,致新推陈,推陈致新之良物也。虽象幽入覆之如胡,凭不厌乎求索之殆尽,命名玄胡索者以此。

有是因必有是证,因证既显,尝法已具,始可与言变矣。

灯心草宋《开宝》

【气味】甘寒,无毒。

【主治】主五淋,败席尤良。

【核】曰:出江南及陕西泽地,他处虽有野生,但不多耳。丛生圆劲,与龙须草同类,龙须草茎小瓤实,灯心草茎肥瓤虚为别也。土人选长大者,蒸熟待冷,劈取白瓤为炷,短细者唯堪织席,用皮为籍,谓之夫需。质之柔脆,性之温凉,各随水土,以分优劣。修事:取生劈者良,或饮或膏,或末或圆,各从方制。若辗末使,每用生劈白瓤十斤,以米粉调煮稀薄浆水,拌润一伏时,晒燥辗末,入水澄去浆粉,取浮起者,曝干收用。

先人云:外刚内柔,表青里白,具乙木之气,禀燥金之化。体浮用升,故能齐通窍穴,咸遍腑脏,奇方之轻剂、通剂也。

【参】曰:草瓤用以然灯,与贞明不息之机矣。弱而滑,轻虚而浮,端直而长。象一阳之始生,自下而上,用行体至之发陈物也。顾肝之为用,疏泄前阴,不行焉,则为癃,为淋,为水肿。又肝之为用,从踵彻巅,不及焉,则为急喉痹,为两胁满;太过焉,则为眩冒,为目不夜合。此不循伦次而允升,一唯迅疾而自上,所谓浮沉则顺之,反乎温凉则逆也。

木自火出,性缘物显,用行体至,灯灯续明,柔以明升,积小以高硕,废固不行,缓则不及,急则太过矣。

白豆蔻宋《开宝》

【气味】辛大温,无毒。

【主治】主积冷气,止吐逆反胃,消谷,下气。

【核】曰:出伽古罗国,呼为多骨。今广州、宜州亦有之,不及番舶来者佳。本似芭蕉,叶似杜若,长八九尺,光泽而厚,冬夏不凋。开花浅黄色,结子作朵似葡萄,初出微青,熟则红白,壳白而厚,仁似缩砂仁也。修事:去皮,微炒用。

【参】曰:谷府之受盛水谷,以成酝酿,若鬴中之靡烂有形也。其所以成酝酿者,藉肾间动气曰先天。又若釜底之灼然薪炭耳,更藉肺气吸呼曰后天。又若鬴底薪炭,轮机动扇,乃得灼然薪炭耳。白者肺色,洁白以成休德也。豆者肾谷,受盛膰肉之釜器也。味大辛,气大温,宁非火然泉达之机乎? 蔻者,寇也,当其完聚而即寇之也。是以酝酿成精气,当其完聚。肺即寇之转灌溉,朝百脉,留四脏,归权衡,成休德矣。主治证名,能以此反复推度,便可迎刃而解。

三缘和合,体用始备,宛如∴字,缺一已不成三。王维诗云:三点成∴犹有想。

肉豆蔻宋《开宝》

【气味】辛温,无毒。

【主治】主温中,消食,止泄,治积冷,心腹胀痛,霍乱,中恶,鬼气,冷疰,呕沫,冷气,小儿乳霍。

【核】曰:肉豆蔻,即肉果。生胡国,胡名迦拘勒。中国无有之,今岭南人得种莳矣。春生苗,夏抽茎,开花结实,都似草豆蔻,皮肉之颗则不同。其颗外有皱纹,内有斑缬纹,宛似槟榔,紫白相间也。修事:用糯米粉,熟汤和搜,裹包其实,糠灰火中煨熟;去粉用,勿犯铁器。

【参】曰:乐音曰肉。《礼记》云宽裕肉好之音也。方氏云:璧外谓之肉,内谓之好。辅氏云:肉好,犹言美满,乐声肥也。《事物异名》云:一名迦拘勒,一名脾家瑞气。肉器曰豆。《诗》云于豆于登,豆荐菹醢,登盛大羹也。物盛曰蔻。《说文》云从支从完,当其完聚而蔻之也。盖府器之荐登谷者胃,其受盛者体,转输者用也。设具体无用,则谷食不消,心腹胀痛,霍乱飧泄,呕沫乳霍矣。此以寒中积冷,中恶鬼气之所致。肉豆蔻秉刚燥气味,鼓发中黄,寇之使出,所谓开发上焦,宣五谷味而为养,宣五畜味而为充,充则肌肥而美满,养则肤润而媚好,命名肉豆蔻者以此。

以受为体,以输为用,具体无用,则能受不输,中消洞泄之类,可比量推度矣。

山豆根宋《开宝》

【气味】甘寒,无毒。

【主治】主解诸毒药,止痛,消疮毒肿,除发热咳嗽,治人及马急黄,杀小虫。

【核】曰:出剑南、宜州、果州及广西忠州、万州。茎蔓如大豆,叶青翠,经冬不凋;广南一种如小槐,高尺许,石鼠啖其根,捕取者收其肠胃曝干,用以解毒攻热,云甚效。

【参】曰:宣散气生曰山;食肉皿器曰豆。盖言受纳腐化者胃也。一名黄结,以病状言。一名中药,以功用言。种种功用,种种病状,悉从中枢,散宣生气,所谓解从结心,解即分散。

密蒙花宋《开宝》

【气味】甘平,微寒,无毒。

【主治】主青盲,肤翳,赤肿,多眵泪,消目中赤脉,及小儿疳气攻眼。

【核】曰:出蜀中州郡,利州甚多。木高丈余,凌冬不凋;叶似冬青而厚,柔而不光,洁而浅绿,背有白毛。花细碎,数十房成一朵,冬生春放,色微红紫,二、三月采取,曝干用。修事:酒浸一宿,漉出候燥,润蜜令透,蒸之,从卯至酉,日干,再润蒸晒,凡三次。每花一两,用酒半两、蜜半两为度。

【参】曰:冬季孕蕚繁密,春仲作花锦簇。先君云:具冬营春荣之序尔。《开宝》陈列诸证,咸属肝木失序,致令目眚自成,妄生节目,密蒙象形,对待治之。《说文》云:瞳蒙曰矇,有目无眸也。《周礼》云:乐师有瞽,矇目不明。《礼记》云:昭然若发矇矣。此以功用为名也。

威灵仙宋《开宝》

【气味】苦温,无毒。

【主治】主诸风,宣通五脏,去腹内冷滞,心膈痰水,久积癥瘕,痃癖气块,膀胱宿脓恶水,腰膝冷疼,疗折伤。久服无有温疾疟。

【核】曰:出商州上洛山及华山平泽,今陕西、河东、河北、汴东、江湖州郡皆有。生处不闻水声者良。生先众草,初起作蔓,茎如钗股而四棱,叶如杨柳而层叠,每层六七叶,环列如车轮。七月开花六出,浅紫色,或碧白色。作穗似兰台子及菊花头状。实青色,根稠密,多须似谷,岁必败朽,次年旁引生苗。年久转茂。一根丛须数百条,长二尺许。九月采根,湿时色黄黑,干时色深黑,俗呼铁脚威灵。别有一种,根须都一样,根色黄,或白者,并不堪用。修事:阴干月余,捣末筛过用,忌茗及面汁。

【参】曰:有威可畏,有灵可通,仙化迁变,以为体用者也。味苦气温,性秉风火。风得之而作夏,脉得之而流行,宣发陈,通横遍,空所有,实所无,急方之宣剂、通剂也。先人云:威武灵奇,仙趣也。其性快,其效速,其力峻,其祸深,如商君之治秦,立徙木之命令,朝示而夕行者也。故主久疲宿冷之痼疾,元阳委顿,犹贯朽粟红,但少设施者,借此便成大观。倘兵柔饷乏,作此背水阵,终非万全策耳。

竖穷三际,横遍十方,空诸所有,实诸所无,方尽得仙化迁变、神运无方之妙用。

甘松香宋《开宝》

【气味】甘温,无毒。

【主治】主恶气,卒心腹痛满,下气。

【核】曰:甘松香,《金光明经》谓之苦弥哆。出姑臧、凉州诸山,今黔、蜀州郡及辽州亦有。叶细如茅,引蔓丛生,根极繁密。八月采根,作汤沐浴,令人体香。用合诸香及以裹衣。

【参】曰:臭味如松,香草也。宜入脾,脾味甘,脾臭香,脾之阳分用药也。功夺土郁,土郁则夺之,行土用也。由是天气明,地气清,土位乎中而畅于四支,美之至者也。

地气冒明,只须降浊,浊降则明体自著,若欲升清,反致浊矣。

续随子宋《开宝》

【气味】辛温,无毒。

【主治】主妇人血结、月闭,瘀血、癥瘕疝癖,除蛊毒鬼疰,心腹痛,冷气胀满,利大小肠,下恶滞物。

【核】曰:续随,即千金子、拒冬、联步、菩萨豆也。所在俱有,南中尤多,入药以南产者为胜。苗如大戟,初生一茎,叶在茎端,叶复生茎,茎复生叶,转展叠加,宛如十字。作花亦类大戟,但从叶中抽干,并结实耳。修治:去壳,取其色白者,绵纸包裹,压去油用。

先人云:尝见半枝莲叶上生叶,俨如十字,春分叶中抽茎,茎必三之,叶如莲瓣,裹茎而上。入夏开花作实,实必三棱;子必三粒,外肉青软,子壳则坚,上半黑褐,下半黄白,内仁如玉,温润如脂,土人称半枝莲。用治蛇虺螫蝎之毒,立有奇验。读宋《开宝》,始知即续随子也。

【参】曰:续随子,叶中出茎,以茎之一,合叶之二,奇连偶断,其数三也。春半叶中抽茎,夏半实作三棱,列子三粒,茎只三之,叶只二之,次第重之,生复续,续复随,三相参,五相伍,生道无端,唯数可倚而不可违也。如营卫周行,行必有纪,行周不息,如环无端,生气乃治,自无血结目闭,瘀血癥瘕,营行失于随续之眚矣。亦无疝癖蛊疰,冷气胀满,卫周失于随续之眚矣。续随辛畅温煗,维数可倚,周行不息,仍不违于尝数之纪尔。

以茎之一,合叶之二,为刚来而下柔,动而说,随从之象也。

蓬莪茂宋《开宝》

【气味】苦辛温,无毒。

【主治】主心腹痛,中恶,疰忤、鬼气,霍乱,冷气,吐酸水,解毒,食饮不消,酒研服之。又疗妇人血气气结积,丈夫奔豚。

【核】曰:生西戎、广南诸州,江浙或有之。三月生苗在田野间,茎如钱大,高二三尺。叶色青白,长一二尺,大五六寸,颇类荷。五月黄花作穗,花头微紫。根如生姜,而茂在根下,状如鸡鸭卵,大小不一。好恶并生,恶者有毒,西人取之,先放羊食,不食者,弃之。陈藏器云:一名蓬莪,黑色;二名蒁,黄色;三名波杀,味甘有大毒也。修事:九月采茂,削去粗皮,蒸熟曝干,临用时,于沙盆中醋磨令尽,然后火畔炻干,重筛过用。

【参】曰:蓬莪茂,恶草荄也。根形如卵,好恶并生,恶者大毒杀人,好者毒药攻疾。谐声逢我戌,若逢君之恶,取戈自持,击伤以灭之也。气味辛温,对待冷恶疰鬼为因,变迁种种形证,非此入破,未易剪除耳。好者尤称毒药,不得轻下毒手。

木鳖子宋《开宝》

【气味】甘温,无毒。

【主治】主折伤,消结肿恶疮,生肌,止腰痛,除粉刺䵟𪒟,妇人乳痈,肛门肿痛。

【核】曰:出朗州及南中,今闽、广诸郡,杭、越、全、岳亦有。蔓岁一枯,根则不死,春复旋生,亦可子种。种时须雌雄相配,红绳扎定,排埋土中,及其生也,则去其雄,方结有子。作藤布叶,都似薯蓣,但叶作五桠,色稍嫩绿。四月黄华,六月结实,生时青碧,熟则红黄,壳有软刺,累累如苦瓜、锦荔枝状。每一实有子数十枚,长三四分,圆扁碨砢,形状如鳖,一头尖者,雄种也。八月采取,中仁青绿。修事:去油用。

【参】曰:蔓草曰木,以用言也;实核曰鳖,以形举也。言能以疏泄为己任,根身之结者则疏之,壅者则泄之。经云肝主疏泄,宁独二阴而已乎。四王切共相抱,夜摩执手兜率,他化自在眼相觑,此则名为六欲乐。

药有雌雄,此指枝干已成,别花实之有无,或形色之相肖,假喻而言也。若何首乌,色分赤白,两藤时相交解,如天上夫妻,目视执手,以为淫事者也。唯顿逊国,有木曰互婚,华似牡丹,根干之间,实有其具,昼则分开,夜则联合,如人间夫妇,实有淫业者也。独木鳖子,胚胎未兆,先为匹配而后生,生而后有子,此又雌雄之异类者矣。《传》云未有学养子而后嫁,此更学养子而后生。

通脱木法象

【气味】甘淡寒,无毒。

【主治】主利阴窍,治五淋,除水肿癃闭,明目,泻肺。

【核】曰:出江南,生山侧。高丈余,如草薢麻状,花上有粉,茎中有瓢,轻白而柔,女工用以饰物,不知起自何世。汉王符《潜夫论》固已讥花采之费,至梁宗懔,记荆楚之俗,四月八日,有染绢为芙蓉,捻蜡为菱藕,亦未有用此物者,今则通行于世矣。或作蜜煎充果,食之甘美,俗呼通草。

【参】曰:草类木状,白瓢理通而轻脱也。木乘金制曰倚,金体用行曰商。受前此之木,生后此之金,离南而转西矣。盖通因塞用,脱因涩用,木司阴窍,肝所主也。故主利阴窍,治五淋,除水肿,下乳催生,解诸毒虫痛耳。明目者,上通其木窍;泻肺者,泄肺之金郁,金郁则泄之,解表利小水也。然则泄金之用,正所以辅金之体,行木之用耳。别名倚商、离南者以此。

红曲《补遗》

【气味】甘温,无毒。

【主治】主消食,活血,健脾燥胃,治赤白痢,下水谷。

【核】曰:用白粳米一石五斗,水淘,浸一宿,蒸之成饭。分作十五处,入曲母三斤,搓揉令匀,复并作一处,遂以帛密覆之。热即去帛,摊开觉微温,遂复堆起,又以帛密覆之。次日日中,又分作三堆;越一时,分作五堆;再一时,复合作一堆;过一时,又分作十五堆;俟稍温,又复合作一堆,如此数次乃止。至第三日,用大桶,盛新汲水于桶内,以竹笺盛曲,分作五六分,水中蘸之,完时又作一堆,仍如前法作一次。第四日如前又蘸,若米半浮半沉,仍如前法作一次,复蘸之。米尽浮,则曲成矣,取出日干收之。其米过心赤者,谓之生黄,未过心者,不堪入药。陈久者良。

【参】曰:稻之不黏者为秔,米粒如霜,性尤宜水,溉种之谷也。郁之使尘华为赤,过心者赤,心为大赤,法出近世,亦奇术也。金谷曰秔,性宜水者,即金向水求,胎藏水母中也。易以坎为水,为赤,乾为金,为大赤,顾谷之能为赤为大赤者,其唯稻之秔乎?藉金水以相资,亦非本有之形色,假人力而成者也。故女工曰红,纺绩织,功力之谓也。郁秔造曲,使之衣生,令之心赤,亦孰非功力之使然乎?是故谷入于胃,乘中黄之生气,升出之,降入之,奉心化赤,乃得流溢于中,布散于外,精专者独行其经隧,尝营无已,终而复始也。设中黄生气息,则升出降入废,上焦亦不为之开发,五谷亦不为之宣味,水食亦不消,血凝亦不流,胃濡脾愆,停而成饮矣。留于中则为蛊,溢于外则为肿,注于下则为淋、为带、为痢矣。稻秔郁之为赤、为大赤,已若奉心化赤矣,则从前生意已成其终。饵之以赤以大赤,嗣后生意宁不以成其始乎?诚金胎水中为先天,木藏火里为后天,孕育之基,中黄戊己也,合物我为互交,分成两象者,复还圆相矣。

致饮之因,变生之证,从来未经发覆,能于此比量推展,法不可胜用矣。若只作红曲,失却许多看书法门。

仲淳缪先生,为人处方,每脾胃疾,必多用红曲。又尝见先生酒后,次早单以此种作丸,必大啖之。庚申中秋,曾与颐言,白秔蒸罨,变赤而成曲,如水谷酝酿,化赤而为血,其主脾胃营血之功,有同气相求之感。

虫白蜡《会编》

【气味】甘温,无毒。

【主治】主安五脏,美毛发,生肌,止血,续筋,接骨,补虚,定痛。

【核】曰:虫白蜡,蜡虫营造女贞木上者也。出川、滇、衡、永者力胜。土人多种之,即名蜡树,状似冻青,负霜葱翠,振柯凌风,因名女贞。其虫嫩则色白造蜡,秋深老则紫赤,遗卵作房,营结枝畔,形如黍粟,入春则渐大如豆如芡,累累盈枝,若雀瓮、螵蛸之类,即名蜡种,亦曰蜡子。内有白卵如虮,一包数十百,立夏后,逐枝摘取,分系各树。越芒种,接夏至,包拆虫生,延缘枝茎间,吮液吐涎,状如凝霜,处暑剥取,名曰蜡渣。过白露,粘牢难落矣。采得炼化,滤清,或甑蒸,滴沥磁器中,俟冷作块,蜡成矣。辛巳五月,常州郡邑,栽莳豆类,尽为青虫所啖。八月掘地,每株根底,获虫数十条,长四五寸,重三四两僵白如脂,烧之都成白蜡。父执周湛翁目击其异,嘱笔以纪之。

先人云:女贞之液,虫腹酝酿,复从口吐,秋成色白,宛如肌腠肉理之脂膏。则凡风毒流溢于外者,莫良于此。

【参】曰:乳卵于女贞,造蜡于枝上,成始于阴姤,成终于大观。禀女贞木气之专精,巽入在中,速于敷化,故主居中之神室,散精于五脏,淫气于五形。五形者,五脏之所合也。自外合内,由内合外,维中不息之生机,功胜女贞实矣。

羽毛裸鳞介,总呼为虫。物入阴中,色剥为白,退藏合密,敷化为蜡。精、神、魂、魄、意,为五神。心、肾、肝、肺、脾,为五脏。皮毛、血、肉、筋、骨,为五形。肾藏精,骨者肾之合也;肝藏魂,筋者肝之合也;脾藏意,肌肉者脾之合也;心藏神,血脉者心之合也;肺藏魄,皮毛者,肺之合也。五月为阴剥,八月为大观。

秋石《蒙筌》

【气味】咸温,无毒。

【主治】主滋肾水,养丹田,返本还元,归根覆命,安五脏,润三焦,消痰咳,退骨蒸,软坚块,明目清心,延年益寿。

【核】曰:制炼秋石,为丹家秘法,世所炼者,皆渣魄,不堪用也。其法宜秋月取,用人尿二三石,入锅内,桑薪缓缓煎收,勿使锅岸生垽,有则竹刀掠下,或沸滚泛溢,亦以竹枝频搅遂定,俟干成滓,即去薪,缓火焙燥。分置阳城罐,上余空二寸许盖覆磁盏,封固罐口。养火一周,其药渐生,轻盈如雪,莹洁可爱。或成五色,或象物形,此属上乘。宜密贮银瓶,藏阴静处,不则风化成水,复须升养,仍结如霜,但少坚实尔。又制既济玄黍秘法:选端洁童男女,各认溺器,各陆续取溺,煎炼成滓,各升取上乘秋石,各取溺器白垽,晒焙令干。先置女垽于银釜之底,次置男秋石于女垽之上,次置女秋石于男秋石之上,次置男垽于女秋石之上,次第安置,上余二寸,六一泥封固,三方火温养七日,则粒粒丹红,交结釜顶,此更属无上乘,藏贮亦如秋石法。

【参】曰:物熟曰秋,石言量也。溺缘润下水,藉火大既济而允升,培后天之形脏,副先天之神藏者也。故诸证咸从形脏生,力转神藏仍与形脏俱。若玄黍为阴阳合璧,复还圆象,使得尽终其天年,度百岁乃去。

大风子《纲目》

【气味】辛热,有毒。

【主治】主风癣疥癞,杨梅诸疮,攻毒杀虫。

【核】曰:出海南诸番国。《真腊记》云:大风,大树之子也。状如椰子而圆。包核数十枚,形如雷丸。去其衣,中仁白色,久则黄败而油,不堪入药矣。

【参】曰:风从几,从虫,风入八日而成虫也。陈列诸疾,皆风动虫生之患,缘因风动,仍因风化。大风子,秉金刚之味辛,暖热之火化。释典云:太末虫,无界不到,能延于太虚之际,不能延于火焰之上。

风者,百病之长也,百虫之祖也。大块之噫气,王者之声教也。

蜀黍《纲目》

【气味】甘涩平,无毒。

【主治】主温中,涩肠胃,止霍乱。粘者与黍米同功。根煮汁服,主利小便,止喘满。烧灰酒服,主产难。

【核】曰:蜀黍,即高粱。《广雅》谓之水稷,又谓之荻粱,《食物》谓之芦,俗谓之芦粟,又谓之蜀秫者是也。种始自蜀,因名蜀黍。北人多种之,以续绝乏,宜下湿地。春月布种,秋月收采。茎高丈许,状如芦荻而内实。叶如芦穗而稍肥,粒如椒子而坚硬。黏者酿酒,秫者炊粥,可以济荒,可以养畜。梢堪作帚,茎堪织席,编篱供爨,大益民生者也。

【参】曰:黍为心谷,蜀黍色赤气温,又属手太阳小肠心之腑药矣。小肠腑主泌水谷,调水道输膀胱,传谷魄下大肠,水谷既分,霍乱遂定,喘满立止,温中之验也。根荄烧灰,主产难者,太阳府主开,通调传送,正属开所司尔。

玉蜀黍《纲目》

【气味】甘平,无毒。

【主治】主调中开胃。根叶,气味甘寒,主小便淋沥沙石,痛不可忍,煎汤频饮。

【核】曰:玉蜀黍,别名玉高粱。即今之御粟也。种出西土,近所在亦有之矣。苗叶类蜀黍而肥,又似薏苡而长。六、七月开花成穗,如秕豆状。苗心出苞,如棕鱼状,白须四垂,久则苞裂子出,攒簇如珠也。

【参】曰:中秋出子,悦泽如珠,禀金水之英华,宜入肺与肾,辅先天之生气者也。故司后天之谷府,主调中而开胃,开窍于二阴,治淋沥沙石,痛不可忍也。盖肾主溪,是知其病之在骨。

山奈《纲目》

【气味】辛温,无毒。

【主治】主暖中,辟瘴疠恶气,治心腹冷气痛,寒湿霍乱,风虫牙痛。入合诸香用。

【核】曰:时珍云:出广中,人家亦多种莳矣。根叶如姜,作樟木气。土人食其根,如食姜云。切断曝干,皮赤肉白。古之所谓廉姜,恐其类也。《酉阳杂俎》云:奈只出佛林国,长三四尺,根大如鸭卵,叶长如蒜薤,中心抽茎甚长,茎端开花六出,色红白,心黄赤,不结子,其草冬生夏死。取花压油涂身,去风气。按此说颇似山奈,故附之。

【参】曰：山，宣也。奈，遇也。味辛气温，臭香且辛也。对待寒中诸证者，宣散中黄之生气，辟除瘴厉之死气耳。

宣气散生，产生万物者。山也，死阴之气，奚奈何？

淡竹叶《纲目》

【气味】甘寒，无毒。

【主治】叶主去烦热，利小便。根能堕胎，催生。

【核】曰：所在田野俱有。春生苗，高数寸，茎小叶绿如竹，宛如竹米落地，所生形色，但柔嫩为异耳。八、九月作穗细长，一窠数十须，须上结子，类麦门冬根而坚硬。里人采其根苗，捣汁造曲，酿酒，殊芳冽也。

【参】曰：淡非浓比，淹淡水盈貌也。对待急疾如火，肺热叶焦，为烦热，为癃闭，叶可走之，利之。根能堕胎催生，太阴肺主开，阖者辟之，急方泄剂也。

紫花地丁《纲目》

【气味】苦辛寒，无毒。

【主治】主一切痈疽发背，疔肿瘰疬，无名肿毒，恶疮。

【核】曰：处处有之，寿州者为胜。春生苗，叶似柳而微细。夏月开花紫色，结实成角。出平地者成茎，生沟壑者作蔓。又一种生篱落间者，叶如木樨花叶，花如铃铎下垂，小而色白，今人称作白花地丁，与紫花并用，功力乖戾，不可不辨。

【参】曰：丁为干火，地在气中，顺承天施而成物者，地也。故主形骸地属，失承天施，为痈，为疔，为瘰，为疬。使之仍顺乎天施，而畅于四肢，美之至者也。

第十一帙

屠苏草

《乘雅》核参十有一帙,附《痎疟论疏》,称十二函,稿脱而右目盲矣。亟梓问世已久,乙未《金鎞》落成,又眩左目,因病得闲,忆仲景先生两论,其间方剂品药,失核参者,四十余种。丁酉谷日,遭奇疾,稣绝绝稣,几数十次,绝惟茫茫,稣不知死。只以未了公案为系念,因嘱笔日纪成书,不匝月而毕,业病亦稍可,得以扶筇盘礴室中,检点《乘雅》,将《痎疟疏》另行,以此更参补梓十一帙。第出自梦魂中,语多不次,望具眼者,严加勘驳,为幸大矣。噫,前参苏方木云,功能屠绝鬼气,稣醒人魂,或以此帙名屠苏草亦可。戊戌立夏日,废隐之颐,更名芦旅,字号易,别号晋公识。

文蛤 《本经》上品

【气味】咸平,无毒。

【主治】主恶疮,蚀五痔。

【核】曰:文蛤生东海、登莱、沧州海沙湍水处。大者圆二三寸,小者五七分,形如海蛤及紫贝,独表文斑彩,陆离犹可爱也。采无时。修治:每两用浆水煮一伏时,更用枸杞根皮、侧柏叶,各二两,煮一伏时。捣用,力转胜也。

【参】曰:文蛤生海湍沙碛,湿生也。湿以合感,故虫偕合;表彩陆离,复名文蛤。两瓣函合,中含灵液,可菡可萏,流而不盈,故主火亢浸淫而蚀疮,水郁肠澼而五痔。至水亡润,火失炎,体用两竭,坎窨化息者,功力捷如影响。

五加皮 《本经》上品

【气味】辛温,无毒。

【主治】主治心腹疝气,腹痛,益气,疗躄,小儿三岁不能行,疽疮阴蚀。

【核】曰:五加生汉中及冤句,江淮、湖南州郡,汴京、北地皆有之。宿根再发,春苗丛生。茎类藤葛,高六七尺或丈余,枝茎交加,间有刺,因名白刺。每叶五枚或三枚,五枚者佳,三枚者亦可用。若三相参,五相伍,三五相参而变化生,故四枚者不堪用。叶类蔷薇,边有锯齿。四月花白子青,六月子转黑,得霜则红紫相间,文彩陆离,因名文章草。十月采根,皮黄黑,肉白色,内骨坚劲,因名本骨。南地者根类枸杞木皮,阔厚轻脆,芬芳袭人,入药造酒最良。盖木命在皮,草茎而言皮者,五加专精之在根皮也。北地者类秦木、柏木,树皮平直如板,其色白,无气味,疗风痛,余无所用。王君云:五加者,五车星精也。盖水应五湖,人应五德,位应五方,物应五车。故青精入茎,则有东方之液;白气入节,则有西方之津;赤气入华,则有南方之光;玄精入根,则有北方之黏;黄烟入皮,则有戊己之灵。五神镇生,相转育成。饵之者真仙,服之者反婴。因名金铅金液、神丹,副名也。铅讹盐,谬矣。

【参】曰:五从二,从乂,象天两地间,互阳交阴中,之为五。盖天数五,地数五,五位相得而各有合者,之为加。诚五行星精之所化,引重致远,以济不通,何患躄不疗?小儿三岁不能行,筋不转,脉不摇,赋形功行为名也。固入五脏,偏驻又在厥阴之肝,肝藏筋膜之气也。是得辅厥阴肝体,行厥阴肝用,除厥阴肝眚,其功特著。一名五嘉,合蘗酿酒,酉烨佳美。行酒势,走血脉,通关津,达四街,彻九窍,布二百六十五节,开八万四千毛孔,迅速疾行,无出其右者。至若追风作使,辟寒惩暄,易热恼为清凉地,攘濡湿致高洁界,此其专务。

莞花《本经》中品

【气味】苦寒,有毒。

【主治】主伤寒温疟,下十二水,破积聚、大坚、癥瘕,荡涤肠中留癖、饮食,寒热邪气,利水道。

【核】曰:莞花出咸阳川谷及河南中牟,所在亦有,近以雍州者为好。苗似胡荽,高二尺,茎无刺。入夏作花,簇生细碎,生时色黄,干则缟白。或言世无莞花,每以芫花充用,不唯气味功能悬绝,生成形肖亦迥别也。

【参】曰:《山海经》云:首山多莞。苗首出,萼随之,花落尽,叶乃苗也。故莞谐尧。尧,高也,广也,炎也,上也。高广承寒,炎上作苦,合配太阳化令,对待太阳体用药也。力主寒伤层署,表著六标暑巢营舍,因遇肃杀之秋风,或侵凄沧之水寒,或袭沐浴之水气,随卫入出,实虚更显,阴阳且移,休作成疟也。至下十二经水,破五脏积、六腑聚、大坚癥、大坚瘕留癖肠胃中者,荡涤无遗,空诸所有,捷于影响。若食饮馨饪,邪从口入者,或发于阴而寒,或发于阳而热,或寒热叠呈,而阴阳互迁者,陂可平,往可复,艰贞之吉,于食有福。

紫参《本经》中品

【气味】苦寒,无毒。

【主治】主治心腹积聚,寒热邪气,通九窍,利大小便。

【核】曰:紫参生河西、冤句山谷,今河中、淮郡、三辅皆有之。茎高一二尺,叶似槐,亦有状羊蹄者,色青绿。五月开花,白色似葱。花,亦有红紫水荭色者。实黑,大如豆,圆聚生根黄赤有文,根皮紫黑,肉红白,肉浅皮深。三月采之,火炙赤紫。状类小紫草。

【参】曰:赤黑兼色而得紫,参水火相射者,既济之为参也。犹未离乎火味之苦,水寒之气,金亦互,木亦交矣。故腑脏咸入,根身并叶尔。脏在胸,腑在腹。积者,五脏之所生;聚者,六腑之所成也。积解聚散而寒热平,清阳仍走上窍而利,浊阴仍走下窍而通矣。

败酱《本经》中品

【气味】苦平,无毒。

【主治】暴热,火疮赤气,疥瘙疽痔,马鞍热气。

【核】曰:败酱,一名苦菜,又名苦蘵。苦蘵同酸酱名,酸酱叶则高大也。亦与苦贾、龙葵同名,种类则迥别矣。生江夏川谷,所在溪涧近水处亦有之。春初嫩苗塌地,似松菜叶,略狭长,面深背浅,有锯齿。采作菜蔬,漂去苦味,有陈酱气。三月茎渐高,数寸一节,节间生叶,各起小枝,四散如伞,高三四尺。入夏白花成簇,根白紫,八月采取,曝干用。

【参】曰:诠名败酱,烹之色臭相似,形脏腹肠之所需也。气平味苦,盖炎上作苦,苦性走下,苦肃肤腠,苦厚肠胃,平则无过不及矣。因名苦菜。《月令》:小满,苦菜秀。白花整密,敷布如盖。夏三月,此谓蕃秀,若所爱在外,犹夏日在肤,泛泛乎若万物之有余也。盖夏火主时,金遇庚伏,而乃白花金布,抑秉制为用,制则化生软?故从治暴热,火疮赤气,焦烁肺金肤皮形脏,而为疥瘙疽痔,马鞍热气者,热解则清而愈。此即点火成金,不烦另觅种子矣。仲景先生用治肠痈之为病,其身甲错,腹皮急,按之濡,如肿状,腹无积聚,身无大热,脉数。此为腹内有痈脓,不独焦烁肺金之形脏,并毁败腑配之大肠。金至斯坚,将来者进,成功者退,理势然也。

露蜂房《本经》中品

【气味】甘平,有毒。

【主治】惊痫瘛疭,寒热邪气,癫疾,鬼精,蛊毒,肠痔。

【核】曰:露蜂房,一名蜂肠,一名蜂勒,一名百穿,一名紫金砂。生牂牁山谷,所在皆有。凡四种:一曰革蜂窠,大者一二丈,围树上,内窠小者隔六百二十六个,大者隔一千二百四十个,其裹粘木蒂,采七姑木汁,其盖采牛粪沫,其隔采叶蕊也;二曰石蜂窠,附人家屋上,大小如拳,色苍黑,内有青色蜂二十一个,或十四个,其盖石垢,其粘处七姑木汁,其隔竹蛀也;三曰独蜂窠,大如鹅卵,皮厚,色苍黄,内有小蜂,头翅内向,仅大蜂一只,如石燕。独据外向,人马被螫,则立亡也;四曰草蜂窠,亦入药用。以革蜂窠为胜,今人多用簷前树枝上者。修治:同鸦豆枕等拌蒸,从巳至未,出豆,炙松脆用。

【参】曰:黄蜂露处于显,其房倒垂而旋覆,显者密之;蜜蜂退藏于密,其房横列于四隅,密者显之。动者静,静者动,开者阖,阖者开,枢机之为用乎?故主气上而惊,气下而癎,倒置开阖而癥疢,乖错阴阳而寒热。阳重者狂,阴重者癫,有阴无阳者鬼精,有阳无阴者蛊毒。显者密而密者显,行布不碍圆通,圆通不碍行布矣。至若肠辟为痔,通因塞用,蜂肠百穿,象形对待法也。

蛴螬《本经》中品

【气味】咸,微温,有毒。

【主治】恶血,血瘀,痹气,破折血,在胁下坚满痛,月闭,目中淫肤,青翳白膜。

【核】曰:生河内平泽及人家积粪腐草朽木间。大如趾,身短节促,足长有毛,以背滚行,乃捷于脚,久之化蝉而去。生木根桑树中者,曰木蠹,曰桑虫,身长足短,口黑无毛,春雨后,化为天牛,大腹两角,在沙碛中,到走颇捷,平陆则不行矣。此属异类,宜早辨也。修治:采无时,阴干,同糯米拌炒,至米焦黑,去身口肉分茸毛,并黑尘,分作三四截,研粉用;亦可生用,取汁。用下乳汁,杂猪蹄作羹,两无别也。

【参】曰:蛴谐齐;齐,垣屋两旁隙阪处也;螬谐曹,曹,庭树东畔棘壤所也。故蛴螬湿生无母,多在垣屋庭树积壤腐木间。《尔雅》所谓蟦蛴;《列子》所谓乌足之根,是也。色黑褐亦有外黄内黑者,身不及寸,腹文如蝎若蝉,故一名蝎。化复育,转玄蝉,离卑秽,应高洁,吸风饮露,好鸣种子也。行以背,驶于足,复育腹行,玄蝉足行矣。本草指内外洁白之木蠹桑虫,表里灰色之地蚕、蛷螋者,谬矣。盖木蠹桑虫行以腹,地蚕若屈蠖之求伸,蛷螋类蟋蟀之促蹼,皆非行于背也。然则行身之背者督,起于下极之俞,并脊里,上风府,入属于脑,与任脉会于巅。蛴螬功力,力主督不会任,任内苦结,为恶血、为血瘀、为痹气、为折血在胁下坚满痛,男子为七疝,女子为血闭瘕聚,仍使之任督交通,环周会极。盖肝开窍于目。肝,木藏也,蛴螬兼木为食,若淫肤翳膜,皆目余眚,如木蘖柿菌然。螬食其余,何眚之有?且也木系系风府,循督会任故功用特著。昔仲子食螬剩者半李,遂使耳有闻,目有见,信有之矣。

丹雄鸡《本经》中品

【气味】甘,微温,无毒。

【主治】主女子崩中,漏下,赤白沃,补虚,温中,止血。头主杀鬼,东门上者良。

鸡子隐居《别录》

【气味】甘平,无毒。

【主治】主除热火灼烂疮,痫痉,开喉声,疗失音。

卵中白隐居《别录》

【气味】甘,微寒。

【主治】云心下伏热烦满,破大热烦。

卵中黄隐居《别录》

【气味】甘温,无毒。

【主治】主除烦热,解热毒。

卵壳隐居《别录》

【气味】咸平,无毒。

【主治】主伤寒劳复,发音声。

【核】曰:鸡,羽属,五方所产,种类甚多,大小形色,各各殊异。盖日中有鸡,西方物也;大明生东,故鸡入之。卵生思抱,伏而未孚者,谓之曰涅。又曰:鸡伏无雄亦卵,以卵告灶,伏亦出之,俗曰灶鸡。破卵而出,毛羽遂具。无外肾,亏小肠。好睨视,跑而食之,每有所择,故曰鸡廉。食而不饮,有屎无溺也。呼曰朱,朱,相传鸡本朱氏翁化为之者。按汉祝鸡翁,居尸乡山下,养鸡百余载,皆有名字,呼名则种别而至,则朱乃祝之转也。其栖也知阴晴,其鸣也知时刻。鸣必三度,又能自守,不为风雨止。《诗》云:风雨凄凄,鸡鸣喈喈;风雨萧萧,鸡鸣胶胶;风雨如晦,鸡鸣不已。喈喈,鸣而不失其和,胶胶,不失其固也。鸡老岁久,至晓方鸣,持寒也。或乙丙夜,辄独鸣,则行旦有赦,谓之盗啼。无故群鸣,谓之荒鸡;牝鸡雄鸣,雄鸡乳卵,老鸡人言,谓之不祥。古称鸡有五德:戴冠,文也;傅矩,武也;敢斗,勇也;得食相告,仁也;守夜不失时,信也;有此五德,犹日沦而食之,何也? 以其所从来近也。《埤雅》云:蜀鲁荆越诸鸡,越鸡小,蜀鸡大,鲁鸡犹其大者。《庄子》云:一越鸡不能伏鹄卵,鲁鸡固能矣。成玄英云:越鸡,荆鸡也;鲁鸡,今之蜀鸡也。按韩子云:鲁鸡之不期,蜀鸡之不支,则玄英所谓鲁鸡,今之蜀鸡者,非是矣。《尔雅翼》云:荆与越为小,蜀与鲁为大,荆越相近,蜀非巴蜀,鲁成公会于蜀者,亦鲁地云尔。李时珍云:蜀中鶤鸡,楚中獶鸡,并高三四尺;江南矮鸡,脚仅二寸许;南越长鸣鸡,昼夜啼叫;南海石鸡,潮至则鸣;辽阳食鸡、角鸡,俱肥美大胜诸鸡;朝鲜长尾鸡,尾长四尺。丹赤者,入药最良。近道称太和者为第一,下元岁戊子,两浙群鸡,肋尖都生爪甲,五爪具者,辄登天而鸣,去则不知所往。破卵者,每多五彩凤形,或三足、四足、五足、连胸或连胁,或四翼、五翼、六翼、连脊或连颈,或羽、或毛、或鳞、或介,或兽颈而鸡身,或鸡首而兽体,或两身、三身而一头,或二头、三头而两翼,或毛羽之根,遍生爪甲,或爪甲之端,多生毛羽,或卵大如鹄子,或蛋小如雀卵。色相千端,鸣啼百怪,时有小鸡,或作人言也。是年吴之崇明,每潮来,即浪滚丹赤雄鸡,鸡身马蹄,无大小各重二斤许,不啻千万计,必协群龟池鱼,一涌遍海面,来不复去也。至犬羊禽鸟,或人身而犬头,或羊首而人躯,或一体二三首,或两犬联脊,或三羊并尾,或四豕一蹄,或狮头猴身,或人手犬足,灾害叠出,不堪枚举也。悲夫,人畜莫辨,犹从事鼎镬者,亦曰殒哉。《延寿书》云:具五色者,玄身白首者,六指者,四距者,死不足申者,并不可食。但阉鸡而啼者,有毒。四月勿食抱鸡肉,令人作瘘,成漏,并男子虚乏。弘景云:五岁小儿以下,食鸡者多生蛔及寸白。鸡不可合胡蒜、芥、李、犬肝、犬肾食,并令人泄血痢。同兔食,亦作血痢。同鱼汁食,成心瘕。同鲤鱼食,痈疖。同獭肉食,成遁尸。同生葱食,成血痔。同糯米食,生小虫,一粒一虫,易生速计者也。其卵黄雌者为上,乌雌者次之,首乳者力胜。上锐下圆,端有点血,鲜赤者,首乳也。羽爪肪嗉,冠血膍胵,筋骨屎白,草窠衣壳,咸收药用。其羽焚之,犹可致风,畜蛊之家,鸡辄飞走,此灵禽也,宁独克庖饵食而已?

【参】曰:东方肝木,其音角也,其窍目也,其主筋也,其卦巽也,其畜鸡也。故鸡鸣日出于寅,鸡伏日入于酉,通昼夜之阖辟,木秉金为用也。盖营行脉中,卫行脉外,经经纬络,阳出阴入而昼夜分,故主卫失两陆之尝,惺反寂而寂反惺,寤反寐而寐反寤者,或营失经纬之守,崩反瘀而瘀反崩,积反漏而漏反积者,功力捷如影响。头为阳首,大明东生,鬼魅不祥,莫之敢撄矣。经云:卵应想成,便裹壳衣,范围黄白,所谓天地之先,阴阳之始,胚形未兆,其气浑若也。破卵而出,解甲之孚,曰混沌衣,曰凤凰蜕,取蜕脱之义尔。仲景苦酒汤,用未伏之卵,鸿未判而力用专。去黄留白以从阳,高悬之以类相求也。破之使出,音始出,声始发,一阴机敏动,会厌发,分气张,窍端而言,答述而语矣。去白留黄者,以从阴也,盖白赋阳外之形,黄铸阴内之藏;主少阴病,卫愆归内,烦难卧者,仍使之卫归阴陆,睡卧半眠,不与觉时同也。并主百合病,百脉一宗,悉致其病者,罔剧涌泄,仍假百合药象。从治其本病,而后君以卵黄,乃治其标病。疾流阴气以成阳,合夫荣行脉中,卫行脉外,出阳入阴,如环无端,形与形相亲,脏与脏相叶,物各从其类也。若屎白之主转筋,脉微弦,上下行,臂脚挺直而艰曲者,冯藏真通于肝,肝脏筋膜之气也。仍合筋转脉摇,和柔相离,如鸡举足曰平,昼者昼,夜者夜,辟者辟,阖者阖矣。

蜚虻《本经》中品

【气味】苦,微寒,有毒。

【主治】逐瘀血,破血积、坚痞、癥瘕寒热,通利血脉及九窍。

【核】曰:生江夏川谷,牛马所在都有之。形类蜜蜂,腹四褊,微黄绿色,嘴锐而利,若锋鐩然。春半后、秋半前出,茂暑繁盛,腹有血者良。法取五月。修治:入丸散去翅足,熬熟用;汤法亦同。

【参】曰：蜚虻，一名虻虫、陆虻也。飞哑牛马血，嘴如芒刺然，性颇贪饕，腹满犹哑不已。用逐瘀血，破血积坚痞，癥瘕而成寒热者，遂其性，尽出其所留积而后快。盖血中有眚，乃积乃留，眚去血行，流不盈矣。通利血脉者，概手足二十四经隧而言，十二焉从头而走足，十二焉自足而走头，风马牛不相及者，而概哑焉。则凡经隧逆走头而逆走足者，乃积乃留，各遂其性，乃行乃流矣。故血失所行，血失所留者，清阳不走上窍而留，浊阴不走下窍而积，而行焉，而流焉，何窍不通，何窍不利？

梓白皮《本经》下品

【气味】苦寒，无毒。

【主治】主热气，去三虫。

【核】曰：梓，一名木王。生河内山谷，近道亦有，宫寺园亭，颇多植此。旧说椅即是梓，梓即是楸，楸即是槚。盖楸之疏理而白色者为梓，梓实桐皮者为椅，其实两木，大类同，而小别异也。《齐民要术》称白皮有角者曰梓，或名角楸，又名子楸；黄色无子者曰柳楸，世呼荆黄楸云。然则是数者，又以有子为别耳，顾梓之子，荚细如箸，其长仅尺，冬后叶落，荚犹在树，总总然，荚中之子，各曰豫章。崔豹《古今注》云：棘子曰枣，梓子曰豫章，桑子曰椹，柘子曰佳。鲁季孙植六槚于蒲圃东门之外。子胥曰：植吾墓。任昉云：山中有楸户，掌楸木者，可为什器也。盖梓有三：木理白者梓，赤者楸，梓之美文者椅，楸之小者槚。桐亦名椅，与此不同。入药则宜白色有子者，用皮则生者良。

【参】曰：梓为百木长，室屋之间有此，余材不复震矣。亦有子道焉，昔者伯禽、康叔见周公，三见而三笞，遂见商子，商子使观于南山之阳，见乔木而仰；又使观于北山之阴，见梓焉晋然实而俯。商子曰，乔者，父道也；梓者，子道也。于是二子再见乎周公，入门而趋，登堂而跪，周公拂其首，劳而食之，则以能子道焉耳。《杂五行书》云舍西种梓，令子孙顺者，盖亦取此。《诗》云：维桑与梓，必恭敬止，靡瞻匪父，靡依匪母。故古者见乔木，必下而趋，所以广孝也。桑者，母之所事，以供蚕缲；梓者，父之所植，以伐琴瑟，故见之而恭敬之心，惕然生焉，不必待于口泽手泽之所渐也。神农氏云：梓皮苦寒，入药最良。盖苦性趋下，寒平热毒，顺之也，敬止也。《本经》主去三虫。《别录》疗小儿身头热烦，疮疡虫蚀者，顾置室屋之间，余材且不复震。风虫之属，宁不降心而退舍焉？梓之益利于人道者大矣。

白头翁《本经》下品

【气味】苦温，无毒。

【主治】主温疟，狂狷寒热，癥瘕，积聚，瘿气，逐血，止腹痛，疗金疮。

【核】曰：白头翁，一名白头老人，一名王主者，端居北位，今生吴越矣。他处虽时见，总不及两地者为贵。春生作丛主，株分挺出于众叶，发茎端如杏，叶上有缟白茸毛，若头发疆短，之如翁也。近根亦有白茸，根似蔓荆，色深紫，其茎有风则静，无风自摇，赤箭、独活、鬼臼同性。河南洛阳界新安山中，多服此，云令人寿考。修治：得酒良，花、子、茎、叶，功无差等。

【参】曰：命名白头翁，形色之相肖。亦白秉金用，头为阳首。翁者，历年久，事尽知，故有风自静，无风自摇。验体之能立，用之能行，是以首出庶物，不为八风所夺也。宜哉荡中藏之垢秽，胡颈之瘿瘤，温疟之狂猖，积聚之传会，寒热之癥瘕，金疮之屠毒，百体治平，腹心患灭。

泽漆《本经》下品

【气味】苦，微寒，无毒。

【主治】主治皮肤热，大腹水气，四肢面目浮肿，丈夫阴气不足。

【核】曰：泽漆，出太山川泽，今江湖平陆有之。春生苗，一科分枝，丛生柔茎，色碧绿，如马齿苋、苜蓿叶辈，圆黄且绿，颇似猫睛，一名猫儿眼草。茎头五叶，中抽小茎五枝，每枝作细花，色青绿，复有小叶承之，齐整如一，一名五凤草，一名六叶绿花草。茎有白汁黏人，根亦白，中心劲硬如骨。本草为大戟、乌头苗者，谬矣。

【参】曰：泻水上行之为泽，水泻欲留之为漆，水大体用两叶矣。故水亡体用者，皮肤热；水惟具体者，大腹水气、四肢面目浮肿。缘丈夫阴足而精藏，而起亟，用行体至，体至用行，两无碍焉。仲景先生《金匮要略论》，咳逆上气，时时吐浊，坐不欲眠，其脉沉者，泽漆汤主之。第形寒饮冷则伤肺，两邪相击，为咳、为痛、为痿矣。此体用两冥，至肾气独沉，宣水之用，即所以辅水之体，内外合邪，泮然冰释矣。

狼牙《本经》下品

【气味】苦寒，有毒。

【主治】主治邪气、热气、疥瘙、恶疡、疮痔，去白虫。

【核】曰：生淮南川谷，及冤句，今江东、汴东州郡，建康、三辅多有之。苗似蛇毒，叶厚而大，深绿色。六月华，八月实。实黑根白者佳，黑次之。设中湿，则易于腐烂。

【参】曰：狼牙象形，其善逐贪饕而肠直，治用类相同也。气寒味苦，有毒，逐邪热气，秉毒攻毒，捷如影响。盖风入虫成，热伤身窍，此以剧饮伤饱，至肠澼疝痔，阴蚀恶疡，饵服固多奇验，洗濯更易涤除也。

胡粉《本经》下品

【气味】辛寒，无毒。

【主治】主治伏尸、毒螫，杀三虫。

【核】曰：锡、铅皆可造粉，锡粉莹洁无青气，仅可妇女饰面，色同肌理无辨也。第锡为五金贼，不入药用，丹灶家亦不采取。铅粉有青色，此即先天之一气，五金之纯液，入药最良，丹灶家烹炼作柜，匪此不用。按《墨子》云：大禹造粉。张华《博物志》云：纣烧铅锡作粉。则粉之来亦远矣。今金陵、杭州、韶州、辰州皆造，其法：每铅百斤，熔化，削成薄片，卷作筒，安木甑内，甑下、甑中各安醋一瓶，外以盐泥固济，纸封甑缝。风炉内，安火四两，火尽添炭，养一七，开甑扫取，仍封仍养，以尽为度。不尽者，炒作黄丹。渣滓，密陀僧也。《孟春余冬录》云：嵩阳产铅，居民多造胡粉。其法：铅块悬酒缸内，封闭四十九日，开之则化为粉矣。但铅气有毒，工人多用肥猪犬肉、浆酒以厌之。中其毒者，每至痿黄，瘫挛而毙。此皆巧者时出新意，以速化为利故尔。《相感志》云：韶粉不白，用莱菔子蒸制则白。

【参】曰：溉种金谷之糟醢，交烹黑铅而成粉，转作酉白金，金向水中求也。更藉鼎瓮酝藏，蒸之浮之，解坚凝为柔脆，碎大块作微尘，烧之，粉复还铅，随分仍合，仍合随分，正所以征从革之体物不迁，用行数变也。咸属工力之使然，胡其产耳。夫如是，既袭容平之金德，则天气以急，地气以明，何有夫三虫伏尸螫毒死阴之属，尚有着脚处耶？仲景先生君黄连炎上之作苦，具太阳寒水之化令，且也金至斯坚，上达九天，下彻九渊，内周五脏，外弥肤腠，用治身热肤痛为浸淫，焦烁毛发肤皮金肺形脏者，黄连粉主之，藉炎歊袭清肃，易热恼置清凉地也。

蜣螂《本经》下品

【气味】咸寒，有毒。

【主治】主腹胀，寒热。隐居云：治奔豚瘕积。

【核】曰：蜣螂，生长沙池泽，所在有之。以土包粪，转而成丸，雄曳雌推，置于坎中，覆之而去。数日后，小蜣螂孚乳于中也。有二种：鼻头扁，背袭玄甲，因有武士之称，腹翼下有小黄子，附母而飞，昼伏夜出，见灯光则来，狐并喜食之，宜入药用；小者身黑而暗，昼飞夜伏，不堪用。修治：五月五日采取，蒸之，临用去足，火炙，勿置水中，令人吐。

【参】曰：蜣螂，蛣蜣也，一名转丸、推车客，此湿生也。合粪壤水土，吐唾弄丸而感，枢轮之用乎？故主轮脱而胀腹，枢废而热寒。至若奔豚之下而上，瘕积之非其所据而据者，爰彼奋臂举负而奔，则化无停机，推车客为用大矣。释典诠蛣蜣具六即佛号，凡属有知，毋自堕，毋自弃也。

鼠妇《本经》下品

【气味】酸温，无毒。

【主治】主治气癃，寒热，月闭，血瘕，堕胎。

【核】曰:鼠妇,一名负蟠,一名湿生虫。出魏郡平谷,今处处有,多在下湿处,瓮器底土坎中。《诗》云:蚜蝛在室。郑玄言:家无人则生。大者长三四分,小者一二分,色灰褐,背有横纹蹙起,双眸两须,多足奔趋,甚捷,断之无血,唯白浆耳。《尔雅》云:每在坎中,粘负鼠背,因名鼠负。韩保升云:犹耳好着羊身,名羊负来也。食之善淫,故得妇名。一名鼠姑,犹鼠妇也。

【参】曰:鼠妇,一名负蟠,湿生虫者,盖湿以合感,生必土坎瓮器之底,若举负而奔。虫之多足者,蟠也;犹鼠性善疑,畏明穴处,出则每不果,徘徊乃窜耳。如假血为痕,而寒热生;假气为癥,而痹闭作。留爱纳想而乳字成,此非身所有者,窦而入之,悉皆消陨,倾营气之窠臼者也。

水蛭《本经》下品

【气味】咸苦平,有毒。

【主治】逐恶血瘀血、月闭,破血癥积聚,无子,利水道。

【核】曰:生雷泽池泽,处处河池田有之。色黄褐,间黑纹数道,腹微黄,背隆腹平,中阔,两头尖,都有嘴呐者,可引可缩,两头哂人,及牛马胫股,不满其欲,不易落也。虽熻汤烈火,煅研成末,入水变生,子入人腹,为害弥深,唯蓄血人,随血下隄,方堪药用,否则不敢当也。修治:五月、六月采取,用米泔浸一宿,曝干,以冬猪脂煎令焦黄用。

【参】曰:水蛭,一名至掌、马蟥也。盖蛭类有三:曰山蛭,曰草蛭,药用水蛭也。生水中,喜吮人及马牛足股,蛭吮若莫知至而至者,果复性遂,蛭乃去,否则确乎其不可拔,宁断两头,入骨为患。故主力逐恶血瘀血,力破血癥积聚,此皆血留而盈;至若太冲脉过盛,任脉不通,月事不以时下,月闭无子者,平其太冲,辟其妊娠,月事仍以时下而有子。有余于血者,则用此法;不足于血者,不在用之。利水道者,此湿生虫,水族也。用利水道,故特易易,盖水入于经而血成,不行焉,为恶为瘀,水蛭乃行不留,则留者行,亦可留不行则行者留,非留行安能时下而有子,此行而后留,读《农经》者,大宜着眼。

李根白皮《别录》上品

【气味】甘寒,无毒。

【主治】消渴,止心烦,逆奔豚气。

【核】曰:李,处处有之。树高丈许,绿叶白花,果极繁茂,与麦同候,麦秋至,李熟矣。种类近百,子大者如柸如卵,小者如弹如樱。味有甘、酸、苦、涩之别;色有青、绿、紫、赤、黄赤、缥绮、胭脂、青皮、灰紫之殊;形有牛心、马肝、奈李、杏李、水李、离核、合核、无核、匾缝之异。生有武陵、房陵诸李。早则麦李、御李,四月熟。迟则晚李、冬李,十月、十一月熟。又有季春李,冬花春实也。《王祯农书》云:北方一种御黄李,大如碗,肉厚核小,甘津香美;江南建宁一种均亭李,色紫肥大,香如兰蕙,味若醍醐;一种璧李,熟则拆裂糕液,如乳如酪,香甜可口;一种御李,花色红黄,实状樱桃,先诸李熟;一种夫人李,表绿里赤,肉好肥满,干之,嘉庆子也。《素问》云:李韭皆酸。李,东方之果,木子也。《埤雅》云:李从木从子,性颇难老,老虽枝枯,子亦不细,品处桃上,果属有六,桃最为下。孔子饭黍,不以雪桃。《诗》曰:投我以桃,报之以李。又曰:丘中有麻,彼留子嗟;丘中有麦,彼留子国;丘中有李,彼留之子。言麻以衣之,麦以食之。又有李焉,且皆丘中植之,则留子之政修矣。此人之所以思之。《法言》曰:男子亩,妇人桑之。谓思吕子产相郑,桃李之垂于街者,莫之援也。然则丘中有李,又能使人不盗也。《尔雅》曰:桃曰胆之,枣李曰疐之,盖枣李之脐,去疐而已。旧云:桃李种法,大率欲方,两步一株,密则阴辄相扇,不惟子细,味亦不佳也。谭子《化书》云:李接桃而本强者,其实毛;梅接杏而本强者,其实甘。此明造化之权,有以知巧而移矣。本根皮白,甘酸二种,入药甘者良。修事:取东行者,刮去皱皮,炙黄用。

【参】曰:李,木之多子,老至犹繁,累不易落。若荔实专力在系也,与麦同候,继绝续乏,承顺天施,养生之道也。仲景先生用治水逆犯上,病名奔豚,横滑难制者,用甘李根白皮,甘禀土味,秉制为用,转承水下,且木实得酸,根白金色,环承制化,在本则子令母实,在金则虚则补母,在土则承乃制之。溯流而上者,顺流而下矣。乃克治平,斯无不顺,何逆之有?子名嘉庆,良有以也。隐居《别录》广推奔豚者,肾之积,气从少腹上冲心,心烦逆,又若厥状,撞心消渴也。

羊肉《别录》上品

【气味】苦甘,大热,无毒。

【主治】暖中,字乳余疾,及头脑大风汗出,虚劳寒冷,补中益气,安心止惊。

【核】曰:羊类甚多,备载羖羊角条核。

【参】曰:羊,火属。子,羔,羊下有火,若火始然,可进而大,心畜也。其为药用,通心,主血脉。经云:藏真通于心,心藏血脉之气也。《金匮要略》羊肉汤,疗产后腹中疗痛。音鸠。鸠,急也。血涩于营,脉滞于摇也。《别录》广字乳余疾。字,女子字;乳,女生子。余疾,疾解而不了了也。大风,头脑汗出,虚劳寒冷者,木失达,火亡发也。发之达之,中乃补,气乃益,惊乃止,心乃安,木郁达,火郁发,子藉母补,母叶子助也。

薤《别录》中品

【气味】辛味,温滑,无毒。

【主治】主金疮疮败。轻身,不饥,耐老。归骨除寒热,去水气,温中,散结气。作羹食,利病患。诸疮,中风寒,水气,肿痛,捣涂之。日华曰:煮食耐寒,调中,补不足,止久利、冷泻,肥健人。

【核】曰:薤,一名䪥音叫子、莜音钓子、火葱、菜芝、鸿荟。生鲁山平泽,所在亦有。八月栽根,正月分莳,宜白软良地。种法:一本率七八支,支多者科轷圆大,故以七八为率。《尔雅》云:䪥鸿荟,即此是也。状似韭,但韭叶中实而扁,有剑脊;薤叶中空而稍圆,有棱线,嗅如葱。三月作花,细碎,紫白色,不结实。《尔雅翼》云:薤似韭而无实也。亦不甚荤,古礼脂用葱,膏用薤。膏,犬豕之属;脂,羊牛麋鹿之类。盖物各有所宜,故薤与牛肉同啖,令人癥瘕是矣。《少仪》云:为君子择葱薤,则绝其本末,有菨干者也,麋鹿鱼为菹,膚为薢鸡,野豕为轩,兔为宛脾,切葱若薤以实之,醢以柔。言此四物,其作之状,以醋与荤菜淹之,悉皆濡熟,杀肉及腥。盖虽荤物,乃能去腥,故古人不去而用之。第野狼食之迷,虎啖之愦,鼠吞之毛落,狗嚼之反胃,独与兽不相宜也。今圃人种薤者,每用大蒜置硫黄其中,久则种分为薤。薤有赤、白两种:赤者苦无味,白者肥且美,可供食馔,充药用。闽人目作素蔬,饭僧供佛,交天祀神,非此不称敬。别有一种,水晶葱,蒜根葱叶,与薤相似,其臭不臭,亦其类也。按《王祯农书》云:野薤,俗名天蒜。生麦原中,似薤而小,味益辛,亦可供食,但不多有。《尔雅》所谓山韭者是矣。

【参】曰:薤赤者,苦无味,主金疮,疗风水。薤白者肥甘,气煊臭爽,充溢乎形气之间,空可满而满可空,实可虚而虚可实也。传云:五荤炼形,薤其一矣。夫物之英华之美者,莫如芝,如莲曰水芝,芋曰土芝,蜜曰众口芝,薤曰菜芝。盖书之记务光翦薤,以入清冷之渊,今薤叶篆,传者以为务光所作。杜甫诗云:束比青刍色,圆齐玉箸头。衰年关膈冷,味暖并无忧。王祯云:生则辛疏,熟堪温补,植之不蠹,嚼之有益,老者怡之,少者怀之,学道人资之,疾病患赖之,未岂野狼餐虎噬,狗偷鼠窃,所能昧其味哉。《齐谐志》有陆郭之兄,罹天行疾,后颇善啖,日食非石斛不饱。经十载,致家贫行乞。一日饥极,遇圃有薤蒜者,各啖一畦,卒闷绝仆地,顷吐物如笼,渐大如牛马,行人置粒饭于上,渐缩小,久消成水,已而病寻瘳也。顾此不唯癥瘕之可柔,饥疮之可疗,并可治中消,惩贪吏之腹矣。汉世太官圃,冬种葱薤菜茄,覆以屋庑,昼夜爇蕴以火,助其温澜乃生。召信臣为少府,以为不时之物,食之伤人,不可以奉供养,奏罢之。又汉孔奋为姑,臧长妻也,但食葱薤菜荄,而义熙中。太常谢澹生,遣四人还家种葱菜,免官人之贪,其贪廉之不同如此。今人多不采用,独《金匮》有薤白白酒汤治胸痹,《卒病论》有薤白白饮,主少阴四逆,下利后重。闭者使之通,泄者使之阖,枢机之用乎?

瓜子仁《别录》中品

【气味】甘寒，无毒。

【主治】腹内结聚，破溃脓血，最为肠胃脾内壅要药。

【核】曰：瓜子，甜瓜子也。生成备甜瓜蒂核。

【参】曰：茎蔓乐延，稍壅辄溃。附本之瓜反小，近末之瓜转大。吮吸地液，性颇贪狼。虽夏火主时，无妨水大含遍者也。即一粒子，具瓜全体。仲景先生用治肠痈脓未成者，吮吸殆尽。隐居《别录》推广腹内结聚，破之溃之，结解聚散。故曰：最为脾胃壅滞要药也。

恶实《别录》中品

【气味】辛平，无毒。

【主治】明目，补中，除风伤。

【核】曰：恶实，一名鼠粘，一名大力，一名牛蒡，一名蝙蝠刺。处处有之。三月生苗，高三四尺，叶如芋而长。四月开花作丛，淡紫色。实如枫梂而小，萼上细刺，百十攒簇，一梂作子数十粒，色黑褐，好着人衣也。

【参】曰：恶音乌，非遏也。礼器云：晋人将有事于河，必先有事于恶池。《说文》云：恶池沤夷，并州川也。实者充满，缘彼充满，独远实也。一名大力、牛蒡者以此。先人《博议》云：此秉风大动摇之用，故抽水土之力独胜。味辛气平，为风木乃制为用矣。则凡病从风生，或因风寒薄郁乃成痤者，取之捷如影响。设属形层之外与上部者，功力尤胜。又云：此以承制之品，宜助肝木，便无太过之失，厥受和平之益矣。

酒《别录》中品

【气味】苦甘辛，温，有毒。

【主治】主行药势，杀百邪、恶鬼、毒气。藏器云：通血脉，厚肠胃，润皮肤，散湿气，消忧发怒，宣言畅意。

【核】曰：《世本》云：帝女仪狄始作酒醪，变五味，少康作秫酒。《素问·上古天真论》：以酒为浆。《汤液醪醴论》：黄帝问曰：为五谷汤液及醪醴奈何？岐伯对曰：必以稻米，炊之稻薪，稻米者完，稻薪者坚。帝曰：何以然？岐伯曰：此得天地之和，高下之宜，故能至完，伐取得时，故能至坚也。帝曰：上古圣人，之汤液醪醴，为而不用，何也？岐伯曰：自古圣人之作汤液醪醴者，以为备耳，为而弗服也。中古之世，道德将衰，邪气时至，服之万全，则酒自黄帝，业称上古作始，非独帝女仪狄造矣。《酒经》云：空桑秽饮，酝以稷黎，以成醇醪。此酒之始，乌梅女䊫，甜醴九投，澄酒百种，此酒之终。《食货志》云：酒者，天之美禄，颐养天下，享祀祈福，扶衰疗疾，非酒不行，故《月令》仲冬，命大酋，秫稻必齐，曲蘖必时，湛炽必洁，水泉必香，陶器必良，火齐必得,兼用六物,大酋监之,无有差忒。《白孔六帖》云:秫米一斗,得酒一斗,为上樽;稷米一斗,得酒一斗,为中樽;粟米一斗,得酒一斗,为下樽。本草云:葡萄瓜樜,杞菊苄苣,林檎橘柚,李桃杏梅,葱豉姜椒,羊羔鹿胎,虎胫熊掌,凡生物、果谷、草木之易酿者,皆可造酒。入药唯秫酒之清者,称无上乘。若秬合郁,酿之成鬯,此以阳据阴,则酒色香而黄,在器流动,《诗》所谓黄流在中者,是矣。故周人尚臭,灌用鬯,阴达于九渊,阴彻于九天,条畅于上下,致气于高远,所以降神也。酒正职云:既有米曲之数,又有功沽之巧。功沽为善恶,是酒之善者为功,恶者为沽也。《诗疏》云:一宿酒曰沽。盖酒以久为贵,故《周礼》有昔酒之名耳。《天官》酒政,掌酒政令,以式法授酒材,辨五齐之名:一曰泛齐,言酒熟而泛泛然也;二曰醴齐,酒成而上下一体,汁滓之相得也;三曰盎齐,成而色葱白也;四曰缇齐,昔而色红赤也;五曰沉齐,渣滓沉下,充然悦口也。又辨三酒之物:一曰事酒;二曰昔酒;三曰清酒。再辨四饮之物:一曰清;二曰医;三曰浆;四曰酏,盖成周酒政严矣。在《周书》则有《酒诰》之篇。在《周礼》则有酒政之官。夫祭祀必有酒,奉养必有酒,燕享必有酒,是不容一日废也。然甘酒有戒,湎酒有征,沉酒有誓,彝酒有诰,先王无不致儆于酒。今周人以酒设官,是故五齐之酒,三酒四饮之物,厚薄之异,清浊之异,新旧之异,此固酒政之所必辨也。祭酒之用,宾客之用,王后世子饮膳之用,耆老孤子庶子飧食之用,此正酒正所当共者也。凡酒用于祭,饮酒用于燕,礼酒用于飧,陈酒用于宾客,秩酒用于养老,合而言之,曰公酒。然而酒人以其酒,入酒府;浆人以其饮,入酒府也。是皆王之所得用,而酒正掌酒之政令,未尝不致儆焉。其酒材也以式,授其实樽也以法,共颁酒则有法以行之,秩酒则有书契以授之。至于祭祀之酌有数,王者之燕饮亦有计也。他官会计,唯以岁终,而酒正之出,日入其成,日计之也。月入其要,月计之也。则周人之致谨于酒,可知矣先王于饮之器,且有法存焉。彝有舟罍,以示其过量,则有沉溺之祸。尊有罍,以示其不节,则有浸淫之患。六彝曰彝,所以示其祭酒之有尝。六尊曰尊,所以示其祭酒之有等,先王器皿之度,往往有戒,而况于酌用之际乎?《饮箴》曰:酒之道,岂止于充口腹乐悲欢而已哉,甚则化上为淫溺,化下为讻祸。是以圣人节之以酬酢,谕之以诰训,然尚有上为淫溺所化,化为亡国,下为讻祸所化,化为杀身,且不见前世之饮祸耶?路鄅舒有五罪:其一嗜酒,为晋所杀;庆封易内而耽饮,则国朝迁,郑伯室室而耽饮,终奔于驷氏之甲;栾高者酒而信内卒败于陈鲍氏;卫猴饮于藉圃,卒为大夫所恶。呜呼!吾不贤者性实嗜酒,尚惧为鄅舒之戮过,此吾不为也,又焉能俾喧为静乎,俾静为喧乎,不为静中淫溺乎,不为讻祸之波乎?既淫溺讻祸作于心,得不为庆封乎,郑伯乎,栾高乎?为之箴曰,酒之所示,示其全真,宁能我醉,不醉于人。

【参】曰：方书称清酒，即四饮之一曰清，浆人之为醴清也。扶衰养疾非酒不行，但不及乱可耳。如阴之五宫，生在五味，阴之五宫，伤在五味，过量乃及乱耳。《说文》云：酒，酉也，酿之美曲酉燡而味美也。又就也，就人性之善恶也。故酒不冰，曷命曰丹？集秋霜之粳谷，酝春生之麦酼，互交以金木，既济以水火，乃得冻不冰而火可然，六阳之为用乎？隐居云：主行药势，若百川之潜溙，泱溙之澹汀，腾波之赴势，动不可遏也。盖行身之剽悍者卫，勺饮入口，百体遍周，酒落焦府，不劳弹指，走血脉，通关津，达四街，彻九窍，布三百六十五节，开八万四千毛孔，亦犹卫气之剽悍，即芍力之骈驰，桂使之先聘，迅速捷机，亦无出其右者。不观立使怯者强，衰者壮，忧者蠲，不怒者怒，不言者言，畅意力行矣。倘品行之不端，妍丑亦立见矣。就人性之善恶欤，诚莫之为而为，莫之致而致也。

蒴藋细叶《别录》下品

【气味】酸，温，有毒。

【主治】风瘙，瘾疹，身痒，湿痹，可作浴汤。

【核】曰：蒴藋，出熊耳川谷及冤句，今田野丘墟间亦有之。春初生苗，每枝五叶，夏半花白，如盏大。结子青碧，类绿豆，十月红熟，一名接骨。芹族也，芹品凡三：一水芹，水英也；二旱芹，陆英也；三蒴藋，木英也。盖木谓之华，草谓之荣，不荣而实，谓之秀；荣而不实，谓之英。陆英精专者荣，采其英；蒴藋专精者叶，摘其叶。仲景《金匮要略论》王不留行散，疗金疮，用蒴藋叶，因名蒴藋。细叶者，初生嫩绿小叶也。修事：初春摘取细叶，阴干，他时叶转大，气味劣薄矣。

【参】曰：蒴藋谐声，草谐蒴藋也。盖月冥初稣之为朔，雄伏翕羽之为翟，喻功力用相肖耳。故得开宣阳气，熏肤充身，而疮疡辟。回宣阴气，骨接肌连，而金疮合，枢机之为用，铸形良品也。

芦根《别录》下品

【气味】甘寒，无毒。

【主治】消渴客热，止小便利。

【核】曰：所在有之，生下湿陂泽中。其状似竹，叶抱茎生，无附傍枝。花白作穗若茅。根类竹而节疏。根行水底者，其味甘；露根水上者，不堪用也。

【参】曰：《诗疏》云：芦初生曰葭，嘉美也。长成曰苇，伟大也。未秀曰芦，芦，黑也。盖芦曰黑，黑，水色也。胪，腹前也，假言驴力之在胪也。其气寒，其味甘，对待热蕴胪腹，大者膀胱气，美失其中，致肾水失周胸臆而消渴，独沉膀胱而便利，与之各得其平。故水者，准也，称物平施，则水流而不盈，行险而不失其正。

苎麻《别录》下品

【气味】甘寒，无毒。

【主治】安胎，胎热丹毒。

【核】曰：苎麻，闽、广、江、浙多有。宿根不死，至春再发，一科数十茎，亦可分蒔。高七八尺，叶如楮，无叉，面青背白，有短茸毛。夏秋间细穗青花。剥其皮可以绩布。荆杨间则三刈，取皮，以竹刮其表，厚处自脱。

【参】曰：门屏之间曰宁，《曲礼》云：天子当宁而立也。大赜谓之麻，天子赐伯子男乐，则以赜将之。功主安胎，顾名思义，则得之矣。先人云：质直而缕，如经如络，故易生则气胜，理润则血流。安胎捷于益母，世谛未之识也。

白附子《别录》下品

【气味】辛甘，大温，有小毒。

【主治】心痛血痹，面上百病，行药势。

【核】曰：本出高丽及东海、新罗国，今出凉州及辽东。生砂碛下湿地，独茎，类鼠尾草，细叶周匝，生于穗间。形似天雄，根如草乌头小者，长寸许，干皱有节。

【参】曰：白附子，形肖附子而色白，阳毒独行之勇悍，亦相肖焉。气味辛温，功齐火热，手少阴心脏之体用药尔。经云：心者生之本，神之变也，其华在面，其充在血脉。为阳中之太阳，通于夏气，故主行药势，治心痛血痹，面上百病耳。

灶心黄土《别录》下品

【气味】辛，微温，无毒。

【主治】妇人崩中，吐血，止咳逆血。醋调涂痈肿毒气。

【核】曰：灶心黄土，原名伏龙肝。取灶中对釜脐的之赤土也。伏火经十年者良。修治：乳研极细，水飞。

【参】曰：鳞虫木属曰龙。肝者，木脏也。盖肝藏血，故主血失所藏，为吐血，为逆血，为崩血，为便血，饵卧血归于肝，而诸血藏，心复得主，脾复归统，伏龙功力普矣。第木必侮土，木袭火传，火袭土驻，始而残贼，终而递生，由是观之，并可主木乘土下者脾衰，火烁肺叶者咳逆，而皆治之。释典云：带彼相起，彼带相起，生生之谓乎？醋调涂痈肿解毒者，醋醯也，穰粳谷而作酸，金行木德两备矣。全藉火土授受之伏龙，顺浮沉于生长之门，而春、而夏、而长夏、而秋、而冬，成言乎艮矣。何患肉理不通之痈肿，死阴毒厉之不攘乎？且也万物莫不生土而归土，物有所归，杀厉之气，暖然齐春仁之洁矣。

醋《别录》下品

【气味】酸苦温，无毒。

【主治】消痈肿，散水气，杀邪毒。

【核】曰：醋，一名酢，一名醯，一名苦酒。五谷及秕糟、饴果，皆可造。入药唯取晚粳者上，早籼者次，糯秫者又次。其法：三伏时，用陈仓米一斗，淘净蒸饭，摊冷罨黄，晒簸，水淋净。判以陈仓米二斗，淘净蒸饭，和匀，气歇入瓮，遂注水淹过寸许，密封置暖处，三七日成。糯醋：秋社日，用糯米一斗，淘蒸，以六月六日造成，合小曲一分，和匀，同水二斗，注瓮中封酿三七日成。粟醋：法用陈粟米一斗，淘浸七日，蒸之，再淘淋，倍水入瓮密封，日夕开搅一次，一七日成。小麦醋：法用小麦二斗，水浸三日，蒸熟罨黄入瓮，水淹过麦，密封，七七日成。大麦醋：法用大麦一斗，水浸三日，蒸熟罨黄，晒干，水淋过，再以大麦二斗，蒸熟和匀，入瓮，注水封闭，三七日成。饴饧醋：法用饴饧十斤，水三十斤，煎化，俟温，入白曲末二十两，入瓮搅匀，封瓮口，日中晒，三七日成。糟秕、诸果者，不堪药用，不尽纪也。

【参】曰：粳，溉谷也，酿之作酸。酸，木味也。是木本水为源矣，故法取粳造者良。盖酸津肝木，诚肝脏之体用物，《楞严》云：谭说酢梅，口中酸出，耳提面命，尚尔津津，至决痈消肿肤受者，犹得蠲除，饮之啖之，宁不聚津，猪水泽及稿瘁乎？若目为肝家本有之物，忘源者在在皆然矣。主散水杀邪，润湿者，仍归水大，邪挚者，宁不降心退舍焉？佐胆作导，疏泄前后阴，亦取致津歃液，以润枯肠，胆决乞醯，非无所自也。

猪胆《别录》下品

【气味】苦寒，无毒。

【主治】主伤寒热渴。陈藏器曰：敷小儿头疮，治大便不通，以苇筒纳入下部三寸，灌之立下。

【核】曰：猪，豕也。《易·系》：坎为豕，性趋下俯首，喜卑秽。天将雨，则进涉水波，为水畜也。盖十二子，亥为豕，故亥象形。以一阴生于午，至亥而六阴备，谓其嫌于无阳也。是以猪之在物，以从豕，在气，以从亥，其应水也，为能克其类焉。牝曰豝，曰豥；牡曰豭，曰豶。皮肤血肉、筋骨髓脑、脏腑膏膜、头胪胵卵、悬蹄耳垢，焊汤绳缚，咸归药用。若豶豕，其力转胜，故牡猪之胆，倍大于牝，诸方取用大胆者以此。

【参】曰：胆者，肝之腑、谋虑决断之所出焉。经云：十一脏皆取决于胆。其所赖以断判流行者众矣。囊皮裹汁，气用为先，是非块然肉好之比。性濡滑，味大苦，气大寒，大凡火热为眚，燥涸为证者，对待治之。至续脉慰劳，利肠涤垢，此则气用前通，并得洁齐形脏。盖胆者，甲乙之始，阴阳之兆，所赖以断判行流，岂小补云乎哉？

蜘蛛《别录》下品

【气味】微寒，有小毒。

【主治】大人小儿癀，及小儿大腹丁奚，三年不能行者。

【核】曰：蜘蛛，处处有之。色苍褐而斑，有棘毛，双眸巨口，六足大腹，爪牙锐利，啮人最毒，尿遗著人，遂作疮疡。腹下有细棱，丝从内放也。结网在人家檐角、篱头、陌巷间，空中右绕作网，纶经二十有四，布纬七十有二，虫豸触着，即放丝捆扎细小，而后啖也。《埤雅》云：蜘蛛结丝，以网飞虫，人之用计，安能过之，扫其网，置衣领中，令人知巧辟忘。入药唯用悬如鱼罾者，亦名蚰蟱。赤斑者，名络新妇，入方术家用。余并不采取，种类甚多，大小颜色，亦不一也。《尔雅》但分蜘蛛、草、土及蟏蛸四种。啮人甚毒，往往见于典籍。按刘禹锡《传信方》云：判官张延赏，为斑蜘蛛咬颈上，一宿有二赤脉绕项下，至心前，头面肿如数斗，几至不救。一人以大蓝汁，入麝香、雄黄，取一蛛投入，随化为水，点咬处，两日愈。贞元十年，崔从质员外，被蜘蛛咬，腹大如孕妇，僧教饮芋乳，数日而平。李绛《兵部手集》云：蜘蛛咬人，遍身成疮，饮好酒至醉，则虫于肉中，似小米自出也。刘郁《西域记》云：赤木儿城，有虫如蜘蛛，毒中人则烦渴，饮水立死，饮葡萄酒至醉，吐则解。元稹《长庆集》云：巴中蜘蛛大而毒，甚者身运数寸，跷长数倍，竹木被网皆死。中人，疮痔、痛痒倍尝，惟以苦酒调雄黄涂之，仍用鼠负虫食其丝则愈。修治：火熬焦者良。

【参】曰：蜘蛛喷泄放丝，磨旋右转，结网以网飞虫，知物触而遂诛之，地以阳杀阴藏之谓乎？《易》曰：结绳网罟，以佃以渔盖取诸离。《象》曰：明两作离继明照于四方之火德欤？重门击柝，以待暴客，盖取诸豫。《象》曰：雷出地奋，先王以作乐崇德，殷荐之上帝，以配祖考之木德欤？故圣人之作《易》也，仰观于天，俯察于地，而又观鸟兽之文，与地之宜，则所谓取才于物也。仲景两论，为方剂祖，蜘蛛辅木王之桂，曰蜘蛛散，主治阴狐疝，气偏有大小，时时上下，触突网募，乱作腹心者，尽诛之，卷束狂勃，剪灭不格也。陶隐居遵祖剂作《别录》，广治小儿三岁不能行。盖天道左旋，天以阳生阴长；地道右转，地以阳杀阴藏。地道也，坤道也，应地无疆，以顺天行之健。及小儿大腹疔，此高粱之变，洗除特易易耳。

鳢肠《唐本草》

【气味】甘酸平，无毒。

【主治】血痢，针灸疮发，洪血不可止者，敷之立已。汁涂眉发，生速而繁。

【核】曰：鳢肠，所在有之，南方下湿地尤多。苗似旋覆，茎似马苋，叶似杨柳，花细白，作实似小莲房，色青碧。一种苗梗枯瘦，似小莲花，色正黄，实亦作房，且圆，南人谓之小莲翘。二种折其苗，并有汁出，须臾遂黑，俗谓之旱莲，又谓之金陵草。

【参】曰:鳢,玄鳢,体色青玄,俗呼黑鳢。首具七星,随斗指而向之,神转不回之谓乎? 美在肠,形相肖也。盖肠,畅也。通畅胃气,为水谷道,心肺腑,大小肠也。经云:肝主色,自入为青,入肾为黑。《尔雅翼》云:青出于蓝。《月令》云:刈蓝以染重玄,则又玄出于青矣。为肾之心药、肝药,肝之肾药、心药,心之肝药、肾药也。故鳢肠产南而色玄,则凡毛发须眉,色变于色者,使之各色其色耳。经云:肾之合骨也,其荣发也,其主脾也;肺之合皮也,其荣毛也,其主心也。又为肺之脾药、肾药、心药、肝药矣。故鳢肠白华在秋,禀庚金之化,色味乃充,气平味甘,亦即土大舒和之用。又为脾之肾药心药,肝药肺药也。此以五星互呈,故得形脏敌应,为心肝脾胃,爪生发长,筋转脉摇,弥肤致腠,诚驻形形物耳。若主血痢,正胃失通畅,致谷道不泌不分。盖鳢至难死,自非连鳅者比。至主针灸疮发,洪血不止,鳢肠脉胜而通心,色胜而通肝,则脉有所主,血有所藏,心主肾也,肝主肺也,水火既济矣,木金互交矣。肤受者捷如影响,况饵食者乎?

豨莶《唐本草》

【气味】苦寒,有小毒。

【主治】热蟹,烦满不能食。捣汁主金疮、止痛、续血、生肌,除诸恶疮,消浮肿。

【核】曰:豨莶,所在有之。春尽作苗,茎有直棱,间作班点。叶似枭耳,微长;又似地松,稍薄。对节生叶,花叶皆毛。肥壤者,一株分枝数十。八、九月作小花,深黄色。实如蒿子,外萼有刺,喜粘人也。修治:采叶洗净曝干,入甑中,每层酒润蜜酒,叠满,封固甑口,蒸一时许,取出,曝干。如前法,蒸曝九次,则气味香美。

【参】曰:楚人呼豨为豨,呼嗅为莶。盖肾畜豨,肾臭腐,为肾脏之体药也。其味苦,其气寒,其性润下,又为肾脏之用药也。对待热蟹为眚,若蛰虫之坏我户耳。经云:肾虚者,心悬若病饥,烦满不能食,灸之则强食生肉。又云:肾虚胻肿寒逆,实则骨气以精,是故驻形者,其始淫气于肾,散精于骨,以次淫散,乃得筋柔肌生,血荣毛美耳。若风气通于肝,致筋膜驰痿,此以气病形,亦以形病气,辅肝之母,即所以补肾之形,形全则神俱,五形若一矣。

土瓜《救荒本草》

【气味】苦寒,无毒。

【主治】邪热,解劳之,清心,明目。

【核】曰:苦瓜,副名癞葡萄、锦荔枝。所在都有,闽广尤多。四、五月下子,生苗,引蔓长丈余,有涩毛。叶类野葡萄,茎间卷须,亦若葡萄之络绊也。七、八月作小花,黄色五瓣。结实如鸡卵,皮上瘟癞,宛若荔枝壳状,初生青色,熟则黄赤,内有红瓤,丹红如血,壳极苦,瓤最甜,瓤中裹子,形扁色褐,似木鳖子状。闽广者,瓜长尺许,他处则圆短,但本大末锐耳。取壳皮青翠者,煮肉作羹,及盐酱充蔬,味虽苦涩,颇有清韵,善解热恼也。根如胡萝卜,质柔且滑,削挺作导,用泄腐秽耳。

【参】曰:苦瓜,苦诠味。瓜象形,象实缀在须蔓间也。壳苦瓤甜,因名苦瓜。生时青碧,熟则丹黄,水火通明,土金授受际也。形类荔实,又状人心,瓤肉正赤如凝血,壳皮痱瘟犹蝟刺,第柔滑若肤肌,罔同荔刺之辣手。借此形色,持维中土,递袭容平,乃得惩烦雪躁,息肩劳乏,顿开心目,转热恼为清凉地矣。根荄腻泽,削挺作导,通因塞用,特易易耳。

浆水宋《嘉祐》

【气味】甘酸温,无毒。

【主治】主调水引气,宣和强力,通关、开胃、止渴,六乱泄利,消宿食。宜作粥,薄暮啜之,解烦去睡,调理脏腑。十令酸,止呕哕,白人肤,体如缯帛。

【核】曰:浆水,炊粟令熟,投冷水中浸六夕,味作酢,面生花,色类浆汁,故名浆水。盖粟粒细圆,南北皆有,北田犹多,苗都如茅,有青、黄、赤、白、黑、褐之殊,或因姓氏地名,或因形似时令,随义赋名,不啻数十种。如早有赶麦黄、百日粮;中有八月黄、老军头;晚有雁头青、寒露粟。故成熟有早晚,苗稼有高下,山泽有宜异,实收有息耗,质性有强弱,气味有美恶,顺天时,量地理,则用力少而成功多,任性返道,劳而无获矣。大都早粟皮薄而米充,晚粟皮厚而米瘦。与粱同类,穗大毛长,粒粗而黏者粱,穗小毛短、粒细而粳者,粟也。苗似粟,低小有毛,秀特舒散,米粒悦泽,一秭一米。米粒稍肥者,稷也;一秭二米,米粒稍细者,黍也。状如芦荻而内实,叶如芦穗而稍肥,米如椒子而坚硬者,蜀粟也。蜀粟,即高粱,《广雅》谓之水稷,又谓之荻粱,食物谓之芦,俗谓之芦粟,又谓之蜀秫也。苗叶都似蜀粟而肥,又类薏苢而长,六、七月开花成穗,如秕豆状,苗心出苞,如棕鱼,白须四垂,久则苞裂子出,攒簇如珠者,玉粟。一名玉蜀粟,又名玉高粱,即今之御粟也。浆水所需,取陆种之早粟,一秭一米,最细而圆者。炊浸合宜,为用弥佳。日久致败,为害殊甚。禁李同食,令人霍乱。妊妇食之,令儿骨瘦,产后尤忌。清浆啜之,绝嗣不字,醉人频饮,失音不语也。

【参】曰:浆水,粟浆也。炊粟浸酿,六夕乃成,去滓纯水,一名清浆。盖粟本作桌,象穗在禾之上也。《春秋题辞》云:粟乃金所主,米为阳之精,西叶米而粟成矣。孔子曰:粟之为言续也,为陆种之首,旧谷既绝,新谷未登,接绝续乏,名之曰粟。其味咸,其气寒,炊之作浆。其气温,其味酸且甘,顾谷类水属,叶西而登,炊之酿之,稼穑之甘,曲直成酸,五气固备,而酸津独著,爽旦微明,春生之象也。乃尔浆水谷味,开发上焦,熏肤充身,泽毛若雾露之溉。斯毛脉合精,行气于府,府精神明,留于四脏,则绝者接而乏者续矣。何患气之失引,水之失调,开之不通,渴之不止,霍乱之难平,涌泄之难定,宿食之难消乎?薄暮啜之,解烦去睡,此爽旦微明,春生之休征也。调腑理脏,此府精神明,留于四脏之休征也。煎之令酸,止呕定哕,此宣水谷味,开发上焦之休征也。白人肤体如缯帛,此熏肤充身,泽毛若雾露之溉之休征也。至宣和强力,将挈卫营,平权衡,成寸口,后天生气从之,先天真气自守矣。

白鱼宋《开宝》

【气味】甘平,无毒。

【主治】开胃、下气,去水气,令人肥健。

【核】曰:白鱼,一名鱎,一名鲌。匽,白也,白色也。生江湖中,大者长六七尺,色白形窄,腹扁,鳞细,内有细刺,头尾俱昂。灸疮不发者,作鲙食之。

【参】曰:鱼,冬渊春涉,化无停机者,共浮沉于生长之门。白者,金色;金者,水母,生生不息之源也。仲景先生用治水亡泽上而消渴,水亡润下而小便不利。《开宝》推展开胃。开胃者,开发上焦,熏肤充身,泽毛若雾露之溉。令人润身而肥健,气无有不下,水无有不去矣。盖用行则体消,体止则用息;用不忘体,体不亡用,亡则不祥莫大焉。顾水之从鱼,犹云之从龙,风之从虎,亲上亲下,物各从其类也。

浮石日华

【气味】咸平,无毒。

【主治】煮汁饮,止渴,治淋,杀野兽肉。

【核】曰:出南海、交州之阳。水沫集尘埃,荡漾水面日久凝结而成。色黄白,体虚而轻,仍未离乎尘沫本相也。先人云:山融成水,归宗走海,泡幻立坚,仍呈本相,随波上下,止止行行,行行止止,会心者得之。

【参】曰:《抱朴子》云:烧泥为瓦,燔木为炭,水沫为浮石,皆去其柔脆,变其坚刚。释典云:火劣水势,湿为巨海,干为州潭,是故彼大海中,火光常起,彼州潭中,江河常注,虽幻化异形,而水火之性,终不陨灭。顾浮石之浮水上,即火性浮炕之上炎。《诗·大雅》云烝之浮之是也。若止渴治淋即湿者干之,干者湿之。若积块老痰,瘿疬疝瘕,砂石淋露,即去其坚刚,变其柔脆。随根身之缺陷,现四大之遍周,若以结治结,犹幻归幻耳。

铅丹日华

【气味】辛,微寒,无毒。

【主治】主吐逆反胃,惊痫癫疾,除热、下气,炼化还成九光,久服通神明。

【核】曰:铅丹,原生于铅,出蜀郡平泽。近皆炒铅为之,法用每铅一斤,以土硫黄十两,硝石一两。熔铅成汁,下醋点之,俟沸时,遂下硫黄一块,少顷,再下硝少许，沸定再点醋，依前下少许硝、黄，待自作末，则成丹矣。近多以作粉铅脚，不烧成粉者，用矾石、硝石合炒成丹，力转薄矣。若欲转丹为铅，只用莲须葱白汁，拌丹漫煎，煅成金汁，倾出土上，即还铅矣。市肆者，每以盐硝砂石杂乱。凡用，须用净水漂去硝盐，飞去砂石，澄干，微火漫炒，紫赤色，置土地上，摊去火毒，乃入药用。《会典》云：黑铅一斤，烧丹可得一斤五钱。

【参】曰：铅秉重玄，五金水也。点烹成丹，碎大块作太末，转丹还铅，会太末归太玄，下而上，外而内，元始合璧，动定九光，丹体备已。故主吐逆反胃，惊走狂癫，下而上者，上而下矣。痫疾下气，忤恶聚积，外而内者，内而外矣。水济火则热除，火济水则通神，丹成敌应，莫捷于铅。

降真香《证类》

【气味】辛温，无毒。

【主治】烧之，辟天行时气、宅舍怪异。小儿带之，辟邪恶气。

【核】曰：降真，原名新绛。出黔南、南海山中及大秦国。似苏方木，烧之不甚香，得诸香和之，则特美。入药以番降，紫而润者良。今广东、广西、安南、汉中、施州、永顺、保靖及占城、暹罗、渤泥、琉球诸番皆有。朱辅山《溪蛮丛话》云：鸡骨香，即降香，本出海南。今溪峒僻处所出者，似是而非，劲瘦不甚香。周达观《真腊记》云：降香生丛林中，番人颇费砍斫之功，乃树心也。其外白皮厚八九寸，或五六寸，焚之气劲而远。又稽含《草木状》云：紫藤香，长茎细叶，根极坚实，重重有皮，花白子黑。其茎截置烟焰中，经久成紫香，可降神也。

【参】曰：降真，新绛也，推陈出新。降者大赤。《易》曰：乾为赤，坎为大赤，贯流先天一气者欤？主利率类以从阳，远于绝类以从阴也。烧之真降，诠名降真。盖真者，仙变通乎天，提挈天地，把握阴阳，独立守神，命曰真神。故主天行时气，宅舍怪异，辟邪恶气。远于生阳，显诸死阴之属者，敛白消灭，顾赤心在中，重皮巩固，宛若卫外为固之为阳，藏精起亟之为阴也。仲景先生祖剂，主利脉革之半产漏下，佐以葱茎前通乎阳隧。君以旋覆，诚营血之师帅。旋者周旋，旌旗之指麾，覆者伏兵，奉旌旗之指麾者，而后新降起亟乎阴，卫外乎阳则行者留，留者行矣。本草失列品类，时珍补入《纲目》，疗金疮折跌出血不止者，此遵祖剂之行留而推展之。副名降真，良有以也。颐更推展之，不但系小子妇人吉，犹可系丈人之失与亡。协旋覆葱株，斯藏精而起亟，卫外而为固者也。

潦水《纲目》

【气味】甘平，无毒。

【主治】主煎调脾胃，去湿热之圣药。

【核】曰：雨水曰潦，疾雨曰骤，徐雨曰零，久雨曰苦雨、曰愁霖，雨晴曰霁，时雨曰澍，雨而昼晴曰启也。盖雨从云下，天地气和而为雨，怒而为风。故凡《易》称雨者，皆和之象也。《诗》云：有渰萋萋，兴雨祁祁。渰，阴雨也，或作暗。渰，水气之云也。《传》云：雨，云水气。萋萋，盛貌。祁祁，徐貌。盖云欲盛，盛则雨足，雨欲徐，徐则入土，且亦云气不待族而雨者，非阴之和也。故《诗》云以萋萋、雨以祁祁为善尔。《诗》曰：灵雨既零，命彼倌人，星言夙驾，税于乘田。《瑞应图》云：灵雨，瑞雨也。降而应物，谓之灵雨。星，晴也。言夜而雨，夙而星见，于是督劝农乘，此《传》所谓务材训农者也。《盐铁论》云：周公之时，雨不破块，风不鸣条，雨则必以夜。夜者，正雨之时也。《诗》云：我来自东，零雨其濛，濛善沾濡，又喜阴结，不解羁旅之愁，于是为甚，《诗》以言其情也。雨无正，曰雨自上下者也。众多如雨，而非所以为政也。政者，正也。夫文一止为正，众多如雨，则无正矣。《诗》云：月离于毕，俾滂沱矣。又曰：益之以霡霂。滂沱，大雨也；小雨谓之霡霂。《释名》曰：言霡沥沾浸，如人之沐，唯及其上支而已，根不濡也。盖霂膏润于土，如人之脉，故曰霂也。《说文》云：秋穜厚薶，故谓之麦。然则霡言其上，霂言其下也。《诗》云：芃芃黍苗，阴雨膏之。方暑之苗也。暑雨暴息，无阴云以覆之，日随蒸焉，则苗槁矣。将以润之，乃所害之也。故《诗》以阴雨为善。俗谚五月谓之分龙雨，曰隔辙。言夏雨多暴至，龙各有分域，雨旸往往隔一辙而异也。《易》云：密云不雨，自我西郊，言小畜也。畜者，畜也。升气又自乎西。故能为密云而已。盖入药之潦，宜取阴云之雨。斯本天地之和，本草取霪雨为潦，是非阴阳之正矣。备录经雅，用供博粲云尔。

【参】曰：地气上为云，天气下为雨。雨出地气，云出天气，交互升沉，沛然降注也。对待水寒独沉，俾之起亟，熏肤充身，泽毛若雾露之溉欤？《别录》主调煎脾胃之圣药。经言人之脾胃以地土名之，人之气汗，以风雨状之，器界益根身，疏相培亲相，无情于有情，互相感召耳。

柏叶 李时珍

【气味】苦，微温，无毒。

【主治】煮汁，洗漆疮。

【核】曰：侧柏，侧生扁柏叶也。生成见柏实条核。

【参】曰：木谐白者柏，向西承制，以全木德，肝脏体用备矣。叶侧曰孙，曰络，曰经，曰脉，克肖乎形。盖肝藏血，失所藏，血吐不止。守所藏，何吐之有？时珍广之洗疗漆疮，金形人，肤受其眚，名曰横。漆克承制，又何横之有？

裈裆 《拾遗》

【主治】煮汁，主解箭毒并女劳复。陈藏器曰：阴阳易病，烧灰服之。并取所交女人衣裳覆之。

　　【核】曰：裈裆，小衣也。一名裤，一名犊鼻，一名触衣，以裈复为之。剪取近男妇二根隐处，衣旧者是。

　　【参】曰：裈，股衣也。裆，两股跨缝之中也。一名裤。裤，跨同。一名犊鼻者，男之裆。一名触衣者，女之裆，非短犊鼻、长触衣也。顾犊鼻名穴，亦男可触衣，女可犊鼻矣。盖裆当息吹流液之的，此气之所聚，即情之所钟，意之所之，即心之所向，无情之于有情，互相感召耳。洗汁疗箭毒并女劳复，烧灰主阴阳易病。固火水之相射，成阴阳之合璧，匪此隐户之衣，不足以当飞簇之中，匪此近阴之器，不足以挽颓阳之宇。虽具报身能所痛痒之差别，总不离触尘与受爱憎之违顺。阅触衣、犊鼻之副名，遂可意料幻化，敌应之游戏矣。

第十二帙

芷园素社疟疟论疏

疟疟因证,素问疟论。及刺疟法,最详而悉。后世守其偏承,致经义蒙晦,讹谬良多。审因者略证,局证者昧因,知常而不及变,循变而反舍常,殊不知有是因,方有是证,因证既显,常法已具,而始可与达变矣。乃或常法既迷,因证靡辨,以寒为热,热为寒;虚作实,实作虚;致微者剧,剧者危,展转变承,连年月不已,其死生存亡,莫之能测也。偶方孺先生举问及此,聊纪数语以就正。

疟疟总名曰痁。痁者秋时寒热兼作,即痁作而金伏者是也。分名曰疟,曰疟。疟即惟火泠金,酷虐殆甚,日作日休者是也。疟即间日发,或间数日发,深入阴分者是也。此皆得之夏伤于暑,热气盛,藏于皮肤之内,肠胃之外,募原六腑之间。如客于头项,或肩背手足者,则藏皮肤之内,客于胸胁,或胪腹者,亦藏皮肤之内,或肠胃之外,或募原,或六腑之间,此皆营气之所舍也。以夏气通于心,心主营血之气故也。经云:以奉生身者,莫贵于经隧。故不注之经而溜之舍也。舍即经隧所历之界分,每有界分,必有其舍,犹行人之有传舍然也。此暑令人汗空疏,腠理开者,以暑性暄发,致腠理但开,不能旋阖耳。不即病者,时值夏出之从内而外,卫气仗此,犹可捍御。因遇秋气,机衡已转自外而内矣。其留舍之暑,令汗空疏,腠理开,风遂承之以入,或得之以沐浴,水气舍于皮肤之内,与卫气并居。卫气者,昼行于阳,夜行于阴,风与水气,亦得阳随卫而外出,得阴随卫而内薄,内外相薄,是以日作。故卫气至,必腠理开;开则风与水气之邪入,入则病作。卫气与三阳之气,亦并于阴矣,当是之时,阳虚而阴盛,外无气,故先寒栗也。卫气虚,则起于毫毛伸欠;阳明虚,则寒栗鼓颔;太阳虚,则腰背头项痛;三阳俱虚,则阴气胜,阴气胜,则骨寒而痛,寒生于内,故中外皆寒。甚则汤火不能温,脉则体静而至来迟也。不列少阳形证者,以太阳为开,阳明为阖,少阳为枢,而开之能开,阖之能阖,枢转之也。设舍枢,则无开阖矣。离开阖,无从觅枢矣。故开阖既陷,枢机岂能独留? 倘中见枢象,即为开阖两持,所以持则俱持,陷则俱陷也。三阳俱陷,则阴气逆;阴气逆极,则复出之于阳,阳与阴亦并于外,则阴虚而阳实,阳实则外热,阴虚则内热;内外皆热,则喘而渴,甚则水水不能寒,脉则体动而至来数也。此阴阳上下交争,虚实更作,阴阳相移也。极则阴阳俱衰,卫气相离,故病得休。卫气复集,则复病也。其作有日晏日早者,邪气客于风府也。卫气一日一夜,大会于风府,循膂而下,日下一节,二十一日至骶骨。故其作也,日益晏也。二十二日入于脊内,注于伏膂,其气上行,九日出于缺盆,其气日高,作复日益早也。有不当其风府而作者,谓邪中异所,则不当其风府也。如中于头项者,气至头项而作;中于肩背者,气至肩背而作;中于腰脊者,气至腰脊而作;中于手足者,气至手足而作;中于胸腹者,气至胸腹而作。故卫气之所在,与邪气相合则病作。是以风无常府,邪气之所合,即其府也。若疟之间日,或至数日作者,其气舍深。内薄于阴,阳气独发,阴气内着,阴与阳争不得出,是以间日,及间数日而作也。间日作者,邪气内薄于五脏,横连募原也。间数日作者,邪气与卫气客于六腑,而有时相失,不能相得,故休数日乃作也。但所中之腑,即诸经募之舍,更当兼见诸经募之证。如舍属足太阳者,更令人头重,腰痛,寒从背起,先寒后热,熇熇喝喝然,热止,汗难已。舍属足阳明者,更令人洒淅寒,寒甚,久乃热,热去,汗出时,喜见日月光,得火气乃快然。舍属足少阳者,更令人身体解㑊,寒不甚,热不甚,恶见人,心惕惕,热久,汗出甚。舍属足太阴者,更令人不乐,好太息,不嗜食,多寒热,汗出多,病至则喜呕,呕已乃衰。舍属足少阴者,更令人呕吐甚,多寒热,热多寒少,欲闭户自处,其病难已。舍属足厥阴者,更令人腰痛,少腹满,小便利,如癃状,非癃也,数便耳,意恐惧,气不足,腹中悒悒然。舍属肺募者,更令人心寒,寒甚热,热间,善惊,如有所见也。舍属心募者,更令人烦心甚,欲得清水,反寒多,热不甚。舍属脾募者,更令人寒,腹中痛,热则肠鸣,鸣已出汗。舍属肝募者,更令人色苍苍然,太息,其状若死。舍属肾募者,更令人洒洒然,腰脊痛,宛转,大便难,目眴眴然,手足寒。舍属胃募者,更令人善饥,不能食,食则腹支满也。此但详足经,而无手经者,经云:风寒暑火,天之阴阳也;三阴三阳上奉之。又邪不干脏,列脏证者,非真脏之藏,乃藏募之气化证也。更有曰温,曰寒,曰瘅,曰牝者。温,即先热后寒之温疟也。内分二种,其一,夏亦伤暑,秋亦中风,后更伤寒,则暑热在内,风气在中,寒独在外,故唯寒风互为上下。不涉营舍之暑,以势唯两岐,难于三向故也。其先热者,风乃阳邪,是以先外出而上从乎寒,则外胜,外胜故先热也。逆则复内入而下从乎风,下从乎风,则外负;外负,故后寒也。其二,证兼脑髓烁,肌肉消,亦先热后寒,同名温疟者。此先冬中寒风,藏于骨髓,以冬气通于肾,肾藏骨髓之气也。至春阳气大发,邪气不能自出,因遇大暑,腠理发泄,或有所用力,邪气与汗皆出,先从内出之外也。如是者阴虚而阳盛,阳盛故先热,衰则气复入,入则阳虚,阳虚故后寒也。寒,即先寒后热之寒疟也。亦夏伤大暑,其汗大出,腠理开发,因遇夏气凄沧之水寒,藏于腠理皮肤之中,秋更伤风,则病成矣。此先伤水寒,后伤风气,故先寒而后热也。暑亦在内,势亦两岐,止此一种,无有其二。瘅,即但热不寒之瘅疟也,亦分二种,悉属内因。其一,阴气先绝,阳气独发,则少气烦冤,手足热而欲呕,以阳即热,不假外邪,一唯似暑,故无寒也。其二,肺素有热,气盛于身,厥逆上冲,中气实而不外泄,因有所用力,腠理开,风寒舍于皮肤之内,分肉之间而发,发则阳气盛,阳气盛而不衰则病矣。不及于阴,故但热而不寒。其气内藏于心,而外舍于分肉,故令人消铄肌肉。此以似暑之肺热为内因,更受寒风为外因者也。牝,即但寒不热之牝疟也。夏亦伤暑,秋亦中风。但阳气独沉,不能挈阴自下而上,为阳实虚,阴仍实,此仲景先生补疟论之遗阙,有瘅必有牝故也。至有随四时而作者,则证形少别于常法。如秋病者寒甚;冬病者寒不甚;春病者恶风;夏病者多汗。乃若得之于冬而发之于夏,藏之于心而显之于肺者,虽亦似因时异形,此即温与瘅之因分内外,更超于常法者也。以上约略两论之常,稍置先后云尔。

《本经》唯列刺法,先于疟之未发时,阳未并阴,阴未并阳,因而调之。真气乃复,邪气乃亡,故先其时坚束其处,令邪气不得入,阴气不得出。审候见之,在孙络盛坚而血者皆取之。如舍属足太阳者,刺郄中。郄中者,金门也。在足外踝,刺入同身寸之三分,此阳维别属也。舍属足阳明者,刺冲阳,在跗骨动脉上,去陷谷三寸,刺入三分,留十呼,此足阳明原也。舍属足少阳者,刺侠溪,在足小趾次趾岐骨间,本节前之中,刺入三分,留三呼,此足少阳荣也。舍属足太阴者,刺公孙,在足大趾本节后一寸,刺入四分,留七呼,此足太阴络也。舍属足少阴者,刺太钟,或太溪,太钟在足内踝后街中,刺入二分,留七呼,此足少阴络也;太溪在足内踝后跟骨上,动脉陷者中,刺入三分,留七呼,此足少阴俞也。舍属足厥阴者,刺太冲,在足大趾本节后二寸陷者中,刺入三分,留一呼,此足厥阴俞也。舍属肺募者,刺列缺、合谷,列缺在手腕后寸半,刺入三分,留三呼,此手太阴络也;合谷在手大指、次指岐骨间,刺入三分,留六呼,此手阳明所过也。舍属心募者,刺神门,在掌后锐骨端陷者中,刺入三分,留七呼,此手少阴俞也。舍属脾募者,刺商丘,在足内踝下微前三寸陷者中,刺入三分,留七呼,此足太阴经也。舍属肝募者,刺中封见血,在内踝前一寸半陷者中,仰足取之,伸足得之,刺入四分,留七呼,此足厥阴经也。舍属肾募者,刺太钟、太溪,取法如前足少阴例。舍属胃募者,刺足阳明、太阴横脉出血,厉兑、解溪、三里悉主之;厉兑在足大趾、次指之端,去爪如韭叶,刺入一分,留一呼,此足阳明井也；解溪在冲阳后三寸半，腕上陷者中，刺入五分，留五呼，此足阳明经也；三里在膝下三寸，胻骨外廉，两筋分肉间，刺入一寸，留七呼，此足阳明合也。此十二疟者，其发各不同时，当先察其病形，以知其舍于何舍，则知卫气所集时矣。须未发时如食顷而刺之，一刺则衰，二刺则知，三刺则已；不已，刺舌下两脉出血；又不已，刺郄中盛经出血；又刺项以下挟脊者必已。舌下两脉者，廉泉也。如未暇审其所舍，必先问其病之所先发者先刺之。如先头痛及重者，先刺头上上星、百会，及两额悬颅，两眉攒竹间出血；如先项背痛者，先刺风池、风府、大杼、神道间出血；如先腰脊痛者，先刺郄中出血；如先手臂痛者，先刺手少阴、阳明，十指间出血；如先汗出恶风者，风疟也，刺三阳经背俞之血者；如酸痛甚，按之不可得者，曰胕髓病，以镵针针绝骨，出血立止。或疟之始发也，身欲寒时，先刺手阳明、太阴，足太阴、阳明之井俞；身方热时，更刺跗上动脉，开其空，出其血，此即阳明脉也。若疟脉满大急者，刺背俞，及伍胠俞，用中针各一，适肥瘦，出其血；背俞，谓大杼；伍胠俞，谓譩譆也。若脉小实急者，灸胫之复溜，在内踝上二寸，陷者中，灸五壮，此足少阴经也；更刺指之至阴，在足小趾外侧，去爪甲如韭叶，刺入一分，留五呼，此足太阳井也；若脉缓大虚者，便宜用药，不宜刺矣。设刺诸阴之井，无出血，间日一刺。疟不渴，间日作者，刺足太阳。渴而间日作者，刺足少阳。温疟不汗出者，为五十九刺，此皆无往而未得其并者也。过之，则失其时矣。如疟之且发也，阴阳之且移也，谓其气逆，未可治也。故经言无刺熇熇之热，无刺浑浑之脉、无刺漉漉之汗，正方其盛时必毁，及其衰也，势必大昌，此之谓也。

从来药治，方剂固多，独缺全局。唯金坛王肯堂先生，辑《证治准绳》，内立二方。其一，用升麻、茈胡、葛根、羌活、防风、甘草；其二，用石膏、知母、粳米、桃仁、红花、猪苓、鲮鲤甲，亦各得全局之半，今复为一，虽复实奇，诚奇方之宣剂也。以之为主，俾即主知常，因常达变，于是化而裁之，推而用之，神而明焉，存乎其人矣。

盖痎与疟，乃风与暑，合作为病，应从两治矣。但气病之至所，有远近上下，及新故重轻之别。则适其至所，而为方治，亦有奇偶重复，及从逆反佐之殊。先释主方大略，次后便于分析也。先因于暑，暑即火热，必郁肺金之燥化；转夏成秋，溽暑自息，故药皆从乙庚合化法。即以五种风药为乙，白虎全汤为庚，独金火相刑，难于交通，更以甘草之土，维持长夏、欲藉火土授受之际，方堪对待夏火上极之势，转为秋金下降之令，此即点火成金，不烦另觅种子者也。虽转成金、金不生水，宁成生化，纵使夏火顿除，不过暂时潜伏。又以知母阴润之水以复母仇，即淫胜郁复法也。若金郁则泄之，解表利小水者，风药猪苓是矣。更因于风，风即风木，必动脾土之湿化，脾土营运，风斯息矣。故药亦从甲己合化法。即以五种风药为甲，甘草为己，又粳米、石膏为金，乃土转生金，复驱风木也。若土郁则夺之，行土用者，土以生木为用，风药属木，正所以行土用也。又风并卫气，亦须治风。五种风药，正治风之剂。又卫气下陷营中，并致三阳亦陷，唯挈三阳，卫气自持。如羌活之挈太阳；葛根之挈阳明；茈胡、升麻、防风之挈少阳是也。但偏重少阳者，枢机维持开阖故也。又暑藏营舍，亦须治暑，白虎全方，正治暑之剂。藏之营舍，亦须治营，桃仁、红花之类是也。若鲮鲤穴山而居，遇水而入，则是出阴入阳，穿其经络于营舍。舍且倾倒，暑更何从栖息耶？又有兼沐浴之水气，舍于皮肤者，即以猪苓彻之。更有兼凄沧之水寒，侵着肌腠者，猪苓固能利彻，更须佐以辛温，乃可对待水寒之寒，羌活、茈胡之类是矣。故风暑合作，其始也，形证必稍偏于风。此因未易酿热先须重于从风，轻于从暑，不必尽用全方，解表利小水足矣。久则暑热炽盛，风亦酿热，方称二气平均，现证始无偏胜，乃从全方合治法也。此但指风暑初中时，一气无偏负者言。设有暑胜于风，现证必稍偏于暑者，治宜从暑而带风；亦有风胜于暑，现证稍偏于风者，治宜从风而带暑；甚至有暑热独炽，惟现暑象，绝无风证者，治惟从暑，不必兼风，此种世人目为中暑者谬矣。盖暑则常显而不休，疟则时间而时甚；纵或无间，亦必刻期加重；或七日、九日、十四日，暑虽纵横殆甚，久则势必稍逊，以汗以热，亦即所以泄暑也。未现之风至此始露，方寒来而热往，热往而寒来，始从两治法也。以上独暑气偏胜，与瘅疟之但热者不同类。瘅则独见瘅疟之形证，此则惟暑气胜于风寒者也。又甚至有风气独盛，惟显风证、绝无暑象者，治惟从风，不必兼暑，此种世人目为伤寒，或为中风，或久之风暑俱现，转语云风寒转而成疟者亦谬矣。盖寒与风，惟冬中伤，即时为病，各显标本之化；其不即病者，至春始变为温，至夏始变为暑。暑病者，热极重于温也，始现证时，便不恶寒，一惟恶热，且烦且渴而无汗；若风之至夏，亦变暑病者，更加自汗出，鼻息鼾，语难出，脉浮而身重也。故此温此暑，惟春惟夏，随时变迁，亦即随时现证，是以随时命名。至夏则人身出机已尽，无复伏藏，故不得不随夏出之机，发露殆尽。未闻犹可伏匿至秋，反见冬时即病之寒化，而无标证之阳象者。经云：夏惟伤暑，秋成痎疟。亦如寒风至春变温，至夏变暑，同一机衡。由此观之，夏月寒风，从何而至，更可云寒风转而成疟乎？此不知夏虽伤暑，不若秋风之独厉，是以惟见寒风，绝无暑象。亦如暑热独炽，时间时甚，或刻期增剧，或七日、九日、十四日，风虽摧拉，至此势亦稍逊，作热作汗，亦即所以泄风也。其伏匿之暑，与风始无偏胜，方得均平，互为显现，亦始从两治法也。以上惟风气专令，与牝疟之但寒者不同类。牝则独现牝疟之形证。此则惟风气胜于暑热者也。若痎之内薄于阴者，治固同法；但暑舍深邃，与浅近者方有异同。先须度二气之胜负，但偏于向营，即从主方随证损益；次后治暑，如石膏、粳米、箪竹叶之类，佐以海螵蛸驱逐营舍之固结，力转营为卫矣。更以常山解夏热之交互，定阴阳之且移。常即恒久不变，山即艮止不迁之意也。若间二日或数日发者可类推矣。设兼见足太阳形证者，即为舍属足太阳，宜桂枝茈胡各半汤。太阳为开，但寒热交互，似乎从枢。故即从枢转开，甚则大青龙汤主之。又太阳从本从标，故可从本气之风暑，标见之寒化阳象者也。兼见足阳明形证者，即为舍属足阳明，宜桂枝一白虎二汤。固阳明为阖，止须治开，开开则邪去，邪去则旋阖矣。倍白虎一分者，阳明不从标本，从乎中治之湿化故也。甚则鳖甲煎丸主之，阳明多血多气故也。设胃家实大便难者，调胃承气汤主之。兼见足少阳形证者，即为舍属足少阳，宜小茈胡汤，少阳从本，少阳为枢故也。兼见足太阴形证者，即为舍属足太阴，宜小建中汤，太阴为开，太阴从本故也。设自利便脓血，时腹自痛者，桂枝倍芍药加大黄汤主之，此脾家实，腐秽当去故也。兼见足少阴形证者，即为舍属足少阴，宜茈胡加细辛汤，少阴为枢，少阴从本从标故也。兼见足厥阴形证者，即为舍属足厥阴，宜四物加苦楝附子黄芩汤，厥阴为阖，不从标本，从乎中治之火化故也。设厥甚者宜下之，厥深热亦深故也。设消渴，气上撞心，心中疼热，饥不能食，食即吐蛔者，乌梅丸主之。兼见肺家形证者，即为舍属肺募也，先宜桂枝黄耆白薇款冬花散，次宜秫米、甘草、常山之属。兼见心家形证者，即为舍属心募也，先宜桂枝黄芩汤，次宜甘草、蜀漆、常山、鳖甲、石膏、香豉、栀子、乌梅、淡竹叶之属。兼见脾家形证者，即为舍属脾募也，先宜小建中汤，次宜粳米、常山、甘草、知母、鳖甲之属。兼见肝家形证者，即为舍属肝募也，先宜通脉四逆汤，次宜乌梅、蜀漆、鳖甲、女萎、知母、苦参、常山、石膏、甘草、细辛、白薇、香豉之属。兼见肾家形证者，即为舍属肾募也，先宜桂枝加当归芍药汤，次宜篁竹叶、常山、乌梅、香豉、葱白之属。兼见胃家形证者，即为舍属胃募也，先宜桂枝二白虎一加芍药黄芩牡桂汤，次宜藜芦、常山、皂荚、牛膝、巴豆之属。若先热后寒之温疟，其一，宜桂枝二麻黄一汤；其二，宜款冬白薇茹藘圆。若先寒后热之寒疟，宜麻黄二桂枝一小青龙一汤。若但热不寒之瘅疟，其一，宜女萎石膏汤，或葛根猪苓汤；其二，宜香豉栀子栝楼汤。若但寒不热之牝疟，宜蜀漆汤，或牡蛎汤；若秋病者寒甚，先宜从风以扶阳，次宜主方两治法也。若冬病者寒不甚，先宜藿香正气散，次投主方亦可。但当重于从风，轻于从暑，此必先岁气，无伐天和故也。若春病者恶风，先宜茈朴汤，次投主方亦可。若夏病者多汗，主方主之，虽时值暑气流行，亦须偏于从风，俟暑风平等，本标互显，乃可从两治法也。设病反其本而已转标阳，然于主方重于从暑，甚则惟中标方，一惟治暑，宜白虎汤，或竹叶石膏汤；更当视其内外证，如寒已罢，而作热之时，必大烦喝，大汗出，面垢齿垢，消渴饮冷而未能解者，乃可投之；设暑证虽具，面齿虽垢，而作热之时，纵冰水不能寒，仍觉渐渐恶风者，还从主方重于从风。更有一种,虽淅淅恶风,或啬啬恶寒,非若怯寒风之表虚,反若遇寒风而身热愈炽者,此属阴微阳亢,又当重于从暑。更有一种,寒极而热,热极而汗,汗极而热不解者,表未去也,又当重于从风;设脉反躁疾,或迟伏,或狂言迷乱,或嘿嘿不欲言,不为汗解者,病名阴阳交,交者死不治。更有一种,热极而汗,汗极而热愈炽,或渴,或不渴,肢体痛烦,筋脉挛急,汗仍蒸蒸不已者,此属寒薄营气,转作燎炎;设偏于从风,必口烂舌龈,立见殂殒矣,法当宣摄营气以润筋膜;若兼身重木强,筋肉壅肿者,此又属风湿相搏,法当宣摄卫气以充肌腠;更有一种,外证汗出恶热,内证胃家实大便难者,此属阳明内结。更有一种,汗烦喘喝,消渴饮冷水,舌苔白涩,随饮随涸者,此属胸中热,若舌苔白滑者,此又属胸上寒;更有一种,汗烦喘喝,消渴饮冷水,胸中满闷,心下悸冲,或呕或哕或咳或噎者,此属水郁;若水药入口即吐者,此又属水逆。更有一种,大汗出后,胃中干,烦躁不得眠,欲得饮水者,少少与饮之,令胃气和则愈,若脉浮,微热消渴者,此属胸中水涸;若虚烦不得眠,反复颠倒,心中懊恼者,此又属胸中客热。更有一种,汗烦喘喝,消渴饮沸汤,舌苔白滑者,此属胃中寒;若舌苔灰白,频饮频涸者,此又属胃中热。更有一种,舌苔白滑,垢腻涎浊者,此有宿食未化也,在上脘者当吐之;在胃中者,当下之;若时下利,食饮不进,恶闻食臭,嗳气难舒者,亦属有宿食;设偏于从风,必续自汗出,手足寒,胃中干,纵转行承气辈,亦难下达肠胃矣。更有一种,齿舌燥涸,或渴饮冷水,或渴饮沸汤,而中脏阴寒者,不可概作热论;或食宿饮留,则唾液罔周,致齿舌燥涸者有之;或鼻窒唇揭,则吸呼从口,致唇舌燥涸者亦有之。更有一种,舌苔青黑,亦不可概作热论,或少哜甘酸,便令青黑,实非本有之色也。更有一种,舌本无苔而舌皮光薄,且红白柔嫩,宛如新生,望之若有津唾,抹之燥涸殆甚者,此属妄汗吐下,走亡血液所致,死不治也。以上皆寒热虚实之变,附录以备料简。至若病久不愈者,此病结为癥瘕,急治之宜鳖甲煎圆;虚劳者宜蜀漆圆,或牛膝汤,或丁香酒。如或暑风淫并而经隧废弛;或寒热迁变而升降失序;或虚实更作而上下交持;或表阳散懈而里阴独沉;或营卫亏竭而血气损伤;或故病未攘而新邪再袭;或食饮过饕而饮留食宿;或以欲竭精而形脏化薄;或烦劳则张精绝;或大怒则形气绝;或忧愁思虑复伤脾;或形寒饮冷复伤肺;或强有用力;或劳汗当风;或夙疾反显而新疾似隐;或新疾方痊而夙疾转炽;或有似是而非;或有似非而是,种种证因,亦令病久不愈者,更当度情志之苦欲补泻,及后先轻重而之消息之。又不可偏执诸方而概投之矣。盖暑藏营舍而汗烦喘喝,及体若燔矣,正暑气暄营本性耳。固称必郁肺金之燥化,与痹营血之流行,而无肺金营血之标证者,正所谓在天成气,气惟郁化,亦所谓先为是动,未所生也。设不亟正治,或早加禁截,则在天之暑气,转而成在地之火行,乘刑金脏,及后为所生病矣。

如火乘金脏,则少气喘咳,血溢血泄,鼽嚏嗌干,耳聋目赤,肩背热,瘾疹痤痹,身热肤痛为浸淫;甚则肺气焦满,胸中隐隐刺痛,口中辟辟燥咳,唾涎沫秽浊者肺痿;唾脓血腐臭者肺痈;此皆火乘金脏所致也。如后所生,则痹血成劳,血脉虚少,不能营于五脏六腑,身体不仁,肌肉甲错,两眸黑暗,目瞑目眩,须眉落,毛发折,四肢酸痛热烦,行动则喘喝,手足厥寒,衄血咯血,卒喘悸忡,咽干舌涸,里急,少腹坚,小便癃,腰吕瘘,阴头寒,精气清冷,梦交失精,魂魄飞堕,飧泄溏泄,食谷不消,肠鸣幽幽,胪腹都满,善盗汗,虚烦不得眠,马刀挟瘿,此皆痹血成劳所致也。盖风并卫居,而为寒栗鼓颔,及善行数变,正风气摧拉之本性也。固称必动脾土之湿化,与痹卫气之外卫,而无脾土卫气之标证者,亦所谓在天成气,气惟郁化,亦所谓先为是动,未所生也。设不亟正治,或早加禁截,则在天之风气,转而成在地之木行,乘克土脏,及后为所生病矣。如木乘土脏,则黄疸肠澼,肌肉消瘦,饮食不能为肌肤,体重烦冤,肠鸣腹支满,身膹愤,舌难言,口吐沫;甚则三焦无所御,四维断绝,肢体厏羸,独足肿大,此皆木乘土藏所致也。如后所生,则痹气成劳,内闭九窍,外壅肌肉,卫气散懈,少气不足言,皮聚毛落,血菀于上;阴不胜其阳,则脉流薄疾,并,乃狂;阳不胜其阴,则五脏气争,九窍不通,甚则目盲不可以视,耳闭不可以听,溃溃乎若坏都,汩汩乎不可止,此皆痹气成劳所致也。盖或兼得之以沐浴,水气舍于皮肤之内,与卫气并居者湿化也;设湿化不攘,则一身尽疼,饮发中满,头汗出,首如裹,身黄背强,欲得被覆向火;甚则肌肉萎,行善瘈,四肢不举,历节黄汗,腹满食减,溏泄肠鸣,反下甚;设更早加禁截,则湿化转而成土,乘侮水藏矣;当病腹痛,清厥,意不乐,体重烦冤,胸中不利,阴痿不用,腰痛,少腹痛,心下痞痛,动转不便,时害于食,足胫寒而逆,此皆湿化乘胜所致也。盖或兼遇夏气凄沧之水寒,藏于腠理皮肤之中者寒化也。设寒化不折,则水失体而心气抑,心下悸,寝汗憎风,甚则奔气咳喘,水饮支饮,眼下浮起如蚕蛊,胫肿腹大若蛊状;设更早加禁截,则寒化转而成水,乘传火脏矣;当病身热躁悸,骨肉不相着,足痿不收持,濡泄血溢,阴厥奔豚,上下中寒,体语心痛,热中瞀闷,渴而妄冒,此皆寒化乘胜所致也。如或暑藏营舍,舍属足太阳经脉之界分,兼见头重腰痛,寒从背起,先寒后热,熇熇喝喝然,热止汗难已之经化证者,不亟正治,或早加禁截,必注之经而溜之府,当病冲头痛,挟脊痛,目似脱,项似拔,腰似折,髀不可以屈,腘如结,踹如裂,尻吕脚皆痛,小指不用,甚则癫狂,头囟项强痛,目黄泪出,鼽衄癃闭,戴眼直视而遗溺;如或暑藏营舍,舍属足阳明经脉之界分兼见洒淅寒,寒甚,久乃热,热去,汗出时,喜见日月光。得火气乃快然之经化证者,不亟正治,或早加禁截,必注之经而溜之府,当病颜黑,善呻数欠,恶人与火,闻木声则惕然而惊;心欲动,独闭户塞牖而处,甚则欲上高而歌,弃衣而走,贲响腹胀,狂乱温淫,汗出鼽衄,口㖞唇胗,颈肿喉痹,大腹水肿,膝膑间肿痛,循膺乳气街,股伏兔,骭外廉足跗上皆痛;中指不用,胃中热,则消谷,身以前皆热,胃中寒则胀满,身以前皆寒,有不得隐曲,女子不月,其传风消而息贲;如或暑藏营舍,舍属足少阳经脉之界分,兼见身体解㑊,寒不甚,热不甚,恶见人,心惕惕。热久汗出甚之经化证者,不亟正治,或早加禁截,必注之经而溜之府,当病口苦,善太息,心痛胁痛,不可转侧,面有微尘,体无膏泽,足外热,小指次指不用,甚则头颔痛,目锐眦痛,缺盆中肿痛,胸胁肋髀膝外外踝,胫绝骨前诸节痛,时寒热,马力挟瘿,狐惑,智失而黄出;如或暑藏营舍,舍属足太阴经脉之界分,兼见意不悦,好太息,不嗜食,多寒热,汗出多,病至则喜呕,呕已乃衰之经化证者,不亟正治,或早加禁截,必注之经而溜之藏,当病舌本强,胃脘痛,腹胀,善噫而呕甚,得后与气乃快然如衰,身体重,大指不用,甚则舌本痛,体难动摇,食不下,烦心,心下急痛,溏瘕,飧泄,水闭黄疸,不能卧而强立,或急惰嗜卧,股膝内肿,厥,四肢痿易而不收;如或暑藏营舍,舍属足少阴经脉之界分,兼见呕吐甚,多寒热,热多寒少,欲闭户自处。其病难已之经化证者,不亟正治,或早加禁截,必注之经而溜之藏,当病嗌痛颔肿,不可以顾,肩似拔,臑似折,甚则耳聋,目黄,两颊间肿,颈颔肩肘臂外后廉皆痛,小腹急痛,泄如下重,足胫寒逆而骨痿;如或暑藏营舍,舍属足厥阴经脉之界分,兼见腰痛,少腹满,小便数,如癃状,气不足,意恐惧,腹中悒悒然之经化证者,不亟正治,或早加禁截,必注之经而溜之藏,当病腰胁痛,不可俯仰,丈夫㿉疝,妇人少腹肿,甚则嗌干,面尘脱色,胸满呕逆,飧泄狐疝,四肢满闭,淋溲便难而转筋;如或暑藏营舍,舍属肺募之界分,兼见心寒,寒甚热,热间善惊,如有所见之藏化证者,不亟正治,或早加禁截,邪干肺脏矣,当病发咳上气,甚则大骨枯槁,大肉陷下,胸中气满,喘息不便,其气动形,期六月死;如或暑藏营舍,舍属心募之界分,兼见烦心,甚欲得饮清水,反寒少热不甚之藏化证者,不亟正治,或早加禁截,邪干心脏矣,当病筋脉相引而急,甚则大骨枯槁,大肉陷下,胸中气满,腹内痛,心中不便,肩项身热,破腘脱肉,目匡陷,真脏见,目不见人立死,其见人者,至其所不胜之时则死;如或暑藏营舍,舍属脾募之界分,兼见寒甚,腹中痛,热则肠鸣,鸣已汗出之藏化证者,不亟正治,或早加禁截,邪干脾脏矣,当病发瘅,腹中热,烦心,出黄,甚则大骨枯槁,大肉陷下,胸中气满,喘息不便,内痛引肩项,身热,脱肉破腘,真脏见,十日之内死;如或暑藏营舍,舍属肝募之界分,兼见色苍苍然,善太息,其状若死之藏化证者,不亟正治,或早加禁截,邪干肝脏矣,当病胁痛,出食,甚则大骨枯槁,大肉陷下,胸中气满,喘息不便,内痛引肩项,期一月死;如或暑藏营舍,舍属肾募之界分,兼见洒洒然,腰脊痛,宛转,大便难,目眴眴然,手足寒之藏化证者,不亟正治,或早加禁截,邪干肾脏矣,当病少腹冤热而痛,出白,甚则大骨枯槁,大肉陷下,肩髓内消,动作益衰,真脏未见,期一岁死,见其真脏,乃与之期日;如或暑藏营舍,舍属胃府之界分,兼见善饥,不能食,食则腹支满之府化证者,不亟正治,或早加禁截,邪入胃府矣,当病留饮,吐沫,关格,蛔结,天癸竭,精气衰少,甚则赢瘦短气,胃络脉绝,阳络伤则吐血,阴络伤则便血,见血即死;如或暑藏营舍,次复风寒两袭,而作先热后寒之温疟者,不亟正治,或早加禁截,多致痹气血而成风痹,以次乘传,所谓痹伤形,移皆有次也,或致风郁成黄。或致邪逆胸腹而成蛊也。更有一种,冬中寒风藏于骨髓,次遇大暑邪气与汗皆出,证见骨髓消,肌肉烁,亦先热后寒,同名温疟者,不亟正治或早加禁截,多致形脏损,至皮聚而毛落,至骨痿不能起于床者死;或骨痿不能起于床,至皮聚而毛落者死,所谓至从下上,损从上下也。如或暑藏营舍,次遇夏气凄沧之水寒,更中秋气降肃之风化,而作先寒后热之寒疟者,不亟正治,或早加禁截,亦致痹气血而成痛痹;或致水闭成疸;或致水饮溢出肌肤肠胃之外而成肿也。如或阴气先绝,阳气独发,证见少气烦冤,手足热而欲呕,而作但热不寒之瘅疟者,不亟正治,或早加禁截,多致身体灼热,目盲狂走;或致热气所过则为痈脓;或致胃疸肠腐,其人死身色赤,腋下温,心下热也。更有一种,肺素有热,厥逆上冲,中气实而不泄,因有所用力,腠理开,风寒舍于皮肤之肉,分肉之间而发,证见肌肉消铄,亦但热不寒,同名瘅疟者,不亟正治,或早加禁截,多致喘咳血溢,毛发焦折,或致肺痿肺痈,吐涎沫及脓血也。如或暑藏营舍,风并冲居,独表气微虚,不能挈阴自下而上,而作但寒不热之牝疟者,不亟正治,或早加禁截,多致阴阳离决,血菀于上;或致重阴则癫,脱阳见鬼,其人死身色青,胫先寒,唇先黑也;如或春病者恶风,夏病者多汗,冬病者寒不甚,不亟正治,或早加禁截,其变生形证,此则因时之序,以显经脏之化;或已兼经脏之化,此又因经脏界分,转生变承矣。至于间日发,或间数日发者,不亟正治,或早加禁截,其变生形证,以其舍深,横连募原,内薄六腑,则易干脏腑,多致病死不治也。然则夏令暑热之气,为致病之本因,人身营气之舍,为奉本之标见。秋气降肃之风,沐浴之水,凄沧之寒,为成病之宗乘。若卫气三阳,此则作病之关机。经脏界分,此又营舍之畛畦也。故寒热间作,及兼经脏之化曰常,注经溜府,及见乘胜之证曰变。是以一岁之中,长幼之病多相似者,以暑为时序对待所必有之气故尔。乃若五运六气,亦作痎疟,宜应别论。以五岁六期,始一再见,为流行相袭加临之化故尔。如岁火太过,炎暑流行民病疟,其兼证喘咳少气,血溢血泄,耳聋嗌燥,中热,肩背热;如岁木不及,复则炎暑流火,民病寒热,其兼证胕疹痈痤;如赫曦之纪,炎暑施化,民病痎疟,其兼证疮疡血流,狂妄目赤;如阳明司天,燥气下临,暴热乃至,民病寒热,其兼证心痛。如少阴司天,热气下临,大暑流行,民病寒热,其兼证,喘呕嚏衄,吐衄鼻窒。如阳明之政,炎暑大行,民病寒热,其兼证咳逆嗌塞,振栗癃闷;三之气,燥热交合,民病寒热,其兼证喘咳气上;四之气,寒雨降,民病疟寒之疾,其兼证骨痿血便,暴仆振栗,谵妄少气、嗌干引饮,及为心痛,痈肿疮疡。如少阳之政,炎火乃流,民病寒热疟,其兼证,聋,瞑,色变。如太阴之政,四之气,溽暑蒸化民病疟,其兼证,腠理热,血暴溢,心腹胪满而热,甚则胕肿。如少阴之政,三之气,大火行,民病寒热更作,其兼证,咳喘,目赤,气厥,心痛;四之气,溽暑至,民病寒热,其兼证,嗌干,黄瘅,鼽衄,饮发。如火郁之发,大暑至,民病温疟,其兼证,瘟疢,骨痛,四肢䐜愤,疡痱,呕逆,腹暴痛,血溢流注,目赤,心热,甚则瞀闷懊,温汗濡玄府,善暴死也。如厥阴在泉,风淫所胜,民病洒淅振寒,其兼证,欠呻,两胁里急,心腹支满,膈咽不通,食则呕逆,腹胀,善噫,得后气乃快然,身体皆重。如少阴在泉,热胜则焰,民病寒热如疟,其兼证,皮肤痛,目瞑,齿痛,颇肿,肠鸣,气上,喘,不能久立,少腹中痛而腹大。如少阴司天,热淫所胜,民病寒热,其兼证,咳,喘,气中唾血,鼽衄,溺色变,甚则疮,疡,胕肿,肩背,臂臑,缺盆中痛,肺胀满膨膨而喘咳。如少阳司天,火淫所胜,民病头痛,发热恶寒而成疟,其兼证,皮肤热痛,色变黄赤,咳唾血溢,热中,仰息,传而为水,身面胕肿。如阳明司天,燥淫所胜,寒清于中,感而成疟,其兼证,左股胁痛,咳而腹鸣,注泄,鹜溏,甚则心暴痛,不可反侧,嗌干,面尘。如太阳之胜,凝溧且至,民病疟,其兼证,寒厥入胃,内生心痛,阴中乃疡,隐曲不利,筋肉拘苛,血脉凝泣,目如脱,寒入下焦,传为濡泻。如少阴之复,燠热内作,民病寒热,其兼证,振栗,妄,寒已而热,肤痛,暴喑,少气,骨痿,膈肠不便,外作浮肿。如少阳之复,大热将至,民病疟,其兼证,鼓栗寒极,寒极乃热,血溢,血泄,少气,脉萎,嗌络焦枯,渴饮水浆,上为口糜,下为胕肿,赤黄色变,小便数而欠也。顾营运之相袭,及主客之加临,亦莫不以暑热为本因,营舍为飘见。但所显证形,皆属脏化,所谓病所胜之脏,承所不胜之气故也。制方施治,各有宜忌,高则抑之,下则举之,有余折之,不足补之,佐以所利,和以所宜,同则异之,异则从之,治寒以热,治热以寒,所以顺流行,安主客,而适寒温也。设不察时令,与流行主客之差别而概治之,甚至早加禁截,多令暴亡。所谓中运行者十全五,中天刑者无一生,行伤藏故也,可不慎欤。颐性生木鲁,不敢强作臆说,以资观听,谨从经论,详别因证之常变,衍疏成编,聊备考。岂漫云著述乎! 况未尽实多,千里比肩,端祈指驳。

芷园素社痎疟疏方

计录方三十八则,聊备因证之常,其变乘气运,先贤未经诠则,颐又何敢妄参,或借此化而裁之。则海内诸方，多堪择用，诚神而明之，则存乎其人焉尔。至于拣选药石，从上古人，不唯审方域，辨气候，必蓄司岁孕生之物，以备一纪之需，恐失所精专，难以待从逆反佐，遂苦欲补泻也，但世苦绵力，七年之病，犹难三年之艾，况品物咸具者乎？是以雷公精参炮炙，以补不逮，设并弃置勿遵，更或良楛不侔，直欲制挺而挞坚利，乌乎可！

疟主方

诸方分两，已从古方裁减，或三之二，或五之四。设更欲增损，须谅因证之微甚，以为去就。然方大病易除，方小病难已也。

白虎青龙各半汤。

茈胡取银州者，去须及头，用银刀削去黄薄皮少许，粗布拭净，锉细，勿令犯火，七钱　升麻不经雨旸者，形色翠碧，削去皮，用黄精汁浸一宿，曝干，锉，蒸，再曝。三钱　葛根取洁白肥嫩者，用雪水，或秋露润透，切片阴干。九钱　羌活去头，细锉，以淫羊藿拌浥三日，曝干，去藿。五钱　防风勿用叉头叉尾者，又头令人发狂，叉尾发人癫疾，取肥大柔润，色黄通理者，锉细。五钱　甘草取黄中通理者，去头尾尖处各四五寸，仅取中节，切作寸许长，入磁器中，好酒浸蒸，从巳至午，取出曝干，锉细。七钱五分　知母槐砧上锉细，干木白杵捣数千下，勿犯铁器。七钱　石膏取洁白如束针者，研极细，用甘草水飞三遍，澄清去水，晒干再研。三两　桃仁去皮，同白术、乌豆，置磁器中，煮三伏时，取出，劈开心黄如金色为度，曝干，捣烂。五钱　红花粟米泔浸片刻，取出，用布袋绞去黄汁，青蒿拌覆一宿，晒干。三钱五分　猪苓铜刀削去黑皮，切作薄片，用东流水浸一宿，取出锉细，以升麻叶对拌，蒸一日，去叶暴干，如无叶，用升麻亦可。九钱　鲮鲤甲取近尾甲，好酒浸一日，择高洁地上，掘一土穴，用炭火烧赤，置甲于穴内，以净瓦覆之，瓦上实土，勿令气泄，俟冷取出，研碎，另掘一土穴，埋甲过宿，次早取用。五钱五分　粳米一合，淘净

上十三味，以水三升五合，先煮粳米减半升，去粳米同诸药，煮取升半，去滓，分三服。露置星月下高洁处，横刀其上，寅卯时，取初服再煮数沸。俟病者睡熟，推醒服，服毕，莫共人语，覆盖，取微似汗。二服，未发前半时许服，服毕，温覆，勿使寒栗大作，热亦渐减。三服。发后半时许服，服毕，再半时许。方啜热粥饮盏许，以充营卫。勿食他物，损伤药力也。

痎转方主方同疟

竹螵蛸汤

篁竹叶取向东枝叶，摘去虫蚀及有虫卵秽迹者，东流水洗净。二两　海螵蛸取洁白轻脆、重重有纹如通草者，用血卤作水浸之，并煮一伏时，取出，掘一土穴，烧通红色，入螵蛸在内，经宿取出，研作粗末。五钱　常山连根苗收采者良，临用时，去苗，以甘草锉碎，用东流水润湿，同拌蒸半炷香，勿令气泄，俟冷去甘草，曝干，再用好酒润一宿，取出曝干熬捣。七钱　秫米三百粒，淘洗　石膏三两，修事同疟主方

上五味，以水三升，置铜器中，浸露星月下高净处，横刀其上，黎明取药。于病

者卧榻之侧,缓火煎取升半,分温三服。清旦一服,未发前食顷一服,临发一服。三服讫,静室中温覆卧,当一日勿澡洗,并用药汁涂手足心及心胸头面,滓亦置枕伴,令闻药臭。过时不发,乃汤洗进食。

太阳二方

桂枝芘胡各半汤

桂枝去皮,勿令犯火。三钱　芍药去黄赤皮一层,用蜜水拌蒸三次,曝三次,焙干,锉碎。五钱　大枣取肥大多液者四枚,连核劈开　生姜切片,七钱　芘胡九钱。修事同疟主方　黄芩取中腐心黑者佳,用腊水,或梅水浸一宿,取出,蒸半灶香,曝干锉用。七钱　半夏每一两,用白芥子末七钱,酽醋四两,搅浊数千下,将半夏投中洗五七遍,再用水漂三遍,曝干锉碎。七钱　人参熟参,于饭上蒸透,锉碎;生参,去芦,水浸过宿,饭上蒸三次,曝三次,锉碎。五钱　甘草去头尾尖处各三寸,切作五寸长,好酒浸一宿,柳火上缓缓炙,表里皆燥为度,锉碎。六钱

上九味,以水三升五合,煮取升半,分温三服。未发、已发、发后各一服。服法、禁忌法,同疟主方。

大青龙汤

麻黄取色青黄,中心空赤者,去节锉碎。七钱　桂枝去皮。三钱五分　甘草修事同桂枝芘胡各半汤。五钱　杏仁汤润去皮尖,以乌豆白火石各等分,用东流水同煮,从巳至午,取出捣烂。三十五枚　大枣四枚劈　石膏修事同疟主方。一两五钱　生姜切。七钱

上七味,以水三升五合,先煮麻黄减半升,去上沫,纳诸药,煮取一升,去滓。未发前,温服五合,温覆取微似汗,得汗停后服。

阳明三方

桂枝一白虎二汤

桂枝去皮。三钱五分　芍药修事同桂枝芘胡各半汤。六钱。　生姜切。七钱。　大枣四枚。劈　粳米一合。淘洗　甘草修事同桂枝芘胡各半汤。七钱五分　石膏修事同疟主方。二两五钱　知母修事同疟主方。七钱五分

上八味,以水三升五合,先煮粳米减半升,去粳米,纳诸药,煮取升二合。分温二服,未发、临发各一服。

鳖甲煎丸

鳖甲取绿色九肋者,东流水洗去甲外黑皮、甲里皮膜,柳火上缓缓炙令黄色。三两　乌扇即射干。用米泔浸一宿,取出,以箬竹叶同东流水煮之,从午至亥,待冷去叶,曝干。七钱五分　黄芩修事同桂枝芘胡各半汤。七钱五分　芘胡修事同疟主方。一两五钱　鼠妇柳火上置一新瓦,熬令黄色。七钱五分　干姜市肆者非曝干,即阴干,其力微,其气浊,不堪入药。其法,用东流水淹三日去皮,置流水中漂六日,更刮去皮,然后曝干,置瓷缸中酿三日乃成,其气清,其力胜,为效弥速也。七钱五分　芍药刮去皮一层,先用蜜

607

水润透,再用好酒润,蒸曝三次。一两二钱五分　大黄取文如水纹斑而紧重者,锉片蒸之,从巳至未,曝干,又洒腊水蒸之,从未至亥,凡七遍,曝干,却洒淡蜜水,再蒸一伏时,形如乌膏样,乃曝干入药。一两二钱五分　桂枝去皮。七钱五分　葶苈同糯米合置熳上,焙令米熟,去米捣碎。三钱五分　石苇去黄毛极净,否则射入肺,令作咳逆难疗也。七钱五分　厚朴取紫赤辛烈者,刮去黄褐粗皮,每一两,用生姜自然汁五钱,涂炙令尽。七钱五分　牡丹铜刀去心,好酒拌蒸,从巳至未,曝干。一两二钱五分　瞿麦只用萼壳,勿用茎叶,设同用,令人气噎,及小便不禁也。修事:用苦竹沥浸一伏时,取出曝干。五钱　紫威好酒润曝三次。七钱五分　半夏用白芥子末入酽醋中,频搅令匀,投半夏洗去涎再以水漂曝干。三钱五分　人参饭上蒸熟。三钱五分　䗪虫柳木上置瓦,熬令黄色。一两二钱五分　阿胶先以猪脂浸一宿,取出,柳木火上炙燥,研细。七钱五分　蜂窠用鸦豆同拌蒸之,从巳至未,取出,焙干研细。一两　赤硝即硝石,言赤桂者谬矣。用东流水煎三炷香,倾瓷盆中,俟凝结盆底,取用。三两　蛴螬蒸一炷香,焙干,去头足,再于柳木火上,隔瓦炙黄色,一两五钱　桃仁汤润去皮,同乌豆、白火石,煮令中心黄金色为度,曝干。五钱

　　上二十三味,除鳖甲,及另研末外者,诸药共作细末,取锻灶下灰一斗,清酒一斛五斗,浸灰于酒内,候酒尽一半,即用细布绞去灰,着鳖甲于中,煮令泛烂如胶,再绞取汁,纳诸药,煎为丸,如桐子大,空心服七丸,日三丸,渐增至二十一丸。

调胃承气汤

　　大黄去皮,清酒洗润一宿,曝干。二两　甘草去头尾尖处,切作五寸长,少用酒润,柳火上炙令黄色,锉碎。一两　芒硝东流水煎数百沸,泌去脚,倾盆中,俟凝结盆底取用。四两

　　上三味,以水二升,煮取大黄甘草八合,去滓,纳芒硝,更上火微煮令沸,少少温服之。

　　少阳一方

小茈胡汤

　　茈胡去头芦,削去黄薄皮少许,拭净锉碎。一两五钱　黄芩取中空者,用东流水润透,蒸半炷香,曝干锉碎,七钱　人参饭上蒸熟。三钱　甘草去头尾,酒润,炙令黄色,锉碎。五钱　生姜切片。五钱　半夏一合,用白芥子末半合,酽醋二合,搅数百下,投半夏于中,洗五七遍,再用水漂,曝干,锉碎　大枣三枚。劈

　　上七味,以水三升,煮取二升,去滓,再煎取升半,分温三服,未发、已发、发后,各一服。

　　太阴二方

小建中汤

　　桂枝去皮。六钱　甘草去头尾,酒润,炙黄锉碎。四钱　大枣四枚,劈　芍药削去皮一层,蜜水润透,蒸曝三次,锉碎。一两二钱　生姜切。六钱　胶饴二合

　　上六味,以水三升,煮取一升,去滓,内胶饴,更上微火消解,分温二服。未发、

将发各一服。呕家、酒家不宜服。酒、呕家,不喜甘故也。当去胶饴,仅用桂枝汤主之。

桂枝倍芍药加大黄汤

桂枝去皮。六钱　芍药削去皮一层,蜜水润蒸三次,曝三次,锉碎。一两二钱　大黄清酒洗。七钱　生姜切。六钱　甘草去头尾,酒润,炙黄色。四钱　大枣四枚,劈

上六味,以水三升,煮取升二合,去滓,分温两服,未发、临发各一服。

少阴一方

茈胡加细辛汤

茈胡去头芦,削去黄薄皮少许,拭净,锉碎。一两　黄芩取中空者,用流水润透,蒸半炷香,曝干锉碎。七钱　人参饭上蒸熟。三钱　甘草去头尾,酒润,炙令黄色,锉碎。四钱　生姜切。六钱　半夏一合,用白芥子末半合,酽醋二合搅浊匀,投半夏洗数次,再以水漂,曝干锉碎　大枣劈。四枚　细辛取北地,一根只一叶,茎柔根细,端直而长,色紫味辛,嚼之习习如椒者,始真。修事:拣去双叶者,切去头上子,以瓜水浸一宿,曝干锉碎。三钱

上八味,以水三升,煮取二升,去滓,内细辛,再煎取升半,去滓,分温三服。未发、已发、发后各一服。

厥阴二方

四物加苦楝附子柏皮汤

当归去芦头,好酒浸一宿,曝干。七钱　芍药去粗皮一层,蜜水润,蒸曝三次。六钱　干地黄用砂仁拌蒸一伏时。七钱　芎劳东流水润透,锉片,拌青蒿蒸一炷香,曝干。六钱　苦楝子柳木火上,置瓦焙干,再用好酒拌蒸令透,待皮软,去皮核,取肉,水煮一伏时,曝干。六钱　附子取重一两六七钱者,用生熟汤浸半日,勿令气泄,取出,以白灰裹之,数易令干,外裹大麦面,干柳木灰中炮令皮拆,待冷去面,去皮破开。三钱　黄檗取厚寸许者,去粗皮,每两用蜜三钱,和水涂炙令尽,色黄为度。七钱

上七味,以水三升,缓火煮取二升,去滓,再用缓火煎至升半,分温三服。未发、已发、发后各一服。

乌梅丸

乌梅八十枚,用苦酒浸一宿,去核,置甑内,藏三升米中,蒸至米熟,取出捣如泥　细辛取北地一根只一叶,端直极辛者,瓜水浸半日,曝干。一两二钱　干姜取如法修事白干姜。一两　当归去芦头,用全身,少去尾,酒浸一宿,曝干锉碎。一两　黄连去芦及毛,用浆水浸二伏时,取出,于柳火上焙干锉碎。三两二钱　附子一两二钱。修事同上方　蜀椒无花作实者曰蜀椒,有花作实者曰花椒。花椒形小而赤,蜀椒形大而紫。修事:去梗,及椒瞳闭口者。闭口者有毒,误服令人卒中难治也。先用好酒润蒸,从巳至午,蒸时密固,勿使气泄,蒸足,待无气,取出入瓷瓶中,勿伤风也,逐封固瓶口,于柳木灰火中,缓焙干,俟冷取出。一两　桂枝去皮。一两二钱　人参饭上蒸熟。一两二钱　黄檗去粗皮,用生蜜水浸半日,取出曝,再用蜜涂炙。每一两,用蜜五钱,炙尽为度,锉碎。一两二钱

上十味,异捣筛各治之,然后和匀,以乌梅膏和药令相得,再入炼蜜少许,内臼中,杵千余下,圆如梧桐子大,饮汤服十圆,日三服,渐加至二十圆,禁生冷滑物、臭食等。

肺疟二方

桂枝黄耆白薇款冬花散

桂枝去皮。三钱　黄耆去头上皱皮,蜜水润透,蒸半炷香,取出,炙燥,槐砧上锉碎。五钱　白薇取山东所产者,柔黄而香,用糯米泔浸一宿,取出曝干,槐砧上锉碎蒸之,从巳至申。五钱　款冬花取微见花者良。如已芬芳,则无气力,拣去向里裹花蕊壳,并向里实如栗零壳,及枝叶。用甘草浸一宿,却取款冬叶拌蒸一夜,去叶曝干。五钱　芍药削去皮一层,蜜水润蒸三次,曝三次,锉碎。六钱　石膏研细,甘草水飞,澄,曝。五钱　知母槐砧上锉碎,干木臼中捣烂。五钱

上七味为粗末,每服五七钱,水煎服。

秫米常山甘草汤

秫米二百二十粒,淘洗净　常山临用去苗,以甘草锉碎,用东流水拌润,蒸半炷香,俟冷,去甘草曝干,再用好酒润一宿,取出曝干熬捣。一两五钱　甘草去头尾,好酒浸蒸,从巳至午,曝干,锉碎。三钱

上三味,以水三升,煮取升半,去滓,分温三服。发时令三服尽。

心疟二方

桂枝黄芩汤

桂枝去皮。三钱　石膏研细,水飞,澄,曝。五钱　甘草去头尾,酒润,炙黄,锉。四钱五分　茈胡去头芦,削去黄薄皮少许,锉。一两二钱　人参去芦,饭上蒸曝三次,锉碎。四钱五分　半夏用白芥子末,入酽醋中搅匀,投半夏洗三五遍,漂过,曝干锉碎。四钱　黄芩取腐肠者,东流水浸透,蒸半炷香,曝干,锉碎。四钱五分　知母槐砧上锉碎,干木臼中杵烂。五钱

上八味,为粗末,每服五七钱。水煎服,未发、将发、发后,各一服。

栀子香豉淡竹叶汤

栀子去壳取仁,用甘草水浸一宿,取出焙干,捣筛为末。十三枚　香豉如法修事者小半合。其法用大黑豆三斗,六月内,淘净,沥干,蒸熟,取出摊席上,待微温,以青蒿覆之。每三日一看,待黄衣上遍,即取曝干,筛净。更用东流水拌润,干湿得所,以汁出指间为度,安瓮中,筑实,上以桑叶盖之,厚三四寸,密封以泥,日中晒七日,取出摊曝一时许。又用秫粳拌入豆内,复安瓮中,曝七日,取出,摊曝一时许,复安瓮中,曝七日,如此七遍,取出蒸之,摊令气歇,复收极净瓷瓮中,筑极实,密封瓮口,一月后即成矣　淡竹叶粟米泔洗三遍,切碎。半斤　甘草去头尾,蜜水润透,涂酒炙黄色,锉碎。四钱　蜀漆连根收采者佳,临用时去根,以甘草锉细,将东流水润透,拌入蜀漆内蒸之,勿使气漏,俟冷去甘草,取蜀漆锉碎,又拌甘草水,干湿得所,蒸之,俟冷曝干。一两　常山临用去苗,同甘草末,水润拌蒸,俟冷去甘草,取常山锉碎,再用好酒拌润一宿,取出熬捣。一两五钱　鳖甲取九斤者三两,洗去甲外黑皮,甲里皮肉,置罐中,用酽醋煮干,取出,炙燥锉碎。一两三钱　石膏研细,甘草水飞澄曝,再研。二两　乌梅十枚。汤润去核,入米中蒸烂,焙干

上九味,以水三升五合,煮取升半,去滓,分温三服,未发前,令三服尽。

脾疟二方

小建中汤方见太阴

甘草知母鳖甲圆

甘草去头尾,好酒浸蒸,从巳至午,取出曝干。五钱　知母槐砧上锉碎,入干木臼内捣烂。一两　鳖甲取九斤者,洗去皮肉,酽醋煮透,炙黄色。一两　常山临用去苗,用甘草末,同水拌蒸,取出,好酒润一宿。三两

上四味末之,炼蜜和丸梧子大,每服十粒,好酒下,未发、临发、正发各一服。

肝疟二方

通脉四逆汤

甘草去头尾,酒润,炙黄色。七钱　干姜取如法修事白干姜,切。一两　葱白五茎　细辛取真北地者,瓜水浸一宿,曝干锉碎。七钱

上四味,以水三升,煮取一升,去滓,分温再服,其状若死兼下利脉绝者,加附子五钱,生用。

乌梅白薇细辛圆

乌梅汤润去核,纳米中蒸之,米熟为度,取出曝干。一两　蜀漆临用去根,同甘草末拌匀,水润蒸之,俟冷去甘草,取蜀漆锉碎,又拌甘草水,再蒸半炷香,曝干。一两　鳖甲取九斤者五枚,洗去皮肉,入酽醋煎干,取出炙燥捣粉。二两　白薇糯米泔浸一宿,取出曝干,槐砧上锉细蒸之,从申至巳,曝干。一两　女萎竹刀刮去皮节,及须,蜜水浸一宿,取出,蒸一炷香,焙干。一两一钱　知母锉碎,干木臼内杵捣。一两二钱　苦参糯米浓泔浸一宿,其腥秽自浮于水上,重重淘过,即蒸之,从巳至申,曝干锉碎。一两　常山临用取苗,同甘草末水润蒸之,俟冷去甘草,取常山锉细,再拌酒蒸之,曝干。一两　石膏取洁白如束针者,入砂罐内,埋柳木火中,煨令红色,取研极细,用甘草水飞过,澄清去水曝干。二两　甘草去头尾,入瓷器中,用好酒浸蒸,从巳至申,取出曝干。五钱　细辛取北地端直极辛者,用瓜水浸一宿,曝干。八钱　香豉如法修事者。一合

上十二味,为极细末,炼蜜丸如梧子大,酒服十圆,日再,渐增至二十圆,饮服亦得。

肾疟二方

桂枝加当归芍药汤

桂枝去皮。六钱　芍药去皮,蜜水蒸曝三次。一两　甘草去头尾,酒润炙。四钱　生姜切。六钱　大枣四枚。劈　当归去芦头,及尾少许,酒浸一宿,曝干锉。一两

上六味,以水三升,煮取升半,去滓,分温三服,未发、将发、发后,各一服。

葱白香豉汤

葱白洗净。一握　香豉如法修事者。四合　箽竹叶取东畔枝叶,拣去虫蚀及有虫卵秽迹者。东

流水洗净,切。半升　乌梅十枚,汤润去核,藏米中蒸烂　常山临用去苗,同甘草末,水润拌蒸,俟冷取出,去甘草锉碎,酒润一宿,熬捣。一两五钱

上五味,以水三升,煮取二升,去滓,分温三服。未发前,令三服尽。

胃疟二方

桂枝二白虎一加芍药黄芩牡桂汤

桂枝去皮。三钱　芍药去皮,蜜水蒸曝三次,锉碎。六钱　生姜切。三片　甘草去头尾,酒浸蒸,炙令黄色。四钱　大枣三枚。劈　粳米半合。淘净　石膏研细,甘草水飞过澄曝。一两五钱　知母槐砧上锉碎,干木白中杵捣。五钱　黄芩取腐肠者,东流水润透,蒸之曝干。六钱　牡桂取厚寸许,色紫赤,味辛甜者,去内外粗皮一层,锉碎,勿令见火。三钱

上十味,以水四升,煮取升半,去滓,分温三服,未发、将发、发后各一服。

藜芦丸

藜芦去头,用糯泔汁煮之,从巳至未,熬黄色。一两　皂荚新汲水浸一宿,铜刀削去皮,每二两用乳酥一两,反复炙令黄色,捶去子弦。一两　牛膝去芦,用黄精汁浸一宿,焙干。一两　常山临用去苗,同甘草末,水拌蒸之,俟冷取出锉碎,再以好酒润一宿,捣烂曝干。一两　巴豆去壳,敲碎,每一两,用麻油并酒各七合,煮干研膏。四钱

上五味末之,炼蜜丸如小豆大,旦服一圆,正发一圆,一日勿饱食,以瘥为度。

温疟二方

桂枝二麻黄一汤

桂枝去皮。四钱　芍药削去皮,蜜水蒸曝三次,锉。四钱　生姜切。四钱　甘草去头尾,酒润,炙黄,锉。三钱五分　大枣二枚。劈　杏仁汤润去皮,用乌豆、白火石等分,同东流水煮,从巳至午,捣烂。九枚　麻黄去节。三钱

上七味,以水三升,先煮麻黄减半升,去上沫,内诸药,煮取一升,去滓,分温二服,温覆取微似汗,未发前令二服尽。

款冬白薇茹蘆丸

款冬花去向里裹花蕊壳,及向里实如粟零壳,并枝叶。用甘草水浸一宿,再取款冬叶相伴,蒸一夜,曝干。一两五钱　白薇糯米泔浸一宿,取出,槐砧上锉细蒸之,从申至巳,曝干。一两一钱　百合用怀生地黄汁拌润透,蒸半炷香,取出曝干。六钱　知母槐砧上锉碎,干木白杵捣。六钱　地骨皮东流水洗去土,捶去心,用甘草汤浸一宿,焙干。一两　桃仁汤润去皮,用白术、乌豆,同东流水煮至中心黄金色为度,取出捣。八十一枚　玄参入甑内,用蒲草重重相隔,蒸两伏时,曝干,再拌兔丝子末,蒸三炷香,去菟丝子,曝干,入木白内杵捣。六钱　沙参真者多出辽地,形似人参,又似防风,修长黄白,体实有心,心黄而肉白也。同紫菀拌蒸一炷香,去紫菀,曝干,锉碎。七钱　肉苁蓉酒浸一宿,至明,以棕刷去砂土浮甲,破中心,去白膜如竹丝草样者。入甑蒸之,从午至西,取出,再用乳酥炙透。六钱　鳖甲取九斤者,洗去皮肉,醋醋煮透,柳

木火上炙黄脆。一两　蜀漆临用去根,同甘草末,水润拌蒸,去甘草,曝干锉碎,再拌甘草水蒸之。六钱　人参饭上蒸曝三次。五钱　香豉一合。取如法修事者　乌梅一合。润去核,藏米中蒸烂　银州芘胡去头芦,削去黄薄皮少许。一两　升麻削去粗皮,黄精汁浸一宿,曝干,锉蒸。一两　牡桂去表里皮,取心。五钱　常山临用时去苗,同甘草末,水润拌蒸,去甘草,锉碎,再用酒润一宿。一两　前胡削去苍黑皮及芦头,细锉,以甜竹沥,浸令润,曝干。一两　海螵蛸用血卤煮一伏时,取出,择高洁地上,掘一土穴,用炭火烧通红,少停,置螵蛸于穴中,上以瓦覆之,次早取出。一两七钱,拌雀卵十枚,曝干为度　茹藘即茜根。勿用赤柳草根。但形相似而味酸涩。误服令作内障。修事:去薄皮少许,以极大鱼去肠,内茹于腹内,蒸至鱼熟,取出曝干,再换鱼。又如前蒸曝法,凡七遍。锉碎。一两七钱

上二十一味,为末,炼蜜丸,如梧子大,空心煎细茶下三十丸,日三服。

寒疟一方

麻黄二桂枝一小青龙一汤

麻黄去节。五钱　杏仁润去皮,同白火石、乌豆煮之,从巳至午,捣烂。二十七粒　桂枝去皮。三钱　甘草去头尾,酒润,炙黄色。三钱　芍药去粗皮,蜜水蒸曝三次。三钱　生姜切。三钱　细辛北地者,瓜水浸一宿,曝干。三钱七分　半夏小半合,用酽醋搅白芥子末投半夏洗令涎尽,再以水漂　五味子取北地极肥大者,以铜刀分作两片,用蜜浸蒸,从巳至申,更以浆水浸一宿,焙干。四十九粒　干姜三钱。取如法修制白干姜

上十味,以水三升,先煮麻黄数沸,去上沫,纳诸药,煮取一升,去滓,分温二服,未发一服,温覆取微似汗,得汗,停后服。

瘅疟三方

女萎石膏汤

知母槐砧上锉碎,干木臼中杵烂。一两三钱　石膏研细,甘草水飞过澄曝。三两。绵裹　甘草去头尾,蜜润透,炙黄色。一两　粳米一合。淘净　牡桂去表里皮一层。一钱　女萎铜刀削去皮节及须,蜜水浸一宿,取出,蒸一炷香,焙干。二两七钱　竹叶采东畔枝叶,拣去虫蚀,及有虫卵秽迹者,东流水洗净。一升

上七味,以水五升,煮至米烂,去滓,纳诸药,煮取二升,分温二服,温覆令微似汗,汗出者愈。

葛根猪苓汤

葛根用雪水,或秋露,润透,阴干锉碎。一两　猪苓削去黑皮,切作薄片东流水浸一宿,取出锉片,用升麻叶拌蒸一日,去叶曝干,如无叶,升麻亦可用。五钱　泽泻锉碎,酒浸一宿,取出曝干。五钱　茯苓捣细,水飞去膜,澄清,曝。五钱　滑石取洁白者,以竹刀刮净,研如粉,每两用牡丹皮二两,同煮三炷香,去牡丹以东流水淘过,曝干。七钱　石膏煅赤研细,甘草水飞过澄晒,再研。一两　阿胶五钱　地骨皮东流水洗净,刷去土,捶去心,甘草水浸一宿,焙干　栀子去壳取仁,用甘草水浸一宿,取出曝干,捣筛为末。五钱

上九味,以水四升,先煮八味,取升半,去滓,内阿胶烊消,分温二服。

栀子栝楼汤

栀子五钱。修治同上方　栝楼根取大三围者,去皮捣烂,以水澄粉,曝干。七钱　香豉小半合。取如法修事者　淡竹叶东流水洗,切。小半升　葛根秋露润透,阴干锉碎。一两一钱　猪苓削去粗皮,切片,东流水浸一宿,取出,同升麻、麻黄等分,水润,拌蒸一炷香,勿令泄气,去升麻、麻黄,曝干。九钱　滑石一两。修事如上方　牡丹皮铜刀削去骨,锉碎,同桃仁等分,酒润,蒸曝三次,去桃仁,七钱　知母槐砧上锉碎,干木臼中捣烂。五钱　生姜切。七钱

上十味,以水三升五合,煮取升半,去滓,分温三服。

牝疟二方

蜀漆散

蜀漆临用去根,用甘草末,拌蒸一炷香,去甘草,柳火上炙燥,另作细粉　云母烧二日夜,研作细粉,埋深土过宿　龙骨香草汤洗两度,捣朮,绢袋盛之,另取云母粉,获袋外,蒸两炷香,取出,悬井面上过宿

上三味,取净末各等分,未发前,水浆服方寸匕。

牡蛎汤

牡蛎以盐水煮一伏时,再入火中煅赤,研粉。一两五钱　麻黄去节。一两　蜀漆临用去根,汤浸一宿,同甘草末润蒸之,俟冷,去甘草,锉碎,再拌甘草水润过宿,曝干。八钱。如无蜀漆,以常山代之　甘草去头尾,酒浸蒸之,从巳至午,曝干,锉碎。五钱

上四味,以水三升,先煮蜀漆麻黄减一升,去沫,纳诸药,煮取一升,先饮半升。得即吐,再饮之。

冬病一方

藿香正气散此方四时咸宜

大腹皮温汤洗净,曝干,用生姜汁拌,蒸一炷香,曝干。三两　白芷去皮,以黄精汁拌润,蒸一伏时,曝干。今市贾者,皆用石灰拌蒸,更拌石灰收藏,服之为害甚深。慎之慎之。三两　茯苓去皮为末,水飞去膜,澄曝。三两　苏茎叶东流水洗,曝干。三两　真藿香东流水洗,曝干。三两　厚朴取厚寸许,及色赤气烈者,去粗皮,每一两,用姜汁五钱,涂炙令尽。二两　白术米泔浸一宿,取出,拌山黄土,蒸曝七次。二两　广橘皮去白,锉细,以鲤鱼皮裹一宿,至明取用。二两　桔梗去头上尖硬处四五分,并两畔附枝,于槐砧上锉细,用生百合捣膏,同投水中,浸一伏时,滤出,缓火焙干。每桔梗一两,用百合六钱。二两　半夏用白芥子末,搅酽醋内令匀,投半夏洗三五次,再以水漂,曝干。二两

上十味,捣作极细末,每服三钱,姜三片,枣一枚,煎汤服。日二服,未发一服,发后一服。

春病一方

芷朴汤

芷胡去头芦,及黄薄皮少许,锉碎。二钱　独活锉碎,以淫羊藿拌二日,曝干去藿。二钱　前胡削

去苍黑皮，及芦头，锉碎，以甜竹沥浸令润，曝干。二钱　黄芩取腐肠者，东流水润透，蒸半炷香，锉碎曝干。二钱　茅山苍术去芦，及须，糯米泔浸透，削去黑皮，再用米泔浸一宿，取出，曝干锉碎，同脂麻拌炒黄色，去脂麻。二钱　厚朴二钱。修事同上方　广橘皮二钱。修事同上方　半夏曲二钱。取如法修事者。其法用白芥子末，入酽醋内，搅令匀，投半夏洗三五遍，水漂过，曝干，末之，用生姜汁和匀，捏作饼，上下覆苍耳叶，如造曲法，俟黄衣上遍，曝干收用　白茯苓二钱。修事同上方　藿香二钱。洗　甘草一钱。修事同上方　生姜三钱。切

上十二味，以水二升，煮取一升，五更一服，未发前一服。气弱人，加人参一钱、白术二钱。

夏病二方

白虎汤

石膏研碎，甘草水飞澄曝。四两　甘草去头尾，酒润，炙黄色，三钱　知母槐砧上锉碎，干木臼中捣烂。一两三钱　粳米一合。淘

上四味，以水三升五合，先煮粳米减半升，去滓，纳诸药，煮取升半，去滓，分温三服。

竹叶石膏汤

竹叶一把，采东畔枝叶　石膏三两。修事如上方　半夏半合，用白芥子末，搅入酽醋内令匀，投半夏洗三四次，水漂，曝干，锉碎　甘草三钱。修事如上方　麦门冬不必去心，杵烂。二两　人参饭上蒸曝三次。七钱　粳米一合。洗

上七味，以水四升，煮取二升，去滓，内粳米，煮令米熟成汤，去米，分温三服。

病久不愈四方

鳖甲煎丸方见阳明

蜀漆丸方见牝疟

牛膝汤

牛膝取肥大长数尺者，去芦，锉碎，用黄精锉片，同拌，蒸一炷香，去黄精，曝干。四两

上一味，以水四升，煮取二升，分温二服，未发时一服，临发时一服，用好酒二升，煮取亦善。

丁香酒

丁香勿令犯火，竹刀切片。一钱　槟榔头圆矮毗者为榔，形光紫纹者为槟，槟力小，榔力大也。凡使用槟，择稳正而坚，有锦纹者，以竹刀削去底，细切之，勿令经火。四钱　乌梅取肥大者，汤润去核，藏米中蒸熟。三枚　常山临用去苗锉片。三钱。甘草水润蒸一次，取出，再用人参三钱，拌匀，水润一宿，饭上蒸，饭熟为度，去人参，曝干

上四味，盛一绢囊内，用好酒两碗浸之，从巳至夜，露置星月下高洁地，横刀其

615

上,临发日寅卯时,徐徐服;如无量人,作数次服完;如胃寒人,仅可重汤微温,但不宜热服,恐作呕逆也。服毕,温覆极暖,静室中卧,当一日勿澡洗。过时不发,方进糜粥,避风七日。设不瘥,再作服如前法。

　　上录诸方,皆古人成案,各有深意存焉。盖人之病,或有证同而因异,或有因同而证异;或有因证似是而非;或有因证似非而是者。故所贵在尽察因证之常变,及探索古人所以立方之绳则,则我亦可以效法处方,矧有古方之可循者乎。否则颐惧其操方以希合也。合,其幸;不合,且以病试方矣。颐窃于此,颇三致意。

图书在版编目（CIP）数据

杭州医药文献集成. 第 4 册，本草. 下 / 王国平总主
编；白亚辉主编. —杭州：浙江古籍出版社，2023.1
（杭州全书. 杭州文献集成）
ISBN 978-7-5540-2517-8

Ⅰ.①杭… Ⅱ.①王… ②白… Ⅲ.①中国医药学－
医学文献－汇编－杭州 Ⅳ.①R2-5

中国国家版本馆 CIP 数据核字（2023）第 020868 号

（杭州全书）

杭州医药文献集成·第 4 册　本草（下）

王国平 总主编　白亚辉 主编

出版发行　浙江古籍出版社
　　　　　　（杭州市体育场路 347 号　邮编：310006）

网　　址　https://zjgj.zjcbcm.com

责任编辑　郑雅来

责任校对　吴颖胤

责任印务　楼浩凯

照　　排　浙江大千时代文化传媒有限公司

印　　刷　浙江新华印刷技术有限公司

开　　本　710mm×1000mm　1/16

印　　张　39.5

字　　数　730 千

版　　次　2023 年 1 月第 1 版

印　　次　2023 年 1 月第 1 次印刷

书　　号　ISBN 978-7-5540-2517-8

定　　价　268.00 元